国家麻醉学专业继续医学教育教材

2025
麻醉学新进展

主　　审　曾因明

主　　编　邓小明　姚尚龙　李文志

副 主 编　王天龙　刘克玄　李金宝　王　锷

编　　委（以姓氏笔画为序）

王　锷　王英伟　王国林　方向明　邓小明　刘文捷

刘克玄　刘际童　李文志　李金宝　杨金凤　欧阳文

屈双权　俞卫锋　姚尚龙　徐军美　郭　政　郭曲练

黄宇光　曹君利　董庆龙　董海龙　喻　田　曾因明

廖　琴　熊利泽　缪长虹　戴茹萍

主编助理　包　睿　樊玉花　张　前

人民卫生出版社
·北　京·

图书在版编目（CIP）数据

2025 麻醉学新进展/邓小明，姚尚龙，李文志主编.

北京：人民卫生出版社，2025.8. -- ISBN 978-7-117
-37928-1

Ⅰ. R614

中国国家版本馆 CIP 数据核字第 2025UF8273 号

人卫智网	www.ipmph.com	医学教育、学术、考试、健康，购书智慧智能综合服务平台
人卫官网	www.pmph.com	人卫官方资讯发布平台

2025 麻醉学新进展

2025 Mazuixue Xinjinzhan

主　　编：邓小明　姚尚龙　李文志
出版发行：人民卫生出版社（中继线 010-59780011）
地　　址：北京市朝阳区潘家园南里 19 号
邮　　编：100021
E - mail：pmph @ pmph.com
购书热线：010-59787592　010-59787584　010-65264830
印　　刷：北京盛通数码印刷有限公司
经　　销：新华书店
开　　本：889×1194　1/16　　印张：34
字　　数：1306 千字
版　　次：2025 年 8 月第 1 版
印　　次：2025 年 8 月第 1 次印刷
标准书号：ISBN 978-7-117-37928-1
定　　价：199.00 元

打击盗版举报电话：010 - 59787491　E - mail：WQ @ pmph.com
质量问题联系电话：010 - 59787234　E - mail：zhiliang @ pmph.com
数字融合服务电话：4001118166　　E - mail：zengzhi @ pmph.com

主要作者

于 芸　于泳浩　王 锷　王天龙　王月兰　王古岩　王丽萍　王英伟
王晓斌　王嘉锋　王儒蓉　毛庆祥　方 育　邓小明　左云霞　叶 靖
田 毅　包 睿　冯 艺　吕 欣　朱正华　刘 苏　刘 宿　刘克玄
刘海洋　许月明　严 鹏　李 黛　李文志　李文献　李正迁　李金宝
杨谦梓　余剑波　邹望远　沈通桃　宋宗斌　张 伟　张文胜　张邓新
张红星　张励才　张青林　张咏梅　张定宇　武玉清　罗 艳　罗 蓉
项红兵　胡兴国　钟 敏　钟海星　姚尚龙　高 灿　郭曲练　郭向阳
陶天柱　黄 洁　黄丽娜　曹君利　崔 宇　葛衡江　蒋宗滨　韩 园
韩如泉　谭宏宇　缪长虹　樊玉花　薄禄龙

参编作者

（以姓氏笔画为序）

马璨	马文卓	王柳	王智	王斌	王静	王蕊	王元琳
王丹阳	王昌理	王昕馨	王恬园	王殊秀	王积义	王海燕	王富全
孔祥熙	邓燕珊	石祖安	卢文斌	卢梦雨	叶博	史佳	付文超
印建军	冯敏	吕世华	朱韵辰	任亚雯	刘原	刘天华	刘海贝
刘照国	闫瑾	孙添	孙天宁	严尧	杜文杰	李珍	李娟
李爽	李越	李元杰	李佩钰	李依泽	李淑霞	杨逸	杨薇
杨宁致	杨宛凝	肖亚芬	肖璐瑶	吴可	吴奇	吴侑煊	吴梦雨
邱永康	何志刚	谷雪	邹倩	汪小康	宋雨桐	张艳	张浩
张锐	张丽娟	张迪玮	张佳杰	张钰崎	张鸿儒	陈宇祺	陈君达
陈奕玮	陈晓东	陈惠萍	陈雁信	林姝池	罗婕	岳侃	赵天祺
赵雨菲	胡琴	胡晶	柳月影	柳彦博	侯璇	秦枭	钱柳
徐睿	徐梦超	高晓薇	郭洁	郭亚秋	郭苗苗	黄敏	黄展鹏
菅敏钰	曹薇	章文欣	梁艺	梁轩	梁俊杰	董雨婷	蒋坪坪
韩姗姗	靳春辉	蓝林森	蓝智轩	雷新宇	蔺凯	阚宇飞	熊红
樊智捷	黎霞	潘晓媛	魏宏				

前　言

2024年，医学界在多个领域取得了突破，麻醉学亦不例外。从新型麻醉药物的研发到精准麻醉技术的突破性进展，从围手术期管理的优化到慢性疼痛治疗的革新，这些成果为麻醉学的发展注入了强劲动力。《麻醉学新进展》致力于为麻醉从业人员提供高效便捷的知识平台，帮助他们掌握学科前沿动态，更好地服务患者，推动麻醉学向更高水平迈进。自《麻醉学新进展》出版以来，凭借其专业性和实用性，深受麻醉学界前辈和行业同仁的认可，已成为麻醉学领域内的重要参考书。作为一套每两年更新的专业丛书，《2025麻醉学新进展》不忘初心，聚焦学术前沿动态，为读者提供全面且前沿的学术资讯，助力我国麻醉学的持续创新与发展。

本书紧扣近两年麻醉学及其相关领域的重要研究进展、新技术应用及新理论。在内容安排上，涵盖了麻醉学基础、临床麻醉学、危重病医学及疼痛诊疗学等多个亚学科方向，并以麻醉学基础研究动态、患者围手术期安全与舒适化管理、急慢性疼痛诊疗优化及学科管理提升为核心主线。此外，本书特别聚焦虚拟现实与人工智能等新技术在麻醉学领域的应用。人工智能作为近年来快速发展的前沿科技，已在医学领域展现出巨大潜力，其在麻醉学中的运用涵盖了围手术期管理、术中监测和个性化治疗等多个方面。本书从前沿理论、实际应用及未来展望等角度深入探讨这些新兴技术如何提升麻醉管理的精准度与患者的舒适度，为读者提供开拓视野与更新知识的重要资源。

自征稿以来，本书共收到百余篇稿件，经过严格筛选与整合，最终精选出由180余位作者撰写的88篇具有代表性的文章，每篇都凝聚了专家学者的智慧与心血。尽管编撰过程中力求全面与严谨，但限于时间和篇幅，书中难免存在疏漏与不足，敬请广大读者批评指正。感谢所有撰稿专家、同仁及审稿教授，感谢参与本书完稿过程中组织编写与校对的上海长海医院麻醉学部包睿主任医师、樊玉花副主任医师、张前博士和王琳阳老师，感谢人民卫生出版社编辑团队的大力支持。正是他们的共同努力，使本书得以顺利出版，与广大读者见面。

2024年是我国全面建设社会主义现代化国家的重要之年。在这个充满希望与挑战的新时代，《麻醉学新进展》将继续以推动学术进步与助力学科发展为己任。我们衷心希望本书能够为麻醉从业人员带来启发与思考，助力他们在专业道路上不懈努力，为患者健康与医学事业贡献更多力量。在此，祝愿读者不负时代重托，在麻醉学科发展的征途上勇毅前行，共同开创更加辉煌的未来！

邓小明　姚尚龙　李文志
2025年1月16日

目 录

一、麻醉学基础

二、临床麻醉学

三、危重病医学

四、疼痛诊疗学

五、其　　他

中枢神经系统与外周组织器官相互作用的研究进展

中枢-外周的相互作用是现代生物医学的前沿研究领域，它们之间的协调互作对机体稳态以及功能调节起着关键作用。机体的外周组织器官在中枢神经系统的调控下执行不同的功能，但人们对这些过程是如何协调的却知之甚少。事实上，许多情绪障碍、神经精神疾病以及外周组织器官损伤都存在中枢-外周互作功能障碍。在中枢神经系统中，特定神经环路的动态异常变化往往会导致外周器官功能紊乱，而外周器官组织的病变往往会通过各级神经连接引起大脑脑区的活性异常，引发中枢-外周共病。21世纪以来，大脑与外周功能之间的相互作用已成为科学家研究的核心领域。随着利用基因工程改造的病毒株对中枢神经系统以及外周脏器的特异性跨突触示踪技术的兴起，使得大规模示踪中枢神经系统的外周器官特异性投射成为可能，完整全面解析中枢-外周的神经连接推动了中枢-外周相互调控的功能研究进展。此外，光遗传学与化学遗传学等调控手段的发展，也使得越来越多的研究能够精准化揭示内脏与中枢神经系统之间的相互作用。因此，本文将重点讨论中枢-外周的神经生物学连接及其相互调控的最新研究进展和未来前景。

一、中枢-外周的连接及其生理意义

现代生物学的研究表明，受中枢神经系统控制的情绪情感状态会直接影响外周的生理功能，比如新陈代谢、营养偏好、宿主防御和心血管功能等。而中枢神经系统也能反过来感知外周的躯体状态变化，从而调节情绪情感以及指导行为的发生。其中，中枢-外周的解剖学连接是中枢-外周功能互作的生物学基础。而现代跨突触病毒示踪技术为研究中枢神经系统中的外周特异性投射带来了技术可行性。

（一）中枢与胃肠道的神经连接

哺乳动物的胃肠道寄生着许多微生物，包括细菌、真菌和病毒等。许多研究报道肠道微生物会影响免疫系统和中枢神经系统，调节大脑的发育和情绪行为，比如压力和焦虑。采用伪狂犬病毒（pseudorabies virus，PRV）逆行

示踪技术鉴定支配肠道不同的脑区，结果发现将 PRV 注射到大鼠直肠 3d 后，在脊髓神经元中检测到 PRV，4d 后 PRV 逆行感染到许多脑干区域，包括孤束核（nucleus of the solitary tract，NTS）、蓝斑核（locus coeruleus，LC）、迷走神经运动背核（dorsal motor nucleus of vagus，DMV）、中脑导水管周围灰质（periaqueductal gray matter，PAG）、中缝苍白核（nucleus raphes pallidus，NRP）、巨细胞网状核（gigantocellular reticular nucleus，GRN）和臂旁核（parabrachial nucleus，PB）。

此外，一项环路示踪研究将 PRV 注射到大鼠的胃前壁，发现在副交感神经环路中一级神经元在 DMV，二级神经元在 NTS，三级神经元在大脑皮质的 V 层，这种三级神经连接结构解释皮质通过控制副交感神经调控胃功能。值得注意的是，胃逆行投射在大脑皮质的神经元主要集中在岛叶皮质（insular cortex，IC）和前额叶皮质（prefrontal cortex，PFC），其中约 81% 在 IC，13% 在 PFC，这些区域与内感受以及情绪控制有关。更有意思的是，病毒示踪的结果显示影响胃副交感神经的大脑皮质神经元主要集中在大脑左半球。而大脑中枢神经系统调控胃功能的交感神经环路中存在四级通路，一级神经元在腹腔神经节（celiac ganglion，CG），二级神经元在脊髓中间外侧柱（intermediolateral column，IML），三级神经元在脑干的延髓头端腹外侧区（rostral ventrolateral medulla，RVLM），四级神经元在大脑皮质 V 层。其中逆行标记的皮质神经元有 62.2% 位于初级运动皮质（primary motor cortex，PMC），15.4% 位于第一躯体感觉区（primary somatosensory area，PSA）以及 8.3% 位于辅助运动区（supplementary motor area，SMA），这些区域与骨骼运动控制和行动有关。而与影响胃副交感神经的大脑皮质神经元不同，影响胃交感控制的皮质神经元则广泛分布在大脑右半球。

（二）中枢与脾脏的神经连接

向脾脏注射 PRV 可以发现，随着逆行示踪病毒的感染，先后在胸段脊髓核、下丘脑室旁核（paraventricular hypothalamic nucleus，PVN）、外侧下丘脑（lateral hypothalamus，LH）、NTS、DMV、中央杏仁核（central amygdala，CeA）、终纹

床核（bed nucleus of stria terminalis，BNST）、LC、外侧隔核（lateral septal nucleus，LS）、IC、下丘脑弓状核（arcuate nucleus of hypothalamus，ARH）和下丘脑背内侧核（dorsomedial hypothalamic nucleus，DMH）发现 PRV。其中，PVN 和 CeA 是向脾脏投射最多的脑区。

（三）中枢与骨髓的神经连接

通过 PRV 逆行示踪发现，在骨髓注射 PRV，标记的神经元出现在腰椎交感神经干神经节、胸椎脊髓中间外侧细胞柱以及腹外侧髓质、NTS、Gi、PVN 和 LH、BNST、ARH、杏仁核（amygdala，Amygd）、海马、IC、LS 和运动皮质（motor cortex，MC）等。

（四）中枢与肺组织的神经连接

呼吸系统（气道和肺）与中枢神经系统的互作对正常呼吸控制和呼吸防御至关重要。利用单纯疱疹病毒 1 型（herpes simplex virus 1，HSV-1）H129 株的特性，对气道传入神经通路的中枢投射进行了逆行示踪，首先发现迷走神经感觉神经节在 24h 内出现 H129 感染，随后脑干核团，包括 NTS 和三叉神经感觉核团（trigeminal sensory nuclei，TSN）受到感染，之后脑桥外侧和内侧副束核团内的受感染细胞明显增多，丘脑、PVN 和 LH 以及 Amygd 都有明显的感染细胞。最后，在皮质区域，包括 IC、眶额叶皮质（orbitofrontal cortex，OFC）、扣带回皮质（cingulate cortex，CC）也检测到了 H129。

肺迷走神经感觉神经元与大脑也存在直接连接，研究发现第四脑室、脊髓中央管、最后区（area postrema，AP）和 NTS 均与肺迷走神经感觉神经元存在神经连接。

（五）中枢与肝脏的神经连接

肝脏受体液和神经因素的复杂相互作用控制。长期以来，一直认为体液是影响肝脏最重要的因素，但近年来越来越多的研究表明中枢神经系统在调控肝功能中的影响不容忽视。前人采用病毒和转基因相结合的策略，对支配肝脏的中枢部位进行了描述，如 DMV、PVN、未定带（zona incerta，ZI）、ARH 和 Amygd。

（六）中枢与心脏的神经连接

研究者利用逆行示踪 PRV 鉴定了中枢神经系统中与心脏有关的神经元，研究发现将 PRV 注入心脏会导致 RVLM、中缝隐核（nucleus raphes obscurus，NRO）、DMV、NTS、LC 和 PVN 的神经元被病毒逆行感染。

（七）中枢与肾脏的神经连接

将 PRV 病毒注入肾脏后，研究发现脊髓、前脑、中脑和后脑内许多神经元都会受到逆行感染，CeA 内侧核（medial part of central amygdala，CeM）、DMH、Gi、LC、LH、PB、MC、NTS、PAG、视前区（preoptic area，POA）、PVN，丘脑底核（subthalamic nucleus，STN）。

二、情绪状态下的中枢-外周调控

情绪是一种进化保守的功能状态。情绪状态可被认为是由多种外部和内部输入产生并影响行为、身体和大脑中多种变量的状态。常见的情绪有恐惧、焦虑、愤怒、愉悦、厌恶、痛苦等。这些不同的情绪状态被认为很大程度依赖于机体对生理状态的感知和体验，以及大脑对身体功能的调节。机体的外周信号会影响情绪的不同方面，如情绪的感受、情绪的表达等，这种信息处理高度依赖大脑中枢神经系统不同脑区之间的协作。而情绪状态反过来也会通过中枢神经系统适应性地调节身体的功能。近些年，关于情绪的中枢-外周调控的研究取得众多成果，初步描绘出了情绪的中枢-外周调控的框架。

大脑对内脏器官的调控主要通过两种主要的方式：体液调节和神经调节。体液调节以神经内分泌激素的分泌为主导，神经调节通过自主神经系统支配而实现。在体液调节中，最经典的是下丘脑-垂体-肾上腺轴（hypothalamic-pituitary-adrenal axis，HPA axis）及其所分泌的糖皮质激素。大脑通过体液调节向肠道等外周组织传递信号，分泌的糖皮质激素与分布在许多外周组织上的糖皮质激素的受体结合，从而调节外周组织的免疫细胞活性和功能，帮助机体适应外界的环境压力。而在神经调节中，以交感神经和副交感神经为主的自主神经系统通过分布在众多外周组织的神经末梢，传递神经信号，进而调控外周组织的功能。近期一项研究表明急性压力应激使得红核（red nucleus，RN）脑区兴奋性神经元活性被抑制，促进其下游外周组织颈部淋巴结（cervical lymph nodes，CLN）产生趋化因子配体 5，诱发焦虑样行为。

此外，除了大脑对外周的调控，外周组织亦可调控中枢神经系统。外周组织分泌的细胞因子也可调控大脑的功能。近期有一项研究发现了一条"迷走神经-肝脏-皮质"环路，其中 DMV 在小鼠受到压力应激时通过迷走传出神经促进肝脏产生分泌细胞因子脂质运载蛋白 2（lipocalin 2，LCN2），进而抑制大脑内侧前额叶皮质（medial prefrontal cortex，mPFC）兴奋性神经元的活性，导致焦虑抑郁样行为的产生。另一项研究表明神经密集的咽部会将咽部炎症诱导的信号传递给舌咽神经和迷走神经的双侧结状神经节/颈静脉神经节/岩神经节（nodose/jugular/petrosal，NJP），进而传递到孤束核的去甲肾上腺素能神经元，然后进一步传递到腹侧终纹床核（ventral bed nucleus of stria terminalis，vBNST），引起焦虑症状。这项研究确定了咽部到大脑的神经连接，从机制上将咽部炎症和情绪反应联系起来。此外，人工诱发的心动过速也可以引起岛叶、前额叶皮质、脑干等结构的兴奋，从而加重焦虑，提示岛叶可能整合了来自心脏以及环境的信号，并将其传递至与高级认知功能相关的脑区。也有研究阐明消化系统到大脑的愉悦情绪的神经反馈通路，激活上消化道感觉神经纤维可以诱发奖赏行为，具体的神经环路连接为"肠道迷走神经传入纤维→右侧迷走神经结状神经节→背外侧臂旁核→中脑多巴胺系统→纹状体"，这一发现阐明了进食产生愉悦感的脑-肠轴神经机制。

三、病理状态下的中枢-外周调控

中枢神经系统和外周器官组织之间的相互作用及调控是生物体内复杂且精细的协调机制。中枢-外周相互调控无论在生物体生理还是病理条件下,都发挥着举足轻重的作用。中枢-外周调控的失衡会导致多种疾病的发生,包括神经系统疾病、心血管疾病、代谢相关疾病等。近年来,疾病的中枢-外周调控研究发展迅速,这个领域的发展有助于理解生物体复杂精细的中枢-外周调控机制,为治疗相关疾病提供了更广阔的思路和基础。

骨骼是人体的重要器官,起到支撑、运动、保护和内分泌代谢等作用。随着人口老龄化的进程加速,骨质疏松越来越受到关注,其发生发展严重影响人们的生活质量。最新的研究发现中枢神经系统穹窿下器(subfornical organ,SFO)通过感受外周甲状旁腺激素(parathyroid hormone,PTH),并通过PVN以及交感神经反馈调节外周PTH变化进而影响骨代谢。这项研究阐明了大脑中枢神经系统调控外周甲状旁腺分泌功能调节骨代谢的神经环路机制。

细菌化合物,比如脂多糖(lipopolysaccharide,LPS)引起的促炎细胞因子反应会诱发由大脑协调的强烈而复杂的反应。这种反应会诱发许多行为变化,如食物摄入减少、回避社交、发热以及自主神经或神经内分泌反应。最近的研究解析了调控伤害性全身炎症反应的中枢-外周神经环路。发现炎症因子白细胞介素-1β(interleukin-1β,IL-1β)通过迷走神经复合体(dorsal vagal complex,DVC)→PB→PVN环路驱动皮质酮反应,并引起系统性全身免疫抑制效应。另一项研究同样解析了一条双向抗炎促炎的调控外周炎症反应的中枢-外周神经环路:瞬时受体电位锚蛋白1(transient receptor potential ankyrin 1,TRPA1)阳性迷走感觉神经元→孤束核尾部(caudal nucleus of the solitary tract,cNST)多巴胺-β-羟化酶(dopamine β-hydroxylase,DBH)阳性神经元这条神经环路调控抗炎症反应,降钙素相关多肽α(calcitonin related polypeptide alpha,CALCA)阳性迷走感觉神经元→cNST脑区DBH阳性神经元这条神经环路调控促炎症反应。

肿瘤恶病质是一种由肿瘤引起的代谢综合征,表现为厌食、疲劳、肌肉减少、体重骤降,不仅大大影响患者生活质量,还会引发肿瘤治疗的耐药性。最新的研究解析了外周肿瘤信号作用于中枢神经系统的神经机制。研究发现AP中的白细胞介素-6(interleukin-6,IL-6)信号通路介导肿瘤恶病质的发生发展,抑制AP脑区的胶质细胞源性神经营养因子(glial cell-derived neurotrophic factor,GDNF)家族α样受体(GDNF family receptor alpha like,GFRAL)也可以缓解肿瘤恶病质症状。这项工作阐释了炎症因子通过中枢神经系统介导肿瘤恶病质的神经机制,拓展了中枢-外周调控肿瘤相关疾病的研究方向。

四、总结与展望

中枢神经系统与外周组织器官之间存在双向作用,大脑通过神经内分泌激素介导的体液调节和自主神经系统支配的神经调节影响外周组织器官,外周组织器官也可以调控神经环路功能进而影响人体生理及病理情况下的情绪和认知。本综述从"中枢-外周"和"外周-中枢"两个维度,解析了中枢神经系统与外周组织器官之间精细且复杂的双向调控。深入研究中枢-外周器官互作以及神经免疫网络等前沿问题,为人们理解生物体稳态和健康维持提供新的视角,也为通过神经调控及药物治疗等干预手段提供了新的治疗方向。

(谷雪　黄丽娜　李金宝)

参 考 文 献

[1] O'CONNOR D B,THAYER J F,VEDHARA K. Stress and health:a review of psychobiological processes[J]. Annu Rev Psychol,2021,72:663-688.

[2] LI M,TAN H E,LU Z,et al. Gut-brain circuits for fat preference[J]. Nature,2022,610(7933):722-730.

[3] TAN H E,SISTI A C,JIN H,et al. The gut-brain axis mediates sugar preference[J]. Nature,2020,580(7804):511-516.

[4] SAVITZ J,HARRISON N A. Interoception and inflammation in psychiatric disorders[J]. Biol Psychiatry Cogn Neurosci Neuroimaging,2018,3(6):514-524.

[5] GABANYI I,LEPOUSEZ G,WHEELER R,et al. Bacterial sensing via neuronal Nod2 regulates appetite and body temperature[J]. Science,2022,376(6590):eabj3986.

[6] LEONARDI I,GAO I H,LIN W Y,et al. Mucosal fungi promote gut barrier function and social behavior via Type 17 immunity[J]. Cell,2022,185(5):831-846.

[7] HE Z G,WANG Q,XIE R S,et al. Neuroanatomical autonomic substrates of brainstem-gut circuitry identified using transsynaptic tract-tracing with pseudorabies virus recombinants[J]. Am J Clin Exp Immunol,2018,7(2):16-24.

[8] LEVINTHAL D J,STRICK P L. Multiple areas of the cerebral cortex influence the stomach[J]. Proc Natl Acad Sci U S A,2020,117(23):13078-13083.

[9] KLEIN A S,DOLENSEK N,WEIAND C,et al. Fear balance is maintained by bodily feedback to the insular cortex in mice[J]. Science,2021,374(6570):1010-1015.

[10] GU X,WU Y J,ZHANG Z,et al. Dynamic tripartite construct of interregional engram circuits underlies forgetting of extinction memory[J]. Mol Psychiatry,2022,27(10):4077-4091.

[11] WANG Q,ZHU J J,WANG L,et al. Insular cortical cir-

cuits as an executive gateway to decipher threat or extinction memory via distinct subcortical pathways[J]. Nat Commun,2022,13(1):5540.

[12] STEGEMANN A,LIU S,RETANA ROMERO O A,et al. Prefrontal engrams of long-term fear memory perpetuate pain perception[J]. Nat Neurosci,2023,26(5):820-829.

[13] ZHANG R,DENG H,XIAO X. The insular cortex:an interface between sensation,emotion and cognition[J]. Neurosci Bull,2024,40(11):1763-1773.

[14] ZHANG X,LEI B,YUAN Y,et al. Brain control of humoral immune responses amenable to behavioural modulation[J]. Nature,2020,581(7807):204-208.

[15] CANO G,SVED A F,RINAMAN L,et al. Characterization of the central nervous system innervation of the rat spleen using viral transneuronal tracing[J]. J Comp Neurol,2001,439(1):1-18.

[16] DÉNES A,BOLDOGKOI Z,UHERECZKY G,et al. Central autonomic control of the bone marrow:multisynaptic tract tracing by recombinant pseudorabies virus[J]. Neuroscience,2005,134(3):947-963.

[17] MCGOVERN A E,DAVIS-POYNTER N,FARRELL M J,et al. Transneuronal tracing of airways-related sensory circuitry using herpes simplex virus 1,strain H129[J]. Neuroscience,2012,207:148-166.

[18] CHANG R B,STROCHLIC D E,WILLIAMS E K,et al. Vagal sensory neuron subtypes that differentially control breathing[J]. Cell,2015,161(3):622-633.

[19] STANLEY S,PINTO S,SEGAL J,et al. Identification of neuronal subpopulations that project from hypothalamus to both liver and adipose tissue polysynaptically[J]. Proc Natl Acad Sci U S A,2010,107(15):7024-7029.

[20] CHEN M,HE Z G,LIU B W,et al. Parafascicular nucleus-heart neural crosstalk:Implications for seizure-induced myocardial stunning[J]. Epilepsy Behav,2016,63:135-137.

[21] LIU T T,LIU B W,HE Z G,et al. Delineation of the central melanocortin circuitry controlling the kidneys by a virally mediated transsynaptic tracing study in transgenic mouse model[J]. Oncotarget,2016,7(43):69256-69266.

[22] SHI D D,ZHANG Y D,ZHANG S,et al. Stress-induced red nucleus attenuation induces anxiety-like behavior and lymph node CCL5 secretion[J]. Nat Commun,2023,14(1):6923.

[23] YAN L,YANG F,WANG Y,et al. Stress increases hepatic release of lipocalin 2 which contributes to anxiety-like behavior in mice[J]. Nat Commun,2024,15(1):3034.

[24] ZHAO W,ZHANG K,DONG W Y,et al. A pharynx-to-brain axis controls pharyngeal inflammation-induced anxiety[J]. Proc Natl Acad Sci U S A,2024,121(11):e2312136121.

[25] HSUEH B,CHEN R,JO Y,et al. Cardiogenic control of affective behavioural state[J]. Nature,2023,615(7951):292-299.

[26] HAN W,TELLEZ L A,PERKINS M H,et al. A neural circuit for gut-induced reward[J]. Cell,2018,175(3):665-678.

[27] ZHANG L,LIU N,SHAO J,et al. Bidirectional control of parathyroid hormone and bone mass by subfornical organ[J]. Neuron,2023,111(12):1914-1932.

[28] DANTZER R. Neuroimmune interactions:from the brain to the immune system and vice versa[J]. Physiol Rev,2018,98(1):477-504.

[29] JAGOT F,GASTON-BRETON R,CHOI A J,et al. The parabrachial nucleus elicits a vigorous corticosterone feedback response to the pro-inflammatory cytokine IL-1β[J]. Neuron,2023,111(15):2367-2382.

[30] JIN H,LI M,JEONG E,et al. A body-brain circuit that regulates body inflammatory responses[J]. Nature,2024,630(8017):695-703.

[31] SUN Q,VAN DE LISDONK D,FERRER M,et al. Area postrema neurons mediate interleukin-6 function in cancer cachexia[J]. Nat Commun,2024,15(1):4682.

2 线粒体功能障碍在围手术期神经功能紊乱中的研究进展

围手术期神经功能紊乱（perioperative neurocognitive disorder，PND）是围手术期常见的并发症之一，多发生于老年患者，可延长患者住院时间，影响生活质量，为家庭和社会带来经济负担，是目前老年医学及术后脑健康领域的重要科学问题。因此揭示其发病机制，探索有效的治疗策略至关重要。近年来研究提示线粒体功能障碍参与 PND 的发生，本文就线粒体功能调节在 PND 发病机制中的研究进行综述，为防治 PND 提供新的思路。

随着社会老龄化的加重以及外科手术技术的飞速发展，接受外科手术治疗的老年患者日益增多。然而，外科手术在治疗疾病的同时，也会对老年"脆弱大脑"产生不良影响。

PND 是指手术与麻醉相关的认知功能损害或改变，主要表现为记忆力、注意力严重下降以及社交能力改变等，轻者可恢复正常，严重者甚至发展为长期的认知障碍，为家庭和社会带来严重的负担。PND 的发生机制包含多种假说，如神经炎症、突触功能受损、缺乏神经营养支持等。其中神经炎症学说被广大学者认同，但针对抗炎、抑制小胶质细胞激活等潜在应对策略所做出的治疗并未取得满意的临床效果，提示可能有其他发病机制参与其中。

线粒体是细胞的能量工厂，负责细胞信号转导、细胞代谢和细胞生长等，对维持神经元功能发挥极其重要的作用。近年来研究认为，线粒体功能障碍是神经退行性疾病、麻醉暴露及手术应激等引起神经元损伤的重要机制。

（一）线粒体能量代谢减弱

线粒体是机体细胞的"能量工厂"，利用氧化磷酸化（oxidative phosphorylation，OXPHOS）过程对腺苷三磷酸（adenosine triphosphate，ATP）生成起着至关重要的作用。神经元细胞为了维持其正常的功能和在生理条件下的生存，需要大量的能量，而这些能量是由线粒体提供的。细胞内 ATP 合成主要依赖于线粒体内呼吸链电子传递过程。老年大鼠胫骨骨折术后 24h，海马和前额叶皮质组织中线粒体复合物Ⅰ、Ⅱ和Ⅳ活性都明显降低，导致 ATP 生成障碍。线粒体复合物Ⅰ是电子传递链中的重要组成部分，有限速作用。挥发性麻醉药以线粒体复合物Ⅰ作为主要靶

点，在敲除（knock-out，KO）线粒体复合物Ⅰ亚基还原型烟酰胺腺嘌呤二核苷酸（reduced nicotinamide adenine dinucleotide，NADH）：泛醌氧化还原酶亚基 S4（NADH：ubiquinone oxidoreductase subunit S4，NDUFS6）的小鼠对异氟烷表现异常敏感。另外，异氟烷可直接抑制线粒体复合物Ⅰ活性，使突触 ATP 的产生减少，并抑制兴奋性囊泡内吞作用，而胞吐不受影响。因此推测线粒体可能是挥发性麻醉药作用的关键靶点。过氧化物酶体增殖激活受体 γ 辅激活因子 1α（peroxisome proliferator-activated receptor-γ coactivator-1α，PGC-1α）是参与线粒体生物合成的关键转录因子。核呼吸因子 1（nuclear respiratory factor 1，NRF1）是调节线粒体氧化磷酸化和线粒体合成的重要转录因子，可直接和间接调控呼吸酶链亚单位基因转录。有研究分析 PND 小鼠海马转录组学改变，结果显示 PND 小鼠诱导海马中表达下调的基因主要与线粒体呼吸功能相关，且利用定量聚合酶链反应（quantitative polymerase chain reaction，qPCR）结果也进一步验证了这一结论。同时研究还发现 PND 小鼠海马 PGC-1α 和 NRF1 的表达明显下降，而在 HT22 细胞过表达 PGC-1α 可显著上调 IL-1β 诱导的线粒体复合物亚基还原型烟酰胺腺嘌呤二核苷酸：泛醌氧化还原酶亚基 S6（NADH：ubiquinone oxidoreductase subunit S6，NDUFS6）和细胞色素 c 氧化酶亚基 5A（cytochrome c oxidase subunit 5A，COX5A）的表达。以上研究均提示线粒体复合物活性的改变导致 ATP 生成减少，影响线粒体能量代谢，导致 PND 发生。

（二）线粒体动力学改变

线粒体是高度动态的细胞器，其数量和质量受精密的线粒体网络调控，通过不断融合/分裂调控其大小和形态，达到线粒体动力学平衡。线粒体的动态调控有助于线粒体可塑性和细胞应激的保护。既往研究显示，老龄小鼠麻醉手术应激后海马神经元线粒体数量明显增多，由正常的棒状线粒体变为小而圆的球形线粒体，且线粒体结构损伤，表现为线粒体嵴溶解，线粒体碎片化有空泡形成。术后海马线粒体动力学相关的分裂/融合分子 dnm1l、fis1、opa1、mfn1 和 mfn2 的 mRNA 表达均明显上调，采用线粒体分裂蛋白

Drp1 的特异性抑制剂 Mdivi-1 腹腔注射老龄小鼠后，可抑制线粒体分裂，显著改善术后神经认知恢复延迟（delayed neurocognitive recovery，dNCR）小鼠海马依赖学习记忆损伤及线粒体自噬紊乱。1.4% 异氟烷麻醉 2h 剖腹探查术后 24h，老年小鼠海马线粒体结构破坏明显，线粒体分裂蛋白 Drp1 上调。另有研究表明，单纯 2% 异氟烷暴露 2h 的发育期大鼠模型海马神经元线粒体过度分裂，在麻醉手术前 4h 腹腔注射 Mdivi-1 能够显著抑制线粒体的过度分裂，并减少细胞凋亡和促进空间学习记忆功能的恢复。以上研究结果提示，线粒体动力学异常可能在麻醉/手术导致认知改变中发挥重要作用，但其具体上游机制还需要进一步探究。

（三）线粒体氧化应激增加

氧化应激是指机体氧自由基的产生与细胞的抗氧化防御之间的不平衡引起的，主要为活性氧（reactive oxygen species，ROS）及其相关代谢产物的过量积聚，超过机体对其的清除能力，导致氧化还原系统失衡，引起细胞内脂质、蛋白质和核酸的氧化性应激，最终对细胞甚至整个机体产生毒性作用。生理条件下，线粒体可建立有效的抗氧化体系，将过量的 ROS 及时清除，预防其积累产生的不利作用。多项研究表明氧化应激在 PND 发展中起着关键的作用。例如，不同 PND 动物模型脑组织中 ROS 和促炎细胞因子表达明显升高，尤其是与学习记忆相关的海马脑区。临床研究也提示术后发生 PND 患者脑脊液中 ROS 和促炎因子的表达与认知功能障碍的严重程度相关。因此，线粒体损伤在 PND 的发病过程中发挥重要作用。老年小鼠海马过表达线粒体蛋白 SIRT3，抑制麻醉手术引起的氧化应激和神经炎症反应，改善 PND 小鼠模型的认知功能障碍。Kelch 样环氧氯丙烷相关蛋白 1（Kelch-like ECH-associated protein 1，Keap1）-核转录因子红系 2 相关因子 2（nuclear factor-erythroid 2-related factor 2，Nrf2）/抗氧化响应元件（antioxidant response element，ARE）是关键的抗氧化通路。生理条件下，Nrf2 以无活性状态存在于细胞质，并与 Keap1 绑定在一起形成二聚体。当细胞受到 ROS 刺激后，Nrf2-Keap1 二聚体解偶联，促使 Nrf2 进入细胞核，与 ARE 基因识别并结合，启动下游抗氧化应激酶的转录，编码抗氧化蛋白，起到抗氧化应激作用。有报道提示，老年 PND 小鼠模型海马 Nrf2 表达降低，Nrf2 激动剂甲基巴多洛酮预处理大鼠后可显著减少 ROS 产生，抑制神经炎症以及认知功能障碍。此外，炎症反应与氧化应激彼此作用，炎性细胞激活会释放大量 ROS 导致氧化损伤，ROS 和氧化应激产物的积累也会加重炎症反应。七氟烷诱导的老年小鼠认知功能障碍引起线粒体自噬紊乱，导致 ROS 积累。同时，小胶质细胞焦亡促进 ROS 产生依赖于 NOD 样受体热蛋白结构域相关蛋白 3（NOD-like receptor thermal protein domain associated protein 3，NLRP3）炎症小体激活。可见，氧化应激、线粒体损伤和炎性反应是相互作用的过程，抗氧化措施可能对 PND 的防治有重要意义。

（四）线粒体自噬障碍

线粒体是 ROS 的主要来源，受损线粒体会继续增加 ROS 产生，进一步损害线粒体，形成恶性循环。研究表明，受损线粒体在损害细胞之前，可通过线粒体自噬（mitophagy）选择性分离和降解功能障碍的线粒体。当线粒体自噬紊乱时可导致受损线粒体累积，引起细胞功能障碍，促进衰老和与年龄相关的神经退行性疾病的发生。线粒体自噬的关键步骤就是待降解的受损线粒体与自噬泡的特异性识别，这个过程是通过线粒体上的降解信号和自噬泡的受体相互作用来完成。线粒体自噬主要包括两种不同途径，分别是 PTEN 诱导激酶 1/帕金蛋白通路（PTEN-induced putative kinase 1/Parkin，PINK1/Parkin）途径及线粒体自噬受体介导途径。后者主要包括 BCL2 相互作用蛋白 3（BCL2 interacting protein 3，BNIP3）、NIP3 样蛋白 X（NIP3-like protein X，NIX，也称为 BNIP3L）和含 FUN14 结构域 1（FUN14 domain containing 1，FUNDC1）等分子介导途径，且它们都通过 LIR（LC3-interacting region）来介导线粒体自噬。笔者其他研究团队研究结果均表明无论是七氟烷麻醉暴露或手术应激动物模型中均可引起线粒体自噬紊乱及行为学异常且可能依赖 Parkin 途径。但线粒体自噬受体介导途径在 PND 中的作用相关研究较少，仅细胞实验显示小鼠海马神经元 HT22 细胞过表达 miR-145 可抑制 BNIP3 表达，减轻七氟烷诱导的细胞毒性。此外，线粒体融合/分裂对维持线粒体自噬具有重要作用。生理情况下，线粒体分裂/融合处于平衡，具有正常膜电位的子线粒体可以与其他线粒体融合，完成线粒体代谢产物及线粒体 DNA 交换；膜电位去极化后的子线粒体通过线粒体分裂从健康的线粒体分离出来，不能继续融合，激活线粒体自噬将其降解。既往研究，采用线粒体分裂蛋白 Drp1 的特异性抑制剂 Mdivi-1 腹腔注射老龄小鼠后，可抑制线粒体分裂，显著改善 PND 小鼠海马依赖学习记忆损伤及线粒体自噬紊乱。且有研究提示，给予增强线粒体自噬药物干预后可改善线粒体功能，降低神经元凋亡以及抑制 NLRP3 炎性小体介导的神经炎症，改善手术引起的认知能力下降。可见，线粒体自噬在 PND 中对线粒体的质量控制发挥重要作用，且线粒体自噬与线粒体融合/分裂相互联系，但术后 PND 中线粒体自噬紊乱的具体机制仍值得探讨。

（五）线粒体依赖细胞凋亡

线粒体导致细胞死亡的最主要方式是内在途径的细胞凋亡，是一种程序化能量依赖性的细胞死亡方式。内源性线粒体凋亡依赖通路受 Bcl-2 家族调控，由抗凋亡蛋白 B 细胞淋巴瘤-2（B cell lymphoma 2，Bcl-2）和促凋亡蛋白 Bcl-2 相关 X 蛋白（BCL2 associated X，Bax）组成。Bax/Bcl-2 比例的不平衡导致基质金属蛋白酶（matrix metalloproteinase，MMP）降低和促进细胞色素 C（cytochrome c，Cyt c）从线粒体释放到细胞质，促进凋亡小体的形成和下游胱天蛋白酶 3（cysteine aspartic acid specific protease 3，Caspase-3）的激活，最终导致细胞凋亡。笔者其他团队既往研究显示，老年小鼠麻醉手术后海马 Bax/Bcl-2 比例增加,Cyt c 释放增多,胱天蛋白酶3裂解,最终导致神经元凋亡增多。采用盐酸克伦特罗(clenbuterol),一种选择性 β_2 肾上腺素受体激动剂,预处理老年小鼠后明显改善 Bcl-2 表达,降低 Bax 水平,减轻线粒体依赖的细胞凋亡水平。此外,尼莫地平或右美托咪定预处理可抑制胱天蛋白酶3活性改善 PND 大鼠海马神经细胞凋亡水平。以上提示,麻醉/手术激活线粒体胱天蛋白酶依赖的细胞凋亡途径是导致 PND 海马神经元丢失的关键,靶向线粒体介导凋亡的信号通路可改善 PND。

综上所述,线粒体功能障碍可通过多种机制影响 PND 的发生发展,包括线粒体能量代谢、线粒体动力学改变、氧化应激、线粒体自噬以及线粒体依赖的细胞凋亡等方面的改变。虽然线粒体功能与 PND 的研究取得了一定的进展,但仍缺乏深入的机制研究以及有效的针对线粒体的保护方法与策略。随着人口老龄化的不断加剧,加强 PND 发生机制的研究具有重要的科学价值。本文通过探讨线粒体功能异常在 PND 中的重要作用,为 PND 防治提供了新的思路。

(李越 李正迁 郭向阳)

参 考 文 献

[1] TASBIHGOU S R, ABSALOM A R. Postoperative neurocognitive disorders [J]. Korean J Anesthesiol, 2021, 74 (1):15-22.

[2] RUDOLPH J L, MARCANTONIO E R. Review articles: postoperative delirium: acute change with long-term implications [J]. Anesth Analg, 2011, 112(5):1202-1211.

[3] LIN X, CHEN Y, ZHANG P, et al. The potential mechanism of postoperative cognitive dysfunction in older people [J]. Exp Gerontol, 2020, 130:110791.

[4] ZHAO Q, WAN H, PAN H, et al. Postoperative cognitive dysfunction-current research progress [J]. Front Behav Neurosci, 2024, 18:1328790.

[5] BELL S M, BARNES K, DE MARCO M, et al. Mitochondrial dysfunction in Alzheimer's disease: a biomarker of the future? [J]. Biomedicines, 2021, 9(1):63.

[6] LIESA M, SHIRIHAI O S. Mitochondrial dynamics in the regulation of nutrient utilization and energy expenditure [J]. Cell Metab, 2013, 17(4):491-506.

[7] NETTO M B, DE OLIVEIRA JUNIOR A N, GOLDIM M, et al. Oxidative stress and mitochondrial dysfunction contributes to postoperative cognitive dysfunction in elderly rats [J]. Brain Behav Immun, 2018, 73:661-669.

[8] ZIMIN P I, WOODS C B, KAYSER E B, et al. Isoflurane disrupts excitatory neurotransmitter dynamics via inhibition of mitochondrial complex I [J]. Br J Anaesth, 2018, 120(5):1019-1032.

[9] WANG Y, ZHAO X, LOTZ M, et al. Mitochondrial biogenesis is impaired in osteoarthritis chondrocytes but reversible via peroxisome proliferator-activated receptor γ coactivator 1α [J]. Arthritis Rheumatol, 2015, 67(8):2141-2153.

[10] BOUCHEZ C, DEVIN A. Mitochondrial biogenesis and mitochondrial reactive oxygen species (ROS): a complex relationship regulated by the cAMP/PKA signaling pathway [J]. Cells, 2019, 8(4):287.

[11] HE K, ZHANG J, ZHANG W, et al. Hippocampus-based mitochondrial respiratory function decline is responsible for perioperative neurocognitive disorders [J]. Front Aging Neurosci, 2022, 14:772066.

[12] FENTON A R, JONGENS T A, HOLZBAUR E L F. Mitochondrial dynamics: shaping and remodeling an organelle network [J]. Curr Opin Cell Biol, 2021, 68:28-36.

[13] LI Y, LI Y, CHEN L, et al. Reciprocal interaction between mitochondrial fission and mitophagy in postoperative delayed neurocognitive recovery in aged rats [J]. CNS Neurosci Ther, 2023, 29(11):3322-3338.

[14] LI Y, YUAN Y, LI Y, et al. Inhibition of α-synuclein accumulation improves neuronal apoptosis and delayed postoperative cognitive recovery in aged mice [J]. Oxid Med Cell Longev, 2021, 2021:5572899.

[15] LU Y, CHEN L, YE J, et al. Surgery/Anesthesia disturbs mitochondrial fission/fusion dynamics in the brain of aged mice with postoperative delirium [J]. Aging (Albany NY), 2020, 12(1):844-865.

[16] GAO J, LUO A, YAN J, et al. Mdivi-1 pretreatment mitigates isoflurane-induced cognitive deficits in developmental rats [J]. Am J Transl Res, 2018, 10(2):432-443.

[17] TERRANDO N, MONACO C, MA D, et al. Tumor necrosis factor-alpha triggers a cytokine cascade yielding postoperative cognitive decline [J]. Proc Natl Acad Sci U S A, 2010, 107(47):20518-20522.

[18] LI L, MENG F, LI D. Downregulation of Nrf2 in the Hippocampus Contributes to Postoperative Cognitive Dysfunction in Aged Rats by Sensitizing Oxidative Stress and Neuroinflammation [J]. Oxid Med Cell Longev, 2023, 2023:7272456.

[19] HARMON D, EUSTACE N, GHORI K, et al. Plasma concentrations of nitric oxide products and cognitive dysfunction following coronary artery bypass surgery [J]. Eur J Anaesthesiol, 2005, 22(4):269-276.

[20] LIU Q, SUN Y M, HUANG H, et al. Sirtuin 3 protects against anesthesia/surgery-induced cognitive decline in aged mice by suppressing hippocampal neuroinflammation [J]. J Neuroinflammation, 2021, 18(1):41.

［21］ HEURTAUX T, BOUVIER D S, BENANI A, et al. Normal and pathological NRF2 signalling in the central nervous system［J］. Antioxidants(Basel),2022,11(8): 1426.

［22］ ZHOU Y,ZHANG Y,WANG H,et al. Microglial pyroptosis in hippocampus mediates sevolflurane-induced cognitive impairment in aged mice via ROS-NLRP3 inflammasome pathway［J］. Int Immunopharmacol,2023,116: 109725.

［23］ LI X,HUANG L,LAN J,et al. Molecular mechanisms of mitophagy and its roles in neurodegenerative diseases ［J］. Pharmacol Res,2021,163:105240.

［24］ CHEN Y,ZHANG P,LIN X,et al. Mitophagy impairment is involved in sevoflurane-induced cognitive dysfunction in aged rats［J］. Aging(Albany NY),2020,12 (17):17235-17256.

［25］ WANG J,ZHU S,LU W,et al. Varenicline improved laparotomy-induced cognitive impairment by restoring mitophagy in aged mice［J］. Eur J Pharmacol,2022, 916:174524.

［26］ XIA H,LI Y,ZHU G, et al. Activation of mitochondria apoptotic pathway is involved in the sevoflurane-induced hippocampal neuronal HT22 cells toxicity through miR-145/Binp3 axis［J］. Int J Clin Exp Pathol, 2017, 10 (11):10873-10882.

［27］ PICKLES S,VIGIÉ P,YOULE R J. Mitophagy and quality control mechanisms in mitochondrial maintenance ［J］. Curr Biol,2018,28(4):R170-R185.

［28］ LU J,ZONG Y,TAO X,et al. Anesthesia/surgery-induced learning and memory dysfunction by inhibiting mitophagy-mediated NLRP3 inflammasome inactivation in aged mice［J］. Exp Brain Res,2024,242(2):417-427.

［29］ WANG W,ZHAO B,GAO W,et al. Inhibition of PINK1-mediated mitophagy contributes to postoperative cognitive dysfunction through activation of caspase-3/GSDME-dependent pyroptosis［J］. ACS Chem Neurosci, 2023, 14 (7):1249-1260.

［30］ BOCK F J,TAIT S W G. Mitochondria as multifaceted regulators of cell death［J］. Nat Rev Mol Cell Biol, 2020,21(2):85-100.

［31］ HONG J,LI Y,CHEN L,et al. A53T α-synuclein mutation increases susceptibility to postoperative delayed neurocognitive recovery via hippocampal Ang-(1-7)/MasR axis［J］. Biochem Pharmacol,2024,224:116261.

［32］ ZHANG Q,LI Y,BAO Y,et al. Pretreatment with nimodipine reduces incidence of POCD by decreasing calcineurin mediated hippocampal neuroapoptosis in aged rats ［J］. BMC Anesthesiol,2018,18(1):42.

［33］ WANG X,ZHAO B,LI X. Dexmedetomidine attenuates isoflurane-induced cognitive impairment through antioxidant, anti-inflammatory and anti-apoptosis in aging rat ［J］. Int J Clin Exp Med,2015,8(10):17281-17288.

3 小胶质细胞*TREM-1/2*介导神经炎症和突触可塑性的研究进展

神经炎症是重要的宿主防御反应,在疾病的发生发展中起着双重作用,它是消除死亡细胞和坏死碎片的必要工具,但过度的炎症反应可能会导致神经可塑性降低。神经炎症是神经退变的主要驱动因素,一旦神经炎症被触发,静止状态的小胶质细胞(M0)就会向促炎状态(M1)转变,导致神经元死亡。神经炎症还与抑郁症密切相关,是抑郁症的关键病理生理进程。多项研究证实,抑郁症患者血液中炎症因子的含量显著高于健康人群,感染患者抑郁的发生率也会更高。

大脑中的神经元在出生后迅速延伸出轴突和树突,在神经元之间形成了细胞连接,这种细胞连接就是突触,它是神经元之间传递信号的重要结构,由突触前膜、突触间隙和突触后膜组成。突触结构可以通过突触可塑性的动态改变来响应神经元活动和外部刺激。大脑功能的发挥依赖于正常的突触可塑性,它是学习和记忆的细胞及形态基础。突触功能异常与多种神经系统疾病的发生有关,包括癫痫、抑郁症、阿尔茨海默病(Alzheimer disease,AD)、帕金森病(Parkinson disease,PD)和抑郁症等。突触清除(突触消除)可以消除冗杂的突触并维持正常的突触形态和功能,是神经环路形成的关键步骤,也是中枢神经系统(central nervous system,CNS)突触可塑性的基本机制。越来越多的证据表明,小胶质细胞在突触清除中起着重要作用。

小胶质细胞是 CNS 中的固有免疫细胞,对突触可塑性起着至关重要的调节作用,通过对脑实质的长期监测来维持神经组织的动态平衡。与巨噬细胞作用类似,小胶质细胞在大脑中主要负责消除蛋白聚集体、多余的突触和其他可能危害 CNS 的颗粒或可溶性抗原。在多种神经系统性疾病中,神经元的损伤会激活小胶质细胞并引发神经炎症。但神经炎症并不意味着有害,而是生理条件下的必要反应。当大脑的稳态被破坏时,由小胶质细胞驱动的急性炎症过程快速响应"防御和修复"机制以应对危机。传统观念认为,小胶质细胞具备多种功能状态,即促炎(M1)、抗炎(M2)或监视防御(M0)。目前此观点正在逐步演变,其影响取决于激活的时间和程度,小胶质细胞源性神经炎症是一把双刃剑,其对神经元的影响既可以是有益的,也可能是有害的,两者之间的平衡会随着时间的推移在机体内发生变化。例如,AD 患者的反应性小胶质细胞可以促进 β-淀粉样蛋白(amyloid β-protein,Aβ)的清除,但神经胶质细胞激活后产生的 IL-6、IL-1β 和肿瘤坏死因子-α(tumor necrosis factor-α,TNF-α)对神经元则有害,神经炎症会加剧神经凋亡。因此亟须充分了解小胶质细胞激活的分子机制,以建立针对神经系统疾病的小胶质细胞治疗靶点。

髓样细胞触发受体(triggering receptors expressed on myeloid cells,TREM)是一类广泛表达于髓系细胞表面的固有免疫受体家族,包括单核细胞、巨噬细胞、中性粒细胞、破骨细胞和神经胶质细胞。TREM 可识别组织微环境中的可溶性介质和邻近细胞上表达的表面配体,与炎症反应、神经退行性疾病、骨骼重塑、动脉粥样硬化等疾病的发生密切相关,并在各种先天和获得性免疫反应中发挥关键作用。近些年来,TREM 因其在调节神经退行性疾病中小胶质细胞功能稳态的关键作用而备受关注。TREM 的参与也是小胶质细胞激活的关键步骤,用以响应不同类型的组织损伤,从而改变小胶质细胞的炎症因子分泌、代谢、吞噬和活细胞增殖。加深对这些现象及其分子、生物学和免疫学机制的了解可能有助于人们开发更有效的治疗策略。

到目前为止,共发现了 5 种 TREM 亚型,即 TREM-1 到 TREM-5。其中,TREM-1 和 TREM-2 是最具特性的受体,并被证实在多种感染性和炎症性疾病中发挥着不同的作用。本综述将详细介绍 TREM 的生物学结构和信号机制,并对 TREM 家族内最具特征的 TREM-1 和 TREM-2 的表达、功能及其介导神经炎症和突触可塑性的最新研究进行深入探讨,以期为临床相关疾病的治疗提供理论依据。

一、TREM 的结构特征

TREM 是免疫球蛋白(immunoglobulin,Ig)超家族的一类受体,在人类和小鼠中分别由染色体 6p21.1(人类)和染色体 17C(小鼠)上的基因簇编码。人类基因簇包括 *NCR2*、*TREM-1*、*TREML-4*、*TREML-2*、*TREM-2* 和 *TREML-1*。小鼠基因簇包括 *TREM-5*、*TREM-4*、*TREM-1*、*TREM-3*、*TREML-4*、

TREML-2、*TREML-6*、*TREM-2* 和 *TREML-1*。作为典型的膜蛋白,TREM 具备三个结构域:①一个细胞外免疫球蛋白样结构域;②一个跨膜结构域;③一个短的细胞质尾。大多数TREM 缺乏明显的信号识别受体,但其跨膜结构域中存在的正电荷氨基酸使其能够与一个或多个带负电荷残基的跨膜结构进行配对,最突出的当属 DNAX 相关蛋白 12(DNAX-associated protein 12,DAP12),它包含一个细胞质的免疫受体酪氨酸激活模体(immunoreceptor tyrosine based activation motif,ITAM)。除了 DAP12,TREM 还可以与DAP10 相结合,DAP10 的跨膜结构域中也含有带负电荷的残基,使其能够与 TREM 结合。不同的是,DAP10 缺乏典型的细胞质 ITAM,而是包含细胞质 YXNM 基序。总的来说,TREM 通过调节髓系细胞反应的阈值和持续时间,在控制髓系细胞的激活和分化方面具有正负两种形式,并与多种疾病的发生发展密切相关。

二、TREM-1 介导神经炎症的生物学功能

(一)TREM-1 参与炎症反应的信号转导

TREM-1 是最先被发现的一种亚型,作为 TREM 家族中最具特征的成员,它被认为是免疫反应和炎症反应的放大器。TREM-1 信号通过与各种配体结合而激活,其跨膜结构域包含一个氨基酸残基,可以与 DAP12 中的 ITAM 相互作用并转导下游信号。

Src 家族的磷酸化导致脾酪氨酸激酶(spleen tyrosine kinase,SYK)的激活,继而触发信号分子磷脂酰肌醇 3-激酶(phosphatidylinositol 3-kinases,PI3K)、磷脂酶 C(phospholipase C,PLC)、细胞外调节蛋白激酶 1/2(extracellular regulated protein kinases 1/2,ERK1/2)和促分裂原活化的蛋白激酶(mitogen-activated protein kinase,MAPK)激活核因子 κB(nuclear factor κB,NF-κB)和炎症基因。TREM-1 与 SYK 的结合会导致下游信号通路的直接启动,对炎症因子和趋化因子的转录至关重要,包括 MAPK、PI3K-Akt、Janus 激酶(Janus kinase,JAK)和胱天蛋白酶募集结构域家族成员 9(caspase recruitment domain family member 9,CARD9)。炎症基因的激活进一步增加了促炎细胞因子的产生,包括 IL-6、IL-1β、TNF-α、单核细胞趋化蛋白-1(monocyte chemoattractant protein-1,MCP-1)和粒细胞-巨噬细胞集落刺激因子(granulocyte-macrophage colony-stimulating growth factor,GM-CSF)。

TREM-1 可能通过三种机制促进神经炎症:①TREM-1 增加 Toll 样受体 4(Toll-like receptor 4,TLR4)的激活,从而增强内毒素/脂多糖(lipopolysaccharide,LPS)诱导的炎症级联反应;②TREM-1 通过募集和结合 SYK 从而激活 PI3K-Akt 信号通路来促进神经炎症;③TREM-1 促进 M1 型小胶质细胞的极化,激活小胶质细胞并触发炎症级联反应。这三种途径最终均通过激活 MAPK 和 NF-κB 途径促进神经炎症反应(图 3-1)。

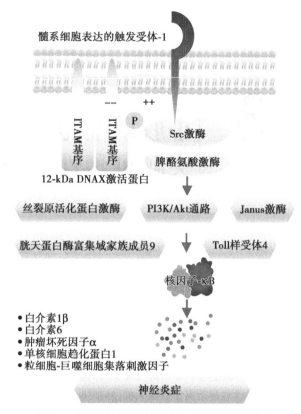

图 3-1 TREM-1 通过 DAP12 激活的信号通路

(二)TREM-1 通过增强神经炎症推动疾病的进展

小胶质细胞作为 CNS 中常驻的单核巨噬细胞,是参与神经炎症反应的关键细胞介质。TREM-1 被认为是神经炎症的触发因素,还可以作为下游因子触发和激活炎症介质 SYK。除了以膜结合受体的形式存在(mTREM-1),临床研究报道也证实在炎症性疾病患者的血清样本中还检测到了可溶形式(sTREM-1)的存在。通过使用融合蛋白或合成肽抑制 TREM-1 的激活可以减少促炎介质的产生,限制白细胞的聚集。在炎症性肠病(inflammatory bowel disease,IBD)、类风湿性关节炎(rheumatoid arthritis,RA)和腹内感染等疾病中均发现了 sTREM-1 的水平升高。此外,细菌性脑膜炎患者的脑脊液中也发现了升高的 sTREM-1,表明 TREM-1 信号在 CNS 神经炎症中的重要作用。目前主流的观点认为,TREM-1 会引发炎症,而 TREM-2 则可抑制炎症。

在多种神经系统疾病中,TREM-1 主要促进炎症反应。TREM-1 可通过 SYK 的募集在 AD 进展中发挥关键作用,TREM-1 的表达升高会导致炎性细胞因子/趋化因子的产生。在脑缺血损伤模型中,小胶质细胞 TREM-1 的表达上调,LP17 对 TREM-1 的药理抑制增强了海马区细胞的增殖和突触可塑性,通过影响 TREM-1/SYK 的下游信号通路改善了炎症反应和长期预后。在实验性蛛网膜下腔出血模型中,TREM-1 可通过激活 NLRP3 炎症小体来加剧神经炎症。同时,TREM-1 还可调节小胶质细胞的极化并放大神经炎症反应,抑制 TREM-1 可促进细胞的运动功能

并减轻神经炎症。

（三）TREM-1 的多肽类抑制剂和配体

1. **TREM-1 的多肽类抑制剂**　多项研究表明，炎症反应的过度激活可以通过使用小分子或多肽阻断 TREM-1 的信号转导来缓解。此外，sTREM-1 可以与 TREM-1 竞争性结合配体并阻止配体被募集到细胞膜表面。但由于 sTREM-1 的高度降解性，因此并未作为治疗剂在临床上广泛应用。

目前设计较为成功的产品有 LR12 和 LP17，它们分别来自人或小鼠的 TREM-1 互补决定区（complementary determining region，CDR）2 和 3。临床前研究已经通过了 LR12 在受试者中的安全性、耐受性和药代动力学测试。使用 LP17 可减少 LPS 介导的促炎细胞因子的释放，被证实可以阻断细胞内 TREM-1 的信号转导，能显著改善 RA、IBD 和癌症等疾病的临床症状。

2. **TREM-1 的配体**　研究人员一直致力于寻找能够结合到 TREM-1 表面的内源性配体，到目前为止，已经发现了多种潜在配体。

（1）细胞外肌动蛋白：肌动蛋白存在于所有真核细胞中并参与多种细胞过程，肌动蛋白还可通过与 TREM-1 相互作用激活和放大炎症反应。此外，有研究发现重组肌动蛋白可以直接与重组 TREM-1 胞外区相互作用，并增强了野生型小鼠的炎症反应（对 TREM-1^{-/-} 转基因小鼠则无影响），应用多肽抑制剂 LP17 后放大的炎症反应则被逆转。

（2）肽聚糖识别蛋白 1（peptidoglycan recognition protein 1，PGLYRP1）：PGLYRP1 主要存在于细菌细胞壁中，可与 sTREM-1 结合。在各类炎症性疾病中，PGLYRP1 和 TREM-1 的表达同时上调，但由于其同时具有抗菌属性，也会减轻小鼠的溃疡性结肠炎症状。

（3）高迁移率族蛋白 B1（high-mobility group box-1 protein，HMGB1）：HMGB1 是一种核蛋白，由激活的髓系细胞释放后作为损伤相关分子模式（damage-associated molecular pattern，DAMP）分子诱导炎症反应。HMGB1 的表达可见于结肠炎、缺血、关节炎和胰腺炎等炎症性疾病。研究人员已经观察到了 HMGB1 和 TREM-1 的直接相互作用，HMGB1 需要共激活分子来触发 TREM-1 的表达，并可作为激活各种模式识别受体（pattern recognition receptor，PRR）的诱导物。

（4）热休克蛋白 70（heat shock protein 70，HSP70）：HSP70 广泛存在于髓系细胞的细胞裂解物中，可诱导促炎细胞因子的产生。阻断 TREM-1 后，HSP70 的表达减少，证实了 HSP70 作为 TREM-1 潜在内源性配体的作用。

（5）其他内源性配体：其他研究还报道了 TREM-1 存在多种内源性配体，CD177 抗原是一种糖基化磷脂酰肌醇连接的 N-糖基化细胞表面糖蛋白，并被发现在中性粒细胞激活中发挥关键作用；细胞外冷诱导 RNA 结合蛋白（extracellular cold-inducible RNA-binding protein，eCIRP）主要表达

在巨噬细胞、淋巴细胞和中性粒细胞上，并可加快细胞因子的产生。

（6）非内源性配体：病原体相关分子模式（pathogen-associated molecular pattern，PAMP）和微生物相关分子模式（microbe associated molecular patterns，MAMP）也有可能是 TREM-1 的潜在配体。前者包括 LPS，后者包括酵母多糖、HIV-1 跨膜蛋白 gp41 和马尔堡病毒糖蛋白，它们均被研究证实参与了 TREM-1 的激活。

三、TREM-2 介导突触可塑性的生物学功能

（一）TREM-2 减轻神经炎症

TREM-2 主要表达于未成熟树突状细胞、破骨细胞、组织巨噬细胞和小胶质细胞等髓系细胞上。TREM-2 通过与配体的相互作用，广泛参与细胞的存活、成熟、增殖、吞噬和炎症调节。TREM-2 信号通过跨膜区相反电荷的氨基酸残基与 DAP10 和 DAP12 等接头蛋白结合介导 SYK 和 PI3K 的激活。

大量研究表明，TREM-2 可通过减轻神经炎症反应而发挥强大的神经保护作用。在术后认知功能障碍（postoperative cognitive dysfunction，POCD）模型中，小鼠海马区域出现小胶质细胞的激活和 TREM-2 的表达下降，学习和记忆能力受损，而应用 TREM-2 激动剂 HSP60 可抑制手术诱导的小胶质细胞活化并减轻术后认知功能障碍。也有研究指出，TREM-2 可能通过影响炎症反应和能量代谢调节小胶质细胞对异常蛋白和受损神经元的吞噬。

（二）TREM-2 调节小胶质细胞的突触清除

小胶质细胞在突触形成过程中起着重要的调节作用，还可以通过突触清除来精细化突触连接以确保信息的准确传递。在中枢神经系统中，TREM-2 主要由小胶质细胞表达，可以调节小胶质细胞的激活、增殖、存活和吞噬等生物学功能。研究表明，TREM-2 对突触清除是必不可少的，突触清除不仅存在于 CNS 的发育过程中，在各类神经性疾病的病理过程中也很常见。

TREM-2 是小胶质细胞突触清除的重要参与者，可通过单独作用或与载脂蛋白 E（apolipoprotein E，ApoE）等分子的协同作用调控突触可塑性。ApoE 是 TREM-2 的配体之一，可通过调节小胶质细胞的激活来调节神经退行性变，主要由激活状态的星形胶质细胞合成和分泌。在 AD 患者中，斑块相关小胶质细胞通过 TREM-2 依赖的机制显著上调 ApoE 的表达，TREM-2 的表达和功能与 ApoE 的表达成正相关，ApoE 的表达依赖于 TREM-2 调控。TREM-2/ApoE 的相互作用促进了小胶质细胞的活化和吞噬，从而调节了炎症反应和神经元损伤。

大量证据表明，小胶质细胞与突触的异常相互作用会影响突触的成熟和神经元的存活。可溶性 Aβ 的积累会激活小胶质细胞，除了通过释放促炎因子介导了突触功能障

碍,激活的小胶质细胞还发挥清除突触、促进突触重塑的功能。需要修剪的突触可以被经典的补体1q(complement 1q,C1q)标记,并被补体受体3(complement receptor 3,CR3)介导的小胶质细胞吞噬。除了补体系统,TREM-2对小胶质细胞的突触修剪也是必不可少的。缺乏TREM-2受体会导致突触清除功能受损,树突棘密度增加,兴奋性神经传递增强。研究表明,突触的磷脂酰丝氨酸可能是TREM-2受体介导小胶质细胞发挥吞噬功能的重要靶点。

AD患者脑脊液(cerebrospinal fluid,CSF)中的可溶性sTREM-2与总微管相关蛋白Tau和磷酸化Tau(phosphorylated tau,p-Tau)的水平密切相关。体外研究表明,TREM-2基因敲除可影响小胶质细胞的激活和吞噬功能,TREM-2突变小鼠则表现出异常的小胶质细胞突触吞噬能力,功能磁共振成像(functional magnetic resonance imaging,fMRI)也证实大脑神经环路的功能连接发生了深刻变化。在TREM-2基因缺陷小鼠中,小胶质细胞无法识别冗余的突触,神经元突触密度增加,正常脑功能受损,小鼠出现异常行为和社交缺陷。这些数据均表明,TREM-2参与了小胶质细胞吞噬作用介导的突触可塑性。

四、未来与展望

综上所述,小胶质细胞作为大脑中重要的免疫细胞,在几乎所有的中枢神经系统疾病过程中都发挥着重要作用,因此对小胶质细胞介导的神经炎症和突触可塑性进行深入探究是非常有必要的。TREM作为小胶质细胞的表面受体,可能在中枢神经系统疾病、炎症性疾病的发生发展中发挥不可或缺的调控作用。此外,TREM-1和TREM-2在调控髓系细胞炎症反应和免疫反应方面可能也有不同的作用,它们之间的平衡和协调至关重要。本文深入剖析了TREM在调控神经炎症和突触可塑性方面的作用,这将有望为包括AD、IBD和抑郁症在内的众多疾病提供新的治疗靶点。

（吴可　柳月影　张咏梅）

参 考 文 献

［1］ ANWAR M M. The orchestrating role of deteriorating neurons and TREM-1 in crosstalk with SYK in Alzheimer's disease progression and neuroinflammation［J］. Inflammopharmacology,2023,31(5):2303-2310.

［2］ ANWAR M M,ÖZKAN E,SHOMALIZADEH N,et al. Assessing the role of primary healthy microglia and gap junction blocker in hindering Alzheimer's disease neuroinflammatory type:Early approaches for therapeutic intervention［J］. Front Neurosci,2022,16:1041461.

［3］ XU Q,SUN L,CHEN Q,et al. Gut microbiota dysbiosis contributes to depression-like behaviors via hippocampal NLRP3-mediated neuroinflammation in a postpartum depression mouse model［J］. Brain Behav Immun,2024,119:220-235.

［4］ CRAIG C F,FILIPPONE R T,STAVELY R,et al. Neuroinflammation as an etiological trigger for depression comorbid with inflammatory bowel disease［J］. J Neuroinflammation,2022,19(1):4.

［5］ BIEDERER T,KAESER P S,BLANPIED T A. Transcellular nanoalignment of synaptic function［J］. Neuron,2017,96(3):680-696.

［6］ YU C J,WANG M,LI R Y,et al. TREM2 and Microglia contribute to the synaptic plasticity:from physiology to pathology［J］. Mol Neurobiol,2023,60(2):512-523.

［7］ JIAO L,YU Z,ZHONG X,et al. Cordycepin improved neuronal synaptic plasticity through CREB-induced NGF upregulation driven by MG-M2 polarization:a microglia-neuron symphony in AD［J］. Biomed Pharmacother,2023,157:114054.

［8］ THOMAZEAU A,BOSCH M,ESSAYAN-PEREZ S,et al. Dissociation of functional and structural plasticity of dendritic spines during NMDAR and mGluR-dependent long-term synaptic depression in wild-type and fragile X model mice［J］. Mol Psychiatry,2021,26(9):4652-4669.

［9］ CARDOZO P L,DE LIMA I B Q,MACIEL E M A,et al. Synaptic elimination in neurological disorders［J］. Curr Neuropharmacol,2019,17(11):1071-1095.

［10］ RODRÍGUEZ-GÓMEZ J A,KAVANAGH E,ENGSKOG-VLACHOS P,et al. Microglia:agents of the CNS pro-inflammatory response［J］. Cells,2020,9(7):1717.

［11］ WOLF S A,BODDEKE H W,KETTENMANN H. Microglia in physiology and disease［J］. Annu Rev Physiol,2017,79:619-643.

［12］ WANG X,LIU Y,LI M,et al. Neuroinflammation catching nanobubbles for microglia-neuron unit modulation against epilepsy［J］. Biomaterials,2023,302:122302.

［13］ NIZAMI S,HALL-ROBERTS H,WARRIER S,et al. Microglial inflammation and phagocytosis in Alzheimer's disease:potential therapeutic targets［J］. Br J Pharmacol,2019,176(18):3515-3532.

［14］ CALSOLARO V, EDISON P. Neuroinflammation in Alzheimer's disease:current evidence and future directions［J］. Alzheimers Dement,2016,12(6):719-732.

［15］ ROE A D,STAUP M A,SERRATS J,et al. Lipopolysaccharide-induced tau phosphorylation and kinase activity--modulation, but not mediation, by corticotropin-releasing factor receptors［J］. Eur J Neurosci,2011,34(3):448-456.

［16］ SINGH H,RAI V,NOOTI S K,et al. Novel ligands and modulators of triggering receptor expressed on myeloid cells receptor family:2015-2020 updates［J］. Expert

Opin Ther Pat,2021,31(6):549-561.

[17] COLONNA M. The biology of TREM receptors[J]. Nat Rev Immunol,2023,23(9):580-594.

[18] FILIPELLO F,GOLDSBURY C,YOU S F,et al. Soluble TREM2:innocent bystander or active player in neurological diseases? [J]. Neurobiol Dis,2022,165:105630.

[19] ZHOU Y,TADA M,CAI Z,et al. Human early-onset dementia caused by DAP12 deficiency reveals a unique signature of dysregulated microglia[J]. Nat Immunol,2023,24(3):545-557.

[20] ZHENG L,REN L,KOUHI A,et al. A humanized lym-1 CAR with novel DAP10/DAP12 signaling domains demonstrates reduced tonic signaling and increased antitumor activity in b-cell lymphoma models[J]. Clin Cancer Res,2020,26(14):3694-3706.

[21] DE OLIVEIRA MATOS A,DOS SANTOS DANTAS P H,FIGUEIRA MARQUES SILVA-SALES M,et al. The role of the triggering receptor expressed on myeloid cells-1(TREM-1)in non-bacterial infections[J]. Crit Rev Microbiol,2020,46(3):237-252.

[22] PIRES B R B,SILVA R,FERREIRA G M,et al. NF-kappaB:two sides of the same coin[J]. Genes(Basel),2018,9(1):24.

[23] DE OLIVEIRA MATOS A,DOS SANTOS DANTAS P H,COLMENARES M T C,et al. The CDR3 region as the major driver of TREM-1 interaction with its ligands,an in silico characterization[J]. Comput Struct Biotechnol J,2023,21:2579-2590.

[24] PARIS D,AIT-GHEZALA G,BACHMEIER C,et al. The spleen tyrosine kinase(SYK)regulates Alzheimer amyloid-β production and Tau hyperphosphorylation[J]. J Biol Chem,2014,289(49):33927-33944.

[25] WU X,ZENG H,XU C,et al. TREM1 Regulates neuroinflammatory injury by modulate proinflammatory subtype transition of microglia and formation of neutrophil extracellular traps via interaction with SYK in experimental subarachnoid hemorrhage[J]. Front Immunol,2021,12:766178.

[26] TANG J,DONG Q. Knockdown of TREM-1 suppresses IL-1β-induced chondrocyte injury via inhibiting the NF-κB pathway[J]. Biochem Biophys Res Commun,2017,482(4):1240-1245.

[27] BARRAUD D,GIBOT S. Triggering receptor expressed on myeloid cell 1[J]. Crit Care Clin,2011,27(2):265-279.

[28] KANNAN B,PANDI C,PANDI A,et al. Triggering receptor expressed in myeloid cells 1(TREM1)as a potential prognostic biomarker and association with immune infiltration in oral squamous cell carcinoma[J]. Arch Oral Biol,2024,161:105926.

[29] BISHARA J,HADARI N,SHALITA-CHESNER M,et al. Soluble triggering receptor expressed on myeloid cells-1 for distinguishing bacterial from aseptic meningitis in adults[J]. Eur J Clin Microbiol Infect Dis,2007,26(9):647-650.

[30] XU P,ZHANG X,LIU Q,et al. Microglial TREM-1 receptor mediates neuroinflammatory injury via interaction with SYK in experimental ischemic stroke[J]. Cell Death Dis,2019,10(8):555.

[31] LU Q,LIU R,SHERCHAN P,et al. TREM(triggering receptor expressed on myeloid cells)-1 inhibition attenuates neuroinflammation via PKC(protein kinase C)δ/CARD9(caspase recruitment domain family member 9)signaling pathway after intracerebral hemorrhage in mice[J]. Stroke,2021,52(6):2162-2173.

[32] FENG C W,CHEN N F,SUNG C S,et al. Therapeutic effect of modulating TREM-1 via anti-inflammation and autophagy in Parkinson's disease[J]. Front Neurosci,2019,13:769.

[33] FU A,QIAO F,FENG H,et al. Inhibition of TREM-1 ameliorates Lipopolysaccharide-induced depressive-like behaviors by alleviating neuroinflammation in the PFC via PI3K/Akt signaling pathway[J]. Behav Brain Res,2023,449:114464.

[34] SIGALOV A B. A novel ligand-independent peptide inhibitor of TREM-1 suppresses tumor growth in human lung cancer xenografts and prolongs survival of mice with lipopolysaccharide-induced septic shock[J]. Int Immunopharmacol,2014,21(1):208-219.

[35] SUDAKOV N P,KLIMENKOV I V,BYVALTSEV V A,et al. Extracellular actin in health and disease[J]. Biochemistry(Mosc),2017,82(1):1-12.

[36] FU L,HAN L,XIE C,et al. Identification of extracellular actin as a ligand for triggering receptor expressed on myeloid cells-1 signaling[J]. Front Immunol,2017,8:917.

[37] READ C B,KUIJPER J L,HJORTH S A,et al. Cutting edge:identification of neutrophil PGLYRP1 as a ligand for TREM-1[J]. J Immunol,2015,194(4):1417-1421.

[38] YURKINA D M,ROMANOVA E A,FEOKTISTOV A V,et al. The interaction of HMGB1 with the proinflammatory TREM-1 receptor generates cytotoxic lymphocytes active against HLA-negative tumor cells[J]. Int J Mol Sci,2024,25(1):627.

[39] WU J,LI J,SALCEDO R,et al. The proinflammatory myeloid cell receptor TREM-1 controls Kupffer cell activation and development of hepatocellular carcinoma[J].

Cancer Res,2012,72(16):3977-3986.

[40] SISKIND S,ROYSTER W,BRENNER M,et al. A novel eCIRP/TREM-1 pathway inhibitor attenuates acute kidney injury[J]. Surgery,2022,172(2):639-647.

[41] ZHU H,LI W,WANG Z,et al. TREM-1 deficiency attenuates the inflammatory responses in LPS-induced murine endometritis[J]. Microb Biotechnol,2019,12(6):1337-1345.

[42] KOBER D L,BRETT T J. TREM2-ligand interactions in health and disease[J]. J Mol Biol,2017,429(11):1607-1629.

[43] PENG Q,MALHOTRA S,TORCHIA J A,et al. TREM2-and DAP12-dependent activation of PI3K requires DAP10 and is inhibited by SHIP1[J]. Sci Signal,2010,3(122):ra38.

[44] HAN X,CHENG X,XU J,et al. Activation of TREM2 attenuates neuroinflammation via PI3K/Akt signaling pathway to improve postoperative cognitive dysfunction in mice[J]. Neuropharmacology,2022,219:109231.

[45] JAY T R,MILLER C M,CHENG P J,et al. TREM2 deficiency eliminates TREM2⁺ inflammatory macrophages and ameliorates pathology in Alzheimer's disease mouse models[J]. J Exp Med,2015,212(3):287-295.

[46] DEIVASIGAMANI S,MITEVA M T,NATALE S,et al. Microglia complement signaling promotes neuronal elimination and normal brain functional connectivity[J]. Cereb Cortex,2023,33(21):10750-10760.

[47] YAMAZAKI Y,ZHAO N,CAULFIELD T R,et al. Apolipoprotein E and Alzheimer disease:pathobiology and targeting strategies[J]. Nat Rev Neurol,2019,15(9):501-518.

[48] NGUYEN A T,WANG K,HU G,et al. APOE and TREM2 regulate amyloid-responsive microglia in Alzheimer's disease[J]. Acta Neuropathol,2020,140(4):477-493.

[49] KLEIDONAS D,KIRSCH M,ANDRIEUX G,et al. Microglia modulate TNFα-mediated synaptic plasticity[J]. Glia,2023,71(9):2117-2136.

[50] ZAKI Y,CAI D J. Creating space for synaptic formation-a new role for microglia in synaptic plasticity[J]. Cell,2020,182(2):265-267.

[51] FU H,LIU B,FROST J L,et al. Complement component C3 and complement receptor type 3 contribute to the phagocytosis and clearance of fibrillar Aβ by microglia[J]. Glia,2012,60(6):993-1003.

[52] QU W,LI L. Loss of TREM2 confers resilience to synaptic and cognitive impairment in aged mice[J]. J Neurosci,2020,40(50):9552-9563.

[53] SCOTT-HEWITT N,PERRUCCI F,MORINI R,et al. Local externalization of phosphatidylserine mediates developmental synaptic pruning by microglia[J]. EMBO J,2020,39(16):e105380.

[54] GUO F,TAN M S,HU H,et al. sTREM2 mediates the correlation between BIN1 gene polymorphism and tau pathology in Alzheimer's disease[J]. J Alzheimers Dis,2024,101(2):693-704.

[55] FILIPELLO F,MORINI R,CORRADINI I,et al. The microglial innate immune receptor TREM2 is required for synapse elimination and normal brain connectivity[J]. Immunity,2018,48(5):979-991.

4 肝病相关轻度认知障碍发生机制及磁共振脑成像研究进展

肝病患者易并发各种认知障碍,即使在健康人群中,血浆转氨酶水平也与记忆能力显著负相关。肝性脑病(hepatic encephalopathy,HE)是由急、慢性肝功能不全和/或门体分流等肝病引起的脑功能障碍,主要表现为神经精神异常、认知和运动功能改变,根据患者病情严重程度,其可分为轻微型肝性脑病(minimal hepatic encephalopathy,MHE)和显性肝性脑病(overt hepatic encephalopathy,OHE)。MHE是HE早期阶段,常见于慢性肝硬化人群,患者没有临床症状,但是在神经心理测试中存在认知改变。据报道,在肝硬化人群中,MHE患病率为20%~80%。MHE严重影响患者工作和生活质量,尤其是增加患者车祸风险。且MHE易发展为OHE,增加患者住院风险和死亡率。

除MHE外,肝脏疾病如非酒精性脂肪性肝病(non-alcoholic fatty liver disease,NAFLD)、慢性丙型肝炎、淤胆性肝病和肝移植等,也存在轻度认知障碍,虽然目前研究尚不能将其归类于MHE,但这些肝病中轻度认知障碍可能是OHE的先兆,并与患者预后不良有关。一旦认知障碍进展为OHE,患者死亡率将大大增加,并且可出现中枢神经系统永久性损伤,即使接受肝移植(liver transplantation,LT)治疗,认知功能也不会完全恢复。因此早期理解肝病相关轻度认知障碍的发生机制,防止HE进展,对于提高患者生活质量和改善患者预后至关重要。本文将针对肝病相关轻度认知障碍中脑部改变进行综述,以求更好地理解认知障碍发生机制,为肝病相关轻度认知障碍预防和治疗提供新见解。

一、肝病相关轻度认知障碍现状

1970年Zeegen等首先报道在接受门静脉减压手术患者中,有47%的患者出现脑功能障碍。随后对慢性肝病中轻度认知障碍的研究逐渐增多,直到2011年Bajaj等将这种肝硬化患者中先于HE症状出现的认知障碍描述为MHE。在中国,肝硬化的主要原因是病毒性肝炎,在住院肝硬化患者中,MHE发生率高达40%。据报道,慢性丙型肝炎患者早在肝硬化出现之前就存在认知障碍,并有超过50%的患者受认知障碍影响。此外,通过抗病毒治疗清除

丙型肝炎病毒(hepatitis C virus,HCV),患者的认知功能可得到显著改善。

NAFLD是全球慢性肝病的主要原因,影响了全球1/4的人口。认知障碍也是NAFLD十分常见的肝外并发症,据报道,高达70%的NAFLD患者存在记忆减退和健忘等问题。最近一项对11项观察性研究的系统回顾表明,NAFLD患者在"一般认知"和"心智速度和注意力"等多方面存在认知受损。An等也发现NAFLD患者的认知障碍与血浆转氨酶升高和血脂异常相关。并且Liu等对中老年NAFLD患者的纵向队列研究也表明NAFLD患者认知障碍4年患病率显著高于非NAFLD患者。

在淤胆性肝病中,原发性胆汁性胆管炎(primary biliary cholangitis,PBC)患者常伴有认知障碍症状,主要表现为记忆障碍、注意力受损以及精神运动功能障碍等。Newton等研究表明,约有53%的PBC患者存在注意力或记忆力受损,并且认知障碍严重程度与肝病严重程度如生化指标和组织学损伤无关,表明这种认知障碍在很大程度上或与肝性脑病完全无关。并且Liu等报道,中国PBC患者的健康相关生活质量受损;且由于性别和年龄等因素影响,女性和老年患者更易发生认知障碍。

LT是终末期肝病的最终治疗方法,既往研究认为在接受LT后HE完全可逆,然而越来越多的证据表明,在肝功能恢复后,患者仍持续存在一定程度认知障碍。据报道,有高达30%的患者在接受LT后仍有神经系统后遗症,并且由于患病肝脏已被健康肝脏替代,所以这种LT后认知障碍尚不能被定义为HE。并且Campagna等研究发现,LT后认知障碍受移植前脑病的影响,移植前有明显HE的患者较没有明显HE的患者在LT后整体认知功能更差,表明LT后认知障碍可能与OHE对中枢神经系统造成的永久性脑损伤有关。此外,围手术期发生的缺血再灌注肝损伤(hepatic ischemia-reperfusion injury,HIRI)对认知也有不利影响,已经有许多基础研究报道实验动物在经历HIRI后出现认知障碍。

综上所述,肝脏疾病中轻度认知障碍十分常见,患者不仅人格和日常生活能力受损,生活质量严重下降,同时也为

其家属造成严重的照顾负担和心理影响。尽管肝病相关轻度认知障碍的病因和临床表现不尽相同，但其潜在发病机制十分相似。

二、肝病相关轻度认知障碍发生机制

（一）高血氨

氨是一种神经毒性物质，主要在肠道中由肠道菌群代谢蛋白质、氨基酸等产生，肠道菌群失调可导致氨生成增加，临床前研究也证实了菌群失调与 HE 大鼠的认知障碍和高氨血症相关。氨的消除依赖于肝脏对氨的转化，肝功能受损后肝脏中谷氨酰胺合成酶缺失导致氨在体内蓄积以及认知改变，升高的血氨可自由通过血脑屏障（blood-brain barrier，BBB），引起神经系统炎症并导致认知障碍，而通过降低中枢氨水平和改善炎症可以治疗 HE 的症状。在中枢神经系统由星形胶质细胞通过将氨转化为谷氨酰胺实现氨的解毒，但谷氨酰胺具有渗透活性，谷氨酰胺积累又会导致星形胶质细胞肿胀和功能障碍以及脑水肿。虽然高血氨被认为是导致 HE 的核心因素，但氨在肝病相关轻度认知障碍中作用并不显著，仅在 MHE 患者观察到血氨浓度升高，脑内氨代谢下降。此外，Higarza 等报道称 NAFLD 大鼠认知障碍与其血氨升高有关，但在 NAFLD 患者中仅观察到轻微的血氨升高。

（二）神经系统炎症

神经系统炎症是各种肝病相关轻度认知障碍的共同特征。中枢神经系统的免疫细胞是小胶质细胞，它可以监视局部环境的突触活动、存在的病原体和损伤，并且具有吞噬和促进突触重塑的功能。小胶质细胞激活是神经炎症的重要特征，并伴有细胞因子和趋化因子增加。据报道，MHE 患者的 IL-6 和 C 反应蛋白等炎症水平较正常人显著升高。此外，Shawcross 等发现肝硬化患者中高氨血症只有在出现炎症反应时才可诱发认知障碍，患者在炎症消退后不会出现认知障碍，表明炎症在 MHE 患者认知障碍中发挥着重要作用。神经炎症也是 NAFLD 患者认知障碍的重要原因。Balzano 等对非酒精性脂肪性肝炎（non-alcoholic steatohepatitis，NASH）患者小脑尸检发现，NASH 小脑出现神经元丢失、小胶质细胞和星形胶质细胞激活增加以及淋巴细胞浸润等神经炎症表现。并且动物实验也表明 NAFLD 的神经功能障碍与神经炎症有关。同样，PFLUGRAD 和 BOKEMEYER 等也在慢性丙型肝炎患者中也观察到小胶质细胞和星形胶质细胞激活等神经炎症表现。虽然尚未见淤胆性肝病神经炎症的报道，但已有报道称淤胆性肝病中 NF-κB 被激活，而 NF-κB 与神经炎症和认知障碍有关。

（三）能量代谢障碍

大脑的能量需求很高，以约占人体 2% 的重量消耗了人体 20% 的能量，葡萄糖是大脑的主要供能物质，其为大脑提供了超过 95% 的能量。在生理情况下，在神经元中葡萄糖主要通过三羧酸（tricarboxylic acid，TCA）循环代谢产生 ATP 满足以满足神经元能量需求。而星形胶质细胞-神经元乳酸穿梭学说表明，在星形胶质细胞中葡萄糖主要被糖酵解为乳酸，当神经元活动增强时，突触释放的谷氨酸（glutamic acid，Glu）可触发星形胶质细胞摄取葡萄糖和产生乳酸作为神经元的补充能量来源。

HE 患者中脑乳酸浓度升高通常被视为大脑能量衰竭的标志。脑细胞中乳酸堆积可导致脑细胞肿胀和脑水肿，并干扰星形胶质细胞与神经元之间的通信、代谢和递质传递。Jiménez 等比较了健康对照组（$n=69$）、无 MHE 的肝硬化患者（$n=62$）和 MHE 肝硬化患者（$n=39$）的血清 1H-NMR 代谢谱，结果表明，MHE 患者血清中葡萄糖和乳酸浓度增加。基础研究也表明，胆管结扎（bile duct ligation，BDL）诱导的 HE 大鼠小脑、海马和纹状体中乳酸显著增加。同时，Hadjihambi 等的研究发现，BDL 诱导的 HE 大鼠高氨血症可导致转运乳酸的连接蛋白半通道功能障碍并损害星形胶质细胞和神经元之间的乳酸转运，从而导致神经元能量代谢障碍。

除代谢底物外，脑正常功能的维持还需要充足的氧气供应。大脑能量代谢受到由神经元、胶质细胞和血管细胞组成的神经胶质血管系统（neuroglial-vascular system，NVS）调控。星形胶质细胞通过 NVS 严格调节脑血流量，从而调节中枢神经系统的营养和氧气供应使其适应局部神经元需求，血脑屏障结构和功能受损以及星形胶质细胞功能障碍会导致 NVS 功能障碍，导致脑组织氧和不足和能量代谢受损。Nakanishi 等发现，非 MHE 肝硬化患者在执行任务过程中脑氧合血红蛋白急剧且重复增加，而 MHE 患者的脑氧合血红蛋白相对增加缓慢，表明 MHE 患者的脑氧浓度对任务的反应较差。Sunil 等也报道了 MHE 患者多个脑区存在脑血流灌注异常，并且部分脑区的区域脑血流量与患者的认知障碍相关。对 NAFLD 患者和 PBC 患者的近红外光谱测量也显示患者存在着脑缺氧。并且在 BDL 诱导的 MHE 大鼠皮质也观察到葡萄糖、乳酸和组织氧浓度显著降低。总之，这些证据表明肝病相关轻度认知障碍中存在着脑能量代谢障碍。

（四）神经递质代谢障碍

脑内葡萄糖代谢障碍不仅引起脑能量代谢受损，也会影响递质从头合成。在神经元细胞中，葡萄糖经糖酵解生成的丙酮酸不仅可经 TCA 循环代谢生成 ATP，其产物 α-酮戊二酸（α-ketoglutaric acid，α-KG）也可在天冬氨酸氨基转移酶催化下合成 Glu，Glu 被释放入突触间隙可被星形胶质细胞重摄取并在谷氨酰胺合成酶的催化下转化为谷氨酰胺（glutamine，Gln），之后 Gln 又被转移至神经元中经谷氨酰胺酶催化重补为 Glu，这一过程被称为谷氨酸-谷氨酰胺循环，同时星形胶质细胞生成的 Gln 也是 γ-氨基丁酸（gamma-aminobutyric acid，GABA）回补的重要途径。受损的谷氨酸-谷氨酰胺循环是肝病认知障碍的重要原因。

13C 标记代谢底物的磁共振波谱（magnetic resonance spectroscopy，MRS），通过追踪代谢物特定碳位的 13C 标记，可了解脑内神经元和星形胶质细胞的能量及神经递质代谢。Zwingmann 等使用 [1H-13C] 标记的葡萄糖追踪了门静脉吻合术诱导的急性肝衰竭(acute liver failure, ALF)大鼠从 HE 早期到昏迷阶段的神经递质代谢,结果表明,相较于对照组,HE 早期阶段大鼠脑内总 Gln 和乳酸浓度显著增加 2~4.5 倍,在 HE 大鼠昏迷阶段乳酸合成([13C 标记的乳酸富集分数)增加 2.5 倍,在昏迷前阶段 Gln 合成(通过谷氨酰胺合成酶2)增加 10 倍,在昏迷阶段 Glu(Glu4)合成减少,而 GABA 合成在各个阶段没有显著性差异。此外,Bosoi 等使用[13C]标记的葡萄糖和乳酸追踪 BDL 诱导的 MHE 大鼠脑神经递质代谢发现,MHE 大鼠脑内乳酸和 Gln 的从头合成显著增加。这些结果说明 MHE 中神经递质代谢存在缺陷。

神经炎症也会影响谷氨酸能和 GABA 能神经递质传递,谷氨酸能和 GABA 能神经传递改变与 MHE 患者认知和运动改变密切相关,脑内 GABA 能张力增加也被认为是 HE 的特征性表现之一。Hassan 等使用经颅磁刺激探究 15 例不同阶段的 HE 患者和 15 例健康对照者的小脑抑制(cerebellar brain inhibition, CBI),结果表明,在 5~7ms 刺激间隔时,HE 患者的 CBI 降低,但是 7ms 刺激间隔时患者的 CBI 程度与 HE 严重程度显著相关,表明 HE 患者小脑中 GABA 能神经传递增加,而运动皮质 GABA 能神经传递减少。Zöllner 等对 16 例健康对照者和 19 例 MHE 患者右侧小脑、左侧丘脑和左侧运动皮质 GABA 编辑的 MRS 研究发现,MHE 患者三个脑区 Gln 水平升高,小脑 GABA 水平升高,而运动皮质 GABA 水平显著降低并与 MHE 严重程度高度相关。此外,一项临床研究报道,GABA$_A$ 受体的调节类固醇拮抗剂 Golexanolone 治疗可改善 MHE 患者认知。总之,这些研究结果都表明了小脑和运动皮质中 GABA 能系统的改变在 MHE 中的重要作用。

此外,其他肝病相关轻度认知障碍患者也被报道有神经递质代谢改变。在 NASH 认知障碍大鼠中,前额叶皮质和小脑中的多巴胺(dopamine, DA)水平降低,纹状体中去甲肾上腺素减少。而慢性丙型肝炎认知障碍患者基底节和后扣带回的胆碱/肌酸比值显著升高,N-乙酰天冬氨酸/肌酸比值显著降低,且患者的认知障碍分别与基底神经节中胆碱/肌酸比值和 N-乙酰天冬氨酸/肌酸比值成显著负相关和正相关。此外,Pflugrad 等比较了健康人以及 LT 后认知障碍患者在 LT 前后的脑 MRS 发现,在接受 LT 后,LT 认知障碍的患者丘脑、豆状核和脑白质肌醇增加,并且豆状核谷氨酰胺/谷氨酸比率减少,没有 LT 后认知障碍的患者在接受 LT 后仅表现出丘脑的肌醇增加,而移植后认知障碍患者与无认知障碍的患者脑 MRS 没有显著差异。

三、肝病相关轻度认知障碍磁共振脑成像研究进展

近来 MRS 和磁共振成像(magnetic resonance imaging, MRI)技术的发展为探究认知障碍中脑结构和功能的变化提供了非侵入性的检测方法。MRS 检测代谢物的质子信号,可检测脑内如乳酸、Glu、Gln 和 GABA 等代谢物的浓度,此外通过加入特殊放射性标记的底物如13C 还可实现对化合物代谢过程的追踪,与神经递质代谢相关的 MRS 如前综述。脑 MRI 主要通过检测脑组织中水的质子信号进行成像,MRI 常规图像包括 T1 加权像和 T2 加权像,可以提供大脑的解剖结构、代谢和水含量等信息。此外,fMRI 可基于脑功能区神经元活动产生的血氧信号改变评估脑区的功能,并建立脑功能网络。众多研究表明,肝病相关轻度认知障碍机制研究进展与磁共振脑成像技术应用密切相关(表 4-1)。

表 4-1 肝病相关轻度认知障碍磁共振脑成像进展

作者	研究疾病	影像学方法	影像学与认知障碍关系
Marciniewicz 等	HCV 抗病毒治疗前后	3D-FSPGR 和 T2-FLAIR	抗病毒治疗后慢性丙型肝炎患者认知改善,部分脑区体积减小
Zhang 等	慢性丙型肝炎	fMRI, FC	FC 改变与患者认知障碍无显著相关性
Cheng 等	OHE 或非 OHE 肝硬化患者 LT 相关认知障碍	静息态 fMRI, FC	LT 后非 OHE 肝硬化患者 FC 恢复正常,而 OHE 患者仍存留部分异常的 FC
Xu 等	NAFLD	静息态 fMRI, ALFF	梭状回的 ALFF 值以及左侧额中回与右侧额下回之间的 FC 强度与患者认知能力下降相关
Mosher 等	PBC	静息态 fMRI, FC	患者杏仁核与右下外侧枕叶皮质、左侧额下回和背内侧前额叶皮质的 FC 减弱与认知测试得分较低有关
Reichardt 等	慢性丙型肝炎、自身免疫性肝炎和 PBC	MRS 和 MRI	MRI/MRS 改变与患者认知障碍之间无显著相关性
Lin 等、Cai 等、Zhan 等和 Guo 等	MHE	静息态 fMRI	FC 改变与 MHE 肝硬化患者认知评分相关
Li 等和 Sato 等	MHE	DKI 和 DTI	DKI 改变与 MHE 患者认知障碍相关

FC,功能连接(functional connectivity);3D-FSPGR,三维快速扰相梯度回波序列(three-dimensional fast spoiled gradient echo);T2-FLAIR,液体抑制反转恢复(fluid attenuated inversion recovery);ALFF,低频振幅(amplitude of low frequency fluctuations);DKI,弥散峰度成像(diffusion kurtosis imaging);DTI,弥散张量成像(diffusion tensor imaging)。

MHE 患者 T1 加权像主要表现为苍白球高信号和丘脑水肿，Taylor-Robinson 等比较慢性肝硬化无认知障碍、MHE 和 OHE 患者的 MRI 发现，有认知障碍的患者苍白球的信号强度显著高于没有认知障碍的患者，且苍白球的 T1 信号强度与血氨水平相关。但这种苍白球的磁共振信号升高被认为是锰沉积造成的，因为 T1 高信号与肝硬化患者的血锰浓度有关，并且在慢性肝病 HE 患者尸检中也发现苍白球的锰含量显著升高。此外，Lin 等比较了健康人与乙肝肝硬化患者的脑 T1 加权像发现，肝硬化患者在尚无 MHE 阶段就出现丘脑显著肿胀，并进一步扩大至双侧基底神经节和皮质，MHE 阶段出现小脑肿胀，并且丘脑肿胀与 MHE 患者认知能力显著负相关。Winterdahl 等也发现轻度 HE 患者的脑白质含水量增加，并出现丘脑水肿，水肿的丘脑可导致基底神经节-丘脑-皮质回路受损。在 MHE 患者脑 T2 加权像观察到脑水肿和含水量增加。弥散加权成像（diffusion weighted imaging，DWI）可以使用表观弥散系数（appearent diffusion coeffecient，ADC）评价组织内水分子的扩散能力。Sugimoto 等发现肝硬化 MHE 患者脑 ADC 值增加，表明 MHE 患者存在明显的脑水肿，并且额叶和顶叶的 ADC 值可预测 HE 的进展。

LT 后，肝病患者的苍白球高信号可在 5 个月后恢复，并且与 LT 无认知障碍患者相比，LT 后认知障碍患者表现出双侧岛叶皮质和扣带回高信号和广泛的脑水肿。NAFLD 患者的 MRI 表现为脑白质病变和脑体积减小，并且患者的脑容量减小与认知障碍有关。在慢性丙型肝炎患者中，Thames 等的研究表明，慢性丙型肝炎认知障碍患者的纹状体中分数各向异性升高，额枕束和外囊的平均弥散系数增加，并且额枕上束的弥散系数与患者的认知表现显著相关。此外，Prell 等也发现，与对照组相比，慢性丙型肝炎认知障碍患者双侧岛叶和丘脑的灰质萎缩，小脑灰质的体积增加，并且在 7 年的疾病进展中，患者左侧杏仁核和左侧海马旁区域的灰质萎缩加剧。

此外，脑功能连接改变也是肝病相关轻度认知障碍的重要原因。Ye 等比较健康对照者、MHE 肝硬化患者和无 MHE 的肝硬化患者半球间功能连接及胼胝体体积发现，MHE 肝硬化患者表现出胼胝体退化且大脑半球间连接障碍。在大脑的全局水平，Gou 等发现 MHE 患者的脑网络小世界性显著降低，网络整合和模块分离减少。HE 患者经 LT 治疗后脑功能连接得到显著改善。但 Cheng 等的研究显示，无 HE 的患者在 LT 后，异常的功能连接强度大部分恢复到正常水平，但是 HE 患者 LT 后仍有大部分异常的功能连接强度保留，包括额叶和顶叶等与高级认知相关的脑区，表明 LT 对脑功能连接的恢复受到移植前 HE 发作史的影响。总之，磁共振脑成像可为肝病相关轻度认知障碍患者的脑代谢、结构和功能等研究提供一种无创性检查方法，有助于对认知障碍相关机制的探究，以及临床中肝病相关轻度认知障碍的诊断和治疗。

四、总结

肝病如 MHE、NAFLD、淤胆性肝病和 LT 中轻度认知障碍十分常见，认知障碍不仅严重降低患者生活质量，并且可进展为明显肝性脑病，给患者带来不良预后。本文综述了肝病相关轻度认知障碍的发生机制，包括高血氨、神经炎症、脑能量代谢障碍、神经递质代谢障碍等，以及新兴的磁共振脑成像研究进展，以期为肝病相关轻度认知障碍的预防和治疗提供思路。

（项红兵　孙天宁　柳彦博　何志刚）

参 考 文 献

[1] ZEEGEN R, DRINKWATER J E, DAWSON A M. Method for measuring cerebral dysfunction in patients with liver disease[J]. Br Med J, 1970, 2(5710): 633-636.

[2] BAJAJ J S, CORDOBA J, MULLEN K D, et al. Review article: the design of clinical trials in hepatic encephalopathy: an International Society for Hepatic Encephalopathy and Nitrogen Metabolism (ISHEN) consensus statement [J]. Aliment Pharmacol Ther, 2011, 33(7): 739-747.

[3] AN K, STARKWEATHER A, STURGILL J, et al. Association of CTRP13 with liver enzymes and cognitive symptoms in nonalcoholic fatty liver disease[J]. Nurs Res, 2019, 68(1): 29-38.

[4] LIU Q, LIU C, HU F, et al. Non-alcoholic fatty liver disease and longitudinal cognitive changes in middle-aged and elderly adults[J]. Front Med (Lausanne), 2021, 8: 738835.

[5] NEWTON J L, HOLLINGSWORTH K G, TAYLOR R, et al. Cognitive impairment in primary biliary cirrhosis: symptom impact and potential etiology[J]. Hepatology, 2008, 48(2): 541-549.

[6] LIU Y, TIAN S, JIA G, et al. Symptoms burden and health-related quality of life in Chinese patients with primary biliary cholangitis[J]. J Clin Transl Hepatol, 2021, 9(6): 860-867.

[7] CAMPAGNA F, MONTAGNESE S, SCHIFF S, et al. Cognitive impairment and electroencephalographic alterations before and after liver transplantation: what is reversible? [J]. Liver Transpl, 2014, 20(8): 977-986.

[8] HIGARZA S G, ARBOLEYA S, GUEIMONDE M, et al. Neurobehavioral dysfunction in non-alcoholic steatohepatitis is associated with hyperammonemia, gut dysbiosis, and metabolic and functional brain regional deficits[J]. PLoS One, 2019, 14(9): e0223019.

[9] FELIPO V, URIOS A, MONTESINOS E, et al. Contribution of hyperammonemia and inflammatory factors to cog-

nitive impairment in minimal hepatic encephalopathy[J].
Metab Brain Dis,2012,27(1):51-58.

[10] SHAWCROSS D L,DAVIES N A,WILLIAMS R,et al.
Systemic inflammatory response exacerbates the neuro-
psychological effects of induced hyperammonemia in cir-
rhosis[J]. J Hepatol,2004,40(2):247-254.

[11] BALZANO T,FORTEZA J,MOLINA P,et al. The cere-
bellum of patients with steatohepatitis shows lymphocyte
infiltration,microglial activation and loss of Purkinje and
granular neurons[J]. Sci Rep,2018,8(1):3004.

[12] PFLUGRAD H,MEYER G J,DIRKS M,et al. Cerebral
microglia activation in hepatitis C virus infection corre-
lates to cognitive dysfunction[J]. J Viral Hepat,2016,
23(5):348-357.

[13] BOKEMEYER M,DING X Q,GOLDBECKER A,et al.
Evidence for neuroinflammation and neuroprotection in
HCV infection-associated encephalopathy [J]. Gut,
2011,60(3):370-377.

[14] BOSOI C R,ROSE C F. Elevated cerebral lactate:impli-
cations in the pathogenesis of hepatic encephalopathy
[J]. Metab Brain Dis,2014,29(4):919-925.

[15] JIMéNEZ B,MONTOLIU C,MACINTYRE D A,et al.
Serum metabolic signature of minimal hepatic encepha-
lopathy by(1)H-nuclear magnetic resonance[J]. J Pro-
teome Res,2010,9(10):5180-5187.

[16] HADJIHAMBI A,DE CHIARA F,HOSFORD P S,et al.
Ammonia mediates cortical hemichannel dysfunction in
rodent models of chronic liver disease[J]. Hepatology,
2017,65(4):1306-1318.

[17] NAKANISHI H,KUROSAKI M,NAKANISHI K,et al.
Impaired brain activity in cirrhotic patients with minimal
hepatic encephalopathy: evaluation by near-infrared
spectroscopy[J]. Hepatol Res,2014,44(3):319-326.

[18] SUNIL H V,MITTAL B R,KURMI R,et al. Brain perfu-
sion single photon emission computed tomography abnor-
malities in patients with minimal hepatic encephalopathy
[J]. J Clin Exp Hepatol,2012,2(2):116-121.

[19] TAKAHASHI A,KONO S,WADA A,et al. Reduced
brain activity in female patients with non-alcoholic fatty
liver disease as measured by near-infrared spectroscopy
[J]. PLoS One,2017,12(4):e0174169.

[20] DUSZYNSKI C,AVATI V,LAPOINTE A P,et al. Near-
infrared spectroscopy reveals brain hypoxia and cerebro-
vascular dysregulation in primary biliary cholangitis[J].
Hepatology,2020,71(4):1408-1420.

[21] SCHOUSBOE A,SCAFIDI S,BAK L K,et al. Glutamate
metabolism in the brain focusing on astrocytes[J]. Adv
Neurobiol,2014,11:13-30.

[22] ZWINGMANN C,CHATAURET N,LEIBFRITZ D,et al.
Selective increase of brain lactate synthesis in experi-
mental acute liver failure: results of a [H-C] nuclear
magnetic resonance study[J]. Hepatology,2003,37(2):
420-428.

[23] BOSOI C R,ZWINGMANN C,MARIN H,et al. In-
creased brain lactate is central to the development of
brain edema in rats with chronic liver disease[J]. J
Hepatol,2014,60(3):554-560.

[24] HASSAN S,BAUMGARTEN T J,ALI A M,et al. Cere-
bellar inhibition in hepatic encephalopathy [J]. Clin
Neurophysiol,2019,130(6):886-892.

[25] LLANSOLA M,MONTOLIU C,AGUSTI A,et al. Inter-
play between glutamatergic and GABAergic neurotrans-
mission alterations in cognitive and motor impairment in
minimal hepatic encephalopathy [J]. Neurochem Int,
2015,88:15-19.

[26] MONTAGNESE S,LAURIDSEN M,VILSTRUP H,et al.
A pilot study of golexanolone,a new GABA-A receptor-
modulating steroid antagonist,in patients with covert he-
patic encephalopathy[J]. J Hepatol,2021,75(1):98-
107.

[27] PFLUGRAD H,TRYC A B,GOLDBECKER A,et al.
Cerebral metabolite alterations in patients with posttrans-
plant encephalopathy after liver transplantation[J]. PLoS
One,2019,14(8):e0221626.

[28] MARCINIEWICZ E,PODGÓRSKI P,PAWŁOWSKI T,
et al. Evaluation of brain volume alterations in HCV-in-
fected patients after interferon-free therapy:a pilot study
[J]. J Neurol Sci,2019,399:36-43.

[29] ZHANG X H,SHI J Y,ZHAN C,et al. Intrinsic brain
abnormalities in patients with hepatitis C virus infection
with cognitive impairment:a preliminary resting-state fM-
RI study[J]. Biomed Res Int,2020,2020:1693043.

[30] CHENG Y,LI J L,ZHOU J M,et al. Renormalization of
thalamic sub-regional functional connectivity contributes
to improvement of cognitive function after liver transplan-
tation in cirrhotic patients with overt hepatic encephalop-
athy[J]. Korean J Radiol,2021,22(12):2052-2061.

[31] CHENG Y,SHEN W,XU J,et al. Neuromarkers from
whole-brain functional connectivity reveal the cognitive
recovery scheme for overt hepatic encephalopathy after
liver transplantation[J]. eNeuro,2021,8(4):ENEURO.
0114-21.

[32] XU J L,GU J P,WANG L Y,et al. Aberrant spontaneous
brain activity and its association with cognitive function
in non-obese nonalcoholic fatty liver disease:a resting-
state fMRI study[J]. J Integr Neurosci,2023,22(1):8.

［33］ MOSHER V A L,SWAIN M G,PANG J X Q,et al. Primary biliary cholangitis alters functional connections of the brain's deep gray matter［J］. Clin Transl Gastroenterol,2017,8(7):e107.

［34］ REICHARDT J L,DIRKS M,WIRRIES A K,et al. Brain metabolic and microstructural alterations associated with hepatitis C virus infection,autoimmune hepatitis and primary biliary cholangitis［J］. Liver Int,2022,42(4):842-852.

［35］ LIN W,CHEN X,GAO Y Q,et al. Hippocampal atrophy and functional connectivity disruption in cirrhotic patients with minimal hepatic encephalopathy［J］. Metab Brain Dis,2019,34(6):1519-1529.

［36］ CAI L M,SHI J Y,DONG Q Y,et al. Aberrant stability of brain functional architecture in cirrhotic patients with minimal hepatic encephalopathy［J］. Brain Imaging Behav,2022,16(5):2258-2267.

［37］ ZHAN C,CHEN H J,GAO Y Q,et al. Functional network-based statistics reveal abnormal resting-state functional connectivity in minimal hepatic encephalopathy［J］. Front Neurol,2019,10:33.

［38］ GUO J R,SHI J Y,DONG Q Y,et al. Altered dynamic spontaneous neural activity in minimal hepatic encephalopathy［J］. Front Neurol,2022,13:963551.

［39］ LI J L,JIANG H,ZHANG X D,et al. Microstructural brain abnormalities correlate with neurocognitive dysfunction in minimal hepatic encephalopathy:a diffusion kurtosis imaging study［J］. Neuroradiology,2019,61(6):685-694.

［40］ SATO T,ENDO K,KAKISAKA K,et al. Decreased mean kurtosis in the putamen is a diagnostic feature of minimal hepatic encephalopathy in patients with cirrhosis［J］. Intern Med,2019,58(9):1217-1224.

［41］ TAYLOR-ROBINSON S D,OATRIDGE A,HAJNAL J V,et al. MR imaging of the basal ganglia in chronic liver disease:correlation of T1-weighted and magnetisation transfer contrast measurements with liver dysfunction and neuropsychiatric status［J］. Metab Brain Dis,1995,10(2):175-188.

［42］ BUTTERWORTH R F,SPAHR L,FONTAINE S,et al. Manganese toxicity,dopaminergic dysfunction and hepatic encephalopathy［J］. Metab Brain Dis,1995,10(4):259-267.

［43］ LIN S,GUO Z,CHEN S,et al. Progressive brain structural impairment assessed via network and causal analysis in patients with hepatitis B virus-related cirrhosis［J］. Front Neurol,2022,13:849571.

［44］ WINTERDAHL M,ABBAS Z,NOER O,et al. Cerebral water content mapping in cirrhosis patients with and without manifest HE［J］. Metab Brain Dis,2019,34(4):1071-1076.

［45］ SUGIMOTO R,IWASA M,MAEDA M,et al. Value of the apparent diffusion coefficient for quantification of low-grade hepatic encephalopathy［J］. Am J Gastroenterol,2008,103(6):1413-1420.

［46］ THAMES A D,CASTELLON S A,SINGER E J,et al. Neuroimaging abnormalities,neurocognitive function,and fatigue in patients with hepatitis C［J］. Neurol Neuroimmunol Neuroinflamm,2015,2(1):e59.

［47］ TAGLIAPIETRA M,MONACO S. Neuroimaging findings in chronic hepatitis C virus infection:correlation with neurocognitive and neuropsychiatric manifestations［J］. Int J Mol Sci,2020,21(7):2478.

［48］ ZHANG L,QI R,WU S,et al. Brain default-mode network abnormalities in hepatic encephalopathy:a resting-state functional MRI study［J］. Hum Brain Mapp,2012,33(6):1384-1392.

［49］ GOU L B,ZHANG W,GUO D J,et al. Aberrant brain structural network and altered topological organization in minimal hepatic encephalopathy［J］. Diagn Interv Radiol,2020,26(3):255-261.

［50］ CHENG Y,ZHANG G,SHEN W,et al. Impact of previous episodes of hepatic encephalopathy on short-term brain function recovery after liver transplantation:a functional connectivity strength study［J］. Metab Brain Dis,2018,33(1):237-249.

5 脂肪组织参与调控慢性疼痛及认知功能障碍的研究进展

慢性疼痛对个人和经济造成了巨大的负担,影响了全球 30% 以上的人。慢性疼痛在流行率、致残率和经济负担方面是全球头号人类健康问题。慢性疼痛不单单表现为感觉上的痛觉过敏和痛觉超敏,往往还伴有认知障碍,表现为注意力下降、学习记忆减退、信息处理速度和精神运动能力下降、执行功能受损、睡眠障碍和抑郁等。其中,认知功能中注意力和记忆力受疼痛影响较大。以往临床研究表明约有 2/3 的慢性疼痛患者认为自己记忆力下降,同样,慢性疼痛的动物模型也存在记忆损伤。伴有认知功能障碍不但影响慢性疼痛的治疗效果,而且在进行慢性疼痛治疗的同时还需要进行对认知功能进行评估治疗,加重治疗难度,从而延长治疗时间、影响患者生活质量。因此,深入探索慢性疼痛相关认知功能障碍的发病机制,寻找防治新靶点,改善慢性疼痛及相关的认知功能障碍,具有重要的临床意义和临床应用价值。

近年来,脂肪科学(adiposcience)成为众多研究的焦点。研究表明,脂肪组织除了在调节能量储存或消耗方面的作用外,还被认为是人体最大的内分泌器官。脂肪组织产生不同的生物活性分子,统称为脂肪因子,与大脑进行交流并调节其功能。脂肪组织功能异常在慢性疼痛及认知功能障碍发生发展过程中起着重要作用。研究发现高脂饮食可诱导皮肤、肌肉和内脏痛觉过敏,并伴随周围神经病变样神经损伤。此外,脂肪组织产生的细胞因子、炎症因子及外泌体已被证明与大脑认知记忆功能的维持密切相关。因此本综述简要介绍脂肪组织参与调控慢性疼痛及认知功能障碍的研究进展,为探讨脂肪组织在慢性疼痛及相关认知功能障碍中的作用提供理论基础。

一、脂肪组织概述

人体内脂肪组织按照颜色、形态、分布及功能不同主要分为白色脂肪组织(white adipose tissue,WAT)、棕色脂肪组织(brown adipose tissue,BAT)和米色脂肪组织。WAT 以甘油三酯的形式储存能量,细胞内脂滴可占其体积 90%,而 BAT 细胞中包含多个小脂滴及胞质和细胞器,尤其含有大量多嵴的线粒体。这些线粒体与糖代谢及甘油三酯的氧化解偶联产热密切相关。WAT 包括皮下脂肪组织和内脏脂肪组织,具有机械保护、保持体温和参与脂肪代谢等作用。BAT 在能量产热、体温调节及代谢性疾病方面有着重要意义。米色脂肪是来源于 WAT"褐变"但功能却类似于 BAT 的一类脂肪。当啮齿动物长期暴露于寒冷环境中或者长期使用 β 肾上腺素时,其皮下 WAT 中的米色脂肪会发生形态学和生物学特征改变,变成 BAT。传统上,脂肪组织被认为是一种惰性器官,仅起储存脂肪的作用。然而,这种组织现被认为是人体最大的内分泌和旁分泌器官,尤其是白色脂肪组织,分泌多种生物活性因子,如瘦素、脂联素、肿瘤坏死因子-α(tumor necrosis factor-α,TNF-α)、白细胞介素(interleukin,IL)、胰岛素样生长因子 1(insulin-like growth factor 1,IGF-1)、单核细胞趋化蛋白-1(monocyte chemoattractant protein-1,MCP-1)和内脏脂肪素,这些脂肪因子是外周器官和中枢神经系统相互沟通的媒介。

二、脂肪组织在骨性关节炎中的作用

骨性关节炎(osteoarthritis,OA)是一种非常常见的关节疾病。疼痛是 OA 的主要症状,25% 的患者有严重的关节痛。研究表明,OA 疼痛可能是由于关节局部深层组织的伤害性感受器在炎症(外周敏化)或关节的神经病理信号引起中枢神经系统改变(中枢敏化)期间变得敏感。作为脂肪因子、细胞因子和趋化因子活性介质的主要来源,脂肪组织通过这些活性介质介导敏化或激活感觉神经在 OA 疼痛的发生及发展中发挥重要作用。已有研究发现,内脏脂肪组织与 OA 严重程度有很强的相关性,且脂肪组织是 OA 的重要调节因子。Guilak 等通过在一个基因改造的缺乏脂肪细胞的小鼠模型中研究脂肪组织对 OA 的影响,通过这种方式,此课题组发现与野生型小鼠相比,缺乏脂肪细胞的小鼠在手术破坏内侧半月板后不会发展为 OA,但是疼痛减少,且皮下植入脂肪组织到缺乏脂肪细胞的小鼠中,恢复了它们对内侧半月板诱导的 OA 的敏感性,表明脂肪组织本身参与了 OA 痛的发病机制。炎症免疫反应与 OA 的炎症改变有关。通过对653例老年受试者进行评估测定,研究者发现OA患者血清瘦素水平高于正常人,且OA晚期患者关节软骨和滑液中瘦素含量及活性明显升高。也有证据表明,瘦素显著提高基质金属蛋白酶(matrix metalloproteinase,MMP)中MMP-2、MMP-9等基因和蛋白水平,驱动滑膜炎症和软骨降解。此外,瘦素与IL-1β的结合可以增加OA软骨中MMP-1,MMP-3和MMP-13的产生。同时,脂联素似乎在OA起始和发展过程中具有双重作用。一方面,OA患者关节滑液中的脂联素水平已被证明与聚蛋白降解相关。脂联素通过人OA软骨细胞AMP活化的蛋白质激酶(AMP-activated protein kinase,AMPK)和c-Jun氨基端激酶(c-Jun N-terminal kinase,JNK)通路上调MMP和诱导型一氧化氮合酶(inducible nitric oxide synthase,iNOS)的表达,导致OA软骨基质降解。另一方面,低水平的脂联素可能促进软骨细胞增殖、蛋白聚糖合成和基质矿化在OA的进展中发挥保护作用。最后,瘦素和脂联素可以通过调节免疫活性来调节炎症相关的OA痛。瘦素调节不同水平的免疫活动:刺激单核细胞增殖分化为巨噬细胞,并调脂肪组织巨噬细胞表型及自然杀伤细胞(natural killer cell,NK cell)的激活,或诱导促炎细胞因子如TNF-α,IL-6或白细胞介素-1(inter-leukin-1,IL-1)的产生。脂联素则可对免疫系统产生与瘦素相反的作用,且脂联素缺乏阻止中性粒细胞的关节浸润。

多种免疫细胞参与脂肪相关炎症,包括巨噬细胞、T细胞、B细胞和中性粒细胞。脂肪组织会影响局部和全身免疫细胞的数量和细胞类型,从而有利于促炎特征。脂肪组织是几种促炎细胞因子的重要来源,如IL-1β、IL-6、TNF-α、细胞间黏附分子-1(intercellular adhesion molecule-1,ICAM-1)和MCP-1。在OA患者的滑液、滑膜、软骨下骨和软骨中发现TNF-α、IL-1和IL-6水平升高,证实了它们在OA发病中的重要作用。TNF-α、IL-1和IL-6通过诱导其他细胞因子、MMP和前列腺素的产生,抑制蛋白多糖和Ⅱ型胶原的合成参与调控OA。TNF-α、IL-1β和IL-6等多种细胞因子可增加感觉神经元兴奋性,诱导慢性疼痛;同时,促炎因子通过刺激疼痛因子的释放间接增加疼痛;其他炎症细胞因子如神经肽、趋化因子、蛋白酶、前列腺素、神经生长因子(nerve growth factor,NGF)等在受损组织中局部释放,从而导致外周敏化。总之,这些介质通过降低关节伤害性感受器的机械阈值导致痛觉和关节疼痛的启动。在OA临床患者中,减肥会导致炎症产物的产生和反应下降。经抗TNF-α治疗后,OA患者疼痛症状有不同程度的减轻。临床使用TNF-α拮抗剂,如依那西普或英夫利西单抗,被认为是减少OA疼痛的潜在治疗方案。

三、高脂饮食对疼痛的影响

随着世界经济的快速发展,高脂饮食的模式越来越普遍。长期高脂饮食促使机体脂肪异常堆积,引发代谢紊乱,从而损伤中枢神经系统功能。近期美国得克萨斯大学团队

在 *Nature Metabolism* 发表的一项研究显示,富含ω-6多不饱和脂肪酸(polyunsaturated fatty acid,PUFA)的饮食可诱导小鼠对疼痛的超敏反应。此研究通过在小鼠和人类身上采用多种方法来研究PUFA在疼痛感知中的作用。研究发现,高ω-6 PUFA(包括亚油酸和花生四烯酸)饮食诱导雄性及雌性C57BL/6小鼠对出现机械性及冷热超敏反应,在8周时达峰值,并伴随周围神经病变样神经损伤,同时高脂饮食可加重炎症性和神经性疼痛模型小鼠的触痛痛。此外,8周富含ω-6 PUFA饮食小鼠ω-6 PUFA在腰椎背根神经节(dorsal root ganglia,DRG)和皮肤中积累,且背根神经节和皮肤中磷脂酶A2(phospholipase A2,PLA2)的活性及亚油酸和花生四烯酸含量增加。先前研究表明,PLA2是炎症部位细胞膜上前列腺素和白三烯产生的限速酶,与炎症性疼痛密切相关。生物体内亚油酸及花生四烯酸以磷脂的形式存在于细胞膜上,在PLA2降解下,花生四烯酸代谢启动,产生前列腺素和白三烯等代谢产物,产生强烈的致炎、致痛作用。因此,可以推断富含ω-6 PUFA饮食通过增加背根神经节和皮肤的亚油酸和花生四烯酸,导致PLA2介导的脂质释放升高,周围神经损伤以及痛觉超敏反应的发生发展。同时,PLA2抑制剂能够有效逆转富含ω-6 PUFA饮食小鼠神经元的过度敏感进一步验证此假设。

除了ω-6 PUFA,高饱和脂肪酸饮食同样被证明参与慢性疼痛调控。Groover等研究团队发现,12周高饱和脂肪酸饮食可诱导C57BL/6小鼠机械性触觉过敏和内脏痛觉过敏,并出现类似于与糖尿病相关的神经病变。同时,高脂饮食显著升高外周组织中的神经营养蛋白表达,并改变表皮神经支配的组成。已有研究表明,NGF在慢性疼痛,尤其是炎症性疼痛的发生和维持中起着至关重要的作用。事实上,皮肤注射NGF会导致动物和人类的热痛觉过敏和机械性痛觉过敏。TrkA是NGF的高亲和力受体,表达关键的痛觉神经肽。此研究中虽然高脂肪喂养小鼠的总表皮神经支配没有减少,但TrkA表皮纤维在出现机械性异常痛的小鼠中明显增加。故高饱和脂肪酸饮食可能通过TrkA表皮纤维介导慢性疼痛。此研究与先前Obrosova的报道一致,即高脂肪饮食会改变啮齿动物的痛觉行为。Obrosova等发现高脂喂养16周的C57BL/6雌性小鼠在没有表皮内神经纤维丢失或轴突萎缩的情况下也有运动和感觉神经传导缺陷、触觉异常痛和热痛觉减退。同时,此小鼠周围神经中山梨醇通路活性增强,周围神经和背根神经节神经元中多聚核糖累积以及12/15-脂氧合酶过表达。总之,这些研究说明,高饱和脂肪酸饮食可能通过TrkA表皮纤维、山梨醇途径、氧化-硝化应激、核糖聚合酶激活和12/15-脂氧合酶调控慢性疼痛。

四、脂肪组织调控认知功能障碍的机制

脂肪组织作为一种内分泌器官,可以分泌多种生物活性因子,如瘦素、IL-1和IL-6,其作用不限于代谢回路,参与

调节大脑功能,包括认知功能。脂肪组织产生的细胞因子如瘦素、脂联素等与大脑认知记忆功能的维持相关;同时,脂肪产生的炎症因子瘦素、抵抗素、内脂素等通过穿过血脑屏障(blood-brain barrier,BBB)激活中枢免疫细胞,可通过诱导慢性中枢炎症反应,损伤海马神经功能,促进认知障碍发生。最新的研究发现同样证明脂肪组织衍生的外泌体介导脂肪-大脑间通信并促进糖尿病认知功能障碍的发生。这些脂肪因子通过增加血脑屏障的通透性,结合神经元和神经胶质细胞膜上的相关受体,激活或抑制胞内下游相关信号通路,调节神经炎症、海马神经发生、突触可塑性、氧化应激和线粒体功能障碍等进程,从而调控认知功能。

(一)血脑屏障结构和功能改变

血脑屏障是由脑内皮细胞通过与周细胞的相互作用以及星形胶质细胞释放的可溶性因子获得的屏障表型。这个屏障限制了大分子在血液和大脑之间不受控制的扩散。脂肪组织来源的细胞因子或脂肪因子的作用增加了BBB的通透性,通过改变BBB结构和功能引起中枢神经系统的病变,促炎脂肪因子瘦素、抵抗素、内脂素等通过穿过BBB激活中枢免疫细胞,促进炎症反应,导致认知能力下降。在肥胖患者中,肥胖相关炎症依赖于NF-κB通路,增加促炎蛋白表达,通过降低紧密连接蛋白表达,扰乱BBB完整性。研究发现,给予幼年雄性SD大鼠连续90d高脂肪饮食可增加BBB对海马中低分子量外源示踪剂荧光素钠的通透性,这种作用与紧密连接蛋白claudin-5、claudin-12和occludin的mRNA的低表达有关。且此研究将BBB通透性的增加与海马依赖的学习和记忆障碍联系起来。此外,与喂食标准饮食的缺血小鼠相比,10周富含胆固醇饮食的雄性C57BL/6小鼠免疫球蛋白G(immunoglobulin G,IgG)在额叶皮质的外渗增加,缺血对BBB渗透性的影响增强。老年肥胖会加剧认知能力的下降,尤其是在海马方面。另一项研究让年轻和老龄的雄性C57BL/6小鼠分别接受标准饮食或高热量饮食,结果发现,肥胖和老年小鼠的认知障碍与海马和大脑皮质的微血管密度和周细胞覆盖率降低有关。

(二)海马神经发生

海马神经发生在学习和记忆等认知过程中扮演重要角色,脂肪源性脂肪因子参与调控海马神经发生。研究表明,与野生型小鼠相比,脂联素缺失的小鼠海马齿状回内神经干细胞增殖和分化受到抑制,新生颗粒神经元数量减少,而补充脂联素(0.5μg/μl)则能有效促进神经干细胞增殖。脂联素通过激活p38 MAPK/糖原合成酶激酶3β(glycogen synthase kinase 3β,GSK-3β)/β-连环素(β-catenin)信号通路,促进海马神经干细胞增殖。对雄性小鼠进行脂联素受体(AdipoRon)干预后的结果显示,低剂量的AdipoRon干预(20mg/kg)可提高血清脑源性神经营养因子(brain-derived neurotrophic factor,BDNF)水平,促进海马神经元增殖,改善认知功能;而高剂量的AdipoRon(50mg/kg)则抑制海马神经元增殖、分化与存活,进而损害小鼠空间识别等认知功

能。综上,适宜剂量的脂联素通过对海马神经发生的保护作用来改善认知功能。

瘦素也可调节海马神经发生。研究表明,补充瘦素(1mg/kg)能促进成年和老年小鼠海马齿状回神经干细胞增殖,通过活化PI3K-Akt和JAK/信号转导及转录激活因子3(signal transduction and activator of transcription,STAT3)信号通路,促进新生神经元的增殖与分化。研究发现,高脂饮食小鼠海马神经发生受到抑制,且社会认知能力和被动学习能力显著下降。瘦素干预(10~100ng/ml)通过激活STAT3/AMPK/ERK信号通路,逆转海马神经发生抑制并改善相关认知功能。值得注意的是,高脂肪饮食导致认知相关的海马神经发生减少存在性别及年龄差异,即高脂饮食对雄性及成年的动物神经发生没有影响,仅雌性和青少年受影响。目前公认的是,无论是孕前还是妊娠期的孕妇肥胖,都会对胎儿大脑发育产生负面影响,并会增加后代认知障碍和神经精神障碍的风险。在婴儿和青少年时期,肥胖仍然是健康神经发育的限制因素,特别是影响执行功能,同时注意力、视觉空间能力和运动技能也会受到影响。人到中年,肥胖似乎会加速大脑衰老,从而可能增加患老年神经退行性疾病(如阿尔茨海默病)的风险。

(三)突触可塑性

突触可塑性是高级认知功能的神经结构基础,其损害在结构方面主要表现为突触结构损伤,在功能方面主要表现为长时程增强(long-term potentiation,LTP)异常,源于N-甲基-D-天冬氨酸受体(N-methyl-D-aspartate receptor,NMDAR)、α-氨基-3-羟基-5-甲基-4-异噁唑受体(α-amino-3-hydroxy-5-methyl-4-isox-azolepropionic acid receptor,AMPAR)和钾离子通道等功能紊乱。脂联素能有效增强啮齿动物海马齿状回区高频刺激后的LTP,并抑制低频刺激诱导的长时程抑制。此外,脂联素缺失导致小鼠小脑颗粒神经元的树突长度和棘密度等复杂性显著减少,且海马Schaefer侧支通路基础突触传递的减少和突触前释放概率的增加,谷氨酸能受体GluA1亚基以及GluN1和GluN2A亚基水平降低,LTP受损。同时,脂联素缺失导致AdipoR1/AMPK/GSK-3β/环磷酸腺苷(cyclic adenylic acid,cAMP)反应元件结合蛋白(cAMP response element binding protein,CREB)信号通路活性受到抑制,且空间学习和识别记忆能力显著降低。瘦素同样与海马突触可塑性相关。研究发现,瘦素能够调节海马CA1区突触可塑性。瘦素缺乏或不敏感的动物出现海马突触可塑性障碍和认知功能障碍,而补充瘦素能增强NMDAR功能,增强海马LTP,提高其记忆功能。有研究证明,瘦素可通过激活MAPK和Src酪氨酸激酶增强NMDAR介导的Ca^{2+}内流,提高突触可塑性,且此过程的紊乱与肥胖相关认知功能障碍的发生有关。有趣的是,给肥胖的啮齿动物喂食高热量膳食会抑制瘦素等脂肪分子在BBB中的转运,而这些分子能促进突触可塑性和认知功能。这种功能障碍伴随着STAT3的激活,STAT3是由全功能瘦素受体亚型ObRb控制的主要信号转导途径之一。

脂肪组织的促炎因子同样参与调控海马突触可塑性。暴露于高水平 IL-1β 后会导致学习功能和突触可塑性的明显抑制,且脂肪移植可促进认知和突触功能的相关改变。IL-1β 水平与肥胖和认知障碍相关,抑制海马 IL-1 受体可以预防突触功能障碍和认知障碍。TNF-α 对突触功能的发育呈现剂量依赖性调节作用。海马 CA1 切片暴露于低浓度的 TNF-α 通过促进 AMPAR 入调节活动依赖性和稳态可塑性,在淀粉样变前抑制 TNF-α,可预防 AD 模型中的突触缺陷。

Wang 等的研究发现,由功能失调的脂肪组织产生的外泌体将微 RNA(microRNA,miRNA)传递到大脑,并导致小鼠的认知障碍。Wang 等研究表明,从高脂喂养的小鼠或糖尿病患者体内提取的脂肪来源的外泌体会导致受体小鼠海马和皮质的显著突触损伤、慢性神经炎症和认知功能障碍。从机制上看,发现 miR-9-3p 在肥胖小鼠的脂肪来源外泌体中富集;miR-9-3p 靶向并降低大脑中脑源性神经因子的水平,导致突触功能障碍。接着通过将表达 miR-9-3p 的腺相关病毒(adeno-associated virus,AAV)注射到高脂喂养的小鼠的脂肪组织中,发现与高脂喂养的对照组小鼠相比,处理后的小鼠突触损失和认知障碍减少。此外,利用转录组分析发现 miR-9-3p 在神经元中的过表达导致 1 469 个显著的差异基因,而这些差异基因主要与细胞外基质和细胞黏附有关,这对于突触的形成、维持和可塑性至关重要,并且这些差异基因被发现负向调节突触功能,如轴突发育、轴突发生和轴突引导。总之,此研究发现脂肪组织外泌体介导脂肪-大脑间通信并促进认知功能障碍的发生。

(四)神经炎症

脂肪细胞的增加引发脂肪细胞分化,这一过程称为脂肪形成,随后是免疫细胞(包括巨噬细胞、中性粒细胞和 T 淋巴细胞)在脂肪组织中的浸润,且这些过程已被确定为细胞因子和脂肪因子的主要来源,它们是肥胖相关系统性炎症的主要贡献者。源于脂肪组织的全身炎症显著改变了脂肪因子的水平,包括瘦素、抵抗素和脂联素。在此过程中产生促炎介质或脂肪因子(瘦素、脂联素、抵抗素、TNF-α、IL-1β、IL-6 和 IL-8、IGF-1、MCP-1 和内脏脂肪素)。高脂饮食已被证明可以通过激活小胶质细胞和星形胶质细胞以及增加小鼠海马中的促炎细胞因子/介质,如环氧合酶-2(cyclooxygenase-2,COX-2)、TNF-α、IL-1β 和 IL-6 来诱导神经炎症。促炎细胞因子穿过 BBB 到达大脑,并引起脑部小胶质细胞中 NF-κB 激活,从而导致神经炎症。脂肪组织中的炎症反应与肥胖损害的海马可塑性和认知功能有关。

研究表明,12 周高脂饮食和 8 周低脂饮食的喂养可以减少小胶质细胞的激活,增加海马树突棘的密度。脂联素缺失小鼠海马内小胶质细胞/巨噬细胞过度活化可诱发神经炎症和海马依赖性认知障碍。脂联素缺乏抑制 GSK-3β 介导的淀粉样前体蛋白的分裂,促进斑块沉积,进而导致神经炎症和海马依赖的学习和记忆障碍。此外,脂联素还通过 AdipoR1/NF-κB 通路介导神经炎症反应,脂联素缺乏导致海马和下丘脑的小胶质细胞增生。瘦素受体信号的紊乱与神经炎症导致的认知功能障碍有关。将瘦素受体缺失供体脂肪移植到野生型小鼠,可以激活海马中的小胶质细胞和巨噬细胞,降低颗粒神经元中的树突棘密度,并损害海马 LTP,这些结构变化可能与海马依赖任务中的空间记忆障碍有关。相反,瘦素受体缺失供体脂肪切除术可改善空间记忆障碍,抑制神经炎症反应,并恢复海马可塑性。此外,核苷酸结合结构域富含亮氨酸重复序列和含热蛋白结构域受体 3(nucleotide-binding domain leucine-rich repeat and pyrin domain-containing receptor 3,NLRP3)炎症小体/IL-1β 信号通路的激活可以激活神经炎症反应并损害突触可塑性,导致饮食诱导的肥胖或糖尿病相关的认知障碍。

(五)氧化应激

氧化应激为细胞产生的氧化分子与中和它们的抗氧化系统之间的不平衡。氧化应激和炎症是相互促进的有害反应。脂肪分泌的促炎因子激活信号通路,可以刺激产生 ROS 的酶,如还原型烟酰胺腺嘌呤二核苷酸磷酸(reduced nicotinamide adenine dinucleotide phosphate,NADPH)氧化酶,产生超氧自由基和过氧化氢。高脂饮食导致乙酰 CoA 的产生增加,通过 Krebs 循环导致 NADH 的产生,从而促进线粒体中电子转移链的增加并随后增加 ROS 的产生,同样导致氧化应激。ROS,尤其是羟自由基,可以氧化蛋白质,破坏膜脂质和 DNA,增加认知功能障碍疾病的风险。在中枢神经系统中,一氧化氮合酶(nitric oxide synthase,NOS)也被激活,产生一氧化氮(nitric oxide,NO),NO 产生过氧亚硝酸盐阴离子,硝化蛋白质,破坏蛋白质。NOS 活性增加与钙和兴奋性毒性增加有关。炎症与线粒体功能障碍有关,线粒体功能障碍导致 ATP 水平下降和 ROS 生成增加,从而增强氧化应激。氧化状态的增加激活 NLRP3 炎症小体和 NF-κB 等转录因子,这反过来又诱导合成更多激活免疫细胞的促炎细胞因子,从而使氧化应激和炎症的损伤持续存在。此外,肥胖时,大脑中产生的炎症和氧化应激增加衰老细胞的数量和积累,可诱导神经炎症并形成恶性循环,加剧炎症和氧化应激,并与年龄相关认知功能障碍疾病有关。研究表明,高脂饮食的小鼠大脑中 ROS、超氧化物和过氧亚硝酸盐含量较高,导致 BDNF 水平较低,认知能力下降。同时,高脂饮食通过介导核因子 E2 相关因子 2 信号受损和大脑氧化应激增加导致老年大脑认知能力下降。

(六)线粒体功能障碍

线粒体功能障碍与炎症和氧化应激有关,其中 ROS 的生成超过了生理抗氧化保护活性,过多的 ROS 产生可引起线粒体 DNA 损伤、脂质过氧化以及氧化磷酸化。动物和临床研究已经证明肥胖可引起线粒体脑功能障碍。由于神经元细胞有很高的能量需求,而线粒体在维持持续的能量供应方面起着重要作用,线粒体活动受损引起神经元损伤和功能障碍,从而导致神经毒性。肥胖相关的学习和记忆障碍与神经元中线粒体密度降低和 ATP 形成有关。转录共同调节因子 PGC-1α 是线粒体生物合成主要调节因子。PGC-1α 介导神经元树突棘的形成和维持。沉默 PGC-1α 不仅降低初级海马神经元的树突密度，还降低线粒体密度和 ATP 的形成。相反，激活 BDNF/PGC-1α 级联信号可促进海马神经元的突触发生。沉默信息调节因子(silence information regulator，SIRT)是一种胞质和胞核 NAD$^+$ 依赖型脱乙酰酶，通过组蛋白去乙酰化调节转录因子。骨骼肌中的线粒体活性和氧化磷酸化受脂联素/AdipoR1/AMPK/SIRT1/PGC-1α 信号通路调控。研究表明，AdipoR1 敲除会破坏对线粒体功能至关重要的信号通路，包括 OXPHOS、TCA 循环、β 氧化。脂联素缺乏引发 Aβ 寡聚，降低海马神经元的线粒体膜电位，且可以通过激活脂联素受体信号来恢复。这些表明神经元线粒体通过 PGC-1α 信号通路调节突触可塑性参与调控认知功能。

研究发现，高脂喂养 12 周的大鼠大脑和海马 ROS 生成增加、脂质过氧化、脑线粒体去极化以及脑线粒体肿胀，导致认知能力下降。同时，高脂喂养诱导的肥胖小鼠模型显示大脑皮质线粒体功能、效率和氧化应激发生变化。与对照组相比，高脂饮食小鼠的大脑由于功能失调的突触线粒体导致神经传递受损和认知功能障碍。此外，高脂饮食引起的肥胖增加了海马中的氧化应激，增加了线粒体过氧化氢的产生。在老年人中，补充甘氨酸和 N-乙酰半胱氨酸的组合 24 周可以减少氧化应激和线粒体功能障碍，从而提高认知能力。

五、总结与展望

虽然目前已经有相关理论能够部分解释慢性疼痛相关认知功能障碍，但是其确切的机制仍不明确。脂肪组织作为机体最大的内分泌器官，通过释放产生不同的生物活性分子，包括细胞因子、激素和外泌体等参与慢性疼痛及认知功能障碍的病理过程，在慢性疼痛及认知功能障碍发生发展过程中发挥着重要作用。但是现在还不明确脂肪组织是否参与慢性疼痛相关的认知功能障碍及参与机制。或许是通过脂肪因子改变血脑屏障的通透性，也或者是通过脂肪因子调节神经炎症、氧化应激或线粒体功能障碍进程，亦或通过脂肪因子调节海马神经发生和突触可塑性等进程，从而调控认知功能，这些猜想还有待更深入的研究和探讨。因此，深入探究脂肪组织在慢性疼痛相关认知功能障碍的作用，根据相关分子机制，研发通过脂肪组织达到治疗或者改善疼痛相关认知功能障碍的药物，对临床疼痛伴有认知功能障碍的患者具有非常重要的意义。

（项红兵 李珍 李娟）

参 考 文 献

[1] COHEN S P, VASE L, HOOTEN W M. Chronic pain: an update on burden, best practices, and new advances[J]. Lancet, 2021, 397(10289): 2082-2097.

[2] MAZZA S, FROT M, REY A E. A comprehensive literature review of chronic pain and memory[J]. Prog Neuropsychopharmacol Biol Psychiatry, 2018, 87(Pt B): 183-192.

[3] XIONG B, ZHANG W, ZHANG L, et al. Hippocampal glutamatergic synapses impairment mediated novel-object recognition dysfunction in rats with neuropathic pain[J]. Pain, 2020, 161(8): 1824-1836.

[4] LOW L A, MILLECAMPS M, SEMINOWICZ D A, et al. Nerve injury causes long-term attentional deficits in rats[J]. Neurosci Lett, 2012, 529(2): 103-107.

[5] REN W J, LIU Y, ZHOU L J, et al. Peripheral nerve injury leads to working memory deficits and dysfunction of the hippocampus by upregulation of TNF-alpha in rodents[J]. Neuropsychopharmacology, 2011, 36(5): 979-992.

[6] BERRYMAN C, STANTON T R, JANE BOWERING K, et al. Evidence for working memory deficits in chronic pain: a systematic review and meta-analysis[J]. Pain, 2013, 154(8): 1181-1196.

[7] NAKAO K. Adiposcience and adipotoxicity[J]. Nat Clin Pract Endocrinol Metab, 2009, 5(2): 63.

[8] TSENG Y H. Adipose tissue in communication: within and without[J]. Nat Rev Endocrinol, 2023, 19(2): 70-71.

[9] GROOVER A L, RYALS J M, GUILFORD B L, et al. Exercise-mediated improvements in painful neuropathy associated with prediabetes in mice[J]. Pain, 2013, 154(12): 2658-2667.

[10] GOUDIE-DEANGELIS E M, ABDELHAMID R E, NUNEZ M G, et al. Modulation of musculoskeletal hyperalgesia by brown adipose tissue activity in mice[J]. Pain, 2016, 157(11): 2561-2570.

[11] BOYD J T, LOCOCO P M, FURR A R, et al. Elevated dietary omega-6 polyunsaturated fatty acids induce reversible peripheral nerve dysfunction that exacerbates comorbid pain conditions[J]. Nat Metab, 2021, 3(6): 762-773.

[12] IRVING A, HARVEY J. Regulation of hippocampal synaptic function by the metabolic hormone leptin: Implications for health and disease[J]. Prog Lipid Res, 2021, 82: 101098.

[13] GUO D H, YAMAMOTO M, HERNANDEZ C M, et al. Visceral adipose NLRP3 impairs cognition in obesity via IL-1R1 on CX3CR1$^+$ cells[J]. J Clin Invest, 2020, 130(4): 1961-1976.

[14] ERTA M, QUINTANA A, HIDALGO J. Interleukin-6, a

major cytokine in the central nervous system[J]. Int J Biol Sci,2012,8(9):1254-1266.

[15] WANG J,LI L,ZHANG Z, et al. Extracellular vesicles mediate the communication of adipose tissue with brain and promote cognitive impairment associated with insulin resistance[J]. Cell Metab,2022,34(9):1264-1279.

[16] DE A B A P,DE O C P H,BE F F, et al. Adipose tissue,systematic inflammation,and neurodegenerative diseases[J]. Neural Regen Res,2023,18(1):38-46.

[17] CANNON B,NEDERGAARD J. Brown adipose tissue: function and physiological significance[J]. Physiol Rev, 2004,84(1):277-359.

[18] YU H,HUANG T,LU W,et al. Osteoarthritis pain[J]. Int J Mol Sci,2022,23(9):4642.

[19] SCHAIBLE H G,VON BANCHET G S,BOETTGER M K,et al. The role of proinflammatory cytokines in the generation and maintenance of joint pain[J]. Ann N Y Acad Sci,2010,1193:60-69.

[20] WANG T,HE C. Pro-inflammatory cytokines: the link between obesity and osteoarthritis[J]. Cytokine Growth Factor Rev,2018,44:38-50.

[21] COLLINS K H,LENZ K L,POLLITT E N,et al. Adipose tissue is a critical regulator of osteoarthritis [J]. Proc Natl Acad Sci U S A,2021,118(1):e2021096118.

[22] FOWLER-BROWN A,KIM D H,SHI L,et al. The mediating effect of leptin on the relationship between body weight and knee osteoarthritis in older adults[J]. Arthritis Rheumatol,2015,67(1):169-175.

[23] KOSKINEN A,VUOLTEENAHO K,NIEMINEN R,et al. Leptin enhances MMP-1,MMP-3 and MMP-13 production in human osteoarthritic cartilage and correlates with MMP-1 and MMP-3 in synovial fluid from OA patients[J]. Clin Exp Rheumatol,2011,29(9):57-64.

[24] LI Y,ZOU W,BRESTOFF J R,et al. Fat-produced adipsin regulates inflammatory arthritis[J]. Cell Rep,2019, 27(10):2809-2816.

[25] MRAZ M,HALUZIK M. The role of adipose tissue immune cells in obesity and low-grade inflammation[J]. J Endocrinol,2014,222(3):R113-R127.

[26] PIOMELLI D,SASSO O. Peripheral gating of pain signals by endogenous lipid mediators[J]. Nat Neurosci, 2014,17(2):164-174.

[27] CAVALIERE G,TRINCHESE G,PENNA E,et al. High-fat diet induces neuroinflammation and mitochondrial impairment in mice cerebral cortex and synaptic fraction [J]. Front Cell Neurosci,2019,13:509.

[28] PAN W,KASTIN A J. Adipokines and the blood-brain barrier[J]. Peptides,2007,28(6):1317-1330.

[29] RHEA E M,SALAMEH T S,LOGSDON A F,et al. Blood-brain barriers in obesity[J]. AAPS J,2017, 19(4):921-930.

[30] SALAS-VENEGAS V,FLORES-TORRES R P,RODRIGUEZ-CORTES Y M,et al. The obese brain:mechanisms of systemic and local inflammation,and interventions to reverse the cognitive deficit[J]. Front Integr Neurosci,2022,16:798995.

[31] POUSTI F,AHMADI R,MIRAHMADI F,et al. Adiponectin modulates synaptic plasticity in hippocampal dentate gyrus[J]. Neurosci Lett,2018,662:227-232.

[32] STRANAHAN A M. Visceral adiposity,inflammation,and hippocampal function in obesity [J]. Neuropharmacology,2022,205:108920.

[33] DE ARAUJO BOLETI A P,DE OLIVEIRA FLORES T M,MORENO S E,et al. Neuroinflammation:an overview of neurodegenerative and metabolic diseases and of biotechnological studies [J]. Neurochem Int, 2020, 136: 104714.

[34] LEE T H,YAU S Y. From obesity to hippocampal neurodegeneration: pathogenesis and non-pharmacological interventions[J]. Int J Mol Sci,2020,22(1):201.

[35] FORNY-GERMANO L,DE FELICE F G,VIEIRA M. The role of leptin and adiponectin in obesity-associated cognitive decline and Alzheimer's disease [J]. Front Neurosci,2018,12:1027.

[36] ERION J R,WOSISKI-KUHN M,DEY A,et al. Obesity elicits interleukin 1-mediated deficits in hippocampal synaptic plasticity[J]. J Neurosci,2014,34(7):2618-2631.

[37] MORRISON C D,PISTELL P J,INGRAM D K,et al. High fat diet increases hippocampal oxidative stress and cognitive impairment in aged mice:implications for decreased Nrf2 signaling[J]. J Neurochem,2010,114(6):1581-1589.

[38] SCHMITT L O,GASPAR J M. Obesity-induced brain neuroinflammatory and mitochondrial changes [J]. Metabolites,2023,13(1):86.

[39] CHENG A,WAN R,YANG J L,et al. Involvement of PGC-1alpha in the formation and maintenance of neuronal dendritic spines[J]. Nat Commun,2012,3:1250.

[40] IWABU M,YAMAUCHI T,OKADA-IWABU M,et al. Adiponectin and AdipoR1 regulate PGC-1alpha and mitochondria by Ca^{2+} and AMPK/SIRT1 [J]. Nature, 2010,464(7293):1313-1319.

[41] OBROSOVA I G,ILNYTSKA O,LYZOGUBOV V V,et

al. High-fat diet induced neuropathy of pre-diabetes and obesity: effects of "healthy" diet and aldose reductase inhibition[J]. Diabetes,2007,56(10):2598-2608.

[42] KUMAR P,LIU C,HSU J W,et al. Glycine and N-acetylcysteine(GlyNAC)supplementation in older adults improves glutathione deficiency, oxidative stress, mitochondrial dysfunction, inflammation, insulin resistance, endothelial dysfunction, genotoxicity, muscle strength, and cognition:results of a pilot clinical trial[J]. Clin Transl Med,2021,11(3):e372.

6 外周血免疫细胞与认知损伤关系的研究进展

认知功能是一个复杂的心理过程,包括思维、记忆、语言、注意力和执行功能等多个方面,与患者的生活和社会参与度密切相关。然而,随着人口老龄化的加剧,认知损伤的患病率逐渐增加,给全球公共卫生系统带来了巨大挑战。尤其在中国,预计 2030 年老年人口高达 2.4 亿。这将增加我国医疗和社会经济负担。认知功能损伤的主要形式包括轻度认知损伤和痴呆症,如阿尔茨海默病等。近年来,越来越多的研究表明免疫系统的异常可能在认知功能下降和神经退行性疾病的发病机制中起着重要作用。

免疫系统是机体内部的重要保护系统,主要负责识别和清除外源性病原体以及异常细胞。免疫系统的异常激活可能导致炎症反应和自身免疫性疾病,而这些过程与认知功能障碍之间存在着密切的联系。外周血免疫细胞,包括各类淋巴细胞、单核细胞和中性粒细胞等,是免疫系统中的主要细胞类型。近年来,大量的研究表明外周血免疫细胞在神经炎症、神经保护和神经修复等过程中发挥着至关重要的作用。并且最近的研究表明,外周血免疫细胞的水平以及多种免疫细胞复合型指标和多种认知损伤密切相关。

虽然先天性免疫反应是非特异性的,但先天性免疫系统是抵御病原体的第一道防线,可对刺激做出快速反应。此外,先天性免疫细胞还在启动有效的适应性免疫反应方面发挥重要作用。衰老会导致先天性免疫细胞发生重大变化,包括数量、表型和功能上的变化,这些变化与老年患者认知损伤有关。本文将系统回顾外周血免疫细胞及其衍生复合型指标与认知功能之间的关系,为老年患者认知损伤的早期识别、诊断和干预提供依据。

一、中性粒细胞与认知损伤的关系

中性粒细胞通过吞噬作用清除有害的细胞碎片,分泌炎性因子激活宿主防御系统、刺激细胞因子的产生、杀死病原体并调节细胞外蛋白酶,发挥先天性免疫系统第一道防线的作用。中性粒细胞不仅参与机体的急性炎症反应,也在神经退行性疾病相关的慢性炎症过程中发挥重要的

作用。研究表明外周血中性粒细胞相关的分子标志物与患者认知损伤严重程度相关,并且可以作为认知损伤的预测指标。更重要的是中性粒细胞产生的中性粒细胞捕获网(neutrophil extracellular traps,NET)可加重神经退行性疾病神经元损伤,破坏血脑屏障。而血脑屏障的通透性增加使中性粒细胞进入受损的大脑中并释放白细胞介素-17(interleukin-17,IL-17),后者可进一步加重神经元的损伤而形成恶性循环,最终导致认知损伤或者使患者进展为痴呆。

诸多临床研究表明中性粒细胞在动脉粥样硬化炎症中发挥重要作用,并且这种炎症可导致动脉粥样硬化相关的认知损伤。另外,升高的外周血中性粒细胞计数与脑梗死后认知损伤相关。并且动物实验研究显示,抑制中性粒细胞浸润可以减少大脑中动脉阻塞后的脑梗死面积,并改善认知损伤。更重要的是外周血中性粒细胞计数与神经退行性疾病(阿尔茨海默病、帕金森病)患者的认知功能密切相关,并且高水平的中性粒细胞计数可以作为此类疾病认知损伤的生物学标志物。尽管神经炎症会影响行为和认知功能,但中性粒细胞在不同疾病条件下对认知影响的具体机制仍然需要进一步研究。

二、淋巴细胞与认知损伤的关系

淋巴细胞主要参与机体的适应性免疫,外周血淋巴细胞可以通过调整和减轻炎症来控制机体的炎症反应,并与多种疾病的预后相关。研究表明外周血淋巴细胞数量的降低和帕金森病的发生发展密切相关。进一步的临床研究发现,校正其他混杂因素后,较低的淋巴细胞计数与帕金森病患者的认知损伤相关。更重要的是不同的淋巴细胞亚群与认知损伤相关。研究发现,降低的 CD4+T 淋巴细胞与肌萎缩侧索硬化患者的认知损伤相关。而激活的 B 淋巴细胞进入梗死的脑组织,可导致小鼠延迟性认知损伤。淋巴细胞数量降低尤其是 CD4+T 淋巴细胞降低可能导致促炎状态。促炎细胞因子的过度分泌可能损害血脑屏障,并到达中枢神经系统,从而引起认知功能损伤。

三、单核细胞与认知损伤的关系

单核细胞是外周巨噬细胞的重要组成部分,其通过多种效应功能发挥宿主第一道防线的固有免疫作用。研究表明,单核细胞可以通过调节神经炎症发挥神经保护作用。在阿尔茨海默病小鼠模型中,单核细胞来源的巨噬细胞被招募到受损的脑组织中可以减轻脑组织的病变以及降低脑中的斑块负担。然而也有研究发现单核细胞来源的半胱氨酸蛋白酶抑制剂 F 可加重淀粉样蛋白的沉积,进而使认知功能受损。更重要的是,在神经病理性疼痛模型中发现趋化因子 CXC 配体 12(chemokine CXC ligand 12,CXCL12)介导的外周单核细胞进入脑组织尤其是海马组织,诱发神经炎症并且导致认知损伤。因此,单核细胞在不同的动物模型或不同的分子作用下,与认知损伤的关系并不一致。

四、复合型炎性指标与认知损伤的关系

越来越多的研究表明,炎症在认知损伤的发生发展中发挥重要的作用。而外周血中免疫细胞衍生的复合型指标能更好地反映机体的炎症反应。诸多研究已经发现,中性粒细胞/淋巴细胞比值与多种疾病导致的认知损伤相关,并且能更好地预测认知损伤的发生。另外,有研究发现血小板/淋巴细胞比值作为全身炎症的标志物,其水平升高与糖尿病患者的认知减退相关。老年患者往往合并营养状态差,有研究发现营养状况和炎症状态的复合型指标血红蛋白-白蛋白-淋巴细胞-血小板计数指数与卒中后早期认知损伤独立相关。同样,前期的研究也发现较高的全身炎症反应指数与老年患者髋关节置换术后谵妄相关。并且也发现全身免疫炎症指数可以作为预测老年患者骨科手术后谵妄的生物标志物。因此,外周血免疫细胞衍生的复合型指标可能作为老年患者认知损伤的标志物,为早期识别认知损伤提供客观的评估依据。

五、总结和展望

随着人口老龄化的进程发展,早期识别认知损伤的老年人变得越来越重要。早期识别并干预认知损伤的老年人有助于减轻家庭和社会的经济负担。衰老是神经退行性疾病发生的重要危险因素,其伴随着外周免疫细胞的数量、表型和功能的变化,这些与认知损伤密切相关。然而,衰老伴随外周血免疫细胞的改变影响老年人认知损伤的机制并不明了。因此,需要进一步研究阐明外周免疫细胞在认知损伤中的作用,并制订干预外周免疫细胞参与认知损伤病理机制的策略。

(卢文斌 邓小明)

参 考 文 献

[1] BJÖRCK A,MATÉRNE M,ARVIDSSON LINDVALL M, et al. Investigating cognitive impairment, biopsychosocial barriers,and predictors of return to daily life among older stroke survivors[J]. Front Neurol,2024,15:1403567.

[2] DOVE A,MARSEGLIA A,SHANG Y,et al. Cardiometabolic multimorbidity accelerates cognitive decline and progression to dementia in older adults[J]. Alzheimers Dement,2023,19(3):821-830.

[3] MURDOCK B J,ZHAO B,PAWLOWSKI K D,et al. Peripheral immune profiles predict ALS progression in an age-and sex-dependent manner[J]. Neurol Neuroimmunol Neuroinflamm,2024,11:e200241.

[4] CLÉNET M L,KEANEY J,GILLET G,et al. Divergent functional outcomes of NLRP3 blockade downstream of multi-inflammasome activation:therapeutic implications for ALS[J]. Front Immunol,2023,14:1190219.

[5] CAROLINA R,MELO-SILVA,LUIS J,et al. Innate and adaptive immune responses that control lymph-borne viruses in the draining lymph node[J]. Cell Mol Immunol,2024,21(9):999-1007.

[6] WU J,SUN X,JIANG P. Metabolism-inflammasome crosstalk shapes innate and adaptive immunity[J]. Cell Chem Biol,2024,31(5):884-903.

[7] KOCAMER ŞAHIN Ş,ASLAN E. Inflammation as a neurobiological mechanism of cognitive impairment in psychological stress[J]. J Integr Neurosci,2024,23(5):101.

[8] ZUO C Y,HU Z,HAO X Y,et al. The potential protective role of peripheral immunophenotypes in Alzheimer's disease:a Mendelian randomization study[J]. Front Aging Neurosci,2024,16:1403077.

[9] TAN L Y,CUNLIFFE G,HOGAN M P,et al. Emergence of the brain-border immune niches and their contribution to the development of neurodegenerative diseases[J]. Front Immunol,2024,15:1380063.

[10] ZHANG C,AIDA M,SAGGU S,et al. Androgen deprivation therapy exacerbates Alzheimer's-associated cognitive decline via increased brain immune cell infiltration[J]. Sci Adv,2024,10(25):8709.

[11] WINFORD E,LUTSHUMBA J,MARTIN B J,et al. Terminally differentiated effector memory T cells associate with cognitive and AD-related biomarkers in an aging-based community cohort[J]. Immunity Ageing,2024,21(1):36.

[12] JIANG S,WANG Y L,XU Q H,et al. Cytokine and chemokine map of peripheral specific immune cell subsets in Parkinson's disease[J]. NPJ Parkinsons Dis,2023,9(1):117.

[13] ZENG J,XU Y,TAN L,et al. IL-21/IL-21R regulates the neutrophil-mediated pathologic immune response

during chlamydial respiratory infection[J]. Mediators Inflamm,2022,2022:4322092.

[14] CHO K. Neutrophil-mediated progression of mild cognitive impairment to dementia[J]. Int J Mol Sci,2023,24(19):14795.

[15] ALLEN C,THORNTON P,DENES A,et al. Neutrophil cerebrovascular transmigration triggers rapid neurotoxicity through release of proteases associated with decondensed DNA[J]. J Immunol,2012,189(1):381-392.

[16] QU S,QIU X,LIU J,et al. Reparative effects after low-dose radiation exposure:inhibition of atherosclerosis by reducing NETs release[J]. Sci Total Environ,2024,947:174540.

[17] NYÚL-TÓTH Á,PATAI R,CSISZAR A,et al. Linking peripheral atherosclerosis to blood-brain barrier disruption:elucidating its role as a manifestation of cerebral small vessel disease in vascular cognitive impairment[J]. Geroscience,2024,46(6):6511-6536.

[18] SHANG T,MA B,SHEN Y,et al. High neutrophil percentage and neutrophil-lymphocyte ratio in acute phase of ischemic stroke predict cognitive impairment:A single-center retrospective study in China[J]. Front Neurol,2022,13:907486.

[19] HU R,LIANG J,DING L,et al. Gasdermin D inhibition ameliorates neutrophil-mediated brain damage in acute ischemic stroke[J]. Cell Death Discov,2023,9(1):50.

[20] ROSENZWEIG N,KLEEMANN K L,RUST T,et al. Sex-dependent APOE4 neutrophil-microglia interactions drive cognitive impairment in Alzheimer's disease[J]. Nat Med,2024,30(10):2990-3003.

[21] ZHANG F,CHEN B,REN W,et al. Association analysis of dopaminergic degeneration and the neutrophil-to-lymphocyte ratio in Parkinson's disease[J]. Front Aging Neurosci,2024,16:1377994.

[22] TAKEMURA K,YUASA T,LEMELIN A,et al. Prognostic significance of absolute lymphocyte count in patients with metastatic renal cell carcinoma receiving first-line combination immunotherapies:results from the International Metastatic Renal Cell Carcinoma Database Consortium[J]. ESMO Open,2024,9(7):103606.

[23] MÉNÉTRIER-CAUX C,RAY-COQUARD I,BLAY J Y,et al. Lymphopenia in cancer patients and its effects on response to immunotherapy:an opportunity for combination with cytokines? [J]. J Immunother Cancer,2019,7(1):85.

[24] JENSEN M P,JACOBS B M,DOBSON R,et al. Lower lymphocyte count is associated with increased risk of Parkinson's disease[J]. Ann Neurol,2021,89(4):803-812.

[25] CONTALDI E,MAGISTRELLI L,COSENTINO M,et al. Lymphocyte count and neutrophil-to-lymphocyte ratio are associated with mild cognitive impairment in Parkinson's disease:a single-center longitudinal study[J]. J Clin Med,2022,11(19):5543.

[26] YANG Y,PAN D,GONG Z,et al. Decreased blood CD4+ T lymphocyte helps predict cognitive impairment in patients with amyotrophic lateral sclerosis[J]. BMC Neurol,2021,21(1):157.

[27] DOYLE K P,QUACH L N,SOLÉ M,et al. B-lymphocyte-mediated delayed cognitive impairment following stroke[J]. J Neurosci,2015,35(5):2133-2145.

[28] YAN N,JING H,WANG J,et al. Arsenic induces blood-brain barrier disruption and regulates T lymphocyte subpopulation differentiation in the cerebral cortex and hippocampus associated with the Nrf2 pathway in vivo[J]. Biol Trace Elem Res,2022,201(8):3981-3993.

[29] XIE X,LUO X,LIU N,et al. Monocytes, microglia, and CD200-CD200R1 signaling are essential in the transmission of inflammation from the periphery to the central nervous system[J]. J Neurochem,2017,141(2):222-235.

[30] CHEN S H,TIAN D Y,SHEN Y,et al. Amyloid-beta uptake by blood monocytes is reduced with ageing and Alzheimer's disease[J]. Transl Psychiatry,2020,10(1):423.

[31] ROSENZWEIG N,DVIR-SZTERNFELD R,TSITSOU-KAMPELI A,et al. PD-1/PD-L1 checkpoint blockade harnesses monocyte-derived macrophages to combat cognitive impairment in a tauopathy mouse model[J]. Nat Commun,2019,10(1):465.

[32] LI Q,LI B,LIU L,et al. Monocytes release cystatin F dimer to associate with Aβ and aggravate amyloid pathology and cognitive deficits in Alzheimer's disease[J]. J Neuroinflammation,2024,21:125.

[33] MAI C L,TAN Z,XU Y N,et al. CXCL12-mediated monocyte transmigration into brain perivascular space leads to neuroinflammation and memory deficit in neuropathic pain[J]. Theranostics,2021,11:1059-1078.

[34] NGADIMON I W,SETH E A,SHAIKH M F. Exploring the neuroinflammatory pathway in epilepsy and cognitive impairment:role of HMGB1 and translational challenges[J]. Front Biosci(Landmark Ed),2024,29(6):229.

[35] WEIJIE Z,MENG Z,CHUNXIAO W,et al. Obesity-induced chronic low-grade inflammation in adipose tissue:A pathway to Alzheimer's disease[J]. Ageing Res Rev,2024,99:102402.

［36］MEHTA N H,ZHOU L,LI Y,et al. Peripheral immune cell imbalance is associated with cortical beta-amyloid deposition and longitudinal cognitive decline［J］. Sci Rep,2023,13（1）:8847.

［37］LI S,CHEN X,GAO M,et al. The neutrophil-to-lymphocyte ratio is associated with mild cognitive impairment in community-dwelling older women aged over 70 years:A population-based cross-sectional study［J］. Front Aging Neurosci,2023,15:1261026.

［38］GULDOF K,VANDERVORST F,GENS R,et al. Neutrophil-to-lymphocyte ratio predicts delirium after stroke［J］. Age Ageing,2021,50:1626-1632.

［39］WEI Y,HAO Y,LI Y,et al. Machine learning reveals neutrophil-to-lymphocyte ratio as a crucial prognostic indicator in severe Japanese encephalitis patients［J］. Front Neurol,2023,14:1242317.

［40］DU L,HU X,ZHANG B,et al. The relationship of platelet-to-lymphocyte ratio with cognitive decline in T2DM［J］. Diabetol Metab Syndr,2021,13:151.

［41］XU M,CHEN L,HU Y,et al. The HALP（hemoglobin, albumin, lymphocyte, and platelet）score is associated with early-onset post-stroke cognitive impairment［J］. Neurol Sci,2023,44:237-245.

［42］LU W B,LIN S W,WANG C,et al. The potential value of systemic inflammation response index on delirium after hip arthroplasty surgery in older patients:a retrospective study［J］. Int J Gen Med,2023,16:5355-5362.

［43］LU W B,ZHANG K Q,CHANG X N,et al. The association between systemic immune-inflammation index and postoperative cognitive decline in elderly patients［J］. Clin Interv Aging,2022,17:699-705.

7 脑-肠轴功能紊乱与认知功能障碍的研究进展

肠道菌群是指寄居在人和动物肠道内的大量微生物。它们数量众多、种类丰富,一个成年人肠道内定植的微生物超过 1 万种,数目达 10^{14} 个,被称为人体的另一个器官,主要包括厚壁菌门、拟杆菌门、变形菌纲和放线菌纲。最初认为认知功能是由中枢神经系统(central nervous system, CNS)专门调节的,但研究人员近来发现肠道菌群微生物也可以调节记忆形成、处理和存储。有研究发现,完全缺乏肠道菌群的小鼠会主动避免社交,其机制是无菌小鼠大脑中

的即早基因 *c-Fos* 被激活,导致有关压力应激反应的脑区出现变化,体内释放大量的压力激素。这证明肠道菌群对大脑的功能有着重要的影响。脑-肠轴(gut-brain axis, GBA)是指肠道和大脑通过神经、内分泌和免疫等途径实现的双向通信,以维持脑和肠的正常功能。近期关于认知功能障碍的一些研究都集中在脑-肠轴上。大量研究数据表明,肠道微生物菌群失调可能影响 GBA 的信号转导,激活神经炎症,从而影响认知功能(图 7-1)。

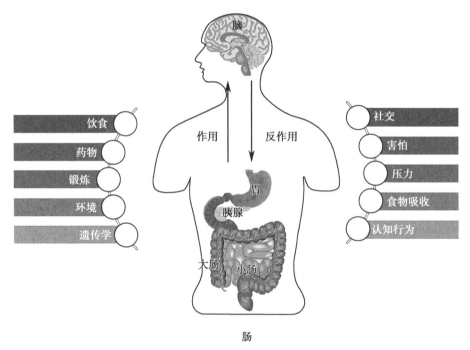

图 7-1 脑-肠轴的双向作用

一、GBA 的发展历程

有许多中西方学者对于肠脑双向交流系统有过阐述。古希腊哲学家柏拉图、亚里士多德、著名医者希波克拉底都曾假定过大脑和身体各部位是内在联系的。在《黄帝内经》一书中,以中医阴阳学解释了人类体质的形成、特征和

类型,"人生有形,不离阴阳"。所以人体是一个有机的整体,在研究疾病过程时须考虑整个人,而非孤立单一的器官系统。19 世纪 40 年代,胃生理学之父威廉·博蒙特通过实验证明情绪状态会影响消化速度,因此大脑会影响肠道,并且提出存在 GBA。虽然众多学者赞同这个观点,但约百年之后才有实验证明 GBA 的存在性。随着脑成像技术发展,MRI 的使用使得海马萎缩、脑白质病变可视化。有大量

研究证明改善 GBA 紊乱有助于改善社交缺陷疾病和神经退行性疾病,如 AD、PD、青光眼、亨廷顿病(Huntington's disease,HD)、肌萎缩侧索硬化(amyotrophic lateral sclerosis,ALS)和肠易激综合征(irritable bowel syndrome,IBS)。

二、GBA 调节认知功能的物质基础

(一)肠道微生物

肠道微生物是 GBA 重要的组成部分,包括分泌合成神经递质、产生具有神经兴奋性或抑制性的代谢产物、影响免疫系统或生成促神经生长物质(如犬尿氨酸)等。肠道菌群主要通过 3 类信号分子直接或间接调节 CNS 稳态:食物代谢产物[如短链脂肪酸(short-chain fatty acid,SCFA)]、内源性分解代谢产物(如血清素、胆汁酸和 GABA)和微生物胞壁成分(如脂多糖)。

(二)神经递质

在研究肠道菌群、神经元和认知行为之间相互作用的物质基础中,调节宿主的神经递质尤为重要。微生物内分泌学发现细菌具有产生神经递质的作用。某些细菌菌株可调节肠腔内神经递质前体、独立合成(或调节合成)单胺类(血清素、多巴胺和去甲肾上腺素)、谷氨酸、乙酰胆碱和GABA,还可影响组胺、神经肽、类固醇和内源性大麻素等的水平。在生理状态下,这些神经递质不仅通过化学突触传递信号调节血流动力学,维持内环境稳态;更重要的是,还能影响肠道微生物群多样性,调节胃肠道营养吸收功能。在病理状态下,这些神经递质的水平失调会引起各种胃肠道不适症状,导致消化系统疾病的发生。

中枢神经系统和胃肠道系统中肠壁的 5-羟色胺(5-hydroxytryptamine,5-HT)是 GBA 的关键因子。5-HT,又名血清素,肠嗜铬细胞中占 90% ~ 95%,其余分布在脑和脊髓、骨、乳腺、胰腺等组织。肠道菌群产生 SCFA 是诱导 5-HT 生成的必要条件。5-HT 在肠道中作为旁分泌和内分泌激素,连接 GBA 的两端,并具有全身调节效应,如影响骨密度和新陈代谢。5-HT 被释放到固有层,通过 5-羟色胺转运体(serotonin transporter,SERT)被上皮细胞摄取,扩散在血流中被血小板吸收并运输到外周靶组织。已有研究表明,5-HT 不仅可以潜在影响小胶质细胞的激活并影响脑功能,还可激动肠道嗜铬细胞和肠上皮细胞释放相应物质,刺激肠道神经信号通路,进而影响中枢神经系统。

(三)短链脂肪酸

SCFA 是一种链长 6 个碳原子的有机小羧酸,是膳食纤维和抗性淀粉等难消化多糖厌氧发酵的主要产物,是肠上皮细胞(intestinal epithelial cells,IEC)的重要燃料,主要作用是维持宿主营养与肠道稳态。有研究证明肠道微生物群以 SCFA 为物质基础,通过两种途径与中枢神经系统相互作用。一是可通过肠道直接调节,大肠杆菌 K-12 和乳杆菌可以直接产生神经递质;二是通过代谢产物与内毒素从管腔移位到循环系统中最终作用于中枢,例如肠道菌群代谢

物即前体物质色氨酸可以穿过血脑屏障,到达 CNS 合成5-HT。

SCFA 既参与调节 IEC 的增殖、分化以及肠内分泌细胞等亚群的功能,影响肠道运动,增强肠道屏障功能和宿主代谢,还可以增加小胶质细胞中 PI3K/Akt/CREB/BDNF 信号通路的活性,并且能抑制小胶质细胞的激活,维持细胞稳态,减轻神经炎症,增强大脑免疫防御功能。

三、GBA 紊乱影响大脑发育和认知功能

CNS 是胃肠道功能调节的高级中枢,通过接收与整合内外环境传入的刺激,将信息传递给肠神经系统或直接作用于胃肠道的效应细胞,对胃肠道起到调控作用。微生物群和大脑之间的联系通过不同的途径存在:细菌产物产生免疫应答途径、细菌代谢产物途径和下丘脑-垂体-肾上腺轴(hypothalamic-pituitary-adrenal axis,HPA axis)。人们已观察到肠道微生物群的异常组成与孤独症、抑郁症、精神分裂症和 AD 的发病密切相关。因此,这些结果表明,肠道微生物群与中枢神经系统疾病的发病机制有关。调节肠道微生物的成分可以改善其生理功能,有利于脑疾病的防治。

四、GBA 紊乱引起认知功能障碍的机制

(一)免疫反应

由于 GBA 微生物群代谢物和宿主受体之间存在相互作用,肠道微生物群的组成与代谢、能量平衡和免疫系统紊乱的变化密切相关。在生理条件下,免疫细胞的激活和细胞因子的产生对 CNS 影响轻微。然而,感染后引起全身性炎症反应可能通过星形胶质细胞的肿瘤坏死因子相关凋亡诱导配体(TNF-related apoptosis-inducing ligand,TRAIL)激活、小胶质细胞活化、炎症因子的产生以及外周免疫细胞募集到大脑来影响 CNS 神经元的功能。学者通过观察一组表达溶酶体相关膜蛋白 1(lysosomal associated membrane protein 1,LAMP1)和 TRAIL 的星形胶质细胞亚群发现,LAMP1⁺TRAIL⁺星形胶质细胞通过 TRAIL-DR5 信号诱导 T细胞凋亡从而限制中枢神经系统的炎症。小胶质细胞与内皮细胞之间存在双向的、永久性的连接,分布于血管周围使其能够监测血源性成分进入 CNS。肠道菌群紊乱后,炎症激活的小胶质细胞迅速产生大量的 NO、TNF-α、IL-6、IL-1、氧自由基和兴奋性神经递质。还有学者发现 POCD 的发生可能是由肠道菌群在肠道应激反应中介导,激活肠源性辅助性 T 细胞 17(helper T cell 17,Th17)并产生细胞因子 IL-17A 作用于海马小胶质细胞,最终导致情绪改变和认知功能损伤。脑内炎症反应加剧了神经元损伤,而炎症因子会影响小胶质细胞的激活从而影响大脑功能,导致学习和记

忆能力以及情绪状态受损。

（二）血脑屏障破坏

在 CNS 中，血管与神经元和神经胶质细胞密切接触，并组成一个个神经血管单元（neurovascular unit，NVU），NVU 的血管成分（内皮细胞、内皮源性基底膜和壁细胞，如周细胞或血管平滑肌细胞等）、神经元和神经胶质细胞（少突胶质细胞、小胶质细胞、星形胶质细胞等）之间的相互作用不仅能适当调节血管新生，还赋予了神经血管独特的屏障性质，即 BBB，它是保护机体大脑免于有害物质及外来损伤的防线，选择性将脑实质与血液循环隔开来。

正常的肠道菌群为肠道形成一道保护性生物屏障。应激时，肠道屏障通透性增加，细菌产物的移位可增加细胞因子的产生并影响 BBB，导致更强烈的损害作用。其形成的"肠漏"现象，会造成大量炎症因子和神经毒性因子进入 CNS。应激状态后小胶质细胞还可刺激 BBB 的开放、白细胞外渗和血管新生等导致 BBB 通透性增加。

（三）神经系统途径

自主神经系统作为枢纽，通过交感、副交感传入与传出神经元网络协调作用，影响肠脑之间双向交流。迷走神经的传入纤维分布在整个肠壁中，可感知肠神经元活动的变化，对调节饱腹感、压力和情绪很重要。肠道微生物群不是直接接触迷走神经，而是通过合成和释放各种神经递质、神经活性免疫细胞和神经肽（如胰高血糖素样肽-1）来激活 HPA 轴，从而调节大脑活动。

迷走神经可以激发 HPA 轴释放糖皮质激素来影响肠道功能。科研人员通过调控小鼠的社交行为，用实验证明特定的肠道细菌可以抑制 HPA 轴的激活。对小鼠行抗生素治疗后，社交障碍可被特定脑区糖皮质激素受体的基因敲除或下丘脑室旁核中产生促肾上腺皮质素释放激素（corticotropin releasing hormone，CRH）的神经元的化学基因失活而逆转。此外，研究发现，禁食后迅速且持续地增加血液中的皮质醇，进而趋化因子（C-X-C 基序）受体 4（C-X-C motif chemokine receptor 4，CXCR4）受体上升，Ly-6C^{hi} 单核细胞从血液迁移到骨髓，组织中 Ly-6C^{hi} 大大降低，这证明活跃期的禁食可诱导单核细胞从血液快速返回骨髓。单核细胞重入骨髓是由 HPA 轴依赖性皮质酮释放来协调的，皮质酮增加了 CXCR4 的表达。

五、调节肠道菌群治疗认知功能障碍

肠道生态失调会导致 CNS 损伤，但这种恶性循环是可以打破的，可以通过及时的、治疗性的肠道微生物群修饰来挽救。多种治疗方法可以改善微生物菌群失调，包括益生元和益生菌法、肠道微生物群的遗传修饰、迷走神经刺激、饮食运动法等。

（一）益生元和益生菌法

益生元是可以被宿主体内的菌群选择性利用并转化为有益于宿主健康的物质。益生元作为生长原料可以刺激益生菌生长。益生菌是一种定居在人体肠道或生殖系统的活性微生物，包括双歧杆菌、乳酸杆菌和类杆菌，可以刺激肠道细菌的生长和活性，从而改善宿主健康。有研究表明益生菌治疗可显著减轻小鼠的消化不良。口服接种病原体或益生菌可诱导迷走神经感觉神经元的激活，CNS 可经此神经元支配调节胃肠道的功能。目前的研究表明，益生菌和益生元对阿尔茨海默病、帕金森病、抑郁症、孤独症谱系障碍等神经和精神疾病具有良好的预防或治疗作用。

（二）饮食运动法

流行病学研究表明，食用未精制的全食品，如全谷物、豆类、蔬菜和水果，其中所包含的膳食纤维对肠道细菌生态系统有益。有研究表明限制短链可发酵碳水化合物，低可发酵低聚糖、二糖、单糖和多元醇饮食可以控制 IBS 的症状。

六、结论与展望

肠道微生物群通过 GBA 不仅调节胃肠道营养和运动，而且在大脑的生长发育功能、CNS 的情绪调节中至关重要。肠道微生物可通过神经、免疫、内分泌和代谢等途径影响 CNS 功能。肠道微生物群的失衡会导致一系列神经精神疾病的发生。乳酸杆菌和双歧杆菌对肠道菌群失调有益，而其他肠道菌群是否有相似作用的研究仍然较少。研究表明，SCFA 含量的动态变化、色氨酸等代谢产物与 GBA 息息相关，然而对于其通过何种具体分子机制作用于 GBA，研究仍未明确。此外，肠道菌群产生的代谢物对小胶质细胞和星形胶质细胞的作用机制仍在研究之中，深入阐释 GBA 紊乱对认知功能障碍的作用及机制，可为临床防治 CNS 疾病提供新的思路。

（陈宇祺 陶天柱 叶博）

参 考 文 献

［1］ LI H，NI J，QING H. Gut microbiota：critical controller and intervention target in brain aging and cognitive impairment［J］. Front Aging Neurosci，2021，13：671142.

［2］ MAYER E A，NANCE K，CHEN S. The gut-brain axis ［J］. Annu Rev Med，2022，73：439-453.

［3］ WU W L，ADAME M D，LIOU C W，et al. Microbiota regulate social behaviour via stress response neurons in the brain［J］. Nature，2021，595（7867）：409-414.

［4］ KWAK M J，KIM S H，KIM H H，et al. Psychobiotics and fecal microbial transplantation for autism and attention-deficit/hyperactivity disorder：microbiome modulation and therapeutic mechanisms［J］. Front Cell Infect Microbiol，2023，13：1238005.

［5］ AGIRMAN G，YU K B，HSIAO E Y. Signaling inflammation across the gut-brain axis［J］. Science，2021，374

（6571）：1087-1092.

［6］韩金荣,张葆霞,李美丽,等.《黄帝内经》脾胃学研究［M］.银川：阳光出版社,2021.

［7］廖师师,罗杰,图拉妮萨·喀迪尔,等.肠道微生物群-肠-脑轴间的双向交流途径研究进展［J］.山东医药.2022,62（9）：98-101.

［8］ADMOJO L,KORTE J,ANDERSON N,et al. Investigating the role of delayed contrast magnetic resonance imaging（MRI）to differentiate radiation necrosis from tumour recurrence in brain metastases after stereotactic radiosurgery［J］. J Med Imaging Radiat Oncol,2023,67（3）：292-298.

［9］SUN L,XU H,BAI Y,et al. Vanadium single atoms embedded in MoS2 enabled gut-brain axis neurotransmitter detection at pM levels［J］. Small,2024：e2307410.

［10］SU X,GAO Y,YANG R. Gut microbiota：derived tryptophan metabolites maintain gut and systemic homeostasis［J］. Cells,2022,11（15）：2296.

［11］WANG J,ZHU N,SU X,et al. Gut microbiota：derived metabolites maintain gut and systemic immune homeostasis［J］. Cells,2023,12（5）：793.

［12］GAO Z,GAO Y,LI Y,et al. 5-HT$_7$R enhances neuroimmune resilience and alleviates meningitis by promoting CCR5 ubiquitination［J］. J Adv Res,2025,68：317-330.

［13］SUN T,DU Y Y,ZHANG Y Q,et al. Activation of GPR55 ameliorates maternal separation-induced learning and memory deficits by augmenting 5-HT synthesis in the dorsal raphe nucleus of juvenile mice［J］. ACS Omega,2024,9（20）：21838-21850.

［14］VILAR-PEREIRA G,GIBALDI D,CASTAÑO-BARRIOS L,et al. The beneficial effect of fluoxetine on behavioral and cognitive changes in chronic experimental Chagas disease unveils the role of serotonin fueling astrocyte infection by Trypanosoma cruzi［J］. PLoS Negl Trop Dis,2024,18（5）：e0012199.

［15］WANG L Y,HE L H,XU L J,et al. Short-chain fatty acids：bridges between diet, gut microbiota, and health［J］. J Gastroenterol Hepatol,2024,39（9）：1728-1736.

［16］HUANG Y,WANG Y F,MIAO J,et al. Short-chain fatty acids：important components of the gut-brain axis against AD［J］. Biomed Pharm Ther,2024,175：116601.

［17］樊英,麻丹萍,李莉,等. 植物乳杆菌对许氏平鲉生长、免疫功能、消化能力及肠道菌群结构的影响［J］.广东海洋大学学报,2024,44（3）：42-54.

［18］LI D,TAN F,LIN C S K,et al. Advances in the metabolic engineering of Escherichia coli for the production of serotonin and its precursor, tryptophan［J］. Biochem Eng J,2024,208：109360.

［19］YU W,ZHU Z,TANG F. Emerging insights into postoperative neurocognitive disorders：the role of signaling across the gut-brain axis［J］. Mol Neurobiol,2024,61（12）：10861-10882.

［20］HE C,JIANG J,LIU J,et al. Pseudostellaria heterophylla polysaccharide mitigates Alzheimer's-like pathology via regulating the microbiota-gut-brain axis in 5×FAD mice［J］. Int J Biol Macromol,2024,270：132372.

［21］SANMARCO L M,WHEELER M A,GUTIÉRREZ-VÁZQUEZ C,et al. Gut-licensed IFNγ$^+$ NK cells drive LAMP1$^+$ TRAIL$^+$ anti-inflammatory astrocytes［J］. Nature,2021,590（7846）：473-479.

［22］WENDELN A C,DEGENHARDT K,KAURANI L,et al. Innate immune memory in the brain shapes neurological disease hallmarks［J］. Nature,2018,556（7701）：332-338.

［23］YE B,TAO T,ZHAO A,et al. Blockade of IL-17A/IL-17R pathway protected mice from sepsis-associated encephalopathy by inhibition of microglia activation［J］. Mediators Inflamm,2019,2019：1-11.

［24］GAUME L,CHABROLLES H,BISSEUX M,et al. Enterovirus A71 crosses a human blood-brain barrier model through infected immune cells［J］. Microbiol Spectr,2024,12（6）：e0069024.

［25］张佳雪,李玉子. 中枢神经系统中胰高血糖素样肽-1与应激的关系［J］.中国老年学杂志,2024,44（9）：2280-2284.

［26］JANSSEN H,KAHLES F,LIU D,et al. Monocytes re-enter the bone marrow during fasting and alter the host response to infection［J］. Immunity,2023,56（4）：783-796.

［27］SANTONOCITO R,PALADINO L,VITALE A M,et al. Nanovesicular mediation of the gut-brain axis by probiotics：insights into irritable bowel syndrome［J］. Biol,2024,13（5）：296.

［28］WANG Y,YAO J,ZHU Y,et al. Combination of simo decoction and golden bifid alleviates functional dyspepsia through a mechanism involving intestinal microbiota and short-chain fatty acids［J］. Arab J Gastroenterol,2024,25（3）：239-249.

［29］YANG X QI,ZHAO Y,XUE L,et al. Probiotics improve cognitive impairment by decreasing bacteria-related pattern recognition receptor-mediated inflammation in the gut-brain axis of mice［J］. J Integr Neurosci,2023,22（4）：92.

［30］CAVANAUGH G,BAI J,TARTAR J L,et al. Enteric dysbiosis in children with autism spectrum disorder and associated response to stress［J］. Cureus,2024,16（1）：

e53305.

［31］ CUI Y,KUANG D,WANG J,et al. Effect of soluble dietary fiber on gut microbiota and derived metabolites in stage 3 to 5 chronic kidney disease patients：a randomized controlled trial［J］. J Funct Foods, 2024, 116：

106181.

［32］ WU J,MASUY I,BIESIEKIERSKI J R,et al. Gut-brain axis dysfunction underlies FODMAP-induced symptom generation in irritable bowel syndrome［J］. Aliment Pharmacol Ther,2022,55(6)：670-682.

8 围手术期神经功能紊乱的潜在分子机制更新

一、围手术期神经功能紊乱概述

（一）定义

术后出现认知功能改变是临床上患者最常见的中枢神经系统并发症之一，主要好发于老龄患者和幼儿。长期以来，围手术期认知功能改变的定义一直难以界定，基于此，在2018年麻醉与手术相关认知变化命名建议组提出"围手术期神经功能紊乱（perioperative neurocognitive disorder，PND）"的新名词，将围手术期检测到的神经认知异常统称为围手术期神经功能紊乱，主要包括已有的认知障碍、术后谵妄（postoperative delirium，POD）、神经认知恢复延迟以及长期的术后认知功能障碍（postoperative cognitive dysfunction，POCD）。这主要从发病时间上进行区分，POD通常发生在术后的7d内，神经认知恢复延迟是术后7~30d这一时间段内发生的认知功能改变，并取代了早期的POCD的概念，而POCD则通常发生在术后30d至随访的12个月内。

（二）发病率

有报道显示，在小儿择期非心脏手术中，POCD的总体发病率为15.6%。术前认知障碍与POD和POCD强烈相关，术前合并认知障碍的患者术后出现谵妄和认知障碍的概率将显著提高。2022年Kapoor等的工作强烈提示应当重视术前认知功能的评估，研究结果显示在选择性非心脏手术和急诊手术中，未被识别的认知障碍的合并患病率分别高达37.0%和50.0%。同样的，2023年进行的一项大型回顾性队列研究指出老年患者术前认知障碍发生率为21%，POD发生率为15%。2019年的一份研究显示，冠状动脉旁路移植术后1周，约71%的患者出现认知功能的下降，直至术后3个月，仍有约47%的患者出现认知行为的改变，在这些患者中只有约25%的患者会有所改善。2021年Bhushan等的研究指出老年患者心脏手术的POCD发生率在5%~36%。而在非心脏手术中，老年患者POCD发生率约为25.8%~41.4%。综上所述，PND已成为威胁术后康复的严重并发症，随着加速术后康复（enhanced recovery after surgery，ERAS）理念的提出，及早识别、预防和治疗PND已成为世界各国关注的重点问题。

（三）危险因素

目前已经开展了众多关于术后认知障碍危险因素的相关研究。除了早期公认的年龄、受教育程度、性别、术后疼痛控制不佳等危险因素外，术中低血压由于可导致重要组织器官灌注不足，也被认为是术后认知障碍的危险因素。Wachtendorf等2022年发表的一项涉及316 717例患者，时间跨度超过10年的多中心回顾性分析显示，术中低血压（即术中平均动脉压<55mmHg，1mmHg=0.133kPa）导致的脑灌注不足与POD发生有关，而术中长时间低血压（时间超过15min）将导致更高的POD发生率，表明术中低血压是POD的危险因素。此外，Evered等认为POD的发生与麻醉深度有关，控制在较浅的麻醉深度（脑电双频指数在50左右）可能会减少POD的发生。手术时长也是影响POCD的关键因素之一，一般而言，高龄患者整体情况较差，往往需要更长的手术时间。然而据报道，POD的风险随着时间的增加而增加，手术时长每增加30min，POD的发生风险就会增加6%。同时还有报道指出，合并糖尿病、心脏病、肝肾衰竭、虚弱及营养不良等基础疾病也是导致POD风险增高的关键因素，因此应当重视并及时做好围手术期管理工作以降低PND的发生。随着研究的深入，一些新的检测手段被应用于临床，越来越多的PND的潜在危险因素有望被进一步发现。

二、围手术期神经功能紊乱的潜在分子机制

由于术后神经认知功能障碍的危害性，目前大多数研究主要关注于术后出现的神经认知障碍的潜在分子机制上。现在已有众多的临床及动物研究尝试去探讨术后神经认知功能障碍的潜在分子机制，但迄今为止，未能有单一机制能够准确阐明术后神经认知功能障碍的发生，这可能揭示术后神经认知功能障碍机制是多样的，或与手术类型、麻

醉用药不同、麻醉手段以及患者个体的不同而产生差异。现对当前较为公认以及最新可能导致术后神经认知功能障碍的潜在分子机制做介绍。

（一）神经炎症

神经炎症是许多神经系统疾病的共同环节，中枢神经系统炎症的过度激活被认为是术后认知功能障碍的核心驱动机制。手术操作造成的广泛组织出血性或者缺血性损伤，会激活被称为损伤相关分子模式（damage-associated molecular pattern，DAMP）的内因子，进而与单核巨噬细胞、中性粒细胞等免疫细胞上的模式识别受体结合，促使免疫细胞分泌如肿瘤坏死因子（tumor necrosis factor，TNF）、IL-1β 以及 IL-6 等促炎性细胞因子，引起外周炎症反应。这些外周炎症介质可通过多种途径导致中枢神经炎症的发生，包括直接进入中枢神经系统、刺激内皮细胞释放促炎因子、破坏血脑屏障完整性、激活神经胶质细胞、迷走神经通路和募集外周免疫细胞等。

海马是大脑中主管记忆的主要脑区，最新研究显示，麻醉手术后海马区 SMAD 家族成员 7（Smad7）蛋白表达显著上调，并与转化生长因子-β（transforming growth factor-β，TGF-β）受体 I 型相互作用，从而抑制 Smad2/3 磷酸化，进而抑制 TGF-β 信号通路转导，增强炎症效应，同时诱导细胞凋亡，最终导致认知功能障碍发生。小胶质细胞中肌细胞增强因子 2C（myocyte enhancer factor 2C，MEF2C）限制小胶质细胞过度激活的关键，最近研究发现，老龄小鼠海马小胶质细胞中的 MEF2C 的表达较年轻小鼠明显下调，术后老龄小鼠海马小胶质细胞被过度激活，促炎细胞因子产生较年轻小鼠明显增多，这可能是老年患者更易患有术后认知障碍的关键。

小胶质细胞作为大脑中常驻的免疫细胞，参与中枢神经系统生长发育、免疫、内外平衡等各个环节。小胶质细胞分为促炎型（M1）和抗炎型（M2）两种极化状态，小胶质细胞可通过以上两种表型转换以应对损伤或感染等不良反应。小胶质细胞表面存在多种模式识别受体，如 Toll 样受体（Toll-like receptor，TLR）、核苷酸结合寡聚结构域样受体（nucleotide-binding oligomerization domain-like receptor，NOD 样受体）等，这些受体可能是全身麻醉药作用的靶标，有报道指出，在关键发育时期（如新生儿和老年人），长期、大剂量全身麻醉药物暴露及手术操作将激活小胶质细胞 TLR4 并通过 TLR4-NF-κB 轴促进小胶质细胞向 M1 极化，导致脑变性、神经元损伤、认知功能障碍和神经退行性疾病。小胶质细胞代谢重编程也是导致神经炎症的重要原因之一。代谢重编程是指细胞响应微环境的变化而表现出不同的代谢特征，小胶质细胞通常经历显著的代谢变化，并在不同的环境和压力条件下表现出各种功能和表型。最近的研究发现手术创伤导致代谢重编程以提高糖酵解速率，诱导小胶质细胞极化至 M1 表型和海马炎症介质上调，导致海马依赖性认知缺陷。

事实上，近年来随着研究深入，星形胶质细胞也被发现在术后神经炎症及认知损伤中发挥重要作用。在手术应激损伤后，促炎分子的释放可触发星形胶质细胞的炎症反应，导致细胞因子和其他炎症介质的产生。过度和持久的神经炎症会破坏神经元功能和促进神经毒性，从而导致认知能力下降；星形胶质细胞对血脑屏障（blood-brain barrier，BBB）的完整性至关重要，麻醉及手术等会通过氧化应激、钙稳态失衡和能量代谢异常等导致星形胶质细胞过度激活或出现功能异常，中断对 BBB 的支持作用并破坏正常的突触功能损害认知过程。此外受损的星形胶质细胞清除机制可导致有毒物质的积累，促进神经退行性过程和认知能力下降。最新的研究利用荧光逆行示踪剂来探讨术后认知功能障碍过程中所涉及的神经环路和关键细胞，此研究发现，麻醉手术应激破坏了背侧海马到内侧前额叶皮质的连接，并增加了内侧前额叶皮质中海马神经元轴突末端的星形胶质细胞吞噬作用，从而导致术后认知功能障碍。

（二）肠道菌群紊乱

脑-肠轴是近年来研究的热点内容。目前越来越多研究发现，肠道微生物紊乱与各种中枢神经系统疾病密切相关，如阿尔茨海默病、轻度认知功能障碍和抑郁症等。患者术前紧张、失眠等心理情绪及术前禁食禁饮等常规操作，术中操作尤其是胃肠道手术操作以及术后疼痛管理不佳等各种生理或心理应激将导致肠道菌群紊乱和肠道代谢物的改变。生物信息学分析显示，麻醉/手术可能导致参与产生亚精胺和胆碱的肠道微生物群减少，从而导致这些物质和参与合成肠道神经递质的其他成分的水平降低，这些由局部肠道微生物代谢物触发的信号可以通过迷走神经或肠道自主神经直接传递到大脑，此外，肠道微生物菌群的干扰有可能启动外周促炎细胞因子（如 IL-1β 和 IL-6）的分泌，导致 BBB 通透性增强、中枢神经系统破坏和认知障碍。在剖腹探查模型小鼠中，手术可诱导某些特定肠道菌群的多样性和丰度发生明显改变，有益菌如阿克曼氏菌显著减少而拟杆菌属明显增加，导致肠道屏障功能受损，肠道屏障破坏后，特定的肠道菌群代谢产物可以转移到血流中并向上扩散到中枢，然后通过调节中枢免疫/炎症细胞活动来发挥作用，此外，在老年术后认知功能障碍小鼠中还观察到肠道菌群代谢物棕榈酰胺的含量显著增加。但此研究发现棕榈酰胺并非通过破损屏障入血而是通过胃肠道吸收功能入血，且此研究暂未发现棕榈酰胺在中枢引发认知损伤的确切机制，这表明可能还有潜在代谢物或递质共同参与到这个过程。核苷酸结合结构域富含亮氨酸重复序列和含热蛋白结构域受体 3（nucleotide-binding domain leucine-rich repeat and pyrin domain-containing receptor 3，NLRP3）是最经典的炎症小体，最新研究表明，NLRP3 可能作为肠道微生物和大脑的沟通媒介，长期反复七氟烷麻醉后导致老年小鼠结肠肠道通透性增加，结肠 NLRP3 炎症小体激活，并引起海马 NLRP3 炎症小体激活，激活小胶质细胞引起神经炎症，破坏突触可塑性引发认知功能障碍。

(三) 神经发生

神经发生是指神经干细胞(neural stem cell, NSC)通过增殖、分化、迁移以及成熟后整合到原有神经网络并与原有神经元建立突触联系并产生神经功能的过程,因此其与突触的形成密切相关。研究表明,成年哺乳动物神经发生的部位主要在前脑的两个高密度细胞分化区,即齿状回(dentate gyrus, DG)的颗粒下层(subgranular zone, SGZ)和侧脑室外侧壁的室管膜下区(subventricular zone, SVZ)。最新研究表明,术后 CD8[+] T 细胞将浸润于海马并分泌 γ 干扰素(interferon-γ, IFN-γ),IFN-γ 的增加直接与神经干细胞或未成熟神经元的细胞表面 IFN-γ 受体 1(interferon-γ receptor 1, IFNGR1)相互作用,然后抑制神经干细胞增殖并减少神经发生,从而导致认知功能障碍。近年来自日本的一项动物研究表明,术前长期卧床或衰老等其他因素引发的肌肉萎缩将可能导致 PND 的发生,进一步机制研究发现 BDNF 分泌明显减少和海马区神经发生明显被抑制。

(四) 神经环路

大脑分为多个脑区和核团,各脑区和核团之间通过神经纤维投射形成神经环路进行沟通,执行上一级神经元指令以发挥功能。神经环路机制已是 POCD 的重要机制之一,2022 年的一份研究表明手术将导致小鼠外侧缰核(lateral habenula, LHb)-腹侧被盖区(ventral tegmental area, VTA)的神经回路被激活,这种激活涉及谷氨酸受体激活多巴胺能神经元并诱导 VTA 中的内质网(endoplasmic reticulum, ER)应激和炎症,最终导致神经元数量减少和延迟期树突棘受损,最终导致术后认知功能障碍的发生。疼痛控制不佳是术后发生认知功能障碍的重要因素,最新研究显示慢性疼痛联合麻醉激活腹外侧中脑导水管周围灰质(ventrolateral periaqueductal gray matter, vlPAG)-背缝核(dorsal raphe nucleus, DRN)这一神经回路并增加了背缝中色氨酸羟化酶 2(tryptophan hydroxylase 2, TPH2)的表达以促进 POCD。另外一项研究同样发现手术会损伤记忆的形成和巩固,进一步研究发现在 POCD 小鼠中,从前边缘皮质到基底外侧杏仁核(prelimbic cortex-basolateral amygdala, PL-BLA)的谷氨酸能通路显示出活性降低,而从边缘下皮质到基底内侧杏仁核(infralimbic cortex-basomedial amygdala, IL-BMA)的谷氨酸能通路显示出活性增强,即在 POCD 小鼠中,PL-BLA 通路的低活性中断了记忆巩固,而 IL-BMA 通路的过度活跃促进了记忆消退。

(五) 表观遗传学

表观遗传学是指通过调节染色质结构或通过可逆机制影响转录机制与 DNA 的结合来调节基因表达,而不会改变 DNA 序列的过程,包括 DNA 甲基化、RNA 甲基化、组蛋白修饰和基因表达调控等。既往动物研究表明在新生儿时期过早的母体分离造成的应激将导致子代糖皮质受体基因启动子的 DNA 甲基化,导致糖皮质激素受体表达失调,从而导致 NF-κB 信号通路异常激活,最终加重子代大鼠成年后七氟烷麻醉诱导的神经炎症反应,导致认知障碍的发生。

N6-甲基腺苷(N6-methyladenosine, m6A)RNA 甲基化是真核生物中一种丰富且可逆的 RNA 修饰,可以控制 mRNA 成熟、选择性剪接、定位、结构折叠和蛋白质翻译。研究表明,七氟烷导致了 MAPK-ERK 信号通路的抑制,并通过抑制此通路抑制了 m6A RNA 甲基化组装蛋白 m6A RNA 甲基转移酶 3 的丝氨酸磷酸化,导致 m6A RNA 甲基转移酶 3 的功能失调,最终引起 m6A RNA 甲基化失调,导致海马区相关基因表达失衡引发认知障碍。

组蛋白翻译后修饰,尤其是组蛋白去乙酰化近年来被发现与围手术期认知功能障碍密切相关。研究发现,七氟烷麻醉激活 CCAAT/增强子结合蛋白-β(CCAAT/enhancer binding protein-β, C/EBPβ)促进乙酰转移酶抑制剂的关键组成蛋白——富含亮氨酸的酸性核磷蛋白 32A(acidic nuclear phosphoprotein 32A, ANP32A)的表达,抑制了 H3K18、H3K14、H4K5 和 H4K12 位点的组蛋白乙酰化,组蛋白低乙酰化抑制了突触相关蛋白的转录水平,导致认知功能障碍的发生。另有报道指出,七氟烷麻醉可导致组蛋白脱乙酰酶 9(histone deacetylase 9, HDAC9)的表达上调,HDAC9 导致 CREB 转录失活,这一过程降低了神经营养因子 3 的表达并最终影响了海马神经发生,抑制了神经元分化,导致认知功能障碍。最新的研究还发现 HDAC6 可能是治疗和预防 POCD 的新型靶点,此研究发现 HDAC6 通过调节 HSP70、HSP90 和 NLRP3 的相互作用参与小胶质细胞焦亡,从而引起神经炎症并最终导致 POCD。此外,此团队还发现手术激活的 HDAC6 导致了 HSP90 脱乙酰化,脱乙酰化的 HSP90 与糖皮质激素受体结合能力增强,导致糖皮质激素受体磷酸化激活和易位到细胞核中,导致激素水平异常引发认知功能障碍。

(六) 细胞铁死亡

细胞铁死亡(ferroptosis)是近年来发现的一种铁依赖性的细胞死亡形式,其特征在于细胞内铁离子过载、活性氧自由基和脂质过氧化物水平的显著性升高,进而引起细胞膜磷脂内侧发生严重的脂质过氧化反应最终导致膜破裂、细胞崩解死亡。研究发现,全身麻醉药物如氯胺酮和七氟烷,可能会诱导发育中和衰老大脑海马中的铁过载,从而参与认知缺陷,具体而言,氯胺酮或七氟烷暴露导致 N-甲基-D-天冬氨酸受体(N-methyl-D-aspartate receptor, NMDAR)亚基上调,与此同时,氯胺酮和七氟烷都诱导了新型 GTP 酶 Ras 相关地塞米松诱导 1(Ras related dexamethasone induced 1, RASD1)的上调,RASD1 可以与紫色酸性磷酸酶 7(purple acid phosphatase 7, PAP7)和二价金属离子转运蛋白 1(divalent metal transporter 1, DMT1)形成三元复合物,从而增强 NMDAR 激活 DMT1 以摄取铁的能力,过量的铁导致氧化应激反应和线粒体损伤,从而诱导神经毒性导致认知功能障碍。类似的,有报道指出,七氟烷麻醉可导致老龄小鼠海马神经元中 MIB E3 泛素-蛋白质连接酶 2(MIB E3 ubiquitin protein ligase 2, MIB2)的表达上调,过量的 MIB2 调控谷胱甘肽过氧化物酶 4(glutathione peroxidase 4, GPX4)泛素化降低其稳定性,从而导致细胞抗氧化能力减弱,引发细胞铁死亡并诱导神经毒性,导致认知功能损伤。

三、未来与展望

围手术期认知功能障碍是一个复杂的病理生理过程,数十年来人们一直在寻找 PND 的可能潜在机制,但其具体的分子机制仍然不明。从目前研究结果来看,PND 并非由单一机制引发,可能是多种机制相互作用的结果,如神经炎症产生的炎性介质可能会通过某些作用影响到神经发生,导致神经发生功能受损影响新突触形成引发认知功能障碍,因此有待未来更多的研究加以揭示。现对未来可能有价值进行进一步研究的内容做简要介绍。

神经炎症是术后神经认知功能障碍的关键机制,因此,绝大部分研究都聚焦在手术/麻醉如何调控神经炎症介导认知损伤的机制上。神经胶质细胞,包括小胶质细胞和星形胶质细胞是主导神经炎症的关键免疫细胞。既往的研究都关注到了手术麻醉可诱导小胶质细胞和星形胶质细胞的过度激活,并可能与某些炎症信号通路的过度激活相关。免疫细胞的代谢重编程目前已被证明在帕金森病等神经退行性疾病中发挥重要作用,但小胶质细胞和星形胶质细胞的代谢重编程在术后认知功能障碍当中的具体作用机制在很大程度上仍然是未知的。免疫细胞的代谢重编程是一个复杂的过程,与多种因素密切相关,目前有限的研究主要认为术后认知功能障碍主要与糖代谢异常介导的小胶质细胞代谢重编程诱导神经炎症相关,但在星形胶质细胞上仍未见相关研究。此外,在其他神经系统疾病中,小胶质细胞代谢重编程和炎症小体和铁代谢也是密切相关的,这也提示可以试图将细胞铁死亡和炎症小体与小胶质细胞或星形胶质细胞的代谢重编程进行相联系,甚至寻找更多的导致小胶质细胞或星形胶质细胞代谢重编程的原因来进一步揭示术后神经认知功能障碍的机制。

脑-肠轴已然成为神经科学领域的研究热点,肠道微生物组成和丰度多样,虽然目前已有多项研究表明手术/麻醉后肠道菌群发生紊乱引发认知功能障碍,但肠道菌群紊乱与中枢神经系统神经毒性之间的具体桥梁和具体机制仍然相当不明确,尽管当前已有研究发现 NLRP3 是肠道与中枢神经炎症的媒介,但其如何进行传递却未见揭示。此外,目前绝大多数研究只关注于"肠道-肠道微生物-脑"这一单向的通信途径,事实上,大脑与肠道之间的作用可能是一个相互双向的沟通渠道,这一互相的作用是否也是术后认知障碍的机制之一未来也值得深入探讨。

目前术后认知功能障碍的绝大多数研究都关注在老年患者身上。实际上,新生儿甚至胎儿由于处在神经系统发育的关键时期,手术应激或麻醉暴露也可能导致术后远期认知功能障碍的发生。母体肠道菌群可与胎儿相互作用。2020 年的研究发现母体肠道菌群及代谢物可以调控胎儿神经发育过程。最新的研究发现母体微生物群通过微生物群衍生的细胞外囊泡与胎儿交流,这对出生后胎儿肠道菌群的定植相当重要。事实上,临床上妊娠期全身麻醉下行非产科手术的患者不在少数,妊娠期母体手术应激/麻醉药物暴露是否会导致肠道菌群改变并影响到胎儿神经发育,从而引起子代出生后远期学习记忆能力下降未来也非常值得进一步研究。

(张邓新 梁俊杰 韩姗姗)

参 考 文 献

[1] EVERED L, SILBERT B, KNOPMAN D S, et al. Recommendations for the nomenclature of cognitive change associated with anaesthesia and surgery-2018[J]. Br J Anaesth, 2018, 121(5): 1005-1012.

[2] KONG H, XU L M, WANG D X. Perioperative neurocognitive disorders: a narrative review focusing on diagnosis, prevention, and treatment[J]. CNS Neurosci Ther, 2022, 28(8): 1147-1167.

[3] HAN F F, WANG X M, ZHANG H J, et al. Predictors and occurrence of postoperative cognitive dysfunction in children undergoing noncardiac surgery: a prospective cohort study[J]. Ibrain, 2022, 9(2): 148-156.

[4] KNAAK C, BROCKHAUS W R, SPIES C, et al. Presurgical cognitive impairment is associated with postoperative delirium and postoperative cognitive dysfunction[J]. Minerva Anestesiol, 2020, 86(4): 394-403.

[5] KAPOOR P, CHEN L, SARIPELLA A, et al. Prevalence of preoperative cognitive impairment in older surgical patients: A systematic review and meta-analysis[J]. J Clin Anesth, 2022, 76: 110574.

[6] WEISS Y, ZAC L, REFAELI E, et al. Preoperative cognitive impairment and postoperative delirium in elderly surgical patients: a retrospective large cohort study (the CIPOD study)[J]. Ann Surg, 2023, 278(1): 59-64.

[7] RELANDER K, HIETANEN M, RANTANEN K, et al. Postoperative cognitive change after cardiac surgery predicts long-term cognitive outcome[J]. Brain Behav, 2020, 10(9): e01750.

[8] BHUSHAN S, LI Y, HUANG X, et al. Progress of research in postoperative cognitive dysfunction in cardiac surgery patients: a review article[J]. Int J Surg, 2021, 95: 106163.

[9] SHEN Y, LI X, YAO J. Develop a clinical prediction model for postoperative cognitive dysfunction after major noncardiac surgery in elderly patients: a protocol for a prospective observational study[J]. Gerontology, 2022, 68(5): 538-545.

[10] WACHTENDORF L J, AZIMARAGHI O, SANTER P, et al. Association between intraoperative arterial hypoten-

sion and postoperative delirium after noncardiac surgery: a retrospective multicenter cohort study[J]. Anesth Analg,2022,134(4):822-833.

[11] EVERED L A,CHAN M T V,HAN R,et al. Anaesthetic depth and delirium after major surgery: a randomised clinical trial[J]. Br J Anaesth,2021,127(5):704-712.

[12] RAVI B,PINCUS D,CHOI S,et al. Association of duration of surgery with postoperative delirium among patients receiving hip fracture repair[J]. JAMA Netw Open,2019,2(2):e190111.

[13] DILMEN O K,MECO B C,EVERED L A,et al. Postoperative neurocognitive disorders: a clinical guide[J]. J Clin Anesth,2024,92:111320.

[14] YANG T,VELAGAPUDI R,TERRANDO N. Neuroinflammation after surgery: from mechanisms to therapeutic targets[J]. Nat Immunol,2020,21(11):1319-1326.

[15] LIU Y,YANG W,XUE J,et al. Neuroinflammation: the central enabler of postoperative cognitive dysfunction [J]. Biomed Pharmacother,2023,167:115582.

[16] LIU C,WU J,LI M,et al. Smad7 in the hippocampus contributes to memory impairment in aged mice after anesthesia and surgery[J]. J Neuroinflammation,2023,20 (1):175.

[17] WU J,GUO Y,LI W,et al. Microglial priming induced by loss of Mef2C contributes to postoperative cognitive dysfunction in aged mice[J]. Exp Neurol,2023,365: 114385.

[18] YANG Y,HANG W,LI J,et al. Effect of general anesthetic agents on microglia[J]. Aging Dis,2024,15(3): 1308-1328.

[19] CHEN H,GUO Z,SUN Y,et al. The immunometabolic reprogramming of microglia in Alzheimer's disease[J]. Neurochem Int,2023,171:105614.

[20] LUO G,WANG X,CUI Y,et al. Metabolic reprogramming mediates hippocampal microglial M1 polarization in response to surgical trauma causing perioperative neurocognitive disorders[J]. J Neuroinflammation, 2021, 18 (1):267.

[21] HE L,DUAN X,LI S,et al. Unveiling the role of astrocytes in postoperative cognitive dysfunction[J]. Ageing Res Rev,2024,95:102223.

[22] MA X,LE Y,HU L,et al. Astrocytic phagocytosis in the medial prefrontal cortex jeopardises postoperative memory consolidation in mice[J]. Brain Pathol,2024,34(6): e13253.

[23] LOH J S,MAK W Q,TAN L K S,et al. Microbiota-gut-brain axis and its therapeutic applications in neurodegenerative diseases[J]. Signal Transduct Target Ther,2024,

9(1):37.

[24] ZHANG S H,JIA X Y,WU Q,et al. The involvement of the gut microbiota in postoperative cognitive dysfunction based on integrated metagenomic and metabolomics analysis[J]. Microbiol Spectr,2023,11(6):e0310423.

[25] PAN C,ZHANG H,ZHANG L,et al. Surgery-induced gut microbial dysbiosis promotes cognitive impairment via regulation of intestinal function and the metabolite palmitic amide[J]. Microbiome,2023,11(1):248.

[26] HAN S,BIAN R,CHEN Y,et al. Dysregulation of the gut microbiota contributes to sevoflurane-induced cognitive dysfunction in aged mice by activating the NLRP3 inflammasome[J]. Mol Neurobiol,2024,61(12):10500-10516.

[27] WANG T W,STROMBERG G P,WHITNEY J T,et al. Sox3 expression identifies neural progenitors in persistent neonatal and adult mouse forebrain germinative zones [J]. J Comp Neurol,2006,497(1):88-100.

[28] LI X,WANG H,ZHANG Q,et al. Inhibition of adult hippocampal neurogenesis induced by postoperative CD8[+]T-cell infiltration is associated with cognitive decline later following surgery in adult mice[J]. J Neuroinflammation,2023,20(1):227.

[29] NEMOTO A,GOYAGI T,NEMOTO W,et al. Low skeletal muscle mass is associated with perioperative neurocognitive disorder due to decreased neurogenesis in rats [J]. Anesth Analg,2022,134(1):194-203.

[30] XIN J,SHAN W,LI J,et al. Activation of the lateral habenula-ventral tegmental area neural circuit contributes to postoperative cognitive dysfunction in mice[J]. Adv Sci(Weinh),2022,9(22):e2202228.

[31] DENG H,WU Y,GAO P,et al. Preoperative pain facilitates postoperative cognitive dysfunction via periaqueductal gray matter-dorsal raphe circuit[J]. Neuroscience, 2023,524:209-219.

[32] SUN X Y,LIU L,SONG Y T,et al. Two parallel medial prefrontal cortex-amygdala pathways mediate memory deficits via glutamatergic projection in surgery mice[J]. Cell Rep,2023,42(7):112719.

[33] VILLA C,COMBI R. Epigenetics in Alzheimer's disease: a critical overview[J]. Int J Mol Sci,2024,25 (11):5970.

[34] ZHU Y,WANG Y,YAO R,et al. Enhanced neuroinflammation mediated by DNA methylation of the glucocorticoid receptor triggers cognitive dysfunction after sevoflurane anesthesia in adult rats subjected to maternal separation during the neonatal period[J]. J Neuroinflammation,2017,14(1):6.

［35］ HE B,WANG J. METTL3 regulates hippocampal gene transcription via N6-methyladenosine methylation in sevoflurane-induced postoperative cognitive dysfunction mouse［J］. Aging(Albany NY). 2021,13(19):23108-23118.

［36］ CHAI G,WU J,FANG R,et al. Sevoflurane inhibits histone acetylation and contributes to cognitive dysfunction by enhancing the expression of ANP32A in aging mice ［J］. Behav Brain Res,2022,431:113949.

［37］ LI X,WANG G,LI W,et al. Histone deacetylase 9 plays a role in sevoflurane-induced neuronal differentiation inhibition by inactivating cAMP-response element binding protein transcription and inhibiting the expression of neurotrophin-3［J］. FASEB J,2023,37(10):e23164.

［38］ LIN Q C,WANG J,WANG X L,et al. Hippocampal HDAC6 promotes POCD by regulating NLRP3-induced microglia pyroptosis via HSP90/HSP70 in aged mice ［J］. Biochim Biophys Acta Mol Basis Dis,2024,1870 (5):167137.

［39］ LIU Y,WANG X,WANG J,et al. Class Ⅱb histone deacetylase participates in perioperative neurocognitive disorders in elderly mice via HSP90/GR signaling pathway［J］. Exp Neurol,2024,380:114922.

［40］ WANG Y,TANG M. PM2. 5 induces ferroptosis in human endothelial cells through iron overload and redox imbalance［J］. Environ Pollut, 2019, 254 (Pt A): 112937.

［41］ WU J,YANG J J,CAO Y,et al. Iron overload contributes to general anaesthesia-induced neurotoxicity and cognitive deficits［J］. J Neuroinflammation, 2020, 17 (1): 110.

［42］ ZHAO L,GONG H,HUANG H,et al. Participation of mind Bomb-2 in sevoflurane anesthesia induces cognitive impairment in aged mice via modulating ferroptosis［J］. ACS Chem Neurosci,2021,12(13):2399-2408.

［43］ YU H,CHANG Q,SUN T,et al. Metabolic reprogramming and polarization of microglia in Parkinson's disease:role of inflammasome and iron［J］. Ageing Res Rev,2023,90:102032.

［44］ VUONG H E,PRONOVOST G N,WILLIAMS D W,et al. The maternal microbiome modulates fetal neurodevelopment in mice［J］. Nature,2020,586(7828):281-286.

［45］ KAISANLAHTI A,TURUNEN J,BYTS N,et al. Maternal microbiota communicates with the fetus through microbiota-derived extracellular vesicles［J］. Microbiome, 2023,11(1):249.

9 内侧前额叶皮质参与睡眠觉醒及全身麻醉意识调控的研究进展

内侧前额叶皮质（medial prefrontal cortex，mPFC）是大脑额叶皮质系统的重要组成部分，是高级认知功能的中心，与大脑许多区域有着解剖学和功能学联系，参与决策制订、工作记忆、情绪调节及选择性注意等多种高级功能。由于mPFC的解剖特征复杂，近年来的研究采用了多种实验方法，包括脑组织损伤、药物干预、光遗传学、化学遗传学和电生理等技术，这在一定程度上也促进了mPFC解剖结构、传导通路及其生理功能的揭示。本综述首先简要概述了mPFC的解剖结构及神经投射通路，然后回顾近年的相关研究以说明其在认知功能、睡眠-觉醒和全身麻醉中的作用，为较全面地认识mPFC在机体认知、睡眠障碍相关疾病中的治疗和探究全身麻醉的具体作用机制提供理论依据。

一、mPFC 的结构及其投射通路

（一）mPFC 的结构

mPFC 主要由约 80%～90% 的兴奋性锥体神经元和约 10%～20% 抑制性 γ-氨基丁酸（gamma-aminobutyric acid，GABA）能中间神经元组成，是前额叶皮质的重要组成部分。前额叶皮质又称额前皮质、额叶联合皮质，为额叶初级运动皮质和次级运动皮质之前的全部额叶皮质，是最高级别的联合皮质，为"系统发生上最晚出现，个体发育中最迟成熟"的皮质。当前观点依据前额叶皮质的分层结构及其传入、传出的纤维联系，将其分为背外侧前额叶、眶额叶、内侧前额叶三部分。而后又依据内侧前额叶的细胞结构、纤维联系、功能特征以及不同神经元激活物质和神经递质受体的特定分布情况，将其具体划分为内侧中央前回（precentral gyrus medial part，PrCm）、前扣带回皮质（anterior cingulate cortex，ACC）、边缘前皮质（prelimbic cortex，PL）及边缘下皮质（infralimbic cortex，IL）。有研究提出，mPFC背侧部，即PrCm及ACC与运动行为相关；而腹侧部，即PL和IL在结构与功能上均与边缘系统有着密切的联系，更多与情绪、决策和记忆过程相关。除此之外，也有学者针对mPFC中的两种主要神经元进行了研究。Van 等使用体外全细胞膜片钳记录和神经元的 biocytin 染色等方法，对 mPFC 中的锥体神经元进行形态学分析，研究发现这些锥体神经元呈现高度异质性。由此认为未来关于 mPFC 功能作用的实验应该考虑到锥体神经元的多样性。Sun 等则提出 mPFC 中 GABA 能神经元的亚型包括小清蛋白表达神经元、生长抑素表达神经元和血管活性肠肽表达神经元。它们在回路和行为水平上具有不同的功能，并且这些 GABA 能神经元在调节与动机和厌恶行为相关的工作记忆、决策和情绪方面发挥着重要作用，其功能障碍与重度抑郁症、精神分裂症和癫痫等多种疾病相关。

（二）mPFC 相关的投射通路

以往的研究表明，mPFC 是具有不同细胞类型和投射结构的皮质区域。作为大脑的控制板，mPFC 整合来自众多输入结构的信息，并通过与其他皮质和皮质下区域的连接将更新的信息汇集到输出结构，参与认知调节。

Hoover 等使用 FluoroGold 逆行轴突示踪法，检查、比较了大鼠 mPFC 的四个部分的传入投射，发现 mPFC 的每个分区都具有独特的传入投射。正如先前所说，mPFC 背侧部，即 PrCm 及 ACC 与运动行为相关，主要接收感觉运动相关的神经投射；而腹侧部，PL 和 IL 则在结构与功能上均与边缘系统有着密切的联系，更多地接收与情绪、决策和记忆过程相关的神经投射。进一步的研究也证实 mPFC 的 PL 和 IL 分区的锥体神经元接收来自中线丘脑、基底外侧杏仁核（basolateral amygdaloid，BLA）、腹侧海马和对侧 mPFC 等脑区的投射。在这些传入神经中，丘脑-皮质连接对于调节感觉、意识和知觉过程至关重要。除此之外，丘脑以及基底外侧杏仁核均可通过神经投射至 mPFC 的其他分区，介导前馈抑制机制调节 mPFC 的活动。

此外，有学者针对 mPFC 的 GABA 能神经元进行了相关的传入神经投射的研究。Sun 等将单突触狂犬病毒示踪剂与荧光显微光学断层扫描结合使用，以生成雄性小鼠 mPFC 中 GABA 能中间神经元远程神经投射输入的全脑图谱。研究发现 mPFC 特定区域中的三种 GABA 能中间神经元亚型受相同的上游区域支配，包括来自基底前脑的胆碱能神经元和来自中缝核的血清素能神经元。研究人员认为此投射可能同时调控在认知过程中起不同作用的 GABA 能中间神经元群。

mPFC 在接收大量神经投射输入的同时，也对大脑的各个区域发出大量的投射输出。mPFC 的传出纤维主要投射到皮质和皮质下大脑区域，这使其能够控制内脏、自主神经以及边缘功能。例如，其向伏隔核核心和外壳的谷氨酸能投射在认知过程中起着重要作用，包括奖赏、厌恶、动机和强化。而 mPFC 对 BLA 的投射将更高的认知处理与先天的情绪反应相结合。前额叶皮质神经元靶向投射 BLA 的锥体神经元和部分中间神经元，在某些情况下介导 GABA 能信号传递的前馈抑制。鉴于 BLA 还针对 PL 区神经元的胞体或树突存在神经投射输入，它们之间的这种相互连接可能会实现有效的双向通信，有助于精确控制情绪。

总而言之，mPFC 被设想为一个网络，这个网络由 mPFC 神经元内部的连接以及其与皮质或皮质下脑区连接的传出和传入神经组成，这些脑区包括但不限于 BLA、伏隔核、中线丘脑、下丘脑、腹侧被盖区、海马和中缝背核等。在正常情况下，此纤维投射网络表现出适应性反应，允许正常的行为功能，如情绪调节、工作记忆、社交互动和运动协调。然而，在病理条件下，改变的神经元活动、神经元数量、兴奋-抑制平衡、连通性或其他类型因素可能是多种类型神经系统疾病，如抑郁症、精神分裂症、孤独症、阿尔茨海默病、帕金森病、疼痛和成瘾的基础。

综上所述，mPFC 包含多种类型的神经元，并且与广泛的大脑区域形成神经投射通路。鉴于其在大脑中的独特位置及其与其他意识调控相关核团的联系，mPFC 在机体意识调控中的作用值得探究。

二、mPFC 与意识相关

（一）mPFC 与意识内容相关

众所周知，意识由内容和水平决定。当前理论认为 mPFC 是调节意识知觉的关键节点并且参与了意识内容，如记忆、动机、情感、恐惧等认知行为的形成，并且通过监测和门控大脑活动提供自上而下的行为控制。

在神经投射上，mPFC 被证明与许多皮质和皮质下脑区双向沟通，其中尤其是与边缘结构有紧密的联系，而以往的研究表明边缘系统对机体的记忆、动机和情感等认知功能具有重要意义。此外，海马作为处理空间信息以指导行为的关键节点，mPFC 与海马之间相互作用的投射网络也被认为在认知行为中起着关键作用。此投射网络的异常也被证明与几种神经精神疾病有关，例如精神分裂症、抑郁症和焦虑症。因此在进一步的研究中，Malik 等通过实验发现，mPFC 对海马的 GABA 能长程投射以去抑制微回路为目标，增强了探索行为背后的信号和神经网络动态。这个结果说明 mPFC 和海马之间的活动和通信对于探索行为也是必不可少的。而 Hübner 等也使用离体光遗传学方法验证了 mPFC 与基底杏仁核之间的神经网络参与了条件性恐

惧反应以及恐惧行为的获得和消除，为 mPFC 参与恐惧认知提供了依据。

在临床研究中，多项来自功能性磁共振成像、电刺激后幻视感受、损伤后意识处理受损和皮质内记录的证据支持 mPFC 参与认知功能及意识内容形成。并且根据临床调查研究显示 mPFC 功能缺陷在多种神经精神障碍包括精神分裂症、注意缺陷多动障碍、成瘾、抑郁症和孤独症中都有发现。

（二）mPFC 与意识水平相关

先前研究表明皮质下区域在调节意识水平方面起着因果作用，但皮质的作用却不太为人所知。当前神经科学中的一个中心争论是关于 mPFC 活动是否在意识的神经基础中起重要作用。神经影像学和电生理学研究表明，有意识知觉体验的内容可以成功地从 mPFC 活动中被解码出来，但这些发现可能会被之后的知觉认知过程所混淆，如思考、推理和决策，这些过程对于意识来说不是必需的。

当前意识相关理论推测，mPFC 在意识水平方面起着重要的作用。Mashour 等通过记录麻醉时期人体脑电图并分析皮质动力学变化发现，在麻醉意识恢复过程中，mPFC 的动力学发生明显变化。同时也有相关研究发现 mPFC 可能通过胆碱能和谷氨酸能通路调节意识水平。

综上所述，当前意识相关研究认为 mPFC 不仅参与意识内容的调控，更有可能直接参与调控机体意识水平。而众所周知的是，与人们日常工作生活紧密相关的意识水平变化主要发生在睡眠-觉醒及全身麻醉过程中。因此，探究 mPFC 在睡眠-觉醒和全身麻醉过程中发挥的作用对揭开意识调控的机制具有重大意义。

三、mPFC 与睡眠-觉醒相关

（一）mPFC 参与睡眠-觉醒过程

从神经解剖学上讲，mPFC 非常适合控制觉醒状态，因为它与多个皮质下促醒核相互联系，如 5-羟色胺能中缝背核、去甲肾上腺素能蓝斑、基底前脑胆碱能系统和多巴胺能腹侧被盖区。当前研究认为 mPFC 位于神经认知层次的顶端，参与对意识水平产生强烈影响的皮质下区域的循环网络，并且能够对皮质下的促醒区域施加自上而下的影响，以影响唤醒。

近年来，多项研究发现 mPFC 中的神经元在睡眠过程中发生变化。首先，Bourdon 等研究了 mPFC 代谢组在睡眠、睡眠剥夺和自发清醒时的变化，发现了与睡眠时期相比，在清醒时出现显著上调的代谢物。并且这个结果也在随后的多项实验中得到了证实，例如皮质乙酰胆碱的增加伴随着脑电图激活和行为唤醒，而皮质乙酰胆碱的减少则与慢波睡眠引起的无意识相关。Lydic 等通过研究发现了由阿片类药物引起的失眠和由麻醉剂引起的失眠显著改变了 mPFC 代谢组的分子浓度。而后 Guo 等使用 RNA 测序技术探索年龄对睡眠和睡眠剥夺之间 mPFC 转录组变化的

影响,发现老年小鼠转录水平较年轻小鼠明显降低,说明睡眠引起的 mPFC 中的转录变化随年龄的增高而减弱。此外相关临床研究报告提出,部分睡眠障碍可能与 mPFC 的组织损害与功能异常有关。例如,在一些睡眠呼吸暂停的患者中可以观察到 mPFC 的弥漫性脑组织损伤,而在睡眠剥夺后也观察到 mPFC 脑电图活动的异常,此异常在长时间清醒后增加,并在随后的睡眠期后恢复,这进一步揭示了 mPFC 对睡眠-觉醒状态的特殊敏感性。为进一步探究 mPFC 的神经投射是否参与了机体的睡眠状态。Dong 等应用了一种基于病毒的逆行标记方法来记录 mPFC 对纹状体多巴胺 D_1 受体(dopamine D1 receptor,D1R)神经元的投射在睡眠-觉醒转换过程中的活动。研究发现 mPFC 神经元和纹状体 D1R 神经元活性在机体从非快速眼动睡眠到清醒的过渡期间增加,并在从清醒到非快速眼动睡眠的过渡期间减少。这些结果表明,纹状体 D1R 神经元和 mPFC 神经元的活性在睡眠和觉醒转变过程中高度同步,纹状体 D1R 神经元的活性可能受 mPFC 神经元输入的调控。

(二) mPFC 调控睡眠-觉醒状态

不仅仅是参与睡眠-觉醒,也有多项研究证明 mPFC 能够调控机体睡眠-觉醒状态。先前研究表明,在人类大脑中,基底前脑和皮质内的脑腺苷能够促进睡眠,且睡眠剥夺会增加 mPFC 中腺苷 A1 受体的结合。为进一步研究其中的具体机制,Van 等将腺苷 A2a 受体激动剂和腺苷 A1 受体拮抗剂分别显微注射到小鼠 mPFC 后,对睡眠-觉醒状态进行了量化,其指标包括皮质乙酰胆碱释放、脑电图 δ 波功率和睡眠-觉醒时间。研究结果表明,显微注射促进小鼠觉醒方向变化,增加了小鼠的觉醒时间并且减少了小鼠的睡眠时间。此外还发现脑桥网状结构中乙酰胆碱的释放也有显著改变。这表明内侧前额叶皮质可能通过下行输出到脑桥、脑干来调节脑电图和行为觉醒。除了脑腺苷,上文所说的乙酰胆碱也能够调控机体睡眠-觉醒状态。Parkar 等发现,在大鼠慢波睡眠期间,将胆碱能激动剂(卡巴胆碱和尼古丁)输送到大鼠的 mPFC,卡巴胆碱组大鼠增加了清醒时间,减少了睡眠时间,而尼古丁组却不相同。这个结果不仅证明了内侧前额胆碱能受体调节自发睡眠-觉醒状态,还发现了同一种类的不同药物在其中的作用却不相同。

综上所述,多项研究表明 mPFC 可能参与并能够调控机体的睡眠-觉醒状态,但是鉴于大脑中睡眠-觉醒相关核团及其中的神经环路的复杂性,睡眠-觉醒过程中意识消失及恢复机制依旧成谜,而探究 mPFC 在睡眠-觉醒调节网络中的作用对于解决当前睡眠障碍相关疾病具有重要意义。

四、mPFC 与全身麻醉状态相关

全身麻醉是一种麻醉药物诱导的可逆状态,其主要特征包括:镇痛、遗忘、制动、自主反应迟钝和意识消失。自1846 年全身麻醉首次应用于外科手术到现在已有 170 余年,但是全身麻醉的原理,特别是诱导可逆性意识丧失的机制依旧是未解之谜。2005 年,*Science* 将"How do general anesthetics work"列为尚未解决的 125 个重要问题之一。

睡眠和麻醉是机体截然不同的两种状态,但是近年来的研究却发现两者之间存在着紧密的联系,部分参与调控睡眠觉醒的核团同样也参与了全身麻醉的过程。因此目前与全身麻醉相关的研究也不乏从与睡眠-觉醒相关的脑区中展开。

(一) mPFC 参与全身麻醉过程

从解剖学上分析,当前理论认为,麻醉诱导的无意识状态除了传统的睡眠-觉醒区域,边缘结构和前额叶皮质也参与其中。但是对于前额叶皮质在全身麻醉时意识消失中的作用主要有两种假设,一种假设认为,皮质-皮质反馈回路对于意识知觉至关重要,而另一种则强调丘脑-皮质回路的重要性。Suzuki 等的研究结果表明,mPFC 的部分锥体神经元结构或者功能损害导致皮质-皮质和丘脑-皮质反馈回路的共同破坏,由此提出的细胞机制模型在一定程度上调和了两个长期存在的关于麻醉引起的无意识的假设,同时也验证了 mPFC 在麻醉导致的意识消失中的重要作用。

近年来的相关研究也为 mPFC 参与全身麻醉提供了依据。在动物实验方面,Koukouli 等通过小鼠体内双光子成像技术,记录了清醒和麻醉状态下小鼠 mPFC 中自发的、持续的神经元活动,其中皮质的同步超低波动被认为在意识形成过程中起重要作用。研究发现在麻醉状态下,mPFC 神经元活性下降,并且麻醉药物可能通过干扰 mPFC 神经元的同步超低波动放电而发挥抑制作用。Flores 等则通过记录大鼠 mPFC 的局部场电位,发现其在丙泊酚麻醉中出现显著变化,并且与临床上在人脑中观察到的变化相类似。而在临床研究中,Leon-Dominguez 等首次使用 16 通道连续波功能近红外系统监测 mPFC 活性,进而探究全身麻醉手术中的麻醉深度和觉醒状态。结果表明,在意识的消失和恢复过程中,mPFC 中脱氧血红蛋白的浓度是变化的。在抑制期间,脱氧血红蛋白水平增加,发出 mPFC 失活的信号,而在意识恢复期间,脱氧血红蛋白浓度下降,启动 mPFC 激活和意识恢复。这些发现不仅说明脱氧血红蛋白可以作为监测麻醉深度的一个可靠标志,并且为 mPFC 干预麻醉期间意识水平提供依据。近年神经影像学研究提出,静息态功能磁共振成像(functional magnetic resonance imaging,fMRI)观察到的血氧水平依赖信号的自发低频波动是由局部和远端大脑区域同步进行的神经元活动的缓慢(<0.1Hz)调制所驱动的。Liu 等在 15 例健康受试者中通过静息态 fMRI 技术,发现在给予丙泊酚以实现无意识的行为反应性丧失期间,多个皮质和皮质下区域的自发低频波动分数振幅指数(fractional amplitude of low-frequency fluctuation index,fALFF index)与清醒时的基线相比,呈现以剂量依赖的方式减少。因此有学者认为对大脑自发低频活动的时空模式进行成像为进一步深入了解全身麻醉和意识状态的系统水平机制提供可能。此外,在脑电图的研究中,Mashour 等也在对接受深度麻醉 3h 的健康志愿者进行的一

项多中心脑电图分析中发现，从 mPFC 得出的排列熵值在意识变化期间存在显著差异。

尽管有大量证据表明 mPFC 参与了全身麻醉的意识消失及恢复过程，但是其中的具体机制仍不明朗。麻醉剂已经被证明可以通过脑内的各个神经递质系统发挥作用，进而激活下丘脑中促进睡眠的神经元，并抑制脑干中的主要唤醒核。结合近年的相关研究发现，多种参与全身麻醉的递质系统均会对前额叶皮质产生影响。由此可以推测各种麻醉剂很有可能都通过影响 mPFC 的神经递质水平变化而发挥作用。Zhang 等通过观察异氟烷麻醉小鼠清醒前后mPFC 的神经递质网络证明了这一观点。

（二）mPFC 调控全身麻醉状态

如上文所说，mPFC 被多项研究证明参与了全身麻醉的意识消失及恢复过程，而进一步的研究则是探究其是否能够在一定程度上调控甚至逆转全身麻醉状态。在啮齿动物的全身麻醉研究中，通常使用翻正反射的消失和恢复来定义意识状态，Pal 等通过胆碱能和去甲肾上腺素能刺激大鼠 mPFC 和顶叶皮质，发现胆碱能刺激 mPFC 能诱导出现清醒样行为，而去甲肾上腺素能刺激两处脑区可导致脑电激活，但未能出现任何觉醒样行为。由此 Pal 等认为 mPFC 参与麻醉过程，并在其中具有特殊的地位及机制。此外，Luo 等表明，基底前脑胆碱能神经元的遗传损伤会延迟异氟烷和丙泊酚麻醉的苏醒，对此神经元的化学遗传学刺激则具有相反的效果。而在神经投射网络中不难发现，基底前脑胆碱能神经元对 mPFC 存在胆碱能投射，Wang 等利用光遗传学方法结合在体电生理记录探究此投射在意识丧失和恢复中作用。研究发现基底前脑中胆碱能神经元的光遗传激活部分逆转了丙泊酚的催眠作用，并加速了丙泊酚麻醉期间意识的恢复，同时 mPFC 的脑电图分析也证明此投射在麻醉过程中的重要作用。而不同于上述研究中的促进麻醉状态后的被动苏醒，在七氟烷持续存在期间，Dean 等通过对基底前脑进行双侧电刺激以及化学遗传学方法特异性激活胆碱能神经元，均可直接逆转麻醉大鼠的全身麻醉状态，诱导觉醒行为。在进一步的研究中，Huels 等研究发现，使用河鲀毒素损伤 mPFC，会延迟七氟烷麻醉大鼠的苏醒，增加实验大鼠对全身麻醉药物的敏感性，而在神经投射的过程中，mPFC 的失活减弱了基底前脑的促觉醒作用，更进一步验证了先前的研究结果。

综上所述，多项研究表明 mPFC 可能参与并且调控全身麻醉状态过程中的意识消失及恢复过程，但是鉴于mPFC 解剖结构、脑内相关核团及其神经回路的复杂性，神经递质系统及全身麻醉药物的多样性，mPFC 在全身麻醉中的具体作用机制仍待发掘。

五、总结与展望

mPFC 内含有多种不同类型神经元及其亚型，其与广泛的大脑组织结构所组成的神经投射网络也尤为庞大。多项研究表明 mPFC 自身及其相关神经投射网络不仅参与意识内容的处理过程，也能够对意识水平进行调控。因此mPFC 在睡眠-觉醒以及全身麻醉中的意识消失和恢复过程中均扮演着重要的角色。但是 mPFC 发挥意识调节作用的具体机制仍不明朗。首先，mPFC 中的存在多种类型的神经元，是否各种神经元皆参与了意识的调节，还是仅有部分在此过程中发挥作用？其次，并非所有睡眠-觉醒相关核团都参与了全身麻醉过程，而 mPFC 在当前研究中被证明既参与睡眠-觉醒，也参与全身麻醉，其在两者过程中的机制是否相同？再次，对 mPFC 的不同刺激类型或不同刺激强度导致了截然不同的觉醒状态，其中的机制又是如何？从次，相同种类的不同药物刺激 mPFC 后产生了不同影响，是否说明 mPFC 对药物刺激存在特异性？最后，刺激 mPFC产生兴奋样脑电的同时却不伴随觉醒行为，此脑电与行为相分离的机制又是如何？是否与 mPFC 有关？类似仍存在较多问题亟待解决。

（邱永康　靳春辉　武玉清）

参 考 文 献

[1] POORTHUIS R B, MANSVELDER H D. Nicotinic acetylcholine receptors controlling attention: behavior, circuits and sensitivity to disruption by nicotine [J]. Biochem Pharmacol, 2013, 86(8): 1089-1098.

[2] LYDIC R, BAGHDOYAN H A. Prefrontal cortex metabolome is modified by opioids, anesthesia, and sleep [J]. Physiology(Bethesda), 2021, 36(4): 203-219.

[3] XU P, CHEN A, LI Y, et al. Medial prefrontal cortex in neurological diseases [J]. Physiol Genomics, 2019, 51(9): 432-442.

[4] GABBOTT P L, DICKIE B G, VAID R, et al. Local-circuit neurones in the medial prefrontal cortex(areas 25, 32 and 24b) in the rat: morphology and quantitative distribution [J]. J Comp Neurol, 1997, 377(4): 465-499.

[5] HEIDBREDER C A, GROENEWEGEN H J. The medial prefrontal cortex in the rat: evidence for a dorso-ventral distinction based upon functional and anatomical characteristics[J]. Neurosci Biobehav Rev, 2003, 27(6): 555-579.

[6] HOOVER W B, VERTES R P. Anatomical analysis of afferent projections to the medial prefrontal cortex in the rat [J]. Brain Struct Funct, 2007, 212(2): 149-179.

[7] VAN AERDE K I, FELDMEYER D. Morphological and physiological characterization of pyramidal neuron subtypes in rat medial prefrontal cortex [J]. Cereb Cortex, 2015, 25(3): 788-805.

[8] SUN Q, LI X, REN M, et al. A whole-brain map of long-range inputs to GABAergic interneurons in the mouse medial prefrontal cortex [J]. Nat Neurosci, 2019, 22(8):

1357-1370.

［9］ MILLER E K,COHEN J D. An integrative theory of prefrontal cortex function［J］. Annu Rev Neurosci,2001,24: 167-202.

［10］ VERTES R P. Interactions among the medial prefrontal cortex,hippocampus and midline thalamus in emotional and cognitive processing in the rat［J］. Neuroscience, 2006,142(1):1-20.

［11］ LITTLE J P,CARTER A G. Synaptic mechanisms underlying strong reciprocal connectivity between the medial prefrontal cortex and basolateral amygdala［J］. J Neurosci,2013,33(39):15333-15342.

［12］ GAO L,LIU S,GOU L,et al. Single-neuron projectome of mouse prefrontal cortex［J］. Nat Neurosci,2022,25 (4):515-529.

［13］ PAL D,DEAN J G,LIU T,et al. Differential role of prefrontal and parietal cortices in controlling level of consciousness［J］. Curr Biol,2018,28(13):2145-2152.

［14］ MALIK R,LI Y,SCHAMILOGLU S,et al. Top-down control of hippocampal signal-to-noise by prefrontal long-range inhibition［J］. Cell,2022,185(9):1602-1617.

［15］ HUBNER C,BOSCH D,GALL A,et al. Ex vivo dissection of optogenetically activated mPFC and hippocampal inputs to neurons in the basolateral amygdala:implications for fear and emotional memory［J］. Front Behav Neurosci,2014,8:64.

［16］ DEHAENE S,CHANGEUX J P. Experimental and theoretical approaches to conscious processing［J］. Neuron, 2011,70(2):200-227.

［17］ BRASCAMP J,STERZER P,BLAKE R,et al. Multistable perception and the role of the frontoparietal cortex in perceptual inference［J］. Annu Rev Psychol,2018, 69:77-103.

［18］ COLÁS I,CHICA A B,RÓDENAS E,et al. Conscious perception in patients with prefrontal damage［J］. Neuropsychologia,2019,129:284-293.

［19］ GELBARD-SAGIV H,MUDRIK L,HILL M R,et al. Human single neuron activity precedes emergence of conscious perception［J］. Nat Commun,2018,9(1):2057.

［20］ KAPOOR V,DWARAKANATH A,SAFAVI S,et al. Decoding internally generated transitions of conscious contents in the prefrontal cortex without subjective reports ［J］. Nat Commun,2022,13(1):1535.

［21］ KOUKOULI F,ROOY M,CHANGEUX J P,et al. Nicotinic receptors in mouse prefrontal cortex modulate ultra-slow fluctuations related to conscious processing［J］. Proc Natl Acad Sci U S A, 2016, 113 (51): 14823-14828.

［22］ RACCAH O,BLOCK N,FOX K C R. Does the prefrontal cortex play an essential role in consciousness? Insights from intracranial electrical stimulation of the human brain［J］. J Neurosci,2021,41(10):2076-2087.

［23］ MASHOUR G A,PALANCA B J,BASNER M,et al. Recovery of consciousness and cognition after general anesthesia in humans［J］. Elife,2021,10:e59525.

［24］ WANG L,ZHANG W,WU Y,et al. Cholinergic-induced specific oscillations in the medial prefrontal cortex to reverse propofol anesthesia［J］. Front Neurosci,2021,15: 664410.

［25］ KNOTTS J D,ODEGAARD B,LAU H. Neuroscience:the key to consciousness may not be under the streetlight ［J］. Curr Biol,2018,28(13):R749-R752.

［26］ BRIAND L A,GRITTON H,HOWE W M,et al. Modulators in concert for cognition:modulator interactions in the prefrontal cortex［J］. Prog Neurobiol,2007,83(2):69-91.

［27］ MASHOUR G A,PAL D,BROWN E N. Prefrontal cortex as a key node in arousal circuitry［J］. Trends Neurosci, 2022,45(10):722-732.

［28］ BOURDON A K,SPANO G M,MARSHALL W,et al. Metabolomic analysis of mouse prefrontal cortex reveals upregulated analytes during wakefulness compared to sleep［J］. Sci Rep,2018,8(1):11225.

［29］ GUO X,KEENAN B T,SARANTOPOULOU D,et al. Age attenuates the transcriptional changes that occur with sleep in the medial prefrontal cortex［J］. Aging Cell,2019,18(6):e13021.

［30］ MUZUR A,PACE-SCHOTT E F,HOBSON J A. The prefrontal cortex in sleep［J］. Trends Cogn Sci, 2002, 6 (11):475-481.

［31］ DONG H,CHEN Z K,GUO H,et al. Striatal neurons expressing dopamine D(1)receptor promote wakefulness in mice［J］. Curr Biol,2022,32(3):600-613.

［32］ VAN DORT C J,BAGHDOYAN H A,LYDIC R. Adenosine A(1)and A(2A)receptors in mouse prefrontal cortex modulate acetylcholine release and behavioral arousal ［J］. J Neurosci,2009,29(3):871-881.

［33］ PARKAR A,FEDRIGON D C,ALAM F,et al. Carbachol and nicotine in prefrontal cortex have differential effects on sleep-wake states ［J］. Front Neurosci, 2020, 14: 567849.

［34］ KENNEDY D,NORMAN C. What don't we know?［J］. Science,2005,309(5731):75.

［35］ KELZ M B,MASHOUR G A. The biology of general anesthesia from paramecium to primate［J］. Curr Biol, 2019,29(22):R1199-R1210.

［36］ LEUNG L S,LUO T,MA J,et al. Brain areas that influence general anesthesia［J］. Prog Neurobiol,2014,122:24-44.

［37］ MASHOUR G A. Highways of the brain, traffic of the mind［J］. Anesthesiology,2018,129(5):869-871.

［38］ SUZUKI M,LARKUM M E. General anesthesia decouples cortical pyramidal neurons［J］. Cell,2020,180(4):666-676.

［39］ FLORES F J,HARTNACK K E,FATH A B,et al. Thalamocortical synchronization during induction and emergence from propofol-induced unconsciousness［J］. Proc Natl Acad Sci U S A,2017,114(32):E6660-E6668.

［40］ LEON-DOMINGUEZ U,IZZETOGLU M,LEON-CARRION J,et al. Molecular concentration of deoxyHb in human prefrontal cortex predicts the emergence and suppression of consciousness［J］. Neuroimage,2014,85(Pt 1):616-625.

［41］ LIU X,LAUER K K,DOUGLAS WARD B,et al. Propofol attenuates low-frequency fluctuations of resting-state fMRI BOLD signal in the anterior frontal cortex upon loss of consciousness［J］. Neuroimage,2017,147:295-301.

［42］ BROWN E N,PURDON P L,VAN DORT C J. General anesthesia and altered states of arousal:a systems neuroscience analysis［J］. Annu Rev Neurosci,2011,34:601-628.

［43］ LEUNG L S,LUO T. Cholinergic modulation of general anesthesia［J］. Curr Neuropharmacol,2021,19(11):1925-1936.

［44］ ZHANG X,BAER A G,PRICE J M,et al. Neurotransmitter networks in mouse prefrontal cortex are reconfigured by isoflurane anesthesia［J］. J Neurophysiol,2020,123(6):2285-2296.

［45］ LUO T Y,CAI S,QIN Z X,et al. Basal forebrain cholinergic activity modulates isoflurane and propofol anesthesia［J］. Front Neurosci,2020,14:559077.

［46］ DEAN J G,FIELDS C W,BRITO M A,et al. Inactivation of prefrontal cortex attenuates behavioral arousal induced by stimulation of basal forebrain during sevoflurane anesthesia［J］. Anesth Analg,2022,134(6):1140-1152.

［47］ HUELS E R,GROENHOUT T,FIELDS C W,et al. Inactivation of prefrontal cortex delays emergence from sevoflurane anesthesia［J］. Front Syst Neurosci,2021,15:690717.

10 岛叶在抑郁和疼痛神经生物学中的研究进展

疼痛和抑郁的发生发展涉及多个大脑区域,这些区域不仅在解剖学上邻近,还在两种病理状态下共同被激活。疼痛信号通过脊髓-丘脑束传递至丘脑,并投射至顶叶皮质,随后进一步投射到杏仁核、岛叶、腹侧纹状体、海马和前额叶皮质等结构。这些传导通路不仅参与了疼痛的感知与处理,还在抑郁症的病理生理过程中发挥了重要作用。岛叶皮质作为前脑的一个关键结构,承担着疼痛感知和情感记忆的整合功能。

神经影像学的荟萃分析表明,健康个体在受到疼痛刺激时,背侧岛叶反复被激活,且沿着此区域边界存在多个独立的疼痛相关区域,其中尤以中脑背侧和后侧岛叶对疼痛刺激反应最为显著。在抑郁症患者中,情感反应的峰值也集中于背侧岛叶,而这一区域正是健康人躯体疼痛感知的关键部位。这些发现表明,岛叶在疼痛感知和抑郁的神经生物学机制中扮演了核心角色,提示此区域可能是疼痛和情感障碍共病的重要交会点。并且,岛叶皮质的双重功能在疼痛和抑郁中的关键作用进一步被揭示,这为理解两种病理状态的共同神经机制提供了新的视角。

一、岛叶概述

(一) 岛叶的位置和形态

岛叶位于每个大脑半球的外侧沟深处,被额叶、顶叶和颞叶所覆盖,形成所谓的"岛盖"。这一独特的位置使其被称为"岛叶"。从宏观结构来看,人类的岛叶由中央岛沟分为前部和后部,这两部分在与其他大脑区域的连接上存在显著差异。同时,岛叶中部则展现出前部和后部连接特征的混合。在小鼠和大鼠等非人类物种中,岛叶则相对暴露于半球外侧表面,主要位于鼻裂上方。大脑中动脉穿行于岛叶区域,提供其主要的血液供应。

(二) 岛叶的结构和功能

在人脑中,岛叶可细分为三个功能亚区。背侧前岛叶主要参与高级认知功能,如任务切换和错误监测;腹侧前岛叶则与情感处理密切相关,特别是对他人情绪的感知;而后岛叶则更多地涉及感觉运动过程,如对触觉刺激的感知。

岛叶皮质在整合自下而上的感觉信号与自上而下的高级皮质预测中起着关键作用,将内部需求转化为对感觉的主观意识。具体来说,岛叶后部是接收内感受信息的主要区域,负责处理身体的内部状态;中部区域则在整合这些内感受信息与来自其他大脑区域的信息方面发挥作用;前部区域进一步整合和重新表征这些信息,形成更高层次的感知(图10-1)。右侧前岛叶特别与交感神经系统的调节有关,如心动过速或血压升高反应。如果岛叶功能发生障碍,个体将难以有效整合和调节自主神经、感觉和情感刺激。除此之外,岛叶在疼痛感知中也扮演了核心角色。

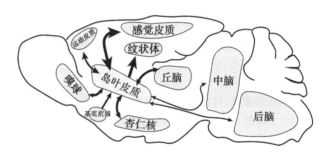

图 10-1 岛叶皮质与其他脑区的相互投射联系

二、岛叶与抑郁的关系

岛叶通常被认为是初级内感受皮质,负责将原始的躯体信号转化为有意识的主观体验,并在成像研究中反复被识别为与抑郁症密切相关的脑区之一。作为显著性网络的核心节点,岛叶在多种相互竞争的内部和外部刺激中发挥关键作用,能够识别并优先处理那些与机体稳态维持相关的最显著刺激。基于当前的理论与研究证据,抑郁症的核心症状(如快感缺乏和社交功能缺损)可能源于内感受与外感受整合的障碍。一项研究显示,在抑郁症患者中,随着抑郁症状的加重,内部感知模式的优先性增加,而外部感知模式的处理能力则显著降低,反映了抑郁症患者在内外感知平衡中的异常。这一现象进一步支持了岛叶在抑郁症发生机制中的关键作用。

（一）岛叶在抑郁中的神经环路联系

1. **岛叶的体积变化与抑郁** 在一项研究中，发现精神病患者的前岛叶和背侧前扣带回常伴有灰质体积丢失。与健康对照组相比，无论是当前有抑郁症的患者，还是已缓解的抑郁症患者，其左前岛叶皮质体积均显著减少，而后岛叶皮质体积则没有显著差异。此外，岛叶体积的变化与抑郁症状的严重程度无明显关联。另有研究发现，健康对照组和患者之间的岛叶灰质体积差异以及皮质厚度与疾病严重程度呈正相关。研究进一步发现，抑郁症患者双侧岛叶灰质减少与抑郁复发次数存在相关性。在使用电休克疗法治疗药物抵抗型抑郁症后，患者大脑皮质的厚度略有增加，尤其在颞叶和岛叶区域，皮质厚度显著增厚，与健康对照组相比，治疗期间的抑郁症患者表现出皮质结构的可塑性。

2. **岛叶的神经环路变化与抑郁** 默认网络（default mode network，DMN）是维持静息状态时大脑基础神经活动的关键网络，同时也是抑郁症病理机制研究中的重要靶点之一。已有研究通过静息状态下的功能连接分析，详细阐明了DMN在皮质、皮质下区域及侧化方面的连接特征，发现岛叶作为DMN的一个重要节点，在调节此网络功能中发挥关键作用。功能磁共振成像表明，抑郁症患者右侧前岛叶的功能异常与DMN及中央执行网络的连接紊乱密切相关。这种连接异常可能直接影响患者的症状表现及病情严重程度。具体而言，抑郁症患者的DMN功能失调，导致岛叶与DMN的连接减弱，使其更容易对负性刺激产生过度反应，增加了负性情绪的感知和处理负担，这可能是抑郁症的潜在病理机制之一。

前扣带回和岛叶作为情绪与认知整合的重要脑区，在应对负性刺激时，其功能连接会增强。研究表明，前扣带回与岛叶之间的功能连接与抑郁症的临床进展密切相关。随着抑郁发作持续时间的延长，这两个区域的功能连接损害愈发严重。这提示，岛叶与前扣带回的功能连接可能在负性刺激的处理过程中发挥重要作用，而在抑郁症患者中，此连接功能出现了失代偿性的损害。在帕金森病患者的研究中，比较抑郁和非抑郁组发现，接受抗抑郁治疗的抑郁性帕金森病患者，其左侧额叶盖与双侧岛叶之间的连接性显著降低。此外，左侧额叶盖和对侧岛叶的功能连接性与老年抑郁评分成负相关，这表明功能连接的减弱与抑郁症状的严重程度密切相关。针对青年抑郁症患者的研究进一步探讨了岛叶静息状态功能连接性与自杀未遂的关系。比较自杀未遂组与无自杀行为组，发现前者的左侧后岛叶功能连接显著增强，特别是左侧额上回眼眶部与右侧后岛叶之间的功能连接性显著增加。这些结果揭示了岛叶在抑郁症患者负性刺激处理中的关键作用，并指出其功能连接的异常可能与抑郁症病程及自杀风险密切相关。

电休克疗法被证实是治疗重度抑郁障碍的一种有效干预措施。研究发现，在接受电休克疗法后，患者右侧岛叶腹前亚区与双侧尾状回、角回以及背外侧前额叶皮质之间的功能连接性显著增强。此外，从背外侧前额叶皮质到右角回的有效连接增加与汉密尔顿抑郁量表评分的变化呈显著正相关，表明这些连接变化可能与抗抑郁效果相关。因此，右腹前岛叶与从背外侧前额叶皮质到右角回的有效连接被认为是重度抑郁症患者在接受电休克疗法期间抗抑郁作用的重要生物标志物。此外，脑刺激治疗的研究显示，降低岛叶的活动水平能够有效缓解抑郁症状，进一步证实了岛叶在抑郁症神经环路变化中的核心作用。这些发现不仅为岛叶功能异常与抑郁症发病机制之间的关联提供了新的证据，还为未来针对岛叶的干预治疗策略的发展奠定了理论基础。这一领域的研究进展有望为改善重度抑郁症患者的治疗效果提供新的思路与方法。

（二）岛叶在抑郁中的神经递质及相关受体的作用

根据神经影像学、尸检、药理学和遗传学的研究证据，改变的5-羟色胺转运体（serotonin transporter，SERT）功能被认为在重度抑郁发作的病理生理机制中发挥重要作用。体内神经影像学和死后组织化学研究表明，重度抑郁症和双相情感障碍患者的SERT结合表现出异常。此外，改变SERT功能的药物被证实具有抗抑郁作用。一项研究显示，与健康对照组相比，双相情感障碍及抑郁症患者的脑岛、丘脑和纹状体中的转运体结合潜力显著增加。临床研究进一步发现，电休克疗法能够影响5-HT$_{1A}$受体的结合情况。在电休克疗法前后，抑郁症患者的前扣带回、杏仁核、海马和岛叶等与情绪调节相关的区域中，5-HT$_{1A}$受体结合的下降幅度尤为显著。此外，临床和临床前证据表明，在抑郁症中存在过度活跃的谷氨酸能系统。近期研究提出，代谢型谷氨酸受体5作为抑郁症新疗法的潜在靶点具有重要意义。正电子发射断层显像（positron emission tomography，PET）研究显示，抑郁症患者前额叶皮质、扣带皮质和岛叶中的代谢型谷氨酸受体5结合显著降低，而丘脑和海马的结合也表现出类似趋势。

另一项基于体素PET研究评估了重度抑郁症患者的脑代谢，结果表明双侧岛状核、左侧豆状核壳核和核外核、右侧尾状核以及扣带回的脑代谢显著降低。然而，重度抑郁症患者的右丘脑枕部、后叶下降部以及前叶蚓部的脑活动却显著增加。这些结果强调了岛叶在抑郁症神经递质及其相关受体中的重要作用，并为进一步探讨其在抑郁症发病机制中的功能提供了基础。

三、岛叶与疼痛的关系

岛叶在疼痛应答中发挥着关键作用，其激活频繁与疼痛体验的编码密切相关，尤其是在持续疼痛的情况下。fMRI研究已确认岛叶皮质在疼痛处理中的核心地位，表明它在疼痛的感觉和认知成分的整合方面具有重要功能（图10-2）。此外，岛叶皮质的病理生理学变化可能导致抑郁症的发生，因为此脑区能够通过处理感官经验生成与情绪相关的内容。

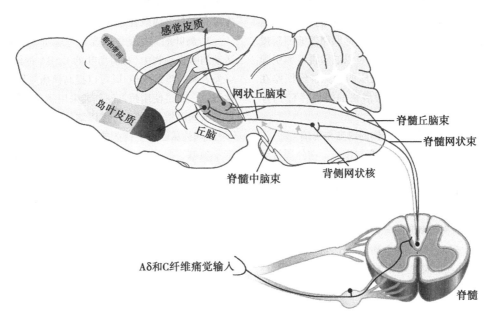

图 10-2 痛觉传入到岛叶皮质的信号通路

（一）岛叶在抑郁中的神经环路联系

1. 岛叶的体积变化与疼痛　研究表明,三叉神经痛患者存在灰质体积变化及皮质与皮质下结构功能连接的改变。具体分析发现双侧岛叶皮质以及双侧额中回和小脑前叶的灰质体积均显著减少。

中枢性卒中后疼痛是一种由躯体感觉通路损伤引起的慢性疼痛,其结果表明,在卒中损伤后数周内,疼痛相关区域的灰质体积出现显著减少。尽管慢性疼痛时大脑重组的机制尚不清楚,但一项纵向脑成像研究对亚急性背痛患者进行了为期1年的随访,结果显示当疼痛持续存在时,大脑的灰质密度会降低。值得注意的是,最初伏隔核与前额叶皮质之间的较大功能连接能够预测疼痛的持续性,这表明皮质-纹状体回路在急性疼痛向慢性疼痛转变过程中可能发挥着重要作用。这些发现强调了岛叶在疼痛机制中的关键作用,以及其结构变化在慢性疼痛发展中的潜在影响。

在大鼠实验研究中发现,无论是在坐骨神经损伤前还是损伤后,精确损毁大鼠尾部颗粒岛叶皮质能够长期缓解其异常疼痛反应。然而,单独损毁此区域对正常的机械刺激阈值并无显著影响。电生理学研究揭示了皮质-脊髓回路的存在,这可能是颗粒岛叶皮质对异常疼痛产生影响的解剖学基础。在小鼠实验中,通过切断C57BL/6J小鼠的右侧坐骨神经诱导神经性疼痛,结果显示神经病理性疼痛模型中的小鼠表现出右后肢机械和热敏感性的单侧增强。前扣带回的损伤对这种行为反应没有明显影响,而损伤后岛叶则能够阻止长期机械超敏反应的持续,但对短期的热敏感性没有影响。这些研究表明,岛叶在疼痛感知与调节中的关键作用,尤其是对长期机械性疼痛的调控。

在一项针对16例女性纤维肌痛患者的随机双盲、两周期交叉研究中,发现普瑞巴林的使用显著减少了双侧后岛叶的灰质体积,而安慰剂组则未观察到明显变化。更为重要的是,岛叶灰质体积的减少与默认网络的连接性下降相关联,同时这种变化与患者临床疼痛的减轻密切相关。这一研究表明,普瑞巴林可能通过调控岛叶的体积变化,进而影响疼痛感知和疼痛处理的神经机制。

2. 岛叶的神经环路变化与疼痛　在一项关于区分糖尿病神经病变疼痛表型的临床试验中,患者被分为易感和不易感伤害感受器表型。结果显示,具有易感伤害感受器表型的个体表现出显著更高的丘脑与岛叶皮质之间的功能连接性,但丘脑与体感皮质之间的连接性则显著降低。在另一项对健康受试者进行的试验中,研究通过对右足背进行热痛觉刺激,揭示了皮肤感觉神经与大脑痛觉反应的关系。结果表明,在疼痛刺激过程中,表皮神经纤维密度与后岛皮质、丘脑、导水管周围灰质及延髓头端腹内侧区域的血氧水平依赖性信号之间存在相关性。此外,疼痛感知与前岛叶皮质的激活密切相关,前岛叶皮质与初级躯体感觉皮质在疼痛刺激期间的功能连接也发挥了关键作用。颅内记录和刺激以及非侵入性刺激研究的综合证据表明,岛叶是中枢整合和处理疼痛刺激的关键枢纽,其高频电刺激有可能减轻患者慢性疼痛的感觉和情感负担。

在啮齿动物模型中,使用全细胞记录和钙成像记录研究发现,小鼠爪子注射弗氏完全佐剂以诱导炎性疼痛时,岛叶皮质到基底外侧杏仁核的神经通路被显著激活。光遗传学抑制岛叶谷氨酸能神经元到基底外侧杏仁核通路,增加了炎性疼痛模型小鼠的痛觉阈值,并引发了行为上的位置偏好。而在正常小鼠中,光学激活这条通路则降低了痛觉阈值并诱导位置厌恶,表明此通路在调控疼痛情感方面具有重要作用,提供了关于疼痛感知的神经电路机制的关键见解。此外,另一项研究表明,在通过弗氏完全佐剂诱导的慢性炎性疼痛条件下，伏隔核外壳和前岛叶皮质的神经活动显著增强，而这种活动通过再喂养可以被逆转。化学遗传学抑制伏隔核外壳到前岛叶皮质的神经回路能够抑制慢性疼痛相关行为，反之，激活此通路则可以逆转再喂养引起的镇痛效果。这些结果表明，岛叶皮质的相关神经回路在镇痛过程中发挥了关键作用，成为潜在的慢性疼痛治疗靶点。

（二）岛叶的神经递质及其受体的改变与疼痛

1. 岛叶的谷氨酸及其受体的改变与疼痛 在外周神经损伤后，岛叶皮质的 N-甲基-D-天冬氨酸受体（N-methyl-D-aspartate receptor，NMDAR）数量显著增加。在神经性疼痛的小鼠模型中，向岛叶皮质注射 NMDAR 或其亚基的特异性拮抗剂可以有效减少对无害刺激的异常反应。这些发现表明，神经损伤后，岛叶皮质经历了活动依赖性可塑性变化，NMDAR 功能的增强与痛觉过敏相关，抑制这一受体的活动可能有助于预防或治疗神经性疼痛。另一项研究进一步揭示，周围神经结扎后，岛叶皮质中由 α-氨基-3-羟基-5-甲基-4-异噁唑受体（α-amino-3-hydroxy-5-methyl-4-isox-azolepropionic acid receptor，AMPAR）介导的兴奋性突触传递增强，药理学抑制钙渗透性 AMPAR 功能可减轻神经损伤引起的行为敏感性。这表明，神经损伤后岛叶皮质的 AMPAR 表达得到增强，并且这种增强可能与其他区域如前扣带回和前额叶皮质共同作用，导致行为敏化。

在纤维肌痛患者中，中枢神经系统的活动被认为是慢性疼痛的主要驱动力。谷氨酸作为一种兴奋性神经递质，在疼痛处理通路中起关键作用。研究表明，纤维肌痛患者岛叶内的谷氨酸水平变化与多处疼痛区域的变化存在相关性。在实验性疼痛和临床疼痛的减轻过程中，谷氨酸与肌酸的比值变化与实验性疼痛阈值成负相关，而与临床疼痛变化成正相关，尤其是在对侧岛叶。这表明岛叶内谷氨酸水平的波动与纤维肌痛患者的疼痛调节密切相关。

2. 岛叶的 γ-氨基丁酸及其受体的改变与疼痛 临床研究利用磁共振波谱技术发现，纤维肌痛患者的岛叶和后扣带回皮质内谷氨酸水平升高，而岛叶的 GABA 水平则显著降低。此外，研究表明纤维肌痛患者 γ-氨基丁酸 A 型受体（gamma-aminobutyric acid type A receptor，GABAAR）的浓度增加，这一变化与疼痛症状的加重和功能障碍密切相关。这些变化并不限于传统的疼痛处理区域，提示纤维肌痛患者中存在 GABA 能系统的异常，可能反映了兴奋性和抑制性神经传递之间的失衡。未来的研究应进一步探索这种 GABA 能系统失调在纤维肌痛及其他慢性疼痛综合征中的具体机制。另一项关于纤维肌痛的研究中，76 例患者随机接受了为期 8 周的电针或模拟激光针灸治疗。研究收集了患者右前岛叶在治疗前后的疼痛严重程度评分、静息态 fMRI 数据以及质子磁共振波谱结果。结果表明，接受电针治疗的患者在体感皮质与前岛叶之间的静息功能连接性显著增强，并且这种增强与疼痛评分的降低及前岛叶 GABA 水平的增加有关。更重要的是，前岛叶 GABA 水平的升高与疼痛减轻显著相关，并且电针后 GABA 的变化在前岛叶连接变化与疼痛减轻之间起到中介作用。

3. 岛叶的其他受体的改变与疼痛 研究表明，在自由活动的啮齿动物中，右前岛叶的 GABA 神经传递的变化能够显著调节疼痛阈值，既可以提高镇痛效果，也可以导致痛觉过敏。通过使用酶抑制剂或采用病毒载体介导的基因转移技术局部增加 GABA，可以增强脊髓伤害感受神经元的下行抑制，从而产生持久的镇痛效果。此外，选择性激活携带 γ-氨基丁酸 B 型受体（gamma-aminobutyric acid type A receptor，GABABR）的右前岛叶神经元会通过其投射到杏仁核（一个与疼痛和恐惧感知密切相关的脑区）引发痛觉过敏。这些发现支持了大脑皮质活动在自上而下调节疼痛阈值设定点中的重要作用。

研究表明，在大鼠前岛叶皮质中施用非甾体抗炎药（nonsteroidal anti-inflammatory drug，NSAID）能够有效减少由甲醛溶液注射引起的机械性和热性痛觉过敏反应。进一步的实验显示，阿片受体拮抗剂以及大麻素受体拮抗剂均能在给药前后减弱这种抗伤害感受作用。这表明 NSAID 通过激活内源性阿片类和大麻素系统，抑制脊髓的爪回缩反射，发挥了抗伤害感受的效果。此外，研究还发现催产素在右前岛叶中能够通过催产素受体和 GABAA 受体的激活，诱导抗伤害作用，并部分通过去甲肾上腺素能下调来实现。炎症性伤害感受还减少了岛叶皮质中的多巴胺释放，并上调了多巴胺 D2 受体 mRNA 表达，进一步支持了岛叶在疼痛调节中的复杂作用。

4. 岛叶的神经胶质细胞的改变与疼痛 研究表明，在疼痛发展的早期或晚期阶段，抑制岛叶中的神经胶质细胞能够显著缓解疼痛。在神经性疼痛动物模型中，星形胶质细胞和小胶质细胞的表达变化揭示了神经胶质抑制剂在不同时期的作用。研究比较了胶质细胞在不同抑制阶段对戒断反应的影响，并分析了嘌呤能受体表达相关的形态学变化。结果显示，神经胶质细胞的抑制不仅具有镇痛效果，而且在停药后这种效果仍然持续。抑制剂注射后，星形胶质细胞标志物和小胶质细胞标志物的表达均降低，表明神经胶质细胞的活性下降。此外，星形胶质细胞和小胶质细胞的形态学变化与嘌呤能受体表达的变化密切相关。这个研究进一步表明，岛叶中神经胶质细胞的活性在慢性疼痛的发展过程中起重要作用，嘌呤能受体可能是调控慢性疼痛的关键靶点。

四、岛叶与疼痛抑郁共病之间的关系

慢性疼痛患者中常伴随情绪障碍，如抑郁和焦虑。流行病学数据显示，超过 75% 的抑郁症患者会出现疼痛症状，反之，30%~60% 的慢性疼痛患者也产生了明显的抑郁症状。

近年来，临床研究表明，与健康对照组相比，慢性疼痛患者的右前岛叶皮质和左中扣带回皮质体积显著减少。此外,右前岛叶皮质与左伏隔核的功能连接性减弱,与疼痛灾难化量表评分和贝克抑郁问卷评分成负相关。从现有研究来看,疼痛与抑郁共病患者的岛叶结构和功能变化与单独有疼痛或抑郁的患者相似,表现为皮质体积减小和脑区连接性下降。另一项在啮齿动物中的研究发现,岛叶后区到基底外侧杏仁核和丘脑腹内侧核的单突触谷氨酸能投射在疼痛调制中起到模仿作用。在神经性疼痛模型小鼠中,这些投射增强,因此逆转这种增强可能是治疗慢性疼痛和抑郁症共病的一种有前途的治疗策略。然而,关于疼痛抑郁共病患者的岛叶功能研究仍然有限,深入探索这一领域具有重要的临床和科研价值。

五、总结与展望

岛叶皮质是一个复杂且高度互联的结构,作为多感官整合的关键站点,在疼痛和情绪调节中发挥着核心作用。研究发现,岛叶皮质的形态、功能及神经递质的变化可能直接参与了抑郁和疼痛的发生与发展过程。通过深入探讨岛叶皮质在抑郁与疼痛中的作用,不仅有助于更好地理解抑郁症及其相关认知功能障碍的机制,还为抑郁症的筛查、诊断、治疗及预后提供了宝贵的指导。特别是在早期干预中,基于岛叶变化的药物、物理和心理治疗有望显著改善治疗效果。目前,虽然岛叶皮质在疼痛与抑郁中的重要性已逐渐被揭示,但关于其具体神经生物学机制,尤其是在啮齿动物中的研究相对匮乏。已有的研究表明,岛叶皮质的体积减小、神经递质失衡(如谷氨酸和 GABA 的异常表达)以及相关神经环路的变化与慢性疼痛和抑郁的共病密切相关。然而,关于这些变化如何交互影响疼痛和情绪的调控机制仍需进一步明确。未来的研究应更加关注岛叶皮质在疼痛和抑郁中的动态作用,尤其是如何在不同阶段调节疼痛和情绪反应。此外,深入探讨岛叶皮质与其他脑区的神经网络联系,特别是在与伏隔核、前额叶皮质、杏仁核等区域的交互中,其调节疼痛与情绪的机制将为慢性疼痛与抑郁症的治疗提供重要启示。

总的来说,研究岛叶皮质在疼痛与抑郁中的作用具有重要的临床和科研价值。通过探索这一复杂脑区的多感官整合、神经递质变化及神经环路机制,有望揭示出新的治疗靶点和干预策略,从而推动个性化治疗的进步,尤其是在慢性疼痛和抑郁症的早期干预和长期管理中。

(郭苗苗 张咏梅)

参 考 文 献

[1] GEHRLACH D A,WEIAND C,GAITANOS T N,et al. A whole-brain connectivity map of mouse insular cortex[J]. Elife,2020,9:e55585.

[2] CRAIG A D. How do you feel? Interoception:the sense of the physiological condition of the body[J]. Nat Rev Neurosci,2002,3(8):655-666.

[3] GOGOLLA N. The insular cortex[J]. Curr Biol,2017,27(12):R580-R586.

[4] KLEIN A S,DOLENSEK N,WEIAND C,et al. Fear balance is maintained by bodily feedback to the insular cortex in mice[J]. Science,2021,374(6570):1010-1015.

[5] ZHANG R,DENG H,XIAO X. The insular cortex:an interface between sensation,emotion and cognition[J]. Neurosci Bull,2024,40(11):1763-1773.

[6] WU Y,CHEN C,CHEN M,et al. The anterior insular cortex unilaterally controls feeding in response to aversive visceral stimuli in mice[J]. Nat Commun,2020,11(1):640.

[7] WANG Q,ZHU J J,WANG L,et al. Insular cortical circuits as an executive gateway to decipher threat or extinction memory via distinct subcortical pathways[J]. Nat Commun,2022,13(1):5540.

[8] NICOLAS C,JU A,WU Y,et al. Linking emotional valence and anxiety in a mouse insula-amygdala circuit[J]. Nat Commun,2023,14(1):5073.

[9] GLANGETAS C,GUILLAUMIN A,LADEVEZE E,et al. A population of insula neurons encodes for social preference only after acute social isolation in mice[J]. Nat Commun,2024,15(1):7142.

[10] HE C,FAN D,LIU X,et al. Insula network connectivity mediates the association between childhood maltreatment and depressive symptoms in major depressive disorder patients[J]. Transl Psychiatry,2022,12(1):89.

[11] TAKAHASHI T,YÜCEL M,LORENZETTI V,et al. Volumetric MRI study of the insular cortex in individuals with current and past major depression[J]. J Affect Disord,2009,121(3):231-238.

[12] SCHNELLBÄCHER G J,RAJKUMAR R,VESELINOVIĆ T,et al. Structural alterations of the insula in depression patients:a 7-Tesla-MRI study[J]. NeuroImage Clin,2022,36:103249.

[13] MANOLIU A,MENG C,BRANDL F,et al. Insular dysfunction within the salience network is associated with severity of symptoms and aberrant inter-network connectivity in major depressive disorder[J]. Front Hum Neurosci,2014,7:930.

[14] FENG Z,XU S,HUANG M,et al. Disrupted causal connectivity anchored on the anterior cingulate cortex in first-episode medication-naive major depressive disorder[J]. Prog Neuropsychopharmacol Biol Psychiatry,2016,64:124-130.

[15] MORGAN H E,LEDBETTER C R,FERRIER C,et al. Altered cortico-limbic network connectivity in Parkinsonian depression:the effect of antidepressants[J]. J Par-

kinsons Dis,2018,8(3):429-440.

[16] PACE S A,CHRISTENSEN C,SCHACKMUTH M K,et al. Infralimbic cortical glutamate output is necessary for the neural and behavioral consequences of chronic stress [J]. Neurobiol Stress,2020,13:100274.

[17] HU L,XIAO M,CAO J,et al. The association between insular subdivisions functional connectivity and suicide attempt in adolescents and young adults with major depressive disorder[J]. Brain Topogr,2021,34(3):1-9.

[18] WANG L,WEI Q,WANG C,et al. Altered functional connectivity patterns of insular subregions in major depressive disorder after electroconvulsive therapy [J]. Brain Imaging Behav,2020,14(3):753-761.

[19] SLIZ D,HAYLEY S. Major depressive disorder and alterations in insular cortical activity:A review of current functional magnetic imaging research [J]. Front Hum Neurosci,2012,6:323.

[20] LANZENBERGER R,BALDINGER P,HAHN A,et al. Global decrease of serotonin-1A receptor binding after electroconvulsive therapy in major depression measured by PET[J]. Mol Psychiatry,2013,18(10):93-100.

[21] DESCHWANDEN A,KAROLEWICZ B,FEYISSA A M,et al. Reduced metabotropic glutamate receptor 5 density in major depression determined by [(11)C] ABP688 PET and postmortem study[J]. Am J Psychiatry,2011,168(7):727-734.

[22] SU L,CAI Y,XU Y,et al. Cerebral metabolism in major depressive disorder:a voxel-based meta-analysis of positron emission tomography studies[J]. BMC Psychiatry,2014,14:321.

[23] BARTHAS F,SELLMEIJER J,HUGEL S,et al. The anterior cingulate cortex is a critical hub for pain-induced depression[J]. Biol Psychiatry,2015,77(3):236-245.

[24] HENSSEN D,DIJK J,KNEPFLÉ R,et al. Alterations in grey matter density and functional connectivity in trigeminal neuropathic pain and trigeminal neuralgia:a systematic review and meta-analysis [J]. NeuroImage Clin,2019,24:102039.

[25] DESOUZA D D,MOAYEDI M,CHEN D Q,et al. Sensorimotor and pain modulation brain abnormalities in trigeminal neuralgia:a paroxysmal,sensory-triggered neuropathic pain[J]. PLoS One,2013,8(6):e66340.

[26] KAZUAKI N,KIYOTAKA N,ICHIRO T,et al. Structural plastic changes of cortical gray matter revealed by voxel-based morphometry and histological analyses in a monkey model of central post-stroke pain[J]. Cereb Cortex,2021,31(10):4439-4449.

[27] BALIKI M N,PETRE B,TORBEY S,et al. Corticostriatal functional connectivity predicts transition to chronic back pain[J]. Nat Neurosci,2012,15(8):1117-1119.

[28] BENISON A M,CHUMACHENKO S,HARRISON J A,et al. Caudal granular insular cortex is sufficient and necessary for the long-term maintenance of allodynic behavior in the rat attributable to mononeuropathy[J]. J Neurosci,2011,31(17):6317-6328.

[29] PUIU T,KAIRYS A E,PAUER L,et al. Association of alterations in gray matter volume with reduced evoked-pain connectivity following short-term administration of pregabalin in patients with fibromyalgia [J]. Arthritis Rheumatol,2016,68(6):1511-1521.

[30] NOELIA S V,MARINA P M,ALBERTO G V J,et al. Transcranial direct current stimulation of three cortical targets is no more effective than placebo as treatment for fibromyalgia:a double-blind sham-controlled clinical trial [J]. Pain,2021,163(7):e850-e861.

[31] BERGERON D,OBAID S,FOURNIER-GOSSELIN M P,et al. Deep brain stimulation of the posterior insula in chronic pain:A theoretical framework [J]. Brain Sci,2021,11(5):639.

[32] TEH K,WILKINSON I D,HEIBERG-GIBBONS F,et al. Somatosensory network functional connectivity differentiates clinical pain phenotypes in diabetic neuropathy[J]. Diabetologia,2021,64(6):1-10.

[33] MENG X,YUE L,LIU A,et al. Distinct basolateral amygdala excitatory inputs mediate the somatosensory and aversive-affective components of pain [J]. J Biol Chem,2022,298(8):102207.

[34] LEE G J,KIM Y J,SHIM S W,et al. Anterior insular-nucleus accumbens pathway controls refeeding-induced analgesia under chronic inflammatory pain condition[J]. Neuroscience,2022,495:58-73.

[35] QIU S,CHEN T,KOGA K,et al. An increase in synaptic NMDA receptors in the insular cortex contributes to neuropathic pain[J]. Sci Signal,2013,6(275):ra34.

[36] KOREN T,YIFA R,AMER M,et al. Insular cortex neurons encode and retrieve specific immune responses[J]. Cell,2021,184(24):5902-5915.

[37] LÓPEZ-SOLÀ M,GEUTER S,KOBAN L,et al. Brain mechanisms of social touch-induced analgesia in females [J]. Pain,2019,160(9):2072-2085.

[38] LIVNEH Y,ANDERMANN M L. Cellular activity in insular cortex across seconds to hours:Sensations and predictions of bodily states [J]. Neuron,2021,109(22):3576-3593.

[39] HARRIS R E,SUNDGREN P C,PANG Y,et al. Dynamic levels of glutamate within the insula are associated

with improvements in multiple pain domains in fibromyalgia[J]. Arthritis Rheum,2008,58(3):903-907.

[40] MAWLA I,ICHESCO E,ZÖLLNER H J,et al. Greater somatosensory afference with acupuncture increases primary somatosensory connectivity and alleviates fibromyalgia pain via insular γ-aminobutyric acid:a randomized neuroimaging trial [J]. Arthritis Rheumatol, 2021, 73 (7):1318-1328.

[41] POMARES F B,ROY S,FUNCK T,et al. Upregulation of cortical GABAA receptor concentration in fibromyalgia [J]. Pain,2020,161(1):74-82.

[42] TSAGARELI N,TSIKLAURI N,KVACHADZE I,et al. Endogenous opioid and cannabinoid systems contribute to antinociception produced by administration of NSAIDs into the insular cortex of rats[J]. Biomed Pharmacother, 2020,131:110722.

[43] COFFEEN U,LEGASPI J M O,GORTARI P D,et al. Inflammatory nociception diminishes dopamine release and increases dopamine D2 receptor mRNA in the rat's insular cortex[J]. Mol Pain,2010,6(1):75.

[44] CHOI S,KIM K,KWON M,et al. Modulation of neuropathic pain by glial regulation in the insular cortex of rats[J]. Front Mol Neurosci,2022,15:815945.

[45] IKEDA E,LI T,KOBINATA H,et al. Anterior insular volume decrease is associated with dysfunction of the reward system in patients with chronic pain[J]. Eur J Pain,2018,22(6):1170-1179.

[46] CHEN J,GAO Y,BAO S T,et al. Insula→Amygdala and Insula→Thalamus pathways are involved in comorbid chronic pain and depression-like behavior in mice[J]. J Neurosci,2024,44(15):e2062232024.

11 小胶质细胞的起源、耗竭和再生及其在中枢神经系统疾病中的作用

中枢神经系统由不同细胞组成的复杂网络构成,神经细胞主要包括神经元和神经胶质细胞。小胶质细胞广泛分布在大脑和脊髓中,被认为是中枢神经系统的组织常驻巨噬细胞。目前对于小胶质细胞的起源问题仍然存在争议,主流的观点认为小胶质细胞起源于卵黄囊。小胶质细胞是中枢神经系统内一个自我维持的群体,当大多数小胶质细胞缺失时,存活的小胶质细胞立即增殖以填补生态位并维持中枢神经系统的稳态。小胶质细胞数量的稳定状态对维持脑内环境的平衡至关重要。同时,再生小胶质细胞的来源是一个极具争议的问题。目前公认的观点是,所有再生的小胶质细胞都起源于残余的存活小胶质细胞。而耗竭小胶质细胞以及重新填充的小胶质细胞在各种疾病模型中的作用引起了大家的广泛关注。

一、小胶质细胞的起源

1858 年,科学家们开始系统地阐述了神经胶质的概念,经过一百多年的研究,小胶质细胞才被认可为中枢神经系统中具有独特发展起源的特殊细胞群体。1919 年,西班牙神经科学家 Pio del Rio-Hortega 使用一种碳酸银染色的方法将大脑胶质细胞中的一类特殊细胞群定义为"小胶质细胞",并首先提出了小胶质细胞起源于中胚层的假说。他将小胶质细胞定义为中枢神经系统内不同于大胶质细胞、星形胶质细胞和少突胶质细胞的一种非神经元细胞,在胚胎大脑的上脉络膜,软脑膜和下脉络膜三个区域发现了阿米巴样细胞的累积,并认为所观察到的阿米巴样细胞从这些区域迁移到脑中,然后分化成为小胶质细胞。而小胶质细胞的起源,多年来一直是一个极具争议的话题,在过去的研究中,主要提出了 4 种关于小胶质细胞来源的猜想。

由于小胶质细胞和单核细胞在形态上的相似性,1933 年,有科学家认为小胶质细胞起源于循环血中的单核细胞,这一观点被大家普遍接受。科学家们利用骨髓移植实验证明了这一假说。提前用致死剂量的辐照完全破坏受体小鼠的造血系统,然后将来自供体小鼠的绿色荧光蛋白阳性(green fluorescent protein positive,GFP⁺)的骨髓移植细胞通过静脉注射的方式注射到受体小鼠的血液循环中以重建造血系统。结果发现,受体小鼠的脑内出现了 GFP⁺ 的细胞。并且证明了大部分 GFP⁺ 的细胞能够与小胶质细胞的标志物 Iba1 共标。然而这种结论是不准确的,因为实验中忽视了两个重要条件:一是给予受体小鼠致死剂量的辐照,这种辐照在抑制免疫排斥反应的同时会打开血脑屏障;二是在本实验中研究者注射入供体小鼠的是骨髓细胞,未经分化的骨髓细胞本身是一种具有多分化潜能的干细胞,这种细胞本不应该存在于血液循环之中。直到 2007 年,科学家们第一次推翻了这个假说。研究人员利用手术将 GFP⁺ 和 GFP⁻ 小鼠的皮下缝在一起,相融的毛细血管网使得两只鼠之间能够进行血液交换,2 周后 GFP⁻ 的小鼠血液细胞中有一半都呈现 GFP⁺。但是 GFP⁻ 小鼠的脑内却不会出现 GFP⁺ 的小胶质细胞,由此推翻了这种假说。

也有一些研究者认为小胶质细胞起源于神经外胚层。研究者们采用 3H-胸腺嘧啶放射自显影结合电镜观察,发现超过 90% 的胶质细胞(包括小胶质细胞和星形胶质细胞)是在出生后才出现在小鼠的海马中的。大部分小胶质细胞是在出生第 9 天之后形成的。通过观察小胶质细胞的形态变化,发现小胶质细胞保留了一些类似于室管膜下层小胶质母细胞的细微结构,这一发现有力地佐证了这种假说。除此之外,小胶质细胞与星形胶质细胞的共同表位也说明小胶质细胞可能和星形胶质细胞一样起源于神经外胚层。但随着人们对小胶质细胞的深入研究,这种观点逐渐失去大家的认可。

小胶质细胞起源于卵黄囊的观点最早在 1989 年被提出。巨噬细胞的发育是在连续的三波造血过程中产生的,第一波造血的巨噬细胞起源于卵黄囊,这个时期产生原始红细胞,巨核细胞和巨噬细胞的祖细胞。卵黄囊中的第二

波造血,产生多功能的红系-髓系前体细胞(erythro-myeloid progenitor,EMP)。第三波造血中,巨噬细胞来源于主动脉-性腺-中肾区域的造血干细胞。一项核苷二磷酸酶的组织化学研究评估了小胶质细胞在中枢神经系统中的分布情况,认为是具有造血潜能的间充质细胞迁移到神经组织,产生了类似于小胶质细胞的细胞。2010 年,Ginhoux 等利用命运图谱分析证实了小鼠小胶质细胞的卵黄囊起源,在小胶质细胞和外周巨噬细胞 GFP⁺ 的小鼠中,发现表达荧光蛋白的祖细胞从卵黄囊到中枢神经系统的过程,认为卵黄囊的原始髓系祖细胞是中枢神经系统内小胶质细胞的来源。同时发现急性髓系白血病 1(acute myeloid leukemia 1,AML1)的卵黄囊祖细胞可以通过血管迁移到大脑中。2012 年,研究者们发现造血干细胞以及所有 CD11b⁺ 单核细胞和巨噬细胞生长必需的转录因子 MYB,对于卵黄囊巨噬细胞来说并不是必需的,从而在小鼠中确定了巨噬细胞的两种不同谱系,为小胶质细胞的卵黄囊来源的假说提供了更有力的支持。后来,在胚胎第 8 天(E8)从卵黄囊中发现了的细胞群体,能够在体外产生 CX3C 趋化因子受体 1(CX3CR1⁺)CD45⁺巨噬细胞和 Ter119⁺ 红细胞的细胞群体,被认为是小鼠小胶质细胞的前体。2015 年,科学家利用基于 kit 位点的命运映射,追踪小鼠组织的不同类型巨噬细胞的来源,结果发现,除了小胶质细胞和部分朗格汉斯细胞来源于卵黄囊,其他所有成年的巨噬细胞均来源于经典的造血干细胞。2018 年,研究者们发现了小鼠脑内存在两种不同的小胶质细胞亚群,即经典的非 Hoxb8(一种同源框转录因子)的小胶质细胞和 Hoxb8 的小胶质细胞。发现 Hoxb8 的小胶质细胞进入大脑的时间明显晚于非 Hoxb8 的小胶质细胞,并且认为 Hoxb8 的小胶质细胞是在卵黄囊第二波造血过程中产生的。细胞移植实验表明,纯化的 Hoxb8⁺小胶质细胞祖细胞能够在体内产生成熟的实质小胶质细胞,这些发现拓宽了对小胶质细胞个体发生的认识。

二、生理状态下小胶质细胞的自我更新

小胶质细胞的长期维持和局部的增生完全依赖于中枢神经系统中常驻小胶质细胞的自我更新。2017 年,研究者们发现与大多数其他的造血谱系不同,人类大脑中的小胶质细胞每年的更新速度中位数为 28%,并否认了长期静止细胞的存在,认为人类大脑中的小胶质细胞在整个成年期都是通过缓慢的更新来维持。事实上,通过小胶质细胞的慢性体内成像、脉冲期研究以及失调细胞凋亡小鼠模型的使用,研究者们发现小胶质细胞的自我更新是通过增殖和凋亡的时间和空间耦合来维持的,新形成的小胶质细胞的产生与功能失调的小胶质细胞的凋亡相结合,以维持细胞群的稳定性。2021 年,研究者们证实了脑源性神经营养因子(brain-derived neurotrophic factor,BDNF)的作用,BDNF 是一种对神经元存活和可塑性有重要影响的神经营养因子,小胶质细胞 BDNF 的基因消融会干扰自我更新,使小胶质细胞的增殖减少到其在稳态条件下的 1/3,降低小胶质细胞的总体密度。2023 年,通过一项在斑马鱼身上的研究,结合命运定位、遗传操作和单分子 RNA 表达分析,研究者们证实了大脑中神经元分泌营养因子白细胞介素-34(interleukin-34,IL-34)的细胞竞争控制着小胶质细胞的周转和寿命,而在哺乳动物中的作用有待进一步探究。

三、小胶质细胞的衰老和死亡碎片清除

年龄是多种大脑疾病的重要影响因素。研究者们发现,在不同性别的小鼠中,小胶质细胞呈现两种不同的衰老过程。雌性小鼠的小胶质细胞呈现出一个递进的衰老过程,分为青年、中年和老年三个阶段。而雄性小鼠的小胶质细胞在衰老过程中没有出现逐步过渡的中年阶段。随后通过基因测序,发现一类与年龄有密切相关性的年龄依赖性小胶质细胞(age-dependent microglia,ADEM)基因,这类基因会随年龄的增加持续上调/下调。其中随着年龄持续上调的基因定义为 P-ADEM 基因,而随着年龄持续下调的基因定义为 N-ADEM 基因。

而死亡的小胶质细胞的碎片又是如何被清除的呢? 研究者们发现,脑内的小胶质碎片主要是通过 C4b 被星形胶质细胞吞噬(图 11-1)。被吞噬的小胶质细胞碎片随后通过典型自噬的负性调节因子 RUBICON 依赖的微管相关蛋白 1A/1B-轻链 3(microtubule-associated protein 1 light chain 3,LC3)相关吞噬途径(LC3-associated phagocytosis,LAP)在星形胶质细胞中降解,这是一种非典型自噬形式。使用 C4b 抑制剂或敲除 C4b 基因干扰 C4b 介导的吞噬和随后的 LAP 分别破坏小胶质碎片的去除和降解。

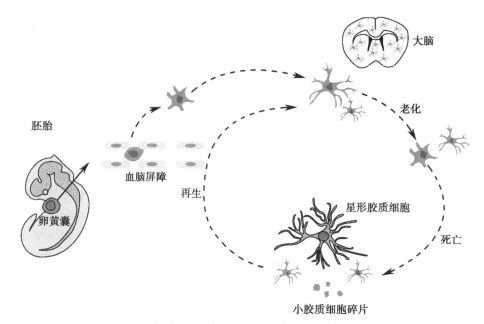

图 11-1 小胶质细胞的生命周期

起源于卵黄囊的小胶质细胞祖细胞,在胚胎发育的第 9.5 天穿过血脑屏障进入神经管,不断增殖和分化,成为中枢神经系统内成熟的小胶质细胞。小胶质细胞处于不断的自我更新中,老化的小胶质细胞通过 C4b 介导的 LC3 相关吞噬途径在星形胶质细胞中降解。再生的小胶质细胞来源于中枢神经系统内剩余的原位小胶质细胞的增殖。

四、小胶质细胞的耗竭在中枢神经系统疾病中的作用

目前,人们普遍认为小胶质细胞的功能失调及其诱发的神经炎症与许多神经系统疾病的发展密切相关。然而,小胶质细胞在不同疾病的不同发育阶段的具体作用目前尚不完全清楚,小胶质细胞的耗竭和替代成为多种疾病模型中研究小胶质细胞具体作用的有效方法,小胶质细胞的清除和再生在未来有望为多种疾病的治疗提供新的方案。

(一) 小胶质细胞耗竭的方法

目前耗竭小胶质细胞主要有药理学和遗传学两种手段。

在生理条件下,小胶质细胞是中枢神经系统中唯一表达集落刺激因子 1(colony stimulating factor 1,CSF1)的免疫细胞。CSF1 调节小胶质细胞的增殖、分化和存活。研究者们通过使用一种 CSF1 受体(CSF1 receptor,CSF1R)表达细胞中黄色荧光蛋白阳性的小鼠,证实了 CSF1R 抑制可以有效地消耗中枢神经系统中的小胶质细胞,并非下调小胶质细胞标志物。长时间注射 CSF1R 抑制剂可以实现小胶质细胞的持续清除。PLX3397 是一种小分子 CSF1R 抑制剂,能够穿过血脑屏障,迅速清除中枢神经系统的小胶质细胞,在 21d 内可以清除小鼠脑内大约 90% 的小胶质细胞。而同类型的 CSF1R 抑制剂 PLX5622 比 PLX3397 更容易进入大脑,可快速、大量地诱导脑内 Iba1⁺ 小胶质细胞的耗竭。

尽管使用药理学的方法能够简单便捷地实现小胶质细胞的耗竭,但是这种方法也存在着一些不可避免的缺点,比如没有办法实现小胶质细胞特异性的敲除。于是研究者们又提出了一种在基因水平实现小胶质细胞清除的操作。

单纯疱疹病毒胸苷激酶(herpes simplex virus thymidine kinase,HSVTK)基因是一种常用的自杀基因,可以将抗病毒核苷酸类似物前药更昔洛韦转化为单磷酸形式,再转化为有毒的三磷酸。通过使用一种在特定 CD11b 启动子下表达自杀基因和突变体 HSVTKmt-30 的转基因小鼠,能够实现小胶质细胞的耗竭。另一种得到广泛应用的是白喉毒素,研究人员建立了 CX3CR1 CreER 的小鼠模型,利用他莫昔芬驱动 Cre 重组酶诱导表达 CX3CR1 的细胞中白喉毒素受体的表达,通过给予白喉毒素特异性消耗大脑中的小胶质细胞。使用这个方法可以耗竭脑内约 90% 的小胶质细胞,同时保证外周 CX3CR1⁺ 细胞不受影响。

(二) 小胶质细胞耗竭对中枢神经系统疾病的双重影响

小胶质细胞的耗竭可能对中枢神经系统疾病有着双重影响。比如,在脑出血的模型中能够发挥神经保护功能,减少白细胞的浸润,改善血脑屏障的完整性,从而有效减轻神经损伤和脑水肿。在阿尔茨海默病的模型小鼠中,小胶质细胞缺失或使用较低浓度 CSF1R 抑制剂治疗后,认知功能明显改善。年龄较大的 3xTg-AD 小鼠用较低水平的

PLX5622 治疗 6 周或 12 周后,能够有效阻止小胶质细胞导致的斑块变化,学习和记忆得到改善。在多发性硬化的小鼠模型中,CSF1R 的短期抑制能够通过调节中枢炎症来增强中枢的髓鞘再生。在小鼠帕金森病模型中,使用 PLX3397 后,显著减弱了小鼠星形胶质细胞激活和细胞毒性因子的产生,减轻神经元的凋亡,改善了学习和记忆障碍。同样的,脊髓损伤和创伤性脑损伤等模型中,短暂的小胶质细胞耗竭能够促进运动和神经恢复,改善抑郁样行为,防止组织损伤,下调炎症相关基因的水平。

相反地,在某些情况下,小胶质细胞的清除也可能不利于疾病的进展。比如,在脑缺血时会加重神经炎症和脑损伤,导致脑梗死的面积显著增加。在红藻氨酸诱导的急性癫痫中,小胶质细胞的耗竭使得癫痫状态持续恶化,死亡率升高,海马神经元的变性增加。在慢性癫痫中增加了发作频率、发作间峰和发作持续时间。此外,在实验性变态反应性脑脊髓炎(experimentally allergic encephalomyelitis,EAE)模型中,CSF1R 拮抗剂的使用显著促进了炎症,脱髓鞘和轴突变性,加重了 EAE 的继发性进展,提高了死亡率。

因此,小胶质细胞对中枢神经系统疾病的影响是十分复杂的,小胶质细胞耗竭的持续时间等其他因素是否会影响治疗效果仍需更多研究。

五、再生小胶质细胞对中枢神经系统疾病的影响

CSF1R 抑制剂能够实现小胶质细胞的耗竭,然而当停用 CSF1R 抑制剂时,小胶质细胞能够实现快速再生。使用药理学方法或遗传学方法耗竭大脑中的小胶质细胞后,14d 内大脑能够完全恢复与对照组一致的小胶质细胞密度和形态。

(一)再生小胶质细胞的来源

再生小胶质细胞是从何而来也一直存在着争论。有观点认为,再生的小胶质细胞是浸润到脑内的血细胞分化而来。2014 年,研究者们发现再生的小胶质细胞表达神经上皮干细胞蛋白(neuroepithelial stem cell protein,Nestin),认为再生的小胶质细胞来源于一种小胶质细胞祖细胞。然而不同于来自神经外胚层的 Nestin⁺细胞,小胶质细胞是髓系谱系,这种存在于成年哺乳动物中的跨谱系分化一直难以让人信服。2018 年,研究者们利用嵌合体的小鼠模型排除了小胶质细胞的血液来源。利用 Nestin-CreER 的转基因小鼠,证明了 Nestin⁺的细胞并非再生小胶质细胞的起源。并通过使用 CX3CR1 CreER 的转基因小鼠系证明所有重新填充的小胶质细胞都来源于残余的小胶质细胞。尽管神经上皮干细胞蛋白在新形成的小胶质细胞中有短暂的表达模式,但没有一个再生的小胶质细胞来自 Nestin⁺的非小胶质细胞。

(二)再生小胶质细胞在中枢神经系统疾病中的作用

耗竭后的小胶质细胞可以短期内迅速恢复正常水平,再生的小胶质细胞的炎症相关基因在此过程中保持一种稳定的状态,没有出现明显的上调或者下降。与原本的小胶质细胞相比,再生小胶质细胞表现出明显的形态特征,即更大的细胞体和更简单的分支,再生小胶质细胞的形态特征和突触功能在 4 周后逐渐恢复到正常小胶质细胞的水平。再生小胶质细胞在各种疾病模型中的作用已成为科学家们研究的热点,并在许多疾病模型中已证实其有益影响。

1. 再生小胶质细胞在神经退行性病变中的作用 阿尔茨海默病以细胞外 β-淀粉样蛋白(amyloid β-protein,Aβ)斑块的形成和磷酸化的 Tau 蛋白聚集形成成对的螺旋丝和神经原纤维缠结为显著病理特征。再生的小胶质细胞能够促进从弥漫性斑块到致密样斑块的改变,限制神经营养不良的发展。此外,小胶质细胞再生可以限制淀粉样斑块的生长,并显著减少 Aβ 沉积引起的树突状异常。帕金森病以多巴胺能神经元的进行性退化和路易小体的沉积为显著特征,在 1-甲基-4-苯基-1,2,3,6-四氢吡啶(1-methyl-4-phenyl-1,2,3,6-tetrahydropyridine,MPTP)诱导的小鼠帕金森病模型中,重新填充的小胶质细胞能够保护多巴胺能神经元并改善运动功能。

2. 再生小胶质细胞在脑损伤后的作用 小胶质细胞活化是一种重要的免疫反应,能够在创伤后发挥保护作用,免疫反应的失调可能会导致继发性损伤的发生。在白喉毒素 A 诱导的神经元丧失的小鼠模型中,停止使用 CSF1R 抑制剂 7d,再生的小胶质细胞呈现一种高于对照组的状态,21d 后小胶质细胞的数目和形态与对照组相似。再生的小胶质细胞弥补了神经元丢失导致的炎症信号水平的升高。此外,小胶质细胞的再生促进了小鼠的功能恢复,尽管丢失了 80% 的海马神经元,但小鼠的水迷宫测试结果与对照组小鼠相似。同时通过对突触标志物的分析,突触后致密区 95(postsynaptic density-95,PSD-95)和突触素(synapsin,SYN)随着小胶质细胞再生而增加,提示了再生小胶质细胞对突触的调节作用。认知功能障碍和反应性小胶质细胞是创伤性脑损伤的标志,研究者们利用药理学和遗传学的方式诱导小胶质细胞的再生,发现新增殖的小胶质细胞通过一种依赖 IL-6 的方式发挥着有益的作用,有力地支持着神经发生,特别是增加了与认知功能相关的新生神经元的存活。这些发挥神经保护和促进再生作用的小胶质细胞具有独特的转录谱和调节微环境的作用,能够抑制神经毒性 A1 星形胶质细胞的形成。此外,重新填充的小胶质细胞反应性降低,增殖状态增强,有关伤口愈合和修复的基因表达水平增加。在老年小鼠中,再生小胶质细胞表达的神经保护因子升高,炎症标志物降低,保护了血脑屏障,减轻神经元的死亡,从而减轻缺血性的脑损伤。

3. 再生小胶质细胞在其他中枢神经系统疾病中的作用 除了神经退行性变和脑损伤模型,再生小胶质细胞在其他模型中也会发挥有益作用。比如再生的小胶质细胞可以减少老年脑出血后的神经炎症、神经功能缺损和脑水肿。在胫骨骨折引起的疼痛模型中,脊髓的小胶质细胞再生能

够有效缓解疼痛。

小胶质细胞再生疗法在许多疾病模型中的作用已得到证实,未来能否用于临床仍需进一步探索。

六、总结与展望

尽管在过去的一个世纪里,科学家们对小胶质细胞生物学的理解在起源、发育、表型和功能等方面取得了显著的进展,但仍然有许多问题需要进一步探索。虽然目前小胶质细胞起源于卵黄囊的观点已经得到了普遍的认可,但进一步了解其在胚胎发生过程中所经历的具体生长过程和分子机制有助于开发针对于小胶质细胞的新治疗工具。目前使用的耗竭小胶质细胞的工具都存在一定的弊端。比如,CSF1R 的抑制剂不仅清除了小胶质细胞,还会影响外周的髓系细胞,通常会抑制所有的免疫反应并引起继发效应;PLX3397 用于小鼠阿尔茨海默病模型的研究时,会降低循环中单核细胞的特定亚群。在耗竭小胶质细胞的遗传学方法中,外周给药有时也不一定能达到效果。因此,未来需要研发出更特异性针对小胶质细胞的工具。另外,小胶质细胞耗竭和再生的影响已经成为一个热点话题并在许多疾病模型中得到探讨,鉴于小胶质细胞耗竭对疾病的双重影响,其用于治疗时的时间窗如何把控,才能实现最大范围的有益效果,是值得深入探究的问题。在其他各种的疾病模型中,小胶质细胞耗竭和再生的影响也需要进一步探究。最后,这些研究结果主要是基于对啮齿动物模型的研究,未来究竟是否能应用于临床各种疾病的治疗,仍面临着巨大的挑战。

(董雨婷 张咏梅)

参 考 文 献

[1] HUANG Y B,XU Z,XIONG S S,et al. Repopulated microglia are solely derived from the proliferation of residual microglia after acute depletion[J]. Nat Neurosci,2018,21 (4):530-540.

[2] GINHOUX F,PRINZ M. Origin of microglia:current concepts and past controversies[J]. Cold Spring Harbor Perspect Biol,2015,7(8):15.

[3] PÉREZ-CERDÁF,SÁNCHEZ-GÓMEZ M V,MATUTE C. Pio del Rio Hortega and the discovery of the oligodendrocytes[J]. Front Neuroanat,2015,9:6.

[4] KAUR C,HAO A J,WU C H,et al. Origin of microglia [J]. Microsc Res Tech,2001,54(1):2-9.

[5] SIMARD A R,RIVEST S. Bone marrow stem cells have the ability to populate the entire central nervous system into fully differentiated parenchymal microglia[J]. Faseb j,2004,18(9):998-1000.

[6] LI Y Q,CHEN P,JAIN V,et al. Early radiation-induced endothelial cell loss and blood-spinal cord barrier break-

down in the rat spinal cord[J]. Radiat Res,2004,161 (2):143-152.

[7] AJAMI B,BENNETT J L,KRIEGER C,et al. Local self-renewal can sustain CNS microglia maintenance and function throughout adult life[J]. Nat Neurosci,2007,10 (12):1538-1543.

[8] KITAMURA T,MIYAKE T,FUJITA S. Genesis of resting microglia in the gray matter of mouse hippocampus[J]. J comp neurol,1984,226(3):421-433.

[9] DICKSON D W,MATTIACE L A. Astrocytes and microglia in human brain share an epitope recognized by a B-lymphocyte-specific monoclonal antibody(LN-1)[J]. Am j pathol,1989,135(1):135-147.

[10] TAKAHASHI K,YAMAMURA F,NAITO M. Differentiation,maturation,and proliferation of macrophages in the mouse yolk sac:a light-microscopic,enzyme-cytochemical,immunohistochemical,and ultrastructural study[J]. J leukocyte biol,1989,45(2):87-96.

[11] HOEFFEL G,GINHOUX F. Fetal monocytes and the origins of tissue-resident macrophages[J]. Cell Immunol, 2018,330:5-15.

[12] FUJIMOTO E,MIKI A,MIZOGUTI H. Histochemical study of the differentiation of microglial cells in the developing human cerebral hemispheres[J]. J anat,1989, 166(null):253-264.

[13] GINHOUX F,GRETER M,LEBOEUF M,et al. Fate mapping analysis reveals that adult microglia derive from primitive macrophages[J]. Science,2010,330(6005): 841-845.

[14] SCHULZ C,PERDIGUERO E G,CHORRO L,et al. A lineage of myeloid cells independent of Myb and hematopoietic stem cells[J]. Science,2012,336(6077):86-90.

[15] KIERDORF K,ERNY D,GOLDMANN T,et al. Microglia emerge from erythromyeloid precursors via Pu. 1-and Irf8-dependent pathways[J]. Nat Neurosci,2013,16 (3):273-280.

[16] SHENG J P,RUEDL C,KARJALAINEN K. Most tissue-resident macrophages except microglia are derived from fetal hematopoietic stem cells[J]. Immunity,2015,43 (2):382-393.

[17] DE S,VAN DEREN D,PEDEN E,et al. Two distinct ontogenies confer heterogeneity to mouse brain microglia [J]. Development,2018,145(13):14.

[18] BENNETT M L,BENNETT F C,LIDDELOW S A,et al. New tools for studying microglia in the mouse and human CNS[J]. Proc Natl Acad Sci U S A,2016,113(12): E1738-E1746.

[19] LAWSON L J, PERRY V H, GORDON S. Turnover of resident microglia in the normal adult mouse brain[J]. Neuroscience, 1992, 48(2): 405-415.

[20] RÉU P, KHOSRAVI A, BERNARD S, et al. The lifespan and turnover of microglia in the human brain[J]. Cell Reports, 2017, 20(4): 779-784.

[21] ASKEW K, LI K Z, OLMOS-ALONSO A, et al. Coupled proliferation and apoptosis maintain the rapid turnover of microglia in the adult brain[J]. Cell Reports, 2017, 18(2): 391-405.

[22] HARLEY S B R, WILLIS E F, SHAIKH S N, et al. Selective ablation of BDNF from microglia reveals novel roles in self-renewal and hippocampal neurogenesis[J]. J Neurosci, 2021, 41(19): 4172-4186.

[23] YU T, KUANG H Y, WU X H, et al. Cell competition for neuron-derived trophic factor controls the turnover and lifespan of microglia[J]. Sci Adv, 2023, 9(24): 15.

[24] LI X, LI Y, JIN Y, et al. Transcriptional and epigenetic decoding of the microglial aging process[J]. Nat Aging, 2023, 3(10): 1288-1311.

[25] ZHOU T, LI Y, LI X, et al. Microglial debris is cleared by astrocytes via C4b-facilitated phagocytosis and degraded via RUBICON-dependent noncanonical autophagy in mice[J]. Nat Commun, 2022, 13(1): 6233.

[26] WAISMAN A, GINHOUX F, GRETER M, et al. Homeostasis of microglia in the adult brain: review of novel microglia depletion systems[J]. Trends Immunol, 2015, 36(10): 625-636.

[27] SPANGENBERG E E, LEE R J, NAJAFI A R, et al. Eliminating microglia in Alzheimer's mice prevents neuronal loss without modulating amyloid-β pathology[J]. Brain, 2016, 139(Pt 4): 1265-1281.

[28] LI M S, LI Z G, REN H L, et al. Colony stimulating factor 1 receptor inhibition eliminates microglia and attenuates brain injury after intracerebral hemorrhage[J]. J Cereb Blood Flow Metab, 2017, 37(7): 2383-2395.

[29] SZALAY G, MARTINECZ B, LÉNÁRT N, et al. Microglia protect against brain injury and their selective elimination dysregulates neuronal network activity after stroke[J]. Nat Commun, 2016, 7: 13.

[30] ACHARYA M M, GREEN K N, ALLEN B D, et al. Elimination of microglia improves cognitive function following cranial irradiation[J]. Sci Rep, 2016, 6: 11.

[31] EME-SCOLAN E, DANDO S J. Tools and approaches for studying microglia in vivo[J]. Front Immunol, 2020, 11: 583647.

[32] GOWING G, VALLIÈRES L, JULIEN J P. Mouse model for ablation of proliferating microglia in acute CNS injuries[J]. Glia, 2006, 53(3): 331-337.

[33] WILLIS E F, VUKOVIC J. Protocol for brain-wide or region-specific microglia depletion and repopulation in adult mice[J]. STAR Protoc, 2020, 1(3): 100211.

[34] BRUTTGER J, KARRAM K, WÖRTGE S, et al. Genetic cell ablation reveals clusters of local self-renewing microglia in the mammalian central nervous system[J]. Immunity, 2015, 43(1): 92-106.

[35] LI M, LI Z, REN H, et al. Colony stimulating factor 1 receptor inhibition eliminates microglia and attenuates brain injury after intracerebral hemorrhage[J]. J cerebr blood f met, 2017, 37(7): 2383-2395.

[36] DAGHER N N, NAJAFI A R, KAYALA K M N, et al. Colony-stimulating factor 1 receptor inhibition prevents microglial plaque association and improves cognition in 3xTg-AD mice[J]. J Neuroinflamm, 2015, 12: 14.

[37] BECKMANN N, GIORGETTI E, NEUHAUS A, et al. Brain region-specific enhancement of remyelination and prevention of demyelination by the CSF1R kinase inhibitor BLZ945[J]. Acta Neuropathol Commun, 2018, 6: 17.

[38] ZHANG D D, LI S, HOU L Y, et al. Microglial activation contributes to cognitive impairments in rotenone-induced mouse Parkinson's disease model[J]. J Neuroinflamm, 2021, 18(1): 16.

[39] HENRY R J, RITZEL R M, BARRETT J P, et al. Microglial depletion with CSF1R inhibitor during chronic phase of experimental traumatic brain injury reduces neurodegeneration and neurological deficits[J]. J Neurosci, 2020, 40(14): 2960-2974.

[40] WU W N, LI Y J, WEI Y J, et al. Microglial depletion aggravates the severity of acute and chronic seizures in mice[J]. Brain Behav Immun, 2020, 89: 245-255.

[41] TANABE S, SAITOH S, MIYAJINNA H, et al. Microglia suppress the secondary progression of autoimmune encephalomyelitis[J]. Glia, 2019, 67(9): 1694-1704.

[42] ELMORE M R P, NAJAFI A R, KOIKE M A, et al. Colony-stimulating factor 1 receptor signaling is necessary for microglia viability, unmasking a microglia progenitor cell in the adult brain[J]. Neuron, 2014, 82(2): 380-397.

[43] HUANG Y B, XU Z, XIONG S S, et al. Dual extra-retinal origins of microglia in the model of retinal microglia repopulation[J]. Cell Discov, 2018, 4: 16.

[44] ELMORE M R P, LEE R J, WEST B L, et al. Characterizing newly repopulated microglia in the adult mouse: impacts on animal behavior, cell morphology, and neuroinflammation[J]. PLoS One, 2015, 10(4): 18.

[45] RODA A R, SERRA-MIR G, MONTOLIU-GAYA L, et

al. Amyloid-beta peptide and tau protein crosstalk in Alzheimer's disease [J]. Neural regen res, 2022, 17 (8):1666-1674.

[46] CASALI B T, MACPHERSON K P, REED-GEAGHAN E G, et al. Microglia depletion rapidly and reversibly alters amyloid pathology by modification of plaque compaction and morphologies[J]. Neurobiol Dis, 2020, 142:11.

[47] ZHAO R, HU W, TSAI J, et al. Microglia limit the expansion of β-amyloid plaques in a mouse model of Alzheimer's disease [J]. Mol Neurodegener, 2017, 12 (1):47.

[48] GRÜNEWALD A, KUMAR K R, SUE C M. New insights into the complex role of mitochondria in Parkinson's disease[J]. Prog Neurobiol, 2019, 177:73-93.

[49] LI Q, SHEN C Y, LIU Z L, et al. Partial depletion and repopulation of microglia have different effects in the acute MPTP mouse model of Parkinson's disease[J]. Cell Prolif, 2021, 54(8):16.

[50] SIMON D W, MCGEACHY M J, BAYIR H, et al. The far-reaching scope of neuroinflammation after traumatic brain injury [J]. Nat Rev Neurol, 2017, 13 (3): 171-191.

[51] RICE R A, PHAM J, LEE R J, et al. Microglial repopulation resolves inflammation and promotes brain recovery after injury[J]. Glia, 2017, 65(6):931-944.

[52] WILLIS E F, MACDONALD K P A, NGUYEN Q H, et al. Repopulating microglia promote brain repair in an IL-6-dependent manner[J]. Cell, 2020, 180(5):833-846.

[53] LI X, SHAN J, LIU X, et al. Microglial repopulation induced by PLX3397 protects against ischemic brain injury by suppressing neuroinflammation in aged mice[J]. Int Immunopharmacol, 2024, 138:112473.

[54] LI X, GAO X, ZHANG W, et al. Microglial replacement in the aged brain restricts neuroinflammation following intracerebral hemorrhage[J]. Cell Death Dis, 2022, 13 (1):33.

[55] DONOVAN L J, BRIDGES C M, NIPPERT A R, et al. Repopulated spinal cord microglia exhibit a unique transcriptome and contribute to pain resolution [J]. Cell Rep, 2024, 43(2):113683.

[56] SHI Y, MANIS M, LONG J, et al. Microglia drive APOE-dependent neurodegeneration in a tauopathy mouse model[J]. J exp med, 2019, 216(11):2546-2561.

[57] GREEN K N, CRAPSER J D, HOHSFIELD L A. To kill a microglia:a case for CSF1R inhibitors[J]. Trends immunol, 2020, 41(9):771-784.

12 γ-氨基丁酸系统在焦虑中的作用研究进展

近年我国精神障碍的流行病学现状调查指出,我国精神障碍疾病负担重,其中焦虑障碍患病率最高,终身患病率为 7.57%。作为我国乃至世界上流行度最高的心理疾病,焦虑障碍给社会和家庭带来巨大的医疗和经济负担。尽管焦虑背后的确切神经生物学机制尚未完全阐明,但现在人们越来越认识到,多学科手段结合临床和生物学方面的知识,才能提供有效的治疗策略。神经系统的生理和行为功能取决于兴奋性和抑制性过程严格的平衡调节,焦虑症患者的中枢神经系统会出现兴奋性/抑制性递质失衡。多种神经递质参与这个复杂的控制网络,其中哺乳动物神经系统中的主要兴奋性神经递质谷氨酸被主要抑制性神经递质γ-氨基丁酸(gamma-aminobutyric acid,GABA)抵消。长期以来的研究表明,GABA 系统功能障碍与焦虑障碍相关。本文将从焦虑和 GABA 系统的概述,到基于分子、细胞和神经环路水平的研究,综述 GABA 系统参与调控焦虑的机制研究进展。

一、焦虑障碍

焦虑(anxiety)是一种内心紧张不安,担心或者预感到将要发生某种不利情况同时又感到难以应对的不愉快情绪体验。不是所有焦虑都是有临床意义的病理情况。病理性焦虑(pathologic anxiety)临床上又称为焦虑症状,是指持续的紧张不安、无充分现实依据但感到即将遇到威胁、灾难或大难临头,常伴有明显的自主神经功能紊乱或焦躁不安,存在明显的主观痛苦或功能受损。焦虑障碍(anxiety disorder)又称焦虑症,是一组以上述病理性焦虑症状为主要临床表现的精神障碍的总称。

根据《精神障碍诊断与统计手册》(第五版)标准,焦虑障碍主要包括:广泛性焦虑症、惊恐障碍和社交焦虑障碍等。

目前焦虑障碍的治疗主要包括药物疗法和非药物疗法,其中非药物疗法主要为认知行为疗法,但其疗效尚不稳定。此外,有临床研究指出,对帕金森患者未定带(zona incerta,ZI)进行深部脑刺激可以缓解患者焦虑。基础研究也指出,在焦虑相关脑区基底外侧杏仁核(basolateral amygdaloid,BLA)和下丘脑外侧区(lateral hypothalamus,LH)进行深部脑刺激可以缓解小鼠的焦虑样行为。治疗焦虑障碍的一线药物主要是具有抗焦虑作用的抗抑郁药(包括 5-HT 再摄取抑制剂、5-HT 和去甲肾上腺素再摄取抑制剂)、5-HT$_{1A}$ 受体部分激动剂等,苯二氮䓬类抗焦虑药作为二线药物在治疗早期与一线药物联合使用。5-HT$_{1A}$ 受体部分激动剂和具有抗焦虑作用的抗抑郁药无成瘾性,整体不良反应较轻,但起效较慢,且治疗早期可能出现焦虑症状加重的情况。因此,尽管苯二氮䓬类药物存在耐药性,长期使用有成瘾风险,最常见的中枢不良反应是镇静、白天困倦,药物过量时可出现共济失调或言语不清,长期使用可能会影响患者对新事物的注意力和记忆力;但因其起效快且抗焦虑作用确切,在临床焦虑障碍的治疗中有着不可替代的作用。

二、γ-氨基丁酸系统

在中枢神经系统中,GABA 能系统主要由 GABA 递质、GABA 受体和 GABA 能神经元组成。由于 GABA 不能透过血脑屏障,因此 GABA 递质的合成、代谢和转运过程均在中枢神经系统的细胞和细胞间完成。其中,谷氨酸的脱羧作用由谷氨酸脱羧酶(glutamate acid decarboxylase,GAD)催化,是 GABA 合成关键酶,负责大脑中 90% 的 GABA 合成。此外,GABA 转氨酶(GABA transaminase,GABA-T)是 GABA 降解的关键酶。

GABA 递质合成后储存在神经元突触前的囊泡中。在神经元受到刺激时,它被囊泡 GABA 转运蛋白(vesicular GABA transporter,VGAT)释放到突触间隙中,并激活 GABA 受体。GABA 在突触的作用通过突触前神经末梢和周围的胶质细胞再摄取而终止,此再摄取转运过程主要通过 GABA 转运蛋白实现。GABA 受体有三种主要类型:GABA$_A$ 受体、GABA$_B$ 受体和 GABA$_C$ 受体。GABA$_A$ 受体和 GABA$_C$ 受体属于配体门控离子通道家族,而 GABA$_B$ 受体属于 G 蛋白偶联受体(G protein-coupled receptor,GPCR)。虽然这两个受体家族共享激动剂，但它们在受体结构、分布和功能等方面有显著差异并参与不同的病理过程。GABA$_A$受体是许多调节剂的结合位点，包括麻醉剂、巴比妥酸盐、神经类固醇和苯二氮䓬类药物等。

基于以上关于GABA递质和GABA受体的相关背景知识，本文中将满足以下条件之一的神经元定义为GABA能神经元：可以合成GABA并表达；表达VGAT；突触囊泡中的存在GABA递质；表达GABA能神经元亚型标志物如钙结合蛋白小清蛋白（parvalbumin，PV）、血管活性肠肽（vaso-active intestinal peptide，VIP）、生长抑素（somatostatin，SOM）等；在靶向神经元中诱导GABA受体依赖性突触后电流。Huang等结合高通量单细胞数据集，解读了GABA能神经元表型的多样性，并根据中枢神经系统中间神经元的转录组、形态学、电生理学对其进行分类，以便于破译GABA神经环路的结构和功能。

不同亚型的GABA能中间神经元都有着独特电生理特性，并且在投射调控中发挥重要作用。其中中间神经元有三种经典的回路范式：前馈抑制（feedforward inhibition，FFI）、反馈抑制（feedback inhibition，FBI）和去抑制（disinhibition）。FFI是传入兴奋性输入源除了接触锥体神经元之外，还与局部抑制性神经元形成突触连接，为接收兴奋性输入的锥体神经元提供突触抑制，此回路主要是由PV中间神经元参与的快速、精准的调控。与FFI回路范式相反，在FBI回路范式中，中间神经元的兴奋来自局部网络的兴奋性神经元，即兴奋是局部产生的，中间神经元的抑制性突触回到局部锥体神经元群发挥调控作用。由于PV神经元和SOM神经元的作用位点、输入电阻及膜时间常数不同，因此分别在FBI回路中发挥抑制兴奋性输入和促进兴奋性输入的作用。此外，GABA能中间神经元不仅可以作用于锥体神经元，还可以作用于下一级中间神经元，进而实现对锥体神经元的去抑制即兴奋作用。长期以来的研究表明，GABA系统功能障碍与焦虑障碍相关。在人类和动物研究中，GABA受体的激动剂通常具有抗焦虑作用，而抑制剂常产生致焦虑样作用。与此一致，各种GABA类似物和影响递质代谢以提高GABA水平的药物（例如丙戊酸盐、氨己烯酸和噻加宾）也有抗焦虑作用的报道。

三、GABA系统调控焦虑的机制

（一）GABA系统调控焦虑的分子机制

1. GABA合成、降解和转运参与焦虑障碍的调节　有研究指出，腹侧海马GAD65表达增加可以促进炎症诱导的焦虑恢复，敲低海马齿状回SOM神经元的GAD67表达可以诱导小鼠的焦虑样行为，表明抑制GABA合成可以诱导小鼠的焦虑样行为。此外，GABA-T抑制剂如丙戊酸盐和氨己烯酸可升高GABA水平，在各种焦虑模型中发挥抗焦虑作用，即抑制GABA降解具有抗焦虑作用。

有研究指出，参与GABA重吸收过程的GABA转运蛋白1（GABA transporter 1，GAT1）活性的失调与多种疾病状态相关，噻加宾作为特异且高效的GAT1抑制剂，可以增强GABA能传递，并于1997年被美国食品药品监督管理局（Food and Drug Administration，FDA）批准为抗癫痫药物。此外，GAT1的缺失可以通过增强GABA能系统以及改变小鼠的血清素能系统和下丘脑-垂体-肾上腺轴活性来影响焦虑状态。因此GAT1抑制剂可能用于焦虑的治疗，但是噻加宾半衰期短，并且会引起头晕、虚弱、震颤、紧张、腹泻等副作用，因此需要改善噻加宾和新一代GAT1抑制剂的药代动力学特性。此外，海马齿状回的GAT3表达下调参与幼年应激导致的焦虑。笔者课题组前期研究结果也表明，未定带星形胶质细胞GAT3表达变化参与调节小鼠的术后焦虑样行为。

综合以上研究结果，GABA的合成、降解和转运参与焦虑障碍的调节。抑制GABA合成、降解和细胞间GABA递质的转运，均会显著影响GABA递质的稳态，进而诱导焦虑。

2. GABA受体在焦虑障碍及其治疗中的作用　苯二氮䓬类药物（benzodiazepine，BZD）已作为抗焦虑药、镇静催眠药、肌松药和抗惊厥药广泛用于临床。既往研究已经明确BZD结合位点位于GABA$_A$受体细胞外区域α和γ亚基界面。结合在此识别位点的化合物可以作为正变构调节剂或负变构调节剂双向调节GABA$_A$受体功能，分别导致GABA浓度-效应曲线向左或向右移动。此外，氟马西尼可能与BZD结合位点结合，但在功能上不产生药理反应，可被认为是竞争拮抗剂。

为了开发出与BZD相比具有较低副作用的化合物，研究者们通过α亚基敲除和点突变小鼠探究了BZD的各种药理学特征可归因的GABA$_A$受体的特定亚型。结果显示GABA$_A$受体α1介导BZD的镇静作用，而GABA$_A$受体α2和α3与焦虑缓解有关，GABA$_A$受体α5在认知和学习中发挥重要作用。与其他亚型相比，非BZD催眠药物唑吡坦（一种咪唑吡啶，但能与BZD识别位点结合）对GABA$_A$受体α1具有更高的亲和力，利用基因修饰技术使其GABA$_A$受体α1对BZD识别位点不敏感，表现出对地西泮的镇静作用的敏感性大大降低。同样，GABA$_A$受体α2和α3介导焦虑缓解，因此，选择性调节GABA$_A$受体α2/α3的正性变构调节剂（positive allosteric modulator，PAM）应该是非镇静性抗焦虑药，可能降低苯二氮䓬类药物的耐受性和依赖性。此外，Yu等报道，丙泊酚通过作用于GABA$_A$受体β3维持突触的兴奋-抑制（excitatory-inhibitory，E-I）平衡，抑制PVN的CRH神经元的过度激活，从而缓解疼痛相关的焦虑障碍。

GABA$_B$受体也在许多中枢神经系统疾病中发挥重要作用，包括焦虑、抑郁、癫痫、孤独症谱系障碍、卒中、药物成瘾和神经退行性疾病等。与高度特异的GABA$_A$受体相反，目前FDA批准的唯一靶向GABA$_B$受体的药物是巴氯芬，为突触前GABA$_B$受体激动剂，用于缓解多发性硬化症和脊髓损伤患者的肌肉痉挛。越来越多的证据表明,巴氯芬还具有抗焦虑作用。巴氯芬可以降低创伤后应激障碍(post traumatic stress disorder,PTSD)患者、酗酒者酒精戒断后、惊恐障碍和急性脊柱创伤患者的焦虑,并在动物模型中得到了验证。值得注意的是,GABA_B 受体激动剂的长期治疗在啮齿动物实验中发挥持续抗焦虑作用,并且没有显著耐受性和成瘾性。因此,可以设计并利用 GABA_B 受体正向变构剂长期使用作为持续抗焦虑药物。

综上所述,既往研究表明苯二氮䓬类药物的抗焦虑作用通过与 GABA_A 受体 α2/α3 亚基结合实现。此外,GABA_A 受体 β3 亚基和 GABA_B 受体 B1 亚基也在焦虑中发挥重要作用。由于 GABA 受体在 GABA 能神经元的突触前、突触后或突触外定位不同,在探讨 GABA 递质在焦虑障碍中作用的同时更应落到 GABA 能神经元上。

(二)GABA 系统调控焦虑的细胞机制

影像学结果表明,焦虑障碍患者杏仁核、终纹床核、海马、前额叶皮质等脑区的神经元活性和代谢水平显著变化,因此,大量研究集中在这些焦虑相关脑区。首先以中央杏仁核(central amygdaloid nucleus,CeA)为例,有研究指出,化学遗传学抑制 CeA GABA 能神经元可以缓解急性束缚应激小鼠的焦虑样行为,但是 Ren 等指出,化学遗传学激活中央杏仁核中表达可溶性环氧化物酶的神经元(central amygdala soluble epoxide hydrolase-expressing neurons,CeA sEH⁺)可以缓解小鼠焦虑样行为。此外,由于 CeA 可以根据解剖位置被分为中央内侧杏仁核(medial division of the central amygdala,CeM)和中央外侧杏仁核(lateral division of the central amygdala,CeL),其中化学遗传学抑制 CeM CRH⁺ 神经元可以缓解小鼠焦虑样行为,而光遗传学激活 CeL PKCδ⁺ 神经元可以缓解小鼠焦虑样行为,表明同一核团不同亚区的 GABA 能神经元对焦虑的调控作用不同。即便在 CeL 这同一亚区,Sun 等指出化学遗传学激活 CeL SOM⁺ 神经元可以诱导小鼠焦虑样行为。以上结果表明,同一脑区的不同 GABA 能神经元亚型,对焦虑的调控效果有所差异。

除中央杏仁核,BLA 中不同亚型的 GABA 能神经元对焦虑的调控作用也有显著差异。如 Cheng 等指出化学遗传学激活 BLA nNOS⁺ 神经元可以缓解小鼠的焦虑样行为,而 Yu 等指出,光遗传学激活 BLA PV⁺ 神经元可以诱导小鼠出现焦虑样行为。这种现象同样出现在 BNST,即有研究报道光遗传学激活 vBNST SOM⁺ 神经元可以缓解小鼠焦虑样行为,化学遗传学抑制终纹床核中表达促肾上腺皮质激素释放因子(bed nucleus of the stria terminalis corticotropin-releasing factor-positive,BNST CRF⁺)的神经元可以缓解小鼠焦虑样行为,化学遗传学激活 BNST Cck⁺ 神经元可以缓解小鼠焦虑样行为。此外,光遗传学调控丘脑 ZI SOM⁺ 神经元和 CR⁺ 神经元对小鼠焦虑样行为的作用相反。除经典的焦虑相关脑区,化学遗传学激活前扣带回皮质(anterior cingulate cortex,ACC)PV⁺ 神经元可以缓解小鼠焦虑样行为。

以上研究表明,即便是 GABA 能神经元,脑区和 GABA

能神经元亚型不同对焦虑的调控作用有显著差异。而导致上述差异的原因,主要有以下几点猜测:首先,不同亚型 GABA 能神经元的电生理特性不同,GABA 递质的作用位点和方式因而有显著差异,对 E-I 平衡的调节作用也有所差异;其次,神经元在中枢神经系统中并非独立存在,与周围或是远处上下游脑区存在神经投射和突触联系,因此其作用受上游信息输入和下游信息整合作用的影响;最后,同一脑区的不同 GABA 能神经元亚型之间也存在微环路投射,通过反馈抑制或去抑制等方式影响锥体神经元的兴奋性,进而调节 E-I 平衡,实现对焦虑的调控作用。远程投射和微环路将在神经环路机制部分详细说明。

以 CeA 为例,化学遗传学抑制 GABA 能神经元可以缓解焦虑,而化学遗传学激活 sEH⁺ 神经元可以缓解焦虑,CeA sEH⁺ 神经元 17.61% 与 CRF 共标,31.65% 与 PKCδ 共标,25.31% 与 SOM 共标,因此,激活 sEH⁺ 神经元可能是对三种子集神经元调控的综合结果。BLA 中 nNOS⁺ 神经元和 PV⁺ 神经元对焦虑的调节作用相反,推测因为 nNOS⁺ 神经元与 PV⁺ 神经元在锥体神经元上形成抑制性突触的位置不同,因此对兴奋型输入的效果不同。

综上所述,GABA 能神经元参与焦虑的调控,但同一脑区不同类型 GABA 能神经元亚型的调控作用不同,同一亚型 GABA 能神经元在不同脑区的作用也有所差异,表明 GABA 系统对中枢 E-I 平衡的调控是复杂且精确的。

(三)GABA 系统调控焦虑的神经环路机制

除上述 GABA 系统通过不同亚型 GABA 能神经元参与调控焦虑外,焦虑相关脑区之间和内部的 GABA 能神经元存在远程和局部微环路参与焦虑的调控。目前主流关于恐惧和焦虑的概念是,杏仁核在处理不同感觉模式(包括嗅觉、视觉、听觉和伤害性感受)的威胁信号时发挥核心作用。然而,双侧杏仁核受损的人仍然会感到恐惧和焦虑,这表明杏仁核可能不是恐惧和焦虑的必要条件。因此,本文在总结调控焦虑神经环路机制时主要从杏仁核依赖的经典神经环路和非杏仁核依赖的神经环路机制进行。

1. 杏仁核依赖的焦虑相关 GABA 能神经环路机制
杏仁核作为情绪调节的重要枢纽之一,与诸多脑区存在功能连接。同时杏仁核的亚区之间也存在内部联系,共同构成了杏仁核神经环路。接下来就以杏仁核 GABA 能神经元为中心进行具体阐述。尽管 BLA 中的 GABA 能抑制性神经元仅占整个神经元群的 20%,但它们在兴奋/抑制网络中发挥了重要的调控作用。

之前的研究指出表达 PV、胆囊收缩素(cholecystokinin,CCK)和大麻素受体 1(cannabinoid receptor 1,CB1)(CCK/CB1)的篮状细胞于兴奋性神经元胞体和近端树突形成抑制性突触,影响锥体神经元活性。SOM 神经元接受来自杏仁核内外的神经支配,SOM 中间神经元也是 BLA 中抑制性回路的一部分,因为它们受 PV 和 VIP 中间神经元支配。在皮质的研究中,VIP 中间神经元是皮质回路的基本元素,在皮质结构中普遍对兴奋性锥体神经元发挥去抑制作用。

Rhomberg 等的研究表明，在 LA 和 BA 中，VIP 中间神经元特异性地靶向其他 GABA 能中间神经元进而对兴奋性神经元发挥去抑制作用。

除上述神经元亚型，还有一组投射性 GABA 能神经元，它们除常规的局部轴突侧支，还存在向远处脑区的长距离投射。已报道的 GABA 能投射神经元主要表达 SOM、钙结合蛋白 B（calcium-binding protein B，CALB）、神经肽 Y（neuropeptide Y，NPY）和 nNOS 等分子标志物，其膜表面接受大量兴奋性突触和少量抑制性突触，表明它们较少受中间神经元影响，此外，GABA 能投射神经元更偏好于支配其他 GABA 能神经元。Cai 等通过化学遗传学抑制 BLA^{nNOS}-dBNST 神经投射，发现小鼠进入旷场中央区、高架十字迷宫开臂的时间显著减少，表明 BLA^{nNOS}-dBNST 神经投射参与小鼠焦虑样行为的调节。海马是压力介质的主要靶点，与焦虑调节密切相关。然而到目前为止，其复杂的解剖结构一直是焦虑调节机制研究的挑战。Qin 等通过下调 BLA 至腹侧海马体（from the basal amygdala to the ventral hippocampus，BLA-vHPC）神经投射末梢的 GABA$_A$（δ）受体，发现小鼠进入旷场中央区、高架十字迷宫开臂的时间显著减少，表明 BLA-vHPC 神经投射通过 GABA$_A$（δ）受体参与小鼠焦虑样行为的调节。Birnie 等通过化学遗传学调控发现 BLA 表达 CRH 的 GABA 能神经元至伏隔核壳区的投射（CRH-expressing GABAergic neurons from the basolateral amygdala to the nucleus accumbens shell，BLA^{CRH}-NAc）也参与小鼠焦虑样行为的调节。此外，BLA 谷氨酸能神经元对下游脑区 GABA 能神经元的投射也参与焦虑的调节。Cai 等研究结果表明，BLA^{Glu}-mPFC$^{SOM/PV}$ 参与小鼠焦虑样行为的调节。Gao 等指出，130Hz 高频脑深部电刺激（deep brain stimulation，DBS）逆转了焦虑小鼠 BLA^{Glu}-adBNST^{GABA} 和 BLA^{Glu}-CeL^{GABA} 环路的突触前谷氨酸释放概率的降低，同时改善了小鼠的焦虑样行为。

综上所述，依赖杏仁核的 GABA 能神经环路在焦虑的调控中发挥重要作用，且随着近年来对杏仁核相关脑区神经元解剖结构、分子标志物和电生理性质的不断深入探究，研究者在神经环路的基础上将作用的位点明确到 GABA 能神经元亚型和 GABA 受体中，为焦虑障碍发病机制和临床治疗提供更为精准的靶点。

2. 非杏仁核依赖的焦虑相关 GABA 能神经环路机制　尽管杏仁核在对不同感觉模式的威胁做出反应时发挥核心作用，近年来，越来越多的研究识别了与杏仁核无关的焦虑和恐惧相关神经环路。有研究者报道了一条独立于杏仁核并参与调控嗅觉本能恐惧和焦虑的神经环路，其开始于嗅球二尖瓣细胞和簇状细胞的输入，连接到背侧皮质的锥体神经元，锥体神经元连接到外侧臂旁核上部表达胆囊收缩素的神经元，后者再投射到丘脑下旁核表达速激肽-1（tachykinin-1，TAC1）的神经元。此通路对于压力诱导的焦虑样行为是必要且充分的，可能为气味介导的治疗方法开辟新的途径，从而有效地治疗焦虑症和恐惧症。

此外，BNST 在焦虑中也发挥着关键作用。Xiao 等通过光遗传学激活 adBNST^{SOM}-sNAc^{PV} 神经投射，应激模型下焦虑小鼠进入旷场中央区、高架十字迷宫开臂的时间显著增加，表明激活 adBNST^{SOM}-sNAc^{PV} 神经投射缓解小鼠焦虑样行为。Jennings 等通过光遗传学激活 vBNST^{GABA}-VTA 神经投射，导致小鼠进入高架十字迷宫开臂的时间显著下降，恐惧记忆明显增强，表明激活 vBNST^{GABA}-VTA 神经投射诱导小鼠焦虑样行为。

既往研究发现，包括鱼类、啮齿类和灵长类在内的很多物种，在遇到天敌后都会出现焦虑水平升高的现象，并且抗焦虑药物的使用可减少动物面对天敌信号时的躲避行为。这些现象表明，焦虑情绪在进化上或与天敌防御相关，Yan 等通过光遗传学抑制腹侧海马下托（ventral subiculum，vSub）至前下丘脑核（anterior hypothalamu，AHN）GABA 能神经投射，小鼠由不熟悉物体和高架十字迷宫开臂引起的焦虑样躲避行为显著降低。表明 AHN 既能处理和天敌刺激相关的信息，也能处理和焦虑相关的信息，揭示了从 vSub 到 AHN 的神经投射在小鼠焦虑样躲避行为中的功能，加深了对焦虑神经机制的理解。

四、总结与展望

GABA 系统在分子、细胞和神经环路水平参与了焦虑障碍的发病机制和病理生理过程。在一系列焦虑相关的 GABA 机制探究后，研究者明确了苯二氮䓬类药物发挥抗焦虑和其他不良反应的位点，为后续的抗焦虑药物研发和应用提供了思路。近年来，调节 GABA 神经传递的药物研发正在增加。神经活性类固醇和 GABA$_A$ 受体亚型的特异性药物也正在开发中。尽管已经鉴定出 GABA$_A$ 受体的亚基在焦虑调节中的作用，例如一些已知的 GABA$_A$ 受体激动剂具有抗焦虑作用且更低的镇静和认知损伤倾向。但仍需要进一步探究以确定焦虑患者受体表达增加或减少的条件和程度，并将它们与潜在的治疗方法联系起来。

综合既往研究可以看出，确定新的 GABA 能治疗焦虑障碍的方法，困难主要在于 GABA 系统在中枢的广泛分布，因此药物作用范围不局限，是否可以靶向递送药物以达到更加精准治疗的效果？此外，中枢系统存在一些 GABA 富集的脑区如 ZI，其在焦虑障碍中的作用机制研究尚少。但是伴随着越来越多参与调控焦虑的 GABA 能神经环路、GABA 能神经元及 GABA 递质作用位点被解析，研究者发现 GABA 系统参与运动、饮食等疗法改善焦虑的机制，因此，不断明确 GABA 系统调节焦虑的具体机制也为非药物治疗提供了理论支持。

焦虑障碍影响着全世界所有年龄组的大量人群，给家庭和社会带来了巨大的负担。中枢神经系统 GABA 递质减少，GABA 受体表达水平、GABA 能神经元活性和神经投射变化均可引起焦虑增加。然而，在许多情况下，这些并不是决定性的。关于神经递质释放、受体激活和中枢 E-I 平衡稳态的改变如何导致焦虑障碍,仍有许多未知。

(宋雨桐 高灿)

参 考 文 献

[1] BANDELOW B,ALLGULANDER C,BALDWIN D S,et al. World Federation of Societies of Biological Psychiatry (WFSBP) guidelines for treatment of anxiety, obsessive-compulsive and posttraumatic stress disorders: version 3. part I: anxiety disorders[J]. World J Biol Psychiatry, 2022,24(2):79-117.

[2] UHER R. The global impact of anxiety disorders[J]. Lancet Psychiatry,2023,10(4):239-240.

[3] YANG X,FANG Y,CHEN H,et al. Global,regional and national burden of anxiety disorders from 1990 to 2019: results from the Global Burden of Disease Study 2019 [J]. Epidemiol Psychiatr Sci,2021,30:e36.

[4] BURROWS A M,RAVIN P D,NOVAK P,et al. Limbic and motor function comparison of deep brain stimulation of the zona incerta and subthalamic nucleus[J]. Neurosurgery,2012,70(1 Suppl Operative):125-131.

[5] GAO Y,GAO D,ZHANG H,et al. BLA DBS improves anxiety and fear by correcting weakened synaptic transmission from BLA to adBNST and CeL in a mouse model of foot shock[J]. Cell Rep,2024,43(2):113766.

[6] BALDWIN D S. Clinical management of withdrawal from benzodiazepine anxiolytic and hypnotic medications[J]. Addiction,2021,117(5):1472-1482.

[7] MAY T,HOLLOWAY K,BUHOCIU M,et al. Not what the doctor ordered: Motivations for nonmedical prescription drug use among people who use illegal drugs[J]. Int J Drug Policy,2020,82:102823.

[8] ZHANG W,XIONG B R,ZHANG L Q,et al. The role of the GABAergic system in diseases of the central nervous system[J]. Neuroscience,2021,470:88-99.

[9] SOLOMON V R,TALLAPRAGADA V J,CHEBIB M,et al. GABA allosteric modulators: an overview of recent developments in non-benzodiazepine modulators[J]. Eur J Med Chem,2019,171:434-461.

[10] STAHL S M. Anticonvulsants as anxiolytics, part 1: tiagabine and other anticonvulsants with actions on GABA[J]. J Clin Psychiatry,2004,65(3):291-292.

[11] TRIPATHI K,DEMIRAY Y E,KLICHE S,et al. Reducing glutamic acid decarboxylase in the dorsal dentate gyrus attenuates juvenile stress induced emotional and cognitive deficits[J]. Neurobiol Stress,2021,15:100350.

[12] LIU M Q,WANG T,WANG Q L,et al. Structure-guided discovery of food-derived GABA-T inhibitors as hunters for anti-anxiety compounds[J]. Food Funct, 2022, 13 (24):12674-12685.

[13] LIU G X,CAI G Q,CAI Y Q,et al. Reduced anxiety and depression-like behaviors in mice lacking GABA transporter subtype 1[J]. Neuropsychopharmacology, 2006, 32(7):1531-1539.

[14] ALBRECHT A,IVENS S,PAPAGEORGIOU I E,et al. Shifts in excitatory/inhibitory balance by juvenile stress: a role for neuron-astrocyte interaction in the dentate gyrus[J]. Glia,2016,64(6):911-922.

[15] MASIULIS S,DESAI R,UCHAŃSKI T,et al. GABAA receptor signalling mechanisms revealed by structural pharmacology[J]. Nature,2019,565(7740):454-459.

[16] RUDOLPH U,MOHLER H. GABA-based therapeutic approaches: GABAA receptor subtype functions[J]. Curr Opin Pharm,2006,6(1):18-23.

[17] HEVERS W,LÜDDENS H. The diversity of GABAA receptors[J]. Mol Neurobiol,1998,18(1):35-86.

[18] ATACK J R,HUTSON P H,COLLINSON N,et al. Anxiogenic properties of an inverse agonist selective for α3 subunit-containing GABAA receptors[J]. Br J Pharmacol,2009,144(3):357-366.

[19] CHENG T,WALLACE D M,PONTERI B B,et al. Valium without dependence? individual GABA-A receptor subtype contribution toward benzodiazepine addiction, tolerance,and therapeutic effects[J]. Neuropsychiatr Dis Treat,2018,14:1351-1361.

[20] YU L,ZHU X,PENG K,et al. Propofol alleviates anxiety-like behaviors associated with pain by inhibiting the hyperactivity of PVNCRH neurons via GABAA receptor β3 subunits[J]. Adv Sci,2024,11(28):e2309059.

[21] DRAKE R G,DAVIS L L,CATES M E,et al. Baclofen treatment for chronic posttraumatic stress disorder[J]. Ann Pharmacother,2003,37(9):1177-1181.

[22] CRYAN J F,KELLY P H,CHAPERON F,et al. Behavioral characterization of the novel GABAB receptor-positive modulator GS39783(N,N'-Dicyclopentyl-2-methylsulfanyl-5-nitro-pyrimidine-4,6-diamine): anxiolytic-like activity without side effects associated with baclofen or benzodiazepines[J]. J Pharmacol Exp Ther, 2004, 310 (3):952-963.

[23] O'CONNOR E A,HENNINGER M L,PERDUE L A,et al. Anxiety screening: evidence report and systematic review for the US Preventive Services Task Force[J]. JAMA,2023,329(24):2171-2184.

[24] CHEN D,LOU Q,SONG X J,et al. Microglia govern the extinction of acute stress-induced anxiety-like behaviors in male mice[J]. Nat Commun,2024,15(1):449.

［25］ REN J,LU C L,HUANG J,et al. A distinct metabolically defined central nucleus circuit bidirectionally controls anxiety-related behaviors［J］. J Neurosci,2022,42(11): 2356-2370.

［26］ XIONG S Y,WEN H Z,DAI L M,et al. A brain-tumor neural circuit controls breast cancer progression in mice ［J］. J Clin Invest,2023,133(24):e167725.

［27］ ZHANG X Y,WU W X,SHEN L P,et al. A role for the cerebellum in motor-triggered alleviation of anxiety［J］. Neuron,2024,112(7):1165-1181.

［28］ SUN Y,QIAN L,XU L,et al. Somatostatin neurons in the central amygdala mediate anxiety by disinhibition of the central sublenticular extended amygdala［J］. Mol Psychiatry,2020,28(10):4163-4174.

［29］ CAI C Y,TAO Y,ZHOU Y,et al. Nos1$^+$ and Nos1$^-$ excitatory neurons in the BLA regulate anxiety-and depression-related behaviors oppositely［J］. J Affect Disord,2023,333:181-192.

［30］ XIAO Q,ZHOU X,WEI P,et al. A new GABAergic somatostatin projection from the BNST onto accumbal parvalbumin neurons controls anxiety［J］. Mol Psychiatry,2020,26(9):4719-4741.

［31］ HU P,WANG Y,QI X H,et al. SIRT1 in the BNST modulates chronic stress-induced anxiety of male mice via FKBP5 and corticotropin-releasing factor signaling ［J］. Mol Psychiatry,2023,28(12):5101-5117.

［32］ LI Z,RIZZI G,TAN K R. Zona incerta subpopulations differentially encode and modulate anxiety［J］. Sci Adv,2021,7(37):eabf6709.

［33］ SHAO F,FANG J,QIU M,et al. Electroacupuncture ameliorates chronic inflammatory pain-related anxiety by activating PV interneurons in the anterior cingulate cortex［J］. Front Neurosci,2021,15:691931.

［34］ HÁJOS N. Interneuron types and their circuits in the basolateral amygdala［J］. Front Neural Circuits,2021,15: 687257.

［35］ WANG H,WANG Q,CUI L,et al. A molecularly defined amygdala-independent tetra-synaptic forebrain-to-hindbrain pathway for odor-driven innate fear and anxiety ［J］. Nat Neurosci,2024,27(3):514-526.

［36］ VERECZKI V K,MÜLLER K,KRIZSÁN É,et al. Total number and ratio of GABAergic neuron types in the mouse lateral and basal amygdala［J］. J Neurosci,2021, 41(21):4575-4595.

［37］ KRABBE S,PARADISO E,D'AQUIN S,et al. Adaptive disinhibitory gating by VIP interneurons permits associative learning［J］. Nat Neurosci,2019,22(11):1834-1843.

［38］ FISHELL G,KEPECS A. Interneuron types as attractors and controllers［J］. Annu Rev Neurosci,2020,43(1):1-30.

［39］ RHOMBERG T,ROVIRA-ESTEBAN L,VIKÓR A,et al. Vasoactive intestinal polypeptide-immunoreactive interneurons within circuits of the mouse basolateral amygdala［J］. J Neurosci,2018,38(31):6983-7003.

［40］ KATONA L,HARTWICH K,TOMIOKA R,et al. Synaptic organisation and behaviour-dependent activity of mGluR8a-innervated GABAergic trilaminar cells projecting from the hippocampus to the subiculum［J］. Brain Struct Funct,2020,225(2):705-734.

［41］ KHATIBI V A,SALIMI M,RAHDAR M,et al. Glycolysis inhibition partially resets epilepsy-induced alterations in the dorsal hippocampus-basolateral amygdala circuit involved in anxiety-like behavior［J］. Sci Rep,2023,13 (1):6520.

［42］ BIRNIE M T,SHORT A K,DE CARVALHO G B,et al. Stress-induced plasticity of a CRH/GABA projection disrupts reward behaviors in mice［J］. Nat Commun,2023, 14(1):1088.

［43］ JENNINGS J H,SPARTA D R,STAMATAKIS A M,et al. Distinct extended amygdala circuits for divergent motivational states［J］. Nature,2013,496(7444):224-228.

［44］ YAN J J,DING X J,HE T,et al. A circuit from the ventral subiculum to anterior hypothalamic nucleus GABAergic neurons essential for anxiety-like behavioral avoidance ［J］. Nat Commun,2022,13(1):7464.

［45］ WITKIN J M,LIPPA A,SMITH J L,et al. The imidazodiazepine,KRM-II-81:an example of a newly emerging generation of GABAkines for neurological and psychiatric disorders［J］. Pharmacol Biochem Behav,2022,213: 173321.

［46］ CERNE R,LIPPA A,POE M M,et al. GABAkines:advances in the discovery, development, and commercialization of positive allosteric modulators of GABAA receptors［J］. Pharmacol Ther,2022,234:108035.

［47］ WANG X,CHOU X L,ZHANG L I,et al. Zona incerta:an integrative node for global behavioral modulation［J］. Trends Neurosci,2020,43(2):82-87.

13 肝损伤患者围手术期睡眠-觉醒障碍研究进展

睡眠障碍包括失眠、睡眠相关呼吸障碍、中枢神经功能障碍所致嗜睡(例如嗜睡症)、睡眠觉醒节律紊乱和睡眠相关运动障碍(如不宁腿综合征)等疾病类型。上述诊断通常建立在临床症状和多导睡眠监测之上。其中,失眠作为最常见的睡眠障碍类型,在一般人群中的患病率可达10%~15%。现有文献常使用睡眠-觉醒障碍(sleep-wake disorder)一词指代人体自身生物钟无法正常工作或自身生物钟难以和周围环境昼夜变化保持同步的病理情况。正常生理情况下,机体依赖于自身周期性的昼夜节律来调节日常行为和生理功能。此节律每24h循环一次,精确调控着人体的睡眠规律、进食模式、体温变化和激素分泌等生理过程。现有研究结果认为,下丘脑视交叉上核(suprachiasmatic nucleus,SCN)是调控这一节律的重要解剖学和生理学基础。在SCN内约有2万个神经元集群,每个集群内都存在着自发性昼夜节律震荡。"时钟基因"是这种昼夜节律震荡的分子基础,这些基因编码参与产生昼夜震荡机制的蛋白质。以转录因子昼夜运动输出周期蛋白(circadian locomotor output cycles kaput,CLOCK)及脑和肌肉芳烃受体核转运样蛋白1(brain and muscle arnt-like 1,BMAL1)为主的促表达蛋白和周期昼夜节律调节器1(period circadian regulator 1,PER1)、PER2、PER3、隐花色素昼夜节律调节器1(cryptochrome circadian regulator 1,CRY1)和CRY2等时钟蛋白为主的抑制蛋白共同组成转录-翻译反馈回路(transcriptional-translational feedback loop,TTFL)。在这个系统中,CLOCK和BMAL1结合形成异二聚体后可触发包含时钟蛋白在内的基因转录过程。这些时钟蛋白相互形成异二聚体(PER/CRY)并累积在细胞质中。在达到一定水平后它们被转运到细胞核中,并抑制核内CLOCK和BMAL1的活性,从而暂时阻断包括时钟蛋白在内一众基因的转录。这种自我抑制构成TTFL负反馈循环的核心基础。此外,CLOCK/BMAL1异二聚体可通过触发视黄酸相关孤儿受体β(retinoic acid receptor-related orphan receptor beta,REV-ERB)和维A酸相关孤儿受体(retinoic acid-related orphan receptor,ROR)基因的转录对自身转录形成正反馈调节,促进BMAL1的表达。在此基础上,另有多达数十种蛋白质同样参与TTFL调节,使整个环路调节更为精细、可靠。表观遗传学中的翻译后调节以及miRNA也同样在TTFL调控中发挥作用。现有研究表明,光照、饮食、睡眠剥夺等因素均可对SCN内的昼夜震荡产生影响。通常情况下,昼夜节律与周围环境同步,有助于人体在白天保持清醒,夜间按时入睡。睡眠-觉醒障碍多在昼夜节律与外部环境失去同步,或昼夜节律系统本身功能紊乱时发生。

一、慢性肝病患者的睡眠-觉醒障碍

肝脏作为人体内最重要的生化反应与新陈代谢场所,其在生理条件下同样存在着昼夜节律改变。与其他昼夜节律器官几乎仅接受SCN这一"主时钟"调控不同,肝脏存在着内源性昼夜节律,即"肝钟"(liver clock),这使得肝脏在失去SCN支配的情况下仍可在相当一段时间内保持基因表达、蛋白质合成等方面的昼夜节律。在此背景下,肝脏疾病的发生发展与生物体昼夜节律之间存在着互相促进、互为因果的紧密联系就显得不足为奇。现有研究表明,在当前社会背景下,许多人面临着睡眠剥夺所致睡眠-觉醒障碍的困扰。例如夜班、倒时差等"强制性睡眠剥夺",或夜间光源(如电视、电脑和智能手机等设备)所带来"非强制性睡眠剥夺"均可对正常睡眠周期产生影响,导致睡眠-觉醒障碍的产生。流行病学数据已证实超过一半的肝硬化患者存在睡眠-觉醒障碍,且其严重程度随肝硬化程度的恶化而加剧。这种睡眠-觉醒障碍将促使肝脏疾病的发生,特别是对于已经有慢性肝功能不全或肝硬化的患者而言。一项包含6项研究的荟萃分析显示,睡眠时长与非酒精性脂肪性肝病(non-alcoholic fatty liver disease,NAFLD)存在的关联。同样,慢性肝功能不全或肝硬化可以反向诱发甚至加重睡眠-觉醒障碍。由松果体产生的内源性褪黑素是机体完成昼夜节律这一神经-体液调节的主要介质。在白天光照条件下,多条神经通路通过SCN将感知到的信息传递至松果体,抑制褪黑素产生。随着夜晚来临,光照减弱,上述抑制随即被解除,褪黑素得以合成和释放。在人类,褪黑素的规律变化是体内昼夜节律存在最直接的证据之一。与生物钟保持同步使得褪黑素可以顺应机体在不同时段的生理活动,满足生理需求。例如,褪黑素可通过影响 SCN 神经活动而增加睡眠倾向。正常生理条件下,体内褪黑素水平的升降与光照强弱保持一致。然而,肝硬化患者较正常对照组相比,体内褪黑素的产生具有滞后性,主要表现在褪黑素分泌时间较晚,且达到峰值的褪黑素水平和达峰时间均有落后。显然,单纯使用肝功能不全本身难以解释这种现象,肝硬化或存在肝脏自身节律障碍和 SCN 节律的失调。不仅是褪黑素分泌节律的异常改变,肝功能异常所致的内环境稳态失调、不宁腿综合征和体温调节异常等均可促使睡眠-觉醒障碍的发生。

合并慢性肝脏疾病患者在临床麻醉工作中并不少见。由于疾病本身所致直接或间接影响,此类患者大多在术前已患有不同程度的睡眠-觉醒障碍。在经历手术及麻醉打击后,术后可能面临更糟糕的睡眠-觉醒障碍。本综述将针对慢性肝功能不全患者围手术期睡眠-觉醒障碍进行概括性讨论。

二、非肝脏手术患者围手术期睡眠-觉醒障碍

目前针对慢性肝功能不全患者在非肝脏手术围手术期睡眠-觉醒障碍方面的研究主要集中在 NAFLD 患者,本节将重点就此类研究进展进行概括性总结。

NAFLD 是以肝脏细胞脂肪变性为主要病理特征的,患者无长期大量饮用酒精史,可除外酒精所致肝脏损害的综合征。NAFLD 作为全球最常见的肝脏疾病之一,其病因主要与肥胖、2 型糖尿病、高脂血症和睡眠呼吸暂停等疾病和不良生活方式如久坐等密切相关。若得不到及时控制,NAFLD 可逐渐进展为肝硬化甚至肝癌。睡眠呼吸暂停低通气综合征常与 NAFLD 同时存在。此类患者在睡眠期间表现为呼吸节律与通气功能异常,进一步发展可致患者夜间"微觉醒"甚至憋醒,其夜间睡眠质量将大幅下降。因此绝大多数患者在白天表现为困倦、嗜睡和认知障碍等睡眠-觉醒障碍的症状。这可能与夜间低氧血症所致氧化应激、线粒体功能障碍和炎症反应的激活密切相关,上述反应将导致机体胰岛素抵抗、肝内代谢异常和动脉粥样硬化。目前针对此类共患病患者的治疗方法主要集中于控制病因,改善生活方式如减重、控制血糖和血脂等。研究表明,小幅度减重即可改善肝脏细胞脂肪变性、肝内代谢和睡眠呼吸暂停的情况。包括胃旁路手术、胃袖状切除术在内的减重手术,已被证实可在改善代谢综合征的同时缓解甚至逆转 NAFLD 患者肝脏组织的脂肪变性之改变。同时由于减重手术可以通过降低夜间呼吸暂停次数和增加潮气量以改善睡眠质量和睡眠周期,可缓解脂肪性肝病肥胖患者的睡眠-觉醒障碍。鉴于此,有部分学者推荐体重指数(body mass index,BMI)大于 35 的患者接受减重手术以改善其肝病状况。

三、肝脏手术患者围手术期睡眠-觉醒障碍

肝血管瘤等肝脏良性疾病患者围手术期睡眠状况通常与接受其他手术患者相比无显著变化,主要原因集中在术前不良情绪与术后疼痛。相比之下,门静脉高压症患者围手术期面临的睡眠-觉醒障碍更为严重。肝硬化、血吸虫病等各种原因所引起的门静脉血流受阻或血流增加可导致门静脉高压症。门静脉压力大于 $25cmH_2O$($1cmH_2O =$ $0.098kPa$)时即可诊断门静脉高压症。脾大、脾功能亢进、食管胃底静脉曲张、激素代谢紊乱和腹水等是门静脉高压症最常见的并发症。除控制原发肝脏疾病及改善生活方式外,手术治疗是门静脉高压症治疗的重要组成环节,主要包括可减轻交通支扩张的经门体静脉分流术(如经颈内静脉门体静脉分流术、非选择性门体静脉分离术等)、断流术,以及针对脾大、脾功能亢进的脾切除术等。然而,手术可能会加重甚至加速慢性肝功能不全患者发展至肝性脑病。研究表明,存在门体静脉广泛分流或接受过门体静脉分流术以缓解门静脉高压的患者更易于发展至肝性脑病。此类患者由于门静脉内肠道来源血液无法流经肝脏,其中的氨难以经肝脏内鸟氨酸循环合成尿素而清除,致使血氨增高,促进、加重神经系统损伤,也因而更易进展为肝性脑病。相应的,此类患者也更易出现睡眠紊乱。尽管慢性肝功能不全和肝硬化患者同样也存在睡眠-觉醒障碍,但这表明肝性脑病与睡眠-觉醒障碍间关联更为密切,两者之间或共享部分相同的病理生理机制。在一项临床研究中,研究者安排肝硬化患者和对照组分别摄入负荷剂量氨基酸以引起血氨升高,并通过脑电图等手段监测并记录两组人群的睡眠情况。结果表明,与正常对照组相比,肝硬化患者存在明显的睡眠-觉醒障碍,其总睡眠时间减少且睡眠中较易发生觉醒。综上,门静脉高压症患者在终末期阶段接受手术治疗后更容易出现睡眠紊乱,这与其更容易发展为肝性脑病密切相关。

四、肝移植患者围手术期睡眠-觉醒障碍

自 20 世纪 60 年代首次在美国开展后,我国于 20 世纪 90 年代也首次展开肝移植手术。作为终末期肝病、原发性肝癌和急性重型肝炎的重要治疗手段,这种术式已经日益成熟。伴随着肝移植术的逐渐成熟与围手术期医学和加速术后康复理念的普及,相关领域逐渐将研究目标扩大到肝移植围手术期,更加强调患者围手术期,特别关注其术后生活质量。一项涵盖 65 项临床研究的荟萃分析显示,慢性肝功能不全患者在接受肝移植术后的睡眠-觉醒障碍发病率可达 28%。睡眠-觉醒障碍可能引起肝移植受者的疲劳,降低白天的注意力和体力。然而,此疾病在临床上并未得到足够重视,其确诊率较低且确诊患者难以得到有效管理。

接受肝移植患者术后需要终身服用免疫抑制剂等药物治疗。吗替麦考酚酯是肝移植患者术后常用的经典抗排异药物,此药本身即可引发患者失眠;以环孢素、他克莫司为代表的钙调磷酸酶抑制剂和西罗莫司均可引起头痛、恶心和呕吐等症状,这些不良反应可严重影响患者睡眠质量,诱发睡眠-觉醒障碍。已有研究表明,合并有精神疾病的患者在接受器官移植时睡眠-觉醒障碍的风险高于无精神疾病史患者。同样,上述抗排异药物亦可引起患者出现抑郁、焦虑等精神症状。两者或成互为因果的关系。除此之外,睡眠-觉醒障碍还可能导致患者用药依从性下降,进而导致预后不佳。

肝性脑病多继发于肝硬化,是多种终末期肝病的严重并发症。其主要早期临床特征表现为人格、认知和运动功能的改变。目前临床上最常使用的肝性脑病程度分级为韦斯特-黑文标准(West Haven criteria,WHC),其内详细区分了不同程度肝性脑病患者的症状改变,包括性格改变、精神异常、行为异常、言语异常、神志状态、脑电图变化及典型症状(如扑翼样震颤)等。随着疾病进展,肝功能进一步恶化将导致颅内组织水肿。此时高级皮质功能严重受损,患者出现意识障碍,甚至进入昏迷状态。氨中毒学说是目前学界公认的肝性脑病重要发病机制之一。较高水平的血氨和多种炎症因子共同作用,可能通过促进血脑屏障内紧密连接分解导致血脑屏障通透性增加。在此基础上,大量血氨进入中枢神经系统,并通过多种可能途径诱发(加重)脑组织水肿,导致星形胶质细胞肿胀、能量代谢障碍并引发神经炎症。除上述主要描述的氨分子外,其他毒性物质诸如游离色氨酸及假性神经递质(β-羟酪胺和苯乙醇胺)等也参与肝性脑病的发生与发展。通常,在去除或缓解诱发因素后,慢性肝功能不全相关肝性脑病大多可得到一定程度逆转。而由暴发性肝衰竭所致的肝性脑病多难以控制或逆转,这主要由于随着血氨水平急剧升高,患者多出现难以逆转的弥漫性脑水肿和脑干器质性损伤。

接受肝移植患者术前通常伴有终末期肝病、重度肝功能不全、肝硬化乃至肝性脑病。上述合并症同样可引起患者出现睡眠-觉醒障碍。20世纪50年代,Sherlock等首次就肝性脑病患者存在睡眠-觉醒障碍进行报道。根据多项针对肝性脑病患者睡眠情况的研究结果表明,有50%~80%的肝性脑病患者存在睡眠紊乱。

临床上常使用降血氨的方法治疗肝性脑病,包括口服乳果糖和酸性溶液灌肠等,已有研究显示这类治疗可以改善睡眠质量和结构。血氨增高也被证实与清醒时脑电图活动减缓相关,呈现出与入睡过渡期相似的模式。目前认为,肝性脑病相关睡眠-觉醒障碍主要的临床表现包括睡眠-觉醒倒置、白天嗜睡和夜间入睡困难和易醒。

除客观病理及药理因素外,患者在围手术期的精神心理状况同样会影响并导致睡眠-觉醒障碍发生。首先,需要接受肝移植的患者大多合并终末期肝病,其日常生活质量已受疾病严重影响。其次,碍于肝源紧缺,此类患者需在器官移植名单上等待较长时间以获得合适的肝源。在此期间患者常面临来自疾病、经济和家庭等方面的心理压力。一项来自中国香港的临床调查表明,患者在器官移植名单上等待时间长短与其精神疾患发病率密切相关,排队时长大于3年的患者更有可能表现出抑郁、焦虑和失眠的倾向。这一精神状态同样会影响患者围手术期,特别是术前的睡眠状况。最后,成功匹配并接受肝移植的患者还面临着术后长期服用抗排斥药物、生活方式受限和长期诊疗的经济负担等状况,这使得患者在围手术期有较高概率出现躯体化和情绪障碍。

五、总结与展望

本文着重总结肝损伤患者围手术期睡眠-觉醒障碍的研究进展。其中,接受非肝脏手术者在围手术期所面临的睡眠-觉醒障碍主要源于其生物钟的紊乱。此外,患者术前情况、术中药物使用情况以及术后疼痛等多重因素影响均可能导致患者的生物钟失去正常节律,对术后康复产生负面影响,加重睡眠-觉醒障碍。相比之下,肝脏手术患者与肝移植患者在围手术期所面临的睡眠状况则更为复杂。此类患者肝脏疾病常处于终末期,已面临严重紊乱的生物钟和代谢水平。手术本身和围手术期的免疫抑制治疗均可加剧上述问题。

本综述为有效管理肝损伤患者围手术期睡眠问题提供了新的见解,强调既要重视基础肝脏疾病本身对生物钟的影响,又要注重围手术期治疗对睡眠的干扰,为患者顺利度过手术并实现长期的器官功能恢复提供全面支持。

(项红兵 柳彦博 何志刚)

参 考 文 献

[1] FORNARO M,CAIAZZA C,DE SIMONE G,et al. Insomnia and related mental health conditions:essential neurobiological underpinnings towards reduced polypharmacy utilization rates[J]. Sleep Med,2024,113:198-214.

[2] KIM J H,ELKHADEM A R,DUFFY J F. Circadian rhythm sleep-wake disorders in older adults[J]. Sleep Med Clin,2022,17(2):241-252.

[3] BASS J,LAZAR M A. Circadian time signatures of fitness and disease[J]. Science,2016,354(6315):994-999.

[4] SUJINO M,MASUMOTO K H,YAMAGUCHI S,et al. Suprachiasmatic nucleus grafts restore circadian behavioral rhythms of genetically arrhythmic mice[J]. Curr Biol,2003,13(8):664-668.

[5] PAUL J R,DAVIS J A,GOODE L K,et al. Circadian regulation of membrane physiology in neural oscillators throughout the brain[J]. Eur J Neurosci,2020,51(1):109-138.

[6] GONZALEZ J C,LEE H,VINCENT A M,et al. Circadian

regulation of dentate gyrus excitability mediated by G-protein signaling[J]. Cell Rep,2023,42(2):112039.

[7] LANDE-DINER L,BOYAULT C,KIM J Y,et al. A positive feedback loop links circadian clock factor CLOCK-BMAL1 to the basic transcriptional machinery[J]. Proc Natl Acad Sci U S A,2013,110(40):16021-16026.

[8] ZISAPEL N. New perspectives on the role of melatonin in human sleep,circadian rhythms and their regulation[J]. Br J Pharmacol,2018,175(16):3190-3199.

[9] REINKE H,ASHER G. Circadian clock control of liver metabolic functions[J]. Gastroenterology,2016,150(3):574-580.

[10] ZWIGHAFT Z,REINKE H,ASHER G. The liver in the eyes of a chronobiologist[J]. J Biol Rhythms,2016,31(2):115-124.

[11] SUTTON E L. Insomnia[J]. Ann Intern Med,2021,174(3):ITC33-ITC48.

[12] MONTAGNESE S, DE PITTÀ C, DE RUI M, et al. Sleep-wake abnormalities in patients with cirrhosis[J]. Hepatology,2014,59(2):705-712.

[13] BRUYNEEL M,SERSTÉ T. Sleep disturbances in patients with liver cirrhosis:prevalence, impact, and management challenges[J]. Nat Sci Sleep, 2018, 10:369-375.

[14] WIJARNPREECHA K,THONGPRAYOON C,PANJAWATANAN P,et al. Short sleep duration and risk of nonalcoholic fatty liver disease:a systematic review and meta-analysis[J]. J Gastroenterol Hepatol, 2016, 31(11):1802-1807.

[15] DE CRUZ S,ESPIRITU J R,ZEIDLER M,et al. Sleep disorders in chronic liver disease[J]. Semin Respir Crit Care Med,2012,33(1):26-35.

[16] MARJOT T,RAY D W,WILLIAMS F R,et al. Sleep and liver disease:a bidirectional relationship[J]. Lancet Gastroenterol Hepatol,2021,6(10):850-863.

[17] TORDJMAN S,CHOKRON S,DELORME R,et al. Melatonin:pharmacology,functions and therapeutic benefits[J]. Curr Neuropharmacol,2017,15(3):434-443.

[18] LIU Y B,CHEN M K. Epidemiology of liver cirrhosis and associated complications:current knowledge and future directions[J]. World J Gastroenterol, 2022, 28(41):5910-5930.

[19] GOFTON C,UPENDRAN Y,ZHENG M H,et al. MAFLD:how is it different from NAFLD? [J]. Clin Mol Hepatol,2023,29(Suppl):S17-S31.

[20] LAZARUS J V,MARK H E,ANSTEE Q M,et al. Advancing the global public health agenda for NAFLD:a consensus statement[J]. Nat Rev Gastroenterol Hepatol,

2022,19(1):60-78.

[21] POWELL E E,WONG V W,RINELLA M. Non-alcoholic fatty liver disease[J]. Lancet,2021,397(10290):2212-2224.

[22] PASCHETTA E,BELCI P,ALISI A,et al. OSAS-related inflammatory mechanisms of liver injury in nonalcoholic fatty liver disease[J]. Mediators Inflamm,2015,2015:815721.

[23] LV R,LIU X,ZHANG Y,et al. Pathophysiological mechanisms and therapeutic approaches in obstructive sleep apnea syndrome[J]. Signal Transduct Target Ther,2023,8(1):218.

[24] GOTTLIEB D J,PUNJABI N M. Diagnosis and management of obstructive sleep apnea:a review[J]. JAMA,2020,323(14):1389-1400.

[25] BARNES L A,XU Y,SANCHEZ-AZOFRA A,et al. Duration of intermittent hypoxia impacts metabolic outcomes and severity of murine NAFLD[J]. Front Sleep,2023,2:1215944.

[26] GODOY-MATOS A F,VALÉRIO C M,SILVA JÚNIOR W S,et al. 2024 Update:the Brazilian Diabetes Society position on the management of metabolic dysfunction-associated steatotic liver disease(MASLD) in people with prediabetes or type 2 diabetes[J]. Diabetol Metab Syndr,2024,16(1):23.

[27] DONG T S,KATZKA W,YANG J C,et al. Microbial changes from bariatric surgery alters glucose-dependent insulinotropic polypeptide and prevents fatty liver disease[J]. Gut Microbes,2023,15(1):2167170.

[28] RÜHLE A,BILLETER A T,MÜLLER-STICH B P. Metabolic surgery:paradigm shift in metabolic syndrome/diabetes therapy[J]. Visc Med,2022,38(1):56-62.

[29] SAAB S. Portal Hypertension[J]. Clin Liver Dis,2019,23(4):xiii-xiv.

[30] GIOIA S,NARDELLI S,RIDOLA L,et al. Causes and management of non-cirrhotic portal hypertension[J]. Curr Gastroenterol Rep,2020,22(12):56.

[31] LUO S H,CHU J G,HUANG H,et al. Targeted puncture of left branch of intrahepatic portal vein in transjugular intrahepatic portosystemic shunt to reduce hepatic encephalopathy[J]. World J Gastroenterol,2019,25(9):1088-1099.

[32] THABUT D,BOUZBIB C,MEUNIER L,et al. Diagnosis and management of hepatic encephalopathy:the French recommendations[J]. Liver Int,2023,43(4):750-762.

[33] ESO Y. Questionnaire-based approach to sleep-wake disturbance in patients with chronic liver disease[J]. Hepatol Res,2022,52(4):327-328.

[34] BERSAGLIERE A, RADUAZZO I D, NARDI M, et al. Induced hyperammonemia may compromise the ability to generate restful sleep in patients with cirrhosis[J]. Hepatology, 2012, 55(3):869-878.

[35] BIYYALA D, JOSEPH R, VARADHARAJAN N, et al. Incidence and prevalence of depressive, anxiety, and insomnia symptoms among adult liver transplant recipients: a systematic review and meta-analysis [J]. Gen Hosp Psychiatry, 2023, 80:26-34.

[36] REILLY-SPONG M, PARK T, GROSS C R. Poor sleep in organ transplant recipients: self-reports and actigraphy [J]. Clin Transplant, 2013, 27(6):901-913.

[37] RIEDL M, KUHN A, KRÄMER I, et al. Prospective, systematically recorded mycophenolate safety data in Graves' orbitopathy[J]. J Endocrinol Invest, 2016, 39(6):687-694.

[38] GUNN K M, SKRABAL ROSS X, MCLOUGHLIN M, et al. The psychosocial experiences and supportive care preferences of organ transplant recipients and their carers who live in regional Australia[J]. Aust J Rural Health, 2021, 29(1):92-105.

[39] KIMURA H, KISHI S, NARITA H, et al. Comorbid psychiatric disorders and long-term survival after liver transplantation in transplant facilities with a psychiatric consultation-liaison team: a multicenter retrospective study [J]. BMC Gastroenterol, 2023, 23(1):106.

[40] LIM S, CHOI M, KIM H, et al. Sleep quality and related factors among liver transplant recipients in Korea: a cross-sectional study [J]. J Nurs Res, 2023, 31(4):e286.

[41] OCHOA-SANCHEZ R, TAMNANLOO F, ROSE C F. Hepatic encephalopathy: from metabolic to neurodegenerative[J]. Neurochem Res, 2021, 46(10):2612-2625.

[42] DELLATORE P, CHEUNG M, MAHPOUR N Y, et al. Clinical manifestations of hepatic encephalopathy [J]. Clin Liver Dis, 2020, 24(2):189-196.

[43] BUTTERWORTH R F. Hepatic encephalopathy in cirrhosis: pathology and pathophysiology [J]. Drugs, 2019, 79(Suppl 1):17-21.

[44] KROUPINA K, BÉMEUR C, ROSE C F. Amino acids, ammonia, and hepatic encephalopathy [J]. Anal Biochem, 2022, 649:114696.

[45] JONES E A, MULLEN K D. Theories of the pathogenesis of hepatic encephalopathy[J]. Clin Liver Dis, 2012, 16(1):7-26.

[46] ANAND A C, SINGH P. Neurological recovery after recovery from acute liver failure: is it complete? [J]. J Clin Exp Hepatol, 2019, 9(1):99-108.

[47] GHABRIL M, JACKSON M, GOTUR R, et al. Most individuals with advanced cirrhosis have sleep disturbances, which are associated with poor quality of life [J]. Clin Gastroenterol Hepatol, 2017, 15(8):1271-1278.

[48] SINGH J, SHARMA B C, PURI V, et al. Sleep disturbances in patients of liver cirrhosis with minimal hepatic encephalopathy before and after lactulose therapy [J]. Metab Brain Dis, 2017, 32(2):595-605.

[49] MONTAGNESE S, BIANCARDI A, SCHIFF S, et al. Different biochemical correlates for different neuropsychiatric abnormalities in patients with cirrhosis[J]. Hepatology, 2011, 53(2):558-566.

[50] LI P K, CHU K H, CHOW K M, et al. Cross sectional survey on the concerns and anxiety of patients waiting for organ transplants [J]. Nephrology (Carlton), 2012, 17(5):514-518.

14 全身麻醉药突触前作用机制及研究进展

全身麻醉导致意识丧失的机制是医学和神经科学领域亟待解决的重大科学问题之一。全麻药物主要是通过影响神经递质释放或改变突触后靶点对递质的敏感性而影响突触传递，产生麻醉效应。突触传递是神经元之间进行信息交流的关键环节，而完整的突触功能是网络连接和各项神经活动的基础。神经递质的释放主要依赖动作电位经胞体整合后传递到突触前膜活化区，引起 Ca^{2+} 内流，触发囊泡与突触前膜融合。近年，随着在体生物光学成像、基因操纵等技术进步，越来越多的研究关注麻醉药对神经元突触前靶点的作用。研究表明，全身麻醉药可以通过作用于突触前离子通道、囊泡融合相关蛋白、受体等靶点而影响递质释放，参与麻醉过程。本文主要综述了麻醉药作用于神经突触前靶点的作用机制及其研究进展，以期从突触前角度对全身麻醉机制进行补充，为全面理解全麻机制提供参考。

一、SNARE 复合体在麻醉中的作用

神经递质释放是需要一系列分子蛋白参与的复杂而精密的生化过程，主要包括可溶性 N-乙基马来酰亚胺敏感因子附着蛋白受体（soluble N-ethylmaleimide-sensitive factor attachment proteins receptors，SNARE）、突触结合蛋白（synaptotagmin，Syt）、复合蛋白（Complexin）、突触前膜蛋白 13（Munc13）、鸟苷三磷酸（guanosine triphosphate，GTP）结合蛋白（Rab）等。Syt 有 17 个家族成员（Syt1-17），主要加速囊泡融合，介导递质释放。Complexin 可以与 SNARE 复合物结合影响递质释放，而 Munc13 主要负责募集囊泡以维持囊泡库的功能，Rab 蛋白主要与囊泡膜相结合并锚定到合适的膜位点上。SNARE 复合体在基础的生理活动及生命维持中非常重要，由三个主要蛋白构成：突触融合蛋白 1（Syntaxin-1）、突触小体相关蛋白 25（synaptosomal associated protein 25，SNAP25）和囊泡相关膜蛋白 2（vesicle associated membrane protein 2，VAMP2）聚集为稳定三聚体结构。

对秀丽隐杆线虫（*Caenorhabditis elegans*）Syntaxin-1 相关的 *unc-64* 基因进行突变，结果显示异氟烷（isoflurane）与 Syntaxin-1 结合受限，表现为线虫对吸入麻醉抵抗，即更不易被麻醉。通过对果蝇的 *Syntaxin-1* 基因进行突变，发现异氟烷麻醉后苏醒时间显著缩短，表明 *Syntaxin-1* 靶点主要影响在果蝇麻醉的维持及苏醒期。相反，Herring 等对秀丽线虫过表达 *Syntaxin-1* 基因，发现逆转了原本吸入麻醉药异氟烷所引起的递质减少，表明 *Syntaxin-1* 可能是异氟烷抑制递质释放的重要环节。以上研究表明，突触前的 Syntaxin-1 是吸入麻醉药抑制递质释放，发挥麻醉效应的关键分子靶点。同样对静脉麻醉药的研究也发现，丙泊酚和依托咪酯抑制培养的 PC12 细胞和海马神经元的递质释放。而对 *Syntaxin-1* 基因截断 c 段的突变 md130A 过表达后，细胞本身的递质释放能力不变，丙泊酚不能抑制递质释放的抑制，表明丙泊酚可能通过 Syntaxin-1 靶点发挥作用。有趣的是，依托咪酯对递质释放的抑制作用基本没有变化，这表明尽管丙泊酚和依托咪酯都是 GABA_A 受体拮抗剂，但其对突触前作用的分子靶点可能存在差异。Bademosi 等研究发现丙泊酚和依托咪酯可以限制 Syntaxin-1A 迁移，干扰 SNARE 复合体形成，从而抑制递质释放。上述研究表明，尽管不同的麻醉药作用与 Syntaxin-1 的位点可能存在差异，然而无论吸入麻醉药还是静脉麻醉药均可以作用于突触前 Syntaxin-1，影响递质释放。

SNAP25 作为 SNARE 复合物的重要组成蛋白，参与囊泡融合的过程，主要调控 Ca^{2+} 驱动的囊泡融合。敲低 *SNAP25* 基因后，丙泊酚、依托咪酯和异氟烷对神经递质释放的抑制作用显著降低。如前所述，丙泊酚可以限制 Syntaxin-1A 迁移，而当 SNAP25 表达被敲低时，丙泊酚对 Syntaxin-1A 迁移的限制也减弱。而进一步通过共表达与 SNAP25 相互作用截断 Syntaxin-1A 结构，可以逆转丙泊酚限制的 Syntaxin-1A 迁移作用，表明 SNAP25 和 Syntaxin-1A 共同组成了丙泊酚作用的靶点。对大鼠进行氯胺酮麻醉后发现，海马突触体中的 SNARE 复合物显著减少，表明 SNARE 复合物参与了调控氯胺酮麻醉。综上所述，SNARE 复合物在全身麻醉中有着重要作用，突触前递质释放相关蛋白可能正是麻醉药发挥效应的靶点之一。

二、离子通道在麻醉中的作用

（一）Ca²⁺通道在麻醉中的作用

突触前电压门控钙通道（voltage-gated calcium channel，Ca_v）对囊泡融合和神经递质释放是必不可少的。动作电位传递到突触前膜，引起 Ca_v 开放，Ca^{2+} 内流增加胞内游离钙浓度，进而引起递质释放。在中枢神经系统中 Ca_v 主要分为 5 种亚型：L、T、P/Q、R 和 N 型，其中突触前分布的主要是 P/Q（$Ca_v2.1$）、N（$Ca_v2.2$）和 R（$Ca_v2.3$）型。Takei 等发现缺乏 $Ca_v2.3$ 钙通道敲除的小鼠对丙泊酚和氟烷（halothane）更加敏感，同时对海马神经元进行电生理记录，也表现出兴奋性突触后电位的减少。通过电生理方法记录大鼠浦肯野纤维的 P 型钙电流发现，丙泊酚和氟烷对 P 型钙电流抑制非常小，说明 P 型钙通道在全身麻醉中可能不起主要作用。研究发现，依托咪酯和巴比妥等药物通过浓度依赖性地抑制电压门控钙通道及 GABAA 受体，减少突触前动作电位的幅度并抑制谷氨酸释放。上述研究表明，尽管不同麻醉药作用的通道亚型可能存在差异，然而可以明确 Ca_v 是静脉麻醉药的重要作用靶点。

吸入麻醉药也可以通过作用于 Ca_v 改变胞内钙浓度，发挥麻醉效应。在豚鼠大脑皮质突触体的体外研究发现，吸入麻醉药异氟烷可以抑制 K^+ 诱发去极化所引起的突触内钙以及谷氨酸的释放。而突触内钙的减少和麻醉抑制 Ca^{2+} 流入一致，提示异氟烷麻醉与 Ca_v 相关。在大鼠海马神经元的膜片钳记录中发现，异氟烷抑制了低电压门控钙电流和高电压门控钙电流；进一步通过使用特异性钙通道阻滞剂，发现包括 T 型、P 型、L 型和 N 型等钙通道电流均被异氟烷所抑制，提示异氟烷可作用于多种 Ca_v。对小鼠 T 型钙通道 α 亚基进行基因敲除，结果发现吸入麻醉的最低肺泡有效浓度（minimum alveolar concentration，MAC）没有明显改变，麻醉诱导时间延长，提示麻醉维持可能不需要 T 型钙通道 α 亚基的参与。然而，对大鼠下丘脑神经元进行电生理记录发现，异氟烷显著抑制 T 型钙电流的幅度，提示 T 型钙通道参与异氟烷的全身麻醉过程，不同的亚基起到的作用可能不一致。综上所述，Ca_v 在静脉麻醉和吸入麻醉中均起到重要的作用。然而，不同的麻醉药是否直接作用于 Ca_v 并进一步改变神经递质释放目前少有报道，有待进一步研究。

（二）Na⁺通道在麻醉中的作用

电压门控钠通道（voltage-gated sodium channel，Na_v）由 α 和 β 两个亚基组成，是动作电位产生的关键。根据 α 亚基将 Na_v 共分为 9 个同源亚型（$Na_v1.1 \sim Na_v1.9$），其中 $Na_v1.1$ 主要表达在 GABA 能神经元中，$Na_v1.2$ 和 $Na_v1.6$ 主要表达于兴奋性神经元。由于 Na_v 对动作电位的产生及进一步递质释放的重要性，其在麻醉中的作用也被广泛关注。据报道，不同亚型的 Na_v 在异氟烷等吸入麻醉药中起到重要作用。Scholz 等对大鼠背根神经节的研究发现，氟

烷以浓度相关性抑制钠电流；而对于河鲀毒素（tetrodotoxin，TTX）敏感的钠电流和 TTX 不敏感的钠电流，氟烷的抑制效应存在差异性。Herold 等研究进一步发现，异氟烷显著抑制 TTX 不敏感的 $Na_v1.8$ 电流，且其抑制效力与内源性 TTX 敏感 Na_v 相当，提示异氟烷对不同亚型的 Na_v 作用是保守的。Zhao 等对小鼠海马锥体神经元进行脑片电生理记录，发现异氟烷抑制了瞬时和持续的钠电流，这可能是异氟烷抑制海马神经元兴奋性及突触传递的机制。电生理研究发现异氟烷对谷氨酸能神经元的 Na_v 抑制作用显著强于 GABA 能神经元的 Na_v。这项结果解释了麻醉药对皮质神经元谷氨酸的抑制强于对 GABA 的抑制，最终导致异氟烷对皮质神经元产生净抑制效应。

在静脉全麻药中，Ratnakumari 等通过纯化大鼠皮质的突触体进行实验，发现丙泊酚可以抑制 Na^+ 内流，减少胞内 Na^+，抑制谷氨酸释放。通过对大鼠脑干谷氨酸能神经元进行电生理记录，结果发现丙泊酚抑制突触前 Na^+ 和 Ca^{2+} 通道，从而引起递质释放减少。通过电生理记录小鼠皮质神经元发现，依托咪酯剂量依赖性抑制 Na_v，使稳态失活曲线左移并且恢复时间延长。一项人脑组织的研究发现，依托咪酯与通道的钠传导相互作用，导致钠电导率降低，提示依托咪酯对人脑的钠通道作用有限。综上所述，Na_v 是全麻药作用的重要靶点之一，同时值得注意的是，不同亚型的 Na_v 表达分布的脑区、神经元类别和神经元部位不尽相同，这可能是全麻药作用的敏感性差异并进一步影响突触传递差异的机制之一。

（三）K⁺通道及 HCN 的作用

钾通道主要分为 4 个亚家族，包括电压门控钾通道 K_v、钙激活钾通道 K_{Ca}、内向整流钾通道 K_{ir} 以及双孔钾通道 K2P。既往研究表明，全麻药可以作用于 K_v 和 K2P 靶点而发挥麻醉效应。对爪蟾卵母细胞进行电生理记录，发现七氟烷对 K_v 的别构调节可能与门控相关多位点有关。关于 K2P 通道在麻醉中作用，有研究报道异氟烷可以使 K2P 通道开放，抑制神经元兴奋性从而减少递质释放。Patel 等研究发现 K2P 家族的 TWIK 相关酸敏感钾离子通道（TWIK-related acid-sensitive K^+ channel，TASK）和双孔弱内向整流钾通道 1（tandem of pore domain in a weak inwardly rectifying K^+ channel 1，TREK1）是吸入麻醉药重要靶点，其中 TASK 只能被氟烷和异氟烷所激活，而 TREK1 可以被多种吸入麻醉药激活。*TASK* 基因敲除的小鼠对氟烷等吸入麻醉的敏感性降低，进一步对胆碱能神经元条件性敲除 *TASK* 基因，发现吸入麻醉的效力与整体基因敲除相当，提示胆碱能神经元上的 TASK 可能是吸入麻醉作用的分子基础靶点。

超极化激活环核苷酸门控阳离子通道（hyperpolarization-activated cyclic nucleotide-gated cation channel，HCN）在全身麻醉中表现出重要的调控作用。对小鼠 *HCN1* 基因敲除，结果发现氯胺酮引起翻正反射的麻醉效力显著降低，此外丙泊酚的敏感性也降低，而依托咪酯麻醉效应基本不变。

而对于小鼠前脑神经元中的 *HCN* 条件性敲除后,氯胺酮则不能引起超极化以及突触输入,其诱导失去反应的有效浓度显著增加,提示前脑的 HCN 在氯胺酮麻醉中起到重要作用。另一项研究报道,*HCN1* 敲除小鼠对七氟烷引起催眠的 MAC 显著增加,而对于七氟烷引起制动的 MAC 无显著差异,提示 HCN1 在吸入麻醉的催眠作用中比较重要而在制动的作用中较弱。综上所述,HCN 在吸入麻醉和静脉麻醉中也是重要的结合靶点,不同的麻醉药和不同 HCN 亚型结合的亲和性存在差异。

三、突触前受体在麻醉中的作用

神经元之间主要通过配体门控离子通道(ligand-gated ion channel,LGIC)受体和 G 蛋白偶联受体两种方式进行突触传递。这些受体不仅分布于突触后膜,很多在突触前位点也有广泛分布,突触前的受体可以调控局部递质释放。例如位于腹侧被盖区(ventral tegmental area,VTA)的多巴胺能神经元突触前存在 GABA 受体分布,GABA 作用于多巴胺能神经元突触前 GABA 受体抑制 DA 释放;同时多巴胺能神经元可以释放大麻素作用于 GABA 能神经元突触前的大麻素受体,因而在局部可以形成相互调控作用。突触前分布的 GPCR 根据来源可以分为自受体和异源受体。自受体即由突触末端释放递质作用于自身突触前受体,而异受体则由其他突触末端释放递质作用于非自身突触前受体。

既往研究报道,α_2 肾上腺能受体作为自受体可以分布于去甲肾上腺素能神经元突触前膜,抑制自身递质的释放,起到负反馈的作用。同时 α_2 受体也作为异源受体分布于非肾上腺素能神经元抑制 GABA、DA 等释放。右美托咪定起到镇静催眠作用主要是通过激活突触前的 α_2 受体,而基因敲除 α_2 受体的小鼠则不能产生镇静作用,提示肾上腺素能 α_2 受体在镇静催眠中具有重要作用。此外,GABA 受体、DA 受体、NMDAR 等在突触前也有自受体或异源受体分布。Kramer 等通过电生理记录小鼠多巴胺能神经元的轴突,发现使用地西泮(GABA$_A$ 受体激动剂)可以增强多巴胺能神经元轴突的 GABA$_A$ 电流,并抑制 DA 释放;而使用 GABA$_A$ 受体拮抗剂印防己毒素(picrotoxin,PTX)则逆转地西泮的效果,提示多巴胺能神经元轴突上的 GABA$_A$ 受体直接调控了递质的释放。这证明了在多巴胺能神经元轴突上存在 GABA$_A$ 受体,提示轴突上的受体可能是麻醉催眠药物的作用的靶点机制之一,也提示全麻药物作用的研究可以在更精准的神经元作用位点、受体亚型上进行。

四、突触前其他靶点

突触前除上述 SNARE 复合体、离子通道、受体等麻醉药作用靶点外,作为第二信使的环磷酸鸟苷(cyclic guanosine monophosphate,cGMP)、介导蛋白磷酸化的蛋白激酶 A(protein kinase A,PKA)、蛋白激酶 C(protein kinase C,PKC)等也被报道为全身麻醉药的作用靶点。Speigel 等对海马神经元突触进行 cGMP 荧光探针成像发现,吸入麻醉药异氟烷对 cGMP 信号抑制了 33.2%,七氟烷抑制 26.4%,进而抑制突触前膜 Ca^{2+} 内流以及囊泡释放。这项工作提示,麻醉药对 cGMP 信号的抑制是其抑制递质释放,发挥麻醉效应的机制之一。Hemmings 等研究发现氟烷刺激突触体内 PKC 的活性,影响磷酸化过程而抑制 Na_v,从而影响递质释放。

突触前膜的神经递质融合、释放等是由一系列复杂程序组成的过程,而这些程序都需要能量的保障。Quintaina 等敲除线粒体复合酶 I(complex I)中一种亚型基因 *Ndufs4*,结果发现基因敲除的小鼠对吸入麻醉药异氟烷敏感性增加近 3 倍,对丙泊酚敏感性增加 2 倍,提示 complex I 可能是全身麻醉药作用的重要靶点。Zimin 等进一步对海马脑片进行电生理研究发现,高频刺激增加小鼠能量需求后,*Ndufs4* 基因敲除小鼠突触增强较少,提示异氟烷可能通过抑制 complex I 来影响能量输出。那么,全身麻醉药是否能在突触前抑制 ATP 合成从而发挥麻醉作用呢?最近一项工作通过直接检测突触前胞吞水平和 ATP 情况,结果显示异氟烷抑制 complex I 从而抑制了突触前 ATP 的浓度,减少胞吞作用(endocytosis),最终可能导致突触前递质减少。上述研究提示,全麻药可通过抑制突触前的能量合成而影响胞吞功能,从而影响突触传递,参与麻醉过程。

五、总结

综上所述,完整的突触传递是神经系统形成网络连接和参与基本生理功能的基础,全身麻醉药对突触前分子靶点的作用是产生麻醉效应的主要机制之一。因此,对全麻药作用于轴突上突触前的离子通道、受体蛋白及囊泡释放相关蛋白等靶点的研究是揭开麻醉机制的重要一环。同时,对突触前靶点的深入研究有利于开发更具特异性、安全性的理想全麻药物,也有助于对大脑意识产生和消失机制的认识,具有重要的科学意义及临床价值。

(杜文杰　王英伟)

参 考 文 献

[1] SUDHOF T C. Neurotransmitter release:the last millisecond in the life of a synaptic vesicle[J]. Neuron,2013,80(3):675-690.

[2] SOLLNER T,BENNETT M K,WHITEHEART S W,et al. A protein assembly-disassembly pathway in vitro that may correspond to sequential steps of synaptic vesicle docking,activation,and fusion[J]. Cell,1993,75(3):409-418.

[3] VAN SWINDEREN B,SAIFEE O,SHEBESTER L,et al. A neomorphic syntaxin mutation blocks volatile-anesthetic action in Caenorhabditis elegans[J]. Proc Natl Acad Sci

U S A,1999,96(5):2479-2484.

[4] TROUP M,ZALUCKI O H,KOTTLER B D,et al. Syntaxin1A neomorphic mutations promote rapid recovery from isoflurane anesthesia in drosophila melanogaster[J]. Anesthesiology,2019,131(3):555-568.

[5] HERRING B E,XIE Z,MARKS J,et al. Isoflurane inhibits the neurotransmitter release machinery[J]. J Neurophysiol,2009,102(2):1265-1273.

[6] HERRING B E,MCMILLAN K,PIKE C M,et al. Etomidate and propofol inhibit the neurotransmitter release machinery at different sites[J]. J Physiol,2011,589(Pt 5):1103-1115.

[7] BADEMOSI A T,STEEVES J,KARUNANITHI S,et al. Trapping of Syntaxin1a in presynaptic nanoclusters by a clinically relevant general anesthetic[J]. Cell Rep,2018,22(2):427-440.

[8] KADKOVA A,RADECKE J,SORENSEN J B. The SNAP-25 protein family[J]. Neuroscience,2019,420:50-71.

[9] XIE Z,MCMILLAN K,PIKE C M,et al. Interaction of anesthetics with neurotransmitter release machinery proteins[J]. J Neurophysiol,2013,109(3):758-767.

[10] MULLER H K,WEGENER G,LIEBENBERG N,et al. Ketamine regulates the presynaptic release machinery in the hippocampus[J]. J Psychiatr Res,2013,47(7):892-899.

[11] BORNSCHEIN G,SCHMIDT H. Synaptotagmin Ca^{2+} sensors and their spatial coupling to presynaptic Ca_v channels in central cortical synapses[J]. Front Mol Neurosci,2018,11:494.

[12] CATTERALL W A. Voltage gated sodium and calcium channels:discovery,structure,function,and Pharmacology[J]. Channels(Austin),2023,17(1):2281714.

[13] TAKEI T,SAEGUSA H,ZONG S,et al. Anesthetic sensitivities to propofol and halothane in mice lacking the R-type(Cav2.3)Ca^{2+} channel[J]. Anesth Analg,2003,97(1):96-103.

[14] HALL A C,LIEB W R,FRANKS N P. Insensitivity of P-type calcium channels to inhalational and intravenous general anesthetics[J]. Anesthesiology,1994,81(1):117-123.

[15] KITAYAMA M,HIROTA K,KUDO M,et al. Inhibitory effects of intravenous anaesthetic agents on K^+-evoked glutamate release from rat cerebrocortical slices. Involvement of voltage-sensitive Ca^{2+} channels and $GABA_A$ receptors[J]. Naunyn Schmiedebergs Arch Pharmacol,2002,366(3):246-253.

[16] MIAO N,FRAZER M J,LYNCH C 3RD. Volatile anesthetics depress Ca^{2+} transients and glutamate release in isolated cerebral synaptosomes[J]. Anesthesiology,1995,83(3):593-603.

[17] STUDY R E. Isoflurane inhibits multiple voltage-gated calcium currents in hippocampal pyramidal neurons[J]. Anesthesiology,1994,81(1):104-116.

[18] PETRENKO A B,TSUJITA M,KOHNO T,et al. Mutation of alpha1G T-type calcium channels in mice does not change anesthetic requirements for loss of the righting reflex and minimum alveolar concentration but delays the onset of anesthetic induction[J]. Anesthesiology,2007,106(6):1177-1185.

[19] ECKLE V S,DIGRUCCIO M R,UEBELE V N,et al. Inhibition of T-type calcium current in rat thalamocortical neurons by isoflurane[J]. Neuropharmacology,2012,63(2):266-273.

[20] SHEN H,ZHOU Q,PAN X,et al. Structure of a eukaryotic voltage-gated sodium channel at near-atomic resolution[J]. Science,2017,355(6328):eaal4326.

[21] SHIRAISHI M,HARRIS R A. Effects of alcohols and anesthetics on recombinant voltage-gated Na^+ channels[J]. J Pharmacol Exp Ther,2004,309(3):987-994.

[22] SCHOLZ A,APPEL N,VOGEL W. Two types of TTX-resistant and one TTX-sensitive Na^+ channel in rat dorsal root ganglion neurons and their blockade by halothane[J]. Eur J Neurosci,1998,10(8):2547-2556.

[23] HEROLD K F,NAU C,OUYANG W,et al. Isoflurane inhibits the tetrodotoxin-resistant voltage-gated sodium channel Nav1.8[J]. Anesthesiology,2009,111(3):591-599.

[24] ZHAO W,ZHANG M,LIU J,et al. Isoflurane modulates hippocampal cornu ammonis pyramidal neuron excitability by inhibition of both transient and persistent sodium currents in mice[J]. Anesthesiology,2019,131(1):94-104.

[25] QIU J,YANG Y,LIU J,et al. The volatile anesthetic isoflurane differentially inhibits voltage-gated sodium channel currents between pyramidal and parvalbumin neurons in the prefrontal cortex[J]. Front Neural Circuits,2023,17:1185095.

[26] RATNAKUMARI L,HEMMINGS H C JR. Effects of propofol on sodium channel-dependent sodium influx and glutamate release in rat cerebrocortical synaptosomes[J]. Anesthesiology,1997,86(2):428-439.

[27] LIU Q Z,HAO M,ZHOU Z Y,et al. Propofol reduces synaptic strength by inhibiting sodium and calcium channels at nerve terminals[J]. Protein Cell,2019,10(9):688-693.

[28] ZHANG Y,HE J C,LIU X K,et al. Assessment of the

effect of etomidate on voltage-gated sodium channels and action potentials in rat primary sensory cortex pyramidal neurons[J]. Eur J Pharmacol,2014,736:55-62.

[29] FRENKEL C,WECKBECKER K,WARTENBERG H C, et al. Blocking effects of the anaesthetic etomidate on human brain sodium channels[J]. Neurosci Lett,1998,249 (2/3):131-134.

[30] GRIFFITH L C. Potassium channels:the importance of transport signals[J]. Curr Biol, 2001, 11 (6): R226-R228.

[31] COVARRUBIAS M,BARBER A F,CARNEVALE V,et al. Mechanistic insights into the modulation of voltage-gated ion channels by inhalational anesthetics[J]. Biophys J,2015,109(10):2003-2011.

[32] LIANG Q,ANDERSON W D,JONES S T,et al. Positive allosteric modulation of Kv channels by sevoflurane:insights into the structural basis of inhaled anesthetic action[J]. PLoS One,2015,10(11):e0143363.

[33] ANDRES-ENGUIX I,CALEY A,YUSTOS R,et al. Determinants of the anesthetic sensitivity of two-pore domain acid-sensitive potassium channels:molecular cloning of an anesthetic-activated potassium channel from Lymnaea stagnalis[J]. J Biol Chem, 2007, 282(29): 20977-20990.

[34] PATEL A J,HONORE E,LESAGE F,et al. Inhalational anesthetics activate two-pore-domain background K⁺ channels[J]. Nat Neurosci,1999,2(5):422-426.

[35] LAZARENKO R M,WILLCOX S C,SHU S,et al. Motoneuronal TASK channels contribute to immobilizing effects of inhalational general anesthetics[J]. J Neurosci,2010,30(22):7691-7704.

[36] HE J T,LI X Y,ZHAO X,et al. Hyperpolarization-activated and cyclic nucleotide-gated channel proteins as emerging new targets in neuropathic pain[J]. Rev Neurosci,2019,30(6):639-649.

[37] CHEN X,SHU S,BAYLISS D A. HCN1 channel subunits are a molecular substrate for hypnotic actions of ketamine[J]. J Neurosci,2009,29(3):600-609.

[38] ZHOU C,DOUGLAS J E,KUMAR N N,et al. Forebrain HCN1 channels contribute to hypnotic actions of ketamine[J]. Anesthesiology,2013,118(4):785-795.

[39] ZHOU C,LIANG P,LIU J,et al. HCN1 Channels contribute to the effects of amnesia and hypnosis but not im-

mobility of volatile anesthetics[J]. Anesth Analg,2015, 121(3):661-666.

[40] LOVINGER D M,MATEO Y,JOHNSON K A,et al. Local modulation by presynaptic receptors controls neuronal communication and behaviour[J]. Nat Rev Neurosci, 2022,23(4):191-203.

[41] ATWOOD B K,LOVINGER D M,MATHUR B N. Presynaptic long-term depression mediated by Gi/o-coupled receptors[J]. Trends Neurosci,2014,37(11):663-673.

[42] STARKE K. Presynaptic autoreceptors in the third decade:focus on alpha2-adrenoceptors[J]. J Neurochem, 2001,78(4):685-693.

[43] TAN C M,WILSON M H,MACMILLAN L B,et al. Heterozygous alpha 2A-adrenergic receptor mice unveil unique therapeutic benefits of partial agonists[J]. Proc Natl Acad Sci U S A,2002,99(19):12471-12476.

[44] KRAMER P F,TWEDELL E L,SHIN J H,et al. Axonal mechanisms mediating gamma-aminobutyric acid receptor type A(GABA-A) inhibition of striatal dopamine release[J]. Elife,2020,9:e55729.

[45] SPEIGEL I,PATEL K,OSMAN V,et al. Volatile anesthetics inhibit presynaptic cGMP signaling to depress presynaptic excitability in rat hippocampal neurons[J]. Neuropharmacology,2023,240:109705.

[46] HEMMINGS H C JR,ADAMO A I. Activation of endogenous protein kinase C by halothane in synaptosomes[J]. Anesthesiology,1996,84(3):652-662.

[47] PATHAK D,SHIELDS L Y,MENDELSOHN B A,et al. The role of mitochondrially derived ATP in synaptic vesicle recycling[J]. J Biol Chem,2015,290(37):22325-22336.

[48] QUINTANA A,MORGAN P G,KRUSE S E,et al. Altered anesthetic sensitivity of mice lacking Ndufs4, a subunit of mitochondrial complex I[J]. PLoS One, 2012,7(8):e42904.

[49] ZIMIN P I,WOODS C B,KAYSER E B,et al. Isoflurane disrupts excitatory neurotransmitter dynamics via inhibition of mitochondrial complex I[J]. Br J Anaesth,2018, 120(5):1019-1032.

[50] JUNG S,ZIMIN P I,WOODS C B,et al. Isoflurane inhibition of endocytosis is an anesthetic mechanism of action[J]. Curr Biol,2022,32(14):3016-3032.

15 全麻药物氯胺酮抗抑郁作用的脑机制

重型抑郁障碍(major depressive disorder,MDD),也被称为临床抑郁症、重度抑郁症等,是最为常见的精神疾病之一,其主要临床表现为情绪低落、快感缺失、活动水平紊乱、注意力不集中和自杀倾向等。流行病学调查结果显示,全球 MDD 患者有近 3.5 亿人,约占全球总人口的 5%。传统抗抑郁药物,例如三环类抗抑郁药(tricyclic antidepressive agent,TCA)、5-羟色胺选择性再摄取抑制剂(serotonin-selective reuptake inhibitor,SSRI)等,尽管有一定的疗效,但存在起效缓慢、治愈率低且不良反应多等诸多副作用。

N-甲基-D-天冬氨酸受体(N-methyl-D-aspartate receptor,NMDAR)拮抗剂氯胺酮作为一种新型的抗抑郁药物,对 MDD 等精神疾病具有快速持续的缓解作用。艾司氯胺酮鼻腔喷雾剂在加拿大、美国和欧盟被批准用于难治性抑郁症的治疗。研究发现,氯胺酮及其消旋体和代谢产物通过不同机制发挥抗抑郁作用。单次给药 2h 内即可产生显著的抗抑郁作用,并且抗抑郁效果可持续 1 周。尽管氯胺酮的抗抑郁作用在行为学层面表现出显著一致性,但其作用机制尚未完全阐明。近年来的研究结果提示,氯胺酮的抗抑郁作用可能是多个系统、多种复杂机制共同作用的结果。因此,本文旨在总结氯胺酮抗抑郁机制的最新研究进展、展望未来的研究发展方向,以期为 MDD 的治疗带来新的启示。

一、氯胺酮及其代谢物

(一)氯胺酮

1962 年,Stevens 博士首次合成苯环利定的衍生物氯胺酮,并将其作为短效麻醉剂使用,与苯环利定相比,氯胺酮的致幻性较小,作用时间较短;1964 年,Domino 博士在人类志愿者中进行了氯胺酮的首次临床研究;1970 年,氯胺酮被 FDA 正式批准用于临床麻醉,并且得到广泛应用;1983 年,氯胺酮被证实能阻断 NMDAR;1993 年,谷氨酸能系统在 MDD 发生发展中的作用逐渐得到关注;2000 年,Berman 博士首次通过双盲对照试验在难治性抑郁症患者中进行了氯胺酮的药效研究;2006 年,Zarate 博士报道,单次输注氯

胺酮对治疗耐药的 MDD 患者可产生快速且持续的抗抑郁作用;2014 年,FDA 首次批准进行氯胺酮抗抑郁的临床研究;2019 年,强生公司生产的艾司氯胺酮鼻喷雾制剂在美国和欧洲被批准用于治疗难治性抑郁症。

氯胺酮是由(R)-氯胺酮(阿氯胺酮)和(S)-氯胺酮(艾司氯胺酮)两种对映体组成的外消旋混合物,不同对映体的药理学作用有所不同。例如,(S)-对映体对 NMDAR 具有更大的亲和力;在啮齿动物中,(R)-氯胺酮抗抑郁作用比(S)-氯胺酮更强且更持久;(R)-氯胺酮的拟精神作用、解离作用以及成瘾性等副作用比-氯胺酮和(S)-氯胺酮小。

(二)氯胺酮代谢物

氯胺酮在体内可以被分解成多种代谢产物,其中(2S,6S)-羟基去甲氯胺酮(hydroxynorketamine,HNK)和(2R,6R)-HNK 两种对映体是氯胺酮在脑内的主要代谢产物。(2R,6R)-HNK 作为一种副作用小于氯胺酮的潜在抗抑郁药物而备受关注:(2R,6R)-HNK 已被证实可以增加 α-氨基-3-羟基-5-甲基-4-异噁唑受体(α-amino-3-hydroxy-5-methyl-4-isox-azolepropionic acid receptor,AMPAR)的活性,并且可以通过直接结合脑源性神经营养因子(brain-derived neurotrophic factor,BDNF)的酪氨酸激酶受体 B(tropomyosin receptor kinase B,TrkB)而发挥抗抑郁作用;此外在经过氯胺酮治疗的患者体内也观察到(2R,6R)-HNK 的存在。在啮齿动物模型中,过度运动或运动不协调被认为是氯胺酮精神活性作用的重要指标,单剂量-氯胺酮(20mg/kg)注射后,小鼠在旷场实验中的行走距离显著增加、在转棒实验中表现出运动不协调,而相同剂量的(2S,6S)-HNK 或(2R,6R)-HNK 注射后,则没有表现出以上行为,这些研究结果提示氯胺酮代谢产物和氯胺酮相比可能副作用相对较小。

二、氯胺酮的抗抑郁机制

(一)氯胺酮速效抗抑郁作用

动物实验表明,单次注射亚麻醉剂量的氯胺酮在数小

时内即可产生快速的抗抑郁作用。除抗抑郁作用外,氯胺酮还能迅速减少抑郁症患者的自杀意念。尽管氯胺酮具有显著的抗抑郁效果,但其发挥快速抗抑郁作用的神经生物学机制至今仍未完全阐明。

1. NMDAR 的作用　NMDAR 是一种离子型谷氨酸受体,允许阳离子通过,是调控突触可塑性的重要靶点。1990年,Trullas 教授和 Skolnick 教授首次报道了 NMDAR 拮抗剂减少小鼠行为绝望的研究。在给予非竞争性 NMDAR 拮抗剂地佐环平(MK-801)和竞争性 NMDAR 拮抗剂 Aaptamine-7(AP-7)后,小鼠在强迫游泳实验中的不动时间显著减少,提示氯胺酮可能通过阻断 NMDAR 发挥快速抗抑郁作用。胡海岚教授团队提出氯胺酮作为一种 NMDAR 拮抗剂,可能通过在特定脑区外侧缰核(lateral habenula,LHb)发挥快速持久的抗抑郁作用,进一步拓展了氯胺酮的 NMDAR 抑制假说。然而,NMDAR 的激活也可能产生快速的抗抑郁作用。例如,单次静脉输注 NMDAR 的功能性部分激动剂雷帕替奈(rapastinel,GLYX-13)后 2h 内即可减轻患者的抑郁症状,并且这种作用可以持续 7d;在动物试验中也观察到单次给予 GLYX-13 能够产生快速且持续的抗抑郁作用。

2. AMPAR 的激活　突触数量的显著降低是 MDD 患者的重要特征,而经过氯胺酮治疗的 MDD 患者突触数量显著增加。AMPAR 在兴奋性突触的可塑性改变中起主要作用。突触中谷氨酸能神经传递的增强主要是由突触后 AMPAR 数量增加或传导水平增强介导的。AMPAR 在氯胺酮抗抑郁效应中的作用主要体现在:氯胺酮增强了大鼠中内侧前额叶皮质(medial prefrontal cortex,mPFC)锥体神经元 AMPAR 介导的突触传递,其中 AMPAR 的 GluA2 亚基可能是氯胺酮诱导突触增强的必要因素,因为 *GluA2* 基因缺陷小鼠中注射氯胺酮不能诱导 AMPAR 介导的突触增强;动物研究还发现,AMPAR 拮抗剂二羟基喹酮能够阻断氯胺酮和(2R,6R)-HNK 的抗抑郁作用。这些发现提示 AMPAR 数量和功能的变化可能是氯胺酮持续抗抑郁作用的基础,通过调控 AMPAR 的功能可以调节氯胺酮的快速抗抑郁作用。

3. BDNF 通路　BDNF 是中枢神经系统中调节功能性神经元连接和突触可塑性的关键分子。同时,BDNF 及相关信号通路被认为是氯胺酮抗抑郁作用的重要分子基础。在啮齿动物模型中,BDNF 及其受体 TrkB 是抗抑郁药发挥抗抑郁作用的必要条件,海马中 BDNF 的缺失会减弱经典抗抑郁药的抗抑郁效果。经典抗抑郁药需要数周的给药才能诱导 BDNF 相关的变化,而氯胺酮在给药 30min 内即可增加大鼠海马中 BDNF 的总蛋白质水平,并在给药 24h 后提高实验动物中海马的突触可塑性。除氯胺酮外,一些其他的快速抗抑郁治疗手段,例如 GluN2-NMDAR 拮抗剂、代谢型谷氨酸 2/3 受体拮抗剂和电休克等,均被发现能够逆转啮齿动物 PFC 和海马中由慢性应激诱导的 BDNF 水平降低,提示 BDNF 可能是快速抗抑郁疗效的重要分子标志物。

4. 真核延伸因子 2　生理条件下,真核延伸因子 2(eu-karyotic elongation factor 2,eEF2)是细胞内参与蛋白质合成的关键分子,并与神经元突触可塑性密切相关。eEF2 激酶(eEF2K)的 NMDAR 依赖性激活会使 eEF2 磷酸化并失活,进而导致在翻译阶段蛋白质的合成和延伸被阻断。在强迫游泳实验中,给予 eEF2K 抑制剂可诱导小鼠的速效抗抑郁行为。氯胺酮作为 NMDAR 拮抗剂能够阻断 NMDAR 介导的 eEF2K 激活,促进 eEF2 的去磷酸化,进而引起蛋白质合成的去抑制和 BDNF 等蛋白质翻译的增强。这些结果提示,eEF2K 可能是氯胺酮快速抗抑郁的一个重要的下游分子靶点。

5. 哺乳动物雷帕霉素靶蛋白　哺乳动物雷帕霉素靶蛋白(mammalian target of rapamycin,mTOR)是一种非典型丝氨酸/苏氨酸蛋白激酶,在调节蛋白质翻译起始过程中发挥重要作用。研究发现 mTOR 是 BDNF 通路的下游关键分子:BDNF 释放增通过激活其受体 TrkB,进而触发磷脂酰肌醇 3-激酶(PI3K)信号通路,促使蛋白激酶 B(PKB)向质膜转位,然后通过激活 mTOR 复合物 1(mTOR complex1,mTORC1),促进蛋白质合成并参与突触可塑性的调控。氯胺酮能够显著增强 mTORC1 信号通路,而这种效应具有短暂性,这提示 mTORC1 的急性激活和蛋白质翻译可能会短暂地诱导突触可塑性,从而起到抗抑郁作用。此外,研究还发现 mTORC1 上游糖原合成酶激酶-3(glycogen synthase kinase-3,GSK-3)磷酸化依赖性的失活与氯胺酮的快速抗抑郁作用有关:亚有效剂量的锂离子(一种非选择性 GSK-3 抑制剂)与氯胺酮联合使用时,会诱导 mTORC1 信号通路的激活、GSK-3 的磷酸化及突触发生,从而引起强效的抗抑郁作用,提示 mTORC1 信号通路和 GSK-3 信号通路之间的协同机制可能参与了氯胺酮的快速抗抑郁作用。

6. PFC 中的谷氨酸循环　在正常大鼠中注射氯胺酮会导致 PFC 中的谷氨酸释放增加,这说明氯胺酮可能增加非 NMDAR 谷氨酸受体中 PFC 的谷氨酸能神经传递。G Sanacora 等提出谷氨酸释放的短暂激增可能是氯胺酮发挥抗抑郁作用的关键。氯胺酮迅速增加大鼠 PFC 谷氨酸的循环可能是由于抑制性 GABA 能中间神经元的影响。单次给予氯胺酮可以显著增加 mPFC 中 V 层锥体神经元上的树突棘的数量,增强 5-HT 和下丘脑分泌素诱导的兴奋性突触后电流的频率和振幅,同时显著增强突触功能。氯胺酮对谷氨酸循环的影响与其给药剂量相关:亚麻醉剂量(10mg/kg)的氯胺酮与谷氨酸经递质循环的快速增加有关,而更高的麻醉剂量(30mg/kg)没有相同的效果。氯胺酮可以剂量依赖性地诱导谷氨酸经递质循环的变化,并提示氯胺酮诱导的 mPFC 谷氨酸释放和循环的增加是产生抗抑郁样反应的关键。氯胺酮短期增强谷氨酸循环的效应可能主要与其抗抑郁作用的起始有关,而这种短期效应对于氯胺酮的持续抗抑郁样作用可能是非必需的。

(二)氯胺酮持续抗抑郁作用

除了快速起效外,氯胺酮还具有持续的抗抑郁作用,探索其具体的脑机制对氯胺酮作为抗抑郁药物的临床使用和新药研发具有重要的现实意义。

1. 氯胺酮在 LHb 区域对 NMDAR 的阻断作用更持久　LHb 作为大脑的反奖赏中心，抑制下游胺能奖赏中心，同时在抑郁状态下表现出过度活跃状态。因此，氯胺酮对 LHb 的快速阻断可能会解除其对下游多巴胺能和血清素能神经元的抑制，从而迅速改善抑郁症状。氯胺酮在小鼠体内半衰期约为 13min，其抗抑郁活性可持续至少 24h。离体脑片电生理记录也显示，单次注射氯胺酮 1h 后约有 80% 的 NMDAR 电流被抑制；在 24h 后（在脑内已检测不到氯胺酮），仍然约有 50% 的 NMDAR 电流被抑制。后续的机制研究发现，这种对 NMDAR 的长时间抑制取决于氯胺酮在 NMDAR 中的活动依赖性捕获（use-dependent trapping）：氯胺酮只会进入开放状态的 NMDAR 并发挥阻滞作用，之后会滞留在 NMDAR 通道内，滞留的药物免于代谢酶的作用，从而长时程阻断此通道，持续发挥抑制作用。这项研究揭示了氯胺酮独特的药物代谢特征，为临床上优化氯胺酮的抗抑郁作用和新型药物研发提供了理论依据。

2. 氯胺酮增加海马神经元电压门控钾通道电流　电压门控钾通道（voltage-gated potassium channel，K_v）亚家族 Q 成员 2（KCNQ2）基因编码 K_v7.2 蛋白，这是一种缓慢作用的电压门控钾通道，在神经元兴奋性的调节中起着关键作用。K_v7.2 和 K_v7.3 蛋白可以形成 KCNQ（K_v7）同源或异源四聚体，产生一个特征的 M 电流，调节神经元的整体兴奋性。通过荧光活化细胞分选技术发现，小鼠注射氯胺酮之后，海马区 KCNQ2 的表达增加。为了研究 KCNQ 通道在氯胺酮持续抑抑郁中的作用，在功能水平上，Alon Chen 等对海马切片进行离体膜片钳记录，结果显示注射氯胺酮 24h 后，M 电流显著增加；在分子水平上，氯胺酮给药 2d 后，小鼠中海马谷氨酸能神经元 KCNQ2 的 mRNA 表达水平及功能性 KCNQ 通道的数量显著增加。此外，与单独使用氯胺酮相比，联合使用瑞替加滨可导致谷氨酸能神经元 KCNQ2 的 mRNA 水平增加，较低剂量的瑞替加滨增强了氯胺酮在小鼠体内持续的抗抑郁样作用，并且这种协同效应是氯胺酮所特有的。

3. 氯胺酮对 Ca^{2+} 通道和钙调蛋白/钙调磷酸酶信号的调节作用　上述研究提示 KCNQ2 是氯胺酮发挥持续抗抑郁作用的重要分子，然而氯胺酮给药后 KCNQ2 的 mRNA 水平变化并非直接或立即出现，而是氯胺酮诱发的下游调节。因此，氯胺酮调控 KCNQ2 基因表达的具体机制可能是解析氯胺酮长期抗抑郁的关键。基于以上推论，Alon Chen 等的进一步研究发现钙调蛋白（camodulin，CaM）、钙调磷酸酶（calcineurin，CaN）和蛋白激酶 A 锚定蛋白 5（protein kinase A-anchoring protein 5，AKAP5），能够通过激活转录因子，作用于 KCNQ2 基因调控元件，进而激活 KCNQ2 基因的表达。分别抑制 L 型钙通道、CaM 和 CaN，能够阻断氯胺酮在不同时间点对 KCNQ2 基因表达的上调作用，例如：抑制 CaN 仅在治疗后 6h 后逆转氯胺酮对 KCNQ2 mRNA 上调的影响。这些研究结果提示 L 型 Ca^{2+} 通道、CaM 和 CaN 在氯胺酮对 KCNQ2 的转录调节及长期抗抑郁中可能发挥关键作用。

4. 小胶质细胞核受体结合蛋白 1 相关信号转导　核受体结合蛋白 1（nuclear receptor binding protein 1，NRBP1）表达于成年小鼠脑 mPFC 小胶质细胞中。氯胺酮通过激活胞外信号调节激酶（extracellular signal-regulated kinase，ERK），增加了 NRBP1 表达水平，促进 cAMP 反应元件结合蛋白（cAMP response element binding protein，CREB）磷酸化。BDNF 在氯胺酮的快速抗抑郁效应中发挥重要作用，然而氯胺酮的长期抗抑郁效应和 BDNF 信号之间的精确分子机制尚不明确。张继春教授团队发现在小胶质细胞中 ERK-NRBP1-CREB 信号通路的增强能够显著提高 BDNF 的表达水平，进一步发挥持久的抗抑郁作用。因此，小胶质细胞中的 ERK-NRBP1-CREB-BDNF 信号转导可能与氯胺酮抗抑郁作用有关，基于以上研究进展，这条信号通路有望成为氯胺酮持续抗抑郁作用的新靶点。

5.（2S,6S)-HNK 产生持续的抗抑郁效应　氯胺酮给药后在体内会被迅速降解为代谢产物，除氯胺酮自身外，其代谢物也可能参与长期抗抑郁作用。研究发现，在小鼠给予（2S,6S)-HNK 30min 后，其在社交互动测试中的社交互动时间显著增加，这种抗抑郁样作用可持续 28d；同样地，（2S,6S)-HNK 在糖水偏好实验中的抗抑郁样作用维持了 14d 以上。在反复应激动物模型中，前旁矢状丘脑（anterior paraventricular thalamus，aPVT）启动的瞬时转录和翻译是（2S,6S)-HNK 持续抗抑郁样行为所必需的：在小鼠 aPVT 中注射 RNA 聚合酶抑制剂放线菌素 D（actinomycin D，ActD），30min 后注射（2S,6S)-HNK，之后测试注射（2S,6S)-HNK 1h、24h、3d 和 7d 后小鼠在悬尾实验中的变化，发现 ActD 消除了（2S,6S)-HNK 的持续抗抑郁样作用。aPVT 与其他抑郁相关脑区存在广泛的投射关系：研究发现，aPVT 接受来自 mPFC 神经元的支配，同时 aPVT 神经元投射到 mPFC 和海马；此外，蓝斑也是调节 aPVT 的关键脑区。这些脑区均被证实与抑郁症的发生或缓解密切相关，aPVT 神经元可能在整合 mPFC、海马及蓝斑的神经环路信号发挥作用，提示 aPVT 的相关环路可能参与（2S,6S)-HNK 的长期抗抑郁样作用。此外，（2S,6S)-HNK 是否参与其他脑区（如缰核和伏隔核）介导的长期抗抑郁作用目前仍不明确。在分子水平上，小鼠给药后没有显著变化提示（2S,6S)-HNK 不影响 NMDAR 和 AMPAR 功能，但其是否影响其他通道或信号转导尚不明晰。综上，（2S,6S)-HNK 的长期抗抑郁作用机制虽然取得了一定的进展，但是仍然有许多神经生物学机制需要进一步探索。

三、小结

氯胺酮作为一种新型的抗抑郁药物，可以产生快速且持久的抗抑郁效果，其机制研究为优化氯胺酮作为抗抑郁药物的临床使用提供了重要的理论依据，具有广阔的应用前景。本文从速效和持续两个方面简述了氯胺酮抗抑郁的神经生物学机制。氯胺酮通过多种机制发挥快速且持续的抗抑郁效果，但是氯胺酮速效和持续的抗抑郁作用是由相同还是不同机制介导的尚需要大量的研究证实。抗抑郁作用可以通过逆转病理改变或促进非易感机制实现。本文所综述的机制均为逆转病理改变的机制，氯胺酮是否以及如何通过促进非易感机制发挥抗抑郁作用也尚待进一步研究。此外，氯胺酮作为全麻药物和抗精神疾病药物，用于治疗抑郁症等精神类疾病时，具有潜在的毒副作用和使用风险，如氯胺酮能引起成年大鼠大脑皮质细胞的急性神经退行性变化和成年人的类精神病反应，那么临床上如何优化其用药策略也是未来的重要挑战。综上所述，氯胺酮的抗抑郁作用机制具有广阔的研究前景，但仍需要进一步深入探索。

（吴梦雨　章文欣　张红星）

参 考 文 献

[1] COSTI S. Ketamine for major depressive disorder[J]. Curr Top Behav Neurosci,2024,66:131-147.

[2] BARNETT R. Depression[J]. Lancet, 2019, 393(10186):2113.

[3] INSEL T R,WANG P S. The STAR＊D trial:revealing the need for better treatments[J]. Psychiatry Serv,2009, 60(11):1466-1467.

[4] DOMINO E F. Taming the ketamine tiger[J]. Anesthesiology,2010,113(3):678-684.

[5] ZHANG J C,YAO W,HASHIMOTO K. Arketamine, a new rapid-acting antidepressant:a historical review and future directions[J]. Neuropharmacology, 2022, 218:109219.

[6] FANTASIA H C. Esketamine nasal spray for treatment-resistant depression[J]. Nurs Womens Health, 2020, 24(3):228-232.

[7] MAHASE E. Esketamine is approved in Europe for treating resistant major depressive disorder[J]. BMJ,2019, 367:17069.

[8] HIROTA K,LAMBERT D G. Ketamine:history and role in anesthetic pharmacology[J]. Neuropharmacology, 2022, 216:109171.

[9] HESS E M,RIGGS L M,MICHAELIDES M,et al. Mechanisms of ketamine and its metabolites as antidepressants [J]. Biochem Pharmacol,2022,197:114892.

[10] ZANOS P,MOADDEL R,MORRIS P J,et al. NMDAR inhibition-independent antidepressant actions of ketamine metabolites[J]. Nature, 2016, 533(7604):481-486.

[11] WILKINSON S T,BALLARD E D,BLOCH M H,et al. The effect of a single dose of intravenous ketamine on suicidal ideation:a systematic review and individual participant data meta-analysis[J]. Am J Psychiatry, 2018, 175(2):150-158.

[12] CITRI A,MALENKA R C. Synaptic plasticity:multiple forms,functions,and mechanisms[J]. Neuropsychopharmacology,2008,33(1):18-41.

[13] MURROUGH J W,ABDALLAH C G,MATHEW S J. Targeting glutamate signalling in depression:progress and prospects[J]. Nat Rev Drug Discov,2017,16(7):472-486.

[14] CHEN M,MA S,LIU H,et al. Brain region-specific action of ketamine as a rapid antidepressant[J]. Science, 2024,385(6709):eado7010.

[15] YANG Y,CUI Y,SANG K,et al. Ketamine blocks bursting in the lateral habenula to rapidly relieve depression [J]. Nature,2018,554(7692):317-322.

[16] PRESKORN S,MACALUSO M,MEHRA D O,et al. Randomized proof of concept trial of GLYX-13, an N-methyl-D-aspartate receptor glycine site partial agonist, in major depressive disorder nonresponsive to a previous antidepressant agent[J]. J Psychiatr Pract, 2015, 21(2):140-149.

[17] ZANOS P,BHAT S,TERRILLION C E,et al. Sex-dependent modulation of age-related cognitive decline by the L-type calcium channel gene Cacna1c(Ca$_v$1.2) [J]. Eur J Neurosci,2015,42(8):2499-2507.

[18] GILSBACH R,ALBARRÁN-JUÁREZ J,HEIN L. Pre-versus postsynaptic signaling by α(2)-adrenoceptors [J]. Curr Top Membr,2011,67:139-160.

[19] MAENG S,ZARATE C A JR,DU J,et al. Cellular mechanisms underlying the antidepressant effects of ketamine: role of alpha-amino-3-hydroxy-5-methylisoxazole-4-propionic acid receptors[J]. Biol Psychiatry, 2008, 63(4):349-352.

[20] KOPONEN E,RANTAMAKI T,VOIKAR V,et al. Enhanced BDNF signaling is associated with an antidepressant-like behavioral response and changes in brain monoamines[J]. Cell Mol Neurobiol,2005,25(6):973-980.

[21] GARCIA L S,COMIM C M,VALVASSORI S S,et al. Acute administration of ketamine induces antidepressant-like effects in the forced swimming test and increases BDNF levels in the rat hippocampus[J]. Prog Neuropsychopharmacol Biol Psychiatry,2008,32(1):140-144.

[22] AUTRY A E,ADACHI M,NOSYREVA E,et al. NMDA receptor blockade at rest triggers rapid behavioural antidepressant responses[J]. Nature,2011,475(7354):91-95.

[23] DONG C,ZHANG J C,YAO W,et al. Rapid and sus-

tained antidepressant action of the mGlu2/3 receptor antagonist MGS0039 in the social defeat stress model: comparison with ketamine[J]. Int J Neuropsychopharmacol, 2017,20(3):228-236.

[24] TAHA E, GILDISH I, GAL-BEN-ARI S, et al. The role of eEF2 pathway in learning and synaptic plasticity[J]. Neurobiol Learn Mem,2013,105:100-106.

[25] LI N,LEE B,LIU R J, et al. mTOR-dependent synapse formation underlies the rapid antidepressant effects of NMDA antagonists[J]. Science,2010,329(5994):959-964.

[26] LIU R J,FUCHIKAMI M,DWYER J M, et al. GSK-3 inhibition potentiates the synaptogenic and antidepressant-like effects of subthreshold doses of ketamine[J]. Neuropsychopharmacology,2013,38(11):2268-2277.

[27] MOGHADDAM B,Adams B,Daly D. Activation of glutamatergic neurotransmission by ketamine: a novel step in the pathway from NMDA receptor blockade to dopaminergic and cognitive disruptions associated with the prefrontal cortex[J]. J Neurosci,1997,17(8):2921-2927.

[28] CHOWDHURY G M,ZHANG J,THOMAS M, et al. Transiently increased glutamate cycling in rat PFC is associated with rapid onset of antidepressant-like effects [J]. Mol Psychiatry,2017,22(1):120-126.

[29] HOMAYOUN H,MOGHADDAM B. NMDA receptor hypofunction produces opposite effects on prefrontal cortex interneurons and pyramidal neurons[J]. J Neurosci, 2007,27(43):11496-11500.

[30] CERNIAUSKAS I,WINTERER J,DE JONG J W, et al. Chronic stress induces activity, synaptic, and transcriptional remodeling of the lateral habenula associated with deficits in motivated behaviors[J]. Neuron, 2019, 104 (5):899-915.

[31] MA S,CHEN M,JIANG Y, et al. Sustained antidepressant effect of ketamine through NMDAR trapping in the LHb[J]. Nature,2023,622(7984):802-809.

[32] JENTSCH T J. Neuronal KCNQ potassium channels: physiology and role in disease[J]. Nat Rev Neurosci, 2000,1(1):21-30.

[33] BARRESE V,STOTT J B,GREENWOOD I A. KCNQ-encoded potassium channels as therapeutic targets[J]. Annu Rev Pharmacol Toxicol,2018,58:625-648.

[34] ZHANG J,SHAPIRO M S. Activity-dependent transcriptional regulation of M-Type (K_v7) K^+ channels by AKAP79/150-mediated NFAT actions [J]. Neuron, 2012,76(6):1133-1146.

[35] LIN P Y,MA Z Z,MAHGOUB M, et al. A synaptic locus for TrkB signaling underlying ketamine rapid antidepressant action[J]. Cell Rep,2021,36(7):109513.

[36] YAO W,CAO Q,LUO S, et al. Microglial ERK-NRBP1-CREB-BDNF signaling in sustained antidepressant actions of (R)-ketamine [J]. Mol Psychiatry, 2022, 27 (3):1618-1629.

[37] KAWATAKE-KUNO A,LI H,INABA H, et al. Sustained antidepressant effects of ketamine metabolite involve GABAergic inhibition-mediated molecular dynamics in aPVT glutamatergic neurons[J]. Neuron,2024,112(8): 1265-1285.

16 疼痛调控的外周免疫机制

疼痛是一种与实际或潜在的组织损伤相关的不愉快的感觉和情绪情感体验，或与此相似的经历。在机体发生组织损伤或病原体入侵后，神经系统可直接或间接被激活从而产生疼痛。急性疼痛可以对伤害进行预警从而发挥积极作用，而慢性疼痛作为一种病理状态通常在局部损伤已经痊愈后仍持续存在因而对人体产生伤害。慢性疼痛除了给患者带来持续不愉快的感觉和体验以外还很有可能会造成记忆损伤、失眠甚至抑郁等共病状态。2016 年我国罹患慢性躯体疼痛的患者占总人口的 35.9%，全球排名第 6，疼痛现已成为一个亟待解决的危害严重的全球性公共卫生问题。

疼痛的发生、维持与缓解是个复杂的过程，涉及了多个系统，其中最主要的就是神经系统和免疫系统。免疫系统与外周神经系统位置毗邻，免疫细胞在周围神经系统附近有大量表达，而感觉神经元可以支配淋巴器官，这为免疫系统与神经系统的相互作用提供了结构基础。免疫系统和神经系统可以通过多种炎症介质及其受体相互作用调控疼痛。在组织损伤或感染后免疫细胞可以释放致痛的 IL-1β、TNF、前列腺素 E2（prostaglandin E2，PGE2）以及镇痛的内啡肽和脑啡肽作用于伤害性感受器上的相应受体从而调节神经元兴奋性，而病原体及机体损伤的产物也可以直接激活神经元的病原体相关分子模式（pathogen-associated molecular pattern，PAMP）和损伤相关分子模式（damage-associated molecular pattern，DAMP）的受体使神经元兴奋性增加从而诱导疼痛产生。神经元在疼痛的调控中并非只能被动接收信号，细菌抗原决定簇结合伤害性感受器的 PAMP 受体后可促进神经元局部释放降钙素基因相关肽（calcitonin-generelated peptide，CGRP）从而抑制抗菌免疫反应，皮肤感觉神经元被光遗传激活后释放 CGRP 促进 IL17 的产生，并增强皮肤中的宿主防御。

免疫细胞主要包括由 T 淋巴细胞和 B 淋巴细胞组成的适应性免疫细胞以及由粒细胞、肥大细胞、单核细胞、巨噬细胞和 NK 细胞组成的固有免疫细胞。这些免疫细胞都可以参与疼痛的调控，外周的多种免疫细胞作为疼痛起始的主要参与者，对于疼痛的产生、维持及消散起着决定性作用，因此本文系统综述了机体外周 5 种参与疼痛调控的主要免疫细胞（巨噬细胞、T 细胞、中性粒细胞、肥大细胞及 NK 细胞）对于疼痛调控机制的研究进展，提出了疼痛外周免疫学机制领域存在的问题与挑战，并对未来的发展方向进行了讨论与展望，以期为未来疼痛免疫学机制研究的研究提供新方向，为临床疼痛治疗提供新的思路。

一、巨噬细胞

巨噬细胞起源于骨髓的髓系祖细胞，人体的巨噬细胞按来源可分为单核细胞源巨噬细胞以及组织驻留巨噬胞，与疼痛最相关的组织驻留巨噬细胞包括小胶质细胞和感觉神经节常驻巨噬细胞（sensory neuron-associated macrophage，sNAM）。巨噬细胞有多种亚型，每种亚型的巨噬胞可分泌特异性的细胞因子，通常其功能可以将巨噬细胞分为 M1 巨噬细胞和 M2 巨噬细胞两种亚型，经典活化的 M1 巨噬细胞可分泌多种促炎细胞因子及趋化因子参与疼痛的产生与维持，而抗炎的 M2 巨噬细胞主要起到抑制炎症及疼痛的作用并可促进组织修复。

巨噬细胞在炎症性疼痛的调控中发挥了重要作用，大量研究已经证明 M1 型巨噬细胞通过释放多种炎症介质参与疼痛的产生与维持。单核细胞在脂多糖（lipopolysaccharide，LPS）或 IFN-γ 的刺激下分化为 M1 型巨噬细胞，M1 型巨噬细胞所释放的多种炎症介质包括 IL-1β、IL-6、TNF-α、NGF、IGF-1 及 PGE2 已经被研究证明可以作用于伤害性感受器上的相应受体，参与外周或中枢敏化从而调控疼痛。在炎性疼痛发生后小鼠炎症原发部位、背根神经节以及脊髓背角的巨噬细胞数量显著增多，且消除巨噬细胞可显著缓解疼痛。巨噬细胞表达有多种 TLR 并参与了促炎细胞因子和趋化因子的合成。在小鼠关节炎模型中，GM-CSF 可以激活巨噬细胞组蛋白去甲基化酶含 Jumonji 结构域蛋白 D3（jumonji domain-containing protein D3，JMJD3）活性从而上调干扰素调节因子 4（interferon regulatory factor 4，IRF4）表达，并进一步提高 C-C 基序趋化因子配体 17（C-C motif chemokine ligand 17，CCL17）表达从而介导炎症性疼痛;CX3CR1 可能通过影响巨噬细胞极化从而参与疼痛的产生,并且敲除 CX3CR1 可以在不影响原发部位肿胀水平的同时抑制疼痛。在炎性下腰痛模型中,背根神经节中的趋化因子(CC 基序)受体 2 阳性(C-C motif chemokine receptor 2⁺,CCR2⁺)巨噬细胞显著增加,敲除 *CCR2* 后小鼠疼痛缓解时间显著缩短。巨噬细胞除了直接影响伤害性感受器外也可以作用于其他细胞间接影响炎症介质的释放。在小鼠骨关节炎模型中,CD14⁺巨噬细胞可以调控成纤维细胞分泌基质金属蛋白酶-3(matrix metalloproteinase-3,MMP-3)及含血小板反应蛋白基序的解整合素金属蛋白酶 4(a disintegrin and metalloproteinase with thrombospondin motifs 4,ADAMTS4)从而影响炎性痛进程,此外施万细胞通过与巨噬细胞相互作用从而诱发疼痛。近年来关于疼痛免疫机制的一个热点研究方向是巨噬细胞对疼痛调控的性别差异,在小鼠关节炎疼痛模型中,雄性小鼠的高迁移率族蛋白 B1(high-mobility group box-1 protein,HMGB1)可以作用于巨噬细胞 Toll 样受体 4(Toll-like receptor 4,TLR4)产生痛觉过敏,而雌鼠无此现象,这一结果提示雄鼠可能存在一条特异性的 HMGB1-TLR4 轴调控疼痛。而 IL-23/IL-17A/瞬时受体电位香草酸亚型 1 通道(transient receptor potential vanilloid subfamily 1,TRPV1)这一疼痛调控轴只在雌性小鼠巨噬细胞中存在,这些研究结果为既往发现的男女疼痛感知差异及部分镇痛药的疗效性别差异提供了免疫学基础支持,也为未来的研究开辟了新的方向。

神经病理性疼痛由神经受到直接或间接损伤造成,在初级传入神经受损之后其兴奋性会增加,并将信号经由次级传入神经传递依次将信号传递至脊髓和脑内最终产生痛觉,巨噬细胞与神经系统的交互可以调节伤害性感受器兴奋性以及痛觉传导通路的敏化。神经发生损伤后早期,周围神经系统的 sNAM 就可以分泌炎症因子并募集包括中性粒细胞及 CCR2⁺单核细胞在内的多种免疫细胞至损伤神经。在化疗后外周神经病变模型中,小鼠外周神经 CX3CR1⁺以及 CCR2⁺单核巨噬细胞数量显著增多。多项实验提示这些局部激活的巨噬细胞与炎症介质的增加直接相关并造成了外周神经敏化从而调控神经病理性疼痛。例如 *Cx3cr1*-KO 或 *Ccr2*-KO 的小鼠在长春新碱给药后痛觉过敏的发生时间延迟,但是这些实验都是针对全身巨噬细胞的研究而缺乏特异性。近年来科学家培育了 Fas 诱导的巨噬细胞凋亡(macrophage-Fas induced apoptosis,Mafia)品系转基因小鼠,在注射配体 AP20187 后小鼠体内巨噬细胞会立刻凋亡,由于配体无法通过血脑屏障因而可以选择性消除外周巨噬细胞。Shepherd 等利用此品系小鼠研究发现外周神经损伤后,浸润的单核巨噬细胞参与了痛觉过敏的产生。Yu 等研究发现背根神经节而不是损伤神经处的巨噬细胞参与了痛觉过敏的产生。这些结果说明,虽然全身消除巨噬细胞可以减轻痛觉过敏,但实际上可能只有背根神经节处的巨噬细胞参与了神经病理性疼痛的发生与维持。巨噬细胞除了可以通过释放经典的炎症因子产生疼痛外,

近期研究发现巨噬细胞在激活之后可以分泌 HMGB1 并激活晚期糖基化终末产物(advanced glycation end product,AGE)、TLR4 从而参与到炎症性疼痛及神经病理性疼痛的进程。此外近期也有研究表明巨噬细胞的血管紧张素 II 型受体可以通过氧化应激激活 TRPA1 受体从而介导疼痛。

神经元除了接受巨噬细胞调控外也可以直接调控巨噬细胞,在接受外界刺激后感觉神经可以释放 P 物质及 CGRP 等神经肽作用于单核巨噬细胞调控其分化方向及炎症因子释放。疼痛状态下神经元释放的 P 物质可以通过 ERK-p38 MAPK 信号通路介导巨噬细胞 IL-1、TNF 和 IL-6 的分泌发挥促炎作用,而同时 P 物质也可以促进 M1 型巨噬细胞向 M2 型转化从而发挥抗炎作用。伤害性感受器释放的 CGRP 通过作用于其受体复合物 RAMP1-CALCRL 减少巨噬细胞促炎因子的释放并增加 IL-10 等抗炎因子的释放从而发挥抗炎镇痛作用。

近年来越来越多的研究发现巨噬细胞在疼痛调控中的作用是双向的,除了研究较多的致痛作用外,越来越多的研究发现巨噬细胞通过多种方式也参与了疼痛的消散,且这一作用主要由 M2 型巨噬细胞发挥的。在小鼠足底注射 IL-1β 或卡拉胶诱导出炎性疼痛后耗竭小鼠外周的单核巨噬细胞,可以在不影响小鼠痛阈值变化程度的同时延迟痛觉过敏恢复时间;而向小鼠转移过继 M2 而不是 M1 型巨噬细胞后,小鼠的疼痛可以得到缓解。M2 型巨噬细胞缓解疼痛的具体机制尚未研究透彻,目前已发现 M2 巨噬细胞可以通过表面 GPR37 受体、小细胞外囊泡以及转移线粒体等多重机制参与缓解疼痛或预防疼痛慢性化。目前针对巨噬细胞作为疼痛治疗靶点的研究取得了诸多进展,Zhang 等研究发现组蛋白脱乙酰酶抑制剂通过促进巨噬细胞释放 IL-10 从而逆转化疗后外周神经病变疼痛。电针治疗可以通过作用于大麻素受体(cannabinoid receptor 2,CB2)从而抑制 NLRP 炎症小体激活从而参与镇痛。Topoluk 等在离体实验中发现胎盘间充质干细胞可能通过 PGE2 改善骨关节炎软骨细胞的活性以及氨基葡聚糖的释放,有望改善骨关节炎患者疼痛。

二、T 细胞

T 细胞是获得性免疫细胞的主要组成成分之一。在体内 T 细胞可以杀死病毒感染的细胞行使细胞免疫功能、辅助 B 细胞行使体液免疫功能,也可以调控 T 细胞及 B 细胞亚群活性。近年来的研究表明 T 细胞与疼痛密切相关,活化的 T 细胞可以释放多种炎症介质及肽类物质参与疼痛调控,此外在针对其他受体或炎症介质的镇痛机制研究中都发现了 T 细胞的参与。

目前关于 T 细胞发挥致痛作用的研究主要集中在神经病理性疼痛,尽管神经损伤引起的炎症反应不如炎症性疼痛般剧烈,但其可以在中枢及外周神经系统引起强烈的适应性免疫反应。在神经损伤之后,T 细胞会浸润背根神经

节并释放白细胞弹性蛋白酶(leukocyte elastase,LE)从而介导神经病理性疼痛的发生,而抑制 LE 可以显著缓解痛觉过敏。Michael 等在大鼠保留性神经损伤(spared nerve injury,SNI)模型中发现辅助性 T 细胞 1(helper T cell 1,Th1)通过浸润神经系统并释放 IFN-γ 从而参与神经病理性疼痛的产生。近期有研究发现在 SNI 和坐骨神经慢性压迫损伤(chronic constriction injury of the sciatic nerve,CCI)模型中,T 细胞只在雌性动物中发挥致痛作用,但研究中雌性小鼠 T 细胞的致痛作用只有在小胶质细胞及巨噬细胞被抑制后才产生,且有些研究结果提示消除 T 细胞对于疼痛的产生没有影响,因此 T 细胞的致痛作用有待进一步研究。

近年来越来越多的证据证明 T 细胞在疼痛的进程中发挥了主动的镇痛作用,多项关于炎症性肠病模型的研究发现发生炎症反应的肠管处 CD4$^+$Th1 和 Th17 细胞可以在产生内源性阿片肽从而抑制疼痛及局部炎症反应。在神经病理性疼痛以及炎症性疼痛中 CD4$^+$FoxP3$^+$调节性 T 细胞都可以起到抑制疼痛的作用。此外 T 细胞在外周炎症消退或者化疗药物使用结束后仍然发挥着缓解疼痛的作用,弗氏完全佐剂造模后野生型小鼠的痛觉过敏在约 2~3 周后可以逐渐消失,而缺乏成熟 T 细胞和 B 细胞的 Rag2$^{-/-}$小鼠痛觉过敏可持续 33d 以上,而将 T 细胞转移过继 Rag2$^{-/-}$小鼠后,疼痛可以正常缓解。类似的,化疗后周围神经病变所致痛觉过敏以及自发痛在野生型小鼠中只持续约 2 周,之后就会逐步缓解,而 Rag2$^{-/-}$小鼠会持续数周至数月不缓解,在给 Rag2$^{-/-}$小鼠转移过继 CD8$^+$T 细胞之后可以恢复正常的痛觉消散。此外在针对核因子红细胞 2 相关因子 2(nuclear factor erythroid 2-related factor 2,NFR2)激动剂及 IL-35 在 CCI 模型及自身免疫性脑脊髓膜炎模型小鼠中缓解疼痛的机制研究中都发现了 T 细胞的参与,这些结果都证明了 T 细胞可以主动抑制神经病理性疼痛。而 T 细胞的镇痛机制主要是通过释放阿片肽介导的。在炎症性肠病模型中 CD4$^+$T 细胞在被淋巴液中的细菌抗原激活后可以通过释放脑啡肽抑制内脏痛,在炎性痛及神经病理性疼痛模型中,研究者在神经损伤部位或鼠爪炎症部位局部注射促肾上腺皮质激素释放激素可以诱导 CD3$^+$T 细胞释放 β-内啡肽逆转痛觉过敏。另一项研究发现妊娠期小鼠在完全弗氏佐剂(complete Freund's adjuvant,CFA)或 SNI 造模后未发生明显痛阈值降低,提示妊娠对于小鼠存在镇痛作用,而在鞘内注射了纳洛酮后妊娠诱导的镇痛作用可被抑制,此外缺乏 CD3$^+$T 细胞的小鼠在妊娠期接受 CFA 或 SNI 造模后未表现出妊娠诱导的镇痛作用,这一系列结果证明了阿片肽是 T 细胞参与镇痛的重要介质。

与巨噬细胞类似,T 细胞除了可以调控神经元外也可以接受神经元的调控,神经元分泌的多种神经肽能够驱动 T 细胞向不同亚型分化。在接触性皮炎模型中 CGRP 可以抑制 Th1 细胞的超敏反应并促进 Th2 细胞超敏反应。在结肠炎模型中,伤害性感受器分泌的 P 物质可以直接作用于 Th1 细胞发挥促炎作用。在小鼠关节炎模型中 P 物质可以

通过促进 Th17 细胞的极化发挥促炎作用。

由于 T 细胞有记忆功能,因此针对 T 细胞开发镇痛疫苗策略成为目前的一个热点方向。Lilian 等提前使小鼠对卵清蛋白免疫后,用含卵清蛋白的糖酐酯钠局部注射进行内脏痛造模,结果发现小鼠结肠炎严重程度未变化而内脏痛相比于对照组显著减轻。Geoffroy 等在化疗后外周神经病变模型中发现 Rag2$^{-/-}$小鼠在使用顺铂造模前如果接受了野生型小鼠转移过继的 CD8$^+$T 细胞则其疼痛缓解速度将显著提升,而在造模后过继转移的野生型小鼠 CD8$^+$T 细胞不会对 Rag2$^{-/-}$小鼠疼痛缓解速度有显著影响;将用顺铂造模后野生型小鼠的 CD8$^+$T 细胞过继转移进 Rag2$^{-/-}$小鼠体内后,顺铂诱发的痛觉过敏可被抑制,紫杉醇诱发的痛觉过敏也可以被有效预防。这些结果说明用抗原"教育" CD8$^+$T 细胞可以显著提高其缓解疼痛的能力,如果这种对 T 细胞的"教育"可以在体外进行,那么这可能成为一种有效的疼痛预防方案。

三、中性粒细胞

中性粒细胞主要分布于骨髓与血液中,作为一种可以参与多种炎症反应的重要炎症细胞,在局部炎症或损伤发生后最早浸润到原发部位参与疼痛的发生发展。在炎症性疼痛以及神经病理性疼痛中受损部位及背根神经节中都有中性粒细胞的浸润与聚集,中性粒细胞在浸润到受损组织或病原体附近后可通过弹性蛋白酶水解组织便于其进一步浸润,并进一步释放髓过氧化物酶(myeloperoxidase,MPO)、MMP、PGE2、IL-1 及 TNF-α 等直接作用于伤害性感受器并产生疼痛。而 Milind 等在碘乙酸钠关节炎模型中发现中性粒细胞弹性蛋白酶直接参与了于关节炎中疼痛的产生并可以造成神经损伤。大量研究结果发现中性粒细胞在炎症性疼痛及神经病理性疼痛模型中都发挥了重要的作用。在小鼠慢性广泛性痛模型中过继转移疼痛小鼠的中性粒细胞而不是免疫球蛋白、血清、淋巴细胞以及单核细胞入未处理小鼠后可以诱发出痛觉过敏,而消耗掉疼痛模型小鼠血液中的中性粒细胞可以抑制疼痛。在小鼠带状疱疹神经痛模型中,中性粒细胞可以浸润到背根神经节,并通过释放 TNF 及 S100A9 作用于卫星细胞产生疼痛。目前针对中性粒细胞的非甾体抗炎药(nonsteroidal anti-inflammatory drug,NSAID)已经在临床广泛使用,NSAID 类药物可以通过抑制中性粒细胞环氧化酶活性减少前列腺素生成从而减弱疼痛。但今年的一项研究发现长期服用 NSAID 类药物的下腰痛患者比不服用的患者发生慢性痛的概率高两倍,接着研究者们在动物实验中发现,在炎症发生早期中性粒细胞的抗炎作用可以起到预防疼痛慢性化的作用。这一研究结果提示了中性粒细胞可能是一种新的预防疼痛慢性化的治疗靶点。近期的研究表明伤害性感受器与中性粒细胞的调控也是双向性的,且主要表现为抑制效果。在关节炎模型以及坏死性筋膜炎模型中,伤害性感受器可以减少炎症处

中性粒细胞 L 选择素的分泌并抑制中性粒细胞的募集,消融掉中性粒细胞后中性粒细胞数量显著增多且坏死斑明显缩小。在细菌性肺炎模型中发现消融掉伤害性感受器后肺泡灌洗液中 CGRP 水平显著降低,而 CGRP 可以通过抑制 MPO 从而抑制中性粒细胞对于细菌的杀灭作用,CGRP 也可以通过抑制内皮细胞分泌的趋化因子抑制中性粒细胞的募集,因此伤害性感受器对于中性粒细胞的抑制作用可能是通过 CGRP 实现的。

四、肥大细胞

肥大细胞广泛分布于皮肤黏膜微血管周围,它们作为免疫系统的哨兵在外来物质入侵早期便可以迅速释放多种化学介质参与免疫防御,此外肥大细胞也参与了过敏、血管硬化以及男性不育等多种病理过程。在生理状态下肥大细胞与神经纤维关系密切,例如在膀胱中 75% 的肥大细胞分布于神经纤维附近。肥大细胞在激活之后会进行脱颗粒从而释放出组胺、5-HT 及肝素等物质作用于相应受体从而发挥其功能。肥大细胞既可以通过分泌组胺及神经生长因子直接作用于伤害性感受器产生疼痛,也可以通过分泌趋化因子募集其他免疫细胞参与疼痛。临床研究发现肥大细胞的数量和活性与包括偏头痛、炎症性肠病及膀胱痛在内的多种疼痛疾病具有相关性。多项临床前研究发现肥大细胞在神经病理性疼痛中发挥了重要作用。最早在 1968 年 Olsson 等在异烟肼及坐骨神经损伤诱发的神经病理性疼痛模型中都发现了损伤的外周神经附近肥大细胞数量显著增多,且伴随有血管通透性增加及水肿形成。Parada 等用甲醛溶液疼痛模型发现 H1 受体拮抗剂可以成剂量依赖性有效缓解甲醛溶液诱导的痛觉过敏,而 H2 受体拮抗剂只有在很高剂量时才有一定的镇痛效果。在大鼠 CCI 模型造模后大鼠坐骨神经附近肥大细胞数量增多且多呈现出脱颗粒的形态,造模前后使用肥大细胞稳定剂可以有效减少损伤神经附近的肥大细胞数量及脱颗粒的比例,并且损伤神经附近的巨噬细胞和中性粒细胞数量也显著减少。肥大细胞在炎症性疼痛中也发挥了重要作用,先天缺乏肥大细胞的小鼠在膀胱炎模型造模后不产生疼痛,而在接受了野生型 C57BL/6J 小鼠骨髓移植后其痛觉过敏可恢复。此外给予 NK-1 和 H2 受体拮抗剂可以减轻盆腔疼痛模型小鼠的痛觉过敏。

神经生长因子是肥大细胞分泌的一种强效致痛物质,神经生长因子在释放后可以作用于肥大细胞形成正反馈促进更多的神经生长因子释放,在炎症组织中高水平的神经生长因子可以通过作用于 TrkA 受体并进一步激活 TRPV1 受体导致疼痛。目前针对神经生长因子的靶向抗体治疗的临床试验可以有效缓解疼痛,但由于其对于交感神经系统以及骨骼的巨大副作用还未得到有效解决办法。肥大细胞除了释放炎性因子作用于神经元外也可以接受神经元的调控。肥大细胞在炎症性疼痛中可以通过其大量表达的 Mas

相关 G 蛋白偶联受体(Mas-related G protein-coupled receptor,MRGPRB2)被伤害性感受器分泌的 P 物质所激活并释放多重炎性介质参与疼痛发生,敲除掉 Mrgprb2 受体后,小鼠疼痛可被明显缓解。肥大细胞表达有 CGRP 的受体,CGRP 可以促进肥大细胞的激活及脱颗粒。此外 CGRP 介导的血管舒张和肥大细胞脱粒目前被认为是偏头痛可能的病理生理机制之一。在组织损伤或病原体入侵后,周围神经释放的 P 物质和 CGRP 引起血管扩张、血清外渗以及肥大细胞激活,而肥大细胞在激活之后释放的组胺、神经肽等其他炎性介质刺激神经末梢从而释放更多的神经肽,由此肥大细胞激活和外周神经炎症相互促进并形成一个恶性循环导致外周神经敏化。

五、自然杀伤细胞

自然杀伤细胞(natural killer cell,NK cell)是一种具有细胞毒性的固有免疫细胞,它们在机体中负责杀灭肿瘤细胞以及病毒感染细胞。NK 细胞与神经系统息息相关,在神经损伤之后 NK 细胞会浸润进入受损的神经,在外周神经病变中神经内的 NK 细胞数量与病变的严重程度成正比,体外试验发现小鼠 NK 细胞对于背根神经节细胞有直接的细胞毒性作用。既往的研究发现电击疼痛可以显著增加血液中 NK 细胞含量,而局部麻醉可以抑制电击疼痛引起的 NK 细胞增多。此外吗啡也可以减弱剖宫产患者 NK 细胞的活性,在纤维性肌痛综合征中人体外周血中 NK 细胞含量会显著减少且呈现激活状态,而在外周神经附近的 NK 细胞数量显著增多。这些结果提示 NK 细胞可能参与了疼痛的调控。针对神经病理性疼痛患者脑脊液中多种免疫细胞与疼痛严重程度及慢性化发生率的临床研究发现,NK 细胞含量与疼痛程度及慢性疼痛发生率成负相关,研究结果提示 NK 细胞可能对于神经病理性疼痛起到保护性作用。NK 细胞可以通过选择性清除掉部分受损的神经元细胞从而缓解疼痛。

六、结语与展望

疼痛的发生与发展过程与免疫系统息息相关,疼痛传导通路的不同部位可以在疼痛的不同发展阶段与不同的免疫细胞发生多种交互作用从而形成对于疼痛的精密调控网络。众多的临床前研究已让人们对于疼痛的免疫学机制有了深刻的认识,但时常不同研究者对于相同科学问题的研究会得出不同的结论,相同模型在采用不同的造模剂量或频率后所得到的疼痛表型也很可能不同,此外这也有可能与实验动物性别有关,既往关于疼痛的研究主要使用雄性小鼠,而近年来的一系列研究发现巨噬细胞、T 细胞等免疫细胞在疼痛调控中存在性别差异,这一结果可能解释了为什么男女慢性疼痛患病率和疼痛敏感程度存在差异,以及为何一些镇痛药对于女性患者的治疗效果弱于男性,然而目前对于疼痛性别差异的免疫机制仍缺乏深入的探究，未来这一领域的进一步研究结果可能带来针对性别特异性的镇痛药开发。

过去认为疼痛的缓解是一个被动的过程，即外周神经兴奋性随着炎症的消失而逐渐恢复正常水平，然而一系列研究发现疼痛和炎症的进展相互独立。在疼痛进展期多种免疫细胞就可以释放多种促缓解因子以及内源性阿片肽参与镇痛，这一系列研究发现为以免疫细胞为靶点的疼痛控制策略提供了新思路，例如利用 T 细胞的记忆功能从而针对 T 细胞开发疫苗镇痛策略。但目前此领域仍有许多问题亟待解答，如 T 细胞发挥镇痛作用的物质还有哪些？其对于疼痛慢性化有何作用？以及 T 细胞对于不同病理性疼痛的镇痛机制是否具有特异性？未来针对这些问题仍需要大量的研究。

免疫细胞作为人体生理状态下就存在的细胞其对人体的正常功能的维持发挥了重要作用，简单耗竭某一免疫细胞或抑制其功能使得在镇痛的同时可能会带来很多副作用，例如神经生长因子拮抗剂的临床试验发现了其骨质破坏及神经病变的副作用，TRPV2 受体拮抗剂可能导致高热。因此正确的镇痛方法可能促使炎症状态下的免疫细胞恢复到正常状态，例如使 M1 巨噬细胞向 M2 亚型转化或靶向输注促缓解介质如消退素等。

（樊智捷　潘晓媛　孔祥熙　曹君利）

参 考 文 献

［1］CHEN B,LI L,DONOVAN C,et al. Prevalence and characteristics of chronic body pain in China:a national study［J］. Springerplus,2016,5(1):938.

［2］KOLTER J,KIERDORF K,HENNEKE P. Origin and differentiation of nerve-associated macrophages［J］. J Immunol,2020,204(2):271-279.

［3］TANSLEY S,GU N,GUZMÁN A U,et al. Microglia-mediated degradation of perineuronal nets promotes pain［J］. Science,2022,377(6601):80-86.

［4］RAOOF R,MARTIN GIL C,LAFEBER F,et al. Dorsal root ganglia macrophages maintain osteoarthritis pain［J］. J Neurosci,2021,41(39):8249-8261.

［5］SIOUTI E,ANDREAKOS E. The many facets of macrophages in rheumatoid arthritis［J］. Biochem Pharmacol,2019,165:152-169.

［6］LU Y,CAO D L,MA L J,et al. TRAF6 contributes to CFA-induced spinal microglial activation and chronic inflammatory pain in mice［J］. Cell Mol Neurobiol,2022,42(5):1543-1555.

［7］GU N,YI M H,MURUGAN M,et al. Spinal microglia contribute to sustained inflammatory pain via amplifying neuronal activity［J］. Mol Brain,2022,15(1):86.

［8］OGGERO S,CECCONELLO C,SILVA R,et al. Dorsal root ganglia CX3CR1 expressing monocytes/macrophages contribute to arthritis pain［J］. Brain Behav Immun,2022,106:289-306.

［9］ZHANG L,XIE W,ZHANG J,et al. Key role of CCR2-expressing macrophages in a mouse model of low back pain and radiculopathy［J］. Brain Behav Immun,2021,91:556-567.

［10］RUDJITO R,AGALAVE N M,FARINOTTI A B,et al. Sex-and cell-dependent contribution of peripheral high mobility group box 1 and TLR4 in arthritis-induced pain［J］. Pain,2021,162(2):459-470.

［11］LUO X,CHEN O,WANG Z,et al. IL-23/IL-17A/TRPV1 axis produces mechanical pain via macrophage-sensory neuron crosstalk in female mice［J］. Neuron,2021,109(17):2691-2706.

［12］SHEPHERD A J,MICKLE A D,GOLDEN J P,et al. Macrophage angiotensin II type 2 receptor triggers neuropathic pain［J］. Proc Natl Acad Sci U S A,2018,115(34):E8057-E8066.

［13］YU X,LIU H,HAMEL K A,et al. Dorsal root ganglion macrophages contribute to both the initiation and persistence of neuropathic pain［J］. Nat Commun,2020,11(1):264.

［14］SEKIGUCHI F,DOMOTO R,NAKASHIMA K,et al. Paclitaxel-induced HMGB1 release from macrophages and its implication for peripheral neuropathy in mice:evidence for a neuroimmune crosstalk［J］. Neuropharmacology,2018,141:201-213.

［15］HIRAMOTO S,TSUBOTA M,YAMAGUCHI K,et al. Cystitis-related bladder pain involves ATP-dependent HMGB1 release from macrophages and its downstream $H_2S/Ca_v3.2$ signaling in mice［J］. Cells,2020,9(8):1748.

［16］VAN DER VLIST M,RAOOF R,WILLEMEN H L D M,et al. Macrophages transfer mitochondria to sensory neurons to resolve inflammatory pain［J］. Neuron,2022,110(4):613-626.

［17］JEAN-TOUSSAINT R,LIN Z,TIAN Y,et al. Therapeutic and prophylactic effects of macrophage-derived small extracellular vesicles in the attenuation of inflammatory pain［J］. Brain Behav Immun,2021,94:210-224.

［18］ZHANG J,MA J,TRINH R T,et al. An HDAC6 inhibitor reverses chemotherapy-induced mechanical hypersensitivity via an IL-10 and macrophage dependent pathway［J］. Brain Behav Immun,2022,100:287-296.

［19］MANFERDINI C,PAEOLLA F,GABUSI E,et al. Adipose stromal cells mediated switching of the pro-inflammatory profile of M1-like macrophages is facilitated by

PGE2:in vitro evaluation[J]. Osteoarthritis Cartilage, 2017,25(7):1161-1171.

[20] VICUÑA L,STROCHLIC D E,LATREMOLIERE A,et al. The serine protease inhibitor SerpinA3N attenuates neuropathic pain by inhibiting T cell-derived leukocyte elastase[J]. Nature Med,2015,21(5):518-523.

[21] LAUMET G,MA J,ROBISON A J,et al. T cells as an emerging target for chronic pain therapy[J]. Front Mol Neurosci,2019,12:216.

[22] LAUMET G,EDRALIN J D,DANTZER R,et al. Cisplatin educates CD8[+] T cells to prevent and resolve chemotherapy-induced peripheral neuropathy in mice [J]. Pain,2019,160(6):1459-1468.

[23] KRUKOWSKI K,EIKELKAMP N,LAUMET G,et al. CD8[+] T cells and endogenous IL-10 are required for resolution of chemotherapy-induced neuropathic pain[J]. J Neurosci,2016,36(43):11074-11083.

[24] FISCHER R,SENDETSKI M,DEL RIVERO T,et al. TNFR2 promotes Treg-mediated recovery from neuropathic pain across sexes[J]. Proc Natl Acad Sci U S A, 2019,116(34):17045-17050.

[25] DUFFY S S,KEATING B A,PERERA C J,et al. Regulatory T cells and their derived cytokine,interleukin-35, reduce pain in experimental autoimmune encephalomyelitis[J]. J Neurosci,2019,39(12):2326-2346.

[26] BASSO L,GARNIER L,BESSAC A,et al. T-lymphocyte-derived enkephalins reduce Th1/Th17 colitis and associated pain in mice[J]. J Gastroenterol,2018,53(2): 215-226.

[27] ROSEN S F,HAM B,DROUIN S,et al. T-cell mediation of pregnancy analgesia affecting chronic pain in mice [J]. J Neurosci,2017,37(41):9819-9827.

[28] BASSO L,BOUÉ J,AUGÉ C,et al. Mobilization of CD4[+] T lymphocytes in inflamed mucosa reduces pain in colitis mice:toward a vaccinal strategy to alleviate inflammatory visceral pain[J]. Pain,2018,159(2):331-341.

[29] CUNHA T M,VERRI W A JR,SCHIVO I R,et al. Crucial role of neutrophils in the development of mechanical inflammatory hypernociception[J]. J Leukoc Biol,2008, 83(4):824-832.

[30] SILVA J R,LOPES A H,TALBOT J,et al. Neuroimmune-glia interactions in the sensory ganglia account for the development of acute herpetic neuralgia[J]. J Neurosci,2017,37(27):6408-6422.

[31] AGARWAL N,HELMSTÄDTER J,ROJAS D R,et al. Evoked hypoalgesia is accompanied by tonic pain and immune cell infiltration in the dorsal root ganglia at late stages of diabetic neuropathy in mice[J]. Mol Pain, 2018,14:1744806918817975.

[32] MULEY M M,KRUSTEV E,REID A R,et al. Prophylactic inhibition of neutrophil elastase prevents the development of chronic neuropathic pain in osteoarthritic mice [J]. J Neuroinflammation,2017,14(1):168.

[33] PARISIEN M,LIMA L V,DAGOSTINO C,et al. Acute inflammatory response via neutrophil activation protects against the development of chronic pain[J]. Sci Transl Med,2022,14(644):eabj9954.

[34] BARAL P,UMANS B D,LI L,et al. Nociceptor sensory neurons suppress neutrophil and γδT cell responses in bacterial lung infections and lethal pneumonia[J]. Nature Med,2018,24(4):417-426.

[35] PINHO-RIBEIRO F A,BADDAL B,HAARSMA R,et al. Blocking neuronal signaling to immune cells treats streptococcal invasive infection[J]. Cell,2018,173(5): 1083-1097.

[36] OLSSON Y. Mast cells in the nervous system[J]. Int Rev Cytol,1968,24:27-70.

[37] OLSSON Y. Degranulation of mast cells in peripheral nerve injuries[J]. Acta Neurol Scand, 1967, 43(3): 365-374.

[38] PARADA C A,TAMBELI C H,CUNHA F Q,et al. The major role of peripheral release of histamine and 5-hydroxytryptamine in formalin-induced nociception[J]. Neuroscience,2001,102(4):937-944.

[39] ESKANDER M A,RUPAREL S,GREEN D P,et al. Persistent nociception triggered by nerve growth factor (NGF)is mediated by TRPV1 and oxidative mechanisms [J]. J Neurosci,2015,35(22):8593-8603.

[40] KELLEHER J H,TEWARI D,MCMAHON S B. Neurotrophic factors and their inhibitors in chronic pain treatment[J]. Neurobiol Dis,2017,97(Pt B):127-138.

[41] GREEN D P,LIMJUNYAWONG N,GOUR N,et al. A mast-cell-specific receptor mediates neurogenic inflammation and pain[J]. Neuron,2019,101(3):412-420.

[42] RUSSO A F. CGRP as a neuropeptide in migraine:lessons from mice[J]. Br J Clin Pharmacol,2015,80(3): 403-414.

[43] WODEHOUSE T,DEMOPOULOS M,PETTY R,et al. A randomized pilot study to investigate the effect of opioids on immunomarkers using gene expression profiling during surgery[J]. Pain,2019,160(12):2691-2698.

[44] VERMA V,DRURY G L,PARISIEN M,et al. Unbiased immune profiling reveals a natural killer cell-peripheral nerve axis in fibromyalgia[J]. Pain, 2022, 163(7): e821-e836.

[45] LASSEN J,STÜRNER K H,GIERTHMÜHLEN J,et al.

Protective role of natural killer cells in neuropathic pain conditions[J]. Pain,2021,162(9):2366-2375.

[46] DAVIES A J,KIM H W,GONZALEZ-CANO R,et al. Natural killer cells degenerate intact sensory afferents following nerve injury[J]. Cell,2019,176(4):716-728.

[47] MECKLENBURG J,WANGZHOU A,HOVHANNISYAN A H,et al. Sex-dependent pain trajectories induced by prolactin require an inflammatory response for pain reso-lution[J]. Brain Behav Immun,2022,101:246-263.

[48] GARAMI A,PAKAI E,MCDONALD H A,et al. TRPV1 antagonists that cause hypothermia,instead of hyperther-mia,in rodents:compounds' pharmacological profiles,in vivo targets,thermoeffectors recruited and implications for drug development[J]. Acta Physiol,2018,223(3):e13038.

17 低氧下中性粒细胞功能的变化

中性粒细胞是人体内最丰富的免疫细胞,是先天免疫防御的第一道防线,参与调节许多病理生理过程,在各种炎症性疾病和自身免疫性疾病等都发挥着核心作用。在许多病理部位存在着严重低氧,低氧组织的中性粒细胞浸润是许多感染性和炎症性疾病的共同特征。本文综述中性粒细胞是如何感知和适应低氧以及低氧下中性粒细胞代谢和功能有哪些改变,同时关注中性粒细胞的这种功能改变对相关疾病产生的影响。

一、中性粒细胞的主要功能

中性粒细胞是一种多形核白细胞,是人类免疫系统中最丰富的循环白细胞群,占健康成人所有循环白细胞的40%~70%,在感知和清除细菌和真菌等微生物方面具有很高的效力。通常认为中性粒细胞起源于骨髓内的髓系共同祖细胞(common myeloid progenitor,CMP),但最近研究发现其起源于淋系倾向多能祖细胞(lymphoid-biased multiple pluripotent progenitor,LMPP)。LMPP 由造血干细胞分化而来,可以进一步分化为粒-单核祖细胞(granulocyte-monocyte progenitor,GMP),继而经历原始粒细胞、早幼粒细胞、中幼粒细胞、晚幼粒细胞及带状中性粒细胞等分化阶段,最终发育为成熟的中性粒细胞。中性粒细胞是最早从血液中迁移到感染和炎症部位的吞噬细胞,具有数量多、更新快、寿命短的特点。成人骨髓每天可产生 $(1~2) \times 10^{11}$ 个中性粒细胞。当细菌感染,骨髓受到炎症因子刺激时,可增至 1×10^{12} 个以补充其在循环中的数量,其中包含大量的未成熟中性粒细胞。

中性粒细胞在感染性疾病、代谢性疾病、自身免疫性疾病和衰老等相关疾病中发挥多种作用。中性粒细胞是专职吞噬细胞,具有很强的趋化作用和吞噬功能,是先天性免疫系统的重要组成部分。当机体出现损伤时,局部的炎性介质使内皮细胞激活,黏附于血管内皮。黏附的中性粒细胞在趋化因子的作用下能够发生骨架蛋白重构,并且向损伤组织或者感染病灶迁移,6h 左右局部中性粒细胞的数目达到高峰,可增加 10 倍以上。中性粒细胞通过吞噬作用、脱

颗粒、产生中性粒细胞捕获网(neutrophil extracellular traps,NET)、产生超氧阴离子和其他活性氧等方式来发挥杀菌作用,防止感染扩散。中性粒细胞不仅是固有先天免疫反应的一部分,同时也能通过影响其他免疫细胞调节免疫反应。中性粒细胞及其产物可以直接或间接驱动巨噬细胞分泌细胞因子;促进树突状细胞(dendritic cell,DC)募集和抗原呈递;影响 T 细胞因子的产生和分化,但在某些情况下干扰 T 细胞的功能。

中性粒细胞的死亡方式有许多种,它们对机体作用有不同的机制。目前研究发现,中性粒细胞死亡方式有 NET 形成、铁死亡、焦亡、凋亡、自噬、坏死及坏死性凋亡等。在健康或疾病状态下,需要不断将大量的中性粒细胞从循环中清除。中性粒细胞正常情况下一般会通过凋亡并最终通过巨噬细胞和 DC 细胞的吞噬作用而被清除。血液中衰老的中性粒细胞上调 CXCR4 的表达,这使它们能够返回骨髓进行最终清除。NET 形成过程中也会伴随着中性粒细胞的死亡,被称为 NETosis,是中性粒细胞的炎性细胞死亡方式。如果宿主遭受感染,中性粒细胞可能经历其他类型的死亡。在脓毒症等疾病状态下,中性粒细胞的死亡失调,影响疾病发展。

一方面,机体内中性粒细胞在防御感染中发挥积极作用,如抗菌、抗病毒。中性粒细胞减少症的患者更易发生微生物感染。此外,中性粒细胞还可以消除凋亡细胞碎片,这有利于组织损伤后的组织再生和血管生成。另一方面,中性粒细胞通过多种机制参与促进病变或参与免疫抑制。例如,被招募到病变部位的中性粒细胞释放蛋白酶并产生大量 ROS,导致组织损伤,进一步加重组织损伤,甚至发生慢性炎症。在许多传病和肺部疾病的病理缺陷中,均观察到这种现象。在脓毒症早期,中性粒细胞过度活化,大量杀菌物质产生,在抗感染的同时也导致免疫功能紊乱和系统性炎症反应,并进一步诱发凝血功能障碍和组织损伤。在脓毒症晚期,中性粒细胞迁移受阻,细胞自噬和焦亡功能异常,以及 NET 的形成进一步扩大了炎症反应。未成熟中性粒细胞的释放入血负向调控淋巴细胞等其他免疫细胞的活化和功能,促进晚期免疫抑制状态的形成,导致多器官衰

竭,加重脓毒症,甚至引起死亡。在动脉粥样硬化患者中,NET 通过平滑肌细胞的溶解导致动脉粥样硬化斑块的不稳定。NET 也是血栓形成的主要诱导剂。在自身免疫性疾病中,如系统性红斑狼疮、类风湿性关节炎和抗中性粒细胞胞质抗体相关血管炎,NET 被认为是有助于产生抗自身抗体的抗原。在肿瘤中,中性粒细胞同样被报道为具有促癌和抑癌并影响转移的作用。总体来说,中性粒细胞是一柄双刃剑,对机体有积极和有害的双重功能。正因为如此,越来越多的科研工作者投入如何精准调控中性粒细胞的功能来控制疾病的发展,包括靶向中性粒细胞的发育和产生,干扰中性粒细胞在炎症或感染部位的聚集,调控中性粒细胞凋亡等,以期扭转某些病理条件下因中性粒细胞功能异常引起的有害变化。本文旨在归纳总结低氧对中性粒细胞功能的影响及相关机制,以期为后期深入研究及相关疾病的治疗提供理论依据。

二、中性粒细胞与低氧

中性粒细胞来源于骨髓的造血干细胞,在骨髓中分化发育后,进入血液或组织。骨髓是一种生理性低氧器官,骨髓的有限血管供应使此组织区域在生理上低氧。健康志愿者骨髓穿刺测得平均氧浓度为 7.22% ±0.1%,氧分压(partial pressure of oxygen,PO$_2$)为(54.9±0.98)mmHg,平均氧饱和度为 87.5% ±1.1%。一项使用光纤探针的活体研究报道小鼠骨髓的平均 PO$_2$ 为 18mmHg。在骨髓中,造血干细胞被认为主要分布于骨髓中的低氧区域,低氧在调节和维持造血干细胞的功能中起着一定的作用。低氧信号有助于造血,因此,低氧似乎在中性粒细胞的产生和发育中起着关键作用。

中性粒细胞从骨髓中释放出来后进入血液循环。血液循环中主动脉中的 PO$_2$ 约为 100mmHg,小动脉中的 PO$_2$ 约为 50mmHg,毛细血管中的 PO$_2$ 约为 20~30mmHg。由于氧气必须从毛细血管扩散到周围环境中,正常组织中的氧张力可能更低,大多数器官中的氧张力显著低于大气中的氧张力。正常生理 PO$_2$ 极低的“生理性低氧”发生在肠黏膜、肾髓质、视网膜等部位。值得一提的是,大多数关于中性粒细胞功能的数据是通过研究在大气氧(160mmHg)中培养分离细胞收集的,大气氧远远超过相关组织环境中的氧水平。有研究建议在纯化和培养中性粒细胞的过程中减少中性粒细胞与氧气的接触,以避免活化,防止胞质蛋白组成变化,在自体血浆中维持中性粒细胞或许是维持其基础状态的良好策略。

在许多病理部位(如肺结核、慢性支气管炎、炎症性肠病和肿瘤等缺血、感染或炎症组织),血液供应和代谢过程可能被破坏,导致组织暴露于极低的氧水平。中性粒细胞也会消耗局部分子氧。呼吸爆发是中性粒细胞在炎症部位重要的抗菌途径,会显著增加分子氧的消耗,从而促进炎症性低氧。在急性结肠炎小鼠模型中,浸润的中性粒细胞消

耗局部的氧气,塑造低氧微环境,稳定肠上皮细胞低氧诱导因子(hypoxia-inducible factor,HIF),进一步调节宿主对炎症的反应。微生物被膜中的低氧是中性粒细胞和微生物共同造成的。在大多数低氧环境中,中性粒细胞是参与宿主防御的一线细胞,这要求中性粒细胞必须感知细胞微环境中的氧气水平,并在低氧环境中发挥作用。总之,低氧下的中性粒细胞能够维持其活力,确定低氧对中性粒细胞功能的影响对相关疾病的研究和治疗有重大的意义。

三、中性粒细胞的低氧感知和适应

HIF 是一种在细胞感知和适应氧气水平变化的能力方面起重要作用的转录因子,在细胞适应低氧环境中发挥作用,是一种异二聚体转录因子,由 α 亚基和 β 亚基组成。目前,已鉴定出 3 种 α 亚基(HIF-1α、HIF-2α、HIF-3α),中性粒细胞同时表达 HIF-1α、HIF-2α,存在的主要亚型是 HIF-1α。在常氧条件下,HIF-1α 亚基是短暂存在的,半衰期少于 5min,通过泛素-蛋白酶体系统降解。在低氧条件下,脯氨酰羟化酶(prolylhydroxylase,PHD)失去活性,阻止 HIF-α(各亚型)与希佩尔-林道(von Hippel-Lindau,VHL)蛋白的结合。稳定的 HIF-1α 可自由移动至细胞核,与 HIF-1β 形成异二聚体,并通过与共激活因子 E1A 结合蛋白 p300/环磷酸腺苷反应元件结合蛋白(E1A binding protein p300/CREB-binding protein,p300/CBP)的相互作用调控低氧反应元件(hypoxia response element,HRE)的基因表达,从而引发级联反应,使中性粒细胞适应低氧环境。

值得注意的是,HIF 活性也可通过非低氧刺激途径激活,如在巨噬细胞中,脂多糖(lipopolysaccharide,LPS)可以通过 HIF-1 通路控制低氧调节基因的激活。尽管 HIF 激活是支持低氧反应研究最多的机制,但它并不是唯一涉及的机制。最近的一项研究使用了人类基因敲除 K562 细胞的全基因组库,这些细胞暴露于 1%、5% 及 21% O$_2$ 中,并分析了给定基因 KO 的逐渐消耗或积累。使用这种方法,作者发现了数百个与低氧和常氧相关的基因。因此,中性粒细胞对低氧的感知和反应机制也可能涉及 HIF 非依赖性机制,并且在急性和慢性低氧中可能发挥不同的作用。

中性粒细胞的激活可使 HIF-1α 和 HIF-2α 的水平增加,HIF 对中性粒细胞功能至关重要。中性粒细胞中的 HIF-1α 已被证明调节糖酵解和 ATP 生成,缺乏 HIF-1α 表达的中性粒细胞在体内的浸润和活化减少,HIF-1α 的缺失会导致细胞内 ATP 耗尽,中性粒细胞聚集、运动性、侵袭性和杀灭细菌能力严重受损而影响炎症反应。低氧通过 HIF-1α 依赖性核因子 κB(nuclear factor κB,NF-κB)通路调节中性粒细胞存活,HIF-1α 缺失的中性粒细胞表现出颗粒蛋白酶的低表达,包括活性降低的弹性蛋白酶和组织蛋白酶 G。相反,观察到具有稳定的 HIF-1α 而 VHL 缺失的中性粒细胞表现出大量的蛋白酶和杀菌能力。HIF-1α 是中

性粒细胞代谢和功能的调节剂,并在抗感染中发挥作用。在铜绿假单胞菌角膜炎小鼠模型中敲低 HIF-1α 的表达可抑制中性粒细胞杀菌作用和凋亡,将正常抵抗的疾病反应转化为易感。HIF-2α 被证实可以调节肿瘤内中性粒细胞的运动,可能影响肿瘤代谢,有利于肿瘤生长。研究表明,中性粒细胞 HIF-2α 的破坏可通过降低炎症介质的水平减缓结肠炎相关结肠肿瘤的生长和进展。HIF-2α 的缺乏促进了体内和体外的中性粒细胞凋亡,从而抑制了急性肺损伤(acute lung injury,ALI)期间的中性粒细胞炎症反应。

中性粒细胞表达 3 种 PHD 酶的异构体(PHD1、PHD2、PHD3)。在小鼠炎症模型中,虽然 PHD1 缺乏以氧依赖的方式驱动中性粒细胞代谢和募集的改变,但并不足以改变体内炎症的结局。低氧以 HIF-1α 依赖的方式显著上调 PHD3,而 PHD3 能够延长低氧期间中性粒细胞生存期。PHD3 的缺失导致中性粒细胞凋亡增加,增强中性粒细胞的抗菌特性,可改善炎症感染结局,这与氧消耗增加和线粒体活性氧(mitochondrial reactive oxygen species,mtROS)生成增加有关。PHD2 是常氧条件下中性粒细胞中的主要 HIF 羟化酶,将糖酵解和糖原储存的内在调节与中性粒细胞介导的炎症反应联系起来。PHD2 的骨髓特异性缺失则会导致中性粒细胞糖酵解通量和糖原储存的增加,炎症反应过度,中性粒细胞运动性、功能和存活率增加。

四、低氧对中性粒细胞代谢的调控

中性粒细胞主要依靠糖酵解和极少量的线粒体呼吸来调节和维持 ATP 的产生。中性粒细胞的基础耗氧率相对单核细胞或淋巴细胞较低,这也许有利于中性粒细胞适应低氧环境。炎症部位葡萄糖和氧气供应不足,中性粒细胞几乎完全依赖糖酵解满足供能,且这个过程可以在葡萄糖不足的情况下利用糖异生产生的糖原供能。在葡萄糖供应有限的情况下,中性粒细胞还可以进行脂肪酸氧化(fatty acid oxidation,FAO)以获得细胞功能所需的能量。已知其他代谢途径对中性粒细胞功能也很重要,例如戊糖磷酸途径(pentose phosphate pathway,PPP)、糖原代谢、氧化磷酸化(oxidative phosphorylation,OXPHOS)、FAO 和谷氨酰胺代谢等。

HIF-1α 通过调节关键糖酵解酶的表达而发挥重要作用,在低氧培养的中性粒细胞中,糖酵解关键酶如甘油醛-3-磷酸脱氢酶(glyceraldehyde-3-phosphate dehydrogenase,G3PDH)、丙糖磷酸异构酶-1 的表达比常氧状态下增加 2 倍或更多。HIF 促进糖酵解并抑制三羧酸循环和线粒体氧化磷酸化。有研究表明,在细菌感染的急性低氧条件下,中性粒细胞 HIF-1α 过度激活会导致全身葡萄糖需求增加,这种代谢重编程会产生如心力衰竭和低血糖症等致命反应,导致结局恶化。而低氧预处理可以抑制中性粒细胞 HIF-1α 转录,从而减少葡萄糖利用,通过预先调节先天免疫反应来改善感染后的死亡率。通过研究 HIF-1α 相关信号通

路从而调控中性粒细胞代谢及功能,或许可以为疾病的治疗寻找新的靶点。研究发现,环孢菌素通过抑制 HIF-1α 上游沉默信息调节因子 6(sirtuin family member 6,SIRT6)、下游丙酮酸脱氢酶激酶 4(pyruvate dehydrogenase kinase 4,PDK4)的表达,促进中性粒细胞糖酵解和三羧酸循环,调节中性粒细胞的凋亡和迁移,减轻严重溃疡性结肠炎。

炎性中性粒细胞中包含一个在低氧应激下重组的动态蛋白质组,以维持中心碳代谢。低氧低糖环境下,中性粒细胞能够利用胞外蛋白作为代谢中间体的氨基酸来源,促进自身的中心碳代谢以维持其功能,并通过减弱对 mTOR 的抑制作用和调节溶酶体活性促进蛋白质的摄取和降解。

中性粒细胞主要依靠糖酵解而不是氧化代谢来产生 ATP,但也需要消耗氧气来维持呼吸爆发,产生 ROS。ROS 是一群具有强氧化能力的活性分子的统称,主要包括超氧阴离子、过氧化氢、单线态氧、羟自由基、一氧化氮和过氧亚硝酸根等,是中性粒细胞杀菌的重要介质,体内 ROS 的重要来源之一是活化的中性粒细胞。中性粒细胞中大量 ROS 的产生与耗氧量的激增被称为"呼吸爆发"。中性粒细胞主要依赖于 NADPH 氧化酶 2(NADPH oxidase 2,NOX2)快速消耗氧气,氧化 NADPH 来产生超氧化物和 ROS。而 NADPH 是通过 PPP 利用葡萄糖-6-磷酸产生。中性粒细胞的很多生理功能,例如吞噬作用、NET 的形成等都依赖于活性氧爆发。中性粒细胞 ROS 生成早期依赖于糖酵解,而在后期则由线粒体 FAO 支持。由于可用分子氧的短缺,低氧会减少中性粒细胞产生的活性氧,从而损害以 HIF 不依赖的方式杀死病原体(如金黄色葡萄球菌)的能力。研究表明,中性粒细胞可以利用线粒体产生 ROS,并在低氧条件下通过糖酵解的调节导致通过 α-磷酸甘油穿梭的通量增加,增强线粒体膜电位,促进 mtROS 的释放,从而稳定 HIF-1α。除了 ROS 外,中性粒细胞还产生抗菌活性氮,这一过程也受到 HIF 的调控。在斑马鱼分枝杆菌感染模型中,增加 HIF-1α 信号和降低 HIF-2α 通过 iNOS 信号转导增强中性粒细胞中活性氮(reactive nitrogen species,RNS)水平。

五、低氧条件下中性粒细胞功能的改变

(一)募集和趋化

当机体发生感染时,中性粒细胞通过趋化和多步骤级联反应被招募到炎症部位。中性粒细胞快速地从血管床内"渗出",转移到感染和损伤的部位。这个过程主要包括滚动、黏附、爬行和迁移。内皮组织上调选择素和整合素配基,而中性粒细胞则由骨髓中离散出来;游离的中性粒细胞高表达归巢相关蛋白,包括 P 选择素糖蛋白配体、趋化因子受体和整合素等,在内皮组织上附着和爬行;最后,中性粒细胞穿透内皮组织,迁移进入病灶。迁移包括两种可能的途径:内皮细胞之间的细胞旁途径,以及穿过内皮细胞的跨细胞途径。中性粒细胞的趋化作用是由趋化因子(自身组织损伤释放的因子或微生物来源的含有 N-甲酰蛋氨酸残

基的多肽)与中性粒细胞质膜上的特异性受体结合,黏附的中性粒细胞在趋化因子的作用下能够发生骨架蛋白重构,并且向损伤组织或者感染病灶迁移。趋化因子是协调中性粒细胞迁移的关键,其中血液循环内中性粒细胞到达炎症部位聚集主要依赖趋化因子受体 CXCR2。

当机体出现损伤时,炎症部位附近血管的内皮细胞被激活,表达的黏附受体结合中性粒细胞上的糖蛋白配体,使其在内皮上滚动。同时,中性粒细胞被趋化因子激活,在β2 整合素中诱导出高亲和力状态。整合素与其配体如内皮细胞上的 ICAM-1 和 ICAM-2 的结合导致中性粒细胞的牢固黏附。低氧培养下的内皮细胞通过上调血小板活化因子(platelet-activating factor,PAF)、产生中性粒细胞趋化因子白细胞介素-8(interleukin-8,IL-8)增加中性粒细胞的黏附和募集,内皮细胞 ICAM-1 和中性粒细胞黏附分子 CD18/CD11b 也介导了这种低氧下增加的黏附。与此同时,低氧通过依赖于 HIF-1α 的转录机制诱导中性粒细胞 β2 整合素的表达和功能。有一些争议的是,也有文献报道低氧对 ICAM-1、CD18/CD11b 的表达无影响。不过后续多项研究也证实了低氧条件下中性粒细胞有更高的滚动率和黏附率。另外,有研究发现,中性粒细胞在炎症部位释放腺苷一磷酸(adenosine monophosphate,AMP)和腺苷三磷酸(adenosine triphosphate,ATP),低氧和炎症下中性粒细胞来源的 ATP 通过内皮腺苷受体发出信号,改善内皮屏障功能并减弱中性粒细胞和内皮细胞的黏附。间歇性低氧(intermittent hypoxia,IH)刺激下的中性粒细胞自身凋亡延迟,内皮细胞 ICAM-1 和 E 选择素(中性粒细胞募集过程的关键内皮受体)水平显著升高,IH 通过增强中性粒细胞与内皮细胞间的黏附,促进内皮细胞的凋亡而损伤内皮细胞。

关于低氧下中性粒细胞的迁移,在体外肠上皮缺血再灌注模型和体内急性全身性低氧啮齿动物模型中,通过活体显微镜或髓过氧化物酶(myeloperoxidase,MPO)定量评估,表明低氧增强了中性粒细胞的转运。低氧培养基培养的中性粒细胞迁移更快,抑制 HIF-1α 会显著增加中性粒细胞的迁移。还有研究者用一种微流控装置,评估发现低氧显著增强了中性粒细胞与 E 选择素的结合,并促进中性粒细胞-血小板聚集体的形成。斑马鱼体内,低氧可显著增强中性粒细胞向损伤部位的迁移,这一过程可通过 ERK 蛋白通路调控;而 HIF-1α 的激活通过减少中性粒细胞凋亡和离开炎症部位的反向迁移延迟炎症的消退。低氧癌细胞中趋化因子 CXCL6 促进了肿瘤相关中性粒细胞(tumor-associated neutrophils,TAN)的迁移。在低氧时,内皮细胞信号素7A(semaphorin 7A,SEMA7A)重组蛋白的表达促进中性粒细胞跨内皮细胞迁移和从血管床内"渗出"。暴露于低氧复氧(A/R)的心肌细胞可以产生多形核中性粒细胞(polymorphonuclear neutrophil,PMN)跨内皮迁移的趋化梯度。小鼠尾静脉注射神经轴突导向因子-1(Netrin-1)发现了可以通过抑制中性粒细胞迁移减轻低压低氧肺损伤。也有研究发现,在 pH = 7.40 时,极低氧($PO_2 < 30mmHg$)引起中性粒

细胞趋化迁移减少。

关于低氧对中性粒细胞趋化性影响的研究尚不明确。甲酰肽受体(formyl peptide receptor,FPR)参与中性粒细胞趋化、脱颗粒、活性氧的产生和转录调控,低氧中 FPR1 和 FPR2 信号显著上调。在低氧条件下培养子宫癌细胞系导致中性粒细胞 CXCL1、CXCL2、CXCL5 的表达增强。低氧预处理的大鼠肠组织中细胞因子诱导的中性粒细胞趋化因子1(cytokine-induced neutrophil chemoattractant-1,CINC-1)和 CINC-3 的水平升高。有研究显示中性粒细胞对 IL-8 和细菌产物 N-甲酰-甲硫氨酰-亮氨酰-苯丙氨酸(n-formyl-methionyl-leucyl-phenylalanine,fMLP)的极化和趋化反应完全不受低氧影响,也有研究发现从低氧受试者中分离的中性粒细胞趋化性增强。与之相反,也有报道认为低氧条件下发现,中性粒细胞对 fMLF 和酶活性血清的趋化性降低。

HIF-2α 与中性粒细胞的趋化和募集有关,被认为是中性粒细胞转运的直接调节剂。小鼠结肠炎相关结肠癌模型中,HIF-2α 过表达小鼠的高通量 RNA 测序表明,中性粒细胞趋化因子 CXCL1 基因在结肠肿瘤上皮中以 HIF-2α 依赖的方式高度上调。HIF-2α 通过募集中性粒细胞促进结肠肿瘤的进展。研究发现,PHD2 缺陷导致 HIF-2α 持续激活,可促进中性粒细胞在高度受限的微环境迁移。PHD2 缺陷型中性粒细胞迁移能力的增加导致其在体内急性局部炎症模型中大量聚集,这个过程独立于趋化信号、糖酵解或细胞凋亡。RhoA 是介导 HIF-2α 依赖型中性粒细胞运动的中央下游因子。角质形成细胞中,低氧条件下 HIF-1α 稳定性增强,可增加促炎细胞因子的产生,并增强体内中性粒细胞募集。同样,在 LPS 处理的小鼠中,HIF-1α 的药理学稳定增强了组织中性粒细胞的募集。但是,在小鼠致病性大肠埃希菌尿路感染模型中,HIF-1α 的药理学稳定被证明可以减少中性粒细胞募集;在小鼠金黄色葡萄球菌皮肤感染模型中则得出对中性粒细胞的募集没有影响。这些研究结果是不一致的,低氧是否等同于 HIF-1α 的稳定或许也有待商榷。小鼠模型上的研究促进了人们对中性粒细胞的理解,但在小鼠中,中性粒细胞的数量远远少于人类细胞,并且在许多实验中表现出与人类细胞不同的行为。总的来说,低氧在一定程度上促进中性粒细胞的滚动、黏附、爬行和迁移,而目前关于低氧对中性粒细胞趋化性的影响、HIF-1α 对中性粒细胞趋化和募集的作用,并没有一个清晰的认知或者明确的结论。不同的物种、不同的研究方法、不同的组织差异显示出不同的实验结果。但是,低氧环境不会阻止中性粒细胞从循环中动员以应对感染,这是已知且明确的。

(二)吞噬

一旦到达感染部位,被激活的中性粒细胞利用多种机制消除入侵的病原体,包括吞噬作用、脱颗粒、呼吸爆发和 NET 形成等。

吞噬作用是中性粒细胞对微生物的物理摄取,中性粒细胞以受体介导的方式将病原颗粒或细胞碎片潜在吞噬并内化。随着颗粒的内化,吞噬小体依次形成早期吞噬小体、

晚期吞噬小体和吞噬溶酶体。在这个物理隔离的囊泡中，中性粒细胞胞内小泡储存的细胞毒性酶、蛋白质和肽随时释放到吞噬体中，可以集中抗菌活性，病原体在低 pH 和降解酶的作用下被破坏。中性粒细胞颗粒内充满了抗菌蛋白。吞噬溶酶体形成后，这些颗粒可以与含有病原体的吞噬体融合，将其内容物释放到吞噬溶酶体中，NADPH 氧化酶复合物嵌入吞噬体膜-颗粒双层内，并产生超氧化物，从而刺激 MPO 产生次氯酸盐等有害化学物质。这些氧衍生物也释放于细胞内吞噬体和细胞外，破坏细菌的蛋白质分子、核酸及酶等重要生物分子从而杀死细菌。

早期有研究表明，反复低压低氧 [0.5atm（1atm = 101.325kPa），17h，持续 0~7d] 可导致大鼠外周血中性粒细胞吞噬能力明显下降。然而，后续大多数研究表明，中性粒细胞的吞噬能力会因低氧而增加。对暴露在常压低氧舱内、暴露在相当于 5 500m 海拔氧浓度、低氧运动训练、间歇性低氧治疗均能提高健康人体内中性粒细胞吞噬能力。在低氧条件下培育的外周血中性粒细胞灭活链球菌的能力显著增加；在 VHL 等位基因突变的中性粒细胞中，HIF-1α 水平的上调会导致细胞凋亡减少和常氧条件下吞噬作用增加，经低氧处理后，其吞噬能力进一步增强。用一种 PHD 抑制剂（AKB-4924）处理人类中性粒细胞也会增强这些细胞的杀菌能力。

（三）脱颗粒

中性粒细胞内的颗粒也可以与质膜融合，在细胞外分泌颗粒蛋白及各种抗菌物质，此过程称为脱颗粒作用。中性粒细胞内存在三种与杀菌有关的颗粒，分别为嗜天青颗粒、特异性颗粒和三级颗粒。中性粒细胞特有的颗粒为嗜天青颗粒，富含 MPO，并储存多种具有杀菌作用的中性粒细胞丝氨酸蛋白酶（neutrophil serine proteases，NSP），如组织蛋白酶 G（cathepsin G，CG）和中性粒细胞弹性蛋白酶（neutrophil elastase，NE），此外，三级颗粒中还包含蛋白酶 3（proteinase 3，PR3）等其他关键杀菌物质。特异性颗粒则含有乳铁蛋白、溶酶体等。溶酶体中又有大量水解酶、溶酶蛋白等物质。三级颗粒富含基质金属蛋白酶-9（matrix metalloproteinase-9，MMP-9）。关于低氧与中性粒细胞脱颗粒的文献共识是，低氧促进了中性粒细胞脱颗粒，可能对所有颗粒亚型都是如此。有研究发现，尽管低氧下脱颗粒作用增强，但是中性粒细胞胞内关键颗粒蛋白的细胞内水平没有降低，因此低氧可能驱动中性粒细胞在募集到炎性环境时合成颗粒蛋白，尽管传统的观点认为大多数颗粒生物合成发生在骨髓中。低氧增强的脱颗粒发生迅速（2h 内），PAF 和 GM-CSF 都能促进低氧脱颗粒，而这种低氧增强的脱颗粒某种程度上是 HIF 独立的，也不依赖于细胞骨架重塑。低氧以磷脂酰肌醇 3-激酶 γ（phosphatidylinositol 3-kinase gamma，PI3Kγ）依赖的方式增加中性粒细胞脱颗粒。同时，低氧和 PI3K 信号会增加自噬，从而促进脱颗粒。低氧和自噬分别减少 ROS 的产生，ROS 抑制信号介质诱导的脱颗粒，其减少会增加脱颗粒。低氧还会促进中性粒细胞的

局灶性肌动蛋白聚合，形成帽状结构，有助于颗粒移动并与质膜融合。

多项研究证实稳定 HIF-1α 对中性粒细胞蛋白酶分泌的影响：HIF-1α 缺失的中性粒细胞表现出弹性蛋白酶和组织蛋白酶 G 等颗粒蛋白酶的低表达；药物稳定 HIF-1α 后，MMP-8 分泌增加；药物抑制 HIF-1α 可降低小鼠中性粒细胞 β 防御素的分泌和抗菌肽相关抗微生物肽（cathelicidin-related antimicrobial peptide，CRAMP）。VHL 缺失的小鼠中性粒细胞中 CRAMP 的 mRNA 和蛋白水平升高，NE 和组织蛋白酶 G 的活性增加。除了脱颗粒过程外，NET 还可以释放颗粒蛋白，因此，低氧对 NET 的调控间接影响颗粒蛋白的释放。低氧对 NET 的调控将在后文提到。尽管低氧增强脱颗粒具有促进病原体清除等潜在的好处，但过度的毒性颗粒被胞吐会导致局部组织损伤和全身并发症，例如，低氧下 fMLP 刺激弹性蛋白酶释放的显著增强可能增加周围组织损伤。

（四）中性粒细胞捕获网

活化的中性粒细胞通过向细胞外释放由核成分（如 DNA 和组蛋白）和细胞内颗粒蛋白组成的 NET，负责捕获和杀死细胞外病原体。低氧微环境下，高迁移率族蛋白 B1（high-mobility group box-1 protein，HMGB1）由细胞核转位至细胞质，在中性粒细胞中通过 TLR4/p38 MAPK 信号通路介导 NET 的形成。在 NET 的形成过程中，中性粒细胞的染色质发生伸展、凝聚解体，核膜崩解后 DNA 及杀菌颗粒物质释放、黏附在解凝聚状态的染色质上，最终核膜破裂、中性粒细胞死亡，NET 被释放出来，诱捕和杀灭细菌。ROS 生成途径中的两种酶在 NET 的生成中起着关键作用。NADPH 氧化酶产生的 ROS 刺激 MPO 触发 NE 的激活和移位，使 NE 从嗜天青颗粒转移到细胞核上，NE 蛋白水解处理组蛋白并破坏染色质的包装。随后，MPO 与染色质结合并与 NE 协同解缩染色质。

关于低氧对 NET 产生的影响的研究数量有限，结果也并未十分明确。理论上，NET 的产生依赖于 ROS 的生成，低氧下 ROS 生成减少，导致 NET 的释放减少，尽管 HIF-1α 仍然参与这一过程。慢性肉芽肿病患者的中性粒细胞表现出 NET 释放受损。也有研究证实低氧培养的中性粒细胞的佛波醇 12-十四酸酯 13-乙酸酯（phorbol 12-myristate 13-acetate，PMA）刺激下的 NET 生成和自发性 NET 形成都明显减少，但即使在微量的氧气（1% 氧浓度）和 ROS 下仍能形成 NET。在另外两项研究中，低氧中性粒细胞培养后的 NETosis 也减少了。在小鼠肝肿瘤模型中，用低氧肿瘤细胞培养基培养中性粒细胞的 NETosis 增加，可能原因是与转移性疾病有关。在一项脑梗死的小鼠体内研究中，低氧增加了循环染色质，推测这可能是由于 NETosis 的增加。从酸碱角度，微碱性环境有利于 NET 的形成，而酸性环境则与 NET 形成减少相关。组织低氧常伴有代谢重编程，从而导致微环境酸化，这也会导致 NET 形成减少。

药理学和遗传学上的 *HIF-1α* 基因敲除被证实导致 NET 形成的减少并抑制细胞外细菌的杀伤。随着 HIF-1α

的药理学稳定，NETosis 增加。然而，也有结论相反的体内和体外研究显示，低氧分压和 HIF-1α 的核聚集强烈降低中性粒细胞形成 NET 的能力，中性粒细胞存活时间延长。或者有研究者并没有直接观察到 HIF-1α 的药理学稳定对NET 产生的影响。有趣的是，在常氧和低氧条件下，中性粒细胞对金黄色葡萄球菌反应性的 NET 形成是相似的，其确切原因尚不清楚。

（五）凋亡和自噬

正常生理情况下中性粒细胞的增殖与凋亡保持动态平衡，既有利于机体的防御反应，又有利于炎性反应的消散。进入组织的 PMN 生存周期很短，分化成熟 24h 内吞噬杀菌后随即凋亡，凋亡后可被巨噬细胞或组织细胞识别并吞噬。

而体内及体外多项研究证实，低氧抑制中性粒细胞凋亡，延长中性粒细胞生存期。低氧对细胞凋亡抑制的同时也伴随着几种糖酵解酶的产生，例如甘油醛-3-磷酸脱氢酶（glyceraldehyde-3-phosphate dehydrogenase，GAPDH），使ATP 能够持续产生，这对中性粒细胞的生存和功能来说至关重要。低氧抑制中性粒细胞的凋亡和 HIF-1α、HIF-2α 的稳定性有关。HIF-1α 被证明可以增强 NF-κB 活性，通过这种途径抑制中性粒细胞凋亡，并通过新型生存因子巨噬细胞炎症蛋白-1（macrophage inflammatory protein-1，MIP-1）的释放来间接调节凋亡。低氧对细胞凋亡的抑制也与中性粒细胞表面凋亡信号磷脂酰丝氨酸（phosphatidylserine，PS）的表达下降有关，中性粒细胞中标志细胞凋亡的胱天蛋白酶3 在低氧条件下被激活。间歇性低氧处理的中性粒细胞通过激活 ERK1/2 和 p38 MAPK 依赖性信号通路，促凋亡蛋白 Bax 的表达降低，Bax 向线粒体的易位受到抑制，抗凋亡蛋白质髓系细胞白血病-1（myeloid cell leukemia 1，Mcl-1）上调。持续性低氧处理的中性粒细胞中，Mcl-1 上调仅依赖于 p38 MAPK，而不依赖于 ERK1/2 激活。此外，铁蛋白传感被认为在低氧介导的中性粒细胞凋亡抑制中发挥作用。BCL2 相互作用蛋白 3（BCL2 interacting protein 3，BNIP3）是HIF-1 靶基因的产物，也是一种参与诱导自噬的蛋白。BNIP3 在低氧中性粒细胞中上调，调节 HIF-1α 的激活从而调节对中性粒细胞凋亡，也作用于中性粒细胞自噬。自噬是通过降解途径清除受损细胞内成分的过程。在低氧暴露的几小时内，细胞形态的变化，囊泡形成，自噬的标志物微管相关蛋白 1 轻链 3β-Ⅱ（microtubule-associated protein 1 light chain 3 beta-Ⅱ，LC3B-Ⅱ）蛋白表达增加，即中性粒细胞自噬被低氧启动。

总之，目前大多数研究认为低氧促进中性粒细胞的黏附和迁移，对中性粒细胞趋化和募集的影响尚有争议；低氧增加中性粒细胞的吞噬能力，促进脱颗粒，但同时减少 ROS 的产生和 NET 释放，因此低氧对中性粒细胞抗菌能力的影响仍不确定；低氧抑制中性粒细胞凋亡、启动自噬，延长中性粒细胞的生存期。人们对于低氧对中性粒细胞行为和功能的影响仍然知之甚少，需要进一步探索。

六、低氧下的中性粒细胞对相关疾病的影响

（一）肿瘤

对人类和小鼠的研究表明，癌症中循环血液中性粒细胞的数量相对增加。目前普遍将浸润在肿瘤组织中的中性粒细胞称作肿瘤相关中性粒细胞（TAN），TAN 可以通过多种途径抑制或促进肿瘤进展，这种双向调控源于 TAN 高度的异质性和可塑性。TAN 的极化表型分为 N1 型（抗肿瘤型）和 N2 型（促肿瘤型）。N1 型 TAN 具有抑制肿瘤细胞发生、发展和转移的能力，而 N2 型 TAN 具有促肿瘤特性和促血管生成的能力，TGF-β 可使中性粒细胞向促肿瘤表型转化。中性粒细胞通过诱导炎症、释放 NET、诱导免疫抑制、促进血管生成、强化肿瘤恶性行为及调节其他免疫细胞功能等过程促进肿瘤进展。

在非小细胞肺癌、子宫内膜癌模型中，低氧癌细胞中的趋化因子促进 TAN 的迁移，肿瘤侵袭性中性粒细胞定位于严重低氧区域。胃癌模型中，低氧促进 NET 的形成，进而促进癌细胞的增殖、迁移和侵袭。结肠癌模型中，中性粒细胞特异性 HIF-2α 的缺失会导致促炎细胞因子 TNF-α 和 IL-1β 的表达减少，延缓炎症驱动的癌症进展。除此之外，低氧被证实可以调节 TAN 的表型。低氧促进中性粒细胞募集，但随后会原位改变它们的表型，且通过抑制 ROS 和MMP-9 来限制中性粒细胞抑制肿瘤生长的能力。低氧缓解后，中性粒细胞能更有效地杀死肿瘤细胞。胰腺导管腺癌模型中，条件性敲除肿瘤浸润性中性粒细胞中的 HIF-1α，通过将促肿瘤中性粒细胞表型转化为抗肿瘤发生表型，显著减轻了原位移植小鼠的肿瘤负荷并提高了总体生存率，这一结果与活性氧产生增加以及激活的 NK 细胞和CD8⁺ 细胞毒性 T 细胞有关。单细胞测序揭示了胰腺导管腺癌肿瘤组织中 TAN 的高度异质性；通过转录组学、蛋白质组学和代谢组学的联合解析发现，低氧和内质网应激诱导的转录因子基本螺旋-环-螺旋家族成员 E40（basic helix-loop-helix family member E40，BHLHE40）是中性粒细胞向促肿瘤亚群 TAN-1 表型分化的关键调节因子，HIF-1α 既是BHLHE40 的上游又是其下游。最新的研究利用胰腺癌实验模型，报道了肿瘤浸润中性粒细胞聚集并发展成为一个持久存在的"T3"细胞亚群。T3 中性粒细胞促进肿瘤血管生长，增强低氧和营养匮乏环境中的肿瘤存活能力。不过，低氧并不是 T3 重编程的主要驱动因素。

（二）肺疾病

慢性阻塞性肺疾病（chronic obstructive pulmonary disease，COPD）患者在组织和微循环等层面存在低氧状态。研究发现，低氧使中性粒细胞选择性分泌更多能够损伤内皮细胞的毒性蛋白，如 PI3Kγ 相关性 NE 的分泌。低氧促进 COPD 患者的内皮-中性粒细胞相互作用，COPD 急性加重期的患者体内，低氧和炎症因子共同作用于中性粒细胞

导致内皮损伤。同时，在 COPD 患者血浆中也检测到相应毒性蛋白的浓度升高和血管损伤特征，表明这种选择性分泌可能导致 COPD 患者心血管事件发生风险增加。在结核病细胞模型中，低氧驱动中性粒细胞 MMP-8 和弹性蛋白酶的分泌，增加 MMP-9 的活性。在低氧的情况下，中性粒细胞蛋白酶导致肺基质成分胶原蛋白和弹性蛋白的破坏增加。因此，肺疾病中，通过调节 HIF 通路抑制蛋白酶的过度分泌可能是一种潜在的宿主导向治疗方法，可减少低氧驱动的组织破坏并改善临床结果。

（三）其他

低压低氧通过 NF-κB 信号通路诱导 NET 形成，并通过降低 Bcl-2、上调 Bax 表达促进细胞凋亡，加重肾损伤。低氧显著增强了中性粒细胞弹性蛋白酶对大鼠肝细胞的杀伤作用并缩短了其作用时间，低氧引起的肝细胞对 NE 毒性作用的超敏反应可能在肝移植、肝缺血再灌注、酒精性肝病以及其他同时发生中性粒细胞激活和肝低氧的疾病中很重要。急性心肌梗死的区域组织低氧促进中性粒细胞的存活和 NET 形成的减少，这种存活时间延长和氧化应激的增强与核 HIF-1α 有关。

七、结论

综上所述，中性粒细胞能够很好地感知和适应细胞微环境中的氧气水平，在低氧环境中维持活性并发挥作用。低氧调控中性粒细胞的糖酵解、呼吸爆解、中心碳代谢等，促进中性粒细胞的黏附和迁移，影响中性粒细胞的趋化和募集，促进其脱颗粒，增加中性粒细胞的吞噬能力，减少 ROS 的产生和 NET 释放，同时抑制中性粒细胞凋亡、启动自噬，延长中性粒细胞的生存期。低氧条件下激活的中性粒细胞可能是低氧相关疾病表现的调节剂，然而，人们对于低氧对中性粒细胞行为和功能影响的机制仍然知之甚少，需要进一步探索，以期为治疗中性粒细胞介导的相关疾病提供新策略。

（朱韵辰 王嘉锋 邓小明）

参 考 文 献

［1］ ROULIS E，SCHOEMAN E，HOBBS M，et al. Targeted exome sequencing designed for blood group, platelet, and neutrophil antigen investigations：proof-of-principle study for a customized single-test system［J］. Transfusion, 2020,60(9):2108-2120.

［2］ COFFELT S B，WELLENSTEIN M D，DE VISSER K E. Neutrophils in cancer：neutral no more［J］. Nat Rev Cancer,2016,16(7):431-446.

［3］ MAYADAS T N，CULLERE X，LOWELL C A. The multifaceted functions of neutrophils［J］. Annu Rev Pathol Mech Dis,2014,9(1):181-218.

［4］ RIMMELÉ T，PAYEN D，CANTALUPPI V，et al. Immune cell phenotype and function in sepsis［J］. Shock,2016,45 (3):282-291.

［5］ BURN G L，FOTI A，MARSMAN G，et al. The neutrophil ［J］. Immunity,2021,54(7):1377-1391.

［6］ LIEW P X，KUBES P. The neutrophil's role during health and disease［J］. Physiol Rev,2019,99(2):1223-1248.

［7］ TILLACK K，BREIDEN P，MARTIN R，et al. T lymphocyte priming by neutrophil extracellular traps links innate and adaptive immune responses［J］. J Immunol,2012,188 (7):3150-3159.

［8］ PEIRÓ T，PATEL D F，AKTHAR S，et al. Neutrophils drive alveolar macrophage IL-1β release during respiratory viral infection［J］. Thorax,2018,73(6):546-556.

［9］ MARWICK J A，MILLS R，KAY O，et al. Neutrophils induce macrophage anti-inflammatory reprogramming by suppressing NF-κB activation［J］. Cell Death Dis,2018,9 (6):665.

［10］ HAFKAMP F M J，GROOT KORMELINK T，DE JONG E C. Targeting DCs for tolerance induction：Don't lose sight of the neutrophils［J］. Front Immunol, 2021, 12: 732992.

［11］ PELLETIER M，MAGGI L，MICHELETTI A，et al. Evidence for a cross-talk between human neutrophils and Th17 cells［J］. Blood,2010,115(2):335-343.

［12］ TU H，REN H，JIANG J，et al. Dying to defend：neutrophil death pathways and their implications in immunity ［J］. Adv Sci,2024,11(8):2306457.

［13］ IBA T，HASHIGUCHI N，NAGAOKA I，et al. Neutrophil cell death in response to infection and its relation to coagulation［J］. J Intensive Care,2013,1(1):13.

［14］ ZHU C L，WANG Y，LIU Q，et al. Dysregulation of neutrophil death in sepsis［J］. Front Immunol, 2022, 13: 963955.

［15］ THANABALASURIAR A，SCOTT B N V，PEISELER M，et al. Neutrophil extracellular traps confine Pseudomonas aeruginosa ocular biofilms and restrict brain invasion［J］. Cell Host Microbe,2019,25(4):526-536.

［16］ IVERSEN M B，REINERT L S，THOMSEN M K，et al. An innate antiviral pathway acting before interferons at epithelial surfaces［J］. Nat Immunol,2016,17(2):150-158.

［17］ TAK T，WIJTEN P，HEERES M，et al. Human CD62Ldim neutrophils identified as a separate subset by proteome profiling and in vivo pulse-chase labeling［J］. Blood, 2017,129(26):3476-3485.

［18］ CASTANHEIRA F V S，KUBES P. Neutrophils and NETs in modulating acute and chronic inflammation［J］. Blood,2019,133(20):2178-2185.

[19] EL-BENNA J, HURTADO-NEDELEC M, MARZAIOLI V, et al. Priming of the neutrophil respiratory burst: role in host defense and inflammation[J]. Immunol Rev, 2016,273(1):180-193.

[20] TÖRNBLOM S, NISULA S, VAARA S T, et al. Early prolonged neutrophil activation in critically ill patients with sepsis[J]. Innate Immun,2021,27(2):192-200.

[21] ZOU S, JIE H, HAN X, et al. The role of neutrophil extracellular traps in sepsis and sepsis-related acute lung injury[J]. Int Immunopharmacol,2023,124:110436.

[22] ZHANG H, WANG Y, QU M, et al. Neutrophil, neutrophil extracellular traps and endothelial cell dysfunction in sepsis[J]. Clin Transl Med,2023,13(1):e1170.

[23] WANG J F, LI J B, ZHAO Y J, et al. Up-regulation of programmed cell death 1 ligand 1 on neutrophils may be involved in sepsis-induced immunosuppression[J]. Anesthesiology,2015,122(4):852-863.

[24] DÖRING Y, SOEHNLEIN O, WEBER C. Neutrophil extracellular traps in atherosclerosis and atherothrombosis [J]. Circ Res,2017,120(4):736-743.

[25] PERDOMO J, LEUNG H H L, AHMADI Z, et al. Neutrophil activation and NETosis are the major drivers of thrombosis in heparin-induced thrombocytopenia[J]. Nat Commun,2019,10(1):1322.

[26] LOOD C, BLANCO L P, PURMALEK M M, et al. Neutrophil extracellular traps enriched in oxidized mitochondrial DNA are interferogenic and contribute to lupus-like disease[J]. Nat Med,2016,22(2):146-153.

[27] WU L, SAXENA S, GOEL P, et al. Breast cancer cell: neutrophil interactions enhance neutrophil survival and pro-tumorigenic activities[J]. Cancers,2020,12(10):2884.

[28] KALAFATI L, MITROULIS I, VERGINIS P, et al. Neutrophils as orchestrators in tumor development and metastasis formation[J]. Front Oncol,2020,10:581457.

[29] ZENG W, WANG Y, ZHANG Q, et al. Neutrophil nanodecoys inhibit tumor metastasis by blocking the interaction between tumor cells and neutrophils[J]. ACS Nano, 2024,18(10):7363-7378.

[30] SHAUL M E, FRIDLENDER Z G. Tumour-associated neutrophils in patients with cancer[J]. Nat Rev Clin Oncol,2019,16(10):601-620.

[31] SPENCER J A, FRITZ S, ROUSSAKIS E, et al. Direct measurement of local oxygen concentration in the bone marrow of live animals[J]. Nature,2014,508(7495):269-273.

[32] HARRISON J S, RAMESHWAR P, CHANG V, et al. Oxygen saturation in the bone marrow of healthy volunteers[J]. Blood,2002,99(1):394.

[33] CERADINI D J, KULKARNI A R, CALLAGHAN M J, et al. Progenitor cell trafficking is regulated by hypoxic gradients through HIF-1 induction of SDF-1[J]. Nat Med, 2004,10(8):858-864.

[34] PARMAR K, MAUCH P, VERGILIO J A, et al. Distribution of hematopoietic stem cells in the bone marrow according to regional hypoxia[J]. Proc Natl Acad Sci U S A,2007,104(13):5431-5436.

[35] MORIKAWA T, TAKUBO K. Hypoxia regulates the hematopoietic stem cell niche[J]. Pflugers Arch,2016,468(1):13-22.

[36] GAN E S, OOI E E. Oxygen: viral friend or foe? [J]. Virol J,2020,17(1):115.

[37] GLOVER L E, LEE J S, COLGAN S P. Oxygen metabolism and barrier regulation in the intestinal mucosa[J]. J Clin Invest,2016,126(10):3680-3688.

[38] MAXWELL P H, FERGUSON D J P, NICHOLLS L G, et al. Sites of erythropoietin production[J]. Kidney Int, 1997,51(2):393-401.

[39] GRIMM C, WILLMANN G. Hypoxia in the eye: a two-sided coin[J]. High Alt Med Biol,2012,13(3):169-175.

[40] INJARABIAN L, SKERNISKYTE J, GIAI GIANETTO Q, et al. Reducing neutrophil exposure to oxygen allows their basal state maintenance[J]. Immunol Cell Biol, 2021,99(7):782-789.

[41] BELTON M, BRILHA S, MANAVAKI R, et al. Hypoxia and tissue destruction in pulmonary TB[J]. Thorax, 2016,71(12):1145-1153.

[42] LEESEUNG HYEUN, LEE SANG HOON, KIM C H, et al. Increased expression of vascular endothelial growth factor and hypoxia inducible factor-1α in lung tissue of patients with chronic bronchitis[J]. Clin Biochem, 2014,47(7/8):552-559.

[43] GIATROMANOLAKI A. Hypoxia inducible factor 1α and 2α overexpression in inflammatory bowel disease[J]. J Clin Pathol,2003,56(3):209-213.

[44] MUZ B, DE LA PUENTE P, AZAB F, et al. The role of hypoxia in cancer progression, angiogenesis, metastasis, and resistance to therapy[J]. Hypoxia,2015,3:83-92.

[45] EGNERS A, ERDEM M, CRAMER T. The response of macrophages and neutrophils to hypoxia in the context of cancer and other inflammatory diseases[J]. Mediators Inflamm,2016,2016:2053646.

[46] CAMPBELL E L, BRUYNINCKX W J, KELLY C J, et al. Transmigrating neutrophils shape the mucosal microenvironment through localized oxygen depletion to influence resolution of inflammation[J]. Immunity,2014,40

（1）：66-77.

［47］ WU Y，KLAPPER I，STEWART P S. Hypoxia arising from concerted oxygen consumption by neutrophils and microorganisms in biofilms［J］. Pathog Dis，2018，76（4）：fty043.

［48］ MONCEAUX V，CHICHE-LAPIERRE C，CHAPUT C，et al. Anoxia and glucose supplementation preserve neutrophil viability and function［J］. Blood，2016，128（7）：993-1002.

［49］ WALMSLEY S，HARRIS A，THOMPSON A A R，et al. HIF-mediated innate immune responses：cell signaling and therapeutic implications［J］. Hypoxia，2014，2：47-58.

［50］ SEMENZA G L. Hypoxia-inducible factors in physiology and medicine［J］. Cell，2012，148（3）：399-408.

［51］ LEE P，CHANDEL N S，SIMON M C. Cellular adaptation to hypoxia through hypoxia inducible factors and beyond［J］. Nat Rev Mol Cell Biol，2020，21（5）：268-283.

［52］ BLOUIN C C，PAGÉ E L，SOUCY G M，et al. Hypoxic gene activation by lipopolysaccharide in macrophages：implication of hypoxia-inducible factor 1α［J］. Blood，2004，103（3）：1124-1130.

［53］ JAIN I H，CALVO S E，MARKHARD A L，et al. Genetic screen for cell fitness in high or low oxygen highlights mitochondrial and lipid metabolism［J］. Cell，2020，181（3）：716-727.

［54］ MCGETTRICK A F，O'NEILL L A J. The role of HIF in immunity and inflammation［J］. Cell Metab，2020，32（4）：524-536.

［55］ SADIKU P，WALMSLEY S R. Hypoxia and the regulation of myeloid cell metabolic imprinting：consequences for the inflammatory response［J］. EMBO Rep，2019，20（5）：e47388.

［56］ CRAMER T，YAMANISHI Y，CLAUSEN B E，et al. HIF-1α is essential for myeloid cell-mediated inflammation［J］. Cell，2003，112（5）：645-657.

［57］ WALMSLEY S R，PRINT C，FARAHI N，et al. Hypoxia-induced neutrophil survival is mediated by HIF-1α-dependent NF-κB activity［J］. J Exp Med，2005，201（1）：105-115.

［58］ PEYSSONNAUX C，DATTA V，CRAMER T，et al. HIF-1α expression regulates the bactericidal capacity of phagocytes［J］. J Clin Invest，2005，115（7）：1806-1815.

［59］ TANG Y Y，WANG D C，WANG Y Q，et al. Emerging role of hypoxia-inducible factor-1α in inflammatory autoimmune diseases：a comprehensive review［J］. Front Immunol，2022，13：1073971.

［60］ BERGER E A，MCCLELLAN S A，VISTISEN K S，et al. HIF-1α is essential for effective PMN bacterial killing，antimicrobial peptide production and apoptosis in pseudomonas aeruginosa Keratitis［J］. PLoS Pathog，2013，9（7）：e1003457.

［61］ SORMENDI S，DEYGAS M，SINHA A，et al. HIF2α is a direct regulator of neutrophil motility［J］. Blood，2021，137（24）：3416-3427.

［62］ SINGHAL R，KOTLA N K，SOLANKI S，et al. Disruption of hypoxia-inducible factor-2α in neutrophils decreases colitis-associated colon cancer［J］. Am J Physiol Gastrointest Liver Physiol，2024，326（1）：G53-G66.

［63］ THOMPSON A A R，ELKS P M，MARRIOTT H M，et al. Hypoxia-inducible factor 2α regulates key neutrophil functions in humans，mice，and zebrafish［J］. Blood，2014，123（3）：366-376.

［64］ WATTS E，WILLISON J，ARIENTI S，et al. Differential roles for the oxygen sensing enzymes PHD1 and PHD3 in the regulation of neutrophil metabolism and function［J］. Wellcome Open Res，2023，8：569.

［65］ WALMSLEY S R，CHILVERS E R，THOMPSON A A，et al. Prolyl hydroxylase 3（PHD3）is essential for hypoxic regulation of neutrophilic inflammation in humans and mice［J］. J Clin Invest，2011，121（3）：1053-1063.

［66］ SADIKU P，WILLSON J A，DICKINSON R S，et al. Prolyl hydroxylase 2 inactivation enhances glycogen storage and promotes excessive neutrophilic responses［J］. J Clin Invest，2017，127（9）：3407-3420.

［67］ FOSSATI G，MOULDING D A，SPILLER D G，et al. The mitochondrial network of human neutrophils：role in chemotaxis，phagocytosis，respiratory burst activation，and commitment to apoptosis［J］. J Immunol，2003，170（4）：1964-1972.

［68］ JEON J H，HONG C W，KIM E Y，et al. Current understanding on the metabolism of neutrophils［J］. Immune Netw，2020，20（6）：e46.

［69］ CHACKO B K，KRAMER P A，RAVI S，et al. Methods for defining distinct bioenergetic profiles in platelets，lymphocytes，monocytes，and neutrophils，and the oxidative burst from human blood［J］. Lab Invest，2013，93（6）：690-700.

［70］ BORREGAARD N，HERLIN T. Energy metabolism of human neutrophils during phagocytosis［J］. J Clin Invest，1982，70（3）：550-557.

［71］ KUMAR S，DIKSHIT M. Metabolic insight of neutrophils in health and disease［J］. Front Immunol，2019，10：2099.

［72］ SADIKU P，WILLSON J A，RYAN E M，et al. Neutrophils fuel effective immune responses through gluconeo-genesis and glycogenesis[J]. Cell Metab,2021,33(2):411-423.

[73] The critical role of cell metabolism for essential neutrophil functions[J]. Cell Physiol Biochem,2020,54(4):629-647.

[74] TOLLER-KAWAHISA J E,O' NEILL L A J. How neutrophil metabolism affects bacterial killing[J]. Open Biol,2022,12(11):220248.

[75] KIERANS S J,TAYLOR C T. Regulation of glycolysis by the hypoxia-inducible factor(HIF):implications for cellular physiology[J]. J Physiol,2021,599(1):23-37.

[76] THOMPSON A A R,DICKINSON R S,MURPHY F,et al. Hypoxia determines survival outcomes of bacterial infection through HIF-1α dependent re-programming of leukocyte metabolism[J]. Sci Immunol,2017,2(8):eaal2861.

[77] LU H,LIN J,XU C,et al. Cyclosporine modulates neutrophil functions via the SIRT6-HIF-1α-glycolysis axis to alleviate severe ulcerative colitis[J]. Clin Transl Med,2021,11(2):e334.

[78] WATTS E R,HOWDEN A J,MORRISON T,et al. Hypoxia drives murine neutrophil protein scavenging to maintain central carbon metabolism[J]. J Clin Invest,2021,131(10):e134073.

[79] BABIOR B M,KIPNES R S,CURNUTTE J T. Biological defense mechanisms:the production by leukocytes of superoxide,a potential bactericidal agent[J]. J Clin Invest,1973,52(3):741-744.

[80] ZATTI M,ROSSI F. Early changes of hexose monophosphate pathway activity and of NADPH oxidation in phagocytizing leucocytes[J]. Biochim Biophys Acta,1965,99(3):557-561.

[81] RICE C M,DAVIES L C,SUBLESKI J J,et al. Tumour-elicited neutrophils engage mitochondrial metabolism to circumvent nutrient limitations and maintain immune suppression[J]. Nat Commun,2018,9(1):5099.

[82] LODGE K M,COWBURN A S,LI W,et al. The impact of hypoxia on neutrophil degranulation and consequences for the host[J]. Int J Mol Sci,2020,21(4):1183.

[83] MCGOVERN N N,COWBURN A S,PORTER L,et al. Hypoxia selectively inhibits respiratory burst activity and killing of Staphylococcus aureus in human neutrophils [J]. J Immunol,2011,186(1):453-463.

[84] WILLSON J A,ARIENTI S,SADIKU P,et al. Neutrophil HIF-1α stabilization is augmented by mitochondrial ROS produced via the glycerol 3-phosphate shuttle [J]. Blood,2022,139(2):281-286.

[85] KAPLAN M J. Mitochondria shape neutrophils during hypoxia[J]. Blood,2022,139(2):159-160.

[86] ELKS P M,BRIZEE S,VAN DER VAART M,et al. Hypoxia inducible factor signaling modulates susceptibility to mycobacterial infection via a nitric oxide dependent mechanism[J]. PLoS Pathog,2013,9(12):e1003789.

[87] CHU D,DONG X,SHI X,et al. Neutrophil-based drug delivery systems [J]. Adv Mater, 2018, 30 (22):1706245.

[88] FILIPPI M D. Neutrophil transendothelial migration:updates and new perspectives[J]. Blood,2019,133(20):2149-2158.

[89] LI Y,XU X,WANG H J,et al. Endoplasmic reticulum protein 72 regulates integrin Mac-1 activity to influence neutrophil recruitment[J]. Arterioscler Thromb Vasc Biol,2024,44(3):438-450.

[90] PETRI B,SANZ M J. Neutrophil chemotaxis[J]. Cell Tissue Res,2018,371(3):425-436.

[91] MATSUSHIMA K,YANG D,OPPENHEIM J J. Interleukin-8:An evolving chemokine[J]. Cytokine,2022,153:155828.

[92] GIRBL T,LENN T,PEREZ L,et al. Distinct compartmentalization of the chemokines CXCL1 and CXCL2 and the atypical receptor ACKR1 determine discrete stages of neutrophil diapedesis[J]. Immunity,2018,49(6):1062-1076.

[93] ROSALES C. Neutrophil:a cell with many roles in inflammation or several cell types? [J]. Front Physiol,2018,9:113.

[94] MILHOAN K A,LANE T A,BLOOR C M. Hypoxia induces endothelial cells to increase their adherence for neutrophils:role of PAF[J]. Am J Physiol Heart Circ Physiol,1992,263(3):H956-H962.

[95] COLGAN S P,DZUS A L,PARKOS C A. Epithelial exposure to hypoxia modulates neutrophil transepithelial migration[J]. J Exp Med,1996,184(3):1003-1015.

[96] ARNOULD T,MICHIELS C,REMACLE J. Increased PMN adherence on endothelial cells after hypoxia:involvement of PAF,CD18/CD11b,and ICAM-1[J]. Am J Physiol Cell Physiol,1993,264(5):C1102-C1110.

[97] YOON C H,HUR J,OH I Y,et al. Intercellular adhesion molecule-1 is upregulated in ischemic muscle,which mediates trafficking of endothelial progenitor cells[J]. Arterioscler Thromb Vasc Biol,2006,26(5):1066-1072.

[98] KONG T,ELTZSCHIG H K,KARHAUSEN J,et al. Leukocyte adhesion during hypoxia is mediated by HIF-1-dependent induction of β₂ integrin gene expression[J]. Proc Natl Acad Sci,2004,101(28):10440-10445.

［99］ ANTONOVA O A，LOKTIONOVA S A，GOLUBEVA N V，et al. Damage and activation of endothelial cells during in vitro hypoxia［J］. Bull Exp Biol Med，2007，144（4）：504-506.

［100］ TAMURA D Y，MOORE E E，PARTRICK D A，et al. Acute hypoxemia in humans enhances the neutrophil inflammatory response［J］. Shock，2002，17（4）：269-273.

［101］ MAN Y，KUCUKAL E，LIU S，et al. Heterogeneous hypoxia-mediated neutrophil and red blood cell adhesion to e-selectin in microscale flow［J］. Blood，2018，132（Supplement 1）：3671.

［102］ LODGE K M，VASSALLO A，LIU B，et al. Hypoxia increases the potential for neutrophil-mediated endothelial damage in chronic obstructive pulmonary disease［J］. Am J Respir Crit Care Med，2022，205（8）：903-916.

［103］ ELTZSCHIG H K，IBLA J C，FURUTA G T，et al. Coordinated adenine nucleotide phosphohydrolysis and nucleoside signaling in posthypoxic endothelium［J］. J Exp Med，2003，198（5）：783-796.

［104］ LI J，WANG L，HU J，et al. Polymorphonuclear neutrophils promote endothelial apoptosis by enhancing adhesion upon stimulation by intermittent hypoxia［J］. Sleep Breath，2022，26（3）：1173-1180.

［105］ WOOD J G，JOHNSON J S，MATTIOLI L F，et al. Systemic hypoxia increases leukocyte emigration and vascular permeability in conscious rats［J］. J Appl Physiol，2000，89（4）：1561-1568.

［106］ ELTZSCHIG H K，THOMPSON L F，KARHAUSEN J，et al. Endogenous adenosine produced during hypoxia attenuates neutrophil accumulation：coordination by extracellular nucleotide metabolism［J］. Blood，2004，104（13）：3986-3992.

［107］ LI J，XIA Y，SUN B，et al. Neutrophil extracellular traps induced by the hypoxic microenvironment in gastric cancer augment tumour growth［J］. Cell Commun Signal，2023，21（1）：86.

［108］ MAN Y，KUCUKAL E，LIU S，et al. A microfluidic device for assessment of E-selectin-mediated neutrophil recruitment to inflamed endothelium and prediction of therapeutic response in sickle cell disease［J］. Biosens Bioelectron，2023，222：114921.

［109］ HE S M，SUN S，CHEN A Q，et al. Hypoxia regulates cytokines expression and neutrophils migration by ERK signaling in zebrafish［J］. Fish Shellfish Immunol，2022，125：212-219.

［110］ ELKS P M，VAN EEDEN F J，DIXON G，et al. Activation of hypoxia-inducible factor-1α（Hif-1α）delays inflammation resolution by reducing neutrophil apoptosis and reverse migration in a zebrafish inflammation model［J］. Blood，2011，118（3）：712-722.

［111］ ZHANG C，TANG B，HU J，et al. Neutrophils correlate with hypoxia microenvironment and promote progression of non-small-cell lung cancer［J］. Bioengineered，2021，12（1）：8872-8884.

［112］ MOROTE-GARCIA J C，NAPIWOTZKY D，KÖHLER D，et al. Endothelial semaphorin 7A promotes neutrophil migration during hypoxia［J］. Proc Natl Acad Sci U S A，2012，109（35）：14146-14151.

［113］ RUI T，CEPINSKAS G，FENG Q，et al. Cardiac myocytes exposed to anoxia-reoxygenation promote neutrophil transendothelial migration［J］. Am J Physiol Heart Circ Physiol，2001，281（1）：H440-H447.

［114］ KO C L，LIN J A，CHEN K Y，et al. Netrin-1 dampens hypobaric hypoxia-induced lung injury in mice［J］. High Alt Med Biol，2019，20（3）：293-302.

［115］ ROTSTEIN O D，FIEGEL V D，SIMMONS R L，et al. The deleterious effect of reduced pH and hypoxia on neutrophil migration in vitro［J］. J Surg Res，1988，45（3）：298-303.

［116］ BLAISDELL A，CREQUER A，COLUMBUS D，et al. Neutrophils oppose uterine epithelial carcinogenesis via debridement of hypoxic tumor cells［J］. Cancer Cell，2015，28（6）：785-799.

［117］ LU Y Z，WU C C，HUANG Y C，et al. Neutrophil priming by hypoxic preconditioning protects against epithelial barrier damage and enteric bacterial translocation in intestinal ischemia/reperfusion［J］. Lab Invest，2012，92（5）：783-796.

［118］ WANG J S，LIU H C. Systemic hypoxia enhances bactericidal activities of human polymorphonuclear leukocytes［J］. Clin Sci，2009，116（11）：805-817.

［119］ TRINER D，XUE X，SCHWARTZ A J，et al. Epithelial hypoxia-inducible factor 2α facilitates the progression of colon tumors through recruiting neutrophils［J］. Mol Cell Biol，2017，37（5）：e00481-16.

［120］ LEIRE E，OLSON J，ISAACS H，et al. Role of hypoxia inducible factor-1 in keratinocyte inflammatory response and neutrophil recruitment［J］. J Inflamm，2013，10（1）：28.

［121］ LIN A E，BEASLEY F C，OLSON J，et al. Role of hypoxia inducible factor-1α（HIF-1α）in innate defense against uropathogenic Escherichia coli infection［J］. PLoS Pathog，2015，11（4）：e1004818.

［122］ ZINKERNAGEL A S，PEYSSONNAUX C，JOHNSON R S，et al. Pharmacologic augmentation of hypoxia-inducible factor-1α with mimosine boosts the bactericidal capacity of phagocytes[J]. J Infect Dis,2008,197(2): 214-217.

[123] NAISH E,WOOD A J,STEWART A P,et al. The formation and function of the neutrophil phagosome[J]. Immunol Rev,2023,314(1):158-180.

[124] BJERKNES R,NESLEIN I L,MYHRE K,et al. Impairment of rat polymorphonuclear neutrophilic granulocyte phagocytosis following repeated hypobaric hypoxia[J]. Aviat Space Environ Med,1990,61(11):1007-1011.

[125] FREISCHLAG J A, HANNA D. Neutrophil (PMN) phagocytosis and chemotaxis after 2 hr of ischemia[J]. J Surg Res,1991,50(6):648-652.

[126] KNOWLES R,KEEPING H,GRAEBER T,et al. Cytokine control of PMN phagocytosis: regulatory effects of hypoxemia and hypoxemia-reoxygenation [J]. Am J Physiol Cell Physiol,1997,272(4):C1352-C1364.

[127] FRITZENWANGER M,JUNG C,GOEBEL B,et al. Impact of short-term systemic hypoxia on phagocytosis, cytokine production,and transcription factor activation in peripheral blood cells [J]. Mediators Inflamm, 2011, 2011:1-9.

[128] CHEN Y C,CHOU W Y,FU T C,et al. Effects of normoxic and hypoxic exercise training on the bactericidal capacity and subsequent apoptosis of neutrophils in sedentary men[J]. Eur J Appl Physiol,2018,118(9): 1985-1995.

[129] WANG J S,CHIU Y T. Systemic hypoxia enhances exercise-mediated bactericidal and subsequent apoptotic responses in human neutrophils [J]. J Appl Physiol, 2009,107(4):1213-1222.

[130] SEREBROVSKAYA T V,NIKOLSKY I S,NIKOLSKA V V,et al. Intermittent hypoxia mobilizes hematopoietic progenitors and augments cellular and humoral elements of innate immunity in adult men[J]. High Alt Med Biol,2011,12(3):243-252.

[131] WALMSLEY S R,COWBURN A S,CLATWORTH Y M R, et al. Neutrophils from patients with heterozygous germline mutations in the von Hippel Lindau protein (pVHL)display delayed apoptosis and enhanced bacterial phagocytosis [J]. Blood, 2006, 108 (9): 3176-3178.

[132] OKUMURA C Y M,HOLLANDS A,TRAN D N,et al. A new pharmacological agent(AKB-4924)stabilizes hypoxia inducible factor-1(HIF-1) and increases skin innate defenses against bacterial infection [J]. J Mol Med,2012,90(9):1079-1089.

[133] SAHA P,YEOH B S,OLVERA R A,et al. Bacterial

siderophores hijack neutrophil functions [J]. J Immunol,2017,198(11):4293-4303.

[134] RAWAT K,SYEDA S,SHRIVASTAVA A. Neutrophil-derived granule cargoes: paving the way for tumor growth and progression [J]. Cancer Metastasis Rev, 2021,40(1):221-244.

[135] LACY P. Mechanisms of degranulation in neutrophils [J]. Allergy Asthma Clin Immunol,2006,2(3):98.

[136] HOENDERDOS K,PORTER L,ALAM S,et al. P255 the effects of hypoxia on neutrophil degranulation[J]. Thorax,2012,67(Suppl 2):A176.

[137] HOENDERDOS K,LODGE K M,HIRST R A,et al. Hypoxia upregulates neutrophil degranulation and potential for tissue injury [J]. Thorax, 2016, 71 (11): 1030-1038.

[138] BHATTACHARYA A,WEI Q,SHIN J N,et al. Autophagy is required for neutrophil-mediated inflammation [J]. Cell Rep,2015,12(11):1731-1739.

[139] TALLA U,BOZONET S M,PARKER H A,et al. Prolonged exposure to hypoxia induces an autophagy-like cell survival program in human neutrophils[J]. J Leukoc Biol,2019,106(6):1367-1379.

[140] ONG C W M,FOX K,ETTORRE A,et al. Hypoxia increases neutrophil-driven matrix destruction after exposure to Mycobacterium tuberculosis[J]. Sci Rep,2018, 8(1):11475.

[141] MECKLENBURGH K I,WALMSLEY S R,COWBURN A S,et al. Involvement of a ferroprotein sensor in hypoxia-mediated inhibition of neutrophil apoptosis [J]. Blood,2002,100(8):3008-3016.

[142] BRINKMANN V,REICHARD U,GOOSMANN C,et al. Neutrophil extracellular traps kill bacteria[J]. Science,2004,303(5663):1532-1535.

[143] HAJDAMOWICZ N H,HULL R C,FOSTER S J,et al. The impact of hypoxia on the host-pathogen interaction between neutrophils and Staphylococcus aureus[J]. Int J Mol Sci,2019,20(22):5561.

[144] MUTUA V,GERSHWIN L J. A review of neutrophil extracellular traps(NETs)in disease: potential anti-NETs therapeutics[J]. Clin Rev Allergy Immunol, 2021, 61 (2):194-211.

[145] PAPAYANNOPOULOS V. Neutrophil extracellular traps in immunity and disease[J]. Nat Rev Immunol, 2018,18(2):134-147.

[146] MOLLINEDO F. Neutrophil degranulation, plasticity, and cancer metastasis [J]. Trends Immunol, 2019, 40 (3):228-242.

[147] FUCHS T A,ABED U,GOOSMANN C,et al. Novel cell

death program leads to neutrophil extracellular traps [J]. J Cell Biol,2007,176(2):231-241.

[148] MASUDA S,KATO K,ISHIBASHI M,et al. Phorbol 12-myristate 13-acetate stimulation under hypoxia induces nuclear swelling with DNA outflow but not extracellular trap formation of neutrophils [J]. Exp Mol Pathol,2022,125:104754.

[149] BRANITZKI-HEINEMANN K, MÖLLERHERM H, VÖLLGER L,et al. Formation of neutrophil extracellular traps under low oxygen level[J]. Front Immunol, 2016,7:518.

[150] TOHME S,YAZDANI H O,AL-KHAFAJI A B,et al. Neutrophil extracellular traps promote the development and progression of liver metastases after surgical stress [J]. Cancer Res,2016,76(6):1367-1380.

[151] DE MEYER S F,SUIDAN G L,FUCHS T A,et al. Extracellular chromatin is an important mediator of ischemic stroke in mice[J]. Arterioscler Thromb Vasc Biol, 2012,32(8):1884-1891.

[152] MAUERÖDER C, MAHAJAN A, PAULUS S, et al. Ménage-à-trois:the ratio of bicarbonate to CO_2 and the pH regulate the capacity of neutrophils to form NETs [J]. Front Immunol,2016,7:583.

[153] MCINTURFF A M,CODY M J,ELLIOTT E A,et al. Mammalian target of rapamycin regulates neutrophil extracellular trap formation via induction of hypoxia-inducible factor 1α[J]. Blood, 2012, 120 (15): 3118-3125.

[154] BURCZYK G,CICHON I,KOLACZKOWSKA E. Itaconate suppresses formation of neutrophil extracellular traps(NETs):involvement of hypoxia-inducible factor 1α(Hif-1α) and heme oxygenase (HO-1)[J]. Front Immunol,2022,13:864638.

[155] VÖLLGER L,AKONG-MOORE K,COX L,et al. Iron-chelating agent desferrioxamine stimulates formation of neutrophil extracellular traps (NETs) in human blood-derived neutrophils [J]. Biosci Rep, 2016, 36 (3): e00333.

[156] DÖLLING M,ECKSTEIN M,SINGH J,et al. Hypoxia promotes neutrophil survival after acute myocardial infarction[J]. Front Immunol,2022,13:726153.

[157] POLYAKOV A,DYUGOVSKAYA L. Neutrophil apoptosis and hypoxia[J]. Int J Physiol Pathophysiol,2010, 1(4):389-400.

[158] VAN MEIR E. Hypoxia-mediated selection of cells with diminished apoptotic potential in solid tumours [J]. Neurosurgery,1996,39(4):878-879.

[159] DYUGOVSKAYA L,POLYAKOV A,COHEN-KAPLAN V,et al. Bax/Mcl-1 balance affects neutrophil survival in intermittent hypoxia and obstructive sleep apnea:effects of p38 MAPK and ERK1/2 signaling [J]. J Transl Med,2012,10(1):211.

[160] MELLOR H R,HARRIS A L. The role of the hypoxia-inducible BH3-only proteins BNIP3 and BNIP3L in cancer[J]. Cancer Metastasis Rev, 2007, 26 (3/4): 553.

[161] THOMPSON A A R,BINHAM J,PLANT T,et al. Hypoxia:the HIF pathway and neutrophilic inflammatory responses[J]. Bchm,2013,394(4):471-477.

[162] TRINER D,SHAH Y M. Hypoxic regulation of neutrophils in cancer[J]. Int J Mol Sci,2019,20(17):4189.

[163] MAHIDDINE K,BLAISDELL A,MA S,et al. Relief of tumor hypoxia unleashes the tumoricidal potential of neutrophils[J]. J Clin Invest,2019,130(1):389-403.

[164] QUAIL D F,AMULIC B,AZIZ M,et al. Neutrophil phenotypes and functions in cancer:a consensus statement[J]. J Exp Med,2022,219(6):e20220011.

[165] QUE H,FU Q,LAN T,et al. Tumor-associated neutrophils and neutrophil-targeted cancer therapies[J]. Biochim Biophys Acta Rev Cancer, 2022, 1877 (5): 188762.

[166] SIEOW J L,PENNY H L,GUN S Y,et al. Conditional knockout of hypoxia-Inducible factor 1-alpha in tumor-infiltrating neutrophils protects against pancreatic ductal adenocarcinoma[J]. Int J Mol Sci,2023,24(1):753.

[167] WANG L,LIU Y,DAI Y,et al. Single-cell RNA-seq analysis reveals BHLHE40-driven pro-tumour neutrophils with hyperactivated glycolysis in pancreatic tumour microenvironment[J]. Gut,2023,72(5):958-971.

[168] NG M S F,KWOK I,TAN L,et al. Deterministic reprogramming of neutrophils within tumors [J]. Science, 2024,383(6679):eadf6493.

[169] WEI J Y,HU M Y,CHEN X Q,et al. Hypobaric hypoxia aggravates renal injury by inducing the formation of neutrophil extracellular traps through the NF-κB signaling pathway [J]. Curr Med Sci, 2023, 43 (3): 469-477.

[170] LUYENDYK J P,SHAW P J,GREEN C D,et al. Coagulation-mediated hypoxia and neutrophil-dependent hepatic injury in rats given lipopolysaccharide and ranitidine[J]. J Pharmacol Exp Ther,2005,314(3):1023-1031.

18 中性粒细胞代谢重编程：生命的微妙调控者

在浩瀚的生命科学领域中，中性粒细胞作为人体免疫系统的"第一响应者"，一直以来都是科学家们研究的热点。它们如同体内的微型战士，时刻准备着对抗入侵的病原体。然而，这些细胞并非一成不变，它们的代谢机制在应对不同挑战时会发生精妙的重编程，这一发现为人们理解免疫应答和疾病治疗开辟了新的视野。面对不同的病原体和微环境，中性粒细胞能够灵活地调整其代谢途径以适应功能需求。在静息状态下，它们主要依赖氧化磷酸化来产生能量。然而，一旦遇到病原体，中性粒细胞就会迅速切换为"糖酵解"的代谢模式，这种模式能够更快速地产生能量和生物合成前体，支持其吞噬和杀菌功能。这种代谢重编程不仅关乎能量的产生，还涉及细胞命运的决策。例如，在感染期间，中性粒细胞可以通过代谢调节来增强其杀菌能力，同时限制过度的炎症反应，从而保护宿主免受组织损伤，以适应并应对这些复杂的环境变化。中性粒细胞代谢重编程的调控机制涉及多个层面，包括基因表达调控、信号转导通路激活以及代谢酶活性的改变等。这些调控机制共同作用于中性粒细胞，使其能够适应不同的环境需求并发挥相应的功能，本文将对相关机制进行详细阐述。

一、中性粒细胞的基本功能

中性粒细胞是先天性免疫系统中数量最多的效应细胞，它们在对抗细胞外病原体和急性炎症反应中起主要作用，能够迅速识别、吞噬并根除入侵的微生物。这些细胞迁移到炎症组织，通过吞噬作用、产生多种类型的细胞因子、趋化因子、蛋白水解酶和 ROS 来杀死病原体，其中吞噬功能主要依赖糖酵解途径。此外，中性粒细胞还通过在细胞外释放抗菌颗粒来结合病原微生物并限制感染扩散，这些细胞外纤维结构被称为中性粒细胞捕获网。

近年来，在肿瘤相关病理中，中性粒细胞被定义为两种在表型和功能上存在差异的亚型：1 型或抗致瘤性的 N1 型中性粒细胞，以及 2 型或促致瘤性的 N2 型中性粒细胞（图 18-1）。抗致瘤性的 N1 中性粒细胞通过抗体依赖或直接细胞毒性、ROS 介导的偶联以及 NET 的产生展现出强大的抗肿瘤特性；同样，促致瘤性的 N2 中性粒细胞通过分泌 MMP-9 和血管内皮生长因子 18（vascular endothelial growth factor 18，VEGF18）来促进肿瘤血管生成，通过提高转移前蛋白（如 Bv8、S100A8 和 S100A9）的表达水平，并招募免疫抑制型细胞（如调节性 T 细胞）来促进转移。

此外，基于脱颗粒、释放细胞因子和迁移的能力，这些能力相同的中性粒细胞表型已被分别确定为促炎（N1）和免疫调节（N2）（见图 18-1）。在 I 型干扰素的存在下，TAN 向 N1 亚群分化，其特征是增加黏附、转运、吞噬、氧化破裂及脱颗粒，分泌更多的 IL-1β、IL-6、TNF-α 和 IFN-γ，通过产生 ROS，最终通过 NET（也称为 NET 释放）来增加促炎反应；随着时间的推移，N2 中性粒细胞数量增加，并且 N1/N2 比值的降低与炎症的消退直接相关。

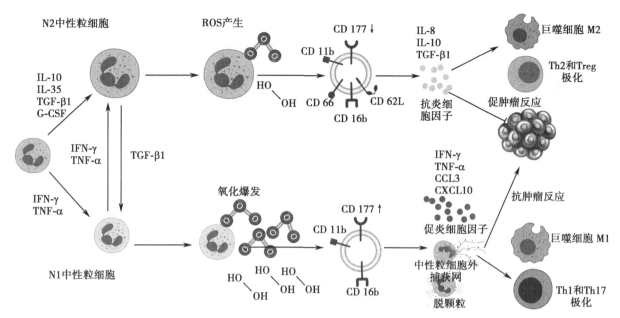

图 18-1 中性粒细胞的 N1 和 N2 亚群

N2 中性粒细胞在 IL-10、IL-35、TGF-β1、G-CSF 存在下分化。N2 细胞的特点是产生 ROS、IL-10 和 TGF-β1，表达 CD11b、CD16b、CD62L 和 CD66，而 CD177 低表达，具有促肿瘤和抗炎功能。另一方面，N1 中性粒细胞在 IFN-γ 和 TNF-α 存在下分化。它们的特点是产生氧化破裂、IFN-γ、TNF-α、CCL3 和 CXCL4，表达 CD16b、CD11b、CD66，而 CD177 高表达，具有抗肿瘤和促炎作用。

二、中性粒细胞的代谢特点

中性粒细胞是代谢活跃的细胞，利用糖酵解、储存的糖原和 β-氧化产生能量，同时依靠戊糖磷酸途径（pentose phosphate pathway，PPP）实现 NADPH 的效应功能，如趋化、吞噬和形成 NET（图 18-2）。中性粒细胞只含有少量的线粒体，因此其主要能量产生途径是糖酵解，线粒体并非 ATP 的主要来源，而主要参与细胞死亡过程。在常氧条件下，中性粒细胞肿瘤细胞中的糖酵解仍然占主导地位，这种代谢开关被称为 Warburg 效应，可由原癌基因（如 Myc 或 Ras）的突变驱动，最终导致 HIF-1α 介导的代谢重编程向糖酵解表型转变。在缺氧条件下，中性粒细胞会转向糖酵解而非线粒体呼吸。

HIF-1 是由氧调节亚基 HIF-1α 和组成型表达的亚基 HIF-1β 组成的异源二聚体，其中 HIF-1α 在糖酵解相关研究中起着至关重要的作用。它是 Warburg 效应的关键调节因子，通过诱导与葡萄糖摄取相关的基因[如葡萄糖转运蛋白（glucose transporter，GLUT）1 和 GLUT4]和糖酵解酶的表达来促进糖酵解和乳酸产生。

肿瘤坏死因子受体相关蛋白 1（tumor necrosis factor receptor associated protein1，TRAP1）也参与调节 HIF-1α 的稳定性和糖酵解代谢。在 HCT116 细胞中沉默 TRAP1 导致 GLUT1 表达降低，乳酸产生减少，并在转录水平上抑制癌细胞中 HIF-1α 驱动的基因表达重编程，表明 TRAP1 可能是在缺氧条件下维持 HIF-1α 诱导的基因/代谢重编程的关键因素。

此外，乳酸脱氢酶（lactate dehydrogenase，LDH）过表达激活糖酵解活性，诱导中性粒细胞样分化 HL-60（dHL-60）细胞的免疫抑制和促肿瘤功能。过表达 BHLHE40 的 dHL-60 细胞具有促肿瘤和免疫抑制作用。除了促进恶性细胞的增殖外，已经发现 LDH 相关的乳酸可以削弱肿瘤免疫监视。HIF-1α 还直接调节神经炎症中的 LDH 表达。在缺血大鼠脑组织的小胶质细胞中，HIF-1α 上调，进而促进 LDH 表达并加重炎症。

谷氨酸水解作为中性粒细胞的能量来源，在发挥其效应功能方面发挥着重要作用。在葡萄糖耗竭的条件下，包括中性粒细胞在内的细胞进行谷氨酸水解，形成 α-酮戊二酸，为 TCA 循环提供燃料，即进入柠檬酸循环，随后产生苹果酸并进一步转化为丙酮酸。而谷氨酰胺可提高术后患者中性粒细胞进行有效吞噬和产生 ROS 水平的能力，表明谷氨酰胺在调节中性粒细胞的效应功能中起着重要作用。

PPP 通过提供 NADPH 氧化酶的底物 NADPH 来增强 ROS。与非肿瘤来源的中性粒细胞相比，肿瘤来源的中性粒细胞表现出明显更高的己糖激酶（hexokinase，HK）、丙酮酸激酶（pyruvate kinase，PK）和 LDH 酶活性，而磷酸果糖激酶（phosphofructokinase，PFK）酶活性水平在两组之间没有显著差异。这表明 PFK 底物葡萄糖-6-磷酸可能被转移到糖酵解分支 PPP，然后再回流到糖酵解的下游。肿瘤浸润中性粒细胞中糖酵解的优先化可能通过增强 PPP 促进了肿瘤环境中 NET 的释放。

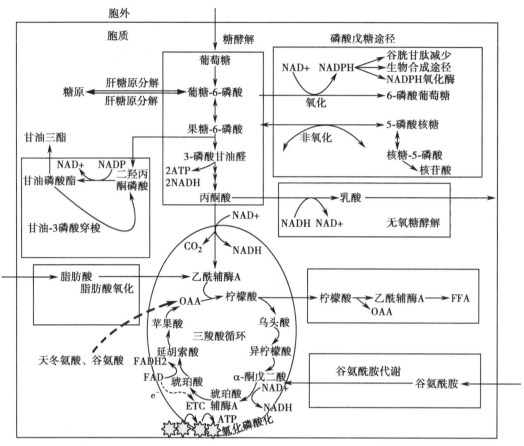

图 18-2　中性粒细胞的关键代谢途径概述

糖酵解作为中性粒细胞细胞质内的主导代谢途径,经由一系列酶促反应与转化步骤,将葡萄糖高效地转化为丙酮酸。在无氧条件下,丙酮酸会被还原并分泌为乳酸。而在有氧环境中,丙酮酸则通过转化为乙酰辅酶 A,积极参与 TCA 循环,为循环提供还原能量中间体 NADH 和还原型黄素腺嘌呤二核苷酸(reduced flavin adenine dinucleotide,FADH2),进而经由电子传递链(electron transport chain,ETC)促进 ATP 的生成。此外,中性粒细胞还采纳了额外的戊糖磷酸途径,此途径起始于糖酵解途径的中间产物葡萄糖-6-磷酸盐,历经氧化与非氧化阶段,生成 NADPH 与核糖,进而衍生出核苷酸。NADPH 在中性粒细胞中具有举足轻重的地位,它不仅是 NADPH 氧化酶依赖性 ROS 生成的关键,还调控着氧化还原信号的转导。依据葡萄糖的充裕程度,中性粒细胞内蓄积有丰富的糖原储备,可根据需求提供基于葡萄糖的糖酵解中间体。借助脂肪酸合成途径,TCA 循环的中间产物柠檬酸盐能够转化为游离脂肪酸(free fatty acid,FFA),这些内源性 FFA 通过脂肪酸氧化(fatty acid oxidation,FAO)被分解为乙酰辅酶 A(Acetyl-CoA),为 TCA 循环供给燃料,并进一步以 ATP 的形式释放更多能量。谷氨酰胺经由分解反应产生 α-酮戊二酸,从而强化 TCA 循环的运行。此外,中性粒细胞还巧妙利用甘油-3-磷酸盐穿梭机制,将 NADH 转化为 NAD⁺,这一过程对于维系线粒体膜电位具有至关重要的作用。

葡萄糖摄取水平的增加也会显著增强髓源性抑制细胞(myeloid-derived suppressor cell,MDSC)糖酵解,产生更多的乳酸并出现水平升高的细胞外酸化率(extracellular acidification rate,ECAR)。用糖酵解抑制剂 2-DG 处理 MDSC 后,其免疫抑制能力被有效地减弱,表明糖酵解介导了 MDSC 的作用。进一步发现,*C. Tropicalis* 处理 MDSC 增加了丙酮酸激酶 M2(pyruvate kinase M2,PKM2)和 HIF-1α 之间的相互作用,这增加了 HIF-1α 的稳定性,从而增强了糖酵解。

三、中性粒细胞在感染中的代谢重编程

HIF-1α 是炎症细胞中促进炎症基因表达的关键代谢重编程器。中性粒细胞的激活和迁移迅速消耗局部氧气,导致上皮细胞中 HIF 信号的局部诱导,增强屏障功能并阻止促炎免疫细胞的进一步浸润。升高的 HIF-1α 表达可增强上皮屏障功能和抗菌防御,而升高的 HIF-2α 表达则可激活炎性细胞因子,刺激上皮细胞增殖以消除炎症和组织再生。

HIF-1α 在细菌脂多糖（lipopolysaccharide，LPS）诱导的脓毒症期间，对髓样细胞介导的炎症发展起关键作用。炎症性骨髓中性粒细胞释放的乳酸通过内皮细胞 GPR81 信号诱导中性粒细胞动员，因此，HIF-1α 可能是改善脓毒症中性粒细胞功能的一个重要的治疗靶点。LPS 或鼠伤寒沙门菌通过增加脑内膜中性粒细胞的糖酵解、NADPH 氧化介导的活性氧和 HIF-1α 水平来触发乳酸释放。骨髓乳酸释放增加，通过内皮乳酸受体 GPR81 信号转导，降低内皮的血管内皮钙黏蛋白表达，增加骨髓血管通透性，从而优先促进中性粒细胞动员；乳酸也诱导骨髓中性粒细胞动员剂粒细胞集落刺激因子（granulocyte colony-stimulating factor，G-CSF）、中性粒细胞 CXCL1 和 CXCL2 的释放，表明这种代谢物通过多种途径驱动中性粒细胞动员。

LPS 和沙门菌增加骨髓中性粒细胞的糖酵解和乳酸生成（图 18-3）。在急性炎症发作期间，骨髓中性粒细胞摄取大量葡萄糖，以非常低的 TCA 循环和氧化磷酸化率激活糖酵解将其转化为乳酸。LPS 暴露诱导骨髓中 HIF-1α⁺ 中性粒细胞百分比和 ROS 水平升高，进一步激活糖酵解途径，通过单羧酸转运蛋白 4（monocarboxylate transporter 4，MCT4）产生和释放高水平的乳酸。骨髓中性粒细胞在全身暴露于 LPS 后，表达 LDH 水平升高。LDH 是一种关键的糖酵解酶，参与丙酮酸转化为乳酸。LPS 可以直接诱导骨髓中性粒细胞的糖酵解和氧化爆发，从而导致这些白细胞在急性炎症的早期产生和释放乳酸。同时，不能排除 LPS 也可以间接激活骨髓中性粒细胞，并通过 LPS 对其他骨髓细胞亚群的影响来驱动中性粒细胞的动员。乳酸诱导骨髓中性粒细胞的快速动员和募集到外周血，特别是活化的中性粒细胞，然后是其他骨髓细胞，如单核细胞。

在急性 LPS 引发的炎症发作期间，NOX-ROS 轴对 HIF-1α 活性和骨髓中性粒细胞乳酸生成至关重要。中性粒细胞 HIF-1α 的最佳活性对于高糖酵解活性和激活的骨髓中性粒细胞产生和释放乳酸至关重要。脓毒症时，PI3K/Akt/HIF-1α 调节 PMN 糖酵解的免疫效应。LPS 刺激通过 PI3K/Akt/HIF-1α 途径降低 PMN 糖酵解水平（图 18-4）。LDH 在调节中性粒细胞的吞噬功能中起重要作用，而 HIF-1α 为脓毒症期间中性粒细胞中的 LDH 相关信号通路。LDH 的下调是抑制中性粒细胞糖酵解的关键因素，而 PI3K/Akt/HIF-1α 通路参与了 LDH 的表达，并影响了 PMN 的趋化和吞噬功能。糖酵解的抑制有助于脓毒症时中性粒细胞的免疫抑制，并可能通过 PI3K/Akt/HIF-1α 途径介导的 LDH 下调来控制。

中性粒细胞代谢组学结果显示，脓毒症患者的 Warburg 效应发生了显著改变。转录组学显示，脓毒症时糖酵解和 mTOR/HIF-1α 信号通路发生显著变化：脓毒症患者的 PMN 中，编码参与糖酵解和 HIF-1α 途径的蛋白质的基因显著上调；脓毒症患者 PMN 中的糖酵解编码基因 *HK2*、*CXCR2*、*HK3*、*LDHA* 和 *PKM* 显著改变。

GPR120 可促进中性粒细胞对肠道细菌感染的控制（图 18-5）。GPR120（一种最近被识别的 ω-3 PUFA 受体）通过激活 mTOR 和上调糖酵解，来促进 ROS 的神经元产生和 NET 的形成，以及 IL-17A 和 IL-22 的表达，这有助于宿主抵抗细菌入侵。中性粒细胞被募集到感染部位，然后主要通过产生 ROS 和直接形成 NET 来杀死细菌和病原体。GPR120 激动剂促进了中性粒细胞中 ROS 的产生和 NET 的形成。ROS 或 NET 抑制了由 GPR120 激动剂诱导的中性粒细胞对细菌的杀伤，表明 GPR120 通过上调 mTOR 和糖酵解介导的 ROS 和 NET 的形成，来促进中性粒细胞抑制细菌。糖酵解参与 NET 的形成，抑制糖酵解可抑制 GPR120 激动剂诱导的 NET 形成，从而进一步抑制中性粒细胞杀灭细菌，但糖酵解的阻断并不影响 ROS 的产生，ROS 的产生主要依赖于中性粒细胞中的 PPP。GPR120 调节肠道微生物群，其缺乏会促进肠道炎症，减少肠道病原体的清除。中性粒细胞保护肠道免受啮齿类柠檬酸杆菌的肠道感染，增强了肠道中啮齿柠檬酸杆菌的清除，减少了细菌向其他器官的转运。

脯氨酰羟化酶 2（prolylhydroxylase 2，PHD2）失活增强糖原储存并促进过度嗜酸性反应。中性粒细胞在感染部位通过激活代谢途径糖异生和糖原生成，进行动态代谢适应。糖原生成和储存时间净增加，以维持其生存和效应功能。PHD2 作为在常氧条件下中性粒细胞中的主要低氧诱导因子羟化酶，将糖酵解和糖原储存的内在调节与中性粒细胞介导的炎症反应的消退联系起来。PHD2 的丢失导致中性粒细胞活化和持久性提升以及肺炎链球菌感染后组织损伤增加。中性粒细胞在缺乏 PHD2 的情况下，显示出活性的增强和生存时间的延长。在促进中性粒细胞存活的同时，还可观察到一种固有的中性粒细胞表型，即增强的募集、增强的趋化性和老年中性粒细胞功能储备能力的增加。PHD2 缺陷型中性粒细胞的存活率和功能增强与其代谢能力直接相关，并且调节中性粒细胞代谢可以改变感染和炎症的结果。PHD2 参与了中性粒细胞介导的炎症反应的募集和消退，对组织损伤具有潜在的重要影响。缺氧进一步促进 PHD2 缺陷型中性粒细胞的存活，意味着 PHD2 可以调节中性粒细胞凋亡反应。HIF 信号和表达 PHD 酶（特别是 PHD3）与中性粒细胞在缺氧条件下延长存活时间有关，与 PHD3 缺陷型中性粒细胞中缺氧存活消失的 HIF 非依赖性表型形成鲜明对比。PHD2 缺失导致中性粒细胞凋亡和炎症消退延迟。髓系特异性 PHD2 缺失导致炎症反应紊乱，这对宿主有害且对细菌杀灭或清除没有明显的益处。

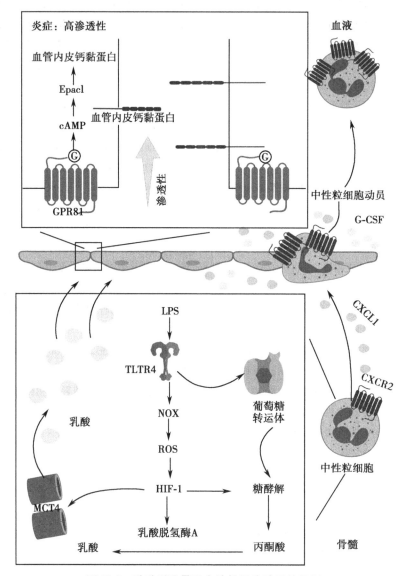

图 18-3　乳酸诱导骨髓中性粒细胞动员的机制

这个模型揭示了细菌感染期间骨髓中性粒细胞产生的乳酸增强现象,并阐明了其通过调节骨髓内皮细胞的代谢信号来诱导中性粒细胞动员的机制。具体来说,当 LPS 与中性粒细胞上表达的 TLR4 结合后,中性粒细胞会直接激活 NOX,并通过 GLUT1α 增强对葡萄糖的吸收。随后,葡萄糖通过糖酵解途径转化为丙酮酸。NOX 的活性进一步导致 ROS 的产生,从而提高 HIF-1α 的表达。HIF-1α 反过来诱导 LDHA 的下游表达,将丙酮酸转化为乳酸。同时,HIF-1α 还上调 MCT4 的表达,允许乳酸的释放。

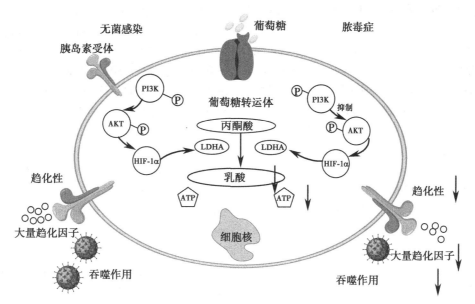

图 18-4　脓毒症期间中性粒细胞糖酵解调节免疫作用的机制

在中性粒细胞中，HIF-1α 的最佳活性对于促进高糖酵解及激活骨髓中性粒细胞产生和释放乳酸至关重要。在脓毒症情况下，PI3K/Akt/HIF-1α 通路调节 PMN 的糖酵解免疫效应。具体而言，LPS 刺激通过 PI3K/Akt/HIF-1α 途径降低 PMN 的糖酵解水平。LDH 在调节中性粒细胞的吞噬功能中扮演重要角色，而 HIF-1α 是脓毒症期间中性粒细胞中 LDH 相关信号通路的关键。LDH 的下调是抑制中性粒细胞糖酵解的核心环节。此外，PI3K/Akt/HIF-1α 通路不仅参与 LDH 的表达调控，还影响 PMN 的趋化和吞噬功能。

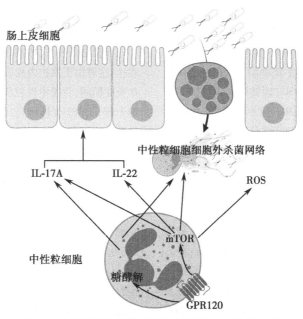

图 18-5　GPR120 调控中性粒细胞抗菌功能示意图

GPR120 在中性粒细胞中的激活可诱导 NET 的形成和 ROS 的产生，直接增强抗菌活性。此外，GPR120 促进中性粒细胞 IL-17A 和 IL-22 的产生，有助于肠上皮屏障的完整性。这些过程受到糖酵解和 mTOR 活化的不同调节。

四、中性粒细胞在肿瘤中的代谢重编程

肿瘤进展过程中,中性粒细胞的迁移和功能展现出独特模式。多形核髓源性抑制细胞(polymorphonuclear myeloid-derived suppressor cell,PMN-MDSC)是肿瘤中积累的病理激活的中性粒细胞,具有免疫抑制和促肿瘤活性。另有研究表明,在癌症和慢性炎症中积累的一些中性粒细胞有助于肿瘤的发生和进展,而不引发免疫抑制活性,这些细胞暂时被称为"MDSC 样"细胞。PMN-MDSC 能在原发部位调节肿瘤细胞,促进转移,可能通过调节肝细胞生长因子和 TGF-β 的产生,诱导肿瘤上皮-间质转化(epithelial-mesenchymal transition,EMT)和 MMP-9 的产生,进而促进肿瘤侵袭,以及通过将肿瘤细胞附着在血管内皮上促进肺转移。

MDSC 在癌症中的代谢尚不清楚。在体外生成的 MDSC 中,糖酵解增加,同时腺苷酸酶 I 活性和 AMP 活化的蛋白激酶活化增加,脂肪酸摄取增多,并上调了关键的 FAO 酶,这可能驱动代谢朝向 FAO。肿瘤浸润性 MDSC 主要以 FAO 和氧化磷酸化为主要代谢途径。

粒细胞样髓源性抑制细胞(PMN-MDSC-like cell,PMLC)和 PMN-MDSC 在代谢方面存在差异。与中性粒细胞或 PMN-MDSC 相比,来自原位肺癌早期阶段和来自转基因 RET 黑素瘤小鼠的骨髓 PM-LC 表现出增加的 OXPHOS 和糖酵解。因此,PM-LC 具有高葡萄糖摄取、增加的 OXPHOS、增加的 TCA 循环通量和增加的糖酵解等代谢特征,导致与来自对照小鼠的中性粒细胞相比,ATP 产生显著增多,这可能解释了其增加的迁移能力,而这种作用在 PMN-MDSC 中不存在。

肿瘤中 PM-LC 自发迁移的增加受 ATP 调控。癌症患者的中性粒细胞(而非 PMN-MDSC)比健康供体的中性粒细胞具有更高的自发迁移趋化因子诱导的迁移。PM-LC 优先促进肿瘤细胞接种,并且一旦 PM-LC 在组织中,这些细胞可能促进肿瘤细胞转移。

乳酸/乳酸化在几种病理生理过程和特定疾病中发挥着其他功能。乳酸不再被认为是无氧代谢的废物,而是越来越多地被视为一种代谢反馈调节剂和独特的信号分子。乳酸化可作为一种新的蛋白质翻译后修饰的功能已被探索。已显示乳酸盐通过其特异性受体 GPR81 发出信号,或通过 MCT 转运至细胞中。因此,乳酸被认为在病理和生理过程中发挥着重要作用,包括调节能量代谢、免疫反应、记忆形成、伤口愈合和肿瘤发展。这些过程除了作为代谢底物的作用外,还通过乳酸作为信号分子或乳酸化进行调节。

由于其低灌注,肿瘤通常被认为是驻留在一个孤立的代谢微环境中,其中局部营养交换占主导地位,而乳酸被认为是一种代谢底物,使癌细胞增殖。当肿瘤快速生长所需的营养需求超过能量供应时,肿瘤生长依赖于糖酵解,糖酵解产生大量乳酸(即 Warburg 效应)。

肿瘤微环境(tumor microenvironment,TME)中的乳酸盐通过 HIF 非依赖性和 HIF 依赖性途径刺激内皮细胞活化和血管生成(图 18-6)。在 HIF 非依赖性的代谢途径中,乳酸经由 MCT1 被高效地转运至细胞内。随后,这些乳酸分子在细胞内经历氧化过程,转化为丙酮酸,并在此过程中生成 NADH。这一转化不仅促进了能量代谢的调整,还激活了 ROS 的产生机制。ROS 的生成进而作为一种信号分子,强烈地刺激并促进了血管生成的过程。此外,N-myc 下游调控基因 3(N-Myc Downstream-Regulated Gene 3,NDRG3)可结合 c-Raf 以激活 Ras 相关丝裂原活化蛋白激酶-细胞外信号调节激酶(ras-related mitogen-activated protein kinase-extracellular signal-regulated kinase,RAF-ERK)信号转导,并在低氧张力和高乳酸浓度的条件下促进血管生成。HIF 依赖性途径基于乳酸盐在常氧条件下稳定 HIF-1α 的能力,并且已有报道 HIF-1α 可诱导 VEGF 表达。乳酸被肿瘤细胞吸收,随后转化为丙酮酸,丙酮酸直接与 α-KG 竞争,抑制 PHD 的活性,从而稳定 HIF-1α 水平。在常氧条件下,PHD 是细胞内主要的氧传感器,PHD 可以在特定的脯氨酸残基上羟化 HIF-1α,从而促进泛素-蛋白酶体系统(ubiquitin-proteasome system,UPS)对 HIF-1α 的后续降解。然而,PHD 在缺氧条件下失活,这种失活阻止了 HIF-1α 的蛋白酶体降解,使 HIF-1α 迁移到细胞核,并与 HIF-1β 结合,促进许多癌基因的转录。外源性乳酸通过作为丙酮酸产生的底物来稳定 HIF-1α,并且不管氧供应如何,TME 中的高乳酸浓度确保了所有肿瘤细胞中癌基因的转录激活。

在稳态条件下,内皮细胞表面 VE-钙黏蛋白保持高度表达,这有助于维护内皮屏障的完整性和低渗透性。然而,在炎症期间,骨髓中性粒细胞释放的乳酸会与骨髓内皮细胞上的 GPR81 受体结合,激活 G 蛋白,从而降低 cAMP/交换蛋白直接激活剂 1 的活性。因此,通过 GPR81 信号转导的乳酸会降低表面 VE-钙黏蛋白的表达,进而提高基底膜血管的通透性。

基底膜重塑和 EMT 是侵袭性肿瘤的两个特征。EMT 主要由一系列特异性因子/细胞因子和相关信号通路激活,乳酸已被证明参与 TGF-β/Smad 和 Wnt/β-catenin 等信号通路,可激活 EMT。乳酸盐促进癌相关成纤维细胞(cancer-associated fibroblast,CAF)的增殖和迁移,并增强 CAF 中 I 型胶原的合成。在 CAF 中,COX-2 调节 I 型胶原的生物合成,乳酸盐以 p38 激酶依赖性方式增加 COX-2 表达。

MMP 降解胶原和糖蛋白,并且是促进肿瘤侵袭的关键胶原酶。据报道,乳酸盐通过磷脂酶 D(phospholipase D,PLD)/MAPK/NF-κB 途径促进 LPS 刺激 MMP 表达,并通过 ERK/p90 RSK 途径增加小窝蛋白 1 诱导的 MMP 表达。因此,乳酸可能是一个信号分子,增加 MMP 的表达,导致胶原降解和肿瘤细胞的侵袭增加。

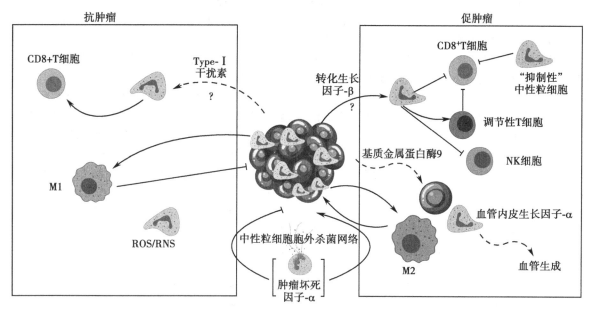

图 18-6 肿瘤微环境中的中性粒细胞

中性粒细胞可以促进或抑制肿瘤生长，这取决于它们的极化状态。抗肿瘤中性粒细胞通过释放 ROS 和活性氮直接杀伤肿瘤细胞，还可以通过促进 T 细胞活化和招募促炎（M1）巨噬细胞，进一步增强抗肿瘤免疫反应。相反，肿瘤中性粒细胞可以通过释放 MMP-9，促进肿瘤细胞的血管生成和播散，同时还可以抑制 NK 细胞的功能，削弱机体的抗肿瘤能力。此外，抗肿瘤中性粒细胞可以招募抗炎（M2）巨噬细胞和 T 调节细胞，这些细胞通常能够抑制机体的免疫反应，从而为肿瘤的生长提供有利条件。最后，抑制性中性粒细胞，通常被称为 PMN-MD-SC，以及其他肿瘤中性粒细胞，可以抑制 CD8⁺T 细胞的功能。

阻断乳酸是在酸性条件下克服 T 细胞功能障碍的潜在策略，可以增强基于过继性 T 细胞转移的免疫疗法。已发现乳酸盐本身具有介导免疫抑制的机制，肿瘤细胞产生的高乳酸盐会增加 TME 的酸度。缺氧的 TME 会诱导 HIF-1α 介导的 PD-L1 上调，导致 CD8⁺T 细胞功能障碍。肿瘤细胞中的甲硫氨酸转运蛋白 SLC43A2 会破坏 CD8⁺T 细胞中的甲硫氨酸代谢，减少 T 细胞组蛋白的甲基化，从而抑制 T 细胞介导的免疫。乳酸盐可抑制活化 T 细胞核因子，导致肿瘤浸润性 CD8⁺T 细胞和 NK 细胞失活，减少 IFN-γ 的产生。在肿瘤中，代谢产物乳酸通过调节 TME 中膜突蛋白 Moesin 的乳酸化，增强 TGF-β 信号转导，影响 TME，进而促进肿瘤发生。关于先天免疫，乳酸盐可增加肿瘤相关巨噬细胞（tumor associated macrophage，TAM）中 VEGF 和精氨酸酶（arginase，ARG）的表达，使其向免疫抑制和促肿瘤发生的 M2 表型极化。乳酸介导这一过程的能力被认为取决于 MCT 和 HIF-1α 的稳定性。随后发现的组蛋白乳酸盐修饰揭示了一种新机制，即组蛋白可以被乳酸盐修饰，通过增加 ARG1 和其他 TAM 相关基因的表达来调节 TAM 的极化状态。因此，TAM 通过多种机制破坏抗肿瘤免疫应答，乳酸盐驱动的 TAM 极化是恶性肿瘤细胞免疫逃逸的关键机制。肿瘤组织中的赖氨酸乳酸化通常通过诱导 TAM 的抗炎表型来促进肿瘤免疫逃避，它们的存在被认为是一种负面的预后标志。此外，Kla 可以直接调节癌基因的表达，以促进肿瘤的生长、转移和侵袭。BHLHE40-β

驱动胰腺肿瘤微环境中糖酵解过度活化的促凋亡肿瘤中性粒细胞。TAN 的浸润已被认为是大多数实体恶性肿瘤的不利预后因素。然而，仍有证据表明，中性粒细胞对肿瘤细胞表现出直接的细胞毒性（或抗体依赖的细胞毒性），从而抑制肿瘤进展。因此，肿瘤中 TAN 的特征仍然不清楚。TAN 在胰腺导管腺癌（pancreatic ductal adenocarcinoma，PDAC）中的浸润相对丰富，这表明 TAN 在 PDAC 微环境中的重要性。

中性粒细胞构成了一个高度可塑性的群体，它们在响应多样化的环境信号时，会展现出异质性的表型特征。在这个群体中，一小部分中性粒细胞受到 IFN 信号的激活，进而获得 N1 样表型，即 TAN-4。而在肿瘤微环境中，中性粒细胞会逐渐转化为炎症状态，即 TAN-2，这种状态会引发与癌症相关的炎症反应，并最终促使它们分化为 TAN-1。N2 极化中性粒细胞代表了肿瘤微环境中数量最为庞大的中性粒细胞群体，它们通过促进肿瘤细胞的增殖、血管的生成、组织的重塑、免疫的抑制以及肿瘤的转移，来为肿瘤的发展提供强有力的支持。所谓"致病性亚群"的中性粒细胞，会优先表达那些与肿瘤形成相关的分子，这与 PDAC 患者预后较差的情况密切相关。中性粒细胞显著表达与其正常免疫功能紧密相关的基因，这些基因涵盖了天然免疫反应、吞噬作用、呼吸爆发以及中性粒细胞颗粒合成等多个方面。同样，TAN-3 也高度表达与吞噬作用、呼吸爆发以及中性粒细胞颗粒功能相关的基因，而 TAN-4 则与先天免疫应答密切相关。然而，值得注意的是，与中性粒细胞相比，TAN-3和TAN-4在抗原加工和呈递方面展现出了更高的活性。另一方面，TAN-1和TAN-2则类似地表达了高水平的趋化因子、细胞因子以及血管生成因子。TAN-2表现出高水平的炎症相关基因表达，这与上述炎症基因的表达模式相一致。

PMN-MDSC被定义为具有免疫抑制功能的病理活化的中性粒细胞群体。低氧诱导的HIF-1α激活和内质网（endoplasmic reticulum，ER）应激被认为是肿瘤微环境中将中性粒细胞转化为免疫抑制性PMN-MDSC的重要调节因子，而BHLHE40是PMN-MDSC的潜在调节剂。BHLHE40是缺氧和ER应激的下游靶点，也是肿瘤微环境中驱动中性粒细胞向肿瘤前TAN-1表型转变的两种有效刺激物之一，因此被视为肿瘤前中性粒细胞的关键调节因子。肿瘤前的TAN-1亚群表现出过度激活的糖酵解活性，这种糖酵解开关与中性粒细胞的肿瘤前功能相关。研究结果显示，这与"反向Warburg效应"模型一致，即非恶性基质细胞中的糖酵解会产生富含能量的代谢物，如乳酸和丙酮酸，这些代谢物可以被癌细胞作为替代的TCA循环底物，促进能量的产生和肿瘤的生长。

上游调控因子分析显示，由缺氧和ER应激以及这两种因素的强烈协同作用诱导的BHLHE40促进中性粒细胞向肿瘤微环境中的促肿瘤表型分化，并显著诱导TAN-101标志物表达。BHLHE40敲低后，dHL-1060细胞中TAN-101标志物的诱导显著降低，表明BHLHE40在中性粒细胞向TAN-B11表型极化中起关键作用。BHLHE40⁺中性粒细胞的较高浸润水平与较差的预后相关，进一步证明了上游调节因子BHLHE40在TAN中的促肿瘤作用。

五、中性粒细胞在其他疾病中的代谢重编程

自身免疫性疾病指由于免疫监视功能异常而引起的自身抗体异常，进而导致结缔组织炎症。在此过程中，中性粒细胞的代谢重编程也被发现发挥着重要的作用，即从线粒体有氧呼吸转变为无氧糖酵解。

系统性红斑狼疮（systemic lupus erythematosus，SLE）患者的中性粒细胞功能发生显著下降，表现出募集功能障碍、吞噬功能受损、氧化破裂、细胞死亡加剧和产生NET。SLE患者中性粒细胞细胞膜上GLUT3和GLUT6的表达降低，PPP缺乏导致NOX2活性降低，ROS生成减少，细胞氧化还原能力降低，以及线粒体DNA、NET氧化和中性粒细胞死亡。

中性粒细胞表现出干扰素相关基因的表达增加和自发性NET。滑膜成纤维细胞（fibroblast-like synoviocytes，FLS）进一步提高并产生IL-6和IL-8；NET通过弹性蛋白酶、MMP-2、MMP-8和MMP-9损伤软骨基质；NET弹性酶诱导的FLS吞噬修饰的软骨碎片，呈递抗原并诱导自身免疫细胞CD4⁺T细胞。

在抗中性粒细胞胞质抗体（antineutrophil cytoplasmic antibody，ANCA）相关性血管炎（ANCA-associated vasculitis，AAV）中，中性粒细胞活性上调，ANCA可以诱导NET形成，同时促进组蛋白瓜氨酸化，从而触发相关反应。

在糖尿病患者和动物模型中，观察到中性粒细胞存在黏附、趋化、吞噬、ROS产生和杀伤微生物活性等方面的缺陷。高血糖导致葡萄糖-6-磷酸脱氢酶和谷氨酰胺酶活性降低，而PFK水平升高。葡萄糖-6-磷酸脱氢酶活性的降低对戊糖磷酸途径的进展和中性粒细胞功能产生不利影响，而胰岛素和二甲双胍则能保护一些中性粒细胞的功能。

高血糖会激活中性粒细胞，并阻碍它们对感染的反应。2型糖尿病患者的高血糖显著重编程中性粒细胞代谢并降低其效应功能。在正常血糖状态下，由于醛糖还原酶对葡萄糖的亲和力较低且米氏常数（Km）较高，葡萄糖通过多元醇途径的通量受到限制，因此，大部分葡萄糖由己糖基酶代谢进入糖酵解。而过量的葡萄糖浓度会触发醛糖还原酶，导致NADPH水平降低，从而积累具有渗透活性的山梨醇，观察到葡萄糖代谢从糖酵解分流到多元醇途径。高血糖诱导的炎症也对中性粒细胞过度功能产生影响，暴露于晚期糖基化产物会降低中性粒细胞活力，加速细胞凋亡，并阻碍中性粒细胞迁移。因此，高血糖损害了中性粒细胞的动员，使得中性粒细胞趋化特性受损，中性粒细胞计数减少，并导致癌症的转移扩散增强。在高血糖状态下，中性粒细胞被触发产生S100钙结合蛋白A8/A9，这个蛋白与Kupffer细胞的受体结合，从而增强血小板生成素的产生，继而与巨核细胞和骨髓祖细胞上的c-MPL受体相互作用，增加增殖，导致网状血小板增多症。高血糖还增加中性粒细胞中CD11b和CD66b的表达，进而诱导中性粒细胞黏附到内皮细胞，可能参与动脉粥样硬化的发生和进展。在2型糖尿病中，中性粒细胞可发生明显的凋亡改变，Bax表达相对高于Bcl-2，表明凋亡中性粒细胞增加。

糖尿病微环境阻碍中性粒细胞的吞噬能力，而吞噬作用是中性粒细胞在感染过程中消灭病原体的核心功能。中性粒细胞功能需要ATP作为能量来源，ATP主要由葡萄糖代谢为乳酸产生。由于来自糖尿病宿主的中性粒细胞表现出葡萄糖代谢受损，其能量降低可能使其功能受损。中性粒细胞介导的吞噬是结核分枝杆菌感染中一种有效的免疫功能。肠道菌群的主要代谢产物是短链脂肪酸，短链脂肪酸水平的增加导致嗜中性分枝杆菌吞噬能力下降，同时超氧化物、过氧化氢和次氯酸的产生减少。因此，由于短链脂肪酸水平的改变，2型糖尿病使患结核的风险增加了3倍。

2型糖尿病的高血糖状况诱导了构成性NET，但是中性粒细胞对LPS的反应减弱，LPS无法诱导其形成NET。受损或过度的NET可促进炎症、血栓形成和内皮功能障碍，从而导致糖尿病并发症。2型糖尿病与中性粒细胞氧化还原稳态失衡有关，中性粒细胞中自由基的形成和氧化

爆发是消灭病原体的主要防御机制之一。在 2 型糖尿病中,中性粒细胞通过产生 ROS 参与脂质过氧化和血小板聚集引起的闭塞性血管疾病的发病和进展。

六、小结与展望

近年来,随着单细胞测序、代谢组学等高通量技术的发展,研究人员能够更深入地解析中性粒细胞代谢重编程的分子机制和生物学意义。研究发现,某些代谢途径的关键酶或代谢产物可作为潜在的治疗靶点,用于开发针对中性粒细胞代谢重编程的新型治疗策略。

中性粒细胞代谢重编程是一个复杂而重要的生物学过程,涉及多个代谢途径和信号通路的调控,是其在病理状态下适应环境变化的重要机制之一。未来,随着对中性粒细胞代谢重编程机制的深入研究,人们将更好地理解中性粒细胞在肿瘤等病理过程中的作用,并有望为肿瘤免疫治疗、抗感染治疗等领域相关疾病的治疗提供新的靶点和策略。同时,这些研究也将为中性粒细胞的功能和调控提供新的见解和思路。

(卢梦雨　王嘉锋　邓小明)

参 考 文 献

[1] XIA Y,ZHANG L,OCANSEY D K W,et al. Role of glycolysis in inflammatory bowel disease and its associated colorectal cancer [J]. Front Endocrinol, 2023, 14: 1242991.

[2] XU W,LAI Y,PAN Y,et al. m6A RNA methylation-mediated NDUFA4 promotes cell proliferation and metabolism in gastric cancer[J]. Cell Death Dis,2022,13(8): 715.

[3] WU Y,CHEN Z,XIE G,et al. RNA m^1A methylation regulates glycolysis of cancer cells through modulating ATP5D[J]. Proc Natl Acad Sci U S A,2022,119(28): e2119038119.

[4] KRYSA S J,ALLEN L H. Metabolic reprogramming mediates delayed apoptosis of human neutrophils infected with Francisella tularensis [J]. Front Immunol, 2022, 13: 836754.

[5] ROGERS T,DEBERARDINIS R J. Metabolic plasticity of neutrophils:relevance to pathogen responses and cancer [J]. Trends Cancer,2021,7(8):700-713.

[6] SANSORES-ESPAÑA L D, MELGAR-RODRÍGUEZ S, VERNAL R, et al. Neutrophil N1 and N2 subsets and their possible association with periodontitis:a scoping review[J]. Int J Mol Sci,2022,23(20):12068.

[7] CHEN Q,YIN H,LIU S,et al. Prognostic value of tumor-associated N1/N2 neutrophil plasticity in patients following radical resection of pancreas ductal adenocarcinoma [J]. J Immunother Cancer,2022,10(12):e005798.

[8] KUMAR S,DIKSHIT M. Metabolic insight of neutrophils in health and disease[J]. Front Immunol,2019,10:2099.

[9] CORCORAN S E,O'NEILL L A. HIF1α and metabolic reprogramming in inflammation[J]. J Clin Invest, 2016, 126(10):3699-3707.

[10] YE M,CHEN J,LU F,et al. Down-regulated FTO and ALKBH5 co-operatively activate FOXO signaling through m6A methylation modification in HK2 mRNA mediated by IGF2BP2 to enhance glycolysis in colorectal cancer [J]. Cell Biosci,2023,13(1):148.

[11] LIU D,SUN W,ZHANG D,et al. Long noncoding RNA GSEC promotes neutrophil inflammatory activation by supporting PFKFB3-involved glycolytic metabolism in sepsis[J]. Cell Death Dis,2021,12(12):1157.

[12] WANG L,LIU Y,DAI Y,et al. Single-cell RNA-seq analysis reveals BHLHE40-driven pro-tumour neutrophils with hyperactivated glycolysis in pancreatic tumour microenvironment[J]. Gut,2023,72(5):958-971.

[13] SADIKU P,WILLSON J A,RYAN E M,et al. Neutrophils fuel effective immune responses through gluconeogenesis and glycogenesis[J]. Cell Metab,2021,33(2): 411-423.

[14] GRIFFITHS H R,GAO D,PARARASA C. Redox regulation in metabolic programming and inflammation[J]. Redox Biol,2017,12:50-57.

[15] TAN C,GU J,CHEN H,et al. Inhibition of aerobic glycolysis promotes neutrophil influx to the infectious site via CXCR2 in sepsis[J]. Shock,2020,53(1):114-123.

[16] THOMPSON A A,DICKINSON R S,MURPHY F,et al. Hypoxia determines survival outcomes of bacterial infection through HIF-1alpha dependent reprogramming of leukocyte metabolism[J]. Sci Immunol,2017,2(8): eaal2861.

[17] KHATIB-MASSALHA E,BHATTACHARYA S,MASSALHA H,et al. Lactate released by inflammatory bone marrow neutrophils induces their mobilization via endothelial GPR81 signaling[J]. Nat Commun,2020,11 (1):3547.

[18] WANG L,CAO Y,GORSHKOV B,et al. Ablation of endothelial Pfkfb3 protects mice from acute lung injury in LPS-induced endotoxemia[J]. Pharmacol Res,2019, 146:104292.

[19] WANG J,WANG X,GUO Y,et al. Therapeutic targeting of SPIB/SPI1-facilitated interplay of cancer cells and neutrophils inhibits aerobic glycolysis and cancer progression[J]. Clin Transl Med,2021,11(11):e588.

[20] GIAM Y H,SHOEMARK A,CHALMERS J D. Neutro-

phil dysfunction in bronchiectasis: an emerging role for immunometabolism[J]. Eur Respir J, 2021, 58 (2): 2003175.

[21] FEDERZONI E A, VALK P J, TORBETT B E, et al. PU. 1 is linking the glycolytic enzyme HK3 in neutrophil differentiation and survival of APL cells[J]. Blood, 2012, 119(21):4963-4970.

[22] LEI Y, HAN P, CHEN Y, et al. Protein arginine methyltransferase 3 promotes glycolysis and hepatocellular carcinoma growth by enhancing arginine methylation of lactate dehydrogenase A[J]. Clin Transl Med, 2022, 12 (1):e686.

[23] ZHOU Z, YANG W, YU T, et al. GPR120 promotes neutrophil control of intestinal bacterial infection[J]. Gut Microbes, 2023, 15(1):2190311.

[24] TOLLER-KAWAHISA J E, HIROKI C H, SILVA C M S, et al. The metabolic function of pyruvate kinase M2 regulates reactive oxygen species production and microbial killing by neutrophils[J]. Nat Commun, 2023, 14 (1):4280.

[25] SADIKU P, WILLSON J A, DICKINSON R S, et al. Prolyl hydroxylase 2 inactivation enhances glycogen storage and promotes excessive neutrophilic responses[J]. J Clin Invest, 2017, 127(9):3407-3420.

[26] PATEL S, FU S, MASTIO J, et al. Unique pattern of neutrophil migration and function during tumor progression [J]. Nat Immunol, 2018, 19(11):1236-1247.

[27] JIANG Z Z, PENG Z P, LIU X C, et al. Neutrophil extra-cellular traps induce tumor metastasis through dual effects on cancer and endothelial cells[J]. Oncoimmunology, 2022, 11(1):2052418.

[28] LI X, YANG Y, ZHANG B, et al. Lactate metabolism in human health and disease[J]. Signal Transduct Target Ther, 2022, 7(1):305.

[29] LI X, ZHAO Q, QI J, et al. lncRNA Ftx promotes aerobic glycolysis and tumor progression through the PPARγ pathway in hepatocellular carcinoma[J]. Int J Oncol, 2018, 53(2):551-566.

[30] BODAC A, MEYLAN E. Neutrophil metabolism in the cancer context[J]. Semin Immunol, 2021, 57:101583.

[31] PAN T, SUN S, CHEN Y, et al. Immune effects of PI3K/Akt/HIF-1α-regulated glycolysis in polymorphonuclear neutrophils during sepsis[J]. Crit Care, 2022, 26(1): 29.

[32] MURPHY D M, WALSH A, STEIN L, et al. Human macrophages activate bystander neutrophils' metabolism and effector functions when challenged with Mycobacterium tuberculosis[J]. Int J Mol Sci, 2024, 25(5):2898.

[33] XU Y, CHEN Y, ZHANG X, et al. Glycolysis in innate immune cells contributes to autoimmunity[J]. Front Immunol, 2022, 13:920029.

[34] THIMMAPPA P Y, VASISHTA S, GANESH K, et al. Neutrophil(dys)function due to altered immuno-metabolic axis in type 2 diabetes: implications in combating infections[J]. Hum Cell, 2023, 36(4):1265-1282.

19 昼夜节律在肝脏代谢及疾病发展中的作用

一、肝脏与昼夜节律

肝脏是重要的外周"节律器官"，肝细胞的活动，如营养摄取、处理、同化和解毒皆表现出明显的昼夜节律振荡。肝的昼夜节律在维持肝本身及其他脏器功能稳态方面具有重要作用，既往研究表明昼夜节律功能紊乱参与了非酒精性脂肪性肝病、肝癌、肝缺血再灌注损伤等疾病的发生发展，而这些疾病也会反过来扰乱生物钟功能。因此，探究肝与昼夜节律之间的交互关系和内在机制具有重要的临床意义。

二、国内外研究现状

（一）哺乳动物肝昼夜节律分子机制

昼夜节律被认为是生物进化中发展出来的为适应和利用每天的地球物理周期以获得最大的生存和竞争优势的内生的生物过程，下丘脑视交叉上核是机体的昼夜节律中心，它作为中央生物钟同步外周生物钟来协调全身的生理和行为活动。哺乳动物昼夜节律分子机制的核心是一个大约需要 24h 才能完成的转录-翻译反馈回路（transcriptional translational feedback loop，TTFL）。昼夜节律周期正反馈环路由昼夜运动输出周期蛋白（circadian locomotor output cycles kaput，CLOCK）及脑和肌肉芳烃受体核转运样蛋白 1（brain and muscle arnt-like 1，BMAL1）形成异源二聚体（CLOCK-BMAL1）所驱动，CLOCK-BMAL1 可调节时钟控制基因（clock controlled gene，CCG）的转录，编码周期昼夜节律调节器（period circadian regulator，PER）（包括 PER1、PER2 和 PER3）和隐花色素昼夜节律调节器（cryptochrome circadian regulator，CRY）（包括 CRY1 和 CRY2），而 PER 和 CRY 蛋白是 CLOCK-BMAL1 的负调控因子，它们通过抑制 CLOCK-BMAL1 复合物的转录活性，负向调控昼夜节律周期的正反馈环路。CLOCK-BMAL1 还可以诱导核受体 REV-ERB 的表达，核受体 REV-ERB（包含 REV-ERB-α 和 REV-ERB-β）由核受体亚家族 1D 组成员 1 和 2（*Nr1d1* 和 *Nr1d2*）编码，

是一种配体依赖的转录抑制因子，也是生物钟负反馈调节机制的关键分子，它可以抑制维 A 酸相关孤儿受体（retinoic acid-related orphan receptor，ROR）（包括 RORα、RORβ 和 RORγ）介导的 BMAL1 表达。

外周生物钟肝脏与中央生物钟视交叉上核的关系可能是相互的，外周生物钟的同步依赖于位于视交叉上核的中央起搏器，而肝脏生物钟也可影响中央起搏器。小鼠肝细胞 BMAL1 失活后的分析结果表明，大约 35% 的肝脏节律基因表达依赖于功能性生物钟，而其他节律基因则受进食节律或其他因素的调节。小鼠肝脏 BMAL1 特异性敲除会导致氧化损伤累积、肝脏胰岛素抵抗和线粒体功能降低。而在 BMAL1 敲除的动物中，恢复肝细胞特异性 BMAL1 表达和功能性生物钟并不会影响这些动物的整体节律性活动和行为。小鼠肝脏中肝细胞核因子 4α（hepatocyte nuclear factor 4A，HNF4A）的转录受昼夜节律调节，并通过抑制 CLOCK-BMAL1 活性参与调节昼夜节律。Anne-Sophie Delbès 等将人类的肝细胞移植给小鼠，发现肝脏人源化使小鼠昼夜基因表达重新编程，并造成了肝脏本身及肌肉甚至整个节律性生理的改变，其结果表明肝细胞生物钟可影响中枢起搏器。

（二）肝脏糖代谢与昼夜节律

肝脏作为调节血糖的主要器官，是内源性葡萄糖生成的主要来源地。胰岛素能促进肝糖原生成，减少肝脏葡萄糖输出，抑制糖异生。肝脏胰岛素敏感性即胰岛素介导的对肝脏葡萄糖生成抑制的强弱，而胰岛素抵抗者，肝脏对胰岛素作用不敏感，肝糖原过量分解和糖异生，产生过多葡萄糖引起血糖稳态失衡，造成糖代谢紊乱。肝脏胰岛素敏感性及内源性葡萄糖生成存在生理性的昼夜节律振荡。而肝脏胰岛素敏感性失调会导致肝细胞糖代谢紊乱进而导致肝脏功能受损，其与非缺血性肝损伤之间的联系已经在许多研究中得到证实。视交叉上核与肝脏协同调节机体的糖代谢。既往研究证明胰岛素能有效地抑制肝脏内源性葡萄糖的生成，但手术损伤或药物沉默视交叉上核神经活性可以极大抑制这种效应，表明视交叉上核神经活性下调可导致重度的肝脏胰岛素抵抗。核受体 REV-ERB 在哺乳动物昼夜节律和糖脂代谢中发挥重要作用，激活其功能的配体

可抑制促炎分子及脂肪生成酶,并可重新同步在肝损伤性疾病及代谢综合征中受损的肝脏生物钟节律。REV-ERB表达富集于视交叉上核GABA能神经元,电生理数据表明视交叉上核GABA能神经元的放电节律依赖于REV-ERB,睡眠后期视交叉上核GABA能神经元的REV-ERB增加导致清醒时神经元的放电率降低,REV-ERB的缺失会破坏视交叉上核GABA能神经元放电和胰岛素敏感性的昼夜节律,影响肝脏葡萄糖的生成,导致葡萄糖耐受不良。肝脏的节律性分子BMAL1也在肝脏糖代谢的调节中起重要作用。小鼠肝脏特异性BMAL1缺失导致进食周期空腹阶段的低血糖、葡萄糖清除过度以及肝脏葡萄糖调节基因的节律性表达丧失。CRY1和CRY2通过配体依赖方式与糖皮质激素受体相互作用,参与肝脏摄食期糖异生的调节。cAMP反应元件结合蛋白(cAMP response element binding protein,CREB)是调节糖异生的关键因子,禁食期间CREB活性受肝脏中节律性表达的CRY1和CRY2调控。这些研究表明,中枢和外周节律分子通过多种途径影响肝脏胰岛素敏感性和糖异生,参与肝脏糖代谢的调节。

(三)肝脏脂质代谢与昼夜节律

血浆中游离脂肪酸、甘油三酯和胆固醇的水平呈现昼夜变化,并可因昼夜节律基因的改变而变化,而肝脏在其中发挥着关键作用。肝脏作为脂质代谢的主要器官,在脂类的消化、吸收、运输、分解与合成等方面均起重要作用,肝脏脂质代谢主要包括以乙酰辅酶A(acetyl-CoA)为原料的脂肪酸的从头合成、脂肪酸摄取、极低密度脂蛋白分泌以及脂肪酸β氧化等途径。昼夜节律可以通过多种途径影响相关的转录因子或限速酶参与调节脂质和胆汁酸代谢,如脂质代谢转录因子过氧化物酶体增殖物激活受体(peroxisome proliferator-activated receptor,PPAR)和固醇调节元件结合蛋白1c(sterol regulatory element-binding protein 1c,SREBP1c),以及参与脂肪酸生物合成、胆固醇和胆汁酸代谢的限速酶乙酰辅酶A羧化酶(acetyl-CoA carboxylase,ACC)和胆固醇7α-羟化酶(cytochrome p450 family 7 subfamily a member 1,CYP7A1)。乙酰辅酶A和组蛋白乙酰化在正常肝脏脂质稳态中起关键作用。既往研究发现生物钟起搏器的核心成分CLOCK蛋白具有组蛋白乙酰转移酶(histone acetyltransferase,HAT)活性,CLOCK与乙酰辅酶A结合基序具有同源性,而CLOCK的异源二聚化伴侣BMAL1也可增强HAT功能。而在小鼠肝脏中,组蛋白去乙酰化酶3(histone deacetylase 3,HDAC3)基因的表达呈现出昼夜节律且与核受体REV-ERB的表达模式相对应,REV-ERB-α与调节脂质代谢的HDAC3近端基因共定位,且小鼠肝脏中HDAC3或REV-ERB-α缺失均可导致肝脂肪变性,这些结果表明肝脏脂质代谢也受昼夜节律的调节。既往研究发现,特异性敲除肝细胞REV-ERB除了改变肝细胞中的胆固醇和脂质代谢及肝脏非实质细胞节律性基因表达外,还可以增加血浆游离脂肪酸、甘油三酯和胆固醇水平。在肝脏中,包括BMAL1、RORγ、PER2和CRY1在内的数个核心生物钟基因的高幅度昼夜节律转录都需要沉默信

息调节因子1(silent information regulator 1,SIRT1)参与。SIRT1是一种NAD(+)依赖性蛋白去乙酰化酶,SIRT1敲除会影响细胞周期调控因子的表达,这可能与脂肪酸β氧化缺陷导致的脂质蓄积有关。15号染色体上的形态发生观察因子家族成员4(morphogenesis observer factor family member 4,MORF4)相关基因(MRG15)参与染色质重塑,并与组蛋白乙酰转移酶和组蛋白去乙酰化酶复合物相关。MRG15的基因组募集表现出显著的昼夜节律,它能激活小鼠肝脏中的脂质基因,而抑制MRG15可减轻肝脂肪变性。早期生长反应基因-1(early growth response gene-1,Egr-1)是肝脏脂质代谢的重要调节因子。Egr-1在年轻小鼠的肝脏中有节律性表达,并且肝细胞Egr-1调节多个核心生物钟基因的转录,包括BMAL1、PER1、PER2、REV-ERB-α和REV-ERB-β。肝细胞Egr-1缺乏会加速肝脏年龄相关的代谢功能障碍,可能与甘油三酯蓄积和大脂滴形成相关。羟基甲基戊二酸酰辅酶A还原酶(hydroxymethylglutaryl-CoA reductase,HMGCR)是参与胆固醇稳态的关键酶。既往研究表明,其丰度和表达具有昼夜节律性,且在CLOCK突变小鼠的肝脏中表达降低并失去节律性。这些研究表明,中枢和外周节律性分子通过多种途径影响参与肝脏脂质合成的多种代谢酶从而参与调节肝脏脂质代谢。

(四)非酒精性脂肪性肝病与昼夜节律

非酒精性脂肪性肝病(non-alcoholic fatty liver disease,NAFLD)是一组涉及肝脏脂质过度沉积的疾病,常伴有肥胖、糖尿病、血脂异常、血压异常等代谢紊乱。NAFLD可进展为非酒精性脂肪性肝炎(non-alcoholic steatohepatitis,NASH)甚至肝硬化,最终发展为肝细胞癌(hepatocellular carcinoma,HCC)。据估计,全球一般人群中NAFLD的患病率为25%,而NASH的全球患病率为3%~5%,造成了严重的经济和社会负担。中枢和外周昼夜节律的不同步是代谢综合征和NAFLD的核心特征之一。NAFLD患者肝细胞脂质过度沉积的主要原因之一是脂肪从头生成失调。在小鼠肝脏中,REV-ERB-α和REV-ERB-β的mRNA和蛋白水平具有相似的昼夜节律,参与调节脂肪细胞分化、脂肪形成和脂质代谢。REV-ERB的缺乏可导致显著的肝脂肪变性并发展为NASH。SREBP1c是能够驱动脂肪生成基因诱导的转录因子。有研究表明SREBP1c转录和蛋白水平表现出昼夜节律变化,进一步研究表明SREBP1c受BMAL1、REV-ERB-α、RORα和RORγ等节律基因的调控。PPAR也是脂质稳态的主要调节因子,肝脏中PPAR的表达具有昼夜节律,并受BMAL1和CLOCK的调节。自噬、内质网应激是NAFLD发病及进展机制重要的环节,既往研究表明,小鼠肝脏中控制自噬过程不同步骤的关键基因的表达呈现昼夜振荡,从而导致自噬活动出现昼夜节律性波动,而肝脏特异性BMAL1缺失小鼠自噬基因表达节律受到抑制,CLOCK-BMAL1异源二聚体与SIRT1相互作用参与调节自噬相关基因的表达。内质网应激的许多调节蛋白受昼夜节律的调控。小鼠内质网相关转录因子环磷酸腺苷反应元件结合蛋白同源物(cyclic AMP response element-binding protein homolog,CREBH)调节应激相关的脂肪生成和脂肪酸氧化,而CREBH受BMAL1的间接调节,是肝脏昼夜节律振荡器的重要介质,其蛋白水解表现出昼夜节律性。这些结果提示人们以昼夜节律分子为靶点,精确调控在NAFLD中发挥重要作用的分子,有可能延缓甚至逆转NAFLD的进程。

(五)自发性肝癌与昼夜节律

HCC是最常见的原发性肝癌,常与不良临床预后相关。既往流行病学数据表明,HCC全球年龄调整标化发病率为10.1/10万。生物节律的紊乱会导致多种病理生理紊乱,近些年的流行病学和实验室证据表明,昼夜节律紊乱可能在一些癌症的发生发展中扮演着重要角色。昼夜节律在DNA损伤修复、癌基因与抑癌基因等多个层面参与癌症的病理生理调节。时差反应是体内生物钟和外部的地球物理时钟之间不同步的病理表现之一,研究表明慢性时差反应可以导致小鼠的寿命缩短、肝脏的基因表达失调和代谢功能障碍,进而触发致癌通路的激活,诱发HCC。生物信息学分析结果显示,昼夜节律基因组的异常表达与HCC患者的恶性临床病理特征相关。对HCC标本的基因表达分析表明虽然许多核心节律基因处于正常的节律振荡,而与JAK-STAT信号转导通路、凋亡通路和代谢输出相关的基因却发生了显著变化。昼夜节律紊乱可能通过交感神经系统功能障碍和胆汁淤积激活了组成型雄烷受体(constitutive androstane receptor,CAR),而这种过表达的CAR可以驱动NAFLD进展到NASH,并最终发展到HCC的病理过程。生物钟的主要转录因子BMAL1和CLOCK参与调控肝癌细胞的增殖和细胞周期的维持。敲低CLOCK-BMAL1导致Wee1表达下调和p21表达上调,进而激活细胞凋亡和细胞周期阻滞。BMAL1可能在肝癌中发挥重要的抑癌作用。BMAL1可在转录水平抑制脂质生物合成调节的关键酶甘油-3-磷酸酰基转移酶(glycerol-3-phosphate acyltransferase,GPAT)的表达,导致溶血磷脂酸(lysophosphatidic acid,LPA)水平降低。BMAL1表达下调可促进肝癌细胞体内外的生长和转移。研究表明节律基因PER2、CRY1和CRY2的缺失会增加癌基因的表达并打乱正常的分子节律并使肝脏组织在致癌物刺激时更容易癌变。生物学分析结果表明,PER2在HCC组织中的表达水平显著低于配对的癌旁组织,并且PER2在HCC中的表达与HCC患者的神经侵袭、蔡尔德-皮尤分级(Child-Pugh分级)和中国肝癌分期显著相关。节律基因周期素依赖性激酶1D(Circadian gene Cyclin-dependent kinase 1 D,CSNK1D)可能在HCC的病理生理过程中发挥作用,沉默或过表达CSNK1D分别显著降低或增加肝癌细胞的增殖和侵袭。CSNK1D增强肝癌侵袭的潜在机制可能是通过与散乱蛋白3(dishevelled segment polarity protein 3,DVL3)相互作用激活Wnt/β-catenin信号通路。昼夜节律分子神经元周期酸-希夫结构域(periodic acid-schiff domain,PAS)结构域蛋白2(neuronal PAS domain protein 2,NPAS2)主要通过上调糖酵解基因的表达和下调PGC-1α的表达参与肝细胞癌的糖代谢重编程。HIF-1α是NPAS2的直接转录靶点,HIF-1α介导的糖代谢重编程在

NPAS2调控肝癌细胞生长和转移中起关键作用。这些研究提示CLOCK-BMAL1、PER2、CRY、CSNK1D和NPAS2可能是HCC潜在的治疗靶点。

(六)缺血再灌注肝损伤与昼夜节律

缺血再灌注肝损伤(hepatic ischemia-reperfusion injury,HIRI)是肝脏围手术期常见的病理生理反应,是肝切除术和肝移植等外科手术过程中发生肝损伤的重要原因,也是肝移植后受体移植物功能障碍的主要因素。同时,其他临床危重症患者比如脓毒症、休克等也会发生HIRI导致肝功能受损。临床实践中一部分肝脏手术特别是肝移植手术不可避免会在夜间进行,而有回顾性研究表明,与日间进行的手术相比,夜间肝移植手术与较高的术中、术后早期并发症发生率以及较高的住院费用相关,而这些恶化的结局都可以用昼夜节律对患者或医务人员的影响来解释。动物研究也表明HIRI存在昼夜节律性差异:夜间进行肝脏缺血再灌注操作相比白天手术会造成更严重的肝脏损伤,而肠道菌群及其代谢物在其中发挥重要作用。再灌注后肝细胞受损的机制可能主要是由固有免疫驱动的无菌性炎症反应,其过程涉及厌氧代谢、线粒体功能障碍、活性氧增加、细胞内钙超载、细胞因子及趋化因子释放、细胞间相互作用(肝巨噬细胞、中性粒细胞、血小板和内皮细胞等)和细胞死亡(细胞凋亡、坏死、坏死性凋亡、细胞焦亡和铁死亡等)等。缺氧信号的调节是HIRI过程中不可避免的环节,缺血和再灌注损伤严重程度的昼夜差异可能与昼夜节律和缺氧信号之间的相互作用有关。HIF-1α是缺氧信号的主要分子换能器,参与调节多种器官缺血再灌注损伤中能量代谢和凋亡相关基因转录。研究表明,HIF-1α活性受节律基因BMAL1和PER等的调节。自噬是一种自我吞噬的分解代谢途径,通过清除错误折叠的蛋白质、受损的细胞器和脂滴,在能量平衡和细胞质量控制中发挥作用,从而有助于维持肝脏稳态。既往研究表明,肝细胞自噬空泡丰度及相关基因转录存在昼夜节律振荡,肝细胞自噬清除在HIRI中发挥重要作用,这表明肝细胞自噬的昼夜节律可能也是HIRI昼夜节律变化的重要环节。核受体REV-ERB-α是生物钟系统的重要组成部分,既往研究表明,REV-ERB-α基因敲除小鼠进行肝脏缺血再灌注操作相比野生型小鼠会造成更严重的肝损伤,同时伴随促炎细胞因子表达增加、炎症小体活化加剧和更广泛的炎症细胞浸润,而使用REV-ERB-α激动剂上调其表达则可显著减轻肝损伤和炎症反应。前期研究表明,糖尿病可以破坏HIRI的昼夜节律差异,糖尿病小鼠较非糖尿病组产生更严重的缺血再灌注损伤,提示肝脏糖代谢和胰岛素抵抗可能在HIRI昼夜节律差异中发挥重要作用。如前所述,REV-ERB-α在肝脏葡萄糖代谢的昼夜振荡和肝脏胰岛素敏感性中发挥重要作用。这些结果提示REV-ERB-α可能通过抑制炎症反应和改善糖代谢紊乱发挥对HIRI的保护作用,REV-ERB-α可能是HIRI治疗的潜在靶点。

(七)肠道菌群的昼夜节律与肝脏疾病

此近年来肝-肠轴相关的研究越来越多。肠道菌群可以通过影响脂质代谢而对肝脏再生功能产生影响。肠道菌

群的组成变化及功能紊乱会导致肝脏糖脂代谢改变,并影响促炎和抗炎效应物之间的平衡,从而影响 NAFLD 及 NASH 的发生发展。大量研究揭示了肠道菌群与肝损伤之间的关联,如 D-半乳糖胺诱导的肝损伤和病毒性肝炎相关肝损伤。抗生素预处理可改善原位肝移植患者的临床预后,也能减轻小鼠 HIRI。有趣的是,不管是在人类还是动物模型中,肠道菌群的组成及代谢物均表现出受摄食节律影响的昼夜节律振荡,并且参与多种病理生理活动的调节,昼夜节律紊乱会导致机体内环境失调和代谢障碍。在无特定病原体条件下,肝脏生物钟驱动正常糖异生、肠道菌群丰度振荡和肝脏转录组振荡,而肝脏 BMAL1 缺失后,糖异生减少,振荡菌群增加;但在肠道菌群清除条件下,糖异生也减少了,且不论肝脏生物钟功能如何,振荡的肝脏转录组也没有在糖异生代谢通路中富集,这表明肠道菌群的昼夜模式和肝脏生物钟之间存在双向合作关系。无菌小鼠或伪无菌小鼠肝脏及肠道的昼夜节律消失,表明肠道菌群可能通过某种形式参与宿主昼夜节律的形成。近年来的研究表明 HIRI 的昼夜差异可能也与肠道菌群的变化有关,其潜在机制可能是通过肠道菌群代谢物 3,4-二羟苯丙酸依赖的免疫调节和组蛋白去乙酰化酶活性改变而影响巨噬细胞的促炎活性。此外,肠道菌群代谢物 1-苯基-1,2-丙二酮可能通过

消耗肝脏谷胱甘肽水平参与调节对乙酰氨基酚诱导的节律性肝毒性。这些结果表明肠道菌群组成及代谢物的昼夜变化可能成为治疗肝脏疾病潜在干预靶点。

三、总结与展望

肝脏作为重要的代谢器官,在机体生理功能的正常维持中发挥着不可替代的作用。肝脏的昼夜节律对维持肝脏自身及其他器官的稳态起着重要作用。本综述内容表明,昼夜节律在肝脏代谢和肝脏疾病发展的调节中发挥着重要作用(图 19-1)。中枢和外周昼夜节律分子通过影响肝脏胰岛素敏感性和糖异生的多种途径参与肝脏葡萄糖代谢的调节。而中枢和外周节律分子通过多种途径影响参与肝脏脂质合成的多种代谢酶参与调节肝脏脂质代谢。昼夜节律紊乱参与了 NAFLD、HCC、HIRI 等肝脏疾病的发生、发展。靶向调控节律分子可能成为 NAFLD、HCC 和 HIRI 的潜在治疗方法。同时,肝-肠轴昼夜节律的改变也参与了肝脏疾病的病理生理过程。通过饮食调节或益生菌治疗甚至菌群移植间接调节肠道菌群,直接调节肠道菌群的组成或代谢产物,可能成为肝脏疾病的治疗方法之一。这些发现提示,昼夜节律可能是肝脏疾病的潜在治疗靶点。

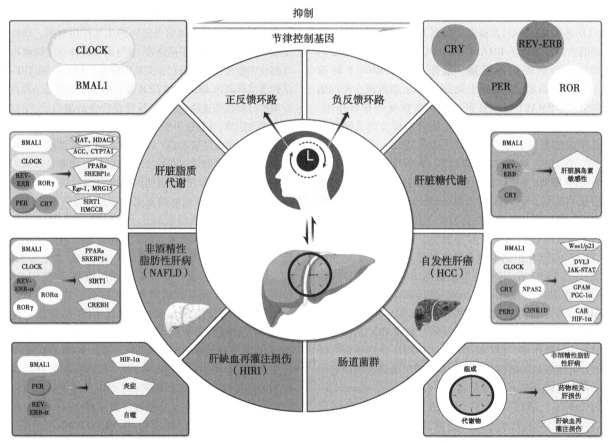

图 19-1 昼夜节律在肝脏代谢及疾病发展中的作用

(何志刚　项红兵)

参 考 文 献

［1］ SATO K,MENG F,FRANCIS H,et al. Melatonin and circadian rhythms in liver diseases:functional roles and potential therapies［J］. J Pineal Res,2020,68:e12639.

［2］ ZIELINSKA-DABKOWSKA K M,SCHERNHAMMER E S,HANIFIN J P,et al. Reducing nighttime light exposure in the urban environment to benefit human health and society［J］. Science,2023,380:1130-1135.

［3］ PATKE A,YOUNG M W,AXELROD S. Molecular mechanisms and physiological importance of circadian rhythms ［J］. Nat Rev Mol Cell Biol,2020,21:67-84.

［4］ LOGAN R W,MCCLUNG C A. Rhythms of life:circadian disruption and brain disorders across the lifespan［J］. Nat Rev Neurosci,2019,20:49-65.

［5］ QU M,DUFFY T,HIROTA T,et al. Nuclear receptor HNF4A transrepresses CLOCK-BMAL1 and modulates tissue-specific circadian networks［J］. Proc Natl Acad Sci U S A,2018,115:E12305-E12312.

［6］ DELBES A S,QUINONES M,GOBET C,et al. Mice with humanized livers reveal the role of hepatocyte clocks in rhythmic behavior［J］. Sci Adv,2023,9:eadf2982.

［7］ TILG H,ADOLPH T E,DUDEK M,et al. Non-alcoholic fatty liver disease:the interplay between metabolism,microbes and immunity［J］. Nat Metab,2021,3:1596-1607.

［8］ FOPPEN E,TAN A A,ACKERMANS M T,et al. Suprachiasmatic nucleus neuropeptides and their control of endogenous glucose production ［ J ］. J Neuroendocrinol,2016,28.

［9］ GRIFFETT K,HAYES M E,BOECKMAN M P,et al. The role of REV-ERB in NASH［J］. Acta Pharmacol Sin,2022,43:1133-1140.

［10］ LAMIA K A,PAPP S J,YU R T,et al. Cryptochromes mediate rhythmic repression of the glucocorticoid receptor［J］. Nature,2011,480:552-556.

［11］ ZHANG E E,LIU Y,DENTIN R,et al. Cryptochrome mediates circadian regulation of cAMP signaling and hepatic gluconeogenesis ［ J ］. Nat Med, 2010, 16: 1152-1156.

［12］ GOOLEY J J. Circadian regulation of lipid metabolism ［J］. Proc Nutr Soc,2016,75:440-450.

［13］ TIAN C,MIN X,ZHAO Y,et al. MRG15 aggravates non-alcoholic steatohepatitis progression by regulating the mitochondrial proteolytic degradation of TUFM［J］. J Hepatol,2022,77:1491-1503.

［14］ TAO W,WU J,ZHANG Q,et al. EGR1 regulates hepatic clock gene amplitude by activating Per1 transcription ［J］. Sci Rep,2015,5:15212.

［15］ WANG S,LIN Y,GAO L,et al. PPAR-gamma integrates obesity and adipocyte clock through epigenetic regulation of Bmal1［J］. Theranostics,2022,12:1589-1606.

［16］ TANAKA S,HIKITA H,TATSUMI T,et al. Rubicon inhibits autophagy and accelerates hepatocyte apoptosis and lipid accumulation in nonalcoholic fatty liver disease in mice［J］. Hepatology,2016,64:1994-2014.

［17］ TOLEDO M,BATISTA-GONZALEZ A,MERHEB E,et al. Autophagy regulates the liver clock and glucose metabolism by degrading CRY1［J］. Cell Metab,2018,28:268-281.

［18］ LIU L,CAO Q,GAO W,et al. Melatonin ameliorates cerebral ischemia-reperfusion injury in diabetic mice by enhancing autophagy via the SIRT1-BMAL1 pathway［J］. FASEB J,2021,35:e22040.

［19］ FORNER A,REIG M,BRUIX J. Hepatocellular carcinoma［J］. Lancet,2018,391:1301-1314.

［20］ BISHEHSARI F,VOIGT R M,KESHAVARZIAN A. Circadian rhythms and the gut microbiota:from the metabolic syndrome to cancer［J］. Nat Rev Endocrinol,2020,16:731-739.

［21］ SANCAR A,VAN GELDER R N. Clocks,cancer,and chronochemotherapy ［ J ］. Science, 2021, 371 (6524): eabb0738.

［22］ ZHU M,ZHANG J,BIAN S,et al. Circadian gene CSNK1D promoted the progression of hepatocellular carcinoma by activating Wnt/β-catenin pathway via stabilizing Dishevelled Segment Polarity Protein 3［J］. Biol Proced Online,2022,24:21.

［23］ ANAFIG RC,FRANCEY L J,HOGENESCH J B,et al. CYCLOPS reveals human transcriptional rhythms in health and disease［J］. Proc Natl Acad Sci U S A,2017,114:5312-5317.

［24］ QU M,ZHANG G,QU H,et al. Circadian regulator BMAL1-CLOCK promotes cell proliferation in hepatocellular carcinoma by controlling apoptosis and cell cycle ［ J ］. Proc Natl Acad Sci U S A, 2023, 120: e2214829120.

［25］ YANG Y,YANG T,ZHAO Z,et al. Down-regulation of BMAL1 by MiR-494-3p promotes hepatocellular carcinoma growth and metastasis by increasing GPAM-mediated lipid biosynthesis ［ J ］. Int J Biol Sci, 2022, 18: 6129-6144.

［26］ SANCHEZ D I,GONZALEZ-FERNANDEZ B,CRESPO I,et al. Melatonin modulates dysregulated circadian clocks in mice with diethylnitrosamine-induced hepatocellular carcinoma［J］. J Pineal Res,2018,65:e12506.

［27］ CHEN X,ZHAO Q,WANG H,et al. Period2 is associated with immune cell infiltration and is a potential diagnostic and prognostic marker for hepatocellular carcinoma[J]. Front Mol Biosci,2023,10:1264553.

[28] YUAN P,YANG T,MU J,et al. Circadian clock gene NPAS2 promotes reprogramming of glucose metabolism in hepatocellular carcinoma cells[J]. Cancer Lett,2020, 469:498-509.

[29] HIRAO H,NAKAMURA K,KUPIEC-WEGLINSKI J W. Liver ischaemia-reperfusion injury:a new understanding of the role of innate immunity[J]. Nat Rev Gastroenterol Hepatol,2022,19:239-256.

[30] BECKER F,VOSS T,MOHR A,et al. Impact of night-time procedures on outcomes after liver transplantation [J]. PLoS One,2019,14:e0220124.

[31] LI R,XIE L,LI L,et al. The gut microbial metabolite,3, 4-dihydroxyphenylpropionic acid, alleviates hepatic ischemia/reperfusion injury via mitigation of macrophage pro-inflammatory activity in mice[J]. Acta Pharm Sin B,2022,12(1):182-196.

[32] ELTZSCHIG H K,BRATTON D L,COLGAN S P. Targeting hypoxia signalling for the treatment of ischaemic and inflammatory diseases[J]. Nat Rev Drug Discov,2014, 13(11):852-869.

[33] WU Y,TANG D,LIU N,et al. Reciprocal regulation between the circadian clock and hypoxia signaling at the genome level in mammals[J]. Cell Metab,2017,25(1): 73-85.

[34] DERY K J,KOJIMA H,KAGEYAMA S,et al. Alternative splicing of CEACAM1 by hypoxia-inducible factor-1α enhances tolerance to hepatic ischemia in mice and humans[J]. Sci Transl Med,2023,15(707)eadf2059.

[35] JIN W,ZHAO J,YANG E,et al. Neuronal STAT3/HIF-1α/PTRF axis-mediated bioenergetic disturbance exacerbates cerebral ischemia-reperfusion injury via PLA2G4A [J]. Theranostics,2022,12(7):3196-3216.

[36] GUO L,CEN H,WENG J,et al. PER2 integrates circadian disruption and pituitary tumorigenesis[J]. Theranostics,2023,13(8):2657-2672.

[37] ALLAIRE M,RAUTOU P E,CODOGNO P,et al. Autophagy in liver diseases:time for translation? [J]. J Hepatol,2019,70(5):985-998.

[38] LI S,LIN J D. Transcriptional control of circadian metabolic rhythms in the liver[J]. Diabetes Obes Metab, 2015,17 Suppl 1:33-38.

[39] MAO B,YUAN W,WU F,et al. Autophagy in hepatic ischemia-reperfusion injury[J]. Cell Death Discov,2023, 9(1):115.

[40] LIN Y,LIN L,GAO L,et al. Rev-erbalpha regulates hepatic ischemia-reperfusion injury in mice[J]. Biochem Biophys Res Commun,2020,529(4):916-921.

[41] LI J,LIU Y,LI Y,et al. The role of gut microbiota and circadian rhythm oscillation of hepatic ischemia-reperfusion injury in diabetic mice[J]. Biomedicines,2023,12 (1):54.

[42] YIN Y,SICHLER A,ECKER J,et al. Gut microbiota promote liver regeneration through hepatic membrane phospholipid biosynthesis[J]. J Hepatol,2023,78(4): 820-835.

[43] KOLODZIEJCZYK A A,ZHENG D,SHIBOLET O,et al. The role of the microbiome in NAFLD and NASH [J]. EMBO Mol Med,2019,11(2):e9302.

[44] RODRIGUEZ-DIAZ C,TAMINIAU B,GARCÍA-GARCÍA A,et al. Microbiota diversity in nonalcoholic fatty liver disease and in drug-induced liver injury[J]. Pharmacol Res,2022,182:106348.

[45] NAKAMURA K,KAGEYAMA S,ITO T,et al. Antibiotic pretreatment alleviates liver transplant damage in mice and humans[J]. J Clin Invest,2019,129(8):3420-3434.

[46] OLSON C A,IÑIGUEZ A J,YANG G E,et al. Alterations in the gut microbiota contribute to cognitive impairment induced by the ketogenic diet and hypoxia[J]. Cell Host Microbe,2021,29(9):1378-1392.

[47] FRAZIER K,MANZOOR S,CARROLL K,et al. Gut microbes and the liver circadian clock partition glucose and lipid metabolism[J]. J Clin Invest,2023,133(18): e162515.

[48] FRAZIER K,CHANG E B. Intersection of the Gut Microbiome and Circadian Rhythms in Metabolism[J]. Trends Endocrinol Metab,2020,31(1):25-36.

[49] GONG S,LAN T,ZENG L,et al. Gut microbiota mediates diurnal variation of acetaminophen induced acute liver injury in mice[J]. J Hepatol,2018,69(1):51-59.

20 去氧肾上腺素与去甲肾上腺素对肾素-血管紧张素-醛固酮系统及急性肾损伤影响的研究进展

不同的血管活性药物由于不同的机制会对脏器的灌注产生不同的影响,其中肾脏的血流量受药物的影响较为明显。血流量的改变会对肾脏的肾素-血管紧张素-醛固酮系统(renin-angiotensin-aldosterone system,RAAS)各成分的含量及急性肾损伤(acute kidney injury,AKI)的发病率与预后产生一定的影响,并且两者之间也会相互影响。本文对不同的血管活性药物影响 RAAS 及 AKI 的作用机制、发生发展及预防与治疗进行综述及分析,为选择血管活性药物,维持 RAAS 稳态以及预测 AKI 提供依据。

一、去氧肾上腺素与去甲肾上腺素药理学

去氧肾上腺素(phenylephrine,PE),为 α_1 受体激动剂,能够直接作用于 α 受体引起血管收缩、外周阻力增加,使收缩压及舒张压均升高。常用于短期短暂性深度低血压。但随血压升高,去氧肾上腺素可引起压力感受器介导的反射性心动过缓、心排血量降低,内脏、皮肤、肢体及肾血流减少及脑组织氧饱和度下降。

小剂量静脉推注 $50\sim100\mu g$($0.5\sim1.0\mu g/kg$)去氧肾上腺素可迅速扭转外周血管扩张引起的血压下降。去氧肾上腺素作用时间很短,单次给药后约持续 15min。以 $0.25\sim1.0\mu g/(kg\cdot min)$ 的速度持续输注能够维持动脉血压,但会减少肾血流量并发生快速耐受。

去甲肾上腺素(norepinephrine,NE)同时具有 α 和 β 肾上腺素能作用(血管收缩药和强心药)。去甲肾上腺素的强效 α_1、α_2 和弱效 β_1、β_2 受体结合增加平滑肌细胞内钙浓度,引起血管收缩和产生一些正性肌力作用(增加心室收缩力)。因此可引起动静脉血管的强烈收缩及心肌收缩力增强,导致动脉血压升高。通常收缩压和舒张压都升高,同时可在加快心率或对心率影响不大的情况下,增加心排血量和心血管耦联,以及改善肾血流量。早期低剂量去甲肾上腺素可改善休克,降低死亡率,减少心源性肺水肿、新发心律失常和器官损伤的发生。持续大剂量输注去甲肾上腺素可能引起心排血量降低,但降低的幅度小于去氧肾上腺

素,并对心率的影响更小。

去甲肾上腺素可单次静脉注射 $0.1\mu g/kg$,或因其半衰期短,通常以 $0.1\sim0.5\mu g/(kg\cdot min)$ 的速度持续输注。静脉注射可出现外渗引起组织坏死,但数据表明发生率低于千分之一。

二、去氧肾上腺素与去甲肾上腺素对 RAAS 的影响

(一)RAAS 概述

RAAS 是人体重要的系统,它维持血浆钠浓度、动脉血压和细胞外体积。通过严格控制水、血液、血浆、淋巴液和间质液来保证循环器官心脏和过滤器官肾脏的功能不受到任何极端的冲击。这个系统的紊乱会扰乱血压,导致慢性或急性疾病,甚至猝死。每个器官都可以受到 RAAS 活化和由此产生的高血压、细胞增殖、炎症和纤维化的影响,而 RAAS 的活化受其他酶、激素、泵和信号通路以及药物的影响,其中肾素和血管紧张素 II(angiotensin II,Ang II)失衡可导致绝大多数慢性和急性疾病,并对肾脏的影响最大。

(二)RAAS 激活及合成机制

当肾传入小动脉的压力感受器检测到血容量或血压下降、肾小管黄斑致密细胞检测到低钠浓度或交感神经系统活动增强时,RAAS 都被激活。这是因为循环血容量减少导致血压下降时,肾脏的血流灌注也随之减少,并通过激活以下两种途径,刺激肾小球旁的球旁细胞分泌大量肾素。一是因肾血流量减少使入球小动脉的压力降低,对入球小动脉管壁的牵张刺激也随之减弱,激活了管壁的牵张感受器,使交感神经兴奋,促进球旁细胞释放肾素。二是因肾脏血流量的减少使肾小球滤过率(glomerular filtration rate,GFR)下降,原尿生成量减少,最终使经过肾小管的液体量和 Na^+ 浓度随之降低,激活致密斑促进球旁细胞释放肾素。

在血液循环中,肾素使血管紧张素原转化为血管紧张素 I(angiotensin I,Ang I)。Ang I 则由内皮细胞释放的血管紧张素转换酶(angiotensin-converting enzyme,ACE)转

化为 Ang Ⅱ。Ang Ⅱ作用于两个受体，即血管紧张素 Ⅱ 1 型受体（angiotensin Ⅱ receptor type 1，AT1R）和血管紧张素 Ⅱ 2 型受体（angiotensin Ⅱ receptor type 2，AT2R）。Ang Ⅱ 与 AT1R 结合，可促进肾上腺皮质球状带释放醛固酮。

为了防止 RAAS 的过度激活，一旦血容量、血压和电解质平衡恢复，就会启动负反馈回路。这种负反馈循环主要通过抑制球旁细胞对血管紧张素 Ⅱ 浓度升高的反应。同样，醛固酮浓度的增加也会产生负反馈，导致球旁细胞分泌的肾素减少。

（三）去氧肾上腺素与去甲肾上腺素对 RAAS 可能的影响与机制

各种原因引起的机体循环血容量减少导致血压下降时，肾脏的血流灌注也随之减少，而引起的肾血流量减少是 RAAS 激活的主要原因。去氧肾上腺素和去甲肾上腺素都能使得血压上升至合适的范围内，但有研究表明，去氧肾上腺素能够减少心排血量及肾脏的血流量，两者都会使入球小动脉的压力降低，对入球小动脉管壁的牵张刺激也随之减弱，从而引起 RAAS 激活和肾素的释放；而去甲肾上腺素在保证动静脉血压的前提下，能够增加心排血量和改善肾血流量，从而相对于去氧肾上腺素减少 RAAS 激活。

但是使用血管加压药物对肾血流和肾功能的影响仍然存在争议，因为肾脏血流动力学的影响可能取决于炎症环境。健康动物服用高剂量非生理性去甲肾上腺素可减少肾血流量，促进肾缺血性损伤。而在血管扩张性休克和脓毒症患者中，输注去甲肾上腺素可恢复肾灌注压，增加肾小球滤过率和肾血流量。

此外，有研究表明感染性休克的患者使用去氧肾上腺素可增加全身血管阻力和动脉血压，同时降低内脏灌注，增加动脉乳酸。从而可能导致炎症反应的恶性循环，最终导致多器官功能障碍综合征（multiple organ dysfunction syndrome，MODS），这也可能是肾脏受损和 RAAS 激活的原因。

在研究中发现早期使用去甲肾上腺素能够改善休克控制、减少心源性肺水肿和新发心律失常的发生，以及减少器官损伤和免疫效应，这同样也表明去甲肾上腺素对肾脏可能具有保护作用，并且尽快改善低血压更能够减少 RAAS 的激活。

但同时，去氧肾上腺素和去甲肾上腺素都能升高血压，较低血压状态改善肾脏的血流而减弱 RAAS 激活。去甲肾上腺素能够直接激活肾脏的交感系统，从而促进 RAAS 激活。因此从维持血压、肾脏灌注、肾脏损伤和交感系统等多方面分析，去氧肾上腺素和去甲肾上腺素对于 RAAS 的激活和各成分含量的影响仍不明确，需要进一步的研究来验证。

三、去氧肾上腺素与去甲肾上腺素对 AKI 的影响

急性肾损伤是接受大手术患者的常见并发症，经常发生在危重患者和重大外科手术后，肾功能障碍可能有不同程度的严重程度（从最低限度的血清肌酐升高到无尿性肾衰竭），与短期发病率和死亡率及慢性肾脏疾病发展相关。不仅如此，在几项大型队列研究中已经观察到急性肾损伤与长期心血管事件之间紧密关联，并且急性肾损伤引起的心血管损伤会导致其他不良结果。因此，对急性肾损伤的研究至关重要。

（一）急性肾损伤的定义

改善全球肾脏病预后组织（Kidney Disease: Improving Global Outcomes，KDIGO）指南定义的 AKI 如下：①48h 内血清肌酐升高 ≥ 0.3mg/dl（≥26.5μmol/L）；②血清肌酐升高至基线值的 1.5 倍及以上，并且这种升高已知或推测发生在之前 7d 内；③尿量<0.5ml/（kg·h）持续 6h。并且将急性肾损伤分成了三级（表 20-1）。

表 20-1　急性肾损伤分级

分级	血肌酐	尿量
1	1.5～1.9 倍基线值或血清肌酐升高 > 0.3mg/dl（≥26.5μmol/L）	<0.5ml/（kg·h）持续 6~12h
2	2.0～2.9 倍基线值	<0.5ml/（kg·h）持续>12h
3	3.0 倍基线值或血清肌酐升高>4.0mg/dl（>353.6μmol/L）或启动肾脏替代治疗或<18 岁的患者 eGFR 降低至<35ml/（min·1.73m²）	<0.3ml/（kg·h）持续>24h 或无尿持续>12h

eGFR：估算的肾小球滤过率（estimated glomerular filtration rate）。

（二）急性肾损伤的发生率

接受非心脏手术的患者 AKI 的全球发病率为 0.8%～1.0%，肾脏替代治疗需求为 0.1%。其中肺手术后 AKI 的平均发生率为 6.8%，胃旁路手术 AKI 发生率为 9%。而对于心脏手术，急性肾损伤是常见并发症，发病率高达 30%，其中 3% 的患者需要肾脏替代治疗。血管手术也有较高的

AKI 风险，根据手术的不同，术后 AKI 的发生率为 20%～70%。重要的是，术后需要入住重症监护病房（intensive care unit，ICU）患者的 AKI 发生率要高得多，高达 50%。

（三）急性肾损伤的危险因素

术前因素包括患者特征，如先前存在的肾功能障碍、糖尿病、心功能障碍、年龄、脓毒症、容量不足、肝功能衰竭、挤

压损伤及暴露于肾毒素等。

术中因素包括低血容量（由出血和非显性的液体流失引起）、肾缺血、炎症、腹内压升高、心排血量减少（由麻醉剂引起）、血管舒张（由麻醉剂引起）、暴露于肾毒素及栓塞等。

术后因素包括低血容量（由出血和非显性的液体流失引起）、肾缺血、炎症、腹内压升高、心排血量减少（由麻醉剂引起）、血管扩张（由麻醉剂引起）、暴露于肾毒素、尿路梗阻、急性肺损伤及机械通气等。

（四）急性肾损伤的机制

急性肾损伤的发病机制尚不明确，可能是多种机制的相互作用，目前认为主要涉及肾小管、肾血管和炎症因子等方面。

1. 肾小管因素 缺血再灌注、肾毒性物质可引起近端肾小管损伤，包括亚致死性可逆性功能紊乱、肾小管上皮细胞凋亡或坏死，并导致肾小管对钠重吸收减少，管-球反馈增强，肾小管管型形成导致小管梗阻，管内压增加，肾小球滤过率下降。小管严重受损可导致肾小球滤过液的反渗，通过受损的上皮或小管基底膜漏出，导致肾间质水肿和肾实质进一步损伤。

2. 血管因素 肾缺血既可通过血管作用使入球小动脉细胞内 Ca^{2+} 增加，对血管收缩刺激和肾自主神经刺激敏感性增加，导致肾自主调节功能损害、血管舒缩功能紊乱和内皮损伤，也可产生炎症反应。血管内皮损伤和炎症反应均可引起血管收缩因子（如内皮素、肾内肾素-血管紧张素系统和血栓素 A2 等）产生过多，而血管舒张因子，主要为一氧化氮、前列腺素 I 2（prostaglandin I 2，PG I 2）、PGE2 合成减少。这些变化可进一步引起血流动力学异常，包括肾血流量下降，肾内血流重新分布，肾皮质血流量减少，肾髓质充血等，这些均可引起肾小球滤过率下降。

3. 炎症因子的参与 缺血性 AKI 实际是一种炎症性疾病，肾缺血可通过炎症反应直接使血管内皮细胞受损，也可通过小管细胞产生炎症介质，如 IL-6、IL-18、TNF-α、TGF-β、MCP-1 及 T 细胞激活性低分泌因子（reduced upon activation；normal T cell expressed and secreted factor，RANTES）等，使内皮细胞受损，受损的内皮细胞表达上调细胞间黏附分子-1（intercellular adhesion molecule-1，ICAM-1）和 P 选择素，使白细胞黏附及移行增加，炎症反应导致肾组织的进一步损伤，肾小球滤过率下降。

由此可见，肾缺血可能是引起急性肾损伤的重要原因，并贯穿各层面和机制。

（五）去氧肾上腺素与去甲肾上腺素在急性肾损伤中作用的争议

急性肾损伤与 RAAS 相同，主要受到肾脏血流的影响。因此，去氧肾上腺素与去甲肾上腺素对 RAAS 激活的各类影响同样适用于对急性肾损伤的影响。去氧肾上腺素由于能够减少肾脏的血流量，而可能增加急性肾损伤的发生率或严重程度，而去甲肾上腺素则可能因改善肾血流量而相

较于去氧肾上腺素有所改善。同样的，去氧肾上腺素可能存在的脏器损伤效应可能也会对肾脏产生损伤，进而引起急性肾损伤的发生，而去甲肾上腺素可能存在的脏器保护作用也许对肾脏有益。但在各研究中两者对肾血流、肾脏损伤的影响所带来的急性肾损伤的发生率及严重程度改变并不一致。Matthieu 的一项研究发现，输注去甲肾上腺素治疗感染性休克与 AKI 的发生率或严重程度之间没有关联。并且在一项对 3 626 例非心脏手术患者进行的使用去氧肾上腺素或去甲肾上腺素的多中心、整群随机对照试验发现：两种药物急性肾损伤的发生风险并没有明显的差异。因此与 RAAS 相同，去氧肾上腺素与去甲肾上腺素对于急性肾损伤的影响存在矛盾，需要进一步的研究去验证。

（六）RAAS 与急性肾损伤的关系

通过上述机制可知，肾血流的改变对 RAAS 和急性肾损伤都有影响，并且越来越多的证据表明，RAAS 在危重疾病中会失调，而经历过危重症疾病的患者急性肾损伤的发生率较高，因此 RAAS 及其各成分与急性肾损伤之间存在着紧密联系。

对于肾素而言，在心脏手术患者中，单独的术后肾素浓度及术前和术后血清肾素浓度的变化都被证明能够预测急性肾损伤的发生。这一结果在一项多中心前瞻性研究中得到了验证，Alexander 等发现 ICU 入院第 1 天内测定的血清肾素与主要肾脏不良事件、AKI 的发生率及死亡率显著相关。

同时，Naomi 等发现感染性休克儿童的血清 ACE 活性较低，并与急性肾损伤发生率、肾脏替代治疗的使用或 28d 死亡率有关。而在成人危重患者中，ACE 功能的降低同样与急性肾损伤相关。ACE2 同样对肾脏的稳态调节具有作用，其缺失与蛋白尿和肾小球损伤有关。

而 ACE 功能障碍会使 Ang I 向 Ang II 的转化减少，从而加剧血管扩张性休克，减少肾脏的灌注。同时 Ang II 对肾内循环也有直接影响，使传出小动脉优先收缩血管，增加肾小球灌注压，从而减少肾脏的灌注。Ang II 的过度激活诱导了促炎和血栓形成前的环境，进一步加剧了肾组织、小管和脉管系统的损伤。RAAS 也能通过激活炎症和纤维化导致肾损伤。

（七）急性肾损伤的管理与治疗

急性肾损伤的管理从识别潜在危险因素开始，目的是识别和分层那些发生术后 AKI 风险最高的患者。通过基于既往病史的风险分层、计划的手术过程，以及使用的手术技术对管理进行优化。

术中管理应注重避免低血压，这是改善肾灌注，减少肾损伤的重要因素。一项 Cochrane 综述和单独的荟萃分析表明，术中使用个体化、目标导向的液体治疗可以降低术后 AKI 的风险。如果低血压对液体治疗不具备反应性或治疗的效果有限，应尽早考虑联合使用血管活性药物。因此，术中需要个体化和目标导向的术中液体管理策略、血管活性药物的使用以及其他脏器保护手段进行综合管理。

术后 AKI 的管理应遵循 KDIGO 指南,并在一定情况下可使用肾脏健康评估工具。早期进行诊断和检查,排除梗阻性原因,预防进一步的肾脏损伤。实施措施包括进行支持、容量替换、维持足够的血压目标和避免肾毒性药物的方案。有紧急适应证的严重 AKI 则进行肾脏替代治疗,但是盲目于早期使用肾脏替代治疗,这并不能改善死亡率。

虽然没有特定的治疗方法和药物可以逆转急性肾损伤,但有研究表明,诸如血压和血糖控制、使用肾素-血管紧张素-醛固酮系统抑制剂(renin-angiotensin-aldosterone system inhibitors,RAASi)和他汀类药物以及肾病学随访等治疗方法能够改善患者的心肾预后。

四、总结与展望

目前基于药理学机制和现有的临床研究不能给去氧肾上腺素与去甲肾上腺素对 RAAS 及 AKI 的影响做出明确的结论,尚不能解释药理学机制与临床研究存在矛盾的真正原因。但是可以明确的是 RAAS 与 AKI 有着紧密的联系。因此,在未来可以纳入更多人群的临床研究来验证结果,通过 RAAS 与 AKI 的关联探索可能的机制,以及从围手术期管理及药物治疗的角度对急性肾损伤进行深入研究。

(陈君达 刘苏)

参 考 文 献

[1] LEGRAND M,ZARBOCK A. Ten tips to optimize vasopressors use in the critically ill patient with hypotension [J]. Intensive Care Med,2022,48:736-739.

[2] MENG L,SUN Y,ZHAO X,et al. Effects of phenylephrine on systemic and cerebral circulations in humans:a systematic review with mechanistic explanations [J]. Anaesthesia,2024,79(1):71-85.

[3] LARSON S,ANDERSON L,THOMSON S. Effect of phenylephrine on cerebral oxygen saturation and cardiac output in adults when used to treat intraoperative hypotension:a systematic review [J]. JBI Evid Synth,2021,19(1):34-58.

[4] PERMPIKUL C,TONGYOO S,VIARASILPA T,et al. Early use of norepinephrine in septic shock resuscitation (CENSER):a randomized trial [J]. Am J Respir Crit Care Med,2019,199(9):1097-1105.

[5] HAWN J M,BAUER S R,YERKE J,et al. Effect of phenylephrine push before continuous infusion norepinephrine in patients with septic shock [J]. Chest,2021,159(5):1875-1883.

[6] LAW A C,BOSCH N A,PETERSON D,et al. Comparison of heart rate after phenylephrine vs norepinephrine initiation in patients with septic shock and atrial fibrillation [J]. Chest,2022,162(4):796-803.

[7] PANCARO C,SHAH N,PASMA W,et al. Risk of major complications after perioperative norepinephrine infusion through peripheral intravenous lines in a multicenter study [J]. Anesth Analg,2020,131(4):1060-1065.

[8] PATEL S,RAUF A,KHAN H,et al. Renin-angiotensin-aldosterone(RAAS):the ubiquitous system for homeostasis and pathologies [J]. Biomed Pharmacother,2017,94:317-325.

[9] AMES M K,ATKINS C E,PITT B,et al. The renin-angiotensin-aldosterone system and its suppression [J]. J Vet Intern Med,2019,33(2):363-382.

[10] TIBI S,ZEYNALVAND G,MOHSIN H. Role of the renin angiotensin aldosterone system in the pathogenesis of sepsis-induced acute kidney injury:a systematic review [J]. J Clin Med,2023,12(14):4566.

[11] YAN Y H,ZHOU A W,CARRELL R W,et al. Structural basis for the specificity of renin-mediated angiotensinogen cleavage [J]. J Biol Chem,2019,294:2353-2364.

[12] CHAPPELL M C. Biochemical evaluation of the renin-angiotensin system:the good,bad,and absolute? [J]. Am J Physiol Heart Circ Physiol,2016,310(2):H137-H152.

[13] CORBIN F,DOUVILLE P,LEBEL M. Active renin mass concentration to determine aldosterone-to-renin ratio in screening for primary aldosteronism [J]. Int J Nephrol Renovasc Dis,2011,4:115-120.

[14] LEGRAND M,KOTHARI R,FONG N,et al. Norepinephrine versus phenylephrine for treating hypotension during general anaesthesia in adult patients undergoing major noncardiac surgery:a multicentre,open-label,cluster-randomised,crossover,feasibility,and pilot trial [J]. Br J Anaesth,2023,130(5):519-527.

[15] BELLOMO R,WAN L,MAY C. Vasoactive drugs and acute kidney injury [J]. Crit Care Med,2008,36(4 suppl):S179-S186.

[16] DERUDDRE S,CHEISSON G,MAZOIT J X. Renal arterial resistance in septic shock:effects of increasing mean arterial pressure with norepinephrine on the renal resistive index assessed with Doppler ultrasonography [J]. Intensive Care Med,2007,33:1557-1562.

[17] REDFORS B,BRAGADOTTIR G,SELLGREN J,et al. Effects of norepinephrine on renal perfusion,filtration and oxygenation in vasodilatory shock and acute kidney injury [J]. Intensive Care Med,2011,37:60-67.

[18] MORELLI A,ERTMER C,REHBERG S,et al. Phenylephrine versus norepinephrine for initial hemodynamic support of patients with septic shock:a randomized,controlled trial [J]. Crit Care,2008,12(6):R143.

[19] TAMION F,RICHARD V,SAUGER F,et al. Gastric mucosal acidosis and cytokine release in patients with septic shock[J]. Crit Care Med,2003,31(8):2137-2143.

[20] MEERSCH M,SCHMIDT C,ZARBOCK A. Perioperative acute kidney injury:an under-recognized problem[J]. Anesth Analg,2017,125:1223-1232.

[21] GAMEIRO J,FONSECA J A,NEVES M,et al. Acute kidney injury in major abdominal surgery:incidence,risk factors,pathogenesis and outcomes[J]. Ann Intensive Care,2018,8:22.

[22] RONCO C,BELLASI A,LULLO D L. Cardio-renal syndrome:an overview[J]. Adv Chronic Kidney Dis,2018, 25(5):382-390.

[23] BOYER N,ELDRIDGE J,PROWLE J R. Postoperative acute kidney injury[J]. Clin J Am Soc Nephrol,2022, 17(10):1535-1545.

[24] LICKER M,CARTIER V,ROBERT J,et al. Risk factors of acute kidney injury according to RIFLE criteria after lung cancer surgery[J]. Ann Thorac Surg,2011,91: 844-850.

[25] HUBER M,OZRAZGAT-BASLANTI T,THOTTAKARA P,et al. Cardiovascular-specific mortality and kidney disease in patients undergoing vascular surgery[J]. JAMA Surg,2016,151(5):441-450.

[26] RONCO C,BELLOMO R,KELLUM J A. Acute kidney injury[J]. Lancet,2019,394:1949-1964.

[27] LEGRAND M,PAYEN D. Case scenario:hemodynamic management of postoperative acute kidney injury[J]. Anesthesiology,2013,118(6):1446-1454.

[28] FLANNERY A H,ORTIZ-SORIANO V,LI X,et al. Serum renin and major adverse kidney events in critically ill patients:a multicenter prospective study[J]. Crit Care, 2021,25(1):294.

[29] BELLOMO R,WUNDERINK R G,SZERLIP H,et al. Angiotensin Ⅰ and angiotensin Ⅱ concentrations and their ratio in catecholamine-resistant vasodilatory shock [J]. Crit Care,2020,24(1):43.

[30] KÜLLMAR M,SAADAT-GILANI K,WEISS R,et al. Kinetic changes of plasma renin levels predict acute kidney injury in cardiac surgery patients[J]. Am J Respir Crit Care Med,2020,203(9):1119-1126.

[31] PODE-SHAKKED N,CESCHIA G,ROSE J E,et al. Increasing angiotensin-converting enzyme concentrations and absent angiotensin-converting enzyme activity are associated with adverse kidney outcomes in pediatric septic shock[J]. Crit Care,2023,27(1):230.

[32] REDDY R,ASANTE I,LIU S,et al. Circulating angiotensin peptides levels in acute respiratory distress syndrome correlate with clinical outcomes:a pilot study[J]. PLoS ONE,2019,14(3):e0213096.

[33] BELLOMO R,FORNI L G,BUSSE L W,et al. Renin and survival in patients given angiotensin Ⅱ for catecholamine resistant vasodilatory shock[J]. Am J Respir Crit Care Med,2020,202(9):1253-1261.

[34] TUMLIN J A,MURUGAN R,DEANE A M,et al. Outcomes in patients with vasodilatory shock and renal replacement therapy treated with intravenous angiotensin Ⅱ[J]. Crit Care Med,2018,46(6):949-957.

[35] GAMEIRO J,FONSECA J A,MARQUES F,et al. Management of acute kidney injury following major abdominal surgery:A contemporary review[J]. J Clin Med, 2020,9(8):2679.

[36] GROCOTT M P,DUSHIANTHAN A,HAMILTON M A, et al. Perioperative increase in global blood flow to explicit defined goals and outcomes following surgery[J]. Cochrane Database Syst Rev,2012,11(11):CD004082.

[37] BRAR S,YE F,JAMES M T,et al. Association of angiotensin-converting enzyme inhibitor or angiotensin receptor blocker use with outcomes after acute kidney injury [J]. JAMA Intern Med,2018,178(12):1681-1690.

[38] BRAR S,LIU K D,GO A S,et al. Prospective cohort study of renin-angiotensin system blocker usage after hospitalized acute kidney injury[J]. Clin J Am Soc Nephrol,2020,16(1):26-36.

21 细胞铁死亡在急性肺损伤/急性呼吸窘迫综合征中的作用

细胞铁死亡（ferroptosis）是 2012 年由 Dixon 首次报道的一种调节性细胞死亡新形式，可以由厄拉司汀（Erastin）和 Ras 选择性致死因子 3（ras-selective lethal 3，RSL3）这种小分子触发，其特征是脂质过氧化物铁依赖性积累达到致死水平，在形态学、生物学以及基因水平上都明显区别于凋亡、坏死、自噬等其他形式的细胞坏死。氨基酸、铁和脂质过氧化物代谢等细胞代谢过程都与铁死亡紧密相关。研究表明，铁死亡作为器官损害相关细胞死亡的主要方式参与了许多神经退行性疾病、癌症、缺血再灌注损伤等病理过程。

急性肺损伤（acute lung injury，ALI）是指机体遭受严重打击后出现以弥漫性肺泡-毛细血管损伤所致的肺水肿和肺不张，以顽固性低氧血症和肺部浸润为主要特征，而急性呼吸窘迫综合征（acute respiratory distress syndrome，ARDS）是 ALI 的严重形式，2012 年柏林定义将本病统一称为 ARDS。ICU 中 ARDS 的患病率达 10.4%，而且死亡率很高（35%~46%），但是目前尚缺乏有效的针对性治疗方法。近年来，铁死亡在 ALI/ARDS 的作用正逐渐被揭示，抑制铁死亡对于 ALI/ARDS 治疗的重要性也受到越来越多的重视。

一、铁死亡的主要代谢机制

铁死亡是一个由多基因调控的细胞死亡形式，涉及铁稳态、氨基酸代谢和脂质过氧化等多个代谢过程，机制非常复杂。

（一）铁代谢

铁超载是铁死亡发生的关键事件之一。铁是脂质过氧化物的积累和铁死亡的发生所必需的，它的摄入、存储和转运都会影响铁死亡。铁稳态由一系列铁调节蛋白（iron regulatory protein，IRP）进行调控，细胞外的铁通过转铁蛋白（transferrin，TF）及其受体进入细胞内，Fe^{2+} 可以通过芬顿（Fenton）反应或者脂氧合酶（lipoxygenase，LOX）产生脂质过氧化物，而大部分胞内 Fe^{2+} 都存储在铁蛋白（ferritin，FT）中，因此游离 Fe^{2+} 的量很少。FT 的降解使细胞内 Fe^{2+} 水平

升高，脂质过氧化作用增强，诱导细胞发生铁死亡，这一过程与自噬有关，且受核受体共激活因子 4（nuclear receptor coactivator 4，NCOA4）的调节。同时，铁反应元件结合蛋白 2（iron response element binding protein 2，IREB2）可以增加细胞对铁死亡的敏感性，其他与铁代谢相关的蛋白质[如热休克蛋白家族 B（小）成员 1（heat shock protein family B（small）member 1，HSPB1）和 CDGSH 铁硫结构域 1（CDGSH iron sulfur domain 1，CISD1）也可以影响铁死亡的发生。

（二）氨基酸代谢

谷胱甘肽（glutathione，GSH）耗竭是铁死亡发生的又一关键事件。细胞膜上的胱氨酸/谷氨酸反向转运体（cystine/glutamate antiporter，System Xc-）按 1∶1 的比例对胞外的胱氨酸和胞内的谷氨酸进行跨膜转运，System Xc-主要由溶质载体家族 7 成员 11（solute carrier family 7 member 11，SLC7A11）与溶质载体家族 3 成员 2（solute carrier family 3 member 2，SLC3A2）两种蛋白构成。胞外的胱氨酸和胞内的半胱氨酸对 GSH 的生物合成至关重要，进入细胞内的胱氨酸经过一系列酶催化反应最终生成 GSH，而 GSH 是谷胱甘肽过氧化物酶 4（glutathione peroxidase 4，GPX4）降解磷脂氢过氧化物（phospholipid hydroperoxide，PLOOH）的必需反应底物，GPX4 则是与铁死亡相关的 GSH 代谢和脂质过氧化作用的交汇点。SLC7A11 的下调可导致 GPX4 活性下降，细胞发生铁死亡。此外，在某些细胞中甲硫氨酸可以通过转硫途径将硫原子转移到丝氨酸而生成半胱氨酸，敲除半胱氨酰-tRNA 合成酶（cysteinyl-tRNA synthetase，CARS）会上调转硫途径，从而使细胞可以抵抗铁死亡。

生理条件下，细胞外高浓度的谷氨酸可以抑制 System Xc-的活性而阻止胱氨酸的摄取，是铁死亡的天然触发因子，同时 Erastin 以及 System Xc-抑制剂也可以诱发铁死亡。此外，谷氨酰胺在组织和血浆中含量丰富，可以经谷氨酰胺酶（GLS1 和 GLS2）的催化转化为谷氨酸，这一分解过程是三羧酸循环和脂质生物合成过程所必需的，其分解产物 α-酮戊二酸也参与铁死亡。因此，当谷氨酰胺缺乏或者分解受抑时，ROS 的积累、脂质过氧化和铁死亡等过程也被抑制。同时 GLS2 作为肿瘤抑制因子 p53 的靶基因，与铁死亡

有密切关系。综上所述,氨基酸(尤其是谷氨酸和胱氨酸)代谢在铁死亡的病理过程中发挥着重要作用。

(三)脂质代谢

铁死亡最突出的特征是铁依赖性脂质过氧化物(活性氧)的产生导致的质膜损伤。ROS 包括超氧阴离子、过氧化氢、羟自由基、单线态氧等一系列氧还原产物,其稳态对细胞发挥正常功能至关重要,ROS 的异常累积对机体有害。铁死亡过程中,由 GPX4 和铁死亡抑制蛋白 1(ferroptosis suppressor protein 1,FSP1)[以前被称为线粒体相关凋亡诱导因子 2(apoptosis inducing factor mitochondria associated 2,AIFM2)]介导的还原反应被抑制,Fe^{2+} 及一系列铁依赖性酶类(主要是 LOX)催化的氧化反应增强,多不饱和脂肪酸(polyunsaturated fatty acid,PUFA)逐渐积累。这种脂质过氧化作用增加了膜的通透性,使细胞对氧化反应更加敏感,最终导致铁死亡发生。而脂质过氧化反应的抑制剂和 PUFA 的消耗都可以抑制铁死亡。

(四)FSP1-NAD(P)H 途径

Bersuker 和 Doll 同时发现,FSP1 与 GPX4 有强烈的协同作用。在 FSP1-NAD(P)H 途径中,辅酶 Q10(coenzyme Q10,CoQ10)可以通过抑制脂质过氧化自由基的积累减轻脂质过氧化水平,同时 FSP1 通过 NAD(P)H 催化 CoQ10 的生成。FSP1 的抑制剂 iFSP1 可以诱导过表达 FSP1 的细胞发生铁死亡。总之,FSP1-CoQ10-NAD(P)H 途径可以与 GPX4 和 GSH 协同抑制脂质过氧化和铁死亡。此外,CoQ10 也可由甲羟戊酸(mevalonic acid,MVA)途径生成,铁死亡诱导剂 FIN56 除了加速 GPX4 的降解,同时又通过影响 MVA 途径消耗 CoQ10,最终导致脂质过氧化物的过度积累,细胞发生铁死亡。

二、ALI/ARDS 的发病机制

(一)ARDS 的病理机制

导致 ARDS 的最常见病因是细菌性或病毒性肺炎,脓毒症、严重创伤和胃内容物反流误吸等也是常见原因。当肺部受到感染、创伤或炎性损害时,炎症通路即被激活。适当的炎症反应有利于病原菌的清除,但是过度的炎症会导致肺泡损伤,肺毛细血管内皮和肺泡上皮的通透性增高,肺泡腔渗出富含蛋白质的液体,导致肺水肿。因此,ARDS 其实是全身炎症反应综合征(systemic inflammatory response syndrome,SIRS)的肺部表现,其本质是多种炎症细胞(巨噬细胞、中性粒细胞、血管内皮细胞和血小板)及其释放的炎症介质和细胞因子间接介导的肺脏炎症反应。

ARDS 患者的肺水肿液体中含有高水平的促炎细胞因子,包括 IL-1β、IL-8、TNF-α 和 TGF-β1 等,它们可以激活机体的先天性免疫系统,活化的中性粒细胞产生 ROS 等有毒物质以及蛋白酶,导致肺内皮和肺泡上皮损伤甚至坏死。而细胞坏死和水肿液的积累反过来又触发了更加严重的炎症和免疫反应,因此许多临床试验评估了抗感染治疗在

ARDS 治疗中的潜在作用。综上所述,过度炎症反应、肺毛细血管内皮和肺泡上皮的通透性增高导致肺泡损伤是 ARDS 的主要病理机制。

(二)铁元素增多

肺组织中的各种细胞类型,包括上皮细胞和巨噬细胞,都可以产生铁代谢相关蛋白,通过调节铁稳态使肺组织免受氧化应激损伤。铁代谢失调与 ARDS 患者的肺组织损伤密切相关,过多的铁元素可以通过 Fenton 反应产生 ROS,产生细胞毒性。许多临床研究表明 ARDS 的严重程度与铁及铁相关蛋白的水平密切相关。有研究认为血液制品中的铁导致患者体内的铁元素增多,促进了输血相关性 ALI 的发生。ARDS 患者的支气管肺泡灌洗液中可检测到 Fe^{2+} 和 TF、FT 等铁调节因子水平升高,在油酸诱导的小鼠 ALI 模型中,检测到肺组织出现铁超载。而且提前给小鼠补充铁元素会加重肺损伤。但是最近的一项研究也表明,铁超载小鼠的细胞凋亡增加,加剧了 ALI,然而这种效应十分短暂,并不影响 ALI 中发生的炎症反应程度和恢复速度。因此,铁超载是真的导致了肺损伤,还是只是作为肺损伤和血管通透性增加的一个副产物,铁超载与 ARDS 的因果效应尚待证实。

(三)氧化应激损伤

呼气分析有望用于临床 ARDS 的早期诊断和预测,其中大多数候选标志物都与氧化应激反应相关。氧化应激损伤可以使肺上皮和肺泡内皮细胞屏障受损,中性粒细胞在肺泡液中大量聚集,产生促炎因子和 ROS 等物质,ROS 又可以进一步上调促炎因子水平,加剧组织损伤和肺水肿,因此氧化应激在 ALI/ARDS 的发病过程中有重要意义,ROS 是导致 ALI/ARDS 的重要介质,与 ROS 产生相关的酶类[黄嘌呤氧化酶(xanthine oxidase,XOD)、内皮型一氧化氮合酶(endothelial nitric oxide synthase,eNOS)、细胞色素 P450(cytochrome P450,CYP450)、NADPH 氧化酶(reduced nicotinamide adenine dinucleotide phosphate oxidase,NOX)]都与 ALI/ARDS 相关。小鼠 ALI 模型中可以观察到脂质过氧化产物丙二醛(malondialdehyde,MDA)含量增多,ARDS 患者肺泡液中的中性粒细胞聚集释放 ROS 增加。

GSH 通过清除 ROS 产生抗氧化作用,修复细胞损伤,是气道上皮中含量最高的抗氧化剂,有助于减轻肺部炎症。在 ALI 患者和动物模型中可以观察到 GSH 含量减少以及氧化型 GSH(oxidized glutathione,GSSG)含量增多。研究表明 ARDS 患者肺泡液中 GSH 缺乏使这些患者更易发生肺细胞损伤。ROS 和 GSH 的代谢是铁死亡的主要特征,这些代谢过程是否也可以通过调节铁死亡参与 ALI/ARDS 的发病,尚需要研究证实。

(四)铁死亡在 ARDS 中的作用

ALI 动物模型中铁死亡相关的 Fe^{2+}、ROS、MDA 水平升高,GSH 水平下降,铁死亡抑制剂可以减轻肺上皮细胞损伤,表明铁死亡与 ALI/ARDS 有关。然而,铁死亡影响 ALI/ARDS 发病的具体机制还不明确。

1. 铁死亡与NLRP3　与凋亡不同,铁死亡细胞会释放损伤相关分子模式(damage-associated molecular pattern,DAMP)和炎性因子,促进一系列与炎症相关的反应,因此认为铁死亡是一种具有免疫原性的死亡形式。而炎性因子又可以进一步促进铁死亡和其他形式的细胞死亡,因此形成一个不断放大的级联反应,相互促进导致器官损伤。动物实验表明铁死亡在ALI中发挥了关键作用,铁死亡诱导剂可以加重小鼠ALI模型中的肺水肿和肺泡炎症,细胞因子(IL-1β,IL-6,TNF-α)水平增高,这些效应可以被铁死亡抑制剂逆转。

核苷酸结合结构域富含亮氨酸重复序列和含热蛋白结构域受体3(nucleotide-binding domain leucine-rich repeat and pyrin domain-containing receptor 3,NLRP3)炎性小体是ALI/ARDS炎症反应过程中的重要调节分子,可以促进细胞因子IL-1β、IL-18、IL-33的成熟和分泌,加重肺组织损伤。而抑制NLRP3炎性小体的激活可以治疗ALI/ARDS。最近的一项研究发现,FT的重亚基(FeH)可以激活NLRP3炎性小体和一系列促炎因子。目前研究的氧化铁纳米粒子(iron oxide nanoparticles,IONP)也是通过活化NLRP3炎性小体发挥生物学效应的,铁螯合剂可以抑制NLRP3炎性小体。与铁死亡相关的DAMP、ROS、铁超载都可以活化NLRP3炎性小体,因此,铁死亡可能通过调节NLRP3炎性小体促进炎症和肺泡上皮细胞肿胀导致了ARDS,需要进一步动物实验和临床标本证实。通过抑制铁死亡从而抑制NLRP3炎性小体的活化,从而缓解ALI/ARDS也可以作为一个新的治疗方向。

2. 铁死亡与Nrf2　核转录因子红系2相关因子2(nuclear factor-erythroid 2-related factor 2,Nrf2)是细胞发挥抗氧化作用的关键分子,可以作为治疗ALI/ARDS的靶点,最近的一些研究表明Nrf2的作用与铁死亡有关。Nrf2可以抑制脂质过氧化和铁死亡,通过影响铁元素代谢和GSH水平负调控铁死亡。Nrf2的靶基因包括调节细胞氧化还原状态和铁死亡的蛋白,如血红素加氧酶-1(heme oxygenase 1,HO-1),谷胱甘肽过氧化物酶(glutathione peroxidase,GPX)和SLC7A11。

最近的一些研究发现,Nrf2可以通过调节SLC7A11和HO-1的表达来发挥其抗铁死亡的作用,缓解肺损伤。Nrf2激活剂还可以减少ROS产生,防止GSH耗竭和脂质过氧化物的积累,抑制细胞铁死亡,从而减轻ALI,产生与铁抑素-1(ferrostatin-1,Fer-1)相同的效果。此外,凋亡刺激蛋白抑制因子(inhibitor of apoptosis stimulating protein of P53,iASPP)可以抑制p53基因的活性,通过上调Nrf2抑制铁死亡,有效缓解了ALI,同时多种促炎因子(TNF-α,IL-1β,IL-6等)的水平也有所下降。

三、铁死亡在ARDS治疗中的潜在靶点

铁稳态失调、GSH耗竭以及氧化应激损伤这些代谢过程都是导致铁死亡发生的重要事件,因此这些可以作为通过铁死亡治疗本病的靶点。

(一)铁螯合剂

铁螯合剂包括去铁胺(deferoxamine,DFO)、去铁酮、地拉罗司,特别是DFO已被FDA批准用于治疗铁超载。在各种感染动物模型中,除了螯合铁元素,DFO还可以抵抗病原体,包括细菌、病毒和真菌,体现其具有免疫调节功能。DFO在体外可以降低炎症因子和ROS的水平,表现出抗炎效果。DFO吸入治疗可改善小鼠肺纤维化并防止肺功能下降。DFO与FT同时灌注可以减轻小鼠离体肺组织渗漏综合征。因此,认为铁螯合剂对ARDS也有治疗效果,而这种效果可能也与抑制铁死亡有关。

(二)抗氧化治疗

抗氧化剂可以减轻ALI/ARDS的严重程度。一些药物通过降低脂质过氧化的程度,抑制ROS产生,使肺部炎症反应和氧化应激损伤减轻,最终缓解了小鼠ALI/ARDS并改善气体交换功能。补充GSH可以明显缓解脂多糖诱导的ALI模型中的线粒体功能障碍和氧化应激。动物实验和临床研究都表明,通过调节GSH的水平,如补充N-乙酰半胱氨酸(N-acetylcysteine,NAC)可以促进GSH生成,减轻ALI。NAC治疗使患者的肺顺应性增加,肺水肿减轻。纽约两例因病毒感染导致ARDS的患者,在接受口服和静脉补充GSH后,呼吸窘迫的症状明显缓解,证明这确实代表了一种新的治疗方法。补充GSH是否可以通过抑制铁死亡治疗ARDS也是值得研究的方向。

(三)抗炎治疗

抗炎治疗本身就是ARDS的重要治疗手段。联合铁死亡抑制和抗炎可以治疗多种疾病,如卒中、心肌梗死、胰腺炎等。在多个小鼠ALI模型中,铁死亡抑制剂可以降低炎性因子水平,减轻肺水肿,产生治疗ALI/ARDS的效果。铁死亡和炎症之间的确切机制还需要更多的实验证实,如何通过控制铁死亡改善炎症也需要进一步探索,而这些研究都将为临床治疗提供新的思路。

四、问题与展望

铁死亡作为一种新发现的细胞死亡形式,其调节剂为越来越多难以治愈的疾病提供了药物治疗的新方向。近期研究表明铁死亡与ALI/ARDS密切相关,因此成为治疗ALI/ARDS的潜在靶点。然而,目前关于铁死亡介导ALI/ARDS的具体机制方面的研究十分有限,都是以动物模型为基础进行,临床研究几乎是空白的,未来可能需要更多的研究来探索铁死亡与ALI/ARDS之间的相关性及其具体机制,以期为ALI/ARDS的治疗提供新的方向。另外,丙泊酚等麻醉药物可以抵抗氧化应激,抑制炎症反应,起到保护肺组织的作用,但是丙泊酚能否通过调节铁死亡而缓解ALI/ARDS尚需要进一步研究。

(张浩　缪长虹)

参 考 文 献

[1] DIXON S J, LEMBERG K M, LAMPRECHT M R, et al. Ferroptosis: an iron-dependent form of nonapoptotic cell death[J]. Cell, 2012, 149(5): 1060-1072.

[2] STOCKWELL B R, FRIEDMANN ANGELI J P, BAYIR H, et al. Ferroptosis: a regulated cell death nexus linking metabolism, redox biology, and disease[J]. Cell, 2017, 171(2): 273-285.

[3] GAO M, JIANG X. To eat or not to eat-the metabolic flavor of ferroptosis[J]. Curr Opin Cell Biol, 2018, 51: 58-64.

[4] SWEENEY R M, MCAULEY D F. Acute respiratory distress syndrome[J]. Lancet, 2016, 388(10058): 2416-2430.

[5] FERGUSON N D, FAN E, CAMPOROTA L, et al. The Berlin definition of ARDS: an expanded rationale, justification, and supplementary material[J]. Intensive Care Med, 2012, 38(10): 1573-1582.

[6] BELLANI G, LAFFEY J G, PHAM T, et al. Epidemiology, patterns of care, and mortality for patients with acute respiratory distress syndrome in intensive care units in 50 countries[J]. JAMA, 2016, 315(8): 788-800.

[7] KELLNER M, NOONEPALLE S, LU Q, et al. ROS signaling in the pathogenesis of acute lung injury(ALI) and acute respiratory distress syndrome(ARDS)[J]. Adv Exp Med Biol, 2017, 967: 105-137.

[8] YE Z, LIU W, ZHUO Q, et al. Ferroptosis: final destination for cancer?[J]. Cell Prolif, 2020, 53(3): e12761.

[9] NAKAMURA T, NAGURO I, ICHIJO H. Iron homeostasis and iron-regulated ROS in cell death, senescence and human diseases[J]. Biochim Biophys Acta Gen Subj, 2019, 1863(9): 1398-1409.

[10] DIXON S J, PATEL D N, WELSCH M, et al. Pharmacological inhibition of cystine-glutamate exchange induces endoplasmic reticulum stress and ferroptosis[J]. Elife, 2014, 3: e02523.

[11] INGOLD I, BERNDT C, SCHMITT S, et al. Selenium utilization by GPX4 is required to prevent hydroperoxide-induced ferroptosis[J]. Cell, 2018, 172(3): 409-422.

[12] DONG H, QIANG Z, CHAI D, et al. Nrf2 inhibits ferroptosis and protects against acute lung injury due to intestinal ischemia reperfusion via regulating SLC7A11 and HO-1[J]. Aging(Albany NY), 2020, 12(13): 12943-12959.

[13] HAYANO M, YANG W S, CORN C K, et al. Loss of cysteinyl-tRNA synthetase(CARS) induces the transsulfuration pathway and inhibits ferroptosis induced by cystine

deprivation[J]. Cell Death Differ, 2016, 23(2): 270-278.

[14] MURPHY T H, MIYAMOTO M, SASTRE A, et al. Glutamate toxicity in a neuronal cell line involves inhibition of cystine transport leading to oxidative stress[J]. Neuron, 1989, 2(6): 1547-1558.

[15] GAO M, MONIAN P, QUADRI N, et al. Glutaminolysis and transferrin regulate ferroptosis[J]. Mol Cell, 2015, 59(2): 298-308.

[16] JENNIS M, KUNG C P, BASU S, et al. An African-specific polymorphism in the TP53 gene impairs p53 tumor suppressor function in a mouse model[J]. Genes Dev, 2016, 30(8): 918-930.

[17] FENG H, STOCKWELL B R. Unsolved mysteries: how does lipid peroxidation cause ferroptosis?[J]. PLoS Biol, 2018, 16(5): e2006203.

[18] AGMON E, SOLON J, BASSEREAU P, et al. Modeling the effects of lipid peroxidation during ferroptosis on membrane properties[J]. Sci Rep, 2018, 8(1): 5155.

[19] BERSUKER K, HENDRICKS J M, LI Z, et al. The CoQ oxidoreductase FSP1 acts parallel to GPX4 to inhibit ferroptosis[J]. Nature, 2019, 575(7784): 688-692.

[20] DOLL S, FREITAS F P, SHAH R, et al. FSP1 is a glutathione-independent ferroptosis suppressor[J]. Nature, 2019, 575(7784): 693-698.

[21] SHIMADA K, SKOUTA R, KAPLAN A, et al. Global survey of cell death mechanisms reveals metabolic regulation of ferroptosis[J]. Nat Chem Biol, 2016, 12(7): 497-503.

[22] HUPPERT L A, MATTHAY M A, WARE L B. Pathogenesis of acute respiratory distress syndrome[J]. Semin Respir Crit Care Med, 2019, 40(1): 31-39.

[23] POTERA R M, CAO M, JORDAN L F, et al. Alveolar macrophage chemokine secretion mediates neutrophilic lung injury in Nox2-deficient mice[J]. Inflammation, 2019, 42(1): 185-198.

[24] WOHLRAB P, KRAFT F, TRETTER V, et al. Recent advances in understanding acute respiratory distress syndrome[J]. F1000Res, 2018, 7: 263.

[25] ALI M K, KIM R Y, KARIM R, et al. Role of iron in the pathogenesis of respiratory disease[J]. Int J Biochem Cell Biol, 2017, 88: 181-195.

[26] QUINLAN G J, EVANS T W, GUTTERIDGE J M. Iron and the redox status of the lungs[J]. Free Radic Biol Med, 2002, 33(10): 1306-1313.

[27] KHIROYA H, TURNER A M. The role of iron in pulmonary pathology[J]. Multidiscip Respir Med, 2015, 10: 34.

[28] ZHANG V,NEMETH E,KIM A. Iron in lung pathology [J]. Pharmaceuticals(Basel),2019,12(1):30.

[29] JENKINS Z A,HAGAR W,BOWLUS C L,et al. Iron homeostasis during transfusional iron overload in beta-thalassemia and sickle cell disease:changes in iron regulatory protein,hepcidin,and ferritin expression[J]. Pediatr Hematol Oncol,2007,24(4):237-243.

[30] GHIO A J,CARTER J D,RICHARDS J H,et al. Iron and iron-related proteins in the lower respiratory tract of patients with acute respiratory distress syndrome[J]. Crit Care Med,2003,31(2):395-400.

[31] CONNELLY K G,MOSS M,PARSONS P E,et al. Serum ferritin as a predictor of the acute respiratory distress syndrome[J]. Am J Respir Crit Care Med,1997,155 (1):21-25.

[32] SHARKEY R A,DONNELLY S C,CONNELLY K G,et al. Initial serum ferritin levels in patients with multiple trauma and the subsequent development of acute respiratory distress syndrome[J]. Am J Respir Crit Care Med, 1999,159(5 Pt 1):1506-1509.

[33] ZHOU H,LI F,NIU J Y,et al. Ferroptosis was involved in the oleic acid-induced acute lung injury in mice[J]. Sheng Li Xue Bao,2019,71(5):689-697.

[34] ZHANG V,GANZ T,NEMETH E,et al. Iron overload causes a mild and transient increase in acute lung injury [J]. Physiol Rep,2020,8(12):e14470.

[35] BOS L D J. Diagnosis of acute respiratory distress syndrome by exhaled breath analysis[J]. Ann Transl Med, 2018,6(2):33.

[36] LAMB N J,GUTTERIDGE J M,BAKER C,et al. Oxidative damage to proteins of bronchoalveolar lavage fluid in patients with acute respiratory distress syndrome:evidence for neutrophil-mediated hydroxylation,nitration, and chlorination[J]. Crit Care Med,1999,27(9):1738-1744.

[37] CARPENTER C T,PRICE P V,CHRISTMAN B W. Exhaled breath condensate isoprostanes are elevated in patients with acute lung injury or ARDS[J]. Chest,1998, 114(6):1653-1659.

[38] LI Y,CAO Y,XIAO J,et al. Inhibitor of apoptosis-stimulating protein of p53 inhibits ferroptosis and alleviates intestinal ischemia/reperfusion-induced acute lung injury [J]. Cell Death Differ,2020,27(9):2635-2650.

[39] QIU Y B,WAN B B,LIU G,et al. Nrf2 protects against seawater drowning-induced acute lung injury via inhibiting ferroptosis[J]. Respir Res,2020,21(1):232.

[40] EROL N,SAGLAM L,SAGLAM Y S,et al. The protection potential of antioxidant vitamins against acute respiratory distress syndrome:a rat trial[J]. Inflammation, 2019,42(5):1585-1594.

[41] LI X,ZHUANG X,QIAO T. Role of ferroptosis in the process of acute radiation-induced lung injury in mice [J]. Biochem Biophys Res Commun,2019,519(2): 240-245.

[42] ABDULNOUR R E,PENG X,FINIGAN J H,et al. Mechanical stress activates xanthine oxidoreductase through MAP kinase-dependent pathways[J]. Am J Physiol Lung Cell Mol Physiol,2006,291(3):L345-L353.

[43] GROSS C M,RAFIKOV R,KUMAR S,et al. Endothelial nitric oxide synthase deficient mice are protected from lipopolysaccharide induced acute lung injury[J]. PLoS One,2015,10(3):e0119918.

[44] SATO K,KADIISKA M B,GHIO A J,et al. In vivo lipid-derived free radical formation by NADPH oxidase in acute lung injury induced by lipopolysaccharide:a model for ARDS[J]. FASEB J,2002,16(13):1713-1720.

[45] LIU P,FENG Y,LI H,et al. Ferrostatin-1 alleviates lipopolysaccharide-induced acute lung injury via inhibiting ferroptosis[J]. Cell Mol Biol Lett,2020,25:10.

[46] PACHT E R,TIMERMAN A P,LYKENS M G,et al. Deficiency of alveolar fluid glutathione in patients with sepsis and the adult respiratory distress syndrome[J]. Chest,1991,100(5):1397-1403.

[47] SYRKINA O,JAFARI B,HALES C A,et al. Oxidant stress mediates inflammation and apoptosis in ventilator-induced lung injury[J]. Respirology,2008,13(3):333-340.

[48] GILL S S,TUTEJA N. Reactive oxygen species and antioxidant machinery in abiotic stress tolerance in crop plants[J]. Plant Physiol Biochem,2010,48(12):909-930.

[49] SUN Y,CHEN P,ZHAI B,et al. The emerging role of ferroptosis in inflammation[J]. Biomed Pharmacother, 2020,127:110108.

[50] LINKERMANN A,STOCKWELL B R,KRAUTWALD S,et al. Regulated cell death and inflammation:an auto-amplification loop causes organ failure[J]. Nat Rev Immunol,2014,14(11):759-767.

[51] ZHONG W J,DUAN J X,LIU T,et al. Activation of NLRP3 inflammasome up-regulates TREM-1 expression in murine macrophages via HMGB1 and IL-18[J]. Int Immunopharmacol,2020,89(Pt A):107045.

[52] CASSEL S L,JOLY S,SUTTERWALA F S. The NLRP3 inflammasome:a sensor of immune danger signals[J]. Semin Immunol,2009,21(4):194-198.

[53] NAKAMURA K,KAWAKAMI T,YAMAMOTO N,et al.

Activation of the NLRP3 inflammasome by cellular labile iron[J]. Exp Hematol,2016,44(2):116-124.

[54] LEE S,SUH G Y,RYTER S W,et al. Regulation and function of the nucleotide binding domain leucine-rich repeat-containing receptor,pyrin domain-containing-3 inflammasome in lung disease[J]. Am J Respir Cell Mol Biol,2016,54(2):151-160.

[55] LI D,REN W,JIANG Z,et al. Regulation of the NLRP3 inflammasome and macrophage pyroptosis by the p38 MAPK signaling pathway in a mouse model of acute lung injury[J]. Mol Med Rep,2018,18(5):4399-4409.

[56] HE D K,XU N,SHAO Y R,et al. NLRP3 gene silencing ameliorates phosgene-induced acute lung injury in rats by inhibiting NLRP3 inflammasome and proinflammatory factors,but not anti-inflammatory factors[J]. J Toxicol Sci,2020,45(10):625-637.

[57] RUSCITTI P,DI BENEDETTO P,BERARDICURTI O, et al. Pro-inflammatory properties of H-ferritin on human macrophages,ex vivo and in vitro observations[J]. Sci Rep,2020,10(1):12232.

[58] LIU L,SHA R,YANG L,et al. Impact of morphology on iron oxide nanoparticles-induced inflammasome activation in macrophages[J]. ACS Appl Mater Interfaces, 2018,10(48):41197-41206.

[59] XIAO J,LV Y,LIN B,et al. A novel antioxidant multi-target iron chelator M30 protects hepatocytes against ethanol-induced injury[J]. Oxid Med Cell Longev, 2015, 2015:607271.

[60] ABAIS J M,XIA M,ZHANG Y,et al. Redox regulation of NLRP3 inflammasomes: ROS as trigger or effector? [J]. Antioxid Redox Signal,2015,22(13):1111-1129.

[61] GELFAND B D,WRIGHT C B,KIM Y,et al. Iron toxicity in the retina requires Alu RNA and the NLRP3 inflammasome[J]. Cell Rep,2015,11(11):1686-1693.

[62] DUTRA F F,ALVES L S,RODRIGUES D,et al. Hemolysis-induced lethality involves inflammasome activation by heme[J]. Proc Natl Acad Sci U S A, 2014, 111 (39):E4110-E4118.

[63] YANG H,LV H,LI H,et al. Oridonin protects LPS-induced acute lung injury by modulating Nrf2-mediated oxidative stress and Nrf2-independent NLRP3 and NF-κB pathways[J]. Cell Commun Signal,2019,17(1):62.

[64] LV H,LIU Q,WEN Z,et al. Xanthohumol ameliorates lipopolysaccharide(LPS)-induced acute lung injury via induction of AMPK/GSK3β-Nrf2 signal axis[J]. Redox Biol,2017,12:311-324.

[65] LEI J,WEI Y,SONG P,et al. Cordycepin inhibits LPS-induced acute lung injury by inhibiting inflammation and oxidative stress[J]. Eur J Pharmacol, 2018, 818:110-114.

[66] ROJO DE LA VEGA M,DODSON M,GROSS C,et al. Role of Nrf2 and autophagy in acute lung injury[J]. Curr Pharmacol Rep,2016,2(2):91-101.

[67] QIANG Z,DONG H,XIA Y,et al. Nrf2 and STAT3 alleviates ferroptosis-mediated IIR-ALI by regulating SLC7A11[J]. Oxid Med Cell Longev, 2020, 2020: 5146982.

[68] LIU Z,LV X,YANG B,et al. Tetrachlorobenzoquinone exposure triggers ferroptosis contributing to its neurotoxicity[J]. Chemosphere,2021,264(Pt 1):128413.

[69] KERINS M J,OOI A. The roles of NRF2 in modulating cellular iron homeostasis [J]. Antioxid Redox Signal, 2018,29(17):1756-1773.

[70] DODSON M,CASTRO-PORTUGUEZ R,ZHANG D D. NRF2 plays a critical role in mitigating lipid peroxidation and ferroptosis[J]. Redox Biol,2019,23:101107.

[71] MOBARRA N,SHANAKI M,EHTERAM H,et al. A review on iron chelators in treatment of iron overload syndromes[J]. Int J Hematol Oncol Stem Cell Res,2016,10 (4):239-247.

[72] WILLIAMS A,MEYER D. Desferrioxamine as immuno-modulatory agent during microorganism infection [J]. Curr Pharm Des,2009,15(11):1261-1268.

[73] RAMEZANPOUR M,SMITH J L P,OOI M L,et al. Deferiprone has anti-inflammatory properties and reduces fibroblast migration in vitro[J]. Sci Rep, 2019, 9 (1): 2378.

[74] OGGER P P,BYRNE A J. Lung fibrosis enters the iron age[J]. J Pathol,2020,252(1):1-3.

[75] HYBERTSON B M,CONNELLY K G,BUSER R T,et al. Ferritin and desferrioxamine attenuate xanthine oxidase-dependent leak in isolated perfused rat lungs[J]. Inflammation,2002,26(4):153-159.

[76] WANG B,MAO X,ZHU J. β-aescin alleviates acute lung injury induced by lipopolysaccharide by inhibiting lipid peroxidation and inflammation in mice[J]. Xi Bao Yu Fen Zi Mian Yi Xue Za Zhi,2018,34(7):600-604.

[77] ZHANG Y,YU W,HAN D,et al. L-lysine ameliorates sepsis-induced acute lung injury in a lipopolysaccharide-induced mouse model[J]. Biomed Pharmacother, 2019, 118:109307.

[78] VÁZQUEZ-MEDINA J P,TAO J Q,PATEL P,et al. Genetic inactivation of the phospholipase A_2 activity of peroxiredoxin 6 in mice protects against LPS-induced acute lung injury[J]. Am J Physiol Lung Cell Mol Physiol, 2019,316(4):L656-L668.

［79］ MA X,LIU X,FENG J,et al. Fraxin alleviates LPS-induced ARDS by downregulating inflammatory responses and oxidative damages and reducing pulmonary vascular permeability［J］. Inflammation, 2019, 42（5）: 1901-1912.

［80］ AGGARWAL S,DIMITROPOULOU C,LU Q,et al. Glutathione supplementation attenuates lipopolysaccharide-induced mitochondrial dysfunction and apoptosis in a mouse model of acute lung injury［J］. Front Physiol, 2012,3:161.

［81］ QIAN M,LOU Y,WANG Y,et al. PICK1 deficiency exacerbates sepsis-associated acute lung injury and impairs glutathione synthesis via reduction of xCT［J］. Free Radic Biol Med,2018,118:23-34.

［82］ BERNARD G R. Potential of N-acetylcysteine as treatment for the adult respiratory distress syndrome［J］. Eur Respir J Suppl,1990,11:496s-498s.

［83］ CONRAD M,LORENZ S M,PRONETH B. Targeting ferroptosis: new hope for as-yet-incurable diseases［J］. Trends Mol Med,2021,27(2):113-122.

［84］ HSU H T,TSENG Y T,HSU Y Y,et al. Propofol attenuates lipopolysaccharide-induced reactive oxygen species production through activation of Nrf2/GSH and suppression of NADPH oxidase in human alveolar epithelial cells［J］. Inflammation,2015,38(1):415-423.

22 细胞铁死亡的代谢途径在脓毒症中的研究进展

细胞铁死亡由 Dixon 等于 2012 年 1 月首次提出,是一种近年来新发现的铁依赖性细胞程序性死亡类型。铁死亡在形态和生物化学方面不同于凋亡、自噬、坏死及裂解等细胞死亡形式,主要表现为线粒体萎缩、线粒体嵴减少或消失、线粒体膜萎缩及染色质浓缩。由于细胞的死亡模式依赖于铁,并伴有过氧化物在细胞内的积累,且能被铁螯合剂所抑制,故称为铁死亡。脓毒症是机体对感染的反应性失调而导致的危及生命的多器官功能障碍。尽管近年来有许多关于脓毒症治疗策略的进展,但因为没有特定的治疗方法或药物,脓毒症引起的多器官功能障碍仍然是世界范围内的主要死亡原因。最近,有研究发现铁死亡在脓毒症的发生发展中起重要作用,而且有可能提供新的治疗策略。本文就铁死亡的铁代谢、氨基酸代谢及脂质代谢途径在脓毒症多器官功能障碍中的作用展开综述。

一、铁死亡的代谢途径

(一)铁代谢

铁元素占地壳的 5%,是一种重要元素,在生物代谢中也起着重要作用。几乎所有的系统,包括中枢神经系统,都严重依赖铁。然而,由于铁浓度和分布的重要性,铁受到严格的调节以避免铁紊乱,即铁缺乏或铁过载。铁的代谢过程可以大致理解为铁的吸收、储存、利用、排放和再循环。通常,人体通过两个主要的铁摄取系统来吸收铁质,分别是:①转铁蛋白结合铁系统(transferrin-bound iron,TBI),涉及转铁蛋白受体蛋白 1(transferrin receptor protein 1,TfR-1)和立方蛋白(cubilin);②非转铁蛋白结合铁系统(non-transferrin bound iron,NTBI),涉及二价金属离子转运蛋白 1(divalent metal transporter 1,DMT1)和锌/铁调节转运蛋白(zinc/iron-regulated transporter-like proteins,ZIP)。在正常生理条件下,细胞内铁元素通过吸收和代谢始终处于动态的平衡。内源性铁稳态的调节是通过铁调控蛋白系统实现的。铁调控蛋白系统由转铁蛋白受体(transferrin receptor,TfR)、DMT1、转铁蛋白、铁蛋白等组成,可以感知细胞中游离 Fe^{2+} 的浓度。外周循环中的 Fe^{3+} 与细胞膜上的 TfR 结合,进入核内体,被铁还原蛋白还原为 Fe^{2+},然后由 DMT1 介导核内体分解,释放到细胞质,储存在不稳定的铁池中。这些铁调控蛋白的异常表达或功能障碍会导致细胞内铁离子浓度失衡,导致铁死亡。由于铁代谢对人体来说是必不可少的,并且与多种疾病有关,越来越多的研究报道了铁代谢紊乱与脓毒症密切相关,许多研究证明铁代谢已被确定为脓毒症期间炎症反应的重要组成部分,其与炎症之间存在双向关系。

(二)氨基酸代谢

氨基酸不仅作为蛋白质合成的底物,还参与能量产生、大分子合成、信号转导途径以及细胞氧化还原稳态的维持。新的研究表明,氨基酸代谢也参与铁死亡的过程,还可能会影响脓毒症的疾病发展过程。铁死亡是多种分子和代谢途径协调的铁依赖性调节性坏死,调控机制主要包括脂质过氧化物(lipid peroxide,LPO)的产生、LPO 的清除和受损质膜的修复三个部分。在脂质过氧化过程中,游离铁、过氧化氢、多不饱和脂肪酸(polyunsaturated fatty acids,PUFA)和富含 PUFA 的磷脂丰度控制着细胞对铁死亡的敏感性。而 LPO 的消除机制主要涉及三个途径,包括:①胱氨酸/谷氨酸反向转运体(cystine/glutamate antiporter,System Xc-)/半胱氨酸(cysteine,Cys)/谷胱甘肽(glutathione,GSH)/谷胱甘肽过氧化物酶 4(glutathione peroxidase 4,GPX4)轴;②铁死亡抑制蛋白 1(ferroptosis suppressor protein 1,FSP1)/辅酶 Q10(coenzyme Q10,CoQ10)轴;③GTP 环化水解酶 1(GTP cyclohydrolase 1,GCH1)/四氢生物蝶呤(tetrahydrobiopterin,BH4)轴。特别是 GSH,GSH 由半胱氨酸、谷氨酸和甘氨酸合成,通常被认为是人体内主要的抗氧化剂,是铁死亡过程中氨基酸代谢的核心物质。半胱氨酸主要通过两种途径进入细胞:一种途径依赖于 System Xc-;另一种是转硫途径。上述两种途径的损伤对铁死亡的发生发展都有一定的促进作用。当 System Xc-或者转硫途径功能受损导致细胞内半胱氨酸不足时,GSH 的合成减少,引起铁死亡。GPX4、System Xc-及转硫途径等一系列与 GSH 生物合成和降解相关的基因和调控因子均可参与对铁死亡的调控。GPX4 是一种重要的清除脂质氧自由基的酶,一旦 GPX4 被激活,GSH

可以将有毒的脂质过氧化氢还原为无毒的脂质醇,表明GSH 是一种重要的保护性代谢产物,可以防止铁死亡的发生。在这个过程中,GPX4 作为关键酶,谷胱甘肽作为还原剂介导脂质过氧化物还原反应,减少铁死亡。氨基酸代谢引起的铁死亡是有限的,因此联合靶向氨基酸代谢和铁死亡在脓毒症治疗中可能会显示出很大的前景。

(三) 脂质代谢

脂质过氧化是铁死亡的重要指标。PUFA 是细胞膜脂双分子层的重要组成部分,也是细胞膜流动性和可变形性的分子基础,具有活跃的化学性质,最容易受到自由基的氧化反应。脂质中的 PUFA 是细胞膜的组成部分,比单不饱和脂肪酸更容易发生脂质过氧化,因此 PUFA 的数量和位置决定了细胞脂质过氧化和铁死亡的程度。PUFA 中的碳-碳双键不稳定,更容易氧化生成过氧基团,是脂质过氧化反应的靶点,为铁死亡的发生提供了物质基础。脂氧合酶参与铁依赖性脂质 ROS 的形成,当细胞质中存在大量铁离子时,通过催化 PUFA 氧化成脂质过氧化氢,形成有毒的脂质自由基,最终导致细胞损伤的同时,PUFA 旁边的质子可被这些有毒的脂质自由基转移,进而开始新一轮的脂质氧化反应,最终导致更严重的氧化损伤。PUFA 驱动的脂质过氧化增加细胞膜的通透性,使细胞对氧化更加敏感,最终导致铁死亡。因此,当 PUFA 大量存在时,会产生更多的脂质过氧化物,加重铁死亡的程度。PUFA 传递的铁离子作用信号依赖于成膜磷脂的酯化作用和氧化作用。通过筛选单倍体细胞系,发现两种在铁死亡的 PUFA 合成中发挥关键作用的酶:长链酰基辅酶 A 合成酶 4(acyl-coa synthase long chain family member 4,ACSL4)和溶血磷脂酰胆碱酰基转移酶 3(lysophosphatidylcholine acyltransferase 3,LPCAT3)。当这两个基因被敲除时,PUFA 合成减少,抑制脂质过氧化,导致铁死亡受到抑制,从而降低脓毒症的严重程度,是一种潜在的脓毒症治疗策略。

二、铁死亡与脓毒症多器官功能障碍

(一) 脓毒症急性肺损伤

铁死亡是一种近年来新发现的细胞死亡形式,其代谢特征是铁大量积累和脂质过氧化,在细胞增殖和分化中起着关键作用,其代谢途径不是独立的,而是复杂代谢网络的一部分。人肺泡上皮细胞在脂多糖(lipopolysaccharide,LPS)处理后表现为铁死亡。铁抑素-1(ferrostatin-1,Fer-1)处理降低了脂质过氧化物丙二醛和 4-羟基壬烯醛(4-hydroxy-2-nonenal,4-HE)的生成,同时降低了铁素细胞的含量。在另一项研究中,研究人员还探讨了七氟烷对 LPS 诱导的急性肺损伤(acute lung injury,ALI)的影响,它类似于 Fer-1 的作用。七氟烷和 Fer-1 在 LPS 诱导的 ALI 中,提高了 Gpx4 的表达水平,抑制炎症因子的 RNA 水平。动物实验结果初步表明,ALI 的病理过程与铁死亡密切相关,对铁死亡的代谢途径进行干预可以有效延缓脓毒症 ALI 的进展,并在一定程度上改善临床症状,是脓毒症 ALI 治疗的潜在靶点。

(二) 脓毒症心肌损伤

铁死亡与脓毒症引起的心肌损伤有关,是脓毒症发病和死亡的主要原因。在脊椎动物细胞中,铁转运蛋白是唯一已知的铁输出蛋白。前列腺素内过氧化物合酶 2(prostaglandin-endoperoxide synthase 2,PTGS2)蛋白水平显著升高,这是铁死亡的一个标志,线粒体随着 LPS 治疗而萎缩,用铁蛋白-1(ferritin light chain 1,FTL1)作为铁蛋白抑制剂,可以提高小鼠的存活率和心肌功能。FTL1 能降低白细胞和巨噬细胞的浸润,用 LPS 治疗可以增加 NCOA4 的表达。NCOA4 可以与铁蛋白结合促进自噬作用,通过铁转运相关蛋白 1(sideroflexin-1,SFXN1)降解铁蛋白释放自由铁进入线粒体,从而导致线粒体铁过载和生成大量的脂质 ROS,最终会导致铁死亡。因此,铁死亡在脓毒性心肌损伤中起着重要作用,这一机制为脓毒症心肌损伤的治疗提供了新的策略。

(三) 脓毒症相关性脑病

脓毒症相关性脑病(sepsis-associated encephalopathy,SAE)是一种继发于感染的急性脑功能障碍,急性期的特点是谵妄和意识改变,临床症状包括躁动、幻觉、注意力不集中、睡眠-觉醒周期紊乱、嗜睡和昏迷。SAE 在脓毒症患者中非常常见,是脓毒症患者死亡率升高、预后不良的重要原因。铁代谢紊乱已被证明在多种神经退行性疾病中发挥重要作用,它通过神经胶质细胞和神经元中的铁积累诱导细胞损伤。最近的研究发现,铁死亡也是 SAE 的一种潜在机制。全身性炎症可诱导细胞上转运蛋白和受体的表达发生变化,特别是 DMT1 的高表达和铁转运蛋白1(ferroportin 1,Fpn1)的低表达,导致细胞内铁积累。过量的游离 Fe^{2+} 可参与 Fenton 反应产生 ROS,直接损伤细胞或诱导铁死亡。因此,靶向治疗铁代谢紊乱可能对改善脓毒症相关脑病有很大帮助。

(四) 脓毒症急性肾损伤

脓毒症被定义为宿主对感染的全身性炎症反应所引起的器官功能障碍,其中肾脏是最常见的受累器官之一,可发生脓毒症诱导的 AKI。脓毒症急性肾损伤是临床上最常见的肾脏疾病之一,在世界范围内具有很高的发病率和死亡率,会增加患者发生慢性肾功能衰竭和尿毒症肾病的风险。铁死亡是一种新的细胞死亡调控方式,其发生过程与细胞内铁代谢、脂质代谢及氨基酸代谢等多种信号通路密切相关。研究发现铁超载可诱导肾小管上皮细胞铁死亡,并参与 AKI 的发展。然而,铁死亡抑制剂在各种 AKI 动物模型中显示出肾脏保护作用,提示铁死亡可能在 AKI 的发生和发展中起重要作用。铁死亡抑制剂一般具有清除自由基,尤其是脂质过氧化自由基的特点,这可能有助于抑制 AKI 损伤的进一步发展。结果表明,脂质过氧化自由基的增加与细胞铁死亡的发生有关,细胞色素 P450 家族可有效清除脂质过氧化自由基,抑制与铁死亡相关的病理条件。由此推测,铁死亡可能是脓毒症诱导的急性肾损伤发生发展的关键机制之一。

三、小结

铁死亡是一种近年来新发现的细胞死亡形式,其代谢特征是铁大量积累和脂质过氧化,在细胞增殖和分化中起着关键作用,其代谢途径不是独立的,而是复杂代谢网络的一部分。脓毒症导致的多器官功能障碍是无法有效治疗或预防的脓毒症患者的常见并发症,铁死亡是脓毒症患者细胞程序性死亡的新途径。

目前脓毒症患者铁死亡相关的铁代谢、氨基酸代谢及脂质代谢途径的研究仍有很大的空白需要填补,临床上是否可以将抑制铁死亡的关键分子作为脓毒症患者的治疗方案还有待研究。

(王丹阳 吕欣)

参 考 文 献

[1] YIN X,ZHU G,WANG Q,et al. Ferroptosis:a new insight into acute lung injury[J]. Front Pharmacol, 2021, 12:709538.

[2] HIRSCHHORN T,STOCKWELL B R. The development of the concept of ferroptosis[J]. Free Radic Biol Med,2019,133:130-143.

[3] LI Y,CAO Y,XIAO J,et al. Inhibitor of apoptosis-stimulating protein of p53 inhibits ferroptosis and alleviates intestinal ischemia/reperfusion-induced acute lung injury [J]. Cell Death Differ,2020,27(9):2635-2650.

[4] SINGER M,DEUTSCHMAN C S,SEYMOUR C W,et al. The third international consensus definitions for sepsis and septic shock(Sepsis-3)[J]. JAMA,2016,315(8):801-810.

[5] SHEN X F,CAO K,JIANG J P,et al. Neutrophil dysregulation during sepsis:an overview and update[J]. J Cell Mol Med,2017,21(9):1687-1697.

[6] LEI X L,ZHAO G Y,GUO R,et al. Ferroptosis in sepsis:the mechanism,the role and the therapeutic potential[J]. Front Immunol,2022,13:956361.

[7] GAO N,TANG A L,LIU X Y,et al. p53-Dependent ferroptosis pathways in sepsis[J]. Int Immunopharmacol,2023,18:110083.

[8] LIU Y,TAN S,WU Y,et al. The emerging role of ferroptosis in sepsis[J]. DNA Cell Biol,2022,41(4):368-380.

[9] HUO L,LIU C,YUAN Y,et al. Pharmacological inhibition of ferroptosis as a therapeutic target for sepsis-associated organ damage[J]. Eur J Med Chem,2023,257:115438.

[10] SU L J,ZHANG J H,GOMEZ H,et al. Reactive oxygen species-induced lipid peroxidation in apoptosis, autophagy,and ferroptosis[J]. Oxid Med Cell Longev, 2019,13:5080843.

[11] XU Y,LI K,ZHAO Y,et al. Role of ferroptosis in stroke [J]. Cell Mol Neurobiol,2023,43(1):205-222.

[12] JIANG X,STOCKWELL B R,CONRAD M. Ferroptosis:mechanisms,biology and role in disease[J]. Nat Rev Mol Cell Biol,2021,22(4):266-282.

[13] STOCKWELL B R,FRIEDMANN ANGELI J P,BAYIR H,et al. Ferroptosis:a regulated cell death nexus linking metabolism,redox biology,and disease[J]. Cell, 2017, 171(2):273-285.

[14] CHEN X,LI J,KANG R,et al. Ferroptosis:machinery and regulation[J]. Autophagy, 2021, 17(9):2054-2081.

[15] KOPPULA P,ZHANG Y,ZHUANG L,et al. Amino acid transporter SLC7A11/xCT at the crossroads of regulating redox homeostasis and nutrient dependency of cancer [J]. Cancer Commun(Lond),2018,38(1):12-18.

[16] KOPPULA P,ZHUANG L,GAN B. Cystine transporter SLC7A11/xCT in cancer:ferroptosis, nutrient dependency,and cancer therapy[J]. Protein Cell,2021,12(8):599-620.

[17] WU X,LI Y,ZHANG S,et al. Ferroptosis as a novel therapeutic target for cardiovascular disease[J]. Theranostics,2021,11(7):3052-3059.

[18] LIANG D,MINIKES A M,JIANG X. Ferroptosis at the intersection of lipid metabolism and cellular signaling [J]. Mol Cell,2022,82(12):2215-2227.

[19] POPE L E,DIXON S J. Regulation of ferroptosis by lipid metabolism[J]. Trends Cell Biol,2023,33(12):1077-1087.

[20] ROCHETTE L,DOGON G,RIGAL E,et al. Lipid peroxidation and iron metabolism:two corner stones in the homeostasis control of ferroptosis[J]. Int J Mol Sci,2022, 24(1):449-455.

[21] KIM J W,LEE J Y,OH M,et al. An integrated view of lipid metabolism in ferroptosis revisited via lipidomic analysis[J]. Exp Mol Med,2023,55(8):1620-1631.

[22] LIU X,ZHANG J,XIE W. The role of ferroptosis in acute lung injury[J]. Mol Cell Biochem,2022,477(5):1453-1461.

[23] YU T,SUN S. Role and mechanism of ferroptosis in acute lung injury[J]. Cell Cycle,2023,22(19):2119-2129.

[24] XU W,DENG H,HU S,et al. Role of ferroptosis in lung diseases[J]. J Inflamm Res,2021,14:2079-2090.

[25] LI Y,YANG Y,YANG Y. Multifaceted roles of ferropto-

sis in lung diseases[J]. Front Mol Biosci, 2022, 9: 919187.

[26] FANG X, ARDEHALI H, MIN J, et al. The molecular and metabolic landscape of iron and ferroptosis in cardiovascular disease[J]. Nat Rev Cardiol, 2023, 20(1): 7-23.

[27] QIN Y, QIAO Y, WANG D, et al. Ferritinophagy and ferroptosis in cardiovascular disease: mechanisms and potential applications[J]. Biomed Pharmacother, 2021, 14: 111872.

[28] LIU Y, HU S, SHI B, et al. The role of iron metabolism in sepsis-associated encephalopathy: a potential target [J]. Mol Neurobiol, 2023, 19: 1-11.

[29] SUN J, FLEISHMAN J S, LIU X, et al. Targeting novel regulated cell death: ferroptosis, pyroptosis, and autophagy in sepsis-associated encephalopathy [J]. Biomed Pharmacother, 2024, 174: 116453.

[30] NI L, YUAN C, WU X. Targeting ferroptosis in acute kidney injury[J]. Cell Death Dis, 2022, 13(2): 182-190.

[31] FENG Q, YU X, QIAO Y, et al. Ferroptosis and acute kidney injury(AKI): molecular mechanisms and therapeutic potentials [J]. Front Pharmacol, 2022, 19: 858676.

[32] QIAO O, WANG X, WANG Y, et al. Ferroptosis in acute kidney injury following crush syndrome: a novel target for treatment[J]. J Adv Res, 2023, 12: 211-222.

[33] ZHANG J, WANG B, YUAN S, et al. The role of ferroptosis in acute kidney injury[J]. Front Mol Biosci, 2022, 9: 951275.

[34] OUSINGSAWAT J, SCHREIBER R, GULBINS E, et al. Pseudomonas aeruginosa induced lipid peroxidation causes ferroptotic cell death in airways[J]. Cell Physiol Biochem, 2021, 55(5): 590-604.

23 MicroRNA在脓毒症发病机制中的作用及治疗靶点研究进展

脓毒症的最新定义为由宿主对感染的反应失调引起危及生命的器官功能障碍,在临床上具有极高的发病率和死亡率。脓毒症的发病机制非常复杂,涉及炎症反应、免疫紊乱、线粒体损伤、凝血异常、神经内分泌失调、内质网应激和自噬等多个生理过程,最终导致器官功能障碍。深入了解脓毒症的发病机制对于预防和治疗这一疾病至关重要。近年来,脓毒症相关机制的研究取得了显著进展,为脓毒症的早期诊断、治疗和预后评估提供有力支持。这不仅有助于指导临床实践,更为开发新的治疗策略和药物提供重要的理论依据。微RNA(microRNA,miRNA)是一种19~24个核苷酸大小的非编码RNA,具有"发夹环"结构特征,主要通过与靶基因3'-UTR配对结合,参与转录后调控。研究表明,miRNA参与细胞周期控制、细胞凋亡以及其他生物过程,对氧化还原传感器、细胞抗氧化剂和DNA修复系统有调节作用。此外,miRNA也通过与其他非编码RNA相互作用,对mRNA表达进行调控,具有细胞特异性,以及与代谢状态相关。研究发现,miRNA参与调控脓毒症炎症反应,可作为脓毒症的标志物。本文旨在系统综述miRNA在脓毒症病理生理机制中的调节作用以及治疗的研究进展,为探索脓毒症的病理生理过程提供理论支持,推动脓毒症的临床管理和治疗手段的不断完善。

一、miRNA在脓毒症发病机制中的作用

(一)miRNA通过炎症信号通路调控脓毒症进展

炎症反应失调是脓毒症病理生理机制的关键,贯穿脓毒症发展全过程,导致炎症的病原体种类繁多,包括细菌、真菌、寄生虫和病毒等微生物,最常见的是革兰氏阴性菌。病原体入侵宿主后,宿主激活并释放巨噬细胞吞噬病原体,产生一系列促炎细胞因子,如IL-1β、IL-6和TNF-α,随后引发细胞因子风暴,激活抗炎免疫系统。

目前的研究表明,高迁移率族蛋白B1(high-mobility group box-1 protein,HMGB1)是导致炎症的关键蛋白。HMGB1是一个重要的炎症介质,在严重炎症和慢性炎症过程中起着重要作用。HMGB1是一种重要的机体炎症调节蛋白,研究发现miRNA-181b能够通过抑制HMGB1表达来减少炎性因子产生,从而减轻全身炎症反应及降低心肌细胞凋亡率,缓解脓毒症心肌损伤。另外,miRNA-193-3p也可通过调控信号转导和STAT3/HMGB1轴来减轻脓毒症引起的心肌损伤。

核因子κB(nuclear factor κB,NF-κB)是一种重要的转录调节因子,其活化会促进多种炎症因子的表达,加速炎症反应的发生。研究指出,不同的miRNA在脓毒症心肌损伤中通过调控NF-κB功能参与炎症反应过程,促进脓毒症的发展。具体表现为miRNA-101-3p上调丝裂原活化蛋白激酶1(mitogen-activated protein kinase 1,MAPK1)来抑制MAPK/NF-κB信号通路激活,减轻心肌损伤;miRNA-365a-3p过表达抑制MyD88/NF-κB通路来抑制心肌损伤。

(二)miRNA通过机体免疫应答调控脓毒症进展

巨噬细胞是免疫系统的重要组成部分,可以调节免疫反应,有M1和M2两种类型。主要通过经典激活M1型和替代激活M2型在免疫反应中发挥调节功能。He等的研究结果表明,长基因间非蛋白编码RNA 1140(long intergenic non-protein coding RNA 1140,LINC01140)的上调通过减少miR-23b和增加肿瘤坏死因子α诱导蛋白3(tumor necrosis factor alpha induced protein 3,TNFAIP3或A20)来降低NF-κB信号通路的活性,其作用机制是LINC01140通过负调控miR-23/A20轴,发挥巨噬细胞的抗炎作用。Tian等研究发现LINC00662通过竞争性结合miR-15a、miR-16和miR-107,上调Wnt家族成员3A(wnt family member 3a,WNT3A)的表达和分泌,激活巨噬细胞中的Wnt/β-catenin信号通路,并进一步促进M2巨噬细胞极化。Wang等证明了核富集丰富转录本1(nuclear paraspeckle assembly transcript 1,NEAT1)可作为miR-125a-5p的ceRNA,靶向miR-125a-5p,消除miR-125a-5p对肿瘤坏死因子受体相关因子6(tumor necrosis factor receptor-associated factor 6,TRAF6)的抑制作用,促进脓毒症免疫反应的进展;而NEAT1的下调消除了对miR-125a-5p的抑制作用,下调了TRAF6的表达,促进巨噬细胞M2极化,抑制脂多糖(lipopolysaccharide,

LPS)诱导的免疫应答,减轻炎症反应与免疫损伤。

T 细胞是主要的淋巴细胞之一,参与人体细胞免疫反应,当人体细胞被病原体感染时,T 细胞能够识别抗原,激活成为细胞毒性 T 细胞,杀死感染病原体细胞;同时,T 细胞参与体液免疫反应,辅助 B 细胞活化及分泌抗体。miRNA 能够参与 T 细胞的免疫调控,促进 CD4⁺ T 细胞活化、增殖和 Th1/Th17 细胞分化,促进免疫应答。Chen 等发现,在脓毒症免疫反应中,lncRNA NEAT1 的下调促进 miR-125 的表达,抑制下游肥大细胞表达膜蛋白 1(mast cell expressed membrane protein 1,MCEMP1)通路,导致 T 淋巴细胞活性、免疫球蛋白表达和自然杀伤细胞活性的提高,并抑制 T 淋巴细胞凋亡。

(三)miRNA 通过细胞凋亡调控脓毒症进展

研究表明,在大鼠脓毒症模型中,过表达 miRNA-214 后,与脓毒症组比较,miRNA-214 过表达组大鼠血清心肌肌钙蛋白 I(cardiac troponin I,cTnI)含量明显降低,心肌凋亡率降低。进一步研究发现,miRNA-214 可能通过激活磷酸酶和张力蛋白同系物(phosphatase and tensin homolog deleted on chromosome ten,PTEN)/蛋白激酶 B 信号通路的活化,抑制心肌细胞凋亡而发挥保护作用。在脓毒症小鼠心肌损伤模型中,研究者发现,褪黑素可以减轻脓毒症诱导的心肌损伤,并发现其可能通过上调心肌组织中 miRNA-223 的表达抑制 IL-1β 与 IL-6 等炎性因子的释放,减轻全身炎症反应水平,减少细胞凋亡,维持心脏正常功能。

(四)miRNA 通过氧化应激调控脓毒症进展

线粒体作为机体细胞内唯一提供 ATP 的细胞器,维持其正常功能状态对于维持细胞的病理生理功能以及组织器官的正常运转极为重要。有研究表明,LncRNA 心肌梗死相关转录本(myocardial infarction associated transcript,MIAT)通过靶向 miR-330-5p/TRAF6/NF-κB 轴调控线粒体膜电位,活性氧水平促进脓毒症诱导的心脏损伤的炎症和氧化应激损伤。miR-484 通过靶向抑制原癌基因 Yes 相关蛋白 1(Yes1 associated transcriptional regulator,YAP1),促进线粒体分裂进而加重 LPS 诱导的细胞凋亡与炎症反应。miRNA-210-3p 可通过靶向作用于 NADH 氧化还原酶辅酶 4,损伤线粒体功能,促进 ROS 产生,损伤细胞色素 C 氧化酶Ⅳ亚型 1(cytochrome oxidase subunit 4I1,COX 4I1)活性,促进线粒体细胞色素 C 的释放,进而诱导细胞凋亡,加重细胞损伤。

二、miRNA 在脓毒症中的作用靶点

(一)miRNA 调控炎症因子释放

miR-146a 是最重要的 miRNA 之一,在不同细胞内都被发现是 LPS 诱导的先天免疫和炎性反应中的有效负调节因子。研究发现,在 LPS 刺激的小鼠心肌细胞中,miR-146a 的水平明显升高,使用 miR-146a 模拟物进一步增加其表达水平可负向调节 NF-κB 活化和炎性细胞因子的产生,减少 TNF-α 和 IL-1β 等促炎细胞因子的释放,降低细胞凋亡,从

而减轻心肌损伤,其直接靶向的调控基因是表皮生长因子受体 4(epidermal growth factor receptor4,HER4)。另外,人类单核细胞系中,IL-6 水平与 miR-146a 的水平成负相关,miR-146a 可能通过靶向 TRAF6 和白细胞介素 1 受体相关激酶(interleukin 1 receptor associated kinase 1,IRAK1)间接或直接减少 IL-6,影响炎症和抗炎过程。

(二)miRNA 调控免疫抑制

miR-23b 是一种多功能 miRNA,具有多种信号通路的调控作用,可能通过抑制炎症因子的表达而在脓毒症的发生和发展中发挥重要作用,包括 NF-κB、TNF-α、IL-6、ICAM-1、E 选择素和血管细胞黏附分子-1(vascular cell adhesion molecule-1,VCAM-1)等。ZHANG 等在脓毒症小鼠体内注射 miR-23b 抑制剂发现:①miR-23b 抑制剂减弱促凋亡因子活化,并在晚期脓毒症中稳定抗凋亡因子,减少了脾细胞凋亡并改善其功能,提高小鼠存活率;②在脓毒症晚期,miR-23b 降低 p52 和 NF-κB 结合活性,核因子 κB 诱导激酶(nuclear factor-kappa B-inducing kinase,NIK)、肿瘤坏死因子受体相关因子 1(tumor necrosis factor receptor-associated factor 1,TRAF1)和 κB 抑制因子激酶 α(inhibitor of kappa B kinase alpha,IKKα)的表达也受到抑制,而 miR-23b 抑制剂逆转了这些影响。因此,抑制 miR-23b 可减少晚期脓毒症诱导的免疫抑制并提高存活率。

三、miRNA 的载体

miRNA 有作为脓毒症理想治疗药物的潜力,但是核酸的阴离子电荷、亲水性和核糖核酸酶降解的易感性将会妨碍其进入细胞内及降低其治疗效果,找到 miRNA 的有效载体将会有助于增强疗效。在生物体,miRNA 的载体是外泌体,研究发现脓毒症休克患者的外泌体可传递与致病性相关的 miRNA,在炎性反应、氧化应激和细胞周期调节中起重要作用。外泌体在循环中相对稳定、易于处理,对于机体有较小的免疫排斥反应和毒性,可能替代间充质干细胞的干细胞移植疗法用于治疗脓毒症。

四、小结与展望

越来越多的研究证明 miRNA 在脓毒症等疾病进展中发挥了重要的调控作用,本文着重对 miRNA 在脓毒症的炎症反应、免疫反应、细胞凋亡及氧化应激中的调控机制进行了介绍,对 miRNA 的研究有助于提升人们对脓毒症病理生理和分子机制的理解。虽然目前关于 miRNA 在脓毒症治疗靶点中的作用还存在争议,仍有动物实验结果表明部分 miRNA 能够作为脓毒症的治疗靶点,但迄今为止,由于药物安全性及设计的原因,基于靶向 miRNA 用于脓毒症的治疗药物和方法停留在细胞及动物实验阶段,临床工作中基于基因水平的诊断与治疗还需要进一步探索。

(刘照国　史佳　余剑波)

参 考 文 献

［1］ SINGER M, DEUTSCHMAN C S, SEYMOUR C W, et al. The third international consensus definitions for sepsis and septic shock(sepsis-3) ［J］. JAMA, 2016, 315(8) :801-810.

［2］ HUANG M, CAI S, SU J. The pathogenesis of sepsis and potential therapeutic targets［J］. Int J Mol Sci, 2019, 20(21) :5376.

［3］ PAN J, ALEXAN B, DENNIS D, et al. MicroRNA-193-3p attenuates myocardial injury of mice with sepsis via STAT3/HMGB1 axis［J］. J Transl Med, 2021, 19(1) :386.

［4］ D'ELIA R V, HARRISON K, OYSTON P C, et al. Targeting the "cytokine storm" for therapeutic benefit［J］. Clin Vaccine Immunol, 2013, 20(3) :319-327.

［5］ RAYMOND S L, HOLDEN D C, MIRA J C, et al. Microbial recognition and danger signals in sepsis and trauma ［J］. Biochim Biophys Acta Mol Basis Dis, 2017, 1863(10 Pt B) :2564-2573.

［6］ LING L, ZHI L, WANG H, et al. MicroRNA-181b inhibits inflammatory response and reduces myocardial injury in sepsis by down-regulating HMGB1 ［J］. Inflammation, 2021, 44(4) :1263-1273.

［7］ LV H, TIAN M, HU P, et al. Overexpression of miR-365a-3p relieves sepsis-induced acute myocardial injury by targeting MyD88/NF-κB pathway［J］. Can J Physiol Pharmacol, 2021, 99(10) :1007-1015.

［8］ ZHU J, LIN X, YAN C, et al. MicroRNA-98 protects sepsis mice from cardiac dysfunction, liver and lung injury by negatively regulating HMGA2 through inhibiting NF-κB signaling pathway［J］. Cell Cycle, 2019, 18(16) :1948-1964.

［9］ HE L, ZHAO X, HE L. LINC01140 alleviates the oxidized low-density lipoprotein-induced inflammatory response in macrophages via suppressing miR-23b［J］. Inflammation, 2020, 43(1) :66-73.

［10］ TIAN X, WU Y, YANG Y, et al. Long noncoding RNA LINC-00662 promotes M2 macrophage polarization and hepatocellular carcinoma progression via activating Wnt/β-catenin signaling［J］. Mol Oncol, 2020, 14(2) :462-483.

［11］ WANG W, GUO Z H. Downregulation of lncRNA NEAT1 ameliorates LPS-induced inflammatory responses by promoting macrophage M2 polarization via miR-125a-5p/ TRAF6/TAK1 axis ［J］. Inflammation, 2020, 43(4) : 1548-1560.

［12］ CHEN J X, XU X, ZHANG S. Silence of long noncoding RNA NEAT1 exerts suppressive effects on immunity during sepsis by promoting miRNA-125-dependent MCEMP1 downregulation［J］. IUBMB Life, 2019, 71(7) :956-968.

［13］ 桑珍珍, 张凤伟, 王淑娟, 等. miRNA-214 通过调控 PTEN/AKT 信号通路减轻脓毒症大鼠心肌损伤［J］. 中国急救医学, 2020, 40(9) :864-869.

［14］ XING P C, AN P, HU G Y, et al. LncRNA MIAT promotes inflammation and oxidative stress in sepsis-induced cardiac injury by targeting miR-330-5p/TRAF6/ NF-κB axis［J］. Biochem Genet, 2020, 58(5) :783-800.

［15］ XU M, LI X Y, SONG L, et al. MicroR-484 targeting of Yap1-induced LPS-inhibited proliferation, and promoted apoptosis and inflammation in cardiomyocytes［J］. Biosci Biotechnol Biochem, 2021, 85(2) :378-385.

［16］ CHEN D, HOU Y, CAI X. MiR-210-3p enhances cardiomyocyte apoptosis and mitochondrial dysfunction by targeting the NDU-FA4 gene in sepsis-induced myocardial dysfunction［J］. Int Heart J, 2021, 62(3) :636-646.

［17］ AN R, FENG J X, XI C, et al. MiR-146a attenuates sepsis-induced myocardial dysfunction by suppressing IRAK1 and TRAF6 via targeting ErbB4 expression［J］. Oxid Med Cell Longev, 2018, 2018 :7163057.

［18］ ZHOU J H, CHAUDHRY H, ZHONG Y, et al. Dysregulation in miRNA expression in peripheral blood mononuclear cells of sepsis patients is associated with immunopathology［J］. Cytokine, 2015, 71(1) :89-100.

［19］ GAO N, DONG L. MicroRNA-146 regulates the inflammatory cytokines expression in vascular endothelial cells during sepsis［J］. Pharmazie, 2017, 72(11) :700-704.

［20］ WU M, GU J T, YI B, et al. MicroRNA-23b regulates the expression of inflammatory factors in vascular endothelial cells during sepsis ［J］. Exp Ther Med, 2015, 9(4) : 1125-1132.

［21］ ZHANG H J, LI H, SHAIKH A, et al. Inhibition of miRNA-23b attenuates immunosuppression during late sepsis through NIK TRAF1 and XIAP［J］. J Infect Dis, 2018, 218(2) :300-311.

［22］ REAL J M, FERREIRA L P, ESTEVES G H, et al. Exosomes from patients with septic shock convey miRNAs related to inflammation and cell cycle regulation: new signaling pathways in sepsis［J］. Critical Care, 2018, 22 (1) :68-75.

24 细胞焦亡与其他细胞死亡方式的相互作用在脓毒症肺损伤中的研究进展

脓毒症是由机体对感染反应失调引起危及生命的一种疾病，以器官功能障碍为特征。肺是与脓毒症发生和进展相关最脆弱的靶器官之一，44%的脓毒症患者存在急性肺损伤（acute lung injury，ALI）。脓毒症时，炎症反应失衡加重了肺毛细血管内皮和肺泡上皮的损伤，使大量富含蛋白的渗出物在肺泡内积聚，减少有效通气，最终导致 ALI。脓毒性肺损伤如果治疗不及时，则会发展为急性呼吸窘迫综合征（acute respiratory distress syndrome，ARDS），其住院死亡率可高达 46.1%。因此，脓毒症相关的 ALI 已成为改善脓毒症患者远期预后亟须解决的问题。

细胞焦亡作为非特异性免疫的重要组成部分，在抵抗感染和内源性危险信号方面发挥着重要作用，广泛参与感染性疾病、肿瘤、神经相关疾病及动脉粥样硬化的发生发展。脓毒症发生时，适度的细胞焦亡可以抑制细胞内病原体的复制，清除细胞内病原体和受损细胞，并可以诱导抵抗感染的炎症反应。然而，过度细胞焦亡可导致大量细胞死亡，导致脓毒症休克、多器官功能障碍综合征（multiple organ dysfunction syndrome，MODS），增加继发性感染的风险。

长期以来，人们认为各种细胞死亡模式通路不同且相互独立地参与了机体的稳态和疾病发生发展。然而，越来越多的证据表明，各种通路之间存在广泛的相互作用。细胞焦亡是介导 ALI 发生发展的关键机制之一，与脓毒症过程中其他细胞死亡途径密切相关，共同参与脓毒性肺损伤的发生发展。本文就脓毒症肺损伤中细胞焦亡与其他类型细胞死亡形式之间的相互作用进行综述，并强调细胞焦亡的核心作用机制以及脓毒症潜在靶向性治疗方向。

一、细胞焦亡与脓毒性肺损伤

细胞焦亡是在病原体相关分子模式（pathogen-associated molecular pattern，PAMP）和损伤相关分子模式（damage-associated molecular pattern，DAMP）存在的情况下，致病性微生物感染细胞时激活的一种特定的程序性细胞死亡。细胞焦亡的方式主要包括胱天蛋白酶 1（cysteine aspartic acid specific protease 1，CASP1）依赖的经典通路和 CASP4/5/11

依赖的非经典通路。CASP1 被招募和激活后，切割并激活 IL-18 和 IL-1β 的前体，同时作用于焦孔素 D（gasdermin D，GSDMD）的 N 端序列，使其结合到细胞膜上产生膜孔并释放激活的 IL-18 和 IL-1β，导致细胞焦亡。类似地，CASP4/5/11 等在细菌的刺激下，也能裂解并激活 GSDMD-N 端结构域，形成膜孔，引起细胞肿胀和破裂。此外，活化的 CASP4/5/11 间接激活核苷酸结合结构域富含亮氨酸重复序列和含热蛋白结构域受体 3（nucleotide-binding domain leucine-rich repeat and pyrin domain-containing receptor 3，NLRP3）炎症小体，并导致 IL-1β 和 IL-18 前体的加工。近期研究表明，细胞毒淋巴细胞的丝氨酸蛋白酶 A（serine proteases Granzyme A，GZMA）和丝氨酸蛋白酶 B（serine proteases Granzyme B，GZMB）可通过直接裂解 GSDM 家族成员的 GSDMB 和 GSDME 进而诱导靶细胞焦亡，提示炎症性 CASP 的活化不是细胞焦亡的唯一路径。

耶尔森菌的效应蛋白 YopJ 靶向抑制转化生长因子-β 活化激酶 1（transforming growth factor-beta activated kinase 1，TAK1）以阻止促炎性细胞因子的产生。宿主细胞通过启动丝氨酸/苏氨酸蛋白激酶 1（receptor-interacting serine/threonine protein kinase 1，RIPK1）依赖性的 CASP8 介导的 GSDMD 裂解而诱导细胞焦亡。随后有研究证实，溶酶体膜驻留 Rag-Ragulator 复合物成分的缺失使得宿主细胞不能应对耶尔森菌感染诱导的细胞焦亡，这表明 Rag-Ragulator 复合物在 CASP8 介导的细胞焦亡中发挥着重要作用。因此，细胞死亡的形式并不完全由凋亡和炎症性 CASP 的类型决定，水解底物在这一过程中也起着关键作用。

脓毒症患者血浆中 p30-GSDMD 微粒浓度及 ARDS 患者 CASP1 活性明显高于健康对照组。此外，严重肺损伤的脓毒症小鼠中 NLRP3、凋亡相关斑点样蛋白（apoptosis-associated speck-like protein containing a CARD，ASC）、CASP1、LI-1β 和 IL-18 表达水平显著升高，肺组织中 GSDMD 前体和剪接体表达水平显著升高。这些结果提示脓毒症肺损伤与细胞焦亡有关。

体外和体内试验研究也表明，细菌病毒感染和脂多糖（lipopolysaccharide，LPS）均可激活 CASP1 和炎性小体，诱导肺泡巨噬细胞（alveolar macrophage，AM）焦亡，导致 AM 迅速耗竭，间质巨噬细胞（interstitial macrophage，IM）浸润。在脓毒症 ALI 小鼠模型中，AM 焦亡并向 M1 型极化。M1 型巨噬细胞和焦磷酸化的 AM 释放大量的促炎细胞因子和化学因子。炎症因子与巨噬细胞焦亡的相互作用进一步加剧了炎症性损伤，破坏肺泡内皮和上皮细胞结构，导致脓毒性 ALI 的发病和恶化。除免疫细胞外，内皮细胞和上皮细胞的焦亡会导致肺内皮细胞和上皮细胞屏障的破坏，导致组织水肿、促凝血途径的激活和促炎细胞因子的释放。

二、脓毒性肺损伤中细胞焦亡和其他类型细胞死亡方式之间的相互作用

当发生脓毒性肺损伤时，不同类型的细胞死亡之间发生相互作用。中性粒细胞受到刺激后，失去细胞内膜完整性，染色质伸展和解凝聚，继而核膜崩解，释放 DNA 和组蛋白，网上分布抗菌肽和各种酶，称为中性粒细胞捕获网（neutrophil extracellular traps，NET）。NET 释放的高迁移率族蛋白 B1（high-mobility group box-1 protein，HMGB1）可诱导巨噬细胞焦亡，增强脓毒症时的炎症反应。自噬是基因调控下细胞利用溶酶体降解进行自我吞噬的过程，通常被认为是一种细胞生存机制，自噬活化上调可预防中性粒细胞过度浸润，并增强其趋化能力，稳定中性粒细胞数量，减少细胞凋亡，直接促进 NET 形成。

巨噬细胞和中性粒细胞发生焦亡后，吞噬的细菌、细胞器、细胞骨架和胞内细菌仍然存在于破裂但基本完整的质膜中，形成孔诱导的细胞内陷阱（pore-induced intracellular trap，PIT）。PIT 通过补体和清除剂受体介导先天免疫反应，驱动中性粒细胞的募集、ROS 的释放和继发性吞噬作用杀死病原体。铁死亡的发生机制主要与谷胱甘肽（glutathione，GSH）耗竭、谷胱甘肽过氧化物酶 4（glutathione peroxidase 4，GPX4）失活、脂质过氧化和细胞内铁蓄积有关。脂质 ROS 的大量积累，最后易发生氧化损伤和铁死亡。综上所述，各种类型的细胞死亡独立或共同参与了脓毒症肺损伤。

（一）细胞焦亡和细胞凋亡

细胞凋亡是细胞程序性死亡（programmed cell death，PCD）中最早、最广为人知的一种类型，其特征是细胞形态发生明显改变，特异性 CASP 和线粒体调控通路被激活，而且不释放炎症介质，主要分为内源性和外源性细胞凋亡。内源性凋亡是由细胞内的 DNA 损伤或内质网应激引起的，外源性凋亡是由位于质膜上的死亡受体（death receptor，DR）家族成员的激活引起的，内源性凋亡途径由 BCL-2 蛋白家族的促凋亡成员（Bax、Bak、Bok、Bid 和 Bim 等）和抗凋亡成员（Bcl-2、Bcl-XL 和 Mcl-1）调节。与内源性细胞凋亡相反，外源性途径通过 DR 家族成员的配体激活，导致 CASP8、CASP3 和 CASP7 的激活。

最近的研究表明，细胞凋亡和细胞焦亡从信号通路启动到最终完成过程中在不同水平上密切相关，相互调控。从多形核中性粒细胞（polymorphonuclear neutrophil，PMN）中转移的 miR-30d-5p 可以通过靶向细胞因子信号转导抑制因子 1（suppressor of cytokine signaling 1，SOCS1）和 SIRT1 激活 NF-κB 信号通路，引发巨噬细胞焦亡，导致脓毒症相关的 ALI。miR-30d-5p-SIRT1-NF-κB 轴的抑制剂不仅可以减少细胞焦亡，还可以保护细胞免受缺氧导致的细胞凋亡，提示细胞焦亡和凋亡有一些共同的调控因子，两者密切相关。激活后的黑素瘤缺乏因子 2（absent in melanoma，AIM2）或 NLRP3 可以诱导依赖于 ASC 的细胞凋亡启动子 CASP8/9 和 CASP3/7 的分裂，诱导 GSDMD 敲除的细胞发生凋亡，与 CASP1/4/5 相比，CASP3/7 可以在不同位点切割 GSDMD，抑制 GSDMD 激活。细胞毒性 T 淋巴细胞产生的 GZMB 可通过进入靶细胞后裂解 GSDME 诱导靶细胞焦亡，GZMB 也可通过激活 CASP3 间接激活 GSDME。已有研究表明 CASP3 可被肿瘤坏死因子（tumor necrosis factor，TNF）诱导，识别和切割 GSDME 介导细胞焦亡。当 NLRP3 炎症小体被抑制时，经典的激活因子 ATP 也可诱导 CASP3 介导的细胞焦亡。

综上所述，揭示了脓毒症肺损伤时同时发生细胞凋亡和焦亡，且提示细胞焦亡可以促进细胞凋亡，其具体过程可能取决于病原体的触发或分子特性。另外信号强度在细胞凋亡与焦亡之间的平衡中也起着重要作用，在脓毒症中，高强度信号分子刺激下细胞焦亡的优势可能导致炎症小体激活的凋亡反应被抑制。

（二）细胞焦亡和坏死性凋亡

坏死性凋亡是细胞死亡的一种裂解形式，不同于其他形式的 PCD，它不依赖于 CASP 活性。CASP8 的激活对其是抑制的，而细胞焦亡则依赖于炎性 CASP-1/4/5/11。当 CASP8 的活性被药物或病毒抑制剂阻断时，肿瘤坏死因子受体 1（tumor necrosis factor receptor 1，TNFR1）、Toll 样受体（Toll-like receptor，TLR）等的刺激可诱导坏死性凋亡，RIPK1 磷酸化后被激活，细胞膜上的混合系列蛋白激酶样结构域（mixed lineage kinase domain-like，MLKL）蛋白磷酸化后激活并在细胞膜上形成膜孔复合体并激活转录因子，如介导炎症基因表达的 NF-κB 和干扰素调节因子 1（interferon regulatory factor 1，IRF1）等。这将导致细胞裂解死亡，释放细胞相关抗原和 DAMP，例如线粒体 DNA、HMGB1、IL-33、IL-1α 和 ATP 等。

在经典的细胞坏死性凋亡通路中，RIPK1 和 RIPK3 的 RHIM 结构域相互作用，引起 RIPK3 磷酸化后激活，随后在人源 S357/T358 位点磷酸化其底物 MLKL，被激活的 MLKL 在质膜上形成膜孔复合体，导致细胞器肿胀，膜破裂，DAMP 释放。在脓毒症 ALI 的临床前模型中，血红素加氧酶-1（heme oxgenase-1，HO-1）衍生的一氧化碳（carbon monoxide，CO）抑制 CASP1 激活和 GSDMD 引发的焦亡，HO-1 依赖的血红素清除在 RIPK3-MLKL 介导的坏死性凋亡发挥保护作用。NF-κB 和 TNF 炎症相关信号通路均参与脓毒

症肺损伤过程中肺泡Ⅱ型上皮细胞焦亡和坏死性凋亡。此外，活化的MLKL介导的质膜透性改变和K$^+$外流可以诱导NLRP3激活，而细胞外高浓度的K$^+$可以抑制这一过程。因此，坏死性凋亡可直接或间接促进炎症小体的激活，提示细胞坏死性凋亡与焦亡存在相互作用。研究也发现RIPK3和GSDMD均可促进肺巨噬细胞和肺微血管内皮细胞释放危险信号因子，且RIPK3/MLKL和GSDMD相关炎症反应的通路可显著促进脓毒症的进展，联合阻断细胞坏死性凋亡和焦亡对脓毒症ALI的保护作用优于单独阻断其中任何一种通路。

值得注意的是，炎症小体及其后CASP1的激活可能导致坏死性焦亡，而不是细胞焦亡。蜂毒肽可以通过调节质膜渗透性和降低细胞内K$^+$浓度诱导NLRP3炎症小体激活。然而，蜂毒肽并没有诱导ASC的寡聚和GSDM孔在质膜上的形成，因此没有触发CASP1依赖性焦亡，而是诱导CASP1在较低水平激活，导致IL-1β的释放，但不能导致IL-18的释放，导致细胞的快速裂解和死亡。多种激活因子可通过质膜渗透和K$^+$外流启动细胞坏死和促进IL-1β释放引发炎症反应。在中性粒细胞中，组织蛋白酶G（cathepsin G，CG）依赖的GSDMD裂解不诱导细胞焦亡，但在LPS诱导的肺损伤中则可导致程序性坏死。在缺乏Serpinb1a和Serpinb6a基因的小鼠中，LPS可以诱导坏死的细胞释放高水平的IL-1β和炎症因子，导致TNF-α和IL-6的持续产生。然而，炎症小体活化绕过焦亡而引发坏死性焦亡的机制尚不清楚。

IL-1β的活化和细胞死亡途径可能是互相独立的事件。Gutierrez等认为，活化的MLKL促进IL-1β的加工和释放的过程依赖于NLRP3炎症小体和CASP1，而不依赖于GSDMD，这是由于MLKL介导的细胞膜破坏可以引起IL-1β的有效释放。细胞外K$^+$的增加只能阻止NLRP3对IL-1β的激活，不能阻止依赖于MLKL信号的细胞坏死性凋亡。有研究发现，盐诱导激酶（salt-inducible kinase，SIK）抑制剂HG-9-91-01可抑制RIPK3，使细胞更易进入CASP1-CASP8-GSDME依赖性焦亡，进而减轻金黄色葡萄球菌诱导的肺损伤。这提示脓毒症肺损伤中焦亡与坏死性凋亡之间的相互作用复杂多变，调节焦亡与坏死之间的平衡在脓毒症的治疗中至关重要。

（三）细胞焦亡和泛凋亡

泛凋亡（PANoptosis）是综合细胞焦亡、细胞凋亡和坏死性凋亡的关键特征，在特定条件下激活并由泛凋亡小体调节的炎症性PCD途径。研究表明，被激活的NLRP3炎症小体与Z-DNA结合蛋白1（Z-DNA binding protein 1，ZBP1）和CASP8组装成一个大的多蛋白复合物，从而引发炎症，启动泛凋亡小体形成和细胞泛凋亡。在泛凋亡过程中，RIPK1-Fas相关死亡域蛋白（Fas associated via death domain，FADD）-CASP8复合物可触发NLRP3炎症小体依赖性焦亡；泛凋亡小体可激活CASP3/7促进FADD-CASP8依赖性凋亡；抑制CASP8可通过RIPK3介导的MLKL磷酸化

促进细胞坏死性凋亡。因此，CASP8可能是连接焦亡、凋亡和坏死性凋亡的重要节点蛋白。

泛凋亡在抗细菌和病毒感染过程中起着关键作用。近年来，泛凋亡在脓毒性肺损伤中的作用也越来越受到关注。在TAK1缺陷的巨噬细胞中，TLR启动依赖NLRP3但不依赖RIPK1的炎症小体激活，触发依赖GSDMD的细胞焦亡、依赖CASP8的细胞凋亡和依赖RIPK3-MLKL的细胞坏死性凋亡，导致髓样增生和严重脓毒症综合征。此外，TAK1抑制剂可通过CASP8介导的GSDMD裂解引起细胞焦亡，促进NLRP3炎症小体和IL-1β的生成。因此，CASP8既是焦亡的启动者，也是焦亡的执行者。TNF-α和IFN-γ之间的协同作用可以特异性激活JAK-STAT1-IRF1轴，诱导NO的产生，驱动RIPK1-FADD-CASP8介导的炎症细胞焦亡和泛凋亡，同时引起GSDME、CASP3和CASP7的裂解及MLKL磷酸化。泛凋亡可导致多种的细胞因子和炎症分子的释放，从而引起细胞因子风暴和脓毒症相关的ALI，注射miR-29a-3p激动剂可以下调ZBP1、GSDMD、CASP3、CASP8和MLKL，进而减少肺泡上皮细胞泛凋亡，降低炎症因子水平，最终改善肺损伤。当泛凋亡被激活时，阻断单个的细胞死亡路径对防止细胞死亡或炎症细胞因子诱导的疾病可能无效。因此，有必要同时针对PCD的三种途径，以充分抵抗脓毒症中的炎症细胞因子风暴。

（四）细胞焦亡和NETosis

NETosis是一种中性粒细胞死亡途径，由活化的中性粒细胞释放包含未分解的DNA和细胞质抗菌蛋白的网状结构。这些DNA蛋白结构被称为NET，可以捕获微生物，激活骨髓细胞和促凝作用。NETosis是一个多阶段的过程，早期核膜和颗粒膜崩解—染色质松弛—晚期质膜破裂—NET释放。当中性粒细胞受到细胞内LPS刺激时，CASP4/5/11被激活，触发依赖GSDMD的中性粒细胞焦亡。中性粒细胞中CASP11-GSDMD通路的激活已被证实可控制NET的释放，并在脓毒症器官功能障碍的发展中发挥关键作用。在NETosis过程中，肽基精氨酸脱亚胺酶4（peptidyl arginine deiminase 4，PAD4）进入细胞核，催化核组蛋白瓜氨酸化，介导染色质去致密化。髓过氧化物酶（myeloperoxidase，MPO）和中性粒细胞弹性蛋白酶（neutrophil elastase，NE）被释放到细胞质中，介导细胞骨架的分解、组蛋白降解和染色质解凝。也有研究表明CASP11介导的NETosis不依赖于MPO/NE/PAD4。

有研究表明，中性粒细胞中GSDMD的切割需要细胞内促炎物质的分泌和NET的膨胀，而中性粒细胞中GSDMD的特异性缺失对LPS诱导的肺损伤具有保护作用。然而，CASP11的缺失并不能完全阻止脓毒症过程中NET的释放，提示其他机制可能参与了GSDMD的激活和NET的形成。激活后的GSDMD-N端结构域转到嗜苯胺蓝颗粒中，并在颗粒膜上形成孔，可以导致NE释放到细胞质中。在LPS诱导的脓毒症模型中，ROS诱导的脂质过氧化可直接导致颗粒膜破裂，溶酶体膜通透性改变，NE释放到细

质中。NE 还可以在 CASP 裂解位点上游裂解 GSDMD，产生分子量较小但生物活性相同的 GSDMD-NT 片段。NE 转运至细胞核，处理组蛋白，促进细胞核扩张，形成经典的 NETosis 过程。

NET 在介导焦亡的过程中同时具有促炎作用，影响脓毒症所致肺损伤的发生和进展。在脓毒症时，NET 可诱导巨噬细胞释放组织蛋白酶 B，然后通过依赖晚期糖基化终末产物受体（advanced glycation end product receptor, AGER）蛋白的信号通路在巨噬细胞中形成炎性小体，激活 CASP1，从而促进巨噬细胞焦亡和炎症形成。在 LPS 诱导的 ALI 小鼠模型中，NET 不管是被脱氧核糖核酸酶 I（deoxyribonuclease I, DNase I）降解还是被 BB-CL-脒抑制，均可减轻 AM 焦亡，减轻肺损伤。聚阴离子剂脱纤维肽可抵消 NET 或重组组蛋白 H4 引发的内皮细胞激活和焦亡作用。同时，抑制吡啶炎症小体驱动的巨噬细胞焦亡可减少 NET 的生成，并改善 LPS 诱导的 ALI/ARDS。总体来说，在脓毒症所致的肺损伤中，中性粒细胞焦亡和 NETosis 之间相互促成，可能会显著损害宿主防御功能，加剧炎症损伤。

（五）细胞焦亡和自噬

细胞自噬是指将受损的细胞器、错误折叠的蛋白及其他大分子物质等运送至溶酶体降解并再利用的一个保守过程，在脓毒症的发病过程中起着关键作用。自噬相关蛋白（autophagy related protein, ATG）在巨噬细胞的启动、扩展、转化以及与溶酶体融合以实现自噬。自噬对焦亡有负调控作用，自噬激活可以改善脓毒症相关的 ALI。在腹腔注射铜绿假单胞菌诱导脓毒症小鼠的模型中，ATG7 缺乏可抑制 AM 自噬小体形成，促进炎性小体激活和脓毒症发生，导致 IL-1β 生成增加，肺中性粒细胞显著增多及严重肺损伤。在脓毒症诱导的肺损伤中，miRNA-34a 可通过抑制 SIRT1 和 Nrf2-HO-1 信号通路，加重氧化应激，促进肺组织细胞的焦亡。miRNA-34a 还可以通过靶向 ATG4B 直接调控自噬，通过增强氧化应激间接抑制自噬。

自噬可以通过清除 DAMP 和 PAMP 来阻断细胞凋亡。通过 ROS-AMPK-mTOR 轴激活自噬可以消除过度产生的 ROS 和受损的线粒体，抑制 LPS 诱导的细胞焦亡。IFN 诱导的鸟苷酸结合蛋白（guanine nucleotide-binding protein, GBP）介导小鼠巨噬细胞中含病原体的囊泡裂解，裂解后的囊泡可募集 galectin-8 启动自噬，导致细菌的摄取和囊泡溶解为自噬小体，细胞质 LPS 被清除，抑制 CASP11 的活化。此外，自噬可通过抑制 CASP1 和 GSDMD 的表达来下调焦亡，自噬的激活剂雷帕霉素（rapamycin, RAPA）可抑制 LPS 介导的 IL-1β 和 IL-18 的升高。在盲肠结扎穿刺（cecum ligation and puncture, CLP）模型小鼠中，多种炎症小体在泛素修饰后可通过自噬被吸收和降解，缓解脓毒症。而阻断自噬可导致经典和非经典焦亡通路的过度激活和过度炎症。因此，自噬可以通过直接作用于细胞焦亡通路中必要的成分对细胞焦亡产生抑制作用。

自噬也参与 IL-1β 的释放。IL-1β 可与热休克蛋白 90（heat shock protein-90, HSP90）结合并转运至自噬小体中。当裂解的 GSDMD-N 端结构域存在于 LC3⁺中性粒细胞的自噬体中，而不存在于中性粒细胞质膜时，可以调节自噬依赖机制介导的 IL-1β 分泌，而和质膜 GSDM 孔的形成以及细胞焦亡无关。ATG7 作用于中性粒细胞 NLRP3 炎症小体组装的下游，并通过 CASP1 裂解介导 IL-1β 释放，在 ATG7 缺乏的小鼠中性粒细胞中 IL-1β 分泌受损。虽然在 LC3⁺自噬体中检测到 GSDMD-N 端结构域，但是 GSDMD 在调节自噬或 ATG7 依赖的 IL-1β 分泌中的作用尚不清楚。

（六）细胞焦亡和铁死亡

铁死亡是最近发现的一种铁依赖的 PCD，它会导致脂质过氧化物的积累。在脓毒症小鼠中，用小分子激动剂激活乙醛脱氢酶 2（acetaldehyde dehydrogenase 2, ALDH2）后，肺组织的铁死亡和焦亡明显受到抑制，肺损伤减轻。研究表明，单独使用当铁死亡抑制剂或 NLRP3 炎症小体的抑制剂时，铁死亡和焦亡可同时受到抑制。脓毒症体内外铁蛋白的分泌都需要 CASP11-GSDMD 介导的焦亡。铁还可以作为增敏剂放大 ROS 信号，并驱动 CASP3-GSDME 依赖性焦亡。GPX4 是铁死亡的关键调节因子，通过限制细胞毒性脂质过氧化抑制细胞发生铁死亡。研究表明，GPX4 可作为内源性抑制剂来限制 GSDMD 的激活和 GSDMD-N 端结构域在细胞膜上的定位，从而抑制巨噬细胞焦亡，降低脓毒症相关死亡率。细胞外冷诱导 RNA 结合蛋白（extracellular cold inducible RNA-binding protein, eCIRP）作为一种 DAMP，通过促进 ROS 的产生来诱导肺内皮细胞 NLRP3 炎症小体的组装和激活，从而导致内皮细胞焦亡和 IL-1β 的释放。eCIRP 通过降低 GPX4、增加脂质 ROS 来诱导脓毒症肺组织细胞的铁死亡，进而加重脓毒症诱导的 ALI。因此，脓毒症中可能同时发生焦亡和铁死亡，但其启动的分子机制可能因病理条件而异，在脓毒症所致 ALI 中铁死亡和焦亡之间的相互作用的具体机制还有待进一步研究。

三、细胞焦亡与脓毒性肺损伤的治疗

脓毒症发生时，多种 PCD 相互作用，形成复杂的细胞死亡网络，焦亡在脓毒症肺损伤的发生、进展和预后中起着至关重要的作用。因此，靶向性焦亡在控制脓毒性肺损伤时可能是一种有效的策略。研究表明，对焦亡途径中的关键分子进行阻断具有治疗脓毒症的潜力。

（一）靶向阻断炎性小体

MCC950 作为 NLRP3 炎症小体的一种强效、选择性小分子抑制剂，通过部分阻断 NLRP3 与 NIMA 相关激酶 7（never in mitosis gene A related kinase 7, NEK7）之间的相互作用，抑制 NLRP3 炎症小体的寡聚和活化，在脓毒症诱导的 ALI 中发挥保护作用。CY-09 可直接结合在 NLRP3-

NACHT 结构域的 ATP 结合基序,抑制 NLRP3-ATP 酶的活性,从而抑制 NLRP3 炎症小体的组装和激活。脓毒症患者和脓毒症小鼠模型血液、支气管肺泡灌洗液中 PAD2 水平升高。抑制 PAD 活性可以阻断 NLRP3 炎症小体在巨噬细胞中的组装和促炎细胞因子 IL-1β 的释放,增强巨噬细胞的吞噬能力,从而减少细菌接种量和炎症反应,最终减轻肺组织损伤,提高脓毒症的生存率。苦参碱通过阻断 NLRP3 炎症小体激活后 ASC 微粒的形成,减少细胞死亡来达到抗炎作用。

外泌体神经胶质素 C(tenascin-C,TNC)与巨噬细胞上的 Toll 样受体 4(Toll-like receptor 4,TLR4)结合,使 ROS 的产生增加,引起线粒体损伤,NF-κB 信号通路激活,并诱导 DNA 损伤反应,导致巨噬细胞焦亡,从而增加了炎症性细胞因子的释放。在 TNC 敲除的脓毒症小鼠模型中,巨噬细胞焦亡显著减少。白藜芦醇苷(syringaresinol,SYG)对雌激素受体(estrogen receptor,ER)具有选择性调节作用,通过抑制 TLR4-NF-κB-MAPK 信号通路,影响 M1 巨噬细胞极化,抑制 NLRP3 炎症小体介导的巨噬细胞焦亡,提示 SYG 可以治疗脓毒性肺损伤。Zhang 等发现木犀草素(luteolin,Lut)作为一种具有抗炎作用的黄酮类化合物,可以直接抑制 CIRP 的产生,下调 LPS 刺激的小鼠巨噬细胞中 HIF-1α 和 NLRP3 炎症小体的表达,从而缓解肺损伤。在脓毒症 ALI 中,热休克因子 1(heat shock factor 1,HSF1)通过抑制 NF-κB 磷酸化抑制 NLRP3 表达,并通过促进 NLRP3 泛素化抑制 CASP1 激活和 IL-1β 成熟。

激活 Nrf2-HO-1 信号通路可激活抗氧化通路,抑制 LPS 诱导的肺泡上皮细胞的氧化应激和 NLRP3-GSDMD 介导的细胞焦亡,减轻肺损伤。类黄酮为二氢杨梅素(dihydromyricetin,DHM)的主要成分,可激活 Nrf2 信号通路,下调 ROS 水平,抑制 NLRP3 炎症小体的激活,从而对血管内皮细胞产生抗炎作用。在 CLP 脓毒症小鼠模型中,甘脯丙氨酸(Gly-Pro-Ala,GPA)肽通过抑制 ROS 的生产来抑制 NLRP3 炎症小体的激活,从而抑制 AM 的氧化应激和 CASP1 依赖型细胞焦亡,从而抑制促炎细胞因子的释放,减少炎症细胞的浸润,显著改善 CLP 诱导的脓毒症的肺组织损伤。

双链 RNA 依赖性蛋白质激酶(double-stranded RNA-dependent protein kinase,PKR)可以直接与各种炎症小体相互作用,在 LPS 处理的小鼠肺组织和巨噬细胞中 PKR 被显著激活。抑制 PKR 可显著抑制 *NLRP3*、*CASP1* 和 *HMGB1* 的 mRNA 表达,具有潜在的治疗作用。LPS 处理的小鼠模型,降糖药物丁双胍(buformin,BF)通过依赖 AMPK 通路,上调自噬和 Nrf2 蛋白水平,促进 NLRP3 炎症小体降解,降低 *NLRP3* mRNA 表达水平,抑制 NLRP3 炎症小体介导的细胞焦亡。miR-495 过表达可以负向调控 *NLRP3* 基因表达,抑制 AM 的 NLRP3 炎症小体的激活和焦亡,缓解 LPS 诱导的 ALI。

(二)胱天蛋白酶

Ac-YVAD-CMK 作为 CASP1 的特异性抑制剂,可以阻断 LPS 介导的 AM 焦亡,显著缓解脓毒症 ALI。已经证实,CASP1 的特异性抑制剂 VX765 可以通过抑制内皮细胞焦亡来缓解肺损伤。用 CASP1 抑制剂 FAM-YVAD-FMK 可以抑制内皮细胞中 CASP1 的表达,改善血管内皮细胞生长因子受体 2(vascular endothelial growth factor receptor 2,VEGFR2)介导的内皮细胞存活、血管生成和内皮细胞损伤后愈合,修复受损血管。对于非经典焦亡途径,肝素或低分子肝素可抑制 HMGB1 与 LPS 的相互作用,减少 LPS 进入细胞质,阻断 CASP11 的激活,降低脓毒症相关死亡率,减轻 ALI。在 CLP 脓毒症模型小鼠中,Lut 还可以抑制 CASP11 依赖的肺组织细胞焦亡,而且可以明显降低促炎细胞因子水平。

(三)焦孔素

双硫仑是一种靶向 GSDMD 介导的膜孔形成的强效抑制剂,在 CLP 诱导脓毒症小鼠模型中,此药物可通过抑制 NET 的释放,防止器官功能障碍,提高小鼠生存率。坏死磺酰胺(necrosulfonamide,NSA)为焦亡抑制剂,可以特异性作用于 GSDMD-Cys191,并直接与 GSDMD 结合,抑制 GSDMD 寡聚物的形成,从而防止焦亡。此外,富马酸二甲酯(dimethyl fumarate,DMF)是三羧酸循环中间产物富马酸的衍生物,可以琥珀酸化 GSDMD,抑制 GSDMD 与 CASP1 的结合,进而抑制 GSDMD 的加工和寡聚,这可能对脓毒性 ALI 有潜在的治疗价值。一种生物正态激活碱基编辑器(bio-orthoally activatable base editor,BaseBAC),用于原位和按需控制 GSDME 基因的编辑,可以截断 GSDMD-N 端结构域的表达来激活细胞焦亡,为后期其在脓毒症中的应用提供理论依据。

鉴于焦亡与其他细胞死亡模式之间存在广泛的相互作用,可以同时靶向抵抗多种途径的炎症细胞因子风暴,减轻脓毒症肺损伤。RIPK3 和 CASP8 都缺陷的小鼠可以抵抗 TNF-α 和 IFN-γ 诱导的休克所引起的死亡,而在仅有 RIPK3 缺陷的小鼠中则无这种功能。RIPK3 和 CASP8 的缺失对 TNF-α 和 IFN-γ 介导的体内病理过程也具有重要的预防作用。LDC7559 能有效阻断人体中性粒细胞中 NET 的形成和弹性蛋白依赖依据的 GSDMD 介导的细胞焦亡,减少 IL-1β 的释放。在肺炎球菌引起的脓毒症过程中,IL-6 通过抑制 CASP3-GSDME 介导的从凋亡到焦亡的转换和 CASP1-GSDMD 介导的经典焦亡途径,抑制肺巨噬细胞死亡和 ALI,这对肺炎球菌感染的早期识别和治疗具有重要意义。

此外,研究发现存在一种细胞内膜分子修复机制来使细胞免遭焦亡,起始信号为 Ca²⁺ 通过 GSDMD 孔内流,将招募内吞体运输必需分选复合物(endosomal sorting complex required for transport,ESCRT)-Ⅲ到受损细胞膜,启动质膜修复。抑制 ESCRT 系统不影响 GSDMD 的激活,因此,ESCRT

仅针对焦亡下游因子进行膜修复,对抗细胞死亡,而靶向针对 ESCRT 系统对焦亡引起的脓毒症相关肺损伤也可能有一定的治疗作用。

四、小结

到目前为止,针对脓毒症肺损伤中细胞焦亡机制的临床研究成果仍然有限。需要更多的基础和临床研究来进一步分析脓毒症所致肺损伤细胞焦亡的直接和间接机制。鉴于脓毒症的复杂性,结合其他细胞死亡方式,对脓毒症相关肺损伤的发生发展进行全面的研究、分析和探讨就尤为重要。考虑到细胞焦亡对脓毒症既有保护作用又有加重效果,因此有必要对脓毒症焦亡的机制进行全面的研究,以期能找到潜在的治疗靶点。

(郭亚秋 史佳 余剑波)

参 考 文 献

[1] TAN Y, CHEN Q, LI X, et al. Pyroptosis: a new paradigm of cell death for fighting against cancer[J]. J Exp Clin Cancer Res, 2021, 40(1): 153.

[2] MCKENZIE B A, DIXIT V M, POWER C. Fiery cell death: pyroptosis in the central nervous system[J]. Trends Neurosci, 2020, 43(1): 55-73.

[3] HE X, FAN X, BAI B, et al. Pyroptosis is a critical immune-inflammatory response involved in atherosclerosis [J]. Pharmacol Res, 2021, 165: 105447.

[4] JIANG Y, GAO S, CHEN Z, et al. Pyroptosis in septic lung injury: interactions with other types of cell death[J]. Biomed Pharmacother, 2023, 169: 115914.

[5] ZHOU Z, HE H, WANG K, et al. Granzyme A from cytotoxic lymphocytes cleaves GSDMB to trigger pyroptosis in target cells[J]. Science, 2020, 368(6494): eaaz7548.

[6] ZHANG Z, ZHANG Y, XIA S, et al. Gasdermin E suppresses tumour growth by activating anti-tumour immunity [J]. Nature, 2020, 579(7799): 415-420.

[7] ZHENG Z, DENG W, BAI Y, et al. The lysosomal rag-ragulator complex licenses RIPK1 and caspase-8-mediated pyroptosis by Yersinia[J]. Science, 2021, 372(6549): eabg0269.

[8] NING L, WEI W, WENYANG J, et al. Cytosolic DNA-STING-NLRP3 axis is involved in murine acute lung injury induced by lipopolysaccharide[J]. Clin Transl Med, 2020, 10(7): e228.

[9] CORRY J, KETTENBURG G, UPADHYAY A A, et al. Infiltration of inflammatory macrophages and neutrophils and widespread pyroptosis in lung drive influenza lethality in nonhuman primates[J]. PLoS Pathog, 2022, 18(3): e1010395.

[10] ZHOU S, YANG X, MO K, et al. Pyroptosis and polarization of macrophages in septic acute lung injury induced by lipopolysaccharide in mice[J]. Immun Inflamm Dis, 2024, 12(3): e1197.

[11] LI H, LI Y, SONG C, et al. Neutrophil extracellular traps augmented alveolar macrophage pyroptosis via AIM2 inflammasome activation in LPS-induced ALI/ARDS[J]. J Inflamm Res, 2021, 14: 4839-4858.

[12] YU D, XIE Y, LI X. Based on the Hippo signaling pathway to explore the mechanism of autophagy in lung injury of acute respiratory distress syndrome induced by sepsis [J]. Zhonghua Wei Zhong Bing Ji Jiu Yi Xue, 2023, 35 (8): 884-888.

[13] 马涛, 黄玮玮, 王毅, 等. 铁死亡在脓毒症中有关通路的研究进展[J]. 中华危重病急救医学, 2022, 34 (10): 1103-1106.

[14] WANG Y, KANNEGANTI T D. From pyroptosis, apoptosis and necroptosis to PANoptosis: a mechanistic compendium of programmed cell death pathways[J]. Comput Struct Biotechnol J, 2021, 19: 4641-4657.

[15] JIAO Y, ZHANG T, ZHANG C, et al. Exosomal miR-30d-5p of neutrophils induces M1 macrophage polarization and primes macrophage pyroptosis in sepsis-related acute lung injury[J]. Crit Care, 2021, 25(1): 356.

[16] HAN X, ZHANG L U, LIU Y, et al. Resveratrol protects H9c2 cells against hypoxia-induced apoptosis through miR-30d-5p/SIRT1/NF-κB axis[J]. J Biosci, 2020, 45: 42.

[17] PLACE D E, CHRISTGEN S, TULADHAR S, et al. Hierarchical cell death program disrupts the intracellular niche required for Burkholderia Thailandensis pathogenesis[J]. mBio, 2021, 12(3): e0105921.

[18] SNYDER A G, OBERST A. The antisocial network: cross talk between cell death programs in host defense[J]. Annu Rev Immunol, 2021, 39: 77-101.

[19] CHEN H, LI Y, WU J, et al. RIPK3 collaborates with GSDMD to drive tissue injury in lethal polymicrobial sepsis[J]. Cell Death Differ, 2020, 27(9): 2568-2585.

[20] HUANG D, CHEN P, HUANG G, et al. Salt-inducible kinases inhibitor HG-9-91-01 targets RIPK3 kinase ac-

tivity to alleviate necroptosis-mediated inflammatory injury[J]. Cell Death Dis,2022,13(2):188.

[21] JIANG M,QI L,LI L,et al. Caspase-8:a key protein of cross-talk signal way in"PANoptosis" in cancer[J]. Int J Cancer,2021,149(7):1408-1420.

[22] PLACE D E,LEE S,KANNEGANTI T D. PANoptosis in microbial infection[J]. Curr Opin Microbiol,2021,59:42-49.

[23] MALIREDDI R K S, GURUNG P, KESAVARDHANA S,et al. Innate immune priming in the absence of TAK1 drives RIPK1 kinase activity-independent pyroptosis,apoptosis,necroptosis,and inflammatory disease[J]. J Exp Med,2020,217(3):jem. 20191644.

[24] CUI Y, WANG X, LIN F, et al. MiR-29a-3p improves acute lung injury by reducing alveolar epithelial cell PANoptosis[J]. Aging Dis,2022,13(3):899-909.

[25] THIAM H R,WONG S L,WAGNER D D,et al. Cellular mechanisms of NETosis[J]. Annu Rev Cell Dev Biol,2020,36:191-218.

[26] XIE J,ZHU C L,WAN X J,et al. GSDMD-mediated NETosis promotes the development of acute respiratory distress syndrome [J]. Eur J Immunol, 2023, 53 (1):e2250011.

[27] GUO R,WANG H,CUI N. Autophagy regulation on pyroptosis:mechanism and medical implication in sepsis [J]. Mediators Inflamm,2021,2021:9925059.

[28] CHEN S,DING R,HU Z,et al. MicroRNA-34a inhibition alleviates lung injury in cecal ligation and puncture induced septic mice[J]. Front Immunol,2020,11:1829.

[29] WANG X,LI H,LI W,et al. The role of Caspase-1/GSDMD-mediated pyroptosis in Taxol-induced cell death and a Taxol-resistant phenotype in nasopharyngeal carcinoma regulated by autophagy[J]. Cell Biol Toxicol,2020,36(5):437-457.

[30] ZHUO L,CHEN X,SUN Y,et al. Rapamycin inhibited pyroptosis and reduced the release of IL-1β and IL-18 in the septic response[J]. Biomed Res Int, 2020, 2020:5960375.

[31] BIASIZZO M,KOPITAR-JERALA N. Interplay between NLRP3 inflammasome and autophagy[J]. Front Immunol,2020,11:591803.

[32] ZHANG H,LIU J,ZHOU Y,et al. Neutrophil extracellular traps mediate m6A modification and regulates sepsis-associated acute lung injury by activating ferroptosis in alveolar epithelial cells[J]. Int J Biol Sci,2022,18(8):3337-3357.

[33] ZHOU B,ZHANG J Y,LIU X S,et al. Tom20 senses iron-activated ROS signaling to promote melanoma cell pyroptosis[J]. Cell Res,2018,28(12):1171-1185.

[34] SHIMIZU J, MURAO A, NOFI C, et al. Extracellular CIRP promotes GPX4-mediated ferroptosis in sepsis[J]. Front Immunol,2022,13:903859.

[35] WANG X,WU F P,HUANG Y R,et al. Matrine suppresses NLRP3 inflammasome activation via regulating PTPN2/JNK/SREBP2 pathway in sepsis[J]. Phytomedicine,2023,109:154574.

[36] GONG T,ZHANG X,LIU X,et al. Exosomal tenascin-C primes macrophage pyroptosis amplifying aberrant inflammation during sepsis-induced acute lung injury[J]. Transl Res,2024,270:66-80.

[37] ZHUO Y,YANG L,LI D,et al. Syringaresinol resisted sepsis-induced acute lung injury by suppressing pyroptosis via the oestrogen receptor-β signalling pathway[J]. Inflammation,2022,45(2):824-837.

[38] ZHANG Y,ZHANG J,REN Y,et al. Luteolin suppresses sepsis-induced cold-inducible RNA-binding protein production and lung injury in neonatal mice[J]. Shock,2021,55(2):268-273.

[39] SHI X,LI T,LIU Y,et al. HSF1 protects sepsis-induced acute lung injury by inhibiting NLRP3 inflammasome activation[J]. Front Immunol,2022,13:781003.

[40] KANG J Y,XU M M,SUN Y,et al. Melatonin attenuates LPS-induced pyroptosis in acute lung injury by inhibiting NLRP3-GSDMD pathway via activating Nrf2/HO-1 signaling axis [J]. Int Immunopharmacol, 2022, 109:108782.

[41] LU B,NAKAMURA T,INOUYE K,et al. Novel role of PKR in inflammasome activation and HMGB1 release [J]. Nature,2012,488(7413):670-674.

[42] ZENG Y,QIN Q,LI K,et al. PKR suppresses NLRP3-pyroptosis pathway in lipopolysaccharide-induced acute lung injury model of mice [J]. Biochem Biophys Res Commun,2019,519(1):8-14.

[43] LIU B,WANG Z,HE R,et al. Buformin alleviates sepsis-induced acute lung injury via inhibiting NLRP3-mediated pyroptosis through an AMPK-dependent pathway [J]. Clin Sci(Lond),2022,136(4):273-289.

[44] WU S,LI Z,YE M,et al. VX765,a specific caspase-1 inhibitor,alleviates lung ischemia reperfusion injury by suppressing endothelial pyroptosis and barrier dysfunction[J]. Biomed Res Int,2021,2021:4525988.

[45] YANG R,ZHANG X. A potential new pathway for heparin treatment of sepsis-induced lung injury:inhibition of pulmonary endothelial cell pyroptosis by blocking hMGB1-LPS-induced caspase-11 activation[J]. Front Cell Infect Microbiol,2022,12:984835.

[46] ZHANG Z T,ZHANG D Y,XIE K,et al. Luteolin activates tregs to promote IL-10 expression and alleviating caspase-11-dependent pyroptosis in sepsis-induced lung injury[J]. Int Immunopharmacol,2021,99:107914.

[47] NGAI W,YANG S,ZENG X,et al. Bioorthogonally activatable base editing for on-demand pyroptosis[J]. J Am Chem Soc,2022,144(12):5411-5417.

[48] GOU X,XU W,LIU Y,et al. IL-6 prevents lung macrophage death and lung inflammation injury by inhibiting GSDME-and GSDMD-mediated pyroptosis during pneumococcal pneumosepsis[J]. Microbiol Spectr, 2022, 10 (2):e0204921.

25 线粒体功能障碍在脓毒症心肌病中的作用

脓毒症被定义为由宿主对感染反应失调引起的危及生命的器官功能障碍。这一定义界定了器官功能障碍在脓毒症发病机制中的核心作用，并作为预后不良的决定因素。脓毒症引起的多器官功能衰竭的一个特点是在脓毒症患者中，衰老病变细胞清除速度的下降和器官修复功能的减退。尽管现代医学一直在不断发展中，但脓毒症仍然是一个全球性的健康问题。据不完全统计，全球每年有近5 000万人因为脓毒症而受到健康困扰。它具有很高的死亡率，许多幸存者中存在严重的后期身体、心理和认知功能在障碍，带来了相当严重的社会压力和经济压力。脓毒症的发病率正在上升，这可能是由于人口老龄化和慢性病发病率的增加。但是，至今并未发现行之有效的新颖的治疗干预措施。

脓毒症心肌病（sepsis-induced cardiomyopathy，SIC）是严重脓毒症和感染性休克的一个公认的并发症，它会导致以心室扩张，射血分数降低和收缩力降低为特点的心功能障碍。众所周知，心血管系统维持着全身各重要脏器的灌注，严重的循环系统功能障碍会加重细胞死亡和代谢紊乱。因此，SIC是影响脓毒症患者预后欠佳的一项重要因素，会导致脓毒症患者生存率大幅下降。目前已有研究证明多种病理机制和分子通路与SIC有关。

近期研究表明，机体免疫反应的异常可能在SIC中扮演核心角色。特别是在脓毒症发展过程中，若患有严重的低血压，促炎细胞因子的激增、冠状动脉血流受限以及微循环的剧烈变化可能共同作用于心肌，导致其缺氧和功能障碍。线粒体作为细胞的能量工厂，其功能异常会引发一系列连锁反应，包括氧化磷酸化受阻、ROS的过量产生、能量代谢的重编程、线粒体未折叠蛋白反应的激活及线粒体动力学失衡和自噬的加剧。除此之外，SIC的发病还与多种复杂机制相关，如表观遗传修饰的紊乱、病原体相关分子模式（pathogen-associated molecular pattern，PAMP）的触发和宿主释放的损伤相关分子模式（damage-associated molecular pattern，DAMP），以及补体系统的异常激活等。本文旨在全面剖析线粒体在SIC发病中的潜在关键作用，并探索其作为治疗靶点的可能性。

一、SIC中线粒体超微结构和蛋白结构的改变

线粒体是一种由双层膜结构组成的具有多种功能的细胞器，通过氧化磷酸化提供能量，并且参与了维持钙稳态、细胞内ROS产生以及细胞信号转导等过程。线粒体DNA（mitochondrial DNA，mtDNA）突变可直接导致电子传递链（electron transport chain，ETC）的功能丧失、能量不足和ROS的生成；同时mtDNA容易受到线粒体活性氧（mitochondrial reactive oxygen species，mtROS）的损害，这都会导致心肌细胞衰老。线粒体通透性转换孔（mitochondrial permeability transition pore，MPTP）是ROS和Ca^{2+}的快速线粒体流出通道，它的异常开放可以增加线粒体内膜通透性，改变线粒体的膜电位，导致电化学跨膜梯度的降低，氧化磷酸化的解偶联，增加ROS的产生，减少ATP的产生。此外，MPTP在调节细胞凋亡环节中起到了关键作用。当线粒体外膜（outer mitochondrial membrane，OMM）破裂时，N-甲酰肽、ATP和细胞色素C被释放，并且细胞ATP在MPTP不可逆打开后被耗尽，这可由钙潴留启动。除了钙浓度和ROS之外，一氧化氮（nitric oxide，NO）形成的过亚硝酸根也可以影响MPTP的功能。在众多的生物学效应中，NO以剂量依赖的方式调节细胞因子释放和抑制线粒体呼吸，从而产生心肌抑制。多种MPTP抑制剂已在临床前疾病模型中被证明有效。

二、SIC中线粒体功能及动力学的紊乱

已有多项研究证实，脓毒症中存在细胞器结构的变化，包括线粒体膜组成与比例的改变、线粒体嵴异常及线粒体肿胀等。在功能层面，这些变化主要影响ETC的活性，以及与能量代谢紧密相关的其他生物过程。线粒体微观结构的破坏会导致其渗透性增加和线粒体DNA的释放后形成的线粒体碎片会成为DAMP的重要来源。其破坏还会进一步影响ETC，减少ATP的生成。

NRF1在心脏氧化代谢和线粒体生物发生过程中发挥

着上游因子的重要作用,与线粒体功能障碍密切相关。研究表明,在心功能障碍的情况下,NRF1 的 DNA 甲基化状态会受到影响,导致其表观遗传学作用丧失;线粒体生物合成的损害被视作心功能障碍病理生理学的早期表现之一,在这些情况下,心肌细胞中的 mtDNA 拷贝数和线粒体数量都会减少。这种心脏生物能量学的代谢调节是由多种参与能量代谢的限速酶所介导的。已有研究表明,代谢酶活性的逐渐降低会导致 ATP 生成的减少,进而促进心脏疾病的进展。

此外,线粒体质量控制也在线粒体损伤中占据一席之地。具体表现为线粒体生物发生、裂变和融合过程的失衡。同时,还有观察结果显示线粒体基质的密度降低,并伴随肿胀现象的发生。线粒体分裂主要 Ser-616 位点的 Drp1 磷酸化驱动,Drp1 过度表达导致碎片化线粒体增加,随后引发 mtROS、MPTP 开放、细胞色素 C 释放及 MPTP 通透性增加,从而加速细胞死亡。

三、SIC 中线粒体钙离子紊乱

脓毒症时,心肌钙离子明显失调。线粒体内膜(inner mitochondrial membrane,IMM)中的线粒体 Ca^{2+} 通道包括线粒体 Ca^{2+} 单向转运蛋白(mitochondrial Ca^{2+} uniporter,MCU)、线粒体兰尼碱受体(mitochondrial ryanodine receptor,mRyR)、MPTP 及线粒体 Na^{+}/Ca^{2+} 交换酶和 H^{+}/Ca^{2+} 交换酶。MCU 作为 IMM 上的关键钙离子通道,其核心蛋白与调节蛋白之间的动态作用在感知钙离子局部变化后,会调节通道的活性以及响应 ROS 和其他环境因素。MCU 功能失衡会阻碍线粒体 Ca^{2+} 的摄取和随后的三羧酸循环诱导的烟酰胺腺嘌呤二核苷酸(nicotinamide adenine dinucleotide,NAD)还原形式的生成,导致能量不足和氧化应激。ROS 产生增加导致原纤维蛋白的优先氧化,造成多种蛋白质的不可逆修饰、肌球蛋白和肌动蛋白相互作用受损以及肌原纤维成分钙敏感性降低。线粒体外膜的电压依赖性阴离子通道(voltage dependent anion-selective channel,VDAC)通过与内质网钙释放通道肌醇 1,4,5-三磷酸受体之间的物理连接,即分子伴侣热休克蛋白家族 A(Hsp70)成员 9(heat shock protein family A(Hsp70)member 9,HSPA9),来影响线粒体内的钙离子浓度。研究发现,在哺乳动物细胞中有部分线粒体表面与内质网紧密相邻,形成了一个高浓度 Ca^{2+} 的微环境,这一特殊结构被称为线粒体相关膜(mitochondria-associated membranes,MAM)。当触发钙诱导的钙释放机制时,大量的钙离子通过 mRyR 通道从内质网中迅速释放,随后这些钙离子通过线粒体外膜上的 VDAC 通道流入线粒体内部。在此过程中,肌质网钙离子 ATP 酶(sarcoplasmic reticulum Ca^{2+} ATPase,SERCA)发挥着至关重要的作用,它负责重新吸收细胞质中的钙离子,以防止钙离子过载,这是维持细胞内钙稳态的关键因素。

四、SIC 中线粒体氧化应激的改变

在正常线粒体的运作过程中,ROS 作为 ATP 生成的伴随产物而存在。然而,当发生心功能障碍时,细胞内的氧化应激状态会发生改变,影响氧化酶的转录后修饰和翻译调控,进而导致 ROS 的过量生成。线粒体不仅是 ROS 的产生源头,其自身功能也可能因 ROS 的累积而受到损害,从而陷入一个恶性循环之中。在这个循环过程中,ROS 会促进脂质过氧化反应,特别是心磷脂的过氧化,这可能对 ETC 造成损伤,并减少脂肪酸氧化,最终导致心肌细胞凋亡。值得注意的是,心磷脂的流失会进一步加剧 ROS 的过量产生,这些 ROS 主要来源于线粒体 ETC 中复合物 I 和 III 功能低下时的副产物。此外,mtDNA 对 ROS 表现出极高的敏感性,容易遭受其损伤,从而导致与组蛋白缺失相关基因突变。同时,ROS 还被证实具有破坏细胞结构的能力,如干扰肌动蛋白与肌球蛋白之间的相互作用,并参与调节多种信号转联反应。在炎症因子的刺激下,ROS 的增多会导致有氧呼吸功能受损,使局部代谢转向乳酸代谢途径,进而影响血流动力学的稳定性。除了 ROS 之外,线粒体中超氧化物和一氧化氮的增加也会引发直接的氧化或亚硝化损伤,抑制氧化磷酸化复合物的正常功能,导致氧减少和线粒体膜电位的降低。因此,在多种因素的共同作用下,线粒体功能障碍及其引发的 ROS 积累在心肌细胞损伤和疾病的发生发展过程中扮演着至关重要的角色。

五、SIC 中线粒体自噬

线粒体自噬是一种关键机制,负责清除功能受损的线粒体。这个过程通过双膜囊泡(即自噬体)将受损线粒体与健康线粒体分隔开,随后将自噬体传送至溶酶体进行降解。此过程主要涉及 PINK1/Parkin 和 DJ-1 这两条典型的信号通路。氧化应激诱导的线粒体损伤可能是触发线粒体自噬的关键因素。PINK1 介导的 Parkin 的泛素化和磷酸化可以促进 Parkin 的激活以及募集受损线粒体,从而促进自噬。线粒体表面的线粒体质量控制蛋白,如 Drp1、MFN1、MFN2、OPA1 以及 VDAC 的泛素化与线粒体自噬除紧密相关。在特定条件下 Drp1 介导的线粒体分裂会被溶酶体自我吸收,加强线粒体自噬,从而减轻氧化应激。Parkin 以 PINK1 依赖性方式与 MFN2 结合,PINK1 磷酸化 MFN2 并通过 Parkin 促进其泛素化。MFN2 缺陷小鼠胚胎成纤维细胞和心肌细胞中存在线粒体自噬减弱,线粒体呼吸功能障碍,导致扩张型心肌病。靶向 Drp1 的药物(包括 mdivi-1 和 DRP1i27 等)可以逆转过度线粒体分裂的有害影响。VDAC1 被确认为 Parkin 介导的 Lys27 多泛素化和线粒体自噬的关键靶标。此外,通过激活类蛋白去乙酰化酶来上调自噬水平,可以减轻脓毒症心肌病损害。

在 SIC 期间,线粒体自噬作为一种早期的心脏保护反

应,有助于通过清除受损线粒体来适应压力环境。然而,增加的氧化应激和凋亡蛋白酶可能会使线粒体自噬过于活跃,最终导致细胞死亡。

六、结论

SIC 是脓毒症时期的一种特殊并发症,只有了解其病理生理机制,才能给出行之有效的治疗措施。目前针对脓毒症时的多器官功能障碍的治疗方法很少,而脓毒症的发病率又具有高流行性,心脏是最常见的出现功能障碍的器官。尽管现代医学蓬勃发展,目前脓毒症的治疗仍局限于抗感染治疗和对症支持。亟待有新型疗法或药物治疗脓毒症及其并发症。线粒体自噬可能是心肌细胞面对脓毒症时的防御机制,甚至在坏死或凋亡或被巨噬细胞吞噬和变性而死亡的情况下也会选择线粒体自噬。脓毒症是免疫异常情况下原发性和继发性感染及机体对感染的反应不受控制的结果。了解扰乱这种微调平衡的复杂机制有助于研发药物,在传统的神经体液机制之外改善心力衰竭的进展。目前已有多种线粒体靶向药物进入动物实验阶段。在未来几年中,有望见证更多高效且创新的治疗策略问世,用于脓毒症心肌病患者的精准诊断与有效治疗。而当前,早期诊断技术的广泛应用以及针对性治疗方案的及时实施,已被证明能够显著改善这类患者的预后情况,相信这些进步将为患者带来更大的希望与康复机会。

(阚宇飞 杨宁致 于泳浩)

参 考 文 献

[1] STANZANI G, DUCHEN M R, SINGER M. The role of mitochondria in sepsis-induced cardiomyopathy[J]. Biochim Biophys Acta Mol Basis Dis, 2019, 1865(4):759-773.

[2] FLEISCHMANN C, SCHERAG A, ADHIKARI N K, et al. Assessment of global incidence and mortality of hospital-treated sepsis. current estimates and limitations[J]. Am J Respir Crit Care Med, 2016, 193(3):259-272.

[3] KUMAR A, ROBERTS D, WOOD K E, et al. Duration of hypotension before initiation of effective antimicrobial therapy is the critical determinant of survival in human septic shock[J]. Crit Care Med, 2006, 34(6):1589-1596.

[4] YOUNG P, MACLE D, BELLOMO R, et al. Conservative oxygen therapy for mechanically ventilated adults with sepsis:a post hoc analysis of data from the intensive care unit randomized trial comparing two approaches to oxygen therapy(ICU-ROX)[J]. Intensive Care Med, 2020, 46(1):17-26.

[5] HOESEL L M, NIEDERBICHLER A D, WARD P A. Complement-related molecular events in sepsis leading to heart failure[J]. Mol Immunol, 2007, 44(1/2/3):95-102.

[6] WASYLUK W, NOWICKA-STAZKA P, ZWOLAK A. Heart metabolism in sepsis-induced cardiomyopathy:unusual metabolic dysfunction of the heart[J]. Int J Environ Res Public Health, 2021, 18(14):7598.

[7] WILHELM J, HETTWER S, SCHUERMANN M, et al. Severity of cardiac impairment in the early stage of community-acquired sepsis determines worse prognosis[J]. Clin Res Cardiol, 2013, 102(10):735-744.

[8] HOGUE B, CHAGNON F, LESUR O. Resuscitation fluids and endotoxin-induced myocardial dysfunction:is selection a load-independent differential issue? [J]. Shock, 2012, 38(3):307-313.

[9] AN R, ZHAO L, XI C, et al. Melatonin attenuates sepsis-induced cardiac dysfunction via a PI3K/Akt-dependent mechanism[J]. Basic Res Cardiol, 2016, 111(1):8.

[10] TROMBLY G, SAID A M, KUDIN A P, et al. The fate of oxidative strand breaks in mitochondrial DNA[J]. Antioxidants(Basel), 2023, 12(5):1087.

[11] VAN WYNGENE L, VANDEWALLE J, LIBERT C. Reprogramming of basic metabolic pathways in microbial sepsis:therapeutic targets at last? [J]. EMBO Mol Med, 2018, 10(8):e8712.

[12] MORALES P E, ARIAS-DURAN C, AVALOS-GUAJARDO Y, et al. Emerging role of mitophagy in cardiovascular physiology and pathology[J]. Mol Aspects Med, 2020, 71:100822.

[13] LIU Y C, YU M M, SHOU S T, et al. Sepsis-induced cardiomyopathy:mechanisms and treatments[J]. Front Immunol, 2017, 8:1021.

[14] NONG Y, WEI X, YU D. Inflammatory mechanisms and intervention strategies for sepsis-induced myocardial dysfunction[J]. Immun Inflamm Dis, 2023, 11(5):e860.

[15] PICARD M, SHIRIAHI O S. Mitochondrial signal transduction[J]. Cell Metab, 2022, 34(11):1620-1653.

[16] QUAN Y, XIN Y, TIAN G, et al. Mitochondrial ROS-modulated mtDNA:a potential target for cardiac aging[J]. Oxid Med Cell Longev, 2020, 2020:9423593.

[17] KWONG J Q, MOLKENTIN J D. Physiological and pathological roles of the mitochondrial permeability transition pore in the heart[J]. Cell Metab, 2015, 21(2):206-214.

[18] ENDLICHER R, DRAHOTA Z, STEFKOVA K, et al. The mitochondrial permeability transition pore-current knowledge of its structure, function, and regulation, and optimized methods for evaluating its functional state[J]. Cells, 2023, 12(9):1273.

[19] BAUER T M,MURPHY E. Role of mitochondrial calcium and the permeability transition pore in regulating cell death[J]. Circ Res,2020,126(2):280-293.

[20] IZZO V,BRAVO-SAN PEDRO J M,SICA V,et al. Mitochondrial permeability transition:new findings and persisting uncertainties[J]. Trends Cell Biol,2016,26(9):655-667.

[21] XU C,YI C,WANG H,et al. Mitochondrial nitric oxide synthase participates in septic shock myocardial depression by nitric oxide overproduction and mitochondrial permeability transition pore opening[J]. Shock,2012,37(1):110-115.

[22] BOYENLE I D,OYEDELE A K,OGUNLANA A T,et al. Targeting the mitochondrial permeability transition pore for drug discovery:challenges and opportunities[J]. Mitochondrion,2022,63:57-71.

[23] WATTS J A,KLINE J A,THORNTON L R,et al. Metabolic dysfunction and depletion of mitochondria in hearts of septic rats[J]. J Mol Cell Cardiol,2004,36(1):141-150.

[24] MOKHTARI B,YAVARI R,BADALZADEH R,et al. An overview on mitochondrial-based therapies in sepsis-related myocardial dysfunction:mitochondrial transplantation as a promising approach[J]. Can J Infect Dis Med Microbiol,2022,2022:3277274.

[25] WU Y,YAO Y M,LU Z Q. Mitochondrial quality control mechanisms as potential therapeutic targets in sepsis-induced multiple organ failure[J]. J Mol Med(Berl),2019,97(4):451-462.

[26] HE D,LI N,LU X,et al. Association of mitochondrial respiratory chain enzymes with the risk and mortality of sepsis among Chinese children[J]. BMC Infect Dis,2022,22(1):34.

[27] KOHOUTOVA M,DEJMEK J,TUMA Z,et al. Variability of mitochondrial respiration in relation to sepsis-induced multiple organ dysfunction[J]. Physiol Res,2018,67(Suppl 4):S577-S592.

[28] PEPIN M E,DRAKOS S,HA C M,et al. DNA methylation reprograms cardiac metabolic gene expression in end-stage human heart failure[J]. Am J Physiol Heart Circ Physiol,2019,317(4):H674-H684.

[29] DENNING N L,AZIZ M,GURIEN S D,et al. DAMPs and NETs in sepsis[J]. Front Immunol,2019,10:2536.

[30] STEGGALL A,MORDI I R,LANG C C. Targeting metabolic modulation and mitochondrial dysfunction in the treatment of heart failure[J]. Diseases,2017,5(2):14.

[31] MARQUEZ J,LEE S R,KIM N,et al. Rescue of heart failure by mitochondrial recovery[J]. Int Neurourol J,2016,20(1):5-12.

[32] PARIHAR P,PARIHAR M S. Metabolic enzymes dysregulation in heart failure:the prospective therapy[J]. Heart Fail Rev,2017,22(1):109-121.

[33] MOKHTARI B,HAMIDI M,BADALZADEH R,et al. Mitochondrial transplantation protects against sepsis-induced myocardial dysfunction by modulating mitochondrial biogenesis and fission/fusion and inflammatory response[J]. Mol Biol Rep,2023,50(3):2147-2158.

[34] KUMAR V,SANTHOSH KUMAR T R,KARTHA C C. Mitochondrial membrane transporters and metabolic switch in heart failure[J]. Heart Fail Rev,2019,24(2):255-267.

[35] JIN J Y,WEI X X,ZHI X L,et al. Drp1-dependent mitochondrial fission in cardiovascular disease[J]. Acta Pharmacologica Sinica,2020,42(5):655-664.

[36] HERNANDEZ-RESENDIZ S,PRAKASH A,LOO S J,et al. Targeting mitochondrial shape:at the heart of cardioprotection[J]. Basic Res Cardiol,2023,118(1):49.

[37] KIM B,TAKEUCHI A,KOGA O,et al. Mitochondria Na^+-Ca^{2+} exchange in cardiomyocytes and lymphocytes[J]. Adv Exp Med Biol,2013,961:193-201.

[38] HURST S,HOEK J,SHEU S S. Mitochondrial Ca^{2+} and regulation of the permeability transition pore[J]. J Bioenerg Biomembr,2017,49(1):27-47.

[39] BERTERO E,MAACK C. Calcium signaling and reactive oxygen species in mitochondria[J]. Circ Res,2018,122(10):1460-1478.

[40] BAYEVA M,ARDEHALI H. Mitochondrial dysfunction and oxidative damage to sarcomeric proteins[J]. Curr Hypertens Rep,2010,12(6):426-432.

[41] SZABADKAI G,BIANCHI K,VARNAI P,et al. Chaperone-mediated coupling of endoplasmic reticulum and mitochondrial Ca^{2+} channels[J]. J Cell Biol,2006,175(6):901-911.

[42] GIORGI C,MISSIROLI S,PATERGNANI S,et al. Mitochondria-associated membranes:composition, molecular mechanisms, and physiopathological implications[J]. Antioxid Redox Signal,2015,22(12):995-1019.

[43] BENZ R. Historical perspective of pore-forming activity studies of voltage-dependent anion channel(eukaryotic or mitochondrial porin)since its discovery in the 70th of the last century[J]. Front Physiol,2021,12:734226.

[44] YE B,ZHOU H,CHEN Y,et al. USP25 ameliorates pathological cardiac hypertrophy by stabilizing SERCA2a in cardiomyocytes[J]. Circ Res, 2023, 132(4):465-480.

[45] SAM F,KERSTETTER D L,PIMENTAL D R,et al. In-

creased reactive oxygen species production and functional alterations in antioxidant enzymes in human failing myocardium[J]. J Card Fail,2005,11(6):473-480.

[46] OBI C,SMITH A T,HUGHES G J,et al. Targeting mitochondrial dysfunction with elamipretide[J]. Heart Fail Rev,2022,27(5):1925-1932.

[47] DOLINSKY V W,COLE L K,SPARAGNA G C,et al. Cardiac mitochondrial energy metabolism in heart failure:role of cardiolipin and sirtuins[J]. Biochim Biophys Acta,2016,1861(10):1544-1554.

[48] SONG J,FANG X,ZHOU K,et al. Sepsis-induced cardiac dysfunction and pathogenetic mechanisms (review)[J]. Mol Med Rep,2023,28(6):227.

[49] YOULE R J,NARENDRA D P. Mechanisms of mitophagy[J]. Nat Rev Mol Cell Biol,2011,12(1):9-14.

[50] XIAO B,DENG X,LIM G G Y,et al. Superoxide drives progression of Parkin/PINK1-dependent mitophagy following translocation of Parkin to mitochondria[J]. Cell Death Dis,2017,8(10):e3097.

[51] NGUYEN T N,PADMAN B S,LAZAROU M. Deciphering the molecular signals of PINK1/Parkin mitophagy[J]. Trends Cell Biol,2016,26(10):733-744.

[52] CHAN N C,SALAZAR A M,PHAM A H,et al. Broad activation of the ubiquitin-proteasome system by Parkin is critical for mitophagy[J]. Hum Mol Genet,2011,20(9):1726-1737.

[53] CHEN Y,DORN G W 2ND. PINK1-phosphorylated mitofusin 2 is a Parkin receptor for culling damaged mitochondria[J]. Science,2013,340(6131):471-475.

[54] QUILES J M,GUSTAFSSON A B. The role of mitochondrial fission in cardiovascular health and disease[J]. Nat Rev Cardiol,2022,19(11):723-736.

[55] SHIRAKABE A,ZHAI P,IKEDA Y,et al. Drp1-dependent mitochondrial autophagy plays a protective role against pressure overload-induced mitochondrial dysfunction and heart failure[J]. Circulation,2016,133(13):1249-1263.

[56] LIU X,SONG L,YU J,et al. Mdivi-1:a promising drug and its underlying mechanisms in the treatment of neurodegenerative diseases[J]. Histol Histopathol,2022,37(6):505-512.

[57] ROSDAH A A,ABBOTT B M,LANGENDORF C G,et al. A novel small molecule inhibitor of human Drp1[J]. Sci Rep,2022,12(1):21531.

[58] ZHANG W X,HE B M,WU Y,et al. Melatonin protects against sepsis-induced cardiac dysfunction by regulating apoptosis and autophagy via activation of SIRT1 in mice[J]. Life Sci,2019,217:8-15.

[59] KUBLI D A,GUSTAFSSON A B. Mitochondria and mitophagy:the Yin and Yang of cell death control[J]. Circ Res,2012,111(9):1208-1221.

[60] KOHLHAAS M,NICKEL A G,MAACK C. Mitochondrial energetics and calcium coupling in the heart[J]. J Physiol,2017,595(12):3753-3763.

26 脓毒症时发生泛凋亡细胞死亡的研究进展

1960年代首次提出细胞死亡的概念,它对生物体的发育和平衡维持至关重要。不同形式的细胞死亡在清除受损或过时细胞方面发挥着重要作用。越来越多的证据表明,各种类型的细胞死亡之间存在着广泛的联系,在抑制一种细胞死亡的同时,其他类型的细胞死亡会增强,形成此消彼长的整体调控现象。

脓毒症被定义为一种危及生命的综合征,是由于宿主对感染的反应失调引起的多器官功能障碍。最近的一份全球疾病负担报告显示,全世界每年新发近5 000万脓毒症病例。脓毒症的发生涉及多种机制,包括炎症、凝血激活、血管内皮功能障碍、补体系统激活和免疫抑制。以往的研究表明,脓毒症期间会出现细胞过度死亡,包括细胞焦亡、细胞凋亡和坏死性凋亡以及许多其他类型的程序性细胞死亡,从而导致多器官功能障碍和免疫抑制,这是脓毒症患者死亡率高的重要因素之一。

泛凋亡(panoptosis,PANoptosis)是一种炎症性程序性细胞死亡,具有细胞焦亡、细胞凋亡和坏死性凋亡的主要特征,由泛凋亡体(panoptosome,PANoptosome)激活。PANoptosis参与多种疾病的进展,如癌症、传染病、炎症性疾病以及神经退行性疾病。先前的研究表明,Z-DNA结合蛋白1(Z-DNA binding protein 1,ZBP1)、黑素瘤缺乏因子2(absent in melanoma,AIM2)、丝氨酸/苏氨酸蛋白激酶1(receptor-interacting serine/threonine protein kinase 1,RIPK1)和核苷酸结合结构域富含亮氨酸重复序列和含热蛋白结构域受体12(nucleotide-binding domain leucine-rich repeat and pyrin domain-containing receptor 12,NLRP12)在脓毒症中通过组装PANoptosome启动PANoptosis发挥作用,导致过度炎症反应和免疫抑制,靶向PANoptosis相关分子可显著改善脓毒症的预后,深入研究有助于揭示脓毒症的免疫病理过程。本综述重点阐明PANoptosis的启动途径以及在脓毒症中的作用,以期为开发新的治疗策略提供潜在靶点。

一、PANoptosis 概述

PANoptosis由Malireddi等于2019年首次提出,其术语来源于它结合了细胞焦亡(pyroptosis,"P")、细胞凋亡(apoptosis,"A")和坏死性凋亡(necroptosis,"N")的特征,然而,这三种细胞死亡方式在PANoptosis中都无法单独体现。此外,PANoptosome复合物是多种细胞内信号通路的汇聚点和激活平台,在特定条件下由多种蛋白质组装而成,其组装和激活对PANoptosis的发生至关重要。

(一)细胞焦亡、细胞凋亡和坏死性凋亡之间的相互关系

细胞焦亡、细胞凋亡和坏死性凋亡是程序性细胞死亡的三种主要形式。在病原体入侵或组织损伤后,炎症小体根据不同的模式体识别受体(pathogen recognizing receptor,PRR)传感器组装起来,PRR传感器(如NLRP3、NLRP1、NLRC4、Pyrin和AIM2)与凋亡相关斑点样蛋白(apoptosis-associated speck-like protein containing a CARD,ASC)结合并激活胱天蛋白酶1,胱天蛋白酶1裂解GSDMD蛋白,导致细胞膜上形成孔隙并释放细胞内容物,从而引发炎症反应。此外,脂多糖(lipopolysaccharide,LPS)可直接激活胱天蛋白酶4、胱天蛋白酶5和胱天蛋白酶11,从而裂解GSDMD蛋白,进而诱发焦亡和炎症反应。

细胞凋亡在很大程度上参与维持组织的平衡,清除受损或无用的细胞。细胞凋亡有内源性和外源性两种途径,内源性途径通常由线粒体介导,而外源性途径则涉及肿瘤坏死因子受体1(tumor necrosis factor receptor 1,TNFR1)和Fas受体。TNFR1和Fas受体的激活会激活胱天蛋白酶8,进而激活效应胱天蛋白酶3和胱天蛋白酶7,诱导细胞凋亡。此外,活化的胱天蛋白酶8还可通过BH3相互作用域死亡激动剂(BH3 interacting domain death agonist,BID)启动内源性凋亡。

坏死性凋亡是另一种死亡途径,它在细胞凋亡受到抑制时被激活,而不依赖于胱天蛋白酶8的活性。坏死性凋亡涉及多种信号蛋白,特别是肿瘤坏死因子-α(tumor necrosis factor-α,TNF-α)、胱天蛋白酶8、RIPK1、RIPK3和混合系列蛋白激酶样结构域(mixed lineage kinase domain-like,MLKL)。当胱天蛋白酶8的活性受到抑制时,细胞凋亡就会受阻,此时RIPK1与RIPK3相互作用形成坏死性凋亡

体,使 MLKL 磷酸化,而 MLKL 是坏死性凋亡的重要标志。

细胞焦亡、细胞凋亡和坏死性凋亡在机理上是不同的,但它们之间存在广泛的交叉和相互作用。研究表明,胱天蛋白酶 8 是关键的分子开关,在三种细胞死亡途径中发挥核心作用。作为细胞凋亡启动的胱天蛋白酶,胱天蛋白酶 8 在死亡受体途径中被激活,激活的胱天蛋白酶 8 还能裂解并激活 BID,启动内源性细胞凋亡。此外,胱天蛋白酶 8 还能裂解 RIPK1 和 RIPK3,从而抑制坏死性凋亡,但一旦胱天蛋白酶 8 的活性被抑制,MLKL 就会被磷酸化,诱导坏死性凋亡发生。在特定条件下,胱天蛋白酶 8 可直接裂解并激活 GSDMD,从而推动细胞凋亡,同时,胱天蛋白酶 8 也是细胞凋亡的效应胱天蛋白酶 3 的上游分子,而胱天蛋白酶

8 则通过胱天蛋白酶 3 诱导的 GSDMD 失活来限制焦亡的激活。胱天蛋白酶 1 是凋亡过程中的关键酶,它能裂解并激活执行凋亡的胱天蛋白酶 7。此外,作为焦亡的关键执行蛋白,GSDMD 介导线粒体损伤并诱导细胞色素 C 释放,激活胱天蛋白酶 3,进而启动内源性凋亡。

（二）PANoptosome 的组装

PANoptosome 是一个多蛋白复合体,包含了细胞焦亡、细胞凋亡和坏死性凋亡的关键元素,调控着 PANoptosis。PANoptosome 的组装由不同的 PRR 传感器和分子信号的级联反应启动,目前已发现 4 种不同的 PANoptosome 复合物（图 26-1）：ZBP1-PANoptosome、AIM2-PANoptosome、RIPK1-PANoptosome 和 NLRP12-PANoptosome。

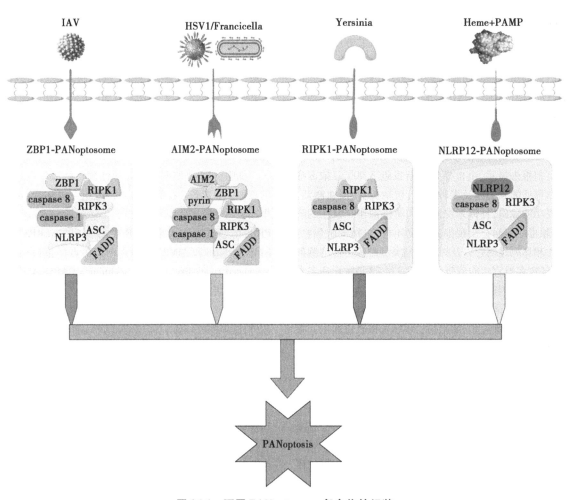

图 26-1 不同 PANoptosome 复合物的组装

IAV,甲型流感病毒;HSV1/Francicella,单纯疱疹病毒 1 型/弗朗西丝菌;Yersinia,耶尔森菌;Heme+PAMP,血红素+病原相关分子模式;ZBP1-PANoptosome,ZBP1-泛凋亡体;AIM2-PANoptosome,AIM2-泛凋亡体;RIPK1-PANoptosome,RIPK1-泛凋亡体;NLRP12-PANoptosome,NLRP12-泛凋亡体;caspase8,半胱天冬酶 8;RIPK3,受体相互作用蛋白激酶 3;ASC,凋亡相关斑点蛋白含有 caspase 募集结构域;NLRP3,NOD 样受体家族含 pyrin 结构域 3;FADD,Fas 相关死亡域蛋白;PANoptosis,泛凋亡。

1. ZBP1-PANoptosome　ZBP1 是一种先天性免疫传感器,其 N 端有两个 Zα 结构域,可识别病原体入侵产生的异常 Z-DNA 或 Z-RNA,进而激活 ZBP1,激活的 ZBP1 可触发一系列信号通路,包括产生 Ⅰ 型干扰素（interferon-Ⅰ,IFN-

Ⅰ）和激活 NF-κB,从而促进免疫反应。ZBP1 通过 RHIM 结构域与 RIPK1、RIPK3 及其他蛋白结合参与 PANoptosome 的组装,ZBP1-PANoptosome 由 ZBP1、NLRP3、RIPK1、RIPK3、胱天蛋白酶 1、胱天蛋白酶-8、Fas 相关死亡域蛋白

（Fas associated via death domain，FADD）和 ASC 组成。ZBP1-PANoptosome 能激活胱天蛋白酶 1，促进炎症介质 IL-1β、IL-18 的产生，诱导 PANooptosis，还能通过激活胱天蛋白酶 8、胱天蛋白酶 3、胱天蛋白酶 7 和 MLKL 通路触发 PANoptosis。Kuriakose 等在 2016 年首次发现，在甲型流感病毒（influenza A virus，IAV）感染过程中，ZBP1 会激活 NL-RP3 炎症小体，进而参与聚集 ZBP1-PANoptosome 推动 PANoptosis，缺乏 ZBP1 可消除 IAV 感染引起的 PANoptosis 和炎症。

2. AM2-PANoptosome　　AIM2 是一种先天性免疫传感器，可识别双链 DNA 并参与多种病原体的识别和免疫反应。在单纯疱疹病毒 1 型（herpes simplex virus 1，HSV-1）和弗朗西丝菌（francisella）感染期间，AIM2 被激活，形成 AIM2-PANoptosome 复合物，从而驱动 PANoptosis。AIM2-PANoptosome 复合体由 AIM2、Pyrin、ZBP1、ASC、胱天蛋白酶 1、胱天蛋白酶 8、RIPK3、RIPK1 和 FADD 组成，AIM2、Pyrin 和 ZBP1 是 AIM2-PANoptosome 的核心成分，AIM2 通过与 Pyrin 和 ZBP1 的协同作用增强炎症信号转导并推动细胞死亡。此外，缺失 AIM2 会导致 Pyrin 和 ZBP1 的表达减少，从而降低 AIM2-PANoptosome 复合物的形成和 PAN-optosis 的发生率。

3. RIPK1-PANoptosome　　RIPK1 是 RIPK 家族的重要成员，受多种酶和修饰的调节，其激酶活性在细胞程序性死亡中起着关键作用。RIPK 通过 C 端死亡结构域与其他含 DD 的蛋白相互作用，其同源二聚体激活 N 端激酶结构域，而中间结构域包含 RIHM，可与 RIPK3 和 ZBP1 结合。研究发现，转化生长因子-β 活化激酶 1（transforming growth fac-tor-beta activated kinase 1，TAK1）是 PANoptosis 的负调控因子，它以依赖 RIPK1 的方式阻止细胞焦亡、细胞凋亡和坏死性凋亡。当耶尔森菌感染持续存在时，RIPK1 与 RIPK3、胱天蛋白酶 8、ASC、FADD 和 NLRP3 形成 PANoptosome 复合物，耶尔森菌产生的 YopJ 蛋白可抑制 TAK1，从而阻断 NF-κB 和 MAPK 信号激活，驱动细胞死亡。然而，RIPK1-PANoptosome 的上游调控机制仍不确定，需要更多的研究来全面了解 PANoptosome 的组装和激活过程。

4. NLRP12-PANoptosome　　NLRP12 是 NLR 家族的一个神秘成员，在不同疾病中扮演着促炎或抗炎的双重角色。干扰素调节因子 1（interferon regulatory factor 1，IRF1）是多个 PANoptosome 组装过程中的关键角色，它通过 TLR2/4 信号激活来调节 NLRP12 的表达。研究发现，血红素与病原体相关分子模式（pathogen-associated molecular pattern，PAMP）如 LPS、Pam3CSK4 或促炎细胞因 TNF 结合可激活 NLRP12，NLRP12 参与炎症小体的激活以及 PANoptosome 的组装，其中 NLRP12 通过炎症小体促进 IL-1β 和 IL-18 的成熟，NLRP12-PANoptosome 通过胱天蛋白酶 8/RIPK3 途径驱动 PANoptosis。在溶血性疾病小鼠模型中，NLRP12-PANoptosome 的关键作用得到了进一步证实。

（三）PANoptosis 的调控

PANoptosis 作为一种复杂的细胞死亡途径，在激活炎症、细胞死亡及损伤相关分子模式（damage-associated mo-lecular pattern，DAMP）释放中扮演关键角色，调控炎症和肿瘤的发生。IRF1 是 PANoptosis 的关键上游调节因子，通过多重机制调控 PANoptosis。IRF1 通过诱导 PANoptosis 的发生抑制肿瘤的生长，而 IRF1 缺陷的小鼠肿瘤细胞过度增殖，这归因于 PANoptosis 的降低。IRF1 参与调节 JAK/STAT1 通路，从而调控 TNF-α 与 IFN-γ 共同诱导的 PANop-tosis，研究发现，当 HCT116 人类结肠癌细胞缺乏 IRF1 时，它们对由 TNF-α 和 IFN-γ 诱导的 PANoptosis 表现出耐药性。在小鼠巨噬细胞中，IRF1 作为关键调控因子，通过控制 Nos2 基因的表达来调节一氧化氮（nitric oxide，NO）的产生，这一过程对于触发 PANoptosis 细胞死亡途径至关重要。实验证据表明，通过 Nos2 敲除或添加 NO 抑制剂，可以有效抑制 TNF-α 和 IFN-γ 联合诱导的小鼠巨噬细胞凋亡。在流行性感冒病毒，如 IAV 感染后，IRF1 通过转录调控增加 ZBP1 蛋白的表达，缺乏 IRF1 的巨噬细胞诱导 ZBP1 表达的能力显著降低，导致 PANoptosis 减少。IFN 信号通路在调控 PANoptosis 中也发挥关键作用。在严重病毒性肺炎和小鼠肝炎病毒（mouse hepatitis virus，MHV）等感染期间，IFN 治疗能够上调 ZBP1 的表达，从而诱导 PANoptosis 和细胞因子释放。有趣的是，IRF1 在 AIM2 介导的 PANoptosis 中也可能发挥重要调节作用，证据表明，在新凶手弗朗西斯菌（F. novicida）感染时，IRF1 通过诱导鸟苷酸结合蛋白调节 AIM2 炎性小体。

二、PANoptosis 在脓毒症中的潜在作用

脓毒症是一种可导致多器官功能障碍的严重感染性疾病，其过程涉及多种细胞死亡机制的激活。随着对脓毒症中细胞死亡的具体机制和调控网络的探索，一个全面的 PANoptosis 概念正在形成，它揭示了不同细胞死亡类型之间的相互作用和相互影响。随着脓毒症细胞凋亡机制的阐明，人们可以更准确地了解脓毒症的病理生理过程，这将为脓毒症的治疗提供新的视角和思路。

越来越多的证据表明，细胞凋亡在脓毒症的发生发展中具有重要作用。Malireddi 等发现，致病性耶尔森菌可诱导严重的脓毒症。TAK1 通过调节 RIPK1 的激酶活性影响 PANoptosis，这表明 RIPK1 和 TAK1 可作为脓毒症的潜在治疗靶点。抑制 RIPK1 的 E3 泛素连接酶 cIAP1/2 可下调 RIPK1 的泛素化和磷酸化，减轻脓毒症诱导的肺损伤并降低炎症反应。干扰素基因刺激因子（stimulator of interferon gene，STING）通路的激活是脓毒症和脓毒症休克致病机制的重要阶段，可调节细胞死亡。熊去氧胆酸（ursodeoxychol-ic acid，UDCA）可减轻脓毒症诱导的肺损伤，并通过抑制 STING 通路阻碍 PANoptosis 来减轻炎症和氧化应激。脓毒症相关脑病（sepsis-associated encephalopathy，SAE）大鼠皮

质细胞中也存在 PANoptosis，TLR9 通过 p38 MAPK 信号通路触发 PANoptosis。在脓毒症急性肾损伤患者中，巨噬细胞、内皮细胞和肾小管上皮细胞参与了 PANoptosis，促进了疾病的进展，加剧了脓毒症炎症反应和组织损伤。有研究发现传统中药小柴胡汤通过抑制 ZBP1 及其下游的 PANoptosis 信号通路对脓毒症诱导的心肌病具有保护作用，为使用小柴胡汤治疗脓毒症诱导的心肌病提供了新的见解。此外，多种病毒如流行性感冒病毒、单纯疱疹病毒感染会导致脓毒症，这些病毒能触发核酸传感器如 ZBP1、AIM2 等，进而诱导 PANoptosis。这些核酸传感器在识别病毒核酸后，会组装成 PANoptosome 复合物，启动包括凋亡、焦亡和坏死性凋亡在内的多种细胞死亡程序。

弥散性血管内凝血（disseminated intravascular coagulation，DIC）是导致脓毒症患者高死亡率的重要原因，而血小板的活化起着关键作用。有研究表明，抑制神经损伤诱导蛋白1（nerve injury-induced protein 1，NINJ1）可减少血小板泛凋亡，延缓脓毒症 DIC 的发病。生物信息学分析表明，杨梅素（myricetin）可降低脓毒症中血小板的活化，抑制血小板 PANoptosis，改善 DIC。单细胞转录组测序分析发现，S100A8/A9hi 中性粒细胞特异性分布于脓毒症小鼠的肺组织中，S100A8/A9 的释放阻止了线粒体复合体 I 的完成，从而破坏了线粒体稳态，释放出 mtDNA，驱动 ZBP1 介导的 PANoptosis，导致炎症反应和急性肺损伤，S100A8/A9 抑制剂可减轻炎症反应和急性肺损伤。

对脓毒症数据库进行生物信息学分析，识别并验证了与 PANoptosis 相关的基因，这些基因可为脓毒症患者的治疗提供分子靶点，同时计算 PANscore，结果显示高 PANscore 组患者的预后明显优于低 PANscore 组，这表明 PANscore 是脓毒症患者预后的独立保护因素，为脓毒症患者的预后提供了科学依据。

三、小结与展望

脓毒症作为危及生命的全身炎症综合征，其发生过程涉及多种免疫细胞的大量死亡，最终导致免疫抑制，是患者死亡的重要原因。研究表明，多种细胞死亡发生于脓毒症过程中，随着不断深入研究，PANoptosis 作为一种新型的炎症性细胞死亡获得广泛关注。PANoptosis 包含细胞焦亡、凋亡以及坏死性凋亡的关键特性，在脓毒症的进展中起到了关键作用。PANoptosis 在脓毒症中的作用机制是一个复杂而重要的研究领域，目前初步揭示了 PANoptosis 涉及的一些关键蛋白和信号通路，PANoptosis 在脓毒症中的具体作用机制有待进一步挖掘。实验结果表明，通过特异性抑制剂或激活剂来调控 PANoptosis 的关键分子，可以实现对脓毒症病理生理过程的精准调控，以 PANoptosis 为靶点的药物研发将成为一个重要的方向，为脓毒症的治疗提供新的思路和方法。然而，目前的研究主要集中在细胞和动物模型上，未来可以重点关注临床研究，评估 PANoptosis 在脓

毒症临床进程中的意义，为脓毒症的诊断和治疗提供新的生物标志物和潜在靶点。

（张艳　李金宝）

参 考 文 献

[1] NEWTON K，STRASSER A，KAYAGAKI N，et al. Cell death[J]. Cell，2024，187（2）：235-256.

[2] NUNNALLY M E. Sepsis for the anaesthetist[J]. Br J Anaesth，2016，117（suppl 3）：iii44-iii51.

[3] RUDD K E，JOHNSON S C，AGESA K M，et al. Global，regional，and national sepsis incidence and mortality，1990-2017：analysis for the Global Burden of Disease Study[J]. Lancet，2020，395（10219）：200-211.

[4] IBA T，LEVI M，LEVY J H. Sepsis-induced coagulopathy and disseminated intravascular coagulation[J]. Semin Thromb Hemost，2020，46（1）：89-95.

[5] TORRES L K，PICKKERS P，VAN DER POLL T. Sepsis-induced immunosuppression[J]. Annu Rev Physiol，2022，84：157-181.

[6] MAHIDHARA R，BILLIAR T R. Apoptosis in sepsis[J]. Crit Care Med，2000，28（4 Suppl）：N105-N113.

[7] WANG Y，KANNEGANTI T D. From pyroptosis，apoptosis and necroptosis to PANoptosis：a mechanistic compendium of programmed cell death pathways[J]. Comput Struct Biotechnol J，2021，19：4641-4657.

[8] SUN X，YANG Y，MENG X，et al. PANoptosis：mechanisms，biology，and role in disease[J]. Immunol Rev，2024，321（1）：246-262.

[9] MALIREDDI R K S，KESAVARDHANA S，KANNEGANTI T D. ZBP1 and TAK1：master regulators of NLRP3 inflammasome/pyroptosis，apoptosis，and necroptosis（PANoptosis）[J]. Front Cell Infect Microbiol，2019，9：406.

[10] ROBINSON K S，TOH G A，FIRDAUS M J，et al. Diphtheria toxin activates ribotoxic stress and NLRP1 inflammasome-driven pyroptosis[J]. J Exp Med，2023，220（10）：e20230105.

[11] KAYAGAKI N，WONG M T，STOWE I B，et al. Noncanonical inflammasome activation by intracellular LPS independent of TLR4[J]. Science，2013，341（6151）：1246-1249.

[12] HU H，TIAN M，DING C，et al. The C/EBP homologous protein（CHOP）transcription factor functions in endoplasmic reticulum stress-induced apoptosis and microbial infection[J]. Front Immunol，2018，9：3083.

[13] HUANG K，ZHANG J，O'NEILL K L，et al. Cleavage by caspase 8 and mitochondrial membrane association activate the BH3-only protein bid during TRAIL-induced apoptosis[J]. J Biol Chem，2016，291（22）：11843-11851.

[14] SAULER M,BAZAN I S,LEE P J. Cell death in the lung:the apoptosis-necroptosis axis[J]. Annu Rev Physiol,2019,81:375-402.

[15] MORIWAKI K,CHAN F K M. Regulation of RIPK3-and RHIM-dependent necroptosis by the proteasome[J]. J Biol Chem,2016,291(11):5948-5959.

[16] LAMKANFI M,KANNEGANTI T D,VAN DAMME P,et al. Targeted peptide-centric proteomics reveals caspase-7 as a substrate of the caspase-1 inflammasomes[J]. Mol Cell Proteomics,2008,7(12):2350-2363.

[17] BROZ P,PELEGRÍN P,SHAO F. The gasdermins, a protein family executing cell death and inflammation [J]. Nat Rev Immunol,2020,20(3):143-157.

[18] SHARMA B R,KARKI R,RAJESH Y,et al. Immune regulator IRF1 contributes to ZBP1-, AIM2-, RIPK1-, and NLRP12-PANoptosome activation and inflammatory cell death(PANoptosis)[J]. J Biol Chem,2023,299(9):105141.

[19] KESAVARDHANA S,MALIREDDI R K S,BURTON A R,et al. The Zα2 domain of ZBP1 is a molecular switch regulating influenza-induced PANoptosis and perinatal lethality during development[J]. J Biol Chem,2020,295(24):8325-8330.

[20] CHRISTGEN S,ZHENG M,KESAVARDHANA S,et al. Identification of the PANoptosome:a molecular platform triggering pyroptosis, apoptosis, and necroptosis(PANoptosis)[J]. Front Cell Infect Microbiol,2020,10:237.

[21] QI Z,ZHU L,WANG K,et al. PANoptosis:emerging mechanisms and disease implications[J]. Life Sci,2023,333:122158.

[22] KURIAKOSE T,MAN S M,MALIREDDI R K S,et al. ZBP1/DAI is an innate sensor of influenza virus triggering the NLRP3 inflammasome and programmed cell death pathways[J]. Sci Immunol,2016,1(2):aag2045.

[23] LAMMERT C R,FROST E L,BELLINGER C E,et al. AIM2 inflammasome surveillance of DNA damage shapes neurodevelopment[J]. Nature,2020,580(7805):647-652.

[24] MAN S M,KARKI R,MALIREDDI R K S,et al. The transcription factor IRF1 and guanylate-binding proteins target activation of the AIM2 inflammasome by Francisella infection[J]. Nat Immunol,2015,16(5):467-475.

[25] GULLETT J M,TWEEDELL R E,KANNEGANTI T D. It's all in the PAN:crosstalk, plasticity, redundancies, switches, and interconnectedness encompassed by PANoptosis underlying the totality of cell death-associated biological effects[J]. Cells,2022,11(9):1495.

[26] LEE S,KARKI R,WANG Y,et al. AIM2 forms a complex with pyrin and ZBP1 to drive PANoptosis and host defence[J]. Nature,2021,597(7876):415-419.

[27] NEWTON K. RIPK1 and RIPK3:critical regulators of inflammation and cell death[J]. Trends Cell Biol,2015,25(6):347-353.

[28] DEGTEREV A,HITOMI J,GERMSCHEID M,et al. Identification of RIP1 kinase as a specific cellular target of necrostatins[J]. Nat Chem Biol,2008,4(5):313-321.

[29] ORNING P,WENG D,STARHEIM K,et al. Pathogen blockade of TAK1 triggers caspase-8-dependent cleavage of gasdermin D and cell death[J]. Science,2018,362(6418):1064-1069.

[30] MALIREDDI R K S,KESAVARDHANA S,KARKI R,et al. RIPK1 distinctly regulates Yersinia-induced inflammatory cell death, PANoptosis[J]. ImmunoHorizons,2020,4(12):789-796.

[31] SUNDARAM B,PANDIAN N,MALL R,et al. NLRP12-PANoptosome activates PANoptosis and pathology in response to heme and PAMPs[J]. Cell,2023,186(13):2783-2801.

[32] TWEEDELL R E,KANNEGANTI T D. NLRP12-PANoptosome in haemolytic, infectious and inflammatory diseases[J]. Clin Transl Med,2023,13(9):e1409.

[33] KARKI R,SHARMA B R,LEE E,et al. Interferon regulatory factor 1 regulates PANoptosis to prevent colorectal cancer[J]. JCI Insight,2020,5(12):e136720.

[34] MALIREDDI R K S,KARKI R,SUNDARAM B,et al. Inflammatory cell death, PANoptosis, mediated by cytokines in diverse cancer lineages inhibits tumor growth[J]. ImmunoHorizons,2021,5(7):568-580.

[35] BLAISE G A,GAUVIN D,GANGAL M,et al. Nitric oxide, cell signaling and cell death[J]. Toxicol,2005,208(2):177-192.

[36] KURIAKOSE T,ZHENG M,NEALE G,et al. IRF1 is a transcriptional regulator of ZBP1 promoting NLRP3 inflammasome activation and cell death during influenza virus infection[J]. J Immunol,2018,200(4):1489-1495.

[37] JIANG Y,GAO S,CHEN Z,et al. Pyroptosis in septic lung injury:interactions with other types of cell death[J]. Biomed Pharmacol,2023,169:115914.

[38] MALIREDDI R K S,GURUNG P,KESAVARDHANA S,et al. Innate immune priming in the absence of TAK1 drives RIPK1 kinase activity-independent pyroptosis, apoptosis, necroptosis, and inflammatory disease[J]. J Exp Med,2020,217(3):jem. 20191644.

[39] LIU X,LI Y,ZHANG W,et al. Inhibition of cIAP1/2 re-

duces RIPK1 phosphorylation in pulmonary endothelial cells and alleviates sepsis-induced lung injury and inflammatory response[J]. Immunol Res, 2024, 72 (4): 841-850.

[40] HE Y Q, DENG J L, ZHOU C C, et al. Ursodeoxycholic acid alleviates sepsis-induced lung injury by blocking PANoptosis via STING pathway[J]. Int Immunopharmacol, 2023, 125 (Pt B): 111161.

[41] ZHOU R, YING J, QIU X, et al. A new cell death program regulated by toll-like receptor 9 through p38 mitogen-activated protein kinase signaling pathway in a neonatal rat model with sepsis-associated encephalopathy [J]. Chin Med J, 2022, 135 (12): 1474-1485.

[42] WU Z, DENG J, ZHOU H, et al. Programmed cell death in sepsis-associated acute kidney injury[J]. Front Med, 2022, 9: 883028.

[43] WANG Y, FU X, SHANG Z, et al. In vivo and in vitro study on the regulatory mechanism of XiaoChaiHu decoction on PANoptosis in sepsis-induced cardiomyopathy [J]. J Ethnopharmacol, 2025, 336: 118740.

[44] ZHOU X, YU X, WAN C, et al. NINJ1 regulates platelet activation and PANoptosis in septic disseminated intravascular coagulation[J]. Int J Mol Sci, 2023, 24 (4): 4168.

[45] ZHOU X, XIN G, WAN C, et al. Myricetin reduces platelet PANoptosis in sepsis to delay disseminated intravascular coagulation[J]. Biochem Biophys Res Commun, 2024, 724: 150140.

[46] WANG Y, SHI Y, SHAO Y, et al. S100A8/A9[hi] neutrophils induce mitochondrial dysfunction and PANoptosis in endothelial cells via mitochondrial complex I deficiency during sepsis[J]. Cell Death Dis, 2024, 15 (6): 462.

[47] XU J, ZHU M, LUO P, et al. Machine learning screening and validation of PANoptosis-related gene signatures in sepsis[J]. J Inflamm Res, 2024, 17: 4765-4780.

[48] WANG X, WANG Z, GUO Z, et al. Exploring the role of different cell-death-related genes in sepsis diagnosis using a machine learning algorithm[J]. Int J Mol Sci, 2023, 24 (19): 14720.

27 肠道菌群失调与子痫前期发病机制的相关性研究

子痫前期(preeclampsia,PE)是妊娠期特有的疾病,发病率达 3% ~ 8%。PE 严重危及母婴生命健康。研究发现,肠道菌群失调可能与 PE 的发病相关。证据表明肠道菌群在 PE 治疗中作为潜在的生物标志物和预测因子发挥着关键作用。例如乳酸杆菌(Lactobacillus)、双歧杆菌(Bifidobacterium)等肠道有益菌有利于改善 PE 的症状。因此,调节肠道菌群功能可能存在治疗 PE 的潜在靶点。

一、肠道菌群的生理功能

肠道菌群是人体肠道正常的微生物,人体肠道菌群由大约 $1×10^{14}$ 种微生物组成,参与多个系统疾病的发生与发展。Yang 等发现妊娠期机体代谢功能发生变化,肠道菌群的构成和丰度随之改变,这会对母婴健康产生影响。妊娠期肠道菌群多样性的扩大是孕期普遍共有的现象。而 Crusell 等认为妊娠早期到妊娠晚期肠道菌群丰富度和多样性均下降,变形杆菌和放线菌增多。但 Gohir 等认为妊娠期肠道菌群的构成和比例并未发生明显变化。

二、PE 与肠道菌群

(一)PE 患者肠道菌群变化

研究表明,PE 的发生和发展可以导致孕妇肠道菌群发生改变。Mo 等回顾性研究发现 PE 患者孕早期已经存在较为明显的肠道菌群物种多样性下降,而其肠道菌群菌落丰度可能仍较为稳定。Zhang 等通过将 26 例 PE 患者与健康孕晚期孕妇的大便标本进行研究,发现 PE 患者肠道菌群的丰富度及多样性显著降低。在门水平上,变形菌门等致病菌的丰度增加,厚壁菌门等有益菌的丰度降低;在属水平上,梭菌属(Clostridia)、梭杆菌属(Fusobacterium)、福涅拉氏菌属(Fournierella)、普雷沃氏菌属(Prevotella)等致病菌的丰度增加,而柔嫩梭菌属(Faecalibacterium)、双歧杆菌属(Bifidobacterium)等有益菌的丰度降低。此外,多项研究显示 PE 患者肠道菌群的 α 多样性下降,β 多样性具有差异性。所以,PE 患者肠道菌群的多样性确实存在显著降低的

现象,可能与 PE 的发病机制存在着一定的关联。

(二)肠道菌群失调在 PE 患者发病机制中的作用

肠道菌群失调可引起一系列代谢性疾病,进而也可导致机体发生一系列变化,包括肠道屏障紊乱、细菌移位、机体炎症反应、机体免疫反应、氧化应激反应、抗血管生成反应及 p38 MAPK 信号通路激活等。

1. 代谢作用 肠道菌群代谢产生的主要活性物质是短链脂肪酸(short-chain fatty acid,SCFA),SCFA 包括乙酸、丙酸及丁酸等。Zhao 等发现 SCFA 主要通过激活跨膜 G 蛋白偶联受体参与血压调节,其中乙酸和丁酸可以通过恢复辅助性 T 细胞 17(helper T cell 17,Th17)/调节性 T 细胞(regulatory T cell,Treg)失衡和减轻动脉炎症来改善血管内皮功能。Zhang 等通过建立脂多糖(lipopolysaccharide,LPS)诱导的 PH 大鼠模型,发现丁酸盐直接影响血压调节。Li 等研究报道称丁酸盐可以通过减少胎盘抗血管生成因子和可溶性内皮糖蛋白并且增加血管生成因子例如胎盘生长因子来改善 PE 大鼠的高血压和蛋白尿,从而减轻 PE 的症状。Chen 等发现 PE 组中乙酸、丙酸及异丁酸的敏感性和特异性均较高。肠道菌群失调会使以上这些代谢过程受到影响,SCFA 合成减少,从而诱发免疫失衡、参与全身炎症反应、造成氧化应激过度以及影响糖脂代谢和血管内皮细胞的正常功能,导致 PE 的出现。研究发现肠道菌群失调使 SCFA 合成减少,出现肠黏膜屏障受到破坏,进而导致有害微生物释放的毒素易被吸收入血,引起机体过度的氧化应激和炎症反应,参与 PE 的发生发展。益生菌和 SCFA 可以帮助孕妇维持肠道屏障功能,通过抗炎和抗氧化作用维持细胞稳态,预防病原菌迁移引起的胎盘炎症,从而降低 PE 风险。

所以,肠道菌群代谢产生的 SCFA 能够在一定程度上改善 PE 的症状,减轻发生 PE 的风险,对于未来的研究具有一定的参考价值。

2. 炎症免疫反应 肠道内的多种正常菌群,如梭状芽孢杆菌(Clostridium)和拟杆菌(Bacteroid)等,可通过转化生长因子-β(transforming growth factor-β,TGF-β)信号转导通路对机体细胞免疫发挥调节作用。具体机制包括:①TGF-

β 通过抑制白细胞介素-12 受体（interleukin-12 receptor，IL-12R）升高，起到下调辅助性 T 细胞（helper T cell，Th）免疫反应、调节 Th1/Th2 平衡的作用；②T 细胞通过分泌白细胞介素-10（interleukin-10，IL-10）产生发挥抗炎作用；③Treg 表面的 Toll 样受体 2（Toll-like receptor 2，TLR2）可以抑制 Th17 细胞应答，从而发挥细胞免疫作用。肠道内定植的梭状芽孢杆菌可通过提高体内 TGF-β 水平，发挥 Treg 样作用。拟杆菌利用纤维合成多聚糖，进而调节 T 细胞分泌 IL-10 发挥抗炎作用，其中脆弱拟杆菌（Bacteroides frigilis）可通过活化荚膜多糖 A 以诱导 IL-10 产生，发挥抗炎作用，并能通过 Treg 表面的 TLR2 途径抑制 Th17 细胞应答，发挥细胞免疫作用。

随着深入研究，发现肠道菌群可以通过调节炎症因子、细胞因子和 T 细胞的增殖分化，从而影响炎症免疫过度激活，进而诱发 PE。Aggarwal 等对胎盘组织进行了免疫组织化学分析得出 TLR 与缺氧信号通路相互关联导致 PE 发病。Xie 等发现肠道屏障功能受损导致细菌移位及产生更多的 LPS 进入血液，LPS 可通过 TLR 信号转导和细胞因子的释放来激活胎盘炎症反应，导致滋养层侵袭缺陷和螺旋动脉重塑，从而促进 PE 的发生发展。Tang 等通过 16S rRNA 测序和基于重建未观测状态的群落系统发育调查（phylogenetic investigation of communities by reconstruction of unobserved states，PICRUSt）通路分析，得出肠道菌群失调可导致 PE 患者肠道中梭杆菌属（Fusobacterium）增加，通过 lncRNA BC030099/NF-κB 通路促进 HTR-8/滋养层细胞增殖、侵袭和迁移，并且调节巨噬细胞和滋养层细胞，进而诱发免疫反应，破坏肠道上皮细胞，导致肠道渗漏和细菌移位，从而促进 PE 的发生。Ma 等发现补充维生素 D 可以增加肠道有益菌群的丰富度，抑制 TLR4/MYD88/NF-κB 通路使 LPS 诱导的炎症因子水平正常化，从而改善 PE 的症状，有效抵抗 PE 的发生发展。所以，维生素 D 介导的微生物机制可能是 PE 的潜在治疗靶点。

另外，Jin 等发现肠道有益菌：阿克曼氏菌（Akkermansia）及其代谢产物丙酸盐或丁酸盐通过促进胎盘床上巨噬细胞的自噬和 M2 极化，显著缓解了 PE 大鼠的症状，从而抑制了炎症并改善了螺旋动脉的复发。Eghbal-Fard 等研究发现，Treg/Th17 失衡加剧了胎盘的炎症反应，使得炎症因子增多，进而引起胎盘氧化应激和血管功能障碍，最终导致母体对胎儿的排斥反应和高血压的发展。

肠道菌群失调通过一系列炎症免疫反应诱发 PE 的相关研究有待后续进一步发现和探讨。

3. 抗血管生成反应　肠道菌群与血管内皮细胞功能之间可能存在联系。肠道菌群紊乱可促使内皮细胞损伤，并通过自身或代谢产物引起胎盘局部炎症和全身炎性反应，促使孕妇血压升高。Phipps 等研究发现胎盘释放的抗血管生成蛋白在 PE 发展中起致病作用，并且提供了通过减少血管损伤来治疗 PE 的新策略。

补充益生菌调节肠道菌群紊乱可能对 PE 的预防具有一定作用。肠道益生菌如双歧杆菌和乳酸杆菌可以通过蛋白水解和发酵作用，进而抑制血管紧张素转换酶活性，从而有效降低血压。Sun 等通过肠道益生菌的干预可使肠球菌（Enterococcus）等致病菌减少，改善肠道屏障功能，从而减轻血管内皮损伤。Sun 等还认为经益生菌治疗的 PE 大鼠肠道菌群定植能力明显增加，导致内皮素-1（endothelin-1，ET-1）水平降低，一氧化氮水平增高，在一定程度上减轻了血管内皮细胞损伤，降低血管通透性，从而改善 PE 的症状。

4. 氧化应激反应　Zhao 等通过动物研究表明，使用表没食子儿茶素没食子酸酯（epigallocatechin gallate，EGCG）和白藜芦醇等抗氧化剂有利于提高硝苯地平的疗效，以及减少硝苯地平所需剂量，显著改善高血压和蛋白尿，使其达到正常水平。Huang 等研究表明，氧化应激可通过损害脂质、蛋白质和 DNA 而导致胎盘过早衰老，并且还可触发胎盘因子的分泌，导致炎症反应增强和血管内皮功能障碍，最终引发 PE。而抗氧化剂葛根素可通过上调 Nrf2 通路和提高抗氧化因子水平来有效减轻氧化损伤，减轻 PE 症状。

三、展望

肠道菌群改变引起了代谢紊乱和炎症免疫反应，从而参与了 PE 发病，但是目前所得进展仍有待深层次的研究和探索。接下来的研究可以以寻找与肠道菌群失调相关而导致 PE 发病的具体通路为重点，抓住关键靶点，通过研究靶向药物来进一步改善肠道菌群失调对于 PE 患者的影响，比如调节肠道菌群是目前治疗与预防 PE 的有效方法，补充微生态调节剂能够有效改善肠道菌群紊乱，进而降低 PE 的发病率。Song 等研究发现，补充益生元可通过促进双歧杆菌和乳酸杆菌等有益菌生长而达到治疗 PE 的目的；Ma 等研究发现，补充维生素 D 可以增加肠道有益菌群的数量进而改善 PE 的症状；Brantsaeter 等研究发现，摄入含有益菌的酸奶能够有助于改善全身炎症反应状态进而降低 PE 的发生发展；Li 等研究发现，摄入含双歧杆菌的乳制品有助于降低 PE 发病率，以便将来能够为母婴健康提供更良好的医疗保障。

（马文卓　王蕊　王天龙　张青林）

参 考 文 献

［1］ LI P，WANG H，GUO L，et al. Association between gut microbiota and preeclampsia-eclampsia：a two-sample Mendelian randomization study［J］. BMC Med，2022，20（1）：443.

［2］ 谢艳艳，杜楠，姚延娇，等. 子痫前期与肠道菌群相关性的研究进展［J］. 中国妇产科临床杂志，2021，22（1）：103-105.

［3］ 杨玥. 子痫前期对母婴肠道菌群影响的研究进展［J］. 中国当代儿科杂志，2022，24（1）：102-107.

［4］ CRUSELL M，HANSEN T H，NIELSEN T，et al. Gestational diabetes is associated with change in the gut microbiota composition in third trimester of pregnancy and postpartum[J]. Microbiome, 2018, 6(1):89.

[5] GOHIR W, WHELAN F J, SURETTE M G, et al. Pregnancy-related changes in the maternal gut microbiota are dependent upon the mother's periconceptional diet[J]. Gut Microbes, 2015, 6(5):310-320.

[6] 莫蕾,钟萍. 孕早中期孕妇肠道菌群差异与子痫前期发病关系的研究[J]. 中国全科医学, 2022, 25(20):2489-2492.

[7] 张继薇,贾思慧,乔晶,等. 肠道菌群与子痫前期的相关性研究[J]. 中国医药导报, 2023, 20(13):58-62.

[8] ISHIMWE J A, AKINLEYE A, JOHNSON A C, et al. Gestational gut microbial remodeling is impaired in a rat model of preeclampsia superimposed on chronic hypertension [J]. Physiol Genomics, 2021, 53(3):125-136.

[9] CHANG Y, CHEN Y, ZHOU Q, et al. Short-chain fatty acids accompanying changes in the gut microbiome contribute to the development of hypertension in patients with preeclampsia[J]. Clin Sci, 2020, 134(2):289-302.

[10] 何胜悦,梁艳,马静静,等. 肠道菌群失调介导的细菌移位感染及 p38 MAPK 信号通路对子痫前期的影响[J]. 中华医院感染学杂志, 2023, 33(7):1085-1089.

[11] PHIPPS E A, THADHANI R, BENZING T, et al. Pre-eclampsia: pathogenesis, novel diagnostics and therapies [J]. Nat Rev Nephrol, 2019, 15(5):275-289.

[12] JUNG E, ROMERO R, YEO L, et al. The etiology of preeclampsia[J]. Am J Obstet Gynecol, 2022, 226(2S):S844-S866.

[13] AHMIAN E, RAHBAR SAADAT Y, HOSSEINIYAN KHATIBI S M, et al. Pre-Eclampsia: microbiota possibly playing a role[J]. Pharmacol Res, 2020, 155:104692.

[14] 赵诚,王伽略,赵扬玉. 肠道菌群与子痫前期相关性的研究进展[J]. 中华围产医学杂志, 2018, 21(7):479-482.

[15] CHEN S, LI J, REN S, et al. Expression and clinical significance of short-chain fatty acids in pregnancy complications [J]. Front Cell Infect Microbiol, 2023, 12:1071029.

[16] ZHAO Y, WANG B, ZHAO X, et al. The effect of gut microbiota dysbiosis on patients with preeclampsia[J]. Front Cell Infect Microbiol, 2023, 12:1022857.

[17] AGGARWAL R, JAIN A K, MEHTA V, et al. Amalgamation of Toll-like receptor and hypoxic signaling in etiology of preeclampsia[J]. Appl Immunohistochem Mol Morphol, 2023, 31(6):429-437.

[18] LIU J, YANG H, YIN Z, et al. Remodeling of the gut microbiota and structural shifts in preeclampsia patients in South China[J]. Eur J Clin Microbiol Infect Dis, 2017, 36(4):713-719.

[19] XIE F, TURVEY S E, WILLIAMS M A, et al. Toll-like receptor signaling and pre-eclampsia[J]. Am J Reprod Immunol, 2010, 63(1):7-16.

[20] TANG R, XIAO G, JIAN Y, et al. The gut microbiota dysbiosis in preeclampsia contributed to trophoblast cell proliferation, invasion, and migration via lncRNA BC030099/NF-κB pathway [J]. Mediators Inflamm, 2022, 2022:6367264.

[21] JIN J, GAO L, ZOU X, et al. Gut dysbiosis promotes preeclampsia by regulating macrophages and trophoblasts [J]. Circ Res, 2022, 131(6):492-506.

[22] MA Y, ZHANG Y, HE Q, et al. Vitamin D regulates microflora and ameliorates LPS-induced placental inflammation in rats[J]. Physiol Genomics, 2023, 55(7):286-296.

[23] EGHBAL-FARD S, YOUSEFI M, HEYDARLOU H, et al. The imbalance of Th17/Treg axis involved in the pathogenesis of preeclampsia[J]. J Cell Physiol, 2019, 234(4):5106-5116.

[24] 许燕姗,何泉金,胡吉霞. 子痫前期患者肠道菌群变化与炎症反应和血管内皮功能的相关性[J]. 中国微生态学杂志, 2024, 36(2):206-210.

[25] BRANTSAETER A L, MYHRE R, HAUGEN M, et al. Intake of probiotic food and risk of preeclampsia in primiparous women: the Norwegian Mother and Child Cohort Study[J]. Am J Epidemiol, 2011, 174(7):807-815.

[26] NORDQVIST M, JACOBSSON B, BRANTSAETER A L, et al. Timing of probiotic milk consumption during pregnancy and effects on the incidence of preeclampsia and preterm delivery: a prospective observational cohort study in Norway[J]. BMJ Open, 2018, 8(1):e018021.

[27] SUN B M, MENG L, LIU H, et al. Changes in intestinal flora in preeclampsia rats and effects of probiotics on their inflammation and blood pressure[J]. Eur Rev Med Pharmacol Sci, 2020, 24(19):10155-10161.

[28] HUANG L, LIU Z, WU P, et al. Puerariae lobatae Radix alleviates pre-eclampsia by remodeling gut microbiota and protecting the gut and placental barriers[J]. Nutrients, 2022, 14(23):5025.

[29] 宋秋瑾,钱晓红,陈骞. 肠道菌群与妊娠并发症相关性的研究进展[J]. 国际生殖健康/计划生育杂志, 2023, 42(5):409-413.

28 多组学分析和机器学习在肠缺血再灌注损伤机制研究中的应用

肠缺血再灌注(ischemia-reperfusion,IR)是一种常见的急危重症情况,常见于创伤、感染、休克和肠梗阻,以及体外循环、小肠移植及腹主动脉瘤开放手术等临床现象中。肠IR不仅导致肠损伤,还因肠道菌群失调和内毒素移位引发全身炎症反应及肠外多器官功能不全,具有较高的发病率和死亡率。因此,肠被视为多器官功能不全的启动器官。深入理解肠IR肠损伤的分子机制对于发现新的生物标志物和治疗靶点具有重大意义。近年来,组学技术及机器学习的应用在肠IR的研究中扮演了重要的角色,推动了肠IR机制研究的进展。

一、组学技术在肠IR损伤研究中的应用

组学技术包括转录组学(transcriptomics)、蛋白质组学(proteomics)、代谢组学(metabolomics)和宏基因组学(metagenomics)等,可提供从不同分子层面理解肠IR损伤的途径。转录组学技术通过高通量方法分析细胞或组织中产生的所有RNA转录本,描绘了细胞特异性基因表达特征,可揭示肠IR损伤分子机制中涉及的众多调控基因和信号通路。蛋白质组学研究样本中的全套蛋白质,为了解IR损伤的分子过程提供了功能上更相关的视角,代谢组学通过大规模研究生物样本中的代谢物,揭示了与肠IR相关的代谢途径和特定代谢物的变化。通过组学技术发现了肠IR损伤中差异表达的基因、蛋白质和代谢物,并探讨它们在病理过程中的作用,可以识别调控肠IR损伤的关键节点。近年来,微生物组学尤其是宏基因组学为了解肠道微生物群与肠IR损伤机制之间的关系提供了重要工具。代谢组学和微生物组学结合,极大推动了肠道菌群及其代谢产物在肠IR中的作用及机制的研究进展。

通过组学测序,寻找差异蛋白、差异基因、差异菌群和差异代谢产物等,可从中挑选感兴趣的蛋白、基因、菌群以及代谢产物做进一步研究。Kip等使用基于质谱的蛋白质组学方法,研究了人类小肠类器官低氧/复氧(hypoxia/reoxygenation,H/R)前后的蛋白质表达变化,发现小肠类器官可分化为具有增殖特性的肠隐窝样类器官以及富含肠上皮细胞和杯状细胞的绒毛样类器官。在H/R过程中与线粒体代谢和结构完整,以及免疫反应等过程有关的蛋白质在两种类器官中均发生显著改变:和蛋白质代谢、线粒体自噬途径以及氧化应激保护相关的蛋白质在隐窝样类器官中变化更为明显;而与细胞应激和细胞死亡相关的蛋白质在绒毛样类器官中变化更为显著。这个研究提示肠隐窝和绒毛在肠IR损伤中可能存在不同的分子机制。Yin等通过单细胞RNA测序(single cell RNA sequencing,scRNA-seq)技术对小鼠空肠进行分析,以识别不同类型的肠道细胞,并深入了解肠IR损伤过程中的细胞组成、变化趋势、时间异质性和机制。这项研究分析了46 716个细胞,可分为9种主要细胞群体亚型,研究还发现肠上皮细胞通过分泌Guca2b与干细胞、过渡放大细胞(transit amplify cell,TAC)、帕内特细胞(Paneth cell)和杯状细胞膜上的Gucy2c受体相互作用,引发细胞间通信。一种名为谷胱甘肽S-转移酶Mu 3(glutathione S-transferase Mu 3,GSTM3)的标志物通过在肠IR损伤期间调节MAPK信号通路,影响肠道黏膜屏障功能。这项研究通过单细胞组学揭示了肠道细胞异质性、细胞间通信以及GSTM3在肠IR损伤中作用的细胞基础,为肠IR损伤的防治提供了新的线索。

现代高通量组学测量平台能够快速且大量地测量生物样本中的各种组学数据,综合利用这些数据变得至关重要。多组学分析研究正逐渐成为生物医学研究的常规手段,通过整合基因组学、表观基因组学、转录组学、蛋白质组学、代谢组学及宏基因组学等数据,为理解健康和疾病中的关键生物学过程提供了全面信息。与传统的单组学研究相比,多组学方法通过整合不同层面的数据,提供了对生物过程更全面的视角,能够更精准地揭示分子层面的变化与表型特征之间的复杂联系。Dai等通过对大鼠的肠内容物和血液,以及脑、肝、心和甲状腺等肠外器官进行了代谢组学分析,观察到肠IR显著影响了大多数器官的代谢特征。肠内容物的代谢特征与其他器官的代谢特征之间的相关性最为显著。靶向代谢组学分析显示,肠IR导致肠道中的乙酰胆碱(acetylcholine,ACh)、5-氨基戊酸(5-aminopentanoic acid)、组胺(histamine)和鞘氨醇等几种神经递质或其中间体发生了显著变化,并与远处器官代谢改变具有显著相关性。通过宏基因组学分析,确定了肠 IR 对肠道微生物群的影响,并识别出了对肠道代谢物的变化,特别是神经递质变化至关重要的关键菌群,比如:大肠杆菌(*Escherichia coli*)、乳酸杆菌(*Lactobacillus*)中的 *lactobacillus johnsonii* 和 *lactobacillus sp ASF360* 等。这项多组学研究结果揭示了肠 IR 对大鼠多个器官代谢特征的影响,表明肠内容物在肠 IR 诱导的肠外器官损伤中扮演了关键角色,特别是肠道微生物群和神经递质在其中的作用。笔者课题组也通过微生物组学以及代谢组学技术,揭示了鼠乳杆菌以及辣椒素酯和米那普仑等肠道菌群代谢产物在肠 IR 肠损伤中的作用和机制。

由于不同组学技术和平台产生的数据格式、大小和质量存在差异,为了使数据具有可比性和一致性,需要进行适当的数据协调和标准化。同时,多组学数据集通常是高维的,包含许多变量或特征,分析这类数据往往需要采用降维技术来简化处理。加上生物系统极为复杂且动态变化,理解基因、蛋白质、代谢物和肠道微生物群之间的功能关系是相当复杂的,并且解释这些关系也很具有挑战性。

二、机器学习在肠 IR 损伤研究中的应用

使用机器学习算法建立疾病的预测模型、筛选诊断标志物是人工智能技术在科研及临床中的重要应用之一。Hou 等通过局部夹闭猪肠系膜血管建立肠 IR 损伤模型,使用数字显微镜获取缺血肠段表面的一系列图像,建立卷积神经网络(convolutional neural network,CNN)等深度学习模型可以客观、快速并准确地评估小肠的缺血再灌注损伤,证明了机器学习算法预测小肠 IR 损伤的可行性。

机器学习算法可以帮助整合和分析各种组学数据,在处理和解释组学数据中发挥着重要作用。机器学习算法擅长在多组学数据中识别与疾病相关的特征,而特征选择过程有助于减少数据维度,突出数据中的关键信息,提高结果的可理解性,有助于揭示组学数据与表型的相关性。Priya 等通过机器学习方法分析了结直肠癌(colorectal cancer,CRC)、炎症性肠病(inflammatory bowel disease,IBD)和肠易激综合征(irritable bowel syndrome,IBS)患者的结肠黏膜样本中的宿主转录组(*n* = 208)和肠道微生物组(*n* = 208)数据,揭示了肠道微生物与宿主基因之间的相关性,发现与胃肠道炎症、肠道屏障保护和能量代谢相关的一系列共同宿主基因和通路。如:与 IBD 中的肠道炎症和肿瘤发生有关的宿主基因 PTEN 诱导假定激酶 1(PTEN-induced putative kinase 1,PINK1)与柯林斯菌属(*Collinsella*)、消化链球菌科(*Peptostreptococcaceae*)和劳特氏菌属(*Blautia*)等微生物的丰度相关;调节肠道黏膜损伤和修复的宿主膜联蛋白 A1(annexin A1,ANXA1)基因在 CRC 和 IBD 中与拟杆菌目

(Bacteroidales)和消化链球菌科(Peptostreptococcaceae)等微生物的丰度相关;在肠上皮细胞中通过识别细菌脂多糖调节炎症反应的宿主基因 Toll 样受体 4(Toll-like receptor 4,TLR4)在 CRC 中与 GN02 相关,在 IBD 中与氨基酸球菌科(Acidaminococcaceae)相关。表明宿主基因可能在不同疾病中与不同的微生物群相关联,宿主基因-微生物组相互作用可能对疾病具有特异性。研究还发现某些肠道菌群,比如链球菌与 CRC、IBS 和 IBD 都有关联。表明这些微生物在不同的疾病中可以通过调节不同的宿主基因,以不同的机制影响宿主的病理生理过程。通过模式识别和预测建模,机器学习可以帮助研究者从复杂的组学数据中提取有意义的生物学信息,识别肠 IR 损伤的关键生物标志物和治疗靶点。使用多组学数据对机器学习模型进行训练,可以建立肠 IR 的预测模型,有望对患者进行风险分层和早期诊断,并提供个性化的治疗方案。

近年来,机器学习在综合多组学数据、筛选生物标志物、构建疾病风险及预后预测模型方面展现出巨大潜力。尽管部分机器学习模型(如深度学习模型)常因复杂性被视为"黑箱",但通过应用注意力机制、梯度归因技术和 Shapley 解释等方法,可以提高模型的可解释性,帮助理解各个因素对疾病风险的具体贡献。为了在临床实践中广泛应用,开发经济实用的生物标志物组合至关重要。这要求在设计新算法时,充分考虑如何有效利用多组学数据,以实现在不同资源条件下的可靠应用,同时降低模型的复杂性,减少过拟合,提高模型的泛化能力。此外,数据的广度和质量对提升机器学习模型的泛化能力至关重要。目前,肠 IR 研究的组学数据主要来源于实验动物,而来自临床患者的高质量数据相对不足。因此,从前瞻性临床研究中获取更多肠 IR 的组学数据,对于筛选有效的生物标志物和提高预测模型的准确性具有重要意义。

综上所述,利用机器学习等人工智能工具,对肠 IR 多种组学数据进行整合分析,对深入研究肠 IR 的分子机制以及寻找肠损伤的标志物有重要意义,未来的研究将集中在开发新的机器学习算法、提高模型的可解析性和泛化能力,以及将这些算法和模型应用于更大的多中心的前瞻性肠 IR 数据集,以实现更精确的肠 IR 预测和个性化治疗。

(陈晓东 刘克玄)

参 考 文 献

[1] KIP A M,SOONS Z,MOHREN R,et al. Proteomics analysis of human intestinal organoids during hypoxia and reoxygenation as a model to study ischemia-reperfusion injury[J]. Cell Death Dis,2021,12(1):95.

[2] YIN L,GAO M,XU L,et al. Single-cell analysis of cellular heterogeneity and interactions in the ischemia-reperfusion injured mouse intestine[J]. J Pharm Anal,2023,13(7):760-775.

[3] DAI D,DAI F,CHEN J,et al. Integrated multi-omics re-

veal important roles of gut contents in intestinal ischemia-reperfusion induced injuries in rats[J]. Commun Biol, 2022,5(1).

[4] HU J,DENG F,ZHAO B,et al. Lactobacillus murinus alleviate intestinal ischemia/reperfusion injury through promoting the release of interleukin-10 from M2 macrophages via Toll-like receptor 2 signaling[J]. Microbiome,2022, 10(1):38.

[5] DENG F,ZHAO B C,YANG X,et al. The gut microbiota metabolite capsiate promotes Gpx4 expression by activating TRPV1 to inhibit intestinal ischemia reperfusion-induced ferroptosis[J]. Gut Microbes,2021,13(1):1-21.

[6] DENG F,HU J J,LIN Z B,et al. Gut microbe-derived milnacipran enhances tolerance to gut ischemia/reperfusion injury[J]. Cell Rep Med,2023,4(3):100979.

[7] SHARMA A,LYSENKO A,JIA S,et al. Advances in AI and machine learning for predictive medicine[J]. J Hum Genet,2024,69(10):487-497.

[8] PRIYA S,BURNS M B,WARD T,et al. Identification of shared and disease-specific host gene-microbiome associations across human diseases using multi-omic integration [J]. Nat Microbiol,2022,7(6):780-795.

[9] OSIPOV A,NIKOLIC O,GERTYCH A,et al. The molecular twin artificial-intelligence platform integrates multi-omic data to predict outcomes for pancreatic adenocarcinoma patients[J]. Nat Cancer,2024,5(2):299-314.

29 光学显微成像技术在麻醉与脑研究中的应用

人类对脑的认识已从宏观的大体解剖迈向介观的细胞和微观分子物质水平。了解脑的功能及其现代观测技术是麻醉工作实践、科学研究和知识拓展的需要。多色标记技术的成熟使可视化大脑不同神经元及其投射成为可能。光学成像技术正是其与先进标记方法、切片和单神经元分辨等技术相结合，从而给出神经元网络高分辨率图像的新策略。

一、神经元的标记

脑成像的基础在于脑组织的主要成分神经元的标记。一百多年前，由 Golgi 发明并由 Ramony Cajal 改进的高尔基体银染法，将脑组织浸泡于重铬酸钾溶液与硝酸银溶液的混合液中。由于二者发生反应生成黑色的铬酸银沉淀从而显示了具有嗜银性的神经细胞。这是一种传统的稀疏标记、揭示突触分辨率下的单个神经元形态，且目前公认区分神经元形态最有效的方法之一。但由于染料的渗透速度较慢，脑组织均匀染色困难。深部脑组织在较短的穿透时间内无法很好染色，而如果采用较长的穿透时间，则浅表区域可能会过度染色，对不同的神经元类型没有特异性，即没有细胞类型信息。此外，染色方案、操作步骤、试剂选择和参数选择等都会影响最终的染色效果。这些不利因素均限制了传统的标记策略在全脑神经元网络成像中的应用。尽管为了针对某些分子、神经元及其投射，目前已开发出基于化学或遗传方式的特定标记方法，然而这些方法均较为复杂且需要花费更高的成本。进入 21 世纪以来不断发展的荧光标记技术以其良好的特异度和灵敏度极大地促进了光学显微成像技术在脑科学中的应用。化学染料如荧光团等毒素以及荧光蛋白和多肽毒素的融合，在大脑的不同区域内注射逆行和顺行示踪剂，对具有不同信息流模式的神经元投射实现了可视化标记。

在蓬勃发展的基因组时代，大量的遗传工具被应用于特异性标记。表达红色、绿色、黄色或青色荧光蛋白的转基因小鼠能够稀疏地标记整个轴突、树突和突结。此外，基因修饰的 Cre 转基因小鼠，结合免疫组织化学和原位杂交技术，也可以标记神经元的精细树突结构和轴突投射。此外，荧光蛋白可以通过病毒载体转染到神经元中，这个策略可以标记具有单突触和跨突触的特定细胞类型，并指示其顺行和逆行投射。在许多适用的病毒中，腺相关病毒作为顺逆行神经元投射示踪剂，具有低毒、安全且稳定的诸多优点，还可用于长轴突投射示踪标记，其特定遗传追踪方法的卓越进展和优势目前已被大量实验证实。此外，改良型的低毒狂犬病毒也被广泛用于神经元跨突触示踪，具有短时间内表达高丰度外源基因及标记效果稳定等优点。

然而，神经元标记仍面临核心挑战，即如何在完整保留神经元形态（包括胞体、复杂树突结构及远端投射末端）的前提下，实现稀疏且高亮度的荧光标记。过表达荧光蛋白又会破坏神经元的形态，稀疏标记则是要求仅标记少数神经元细胞，从而减少相邻神经元的干扰，并在后期三维重建时便于识别并区分神经元个体形态和追踪其投射。

二、样品制备

对神经元形态标记后，为了获得理想的全脑显微光学成像结果，必须在成像前对样品进行适当的准备，将其嵌入适当的支持介质中。固定可以防止样品制备过程中的自溶，避免组织精细结构形态可能发生的变化，从而使样品能够承受长时间的全脑数据采集。目前常用的组织固定方法有两种：浸泡和灌注。其中，浸泡固定法是将新鲜的组织长期浸泡在固定液中进行固定。目前常见的固定剂有以下 4 类，包括：①醛类：多聚甲醛和戊二醛等；②氧化剂：四氧化锇、高锰酸钾等；③醇类：甲醇、乙醇等；④其他：氯化汞、苦味酸等。这些固定剂中，醛类固定剂最有利于保持荧光强度，但其对微观结构的固定效果稍差；而 4% 多聚甲醛则是最常用的固定剂溶液，其次是混合不同比例的戊二醛或苦味酸的固定液。树脂等塑料包埋剂广泛用于大体积脑组织的包埋，其刚性优点有利于在切片机的辅助下进行对脑组织进行精细切片，然而，缺乏保持荧光的能力限制了它们的应用。不同的固定包埋试剂的优缺点不尽相同，很难做到面面俱到。大多数对于包埋剂的选择考虑，都集中在荧光保护、微观结构形态保护和减少样品制备时间上,未来需要对化学试剂的不断创新发展来弥补这些不足。

三、脑组织的光学显微成像

(一) 脑组织的透明成像(化学清除法)

近年来,许多光学透明化技术被发明,用来实现脑组织的透明化,使得显微镜的照明光可以穿过整个样本。透明化方法包括水相透明化法(solvent-based clearing,Scale)、化学试剂透明化法(chemical-based tissue clearing,CUBIC)、可见深度大脑(see deep brain,SeeDB)、三维成像的溶剂清除器官(3D imaging of solvent-cleared organs,3DISCO)和透明化技术(tissue clearing,ClearT),这些方法通过将大脑浸入透明试剂中使大脑变得透明。光片照明显微镜(light sheet microscopy,LSM),采用平行光进行侧面照明,仅照亮垂直于光学成像光路的薄层脑组织,因此,消除了来自离焦背景的光干扰。通过这种照明方案,可以通过移动样本或平移照明光束,使用宽视场成像并以高速率获取截面图像来实现对整个大脑样本的三维成像。

透明化方法对透明的完整小鼠大脑进行成像具有可以避免成像过程中的机械过程损伤的优势,而且宽视场LSM的成像速度比点扫描全脑显微光学成像技术快得多。然而,由于大脑完全透明仍然十分困难,即使是使用化学清除法,想要获得具有一致体素分辨率的全脑断层扫描成像仍然是一个巨大的挑战,这可能导致大脑深处某处的成像对比度和分辨率急剧下降。因此,LSM目前还不适用于区分和追踪轴突。

(二) 双光子激光成像法

实现深部脑光学成像的方法是在每一步成像前去除成像的脑组织。只需要对组织的表层进行成像,从而避免了光穿透深度带来的限制。光学切片方案用于抑制离焦背景的干扰。Tsai等提出了一种全光学组织学(all-optical histology,AOH)方法,使用放大的超短激光脉冲对组织进行激光消融,并与未放大脉冲的双光子激发激光成像相结合,实现这种样本的迭代消融与成像相互交替直到数据采集结束的方式。双光子激发成像可以深入脑组织,因此,通过在表面以下一定深度处成像,可以避免切片引起的表面粗糙度对图像质量的影响。当前双光子激发的点扫描串行成像方式决定了成像速度,每个全体积全脑数据集采集都需要连续运行至少数天,这对系统的稳定性提出了很高的要求。

(三) 荧光显微光学切片断层成像

2010年,我国学者骆清铭院士团队研发了一种集显微光学成像和切片于一体的全新组合仪器,以获得具有微米分辨率的整个小鼠大脑的显微光学切片断层成像(micro optical sectioning tomography,MOST)。第一代MOST技术采用切片和成像同时进行的方法,使用金刚石刀以1μm的厚度对树脂包埋的小鼠大脑样本进行连续切片,并同时对刀片上形成的超薄脑切片通过线扫描进行成像。通过外显照明实现超薄切片的高对比度吸收成像,逐层获得成像数据,直到整个大脑成像完成。荧光显微光学切片断层成像(fluorescence micro optical sectioning tomography,FMOST)通过结合一种用于维持荧光的新型树脂包埋方法,已经能够以1μm体素分辨率对荧光蛋白转基因小鼠的整个大脑进行成像,并且利用这种方法,首次实现了对长距离通路的细致且不间断追踪。

四、成像后的数据处理

光学显微成像系统所收集的海量全脑微观数据给数据处理和分析带来了挑战。目前全脑微观数据处理是从使用经典方法和深度学习算法开始进行去噪,然后利用切片之间的连续性,使用类似于视频压缩的编码器/解码器对数据进行压缩,大大减少数据量,保留足够的信息以供通过大脑区域分割、神经元投射分析和神经元形态重建来提取神经元形态信息。同时,可以通过非线性变换将收集到的数据注册到标准脑空间模板,以便以公平的方式对所有样本进行比较研究。

五、应用

(一) 大脑完整的细胞构筑

了解大脑的组织及其神经元分区对神经科学十分重要,全脑范围的光学显微成像本身就是一种捕捉脑组织细胞结构的方法,此外全脑细胞结构图的成像可以提供标准的细胞图谱,用于揭示某些脑区域或亚区域的基本特征。

(二) 神经元完整形态构筑及其分类

神经元亚型的多样性首先反映在它们形态学的多样性上,无论是在不同的大脑区域还是在相同的大脑区域,神经元形态的巨大变化都显示出了自然差异的丰富性,这一特点有助于神经元进行分类。虽然,目前形态学仍然被广泛认为是细胞类型定义的主要标准之一,但是,神经元亚型的精确分类标准仍存在争议。过去神经元形态学的成像主要使用传统的手动切片方法加上光学显微成像,随着技术的不断突破发展,全新的全脑光学显微成像技术的出现,使得能够更快速、更便利、更准确及更完整地获取大脑神经元的精细结构,有助于扩展当前的神经元形态数据库。比如,全脑显微光学断层扫描避免了传统组织学切片厚度有限且可能对神经元形态造成不可逆物理损伤的缺点,因此这种高分辨率全脑光学显微成像方式将能够获取单个神经元的完整三维形态。MOST就成功对高尔基染色的小鼠和大鼠整个大脑中的完整详细细胞形态进行了成像并重建。在此不得不提的是,对整个大脑中各种形状的神经元进行三维成像和重建,将有助于编纂新的形态学标准,从而对神经元进行更系统的分类。结合荧光标记的FMOST技术能够对单个神经元的长程投射或复杂形态中间神经元的完整形态进行成像和重建,其最大的优势在于,利用亚细胞成像分辨率可以区分和完全追踪完整大脑空间上稀疏标记的荧光样本的单个神经元轴突。基于此项技术的先进性，对单个神经元投射靶点和分子或生理特异性神经元的纤维分布模式可以进行进一步的系统和定量研究，这将有可能为大脑神经元网络提供最终的结构完美的布线图。

（三）细胞特异性分布

为了分析神经系统的信号组织和处理机制，首先要对特定细胞类型的空间分布进行界定划分。众多学者已经使用传统方法对特定神经元群体的分布进行了研究，如乙酰胆碱能神经元、多巴胺能神经元和5-羟色胺能神经元，然而这些研究仅局限于局部脑区。全脑光学显微成像技术的发展，有助于绘制细胞类型特异性的全脑分布模式图。在大体积水平上研究神经元的分布和特定连接，通过与转基因Cre 小鼠相结合，使用FMOST 系统成像，通过NeuronGPS 工具进行细胞体的自动检测，成功绘制了遗传特异性神经元类型的全脑细胞分布模式图。结合碘化丙啶（propidiumIodide，PI）染色获得的自动配准细胞结构图谱，可以在整个大脑水平上以3D方式获得定量的细胞分布数据。这些方法前所未有地展示了关于特定神经元类型的空间分布信息，这对于进一步理解中枢神经系统的功能是极具意义的。

（四）神经元投射输入输出图谱的构建

复杂的大脑功能是由许多相互连接的神经元细胞形成的神经回路来约束和定义的，因此，对大脑区域之间的长距离投射进行成像是大脑连接研究的最重要目标之一。结合荧光成像的FMOST 系统可以映射不同区域的神经回路，由此产生的回路网络图可以反映大脑中信息传递的途径和目标。通过结合顺逆行腺相关病毒（adeno-associated virus，AAV）标记和FMOST 全脑成像，可以实现对不同脑区的神经元投射模式进行成像。此外，通过结合双光子在体成像和质粒电转染技术可以实现单个功能定义的神经元的全脑投射重建。到目前为止，这项技术可以提供足够复杂的数据来描述小鼠大脑任意区域的神经回路。基于先进光学显微镜的自动化，目前对小鼠中尺度全脑范围神经解剖学连接的研究比传统的手动神经解剖学展现出了更大的优势，使得对神经回路的局部和远程连接有更全面的了解，这将有助于人们理解基本的大脑功能。

六、展望

光学成像技术已经经受了大量实验研究的考验，无数成果皆证明其优越性。多维信息的整合已然成为趋势。全脑光学显微成像技术近年来发展速度迅猛，在脑神经科学领域中展现出了广阔的应用潜力，比如细胞类型分类和投射组学等，其促进了以单神经元分辨率来获取神经解剖信息的进展。然而，在复杂的大脑中还有很多未知领域有待探索，获得一套完整的全脑三维数据集并不是一个简单的成像问题，还需要有效结合全脑样本标记、嵌入和海量图像数据处理技术。因此，为了更好地发展和推广全脑光学成

像技术，应同时加强样本标记、样品制备、光学成像和图像处理等步骤。在成像过程中，标记神经元胞体发出的光比它们的轴突和树突要多得多。为了减少来自胞体的高强度光的影响，神经元必须稀疏地标记，而轴突和树突还必须包含稳定的高强度荧光。因此，开发具有更好的特异性、可控表达和更强信号的样本标记方法，对于提高信号源图像的质量具有重要意义。

（张励才 严尧）

参 考 文 献

[1] YANG L, HAN B, ZHANG Z, et al. Extracellular vesicle-mediated delivery of circular RNA SCMH1 promotes functional recovery in rodent and nonhuman primate ischemic stroke models[J]. Circ, 2020, 142(6): 556-574.

[2] MIYAMICHI K, AMAT F, MOUSSAVI F, et al. Cortical representations of olfactory input by trans-synaptic tracing [J]. Nat, 2011, 472(7342): 191-196.

[3] ZINGG B, HINTIRYAN H, GOU L, et al. Neural networks of the mouse neocortex[J]. Cell, 2014, 156(5): 1096-1111.

[4] WANG X, TUCCIARONE J, JIANG S, et al. Genetic single neuron anatomy reveals fine granularity of cortical axo-axonic cells[J]. Cell Rep, 2019, 26(11): 3145-3159.

[5] MADISEN L, ZWINGMAN T A, SUNKIN S M, et al. A robust and high-throughput Cre reporting and characterization system for the whole mouse brain[J]. Nat Neurosci, 2010, 13(1): 133-140.

[6] YU H, MIAO W, JI E, et al. Social touch-like tactile stimulation activates a tachykinin 1-oxytocin pathway to promote social interactions[J]. Neuron, 2022, 110(6): 1051-1067.

[7] WANG X, XIONG H, LIU Y, et al. Chemical sectioning fluorescence tomography: high-throughput, high-contrast, multicolor, whole-brain imaging at subcellular resolution [J]. Cell Rep, 2021, 34(5): 108709.

[8] LIU Q, WU Y, WANG H, et al. Viral tools for neural circuit tracing [J]. Neurosci Bull, 2022, 38(12): 1508-1518.

[9] SHI G, GUAN C, CHEN L, et al. Optical imaging in brainsmatics[J]. Photonics, 2019, 6(3): 98.

[10] TAINAKA K, KUBOTA S I, SUYAMA T Q, et al. Whole-body imaging with single-cell resolution by tissue decolorization[J]. Cell, 2014, 159(4): 911-924.

[11] MIKULA S, DENK W. High-resolution whole-brain staining for electron microscopic circuit reconstruction[J]. Nat Methods, 2015, 12(6): 541-546.

[12] BELLE M, GODEFROY D, COULY G, et al. Tridimensional visualization and analysis of early human develop-

ment[J]. Cell,2017,169(1):161-173.

[13] KUSSER K L,RANDALL T D. Simultaneous detection of EGFP and cell surface markers by fluorescence microscopy in lymphoid tissues[J]. J Histochem Cytochem, 2003,51(1):5-14.

[14] HAMA H,KUROKAWA H,KAWANO H,et al. Scale:a chemical approach for fluorescence imaging and reconstruction of transparent mouse brain[J]. Nat Neurosci, 2011,14(11):1481-1488.

[15] SUSAKI E A,TAINAKA K,PERRIN D,et al. Wholebrain imaging with single-cell resolution using chemical cocktails and computational analysis[J]. Cell,2014,157 (3):726-739.

[16] KE M T,FUJIMOTO S,IMAI T. SeeDB:a simple and morphology-preserving optical clearing agent for neuronal circuit reconstruction[J]. Nat Neurosci, 2013, 16(8): 1154-1161.

[17] ERTURK A, LAFKAS D, CHALOUNI C. Imaging cleared intact biological systems at a cellular level by 3DISCO[J]. J Vis Exp,2014(89):51382.

[18] KUWAJIMA T, SITKO A A, BHANSALI P, et al. ClearT:a detergent-and solvent-free clearing method for neuronal and non-neuronal tissue [J]. Development, 2013,140(6):1364-1368.

[19] CHEN B,CHANG B J,ROUDOT P,et al. Resolution doubling in light-sheet microscopy via oblique plane structured illumination[J]. Nat Methods,2022,19(11): 1419-1426.

[20] TSAI P S,FRIEDMAN B,IFARRAGUERRI A I,et al. All-optical histology using ultrashort laser pulses [J]. Neuron,2003,39(1):27-41.

[21] LI A,GONG H,ZHANG B,et al. Micro-optical sectioning tomography to obtain a high-resolution atlas of the mouse brain [J]. Science, 2010, 330 (6009): 1404- 1408.

[22] MALIK W Q,SCHUMMERS J,SUR M,et al. Denoising two-photon calcium imaging data[J]. PLoS One,2011,6 (6):e20490.

[23] LI R,ZENG T,PENG H,et al. Deep learning segmenta-

tion of optical microscopy images improves 3-D neuron reconstruction[J]. IEEE Trans Med Imaging, 2017, 36 (7):1533-1541.

[24] SVOBODA K. The past, present, and future of single neuron reconstruction [J]. Neuroinformatics, 2011, 9 (2/3):97-98.

[25] DE FELIPE J, LOPEZ-CRUZ P L, BENAVIDES-PICCIONE R,et al. New insights into the classification and nomenclature of cortical GABAergic interneurons[J]. Nat Rev Neurosci,2013,14(3):202-216.

[26] ARMSTRONG D M,SAPER C B,LEVEY A I,et al. Distribution of cholinergic neurons in rat brain:demonstrated by the immunocytochemical localization of choline acetyltransferase[J]. J Comp Neurol,1983,216(1):53- 68.

[27] BJORKLUND A,DUNNETT S B. Dopamine neuron systems in the brain:an update[J]. Trends Neurosci,2007, 30(5):194-202.

[28] RUSSO S J,NESTLER E J. The brain reward circuitry in mood disorders [J]. Nat Rev Neurosci, 2013, 14 (9): 609-625.

[29] QUAN T,ZHENG T,YANG Z,et al. NeuroGPS:automated localization of neurons for brain circuits using L1 minimization model[J]. Sci Rep,2013,3:1414.

[30] ZHANG C,YAN C,REN M,et al. A platform for stereological quantitative analysis of the brain-wide distribution of type-specific neurons [J]. Sci Rep, 2017, 7 (1): 14334.

[31] PENG J,LONG B,YUAN J,et al. A quantitative analysis of the distribution of CRH neurons in whole mouse brain [J]. Front Neuroanat,2017,11:63.

[32] FENG Q,AN S,WANG R,et al. Whole-brain reconstruction of neurons in the ventral pallidum reveals diverse projection patterns [J]. Front Neuroanat, 2021, 15: 801354.

[33] WANG M,LIU K,PAN J,et al. Brain-wide projection reconstruction of single functionally defined neurons[J]. Nat Commun,2022,13(1):1531.

30 生姜源性外泌体样纳米颗粒及其应用研究进展

生姜来自姜科植物的新鲜根茎,是典型的药食同源的中药植物。中医传统理论认为,生姜能治疗风寒感冒、胃寒呕吐、肺寒咳嗽及鱼蟹中毒等。现代药理学认为,生姜含有姜酚、姜烯酚和姜烯酮等挥发油,具有增进食欲、改善胃肠功能、抗炎、抗氧化和抗病原微生物等功效。植物源性外泌体样纳米颗粒(plant-derived exosome-like nanoparticles,PELN)是植物细胞分泌的纳米级小囊泡,内含植物活性成分、微 RNA(microRNA,miRNA)和蛋白质等物质,参与细胞间通信,介导"跨界干预"。2014 年张皇阁团队首次提取生姜源性外泌体样纳米颗粒(ginger-derived exosome-like nanoparticles,GELN),之后研究者们对其生物特性进行系列探索,发现 GELN 能调节肠道菌群、抗炎、抗癌、抗感染、预防 2 型糖尿病或成为工程化递药载体。现对近年的相关研究作如下综述,为传统植物型中药的二次开发和创新突破提供新思路。

一、分离纯化方法

目前分离纯化 GELN 的方法包括:差速离心法、蔗糖密度梯度离心法、碘克沙醇垫液离心法、聚乙二醇(polyethylene glycol,PEG)沉淀法和试剂盒法。

(一)差速离心法

差速离心是分离 GELN 最常用的方法。捣碎生姜成汁,经低速(3 000g,20min)和高速(10 000g,40min)离心去除纤维和细胞碎片,再经超速(150 000g,2h)离心沉淀 GELN,但大小相似的蛋白聚合物和其他囊泡也会随之沉淀。这说明差速离心只能获得 GELN 粗提物,需要改进方法来提高 GELN 分离纯度。研究表明,连续超速离心 2h 所得 GELN 的粒径为(70.09±19.24)nm,Zeta 电位为(-27.70±12.20)mV,而分两次超速离心,每次 1h,所得 GELN 的平均粒径为 238.3nm,平均 Zeta 电位为-13mV。以上研究说明,连续长时间超速离心会破坏 GELN 完整性,需要改进方法来提高 GELNs 分离质量。

(二)蔗糖密度梯度离心法

不同颗粒在离心力作用下会在密度梯度介质的不同位置富集,而富含脂质的 GELN 会在密度为 1.12~1.18g/ml 蔗糖溶液中聚集,与其他杂质颗粒分开。基于此原理,将 GELN 粗提物置于由上至下浓度依次升高(8%、30%、45% 及 60%)的蔗糖溶液顶部,超速离心 2h,收集 8%~30% 和 30%~45% 对应的液体层,所得 GELN 的平均粒径为 292.5nm 和 231.6nm,数量为(0.2~1.0)×10^{12}/g,蛋白含量为 20~100mg/kg。以上说明,蔗糖密度梯度离心法可提高 GELN 的产量和纯度。

(三)碘克沙醇垫液离心法

在离心管底部铺一薄层高密度、低黏度等渗材料,如碘克沙醇,超速离心时起到缓冲作用,利于维持 GELN 完整性,减少其聚集。Li 等在离心管底部滴加 60% 碘克沙醇溶液 200μl 作为等渗缓冲垫,与常规超速离心比较(1.78μg/ml 姜汁),此法分离 GELN 的产量更高(5.76μg/ml 姜汁),膜结构完整,背景干净无杂质。以上说明,此法能减少 GELN 在分离过程中的破坏,改善其提取质量。

(四)PEG 沉淀法

PEG 亲水性强,会抢夺 GELN 周围水分子使其脱水而发生聚集,低速离心下被沉淀。前述差速离心所得 GELN 粗提取物分别与分子量 4000、6000、8000 的 PEG 共孵育、离心,PEG 6000 分离 GELN 的产量最高,蛋白含量为 2~3.8g/kg,其形态和生化特征与差速离心提取的 GELN 相似,但费用却便宜 5~10 倍。将孵育环境 pH 调至 5,PEG 6000 聚集 GELN 的效率会提高 4~5 倍。由此可见,PEG 沉淀法简单、经济,适合大批量分离 GELNs。

(五)试剂盒法

目前只有一项研究采用商业化试剂盒来分离纯化 GELN。将 GELN 粗提取物与试剂混匀、孵育、离心,进而提纯 GELN。实践证明,此法操作简单,但纯化机制不明。

二、稳定性

GELN 稳定性是其储存和运输的重要因素。GELN 被脂质双分子层包裹,对环境温度、pH 和渗透压等较敏感。

研究发现,GELN 在 4℃ 保存 25d 仍非常稳定,粒径和 Zeta 电位保持不变;GELN 保存在 -80℃,其性能与新鲜提取的一样,仍能抑制核苷酸结合结构域富含亮氨酸重复序列和含热蛋白结构域受体 3(nucleotide-binding domain leucine-rich repeat and pyrin domain-containing receptor 3,NLRP3)炎症小体。然而,GELN 能否在液氮中长期保存及采用何种保存液与保存条件有待进一步研究。

GELN 生理稳定性是其生物应用的关键因素。口服是 GELN 最常用的给药途径,其在胃肠道的稳定性备受关注。将 GELN 依次置入类胃溶液(pH 2.0)和类小肠溶液(pH 6.5)模拟胃肠道生理环境,发现其粒径在类胃溶液和类小肠溶液中会轻度增大或缩小。研究表明,GELN 在中性磷酸盐缓冲液和类小肠溶液中的表面电荷分别为 -14.2mV 和 -7.3mV,而在类胃溶液中的表面电荷为 0.26mV,因此,GELN 由储存环境被口服进入胃,Zeta 电位从负电荷变为正电荷,进入小肠后又恢复为负电荷。由此说明,GELN 在胃肠道中较稳定。

三、活性成分

GELN 含有许多药物活性成分,除 PELN 共有的脂质、miRNA 和蛋白质,还有其特有的活性成分姜辣素。

(一)脂质

GELN 是脂质双分子层包绕的球形小体,膜脂质以磷脂酸为主(约 40%),其次是双半乳糖甘油二酯(30%~40%)和单半乳糖甘油二酯(约 20%),磷脂酰胆碱和磷脂酰丝氨酸的含量极低。GELN 脂质双分子层具有流动性和黏附性,膜磷脂酸亦能促进细胞摄取 GELN,因此,相比游离的姜辣素,GELN 可靶向附着结肠上皮细胞与巨噬细胞,并将其包载的姜辣素快速、高效地跨膜转运。

GELN 膜脂质成分也具有药理作用。采用 Folch 法萃取 GELN 的膜脂质,可抑制肠道巨噬细胞的 NLRP3 炎症小体复合物聚集与活化。采用薄层色谱法提取 GELN 的膜磷脂酸,可直接结合牙龈卟啉单胞菌的血红素结合蛋白 35(heme binding protein 35,HBP35)发挥抗菌作用,也可诱导肠上皮细胞表达 FoxA2,并改变肠上皮细胞源性脂质体的组成成分,从而预防高脂饮食引起的葡萄糖不耐受和胰岛素抵抗。

(二)miRNA

miRNA 是广泛存在于真核动植物细胞的小分子非编码 RNA,通过与信使 RNA(messenger ribonucleic acid,mR-NA)的 UTR 或者 CDS 序列配对,促使 mRNA 降解或阻碍其翻译,抑制靶基因表达。高通量测序发现 GELN 含有 125 种长度 15~27 个核苷酸的 miRNA,TargetScan 软件预测这些 miRNA 大都能调节人类基因表达。Yin 等在 GELN 中鉴定出 116 种保守 miRNA,相比生姜,其中 27 种上调的 miR-NA 在 GELN 高度富集,参与调控人体免疫与癌症相关的信号通路。Teng 等鉴定出 GELN 含有 2 228 种 miRNA,相比生姜,532 种表达上调,1 280 种表达下调。以上 GELN 的 miRNA 数据为其生物功能研究提供依据,同时也说明,GELN 中的 miRNA 有望成为中药植物生姜的有效成分参与疾病防治。

(三)蛋白质

目前关于 GELN 蛋白质成分的研究较少,只有一项研究采用液质联用技术测得其蛋白质含量较低,主要是胞浆蛋白(肌动蛋白和蛋白水解酶)和膜转运蛋白。因此,GELN 蛋白质的组成、特征及作用有待研究进一步证实。

(四)姜辣素

姜辣素,包括姜酚和姜烯酚等,是 GELN 特有且最主要的活性成分。蔗糖密度梯度离心法收集 8%~30% 和 30%~45% 液体层纯化的 GELN,其中 6-姜酚分别为 0.56μg/mg 和 5.68μg/mg,是生姜的 10 倍、32 倍;6-姜烯酚含量分别为 0.22μg/mg 和 2.95μg/mg,是生姜的 4 倍、17 倍。由此说明,GELN 是生姜活性成分高度聚合的递送载体,其必将成为中药植物生姜创新制剂的发展方向。

四、作用机制

(一)抗炎

生姜含有的姜辣素是天然抗炎化合物,对骨关节炎、过敏性鼻炎等炎症性疾病有缓解作用。同样,GELN 也具有抗炎作用,尤其对肥胖和炎症性肠病(inflammatory bowel disease,IBD)和细菌感染等引起的慢性炎症有治疗作用。

肥胖会导致全身多器官慢性低度炎症,GELN 富含的姜辣素可减少免疫细胞 F4/80 和 CD3 浸润,抑制 IL-1β、TNF-α 和 IL-6 等促炎因子,诱导血浆抗炎因子 IL-10,从而控制高脂饮食引起的慢性炎症。IBD 是免疫异常、遗传和感染等引起的慢性非特异性肠道炎症疾病,GELN 富含的姜辣素可活化肠道巨噬细胞的 Nrf2,其膜脂质可抑制肠道巨噬细胞 NLRP3 炎症小体复合物聚集及活化,其含有的 vvi-miR396b 和 ath-miR396b-5p 可抑制脂多糖诱导的核因子 κB(nuclear factor κB,NF-κB)与促炎因子过度表达,从而减轻肠道慢性炎症。口腔感染牙龈卟啉单胞菌会引起侵袭性牙周炎,导致 T 细胞、巨噬细胞和白细胞浸润,诱导 TNF-α、IL-1α、IL-1β、INF-g、IL-6、IL-13 及 IL-22 等促炎因子和骨吸收细胞因子,GELN 可直接杀灭牙龈卟啉单胞菌,并抑制促炎因子和骨吸收细胞因子生成。由此可见,GELN 有望在减轻肥胖、IBD 和细菌感染等导致的慢性炎症中进行临床运用。

(二)调节肠道菌群

GELN 被证实能改善肠道菌群,保护肠道屏障,促进肠道健康。研究表明,口服 GELN 易被肠道鼠李糖乳杆菌 GG

（*Lactobacillus rhamnosus* GG，LGG）选择性摄取，所含 gma-miR396e 可下调 LGG 转录抑制因子 LexA，抑制其生长；miR167a-5p 可下调 LGG 菌毛蛋白 SpaC，阻止其在肠黏膜聚集和入侵；mdo-miRNA7267-3p 可下调 LGG 单加氧酶 ycnE，生成吲哚-3-甲醛，激活芳烃受体诱导 IL-22 生成，从而改善肠道屏障，减轻结肠炎。此外，GELN 也能被肠道上皮细胞和巨噬细胞摄取，促进肠上皮细胞增殖，生成 E-钙黏附蛋白和连环蛋白（catenin），从而维持结肠炎小鼠肠道屏障完整性。由此说明，GELN 有望在维护肠道微生态平衡与促进肠道健康中发挥重要作用。

（三）工程化递药载体

工程化外泌体可装载核酸等生物药或化疗药，通过表面修饰将所装载的药物靶向运输至目标细胞或组织，对遗传病和恶性肿瘤等进行基因治疗或化疗，能在较低药物剂量下提高其疗效，并极大减少其副反应。GELN 来源广泛，具有无毒、无污染、免疫原性低、生物相容性好及改造性强等特点，是工程化递药载体中的"新星"。

研究表明，利用 GELN 装载干扰小 RNA（small interfering RNA，siRNA）能治疗溃疡性结肠炎和遗传性血色素沉着病。采用 Bligh-Dyer 法提取 GELN 脂质膜，水合产生脂质分散体，与 siRNA 孵育经超声处理制备 siRNA-GELN。Zhang 等采用以上方法制备 CD98 siRNA-GELN 喂饲小鼠，可被结肠单核巨噬细胞和上皮细胞摄取，抑制其 CD98 表达，可减轻溃疡性结肠炎。2B 型遗传性血色素沉着病是铁调素（hepcidin antimicrobial peptide，HAMP）基因突变导致铁调素分泌减少，引起循环铁池持续吸收铁，导致全身多器官铁过载。Wang 等将二价金属离子转运蛋白 1（divalent metal transporter 1，DMT1）siRNA 装载至 GELN，喂饲 *HAMP* 基因敲除小鼠，可被十二指肠上皮细胞摄取而抑制其 DMT1 表达，减少铁吸收，从而减轻铁过载。由此可见，GELN 有望成为遗传病和恶性肿瘤等基因治疗的良好载体。

多柔比星（doxorubicin，Dox）是高效抗肿瘤药物，细胞毒性强，会引起白细胞和血小板减少等副反应。Dox 带正电荷，可与带负电荷的 GELN 相互作用，经超声处理被封装到 GELN 形成 Dox-GELN。结肠癌等上皮源性癌细胞过渡表达叶酸（folic acid，FA）受体，利用超声波将其配体 FA 融合到 Dox-GELN 表面，使 Dox-FA-GELN 靶向特异性结合结肠癌细胞，有效抑制裸鼠皮下移植肿瘤生长，减少其副反应。以上说明，FA 修饰的 GELN 是靶向化疗的理想载体。

核酸适配体技术修饰 GELN 能增强靶向化疗的稳定性。超声波融合到 GELN 表面的配体 FA 易被降解，Li 等将核酸适配体 pRNA-3WJ 延伸成箭头状，胆固醇被结合在箭头尾部，配体 FA 被结合在箭头头部，尾部的胆固醇与两个臂结构使 pRNA-3WJ 牢固锚定在 GELN 膜上，从而使配体 FA 持久覆盖在 GELN 表面。将载有 Survivin siRNA 的

FA-3WJ-GELN 经尾静脉注射至角质形成细胞系（keratinocyte cell line，KB）细胞移植瘤小鼠，抑瘤效果显著且持久。以上说明，核酸适配体技术是 GELN 成为靶向药物载体的有力助力。

五、临床试验

目前关于 GELN 已开展多项 Ⅰ 期临床试验。2011 年注册的 PELN 领域首项临床试验，观察 GELN 将姜黄素靶向递送至结肠癌组织发挥抗肿瘤作用（NCT01294072）；2016 年以姜黄素作为阳性对照药，观察 GELN 治疗 IBD 的效果（NCT04879810）；2018 年开展 GELN 治疗多囊卵巢综合征患者全身慢性炎症与胰岛素抵抗的临床试验（NCT03493984）。由此可见，GELN 的基础研究成果正在向临床转化。

六、总结与展望

综上所述，以 GELN 为代表的 PELN 是一类具有生物活性的新型中药植物的衍生物，生态友好、易吸收、可量产及成本效益比高，是植物中草药防病治病的新媒介。目前，关于中药植物 PELN 的研究可遵循两条途径：一是探索其自身的生物学特性和药理作用，为拓展植物中草药的药用价值及进行创新制剂研发奠定基础；二是利用生物工程技术进行修饰改造，以提升植物中草药的防病治病性能，为传统植物型中草药的二次开发探索新途径。由此可见，以中药植物 PELN 研发为契机，对天然植物中草药进行创新药物的研究与开发必将开启新篇章。

（王丽萍　陈惠萍）

参 考 文 献

［1］KIYAMA R. Nutritional implications of ginger：chemistry，biological activities and signaling pathways［J］. J Nutr Biochem，2020，86：108486.

［2］KARAMANIDOU T，TSOUKNIDAS A. Plant-derived extracellular vesicles as therapeutic nanocarriers［J］. Int J Mol Sci，2021，23（1）：191.

［3］MU J，ZHUANG X，WANG Q，et al. Interspecies communication between plant and mouse gut host cells through edible plant derived exosome-like nanoparticles［J］. Mol Nutr Food Res，2014，58（7）：1561-1573.

［4］TENG Y，REN Y，SAYED M，et al. Plant-derived exosomal microRNAs shape the gut microbiota［J］. Cell Host Microbe，2018，24（5）：637-652.

［5］YIN L，YAN L，YU Q，et al. Characterization of the MicroRNA profile of ginger exosome-like nanoparticles and their anti-inflammatory effects in intestinal Caco-2 cells [J]. J Agric Food Chem,2022,70(15):4725-4734.

[6] CHEN X,ZHOU Y,YU J. Exosome-like nanoparticles from ginger rhizomes inhibited NLRP3 inflammasome activation[J]. Mol Pharm,2019,16(6):2690-2699.

[7] ZHANG M,WANG X,HAN M K,et al. Oral administration of ginger-derived nanolipids loaded with siRNA as a novel approach for efficient siRNA drug delivery to treat ulcerative colitis [J]. Nanomedicine (Lond), 2017, 12 (16):1927-1943.

[8] ZHANG M,VIENNOIS E,PRASAD M,et al. Edible ginger-derived nanoparticles:a novel therapeutic approach for the prevention and treatment of inflammatory bowel disease and colitis-associated cancer [J]. Biomaterials, 2016,101:321-340.

[9] ZHUANG X,DENG Z B,MU J,et al. Ginger-derived nanoparticles protect against alcohol-induced liver damage [J]. J Extracell Vesicles,2015,4:28713.

[10] KUMAR A,SUNDARAM K,TENG Y,et al. Ginger nanoparticles mediated induction of Foxa2 prevents high-fat diet-induced insulin resistance [J]. Theranostics, 2022, 12(3):1388-1403.

[11] KUMAR A,REN Y,SUNDARAM K,et al. miR-375 prevents high-fat diet-induced insulin resistance and obesity by targeting the aryl hydrocarbon receptor and bacterial tryptophanase (tnaA) gene [J]. Theranostics, 2021, 11 (9):4061-4077.

[12] KIM J,ZHANG S,WANG J. Plant-derived exosome-like nanoparticles and their therapeutic activities[J]. Asian J Pharm Sci,2022,17(1):53-69.

[13] SUNG J,YANG C,VIENNOIS E,et al. Isolation,purification,and characterization of ginger-derived nanoparticles(GDNPs)from ginger,rhizome of Zingiber officinale [J]. Bio Protoc,2019,9(19):e3390.

[14] LI Z,WANG H,YIN H,et al. Arrowtail RNA for ligand display on ginger exosome-like nanovesicles to systemic deliver siRNA for cancer suppression [J]. Sci Rep, 2018,8(1):14644.

[15] KALARIKKAL S P,PRASAD D,KASIAPPAN R,et al. A cost-effective polyethylene glycol-based method for the isolation of functional edible nanoparticles from ginger rhizomes[J]. Sci Rep,2020,10(1):4456.

[16] MAN F,MENG C,LIU Y,et al. The study of ginger-derived extracellular vesicles as a natural nanoscale drug carrier and their intestinal absorption in rats[J]. AAPS PharmSciTech,2021,22(6):206.

[17] ABD EL WAHAB,EL-BADRY A A,MAHMOUD S S,et al. Ginger (Zingiber officinale)-derived nanoparticles in Schistosoma mansoni infected mice:hepatoprotective and enhancer of etiological treatment [J]. PLoS Negl Trop Dis,2021,15(5):e0009423.

[18] SUHARTA S,BARLIAN A,HIDAJAH A C,et al. Plant-derived exosome-like nanoparticles:a concise review on its extraction methods, content, bioactivities, and potential as functional food ingredient[J]. J Food Sci,2021, 86(7):2838-2850.

[19] SURESH A P,KALARIKKAL S P,PULLAREDDY B,et al. Low pH-based method to increase the yield of plant-derived nanoparticles from fresh ginger rhizomes [J]. ACS Omega,2021,6(27):17635-17641.

[20] SUNG J,YANG C,COLLINS J F,et al. Preparation and characterization of ginger lipid-derived nanoparticles for colon-targeted siRNA delivery[J]. Bio Protoc,2020,10 (14):e3685.

[21] ZHANG M,XIAO B,WANG H,et al. Edible ginger-derived nano-lipids loaded with doxorubicin as a novel drug-delivery approach for colon cancer therapy[J]. Mol Ther,2016,24(10):1783-1796.

[22] MAO Y,HAN M,CHEN C,et al. A biomimetic nanocomposite made of a ginger-derived exosome and an inorganic framework for high-performance delivery of oral antibodies[J]. Nanoscale,2021,13(47):20157-20169.

[23] LI S P,LIN Z X,JIANG X Y,et al. Exosomal cargo-loading and synthetic exosome-mimics as potential therapeutic tools[J]. Acta Pharmacol Sin,2018,39(4):542-551.

[24] SUNDARAM K,MILLER D P,KUMAR A,et al. Plant-derived exosomal nanoparticles inhibit pathogenicity of Porphyromonas gingivalis [J]. iScience, 2019, 21: 308-327.

[25] HO P T B,CLARK I M,LE L T T. MicroRNA-based diagnosis and therapy[J]. Int J Mol Sci,2022,23(13): 7167.

[26] BISCHOFF-KONT I,FÜRST R. Benefits of ginger and its constituent 6-Shogaol in inhibiting inflammatory processes[J]. Pharmaceuticals(Basel),2021,14(6):571.

[27] KHAN S,CHAN Y T,REVELO X S,et al. The immune landscape of visceral adipose tissue during obesity and aging[J]. Front Endocrinol(Lausanne),2020,11:267.

[28] SUKA ARYANA I G P,PAULUS I B,KALRA S,et al. The important role of intermuscular adipose tissue on metabolic changes interconnecting obesity, ageing and

exercise:a systematic review[J]. touchREV Endocrinol, 2023,19(1):54-59.

[29] WANG X,ZHANG M,WOLOSHUN R R,et al. Oral administration of ginger-derived lipid nanoparticles and Dmt1 siRNA potentiates the effect of dietary iron restriction and mitigates pre-existing iron overload in Hamp KO mice[J]. Nutrients,2021,13(5):1686.

[30] ZHU H,HE W. Ginger:a representative material of herb-derived exosome-like nanoparticles [J]. Front Nutr, 2023,10:1223349.

31 慢性疼痛基因与细胞治疗的研究进展

慢性疼痛持续 6 个月以上,常由神经系统功能障碍或组织损伤引起,即使损伤修复,疼痛仍可能持续,严重影响生活质量并引发心理问题。尽管有各种镇痛剂可供选择,但是往往效果不佳。一些常用的镇痛剂,特别是阿片类药物(如吗啡、氢可酮和瑞芬太尼等),在长期使用时可能会导致耐受性、依赖性和滥用的问题,甚至可能导致过量死亡。其他常用的镇痛药物(如非甾体抗炎药、抗抑郁药物和抗癫痫药物等)也有多种不良反应,如长期使用非甾体抗炎药可能增加胃肠道出血的风险,而抗抑郁药物和抗癫痫药物可能会导致嗜睡、精神错乱等不良反应。在现有治疗手段局限性的背景下,研究人员逐渐将目光投向基因和细胞治疗,探索其在慢性疼痛管理中的潜力。这些新兴疗法有望提供更持久有效的疼痛缓解,同时减少传统药物的副作用和依赖性问题。本综述回顾了慢性疼痛中细胞与基因治疗的进展,重点关注与疼痛相关的离子通道受体以及各种不同类型细胞对于疼痛缓解的基本原理,并且阐述了当前细胞与基因治疗的一些方法。随着细胞靶向和递送系统的进一步改善,基因与细胞治疗方法有望成为改变疼痛医学前景的新疗法。

一、基因疗法

慢性疼痛基因疗法通过替换或添加健康基因来纠正有缺陷基因的致病作用,利用基因编码的蛋白质阻断伤害性受体或干扰神经元中与导致疼痛相关的蛋白。将特定基因导入神经元,促使其产生作用于疼痛相关离子通道和受体的蛋白质,是神经病理性疼痛基因治疗的关键。由于基因疗法具有高度靶向性,且可与常规镇痛方法结合,逐渐成为消除慢性疼痛的一种有效替代方案。

(一)电压门控钠通道

电压门控钠通道(voltage-gated sodium channel, Na_v)在感觉神经元中调控感觉刺激,传递动作电位,促进神经递质释放。感觉神经元表达 $Na_v1.1$、$Na_v1.6$、$Na_v1.7$、$Na_v1.8$ 和 $Na_v1.9$,这些离子通道的特性和表达模式决定其在疼痛信号中的作用。

1. $Na_v1.7$ 在初级感觉神经元中被称为"阈值通道",起到放大微弱信号及促进动作电位产生的作用。$Na_v1.7$ 基因变异与多种疼痛障碍有关。例如,$Na_v1.7$ 功能丧失导致先天性疼痛不敏感,而 $Na_v1.7$ 基因突变则会出现遗传性红斑性肢痛症或阵发性极端疼痛障碍。$Na_v1.7$ 过表达与炎症性疼痛相关,而其缺失可减轻炎症性痛觉过敏。来自 SCNA9 基因敲除小鼠的数据表明,$Na_v1.7$ 在热刺激的超敏反应中起作用,而对神经性疼痛和触觉异常性疼痛没有影响,而将增益-关闭功能突变体 $Na_v1.7$ 通道转染到背根神经节(dorsal root ganglia, DRG)神经元中会降低其放电阈值。研究表明,抑制 $Na_v1.7$ 可降低炎性痛、神经病理性疼痛和触觉异常。

2. $Na_v1.8$ 由 SCN10A 基因编码,它首先在大鼠 DRG 和三叉神经节(trigeminal ganglion, TG)的外周感觉神经元中被鉴定。在 DRG 神经元中发现 $Na_v1.8$ 基因的转录物和蛋白质。在 DRG 神经元中,$Na_v1.8$ 介导动作电位上升阶段所需的大部分内流,并在 DRG 神经元去极化时驱动放电活动方面发挥重要作用。$Na_v1.8$ 在腹部伤害性感受器中表达丰富,表明其在慢性内脏炎性痛中具有重要意义。$Na_v1.8$ 和 $Na_v1.7$ 在人类痛性神经瘤中的表达丰富,相关功能获得性突变导致伤害性感受器超兴奋,例如痛性小纤维神经病中的功能性 $Na_v1.8$ 突变导致伤害性感受器的过度兴奋,这进一步证明了此通道在人类疼痛中的重要作用。因此,从基因治疗的角度来看,$Na_v1.8$ 为改善多种形式的慢性疼痛提供了一个有吸引力的治疗目标。

3. $Na_v1.9$ 由 SCN11A 基因编码的 $Na_v1.9$ 主要表达于小直径的 DRG 和 TG 神经元中,这些神经元与疼痛感知密切相关。实验研究表明,通过反义寡核苷酸(antisense oligonucleotide, ASO)下调 $Na_v1.9$ 的表达,可以显著缓解机械疼痛过敏反应。另外,$Na_v1.9$ 的上调与三叉神经痛的发生相关,这在上颌神经压迫诱导的实验模型中得到了验证。SCN11A 基因的功能获得性突变可导致人类严重的疼痛症状,研究表明 $Na_v1.9$ 在增加人类痛觉神经元放电中起直接作用,这进一步验证了 $Na_v1.9$ 其作为基因治疗靶点的潜力。

（二）电压门控钾通道

钾离子通道家族包括内向整流钾通道（inwardly rectifying potassium channel，K_{ir}）、钙激活钾通道（calcium-activated potassium channel，K_{Ca}）和电压门控钾通道（voltage-gated potassium channel，K_v），这些通道在调节神经元兴奋性和信号传递中起关键作用，尤其是 K_v1 家族，与神经病理性疼痛密切相关。研究表明，$K_v1.2$ 在慢性疼痛模型中表达下调，导致神经元过度兴奋和疼痛感增强。在基因治疗研究中，利用病毒载体介导的 $K_v1.2$ 基因转染，从而降低神经元的兴奋性，减轻疼痛行为。通过成簇规律间隔短回文重复（clustered regulatory interspaced short palindromic repeat，CRISPR）/CRISPR 相关蛋白 9（CRISPR-associated protein 9，Cas9）技术直接编辑 K_v1 通道相关基因，修复或敲除致病突变基因，可以减轻疼痛行为。也有研究表明，$K_v1.2$ 的基因敲低可以诱导机械和热的痛觉过敏反应，而通过腺相关病毒（adeno-associated virus，AAV）载体过表达 $K_v1.2$ 可减轻机械性异常痛、热和冷的痛觉过敏。然而，$K_v1.2$ 的反义 RNA 片段或全长反义 RNA 并未改变基础痛觉及辣椒素诱导的疼痛或运动功能。$K_v1.2$ 功能还受到非编码 miRNA 的调控，miRNA-137 的上调通过降低 $K_v1.2$ 的表达缓解了机械性异常痛和热痛觉过敏。$K_v2.1$ 受 K_v5、K_v6、K_v8 和 K_v9 通道家族成员（即"静默亚基"）调控，这些静默亚基促进超极化并加速含有 $K_v2.1$ 的通道的失活。DRG 神经元受伤导致 $K_v2.1$ 亚基功能障碍，引发感受器对持续输入的增强反应。$K_v9.1$ 基因的下调导致 $K_v2.1$ 活性的减少和神经元兴奋性的增强，从而加剧了疼痛反应。

（三）电压门控钙通道

电压门控钙通道（voltage-gated calcium channel，Ca_v）可以根据激活电压分为高电压激活（high voltage-activated calcium，HVA）通道和低电压激活（low voltage-activated calcium，LVA）通道。其中与疼痛联系最紧密的是高电压激活通道 L 型（$Ca_v1.1 \sim Ca_v1.4$）。药理学和基因研究均显示，Ca_v 通道在病理性疼痛中具有重要作用。研究发现，坐骨神经的慢性压迫损伤（chronic constriction injury，CCI）导致机械性痛觉过敏，主要是由于痛觉感受器中 $Ca_v1.2$ 的上调。此外，使用 $Ca_v1.2$ siRNA 或在背角神经元中敲除 $Ca_v1.2$ 可以消除因坐骨神经损伤引起的机械痛觉过敏，这表明基因治疗在对抗 L 型通道相关的痛觉感受器敏化和机械性痛觉过敏方面具有潜在的应用价值。通过 AAV 过表达 Ca^{2+} 激活的钾通道，竞争 $Ca_v2.2$ 的 $\alpha2\delta-1$ 亚单位，抑制 DRG 神经元中 N 型通道的上调，从而在炎症和神经性疼痛的小鼠模型中产生持久的镇痛效果。

（四）瞬时受体电位通道

瞬时受体电位通道（transient receptor potential channel，TRP channel）是广泛分布于神经系统的跨膜离子通道，分为 6 个亚家族（如 TRPA、TRPV 和 TRPM 等）在痛觉传导中起重要作用。TRP 通道基因突变可引发相关的疼痛疾病，如 TRPM8 的表达降低与偏头痛减少有关。TRP 通道不仅感知外周的有害、化学和热刺激，还可传导痛觉信号，例如，激活 TRPV1 和 TRPA1 会增加与痛觉反应和敏化相关的谷氨酸和神经肽的释放。TRPV1 在痛觉中的作用已通过基因敲除及 siRNA 干预等方式得到验证。靶向 TRPV1 的基因治疗在缓解神经性疼痛、颞下颌关节疼痛和炎症性疼痛中显示出巨大潜力。此外，使用抗 p75 神经营养因子受体抗体实现对 TG 神经元的逆轴突传递也展示了 TRPV1 基因治疗的潜力。继续研究和开发 TRP 通道基因治疗策略，可能为治疗慢性疼痛提供新的手段。

（五）基因治疗的临床应用

尽管大量的临床前基础研究显示基因干预离子通道可以治疗多种疼痛的动物模型，但目前尚无成功的离子通道相关基因治疗的临床研究。已经有多项疼痛治疗相关的临床研究。一种基于单纯疱疹病毒 1 型（herpes simplex virus 1，HSV-1）的局部基因疗法 Beremagene Geperpavec（B-VEC）在营养不良型大疱性表皮松解症患者中的研究显示，该疗法可显著提高伤口愈合率和减轻疼痛，且无严重免疫反应或系统性副作用。肝细胞生长因子（hepatocyte growth factor，HGF）质粒基因疗法通过肌内注射，在无法进行血运重建的重症肢体缺血（critical limb ischemia，CLI）患者中，证明了其在改善肢体灌注和减轻慢性疼痛方面的潜力。VM202（编码人肝细胞生长因子的质粒 DNA）基因疗法在糖尿病性周围神经病（diabetic peripheral neuropathy，DPN）患者中的 III 期研究表明，接受 VM202 治疗后疼痛缓解效果显著。NP2（含有人肠多肽基因的复制缺陷型单纯疱疹病毒）基因疗法在治疗难治性癌痛患者中的研究显示，中、高剂量组受试者的疼痛评分显著下降，呈现剂量依赖性镇痛效果。基因治疗在慢性疼痛管理中显示出了显著疗效。虽然许多涉及疼痛的基因治疗的临床研究已经开展，但是在这些研究中疼痛并不是主要指标。这说明，疼痛相关的治疗仍然在起步阶段，仍然有大量的研究工作需要开展，基因治疗慢性疼痛的研究之路仍然任重道远。

二、细胞治疗

细胞治疗是缓解神经损伤和神经病理性疼痛的潜在有效方法。先前的研究表明，基于细胞的治疗模式对各种常见的慢性疼痛综合征有效，如椎间盘源性疼痛、骨关节炎、肌肉骨骼疾病（半月板损伤和股骨头坏死）等。在神经修复研究领域，细胞移植的神经修复机制可能涉及神经保护、神经营养、神经修复、神经再生、神经调节或神经构建，以及免疫调节和微循环增强。

（一）巨噬细胞

巨噬细胞在慢性神经病理性疼痛（chronic neuropathic pain，CNP）的发展和恢复中发挥着关键作用。首先，巨噬细胞通过炎症反应促进慢性疼痛的发展。在周围神经损伤后，外周单核细胞浸润受损的感觉神经元和 DRG，分化为巨噬细胞。一些研究揭示了巨噬细胞缓解疼痛的潜在机制。GPR37 受体在巨噬细胞中被认为是神经保护素 D1 的潜在受体，Bang S 等发现表达 GPR37 的巨噬细胞可以增强吞噬活性，促进炎症的缓解。而将 GPR37 受体敲除小鼠的巨噬细胞表现出吞噬活性缺陷，且倾向于促炎性 M1 表型，并延迟了炎症性疼痛的缓解。最近的一项研究表明，病理性疼痛下，DRG 中的浸润型巨噬细胞释放炎症因子，在感觉神经元中产生异位活动，从而促进的疼痛发展并导致疼痛过敏。DRG 中减少巨噬细胞的数量可以阻止疼痛的发展，并可逆转持续的神经损伤诱导的疼痛超敏反应。Silvia Oggero 等发现表达 CX3CR1 的巨噬细胞在关节和腰椎 DRG 中的浸润对骨关节炎疼痛的启动和维持至关重要。在 DRG 中，减少表达 CX3CR1 巨噬细胞缓解了肿胀消退后的慢性疼痛，这与巨噬细胞向 M2 样表型的转化有关。在基因治疗的背景下，靶向 CX3CR1 的基因表达可能成为治疗关节炎等相关慢性疼痛的潜在策略。

（二）自然杀伤细胞

近年来，研究发现自然杀伤细胞（natural killer cell，NK cell）在疼痛管理中扮演着关键角色。NK 细胞主要通过其细胞毒性和免疫调节作用参与疼痛调控。早期研究显示，急性疼痛可迅速增加 NK 细胞的细胞毒性。临床试验中，急性疼痛刺激后 30min 内，NK 细胞对特定肿瘤细胞系的溶解能力显著增强。急性疼痛刺激小鼠的实验中也观察到脾脏 NK 细胞的细胞毒性增加。相反，慢性疼痛条件下，NK 细胞的数量和细胞毒性功能往往减少。研究发现，在遗传性和感染性关节炎的患者中，其血液中表达穿孔素细胞毒性的 NK 细胞数量减少，而表达肿瘤坏死因子-α（tumor necrosis factor-α，TNF-α）的调节性 NK 细胞数量增加。在带状疱疹神经痛患者中，NK 细胞数量与机械性疼痛敏感性成负相关，而纤维肌痛患者的血液中 NK 细胞数量也显著减少。研究发现，系统性施用 IL-2 可以防止坐骨神经损伤后慢性疼痛的过敏反应，这种作用依赖于内源性 NK 细胞。电针在慢性压迫性损伤大鼠中的镇痛效果也与 IL-2 水平的调节和 NK 细胞活性有关。NK 细胞通过靶向应激性神经元的受体-配体相互作用，参与损伤后感觉神经元的修剪，从而促进疼痛缓解。衰老的细胞也是 NK 细胞的一个重要靶点，NK 细胞可以通过 NKG2D 配体的表达靶向清除这些衰老细胞，衰老细胞的消除有助于减少慢性炎症和纤维化，从而降低神经性疼痛的风险。但是 NK 细胞在疼痛管理中的具体机制仍需要进一步研究，特别是在特定疾病背景下，NK 细胞的功能调控和靶向策略的设计需要考虑 NK 细胞亚群的异质性和不同组织中的特异性作用。

（三）T 细胞

T 细胞不仅在疼痛的发生中起到促进作用，也在疼痛的缓解过程中发挥重要作用。一方面，在神经性疼痛模型中，神经损伤后 T 细胞会浸润神经系统，主要集中在受损神经和 DRG 以及部分脊髓部位，从而促进神经性疼痛的发展。具体表现为，神经损伤模型中消除 T 细胞后，神经性疼痛症状（如机械性痛觉过敏）显著减轻。另一方面，T 细胞还被发现能够缓解慢性疼痛。在顺铂或紫杉醇诱导的化疗诱发周围神经病变模型中，Rag1$^{-/-}$ 或 Rag2$^{-/-}$ 小鼠会发展出神经性疼痛，但这些 T 细胞缺失小鼠中神经性疼痛的缓解时间显著延长。研究显示，通过重建 CD8$^+$T 细胞，可以通过分泌 IL-10 来解决这些 T 细胞缺失小鼠中的疼痛问题。在炎症性疼痛模型中，弗氏完全佐剂诱导的机械性触觉过敏在野生型和 T 细胞缺失小鼠之间的严重程度相同，但炎症性疼痛的缓解在突变小鼠中受到阻碍。通过采用 CD8$^+$T 细胞转移，可以解决化疗后神经性疼痛。还有研究表明，调节性 T 细胞的缺失会增加神经性疼痛的敏感性，部分原因是 IL-2 和 IL-5 浓度的增加，以及 IL-12 和 IFN-γ 的显著减少。此外，人类基因组广泛关联研究表明，慢性术后疼痛与特定 B 细胞和 T 细胞基因的富集有关。

（四）小胶质细胞

小胶质细胞既可以促进疼痛的发生，也可能参与疼痛的缓解。小胶质细胞是中枢神经系统中的巨噬细胞样细胞，它们通过感知周围环境并对外部刺激做出反应来维持大脑和脊髓的稳态。最新研究利用特异性 CX3CR1 启动子驱动的 Gq-DREADD 化学遗传学技术对脊髓小胶质细胞进行特异性激活后，小鼠表现出显著的机械性异常疼痛，并伴有炎性分子的上调。光遗传学技术激活脊髓小胶质细胞中的 ChR 导致了小鼠慢性疼痛的超敏反应，同时增强了神经元 c-Fos 表达和 C 纤维反应。而通过化学遗传学方法激活小胶质细胞中的 Gi-DREADD 受体能减少脊神经切断引起的小胶质细胞反应性及慢性疼痛。这些发现表明，光化学遗传学方法为研究小胶质细胞功能和神经性疼痛的治疗管理提供了潜在的机会。

（五）星形胶质细胞

星形胶质细胞在疼痛，特别是神经病理性疼痛的发病机制中扮演着重要角色，尤其是在神经损伤引起的疼痛方面。研究表明，外周神经损伤后，脊髓背角的星形胶质细胞肥大与疼痛敏感性增加之间存在显著相关性。此外，星形胶质细胞增生反应在多种导致慢性疼痛的病理状态中均被观察到。干预星形胶质细胞增生反应可以显著减少神经病理性疼痛。通过抑制神经损伤后星形胶质细胞的增殖，或通过反义寡核苷酸治疗降低神经胶质细胞原纤维酸性蛋白（glial fibrillary acidic protein，GFAP）表达能减轻疼痛症状。在小鼠神经病理性疼痛模型中，星形胶质细胞中转基因过表达促炎因子 TNF 或趋化因子 CCL2 能够显著增强痛觉过敏。有研究发现脊髓的星形胶质细胞在经历短暂光遗传刺激后 1h 可迅速产生机械性异位痛，这表明星形胶质细胞的激活足以诱导疼痛的发生。最新的研究显示小鼠外周 Aβ 纤维的电刺激可激活脊髓星形胶质细胞，进而诱导 NK1R 神经元的长期抑制和通过激活内源性腺苷能机制的抗伤害感受。通过利用 DREADD 系统的化学遗传学和光遗传学操作抑制星形胶质细胞活化，阻断了 NK1R 神经元中 LTD 的诱导和 Aβ 纤维刺激对疼痛的抑制。这项研究提示通过靶向星形胶质细胞的调控可能成为慢性疼痛管理的潜在治疗策略。

（六）少突胶质细胞

少突胶质细胞在疼痛中，尤其是神经病理性疼痛的发生和调节中扮演着关键角色。在 CCI 模型中，IL-33 在脊髓中的表达显著增加，IL-33/ST2 信号通路的激活导致脊髓内细胞因子的产生和疼痛行为的加剧。抑制少突胶质细胞或阻断 IL-33 信号可以减轻 CCI 引起的痛觉过敏。这一发现强调了少突胶质细胞及其分泌的 IL-33 在疼痛调控中的重要性，为神经病理性疼痛的治疗提供了新的潜在靶点。最新研究表明，少突胶质细胞功能障碍可能是中枢神经性疼痛的关键因素。通过消融小鼠的少突胶质细胞发现，这些小鼠在无明显脱髓鞘的情况下，迅速表现出对机械和冷刺激的敏感性增强。这种痛觉异常与脊髓背角和脊髓丘脑束的轴突病变有关，而非免疫细胞浸润或胶质细胞增生引起。这表明少突胶质细胞维持轴突完整性的重要性。此外，少突胶质细胞的凋亡可以导致疼痛敏感性增加，而特定区域（如前额叶皮质）的少突胶质细胞凋亡抑制能够防止药物（如芬太尼）引发的大鼠痛觉过敏。少突胶质细胞与疼痛之间的联系还表现在其对疼痛相关通路的调节能力上，少突胶质细胞可与神经元进行复杂互动，这表明在中枢敏化和疼痛维持中起到关键作用。

（七）细胞治疗的临床应用

多种非神经元细胞在疼痛中的作用越来越受到关注和重视，但是相关的细胞治疗尚未用于临床患者，以慢性神经病理性疼痛治疗为主要指标的临床研究仍未出现。然而，仍然有部分细胞治疗在治疗疾病本身的同时也降低了疾病相关的疼痛症状。同种异体间充质干细胞（mesenchymal stem cell，MSC）治疗膝骨关节炎和自体骨髓间充质干细胞（bone marrow mesenchymal stem cell，BMMSC）治疗严重腰椎退化引起的慢性腰痛均显示出显著的疼痛缓解效果和功能改善，支持其作为再生医学治疗手段的进一步研究。脂肪来源的 BMMSC 在药物治疗失败的神经性面部疼痛和阴部神经痛中展示了显著的疼痛缓解效果。此外研究发现，通过移植人类少突生殖神经祖细胞（human oligodendrocyte progenitor cell，hSSC），这些细胞能分化为成熟的少突胶质细胞，促进髓鞘再生，进而改善神经传导效率和运动功能。同时，hSSC 移植还表现出显著的神经保护作用，减少了神经元死亡和炎症反应。一项前瞻性随机对照研究表明，使用含间充质基质细胞的髌下脂肪垫细胞浓缩物治疗膝关节软骨病变能够显著减轻患者的膝关节疼痛［视觉模拟评分法（visual analogue scale，VAS）］，并改善功能［西安大略和麦克马斯特大学骨关节炎指数评分（Western Ontario and McMaster Universities osteoarthritis index，WOMAC 评分）］，且效果在术后 12 个月显著优于常规治疗。组织基因 C（tissue gene-C，TG-C），一种包含软骨细胞的细胞疗法，在膝骨关节炎患者中的研究结果显示，治疗组在多项评分指标上显著改善，疼痛、僵硬和功能障碍减轻，且无严重不良事件。

三、基因和细胞治疗编辑工具和载体

基因编辑技术通过特异性调控基因表达和细胞功能，提供了治疗慢性疼痛的创新途径。这些技术可以靶向疼痛传导通路中的关键分子，或修复引发疼痛的遗传缺陷，从而显著改善治疗效果。目前常用的先进基因编辑工具和技术包括 CRISPR、光遗传学、化学遗传学、反义寡核苷酸（antisense oligonucleotide，ASO）和 RNA 干扰（RNA interference，RNAi）。CRISPR 作为一种高效且特异性强的 DNA 编辑工具，通过 Cas9 蛋白引导至特定位点，实现基因组的精确切割与修复。此外，Prime 编辑技术作为 CRISPR 的升级版，不需要双链断裂，具有更高的编辑精度和效率。光遗传学通过病毒载体将光敏感蛋白引入特定细胞群体，通过光脉冲控制神经元的激活或抑制，展现了在神经元及非神经元细胞中的广泛应用潜力。化学遗传学通过化学分子控制特定细胞中的神经元活动，具有时间上的可控性和可逆性，通常通过表达 G 蛋白偶联受体实现。ASO 技术则利用短链寡核苷酸序列与目标 mRNA 互补结合，阻断 mRNA 的翻译或促进其降解，从而调节基因功能。RNAi 通过 siRNA、小发夹 RNA（small hairpin ribonucleic acid，shRNA）和 miRNA 特异性沉默基因表达，广泛应用于基因功能研究和治疗开发中。这些工具和技术的结合，为基因和细胞治疗提供了多样化的选择和更精确的治疗手段。

四、载体

在基因编辑和细胞治疗中，载体是传递基因编辑工具（如 CRISPR/Cas9、siRNA 和 shRNA 等）和靶向基因的关键工具。常见的载体类型包括腺病毒（adenovirus，AV）、AAV、慢病毒（lentivirus，LV）、HSV、病毒样颗粒（virus like particle，VLP）以及脂质纳米颗粒（lipid nanoparticle，LNP）。AV 具有较大的载体容量，可高效感染分裂和非分裂细胞，但其强烈的免疫反应限制了其长期应用；AAV 不引起明显免疫反应，能在宿主基因组中长期存在，广泛用于神经系统疾病的基因治疗研究；LV 能够将外源基因整合到宿主基因组中，实现长期稳定的基因表达，适用于慢性疾病的治疗；HSV 载体具有很强的神经亲和性，主要用于神经系统疾病的基因治疗；VLP 因不包含病毒遗传物质，与病毒相比安全性有所提升，常用于疫苗开发；而 LNP 作为非病毒载体，能够有效传递 mRNA 和小分子药物，在 mRNA 疫苗开发中具有重要应用。

五、结论

基因和细胞治疗在缓解慢性疼痛方面展现出显著潜力，具有针对性强及疗效持久等优点。然而，这些疗法面临高成本、复杂操作流程和个体响应差异大的挑战，其长期安全性仍需要进一步验证。此外,基因治疗涉及的伦理和监管问题也须严格控制。总体而言,基因和细胞治疗在慢性疼痛管理中前景广阔,但需要继续研究和优化,以克服现有挑战,推动其更广泛的临床应用。

(李元杰　张锐　张佳杰　李依泽　于泳浩)

参 考 文 献

［1］ŚWIEBODA P,FILIP R,PRYSTUPA A,et al. Assessment of pain:types,mechanism and treatment［J］. Ann Agric Environ Med,2013,20(1):2-7.

［2］ZHOU J,MA R,JIN Y,et al. Molecular mechanisms of opioid tolerance:from opioid receptors to inflammatory mediators(review)［J］. Exp Ther Med,2021,22(3):1004.

［3］ZOBDEH F,EREMENKO I I,AKAN M A,et al. Pharmacogenetics and pain treatment with a focus on non-steroidal anti-inflammatory drugs(NSAIDs) and antidepressants:a systematic review［J］. Pharmaceutics,2022,14(6):1190.

［4］KUMAR S,RUCHI R,JAMES S R,et al. Gene therapy for chronic neuropathic pain:how does it work and where do we stand today?［J］. Pain Med,2011,12(5):808-822.

［5］OVSEPIAN S V,WAXMAN S G. Gene therapy for chronic pain:emerging opportunities in target-rich peripheral nociceptors［J］. Nat Rev Neurosci,2023,24(4):252-265.

［6］CUMMINS T R,HOWE J R,WAXMAN S G. Slow closed-state inactivation:a novel mechanism underlying ramp currents in cells expressing the hNE/PN1 sodium channel［J］. J Neurosci,1998,18(23):9607-9619.

［7］BENNETT D L,CLARK A J,HUANG J,et al. The role of voltage-gated sodium channels in pain signaling［J］. Physiol Rev,2019,99(2):1079-1151.

［8］DEUIS J R,KUMBLE S,KERAMIDAS A,et al. Erythromelalgia caused by the missense mutation p. Arg220Pro in an alternatively spliced exon of SCN9A(Na$_v$1.7)［J］. Hum Mol Genet,2024,33(2):103-109.

［9］XUE Y,KREMER M,MUNIZ MORENO M D M,et al. The human SCN9A(R185H) point mutation induces pain hypersensitivity and spontaneous pain in mice［J］. Front Mol Neurosci,2022,15:913990.

［10］GOODWIN G,MCMAHON S B. The physiological function of different voltage-gated sodium channels in pain［J］. Nat Rev Neurosci,2021,22(5):263-274.

［11］HARTY T P,DIB-HAJJ S D,TYRRELL L,et al. Na$_v$1.7 mutant A863P in erythromelalgia:effects of altered activation and steady-state inactivation on excitability of nociceptive dorsal root ganglion neurons［J］. J Neurosci,2006,26(48):12566-12575.

［12］MORENO A M,ALEMAN F,CATROLI G F,et al. Long-lasting analgesia via targeted in situ repression of Na$_v$1.7 in mice［J］. Sci Transl Med,2021,13(584):eaay9056.

［13］ATMARAMANI R R,BLACK B J,DE LA PENA J B,et al. Conserved expression of Nav1.7 and Nav1.8 contribute to the spontaneous and thermally evoked excitability in IL-6 and NGF-sensitized adult dorsal root ganglion neurons in vitro［J］. Bioengineering(Basel),2020,7(2):44.

［14］BAKER C C,SESSENWEIN J L,WOOD H M,et al. Protease-induced excitation of dorsal root ganglion neurons in response to acute perturbation of the gut microbiota is associated with visceral and somatic hypersensitivity［J］. Cell Mol Gastroenterol Hepatol,2024,18(4):101334.

［15］BLACK J A,NIKOLAJSEN L,KRONER K,et al. Multiple sodium channel isoforms and mitogen-activated protein kinases are present in painful human neuromas［J］. Ann Neurol,2008,64(6):644-653.

［16］FABER C G,LAURIA G,MERKIES I S,et al. Gain-of-function Nav1.8 mutations in painful neuropathy［J］. Proc Natl Acad Sci U S A,2012,109(47):19444-19449.

［17］DIB-HAJJ S D,WAXMAN S G. Sodium channels in human pain disorders:genetics and pharmacogenomics［J］. Annu Rev Neurosci,2019,42:87-106.

［18］DE LIMA F O,LAURIA P S S,DO ESPÍRITO-SANTO R F,et al. Unveiling targets for treating postoperative pain:the role of the TNF-α/p38 MAPK/NF-κB/Nav1.8 and Nav1.9 pathways in the mouse model of incisional pain［J］. Int J Mol Sci,2022,23(19):11630.

［19］LI C L,YANG R,SUN Y,et al. N58A exerts analgesic effect on trigeminal neuralgia by regulating the MAPK pathway and tetrodotoxin-resistant sodium channel［J］. Toxins(Basel),2021,13(5):357.

［20］SMITH P A. K$^+$ channels in primary afferents and their role in nerve injury-induced pain［J］. Front Cell Neurosci,2020,14:566418.

［21］ZHANG J,RONG L,SHAO J,et al. Epigenetic restoration of voltage-gated potassium channel Kv1.2 alleviates nerve injury-induced neuropathic pain［J］. J Neurochem,2021,156(3):367-378.

［22］PINATEL D,FAIVRE-SARRAILH C. Assembly and function of the juxtaparanodal Kv1 complex in health and disease［J］. Life(Basel),2020,11(1):8.

［23］KONG C,DU J,BU H,et al. LncRNA KCNA2-AS regulates spinal astrocyte activation through STAT3 to affect postherpetic neuralgia［J］. Mol Med,2020,26(1):113.

［24］ KODIROV S A. Adam,amigo,brain,and K channel［J］. Biophys Rev,2023,15(5):1393-1424.

［25］ TSANTOULAS C,ZHU L,YIP P,et al. Kv2 dysfunction after peripheral axotomy enhances sensory neuron responsiveness to sustained input［J］. Exp Neurol,2014, 251:115-126.

［26］ TSANTOULAS C,ZHU L,SHAIFTA Y,et al. Sensory neuron downregulation of the Kv9. 1 potassium channel subunit mediates neuropathic pain following nerve injury ［J］. J Neurosci,2012,32(48):17502-17513.

［27］ TSANTOULAS C,MCMAHON S B. Opening paths to novel analgesics:the role of potassium channels in chronic pain［J］. Trends Neurosci,2014,37(3):146-158.

［28］ YAO X,GAO S,YAN N. Structural biology of voltage-gated calcium channels［J］. Channels (Austin),2024,18 (1):2290807.

［29］ KAYE A D,GREENE D R,NGUYEN C,et al. Emerging medications and strategies in acute pain management: evolving role of novel sodium and calcium channel blockers,peptide-based pharmacologic drugs,and non-medicinal methods［J］. Curr Pain Headache Rep,2024,28 (9):853-862.

［30］ ALLES S R,GARCIA E,BALASUBRAMANYAN S,et al. Peripheral nerve injury increases contribution of L-type calcium channels to synaptic transmission in spinal lamina Ⅱ:Role of α2δ-1 subunits［J］. Mol Pain,2018, 14:1744806918765806.

［31］ KIM D S,YOON C H,LEE S J,et al. Changes in voltage-gated calcium channel α1 gene expression in rat dorsal root ganglia following peripheral nerve injury［J］. Brain Res Mol Brain Res,2001,96(1/2):151-156.

［32］ ZHANG F X,GADOTTI V M,SOUZA I A,et al. BK potassium channels suppress Cavα2δ subunit function to reduce inflammatory and neuropathic pain［J］. Cell Rep, 2018,22(8):1956-1964.

［33］ XU S,WANG Y. Transient receptor potential channels: multiple modulators of peripheral neuropathic pain in several rodent models ［J］. Neurochem Res,2024,49 (4):872-886.

［34］ ZYGMUNT P. Involvement of TRPV1 in CNS signaling has opened up the possibility to develop TRPV1 drug therapies［J］. Lakartidningen,2021,118:21224.

［35］ ZHAO Y,ZHU R,XIAO T,et al. Genetic variants in migraine:a field synopsis and systematic re-analysis of meta-analyses［J］. J Headache Pain,2020,21(1):13.

［36］ YANG F,SIVILS A,CEGIELSKI V,et al. Transient receptor potential(TRP)channels in pain,neuropsychiatric disorders,and epilepsy［J］. Int J Mol Sci,2023,24(5):

4714.

［37］ MENG J,OVSEPIAN S V,WANG J,et al. Activation of TRPV1 mediates calcitonin gene-related peptide release, which excites trigeminal sensory neurons and is attenuated by a retargeted botulinum toxin with anti-nociceptive potential［J］. J Neurosci,2009,29(15):4981-4992.

［38］ BOLCSKEI K,HELYES Z,SZABO A,et al. Investigation of the role of TRPV1 receptors in acute and chronic nociceptive processes using gene-deficient mice［J］. Pain, 2005,117(3):368-376.

［39］ KOIVISTO A P,BELVISI M G,GAUDET R,et al. Advances in TRP channel drug discovery:from target validation to clinical studies ［J］. Nat Rev Drug Discov, 2022,21(1):41-59.

［40］ ZHENG Y,LI S,KANG Y,et al. Electroacupuncture alleviates streptozotocin-induced diabetic neuropathic pain via the TRPV1-mediated CaMKII/CREB pathway in rats ［J］. J Mol Neurosci,2024,74(3):79.

［41］ LEITE-PANISSI C R A,DE PAULA B B,NEUBERT J K,et al. Influence of TRPV1 on thermal nociception in rats with temporomandibular joint persistent inflammation evaluated by the operant orofacial pain assessment device (OPAD)［J］. J Pain Res,2023,16:2047-2062.

［42］ O'LEARY V B,O'CONNELL M,ANTYBORZEC I,et al. Alleviation of trigeminal nociception using p75 neurotrophin receptor targeted lentiviral interference therapy ［J］. Neurotherapeutics,2018,15(2):489-499.

［43］ GUIDE S V,GONZALEZ M E,BAGCI I S,et al. Trial of Beremagene Geperpavec(B-VEC)for dystrophic epidermolysis bullosa［J］. N Engl J Med,2022,387(24): 2211-2219.

［44］ POWELL R J,GOODNEY P,MENDELSOHN F O,et al. Safety and efficacy of patient specific intramuscular injection of HGF plasmid gene therapy on limb perfusion and wound healing in patients with ischemic lower extremity ulceration:results of the HGF-0205 trial［J］. J Vasc Surg,2010,52(6):1525-1530.

［45］ KESSLER J A,SHAIBANI A,SANG C N,et al. Gene therapy for diabetic peripheral neuropathy:a randomized,placebo-controlled phase Ⅲ study of VM202,a plasmid DNA encoding human hepatocyte growth factor ［J］. Clin Transl Sci,2021,14(3):1176-1184.

［46］ FINK D J,WECHUCK J,MATA M,et al. Gene therapy for pain:results of a phase I clinical trial［J］. Ann Neurol,2011,70(2):207-212.

［47］ ZHANG C,LI Y,YU Y,et al. Impact of inflammation and Treg cell regulation on neuropathic pain in spinal cord injury:mechanisms and therapeutic prospects［J］.

Front Immunol,2024,15:1334828.

[48] CHAKRAVARTHY K,CHEN Y,HE C,et al. Stem cell therapy for chronic pain management:review of uses,advances,and adverse effects[J]. Pain Physician,2017,20(4):293-305.

[49] SOUFI K H,CASTILLO J A,ROGDRIGUEZ F Y,et al. Potential role for stem cell regenerative therapy as a treatment for degenerative disc disease and low back pain:a systematic review[J]. Int J Mol Sci,2023,24(10):8893.

[50] ZHAO W,MA L,DENG D,et al. M2 macrophage polarization:a potential target in pain relief[J]. Front Immunol,2023,14:1243149.

[51] BANG S,XIE Y K,ZHANG Z J,et al. GPR37 regulates macrophage phagocytosis and resolution of inflammatory pain[J]. J Clin Invest,2018,128(8):3568-3582.

[52] YU X,LIU H,HAMEL K A,et al. Dorsal root ganglion macrophages contribute to both the initiation and persistence of neuropathic pain[J]. Nat Commun,2020,11(1):264.

[53] OGGERO S,CECCONELLO C,SILVA R,et al. Dorsal root ganglia CX3CR1 expressing monocytes/macrophages contribute to arthritis pain[J]. Brain Behav Immun,2022,106:289-306.

[54] DAVIES A J,RINALDI S,COSTIGAN M,et al. Cytotoxic immunity in peripheral nerve injury and pain[J]. Front Neurosci,2020,14:142.

[55] DAVIES A J,KIM H W,GONZALEZ-CANO R,et al. Natural killer cells degenerate intact sensory afferents following nerve injury[J]. Cell,2019,176(4):716-728.

[56] GREISEN J,HOKLAND M,GROFTE T,et al. Acute pain induces an instant increase in natural killer cell cytotoxicity in humans and this response is abolished by local anaesthesia[J]. Br J Anaesth,1999,83(2):235-240.

[57] THANAPATI S,GANU M,GIRI P,et al. Impaired NK cell functionality and increased TNF-α production as biomarkers of chronic chikungunya arthritis and rheumatoid arthritis[J]. Hum Immunol,2017,78(4):370-374.

[58] ZHENG C Q,ZENG L J,LIU Z H,et al. Insights into the roles of natural killer cells in osteoarthritis[J]. Immunol Invest,2024,53(5):766-787.

[59] LASSEN J,STURNER K H,GIERTHMUHLEN J,et al. Protective role of natural killer cells in neuropathic pain conditions[J]. Pain,2021,162(9):2366-2375.

[60] LANDIS C A,LENTZ M J,TSUJI J,et al. Pain,psychological variables,sleep quality,and natural killer cell activity in midlife women with and without fibromyalgia[J]. Brain Behav Immun,2004,18(4):304-313.

[61] VERMA V,DRURY G L,PARISIEN M,et al. Unbiased immune profiling reveals a natural killer cell-peripheral nerve axis in fibromyalgia[J]. Pain,2022,163(7):e821-e836.

[62] GAO Y H,WANG J Y,QIAO L N,et al. NK cells mediate the cumulative analgesic effect of electroacupuncture in a rat model of neuropathic pain[J]. BMC Complement Altern Med,2014,14:316.

[63] ANTONANGELI F,ZINGONI A,SORIANI A,et al. Senescent cells:living or dying is a matter of NK cells[J]. J Leukoc Biol,2019,105(6):1275-1283.

[64] SAGIV A,BURTON D G,MOSHAYEV Z,et al. NKG2D ligands mediate immunosurveillance of senescent cells[J]. Aging(Albany NY),2016,8(2):328-344.

[65] ZHU X,LI X,LIU S,et al. Enhanced interleukin-16-CD4 signaling in CD3 T cell mediates neuropathic pain via activating astrocytes in female mice[J]. Neuropharmacology,2024,259:110115.

[66] SINGH S K,KRUKOWSKI K,LAUMET G O,et al. CD8+ T cell-derived IL-13 increases macrophage IL-10 to resolve neuropathic pain[J]. JCI Insight,2022,7(5):e154194.

[67] SORGE R E,MAPPLEBECK J C,ROSEN S,et al. Different immune cells mediate mechanical pain hypersensitivity in male and female mice[J]. Nat Neurosci,2015,18(8):1081-1083.

[68] KLEINSCHNITZ C,HOFSTETTER H H,MEUTH S G,et al. T cell infiltration after chronic constriction injury of mouse sciatic nerve is associated with interleukin-17 expression[J]. Exp Neurol,2006,200(2):480-485.

[69] CAO L,DELEO J A. CNS-infiltrating CD4+ T lymphocytes contribute to murine spinal nerve transection-induced neuropathic pain[J]. Eur J Immunol,2008,38(2):448-458.

[70] KAVELAARS A,HEIJNEN C J. T cells as guardians of pain resolution[J]. Trends Mol Med,2021,27(4):302-313.

[71] KRUKOWSKI K,EIJKELKAMP N,LAUMET G,et al. CD8+ T cells and endogenous IL-10 are required for resolution of chemotherapy-induced neuropathic pain[J]. J Neurosci,2016,36(43):11074-11083.

[72] LAUMET G,EDRALIN J D,DANTZER R,et al. Cisplatin educates CD8+ T cells to prevent and resolve chemotherapy-induced peripheral neuropathy in mice[J]. Pain,2019,160(6):1459-1468.

[73] PETROVIC J,SILVA J R,BANNERMAN C A,et al. γδT cells modulate myeloid cell recruitment but not pain

during peripheral inflammation［J］. Front Immunol, 2019,10:473.

［74］ LIU X J,ZHANG Y,LIU T,et al. Nociceptive neurons regulate innate and adaptive immunity and neuropathic pain through MyD88 adapter［J］. Cell Res, 2014, 24 (11):1374-1377.

［75］ ZHANG T,ZHANG M,CUI S,et al. The core of maintaining neuropathic pain:crosstalk between glial cells and neurons(neural cell crosstalk at spinal cord)［J］. Brain Behav,2023,13(2):e2868.

［76］ SAIKA F,MATSUZAKI S,KISHIOKA S,et al. Chemogenetic activation of CX3CR1-expressing spinal microglia using Gq-DREADD elicits mechanical allodynia in male mice［J］. Cells,2021,10(4):874.

［77］ YI M H,LIU Y U,UMPIERRE A D,et al. Optogenetic activation of spinal microglia triggers chronic pain in mice［J］. PLoS Biol,2021,19(3):e3001154.

［78］ YI M H,LIU Y U,LIU K,et al. Chemogenetic manipulation of microglia inhibits neuroinflammation and neuropathic pain in mice［J］. Brain Behav Immun,2021,92: 78-89.

［79］ ZHU D,FAN T,CHEN Y,et al. CXCR4/CX43 regulate diabetic neuropathic pain via intercellular interactions between activated neurons and dysfunctional astrocytes during late phase of diabetes in rats and the effects of antioxidant N-acetyl-L-cysteine［J］. Oxid Med Cell Longev,2022,2022:8547563.

［80］ WEDEL S, HAHNEFELD L, SCHREIBER Y, et al. SAFit2 ameliorates paclitaxel-induced neuropathic pain by reducing spinal gliosis and elevating pro-resolving lipid mediators［J］. J Neuroinflammation, 2023, 20 (1): 149.

［81］ KIM D S,FIGUEROA K W,LI K W,et al. Profiling of dynamically changed gene expression in dorsal root ganglia post peripheral nerve injury and a critical role of injury-induced glial fibrillary acidic protein in maintenance of pain behaviors［J］. Pain,2009,143(1/2):114-122.

［82］ DELEO J A,RUTKOWSKI M D,STALDER A K,et al. Transgenic expression of TNF by astrocytes increases mechanical allodynia in a mouse neuropathy model［J］. Neuroreport,2000,11(3):599-602.

［83］ MENETSKI J,MISTRY S,LU M,et al. Mice overexpressing chemokine ligand 2(CCL2)in astrocytes display enhanced nociceptive responses ［J］. Neuroscience, 2007,149(3):706-714.

［84］ NAM Y,KIM JAE-HONG,KIM JONG-HEON,et al. Reversible induction of pain hypersensitivity following optogenetic stimulation of spinal astrocytes［J］. Cell Rep, 2016,17(11):3049-3061.

［85］ XU Q,FORD N C,HE S,et al. Astrocytes contribute to pain gating in the spinal cord［J］. Sci Adv, 2021, 7 (45):eabi6287.

［86］ ZARPELON A C,RODRIGUES F C,LOPES A H,et al. Spinal cord oligodendrocyte-derived alarmin IL-33 mediates neuropathic pain［J］. FASEB J,2016,30(1):54-65.

［87］ WANG M,XIA D,SUN L,et al. Interleukin-33 as a biomarker affecting intrathecal synthesis of immunoglobulin in neuromyelitis optica spectrum disorder and myelin oligodendrocyte glycoprotein antibody-associated disease ［J］. Eur Neurol,2023,86(4):256-262.

［88］ GRITSCH S,LU J,THILEMANN S,et al. Oligodendrocyte ablation triggers central pain independently of innate or adaptive immune responses in mice［J］. Nat Commun,2014,5:5472.

［89］ HUANG H T,TZENG S F. Interleukin-33 has the protective effect on oligodendrocytes against impairment induced by cuprizone intoxication ［ J ］. Neurochem Int, 2024,172:105645.

［90］ WANG X X,CUI L L,GAN S F,et al. Inhibition of oligodendrocyte apoptosis in the prelimbic medial prefrontal cortex prevents fentanyl-induced hyperalgesia in rats ［J］. J Pain,2022,23(6):1035-1050.

［91］ WANG H, XU C. A novel progress: glial cells and inflammatory pain［J］. ACS Chem Neurosci,2022,13(3): 288-295.

［92］ VEGA A,MARTIN-FERRERO M A,DEL CANTO F,et al. Treatment of knee osteoarthritis with allogeneic bone marrow mesenchymal stem cells:a randomized controlled trial［J］. Transplantation,2015,99(8):1681-1690.

［93］ ATLURI S,MURPHY M B,DRAGELLA R,et al. Evaluation of the effectiveness of autologous bone marrow mesenchymal stem cells in the treatment of chronic low back pain due to severe lumbar spinal degeneration:a 12-month,open-label,prospective controlled trial［J］. Pain Physician,2022,25(2):193-207.

［94］ PIECZONKA K,NAKASHIMA H,NAGOSHI N,et al. Human spinal oligodendrogenic neural progenitor cells enhance pathophysiological outcomes and functional recovery in a clinically relevant cervical spinal cord injury rat model［J］. Stem Cells Transl Med,2023,12(9):603-616.

［95］ ZHOU Y,LI H,XIANG D,et al. The clinical efficacy of arthroscopic therapy with knee infrapatellar fat pad cell concentrates in treating knee cartilage lesion:a prospective,randomized,and controlled study［J］. J Orthop Surg

Res,2021,16(1):87.

[96] KIM M K,HA C W,IN Y,et al. A multicenter,double-blind,phase iii clinical trial to evaluate the efficacy and safety of a cell and gene therapy in knee osteoarthritis patients[J]. Hum Gene Ther Clin Dev,2018,29(1):48-59.

[97] RAJAN A, SHRIVASTAVA S, JANHAWI, et al. CRISPR-Cas system:from diagnostic tool to potential antiviral treatment[J]. Appl Microbiol Biotechnol,2022,106(18):5863-5877.

[98] PENA S A,IYENGAR R,ESHRAGHI R S,et al. Gene therapy for neurological disorders:challenges and recent advancements[J]. J Drug Target,2020,28(2):111-128.

[99] DRONINA J,SAMUKAITE-BUBNIENE U,RAMANAVICIUS A. Towards application of CRISPR-Cas12a in the design of modern viral DNA detection tools(review)[J]. J Nanobiotechnology,2022,20(1):41.

[100] HOSOSHIMA S,SHIGEMURA S,KANDORI H,et al. Novel optogenetics tool:Gt_CCR4,a light-gated cation channel with high reactivity to weak light[J]. Biophys Rev,2020,12(2):453-459.

[101] ZHANG H, FANG H, LIU D, et al. Applications and challenges of rhodopsin-based optogenetics in biomedicine[J]. Front Neurosci,2022,16:966772.

[102] PASCHON V,CORREIA F F,MORENA B C,et al. CRISPR, prime editing, optogenetics, and DREADDs: new therapeutic approaches provided by emerging technologies in the treatment of spinal cord injury[J]. Mol Neurobiol,2020,57(4):2085-2100.

[103] CROOKE S T,BAKER B F,CROOKE R M,et al. Antisense technology:an overview and prospectus[J]. Nat Rev Drug Discov,2021,20(6):427-453.

[104] HU B,ZHONG L,WENG Y,et al. Therapeutic siRNA:state of the art[J]. Signal Transduct Target Ther,2020,5(1):101.

[105] WATANABE M,NISHIKAWAJI Y,KAWAKAMI H,et al. Adenovirus biology,recombinant adenovirus,and adenovirus usage in gene therapy[J]. Viruses,2021,13(12):2502.

[106] WANG J H,GESSLER D J,ZHAN W,et al. Adeno-associated virus as a delivery vector for gene therapy of human diseases[J]. Signal Transduct Target Ther,2024,9(1):78.

[107] BULCHA J T,WANG Y,MA H,et al. Viral vector platforms within the gene therapy landscape[J]. Signal Transduct Target Ther,2021,6(1):53.

[108] ZHAO Z,ANSELMO A C,MITRAGOTRI S. Viral vector-based gene therapies in the clinic[J]. Bioeng Transl Med,2022,7(1):e10258.

[109] NOORAEI S,BAHRULOLUM H,HOSEINI Z S,et al. Virus-like particles:preparation, immunogenicity and their roles as nanovaccines and drug nanocarriers[J]. J Nanobiotechnology,2021,19(1):59.

[110] ALBERTSEN C H,KULKARNI J A,WITZIGMANN D, et al. The role of lipid components in lipid nanoparticles for vaccines and gene therapy[J]. Adv Drug Deliv Rev,2022,188:114416.

32 麻醉学临床研究重要进展2023—2024年

全球麻醉学领域的临床研究不断涌现,其中某些研究结果可能对临床实践产生重大影响。本文旨在概述2023—2024年麻醉学领域的一些重要研究进展,包括术后谵妄(postoperative delirium,POD)的预防与管理、新药物的研发、术前禁饮患者手术时机、贫血及老年创伤围手术期管理和急性呼吸窘迫综合征(acute respiratory distress syndrome,ARDS)的重要更新指南等关键议题,以期为麻醉科医师提供最新的科研动态和临床指导,帮助医师在实际工作中做出更加科学、合理的决策。

一、术后谵妄

POD 是术后常见的并发症,对患者预后产生不利影响。当前麻醉相关的 POD 主要研究热点在于麻醉药物、麻醉方法以及麻醉管理(麻醉深度、血压及镇痛等)方面的影响。

欧洲麻醉学与重症监护学会 2024 年 1 月发布了成人患者 POD 的更新指南(表 32-1),其中要点有:据《精神障碍诊断与统计手册》(第五版)(Diagnostic and Statistical Manual of Mental Disorders;fifth edition,DSM-5)标准定义 POD,必须在术后当日或最迟术后 1d 开始应用有效的 POD 筛查方法检测 POD,每日 1 次,至少 3d。

(一)右美托咪定与 POD

右美托咪定是近年来临床关注的热点,有大量研究筛选不同人群观察其对 POD 是否有预防作用。前文提到的欧洲指南更新中就右美托咪定与 POD 综合多篇文献提出:在非心脏手术患者中,与安慰剂相比,右美托咪定与 POD 发生率较低相关,但在心脏手术患者中无明显优势,而合并两个亚组对 POD 的减少有显著影响,但具有高度异质性;与其他药物相比,右美托咪定在心脏手术和非心脏手术患者中均与 POD 发生率降低相关,但在比较药物中剔除可乐定后,右美托咪定在心脏外科亚组中的保护作用不显著。右美托咪定与心动过缓和低血压等副作用有关。此外,Wang 等还发现,术中输注右美托咪定并未降低心脏瓣膜术后谵妄的发生率,还可能会损害肾功能。基于对心血管副作用的担忧,现有研究中人群的选择性和治疗效果的异质性,以及"首先不能造成伤害"的原则,指南总体不推荐右美托咪定用于预防 POD。

表 32-1 指南关于 POD 的其他建议

建议	证据等级	推荐强度
1. 建议评估以下 POD 的术前风险因素:①年龄较大;②ASA 分级>2 级;③Charlson 合并症指数>2;④简易精神状态检查分数<25 分	中等	强烈
2. 在接受手术的患者中,不建议使用任何药物作为预防措施来降低 POD 的发生率	低	弱
3. 当使用右美托咪定在术中或术后预防 POD 时,建议权衡预期的收益与最重要的副作用(心动过缓和低血压)	中等	强烈
4. 在接受手术的患者中,不建议任何特定类型的手术或麻醉类型来降低 POD 的发生率	低	弱
5. 不建议使用生物标志物来识别 POD 风险患者	低	弱
6. 建议在老年患者的术前麻醉科会诊中进行包括 POD 风险因素的筛查,并解决患者的需求以优化其术前状态	低	强烈
7. 建议将 POD 风险因素筛查的结果在护理团队中共享,讨论预防策略并记录在医疗记录中	低	强烈

续表

建议	证据等级	推荐强度
8. 建议对所有存在 POD 风险的患者进行多组非药物干预	中等	强烈
9. 建议使用基于指数的脑电图（electroencephalogram，EEG）监测麻醉深度指导以降低 POD 的风险	低	弱
10. 建议在麻醉期间使用多参数术中 EEG 监测（爆发抑制和密度谱阵列）以降低 POD 的风险	低	弱
11. 如果非药物措施失败，建议使用低剂量氟哌啶醇治疗 POD。建议短期、以症状为导向的治疗。应采取冲击式，并且尽可能使用最低剂量。对于有既往神经系统疾病，如帕金森病或路易体痴呆的患者，应谨慎或完全不使用抗精神病药物	非常低	弱
12. 不建议使用苯二氮䓬类药物治疗患者 POD。苯二氮䓬类药物治疗 POD 症状或潜在原因的证据非常低或不存在。建议不应与酒精戒断综合征中的谵妄混淆，在这种情况下，苯二氮䓬类药物作为一线药物推荐以症状为导向（以冲击式滴定给药，剂量尽可能低）治疗	非常低	弱
13. 建议在心脏手术后使用右美托咪定治疗 POD	非常低	弱

除了全身麻醉静脉用药外，还有其他给药途径和非全麻手术应用右美托咪定的研究。一项随机对照试验（randomized controlled trial，RCT）研究将 150 例接受脊柱手术的 60 岁以上患者随机分配至 3 组，分别给予不同途径和剂量的右美托咪定：麻醉诱导前经静脉给予右美托咪定 0.6μg/kg、诱导前经鼻给予右美托咪定 1μg/kg 或诱导后经气管给予右美托咪定 0.6μg/kg。主要观察指标为术后 3d 内的 POD 发生率。次要观察指标为术后咽喉痛（postoperative sore throat，POST）的发生率和睡眠质量。发现经静脉或经气管给予右美托咪定可降低早期 POD 的发生率，静脉给药组患者术后睡眠质量较好，经气管给药组 POST 发生率较低。一项针对 732 例 65 岁及以上接受脊髓麻醉下择期下肢骨科手术患者的随机双盲研究，将患者随机分组接受右美托咪定或丙泊酚镇静，右美托咪定负荷剂量 1μg/kg，输注 10min 以上，随后 0.1~0.5μg/（kg·h）输注；丙泊酚靶控输注（target-controlled infusion，TCI）1~2μg/ml；术后 3d 右美托咪定组的谵妄发生率低于丙泊酚组 [11 例（3.0%）vs 24 例（6.6%）；$OR=0.42$，$95\% CI=0.201~0.860$，$P=0.036$]，提示在脊髓麻醉下接受下肢骨科手术的患者，给予右美托咪定相较于丙泊酚有利于减少 POD 的发生。

王东信教授综述了围手术期右美托咪定使用的一些进展，认为围手术期右美托咪定对 POD 影响仍有争议，这可能与有些研究中给予不必要持续镇静和药物相关低血压有关。术中可预防性给予去甲肾上腺素以减少右美托咪定引起的低血压和心动过缓的发生；术毕提前停止输注右美托咪定以避免苏醒延迟。对于术后入住重症监护病房（intensive care unit，ICU）患者，夜间给予小剂量右美托咪定可减少谵妄发生，且不增加低血压和心动过缓等不良反应的发生。对于术后回普通病房的患者，微剂量右美托咪定复合阿片类药物仍然能改善镇痛效果和睡眠，而无明显镇静作

用及其他不良反应，但对 POD 的影响需要进一步研究。

（二）欧洲指南关于 POD 的其他更新与建议

药物方面，除了右美托咪定，指南还提及其他若干药物。

1. 氟哌啶醇　术后预防性给予小剂量氟哌啶醇（0.5mg 静脉注射，3 次/d，共 11 次）并未降低 POD 的发生率。

2. 褪黑素　褪黑素（从手术当天起持续 7d）能显著降低经皮冠状动脉介入术患者的 POD 发生率，而雷美替胺（新型褪黑素受体激动剂）在择期肺血栓内膜切除术患者中的效果无统计学意义。从术前 1d 到术后 3d 给予 5mg 褪黑素，褪黑素组谵妄发生率为 8.4%，对照组为 20.8%（$P=0.001$）。

（三）POD 相关的其他临床研究

POD 的一个可能的机制是麻醉和/或手术对大脑完整性的直接影响。中枢神经系统蛋白质释放到循环中，可以作为神经元损伤的生物标志物进行测量。Khalifa 等对 220 例体外循环下心脏手术的患者进行了观察发现，所有心脏手术患者术后 5d 内血清神经微丝轻链水平平均增加，但并不能预测 POD；而 POD 患者术前血清微丝轻链水平明显增高。提示心脏手术患者术前血清神经微丝轻链水平与 POD 独立相关。

在术中监测与管理方面，《美国医学会杂志》（The Journal of the American Medical Association，JAMA）发表了一篇多中心随机平行对照临床研究，观察 EEG 引导下的麻醉是否能降低心脏 POD 的发生率。研究纳入 60 岁以上心脏手术患者 1 140 例，随机平均分配至 EEG 引导组及普通监测组。结果显示，EEG 引导组与普通监测组 POD 发生率无显著性差异（18.10% vs 18.15%），但 EEG 引导可降低挥发性麻醉药最低肺泡有效浓度（0.66 vs 0.80），且降低 EEG 抑制

总中位时间(4.0min vs 11.7min),而ICU总停留时间及住院时间无差异。Zarour等观察了术中低血压与POD的相关性。这是一项回顾性队列研究,研究对象为2020—2021年间在一所三级医疗中心接受择期非心脏手术的2 352例70岁以上的患者。研究者使用多变量Logistic回归分析来评估低血压与POD之间的关联,并调整了潜在的混杂变量。结果表明,在观察到的平均动脉压低于65mmHg的低血压程度上,术中低血压与接受择期非心脏手术的老年患者POD没有关联。另有一项多中心回顾性队列研究观察了低血压时血管活性药的选择是否对POD有影响。这个研究纳入103 094例接受全身麻醉行非心脏及非神经外科手术的成年患者,术后7d内发生谵妄770例。与术中使用麻黄碱相比,使用去氧肾上腺素与较高的谵妄发生率相关(调整$OR = 1.35, 95\% \, CI = 1.06 \sim 1.71$),且去氧肾上腺素存在剂量依赖性。

有研究观察了术毕肌松拮抗药与POD的相关性。这是一项单中心回顾性研究,纳入非心脏手术全麻患者49 468例,与新斯的明相比,使用舒更葡糖钠,患者POD发生无显著差异($OR = 1.33, 95\% \, CI = 0.91 \sim 1.95$),但其与术后早期谵妄发生率增加相关($OR = 1.71, 95\% \, CI = 1.07 \sim 2.72$),差异较小,不具临床相关性。

二、若干药物研究进展

(一)ENA-001的研究进展

所有镇静催眠药与阿片类药物均可引起致命性呼吸(通气驱动)抑制。一项在志愿者中进行的临床研究表明,ENA-001作为一种呼吸刺激剂,通过阻断颈动脉体大电导钙激活钾通道(large conductance Ca^{2+}-activated K^+ channel, BKCa),可完全逆转丙泊酚镇静/麻醉所抑制的低氧性通气应答(hypoxic ventilatory response, HVR)。提示ENA-001对中枢即脑干呼吸中枢网络具有呼吸抑制作用的药物可能具有预防或治疗效果。前期实验研究还发现,ENA-001可适度逆转阿片类药物引起的呼吸抑制,但是不能完全逆转中枢神经系统中μ-阿片受体激动作用的全部效应。

(二)瑞马唑仑在手术室外操作麻醉与镇静中的应用

瑞马唑仑是一种新型超短效的苯二氮䓬类药物,具有镇静、催眠和抗焦虑的作用。它通过作用于γ-氨基丁酸A型受体产生镇静效果,其代谢不依赖肝肾功能,在体内经非特异性酯酶水解,代谢快且不易蓄积。瑞马唑仑在操作镇静和全身麻醉的临床应用正在快速拓展。一项随机对照试验对518例接受择期镇静下经内镜逆行胆胰管成像(endo-scopic retrograde cholangiopancreatography, ERCP)的患者分组,分别采用瑞马唑仑-芬太尼联合镇静或丙泊酚-芬太尼联合镇静。在ERCP过程中,瑞马唑仑组比丙泊酚组出现低氧血症(定义为血氧饱和度<90%持续时间超过10s)的概率更低(9.6% vs 15.7%),因低氧血症需要进行气道操作的需求也更低,且瑞马唑仑组出现低血压的患者比例也

更低,患者满意度更高。提示在进行择期ERCP时,联合芬太尼情况下,与丙泊酚相比,应用瑞马唑仑的患者在深度镇静下显示出较少的呼吸抑制事件,并具有血流动力学优势。

(三)辣椒素的局部镇痛作用

辣椒素(capsaicin)是一种瞬时受体电位香草酸亚型1(transient receptor potential vanilloid 1, TRPV1)的高选择性激动剂,TRPV1表达于无髓鞘(C纤维)伤害性感受器上,FDA已批准8%辣椒素表面贴剂用于神经病理性疼痛,单次用药后疼痛缓解可达3个月。辣椒素前体(vocacapsaicin)为特别用于组织浸润的新型水溶性前体药,手术部位局部注射后可迅速释放辣椒素,达到减轻术后疼痛并减少阿片类药物用量的目的。在一项在拇囊炎切除患者中的三盲、随机、空白对照及剂量相关的临床试验中,同比例随机切口部位注射14ml空白对照,以及辣椒素前体0.30mg/ml、0.15mg/ml和0.05mg/ml。共有147例患者入选,在最初96h内,与安慰剂相比,辣椒素前体(0.30mg/ml)使静息疼痛减轻了33%($95\% \, CI = 10\% \sim 52\%$)。此研究表明,手术时单次局部给予辣椒素前体可减轻术后疼痛并减少阿片类药物用量至少96h,并且显示出给药浓度与疗效之间的相关性。提示此药对于控制术后切口疼痛可能具有潜在的重大价值。

(四)神经肌肉阻滞剂的研究进展

美国麻醉医师学会神经肌肉阻滞工作组于2023年1月发布了"2023年美国麻醉医师学会神经肌肉阻滞监测与拮抗实践指南",指出:当使用神经肌肉阻滞药物时,推荐使用定量监测以避免残余神经肌肉阻滞,并推荐使用拇收肌而非眼肌进行神经肌肉监测。推荐在拔管前确认四个成串刺激(train-of-four stimulation, TOF)比值≥0.9。在使用罗库溴铵或维库溴铵引起的神经肌肉阻滞时,使用舒更葡糖钠而非新斯的明以避免残余神经肌肉阻滞。在神经肌肉阻滞程度最小时(0.4≤TOF<0.9),建议新斯的明作为舒更葡糖钠的合理替代药物(条件性推荐,证据等级低);如果应用新斯的明10min后,TOF<0.9,则可待肌松自行恢复或应用舒更葡糖钠,或如新斯的明总量不足,可追加总量至<50μg/kg。当使用阿曲库铵或顺式阿曲库铵并采用定性评估时,建议在神经肌肉阻滞程度最小时使用新斯的明进行拮抗,以避免残余神经肌肉阻滞。在没有定量监测的情况下,从给予神经肌肉阻滞拮抗药到拔管应至少间隔10min。当使用定量监测时,一旦确认拔管前TOF≥0.9,即可进行拔管。

随后,欧洲麻醉学与重症监护学会在2023年2月发布了神经肌肉阻滞的围手术期管理指南,提出了8条共识,需要特别引起重视的有:建议使用尺神经刺激和拇短屈肌的定量神经肌肉监测来排除残余神经肌肉阻滞;建议使用舒更葡糖钠来拮抗由氨基类固醇类药物(罗库溴铵和维库溴铵)引起的深度、中度或轻度神经肌肉阻滞;建议在开始使用新斯的明进行逆转之前,先进行自发恢复(即TOF>0.2),并继续对神经肌肉阻滞进行定量监测,直到TOF比

值达到 0.9 以上。

Suleiman 等对美国纽约两个医疗中心 2016 年 1 月—2021 年 6 月全身麻醉下手术接受新斯的明或舒更葡糖钠拮抗神经肌肉阻滞的成人患者进行了回顾分析,共纳入 83 250 例患者,采用新斯的明者 57 704 例,舒更葡糖钠者 25 546 例;主要观察术后呼吸并发症(拔管后 10min 内 SpO_2 <90%,或需要插管的呼吸衰竭或手术 7d 内需要无创通气)的发生情况。在 83 250 例患者中,有 5 746 例(6.9%)出现了术后呼吸系统并发症,其中应用舒更葡糖钠者发生 1 941 例(7.6%),应用新斯的明者发生 3 805 例(6.6%)。结果认为,使用舒更葡糖钠逆转神经肌肉阻滞并未减少术后呼吸系统并发症,也未减少术后高级医疗资源的利用以及重大心血管不良事件的发生。但有相关评述认为,作者未报道主要结局和关键次要结局的未校正 OR,结果可能受到潜在混杂因素的干扰。例如,麻醉科医师可能更倾向于为术后呼吸系统并发症基线风险较高的患者使用舒更葡糖钠。

一项舒更葡糖钠在心脏手术患者拮抗罗库溴铵的剂量探索研究发现,要使 TOF ≥ 0.9,所需舒更葡糖钠剂量为 0.43~5.6mg/kg;神经肌肉阻滞的深度与实现逆转所需舒更葡糖钠剂量之间存在显著相关性;在 97 例患者中,有 74 例(87%)所需剂量低于推荐剂量,13 例(13%)所需剂量高于推荐剂量;2 例患者因再次出现肌无力而需要追加舒更葡糖钠。因此,使用舒更葡糖钠进行神经肌肉阻滞拮抗时,推荐剂量在少数患者中可能不足,定量神经肌肉阻滞监测对于确认神经肌肉阻滞的充分逆转至关重要。

（五）关于 ACEI/ARB 以及 β 受体-阻滞剂术前是否停用的建议和研究

关于术前高血压药物是否停用,加拿大心血管学会(Canadian Cardiovascular Society,CCS)围手术期指南及围手术期质量倡议(Perioperative Quality Initiative,POQI)等相关指南均提出手术当日应停用血管紧张素转换酶抑制药(angiotensin converting enzyme inhibitors,ACEI)/血管紧张素 II 受体阻滞剂(angiotensin II receptor blocker,ARB)。一项前瞻性队列研究结果表明,日间手术前基础高血压可能与诱导期低血压以及术中低血压更相关,而不是停用或继续用 ACEI/ARB。另外一项针对择期非心脏手术的研究认为:术前氨基末端脑利尿钠肽前体(N-terminal pro-brain natriuretic peptide,NT-proBNP)≥100pg/ml 的患者术后心肌损伤发生率明显高于术前 NT-proBNP <100pg/ml 的患者;术前 NT-proBNP ≥100pg/ml 患者手术当日是否停用肾素-血管紧张素系统(renin-angiotensin system,RAS)抑制剂对术后心肌损伤发生率无影响;而在术前 NT-proBNP <100pg/ml 的患者中,手术当日停用 RAS 抑制剂者的心肌损伤发生风险增加 1 倍。结论认为风险较低的患者在围手术期继续服用 RAS 抑制剂可能受益。来自韩国的一项单中心回顾性研究,分析了 42 498 例服用 ACEI 或 ARB 类药物的患者 32 933 例,其中 8 648 例(26%)患者在术前继续服用药物,24 285 例(74%)术前停用药物,通过倾向性评分匹配得到

8 631 对匹配,得出非心脏手术前 24h 继续使用 ACEI 或 ARB 与术中低血压和术后急性肾损伤相关的结论。

美国心脏病学会和美国心脏学会(American College of Cardiology/American Heart Association,ACC/AHA)2014 年的非心脏手术围手术期心血管管理指南认为在术前继续使用 ACEI 或 ARB 是合理的,但在 2024 年 9 月的更新中提出:对长期接受 ACEI/ARB 治疗的高血压患者,如血压控制良好且拟行高风险非心脏手术,术前 24h 停止用药可能有助于减少术中低血压;但对长期接受 ACEI/ARB 治疗的心力衰竭患者,围手术期继续用药是合理的。目前,尚无关于血管紧张素受体/脑啡肽酶抑制剂(如沙库巴曲/缬沙坦)在围手术期的作用(有害还是有益)的数据。鉴于 ACEI/ARB 在预防心肌梗死、卒中、心力衰竭和肾功能下降方面发挥重要作用,在推荐所有患者在择期手术前常规中断 ACEI/ARB 之前,仍需要开展更大规模的 RCT;因此,对 ACEI/ARB 的围手术期管理采取个体化方法是合理的。

上述 ACC/AHA 指南更新针对 β 受体阻滞剂提出:①对接受稳定剂量 β 受体阻滞剂拟行非心脏手术的患者,应根据临床情况在围手术期酌情继续使用 β 受体阻滞剂;②对计划接受择期非心脏手术且有 β 受体阻滞剂新适应证的患者,可在术前足够早的时间(理想情况是>7d)开始使用 β 受体阻滞剂,以便在必要时评估耐受性和进行药物滴定;③对接受非心脏手术且无立即使用 β 受体阻滞剂需求的患者,由于术后死亡风险增加,不应在手术当天开始使用 β 受体阻滞剂。

三、术前禁食禁饮与术后饮水

（一）内源性胰高血糖素样肽-1 受体激动剂与胃排空延迟

内源性胰高血糖素样肽-1(glucagon-like peptide-1,GLP-1)是一种肠促胰岛素激素,可刺激胰腺 β 细胞分泌胰岛素,减少 α 细胞分泌胰高血糖素,还可降低食欲,减缓胃排空。目前研究已证明,GLP-1 受体激动剂(glucagon-like peptide-1 receptor agonist,GLP-1RA)可以改善糖尿病患者的血糖控制并减轻体重,并且还具有心脏和肾脏保护作用,越来越多地用于治疗 2 型糖尿病和肥胖。GLP-1RA 与胃肠道不良反应相关,可能延迟胃排空,增加胃残量(residual gastric volume,RGV),从而增加误吸风险。FDA 更新了索马鲁肽(GLP-1RA 的一种)的警告标签,包括肠梗阻以及目前的不良反应清单(即恶心、呕吐、腹泻和便秘)。临床志愿者研究提示即使遵循目前禁食与禁清饮指南,索马鲁肽仍可能造成胃排空延迟和增加 RGV,从而增加镇静与全身麻醉下胃内容物反流与肺误吸风险。

影响 GLP-1RA 胃排空延迟的因素包括:①药物类型(长效与短效药物差异不明显);②药物剂量和持续时间,随着药量增加和用药时间延长,胃排空延迟缓解,一般约 12 周达峰,随后逐渐消退(20 周后);③血糖控制(控制良

好与控制不良）。美国麻醉医师协会（American Society of Anesthesiologists，ASA）2023年6月发布了关于使用GLP-1RA患者的术前管理共识指导，包括停药建议和手术当日的管理。此共识意见认为日用者手术当日停药，周用者停药1周，糖尿病患者应采取桥接疗法，以避免高血糖。手术当日意见见如图32-1。

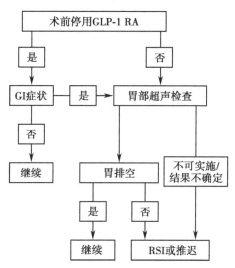

图32-1 关于使用GLP-1RA患者手术当日建议
GI，胃肠道（gastrointestinal）；RSI，快速顺序诱导（rapid sequence induction）。

（二）术前禁饮的研究进展

术前禁食通常为了将接受麻醉的择期手术患者发生误吸的风险降至最低。对于成人，指南建议麻醉前禁食固体食物6h，清亮液体2h。但实际上指南的执行情况并不理想，导致了不良的代谢后遗症。一项前瞻性研究评估了荷兰一所医院2016年1月—2021年7月成人患者在麻醉前实施自由清液饮食的成功程度，包括禁饮时间、舒适度和安全性。共纳入76 451例患者，其中59 036例（78%）遵循标准禁饮，16 815例（22%）遵循自由禁食。实施自由禁食后，禁饮时长预计减少了187min，显示明显缩短，中位禁饮时长为80min，患者口渴感减轻，术后恶心呕吐（postoperative nausea and vomiting，PONV）的发生率降低（在标准禁饮组为10.6%，自由禁饮组为9.4%），止吐药的使用率下降（标准禁饮组11.0%，自由禁饮组9.5%），同时略增加反流发生率。结果提示，对于在预计麻醉前2h内饮用清流质的患者，不应推迟或取消手术。在实施宽松的禁食后，禁饮时间明显减少。

ASA于2023年2月对术前禁食实践指南进行了更新，针对含碳水化合物的清流质（含或不含蛋白质）、口香糖和儿童禁食时间给出了具体建议：健康患者麻醉或镇静前，含碳水化合物的清饮（300~400ml）可服用至麻醉前2h，其中含或不含蛋白质似乎无益也无害；健康成人术前咀嚼口香糖，在确认清除口香糖后不应推迟手术；为避免患儿长时间禁食，应尽可能在术前2h予以低误吸风险的患儿口服清流质。

比2h禁饮方案更放松的是自由清饮（Sip Til Send/drinking until call）方案。Checketts等报道在麻醉科医师监护下接受手术的患者普遍采用自由清饮方案，即允许患者在接受手术之前每小时最多饮用170ml清液，直至被送入手术室。患者及各类人员满意度均很高，液体禁食中位时间从6h缩短至17min，且在超过12 000例患者中未观察到不良事件的增加。自由清饮方案随后被苏格兰所有骨科创伤单位采用，已成为髋关节和膝关节置换术患者的临床标准，并建议髋关节骨折患者也采用此方案。

但有针对儿童的研究认为过度宽松的方案有风险。一项随机、双盲的对照试验，纳入了计划接受择期手术的儿童227例，在摄入3ml/kg清亮液体并禁食1h与2h后，胃超声检查胃内液体量（gastric fluid volume，GFV）。发现1h组的GFV中位数约是2h组的两倍（0.61ml/kg vs 0.32ml/kg；P=0.001），这提示在权衡术前禁食放宽策略的风险与益处以及误吸风险时须谨慎。

糖尿病的生理学机制提示其增加围手术期误吸的风险，但关于禁食糖尿病患者发生"胃饱胀"情况的证据有限且存在矛盾。一项研究评估了遵循标准术前禁食指导的择期手术糖尿病患者与非糖尿病患者的基线胃内容物情况，经过胃部超声检查发现，两组胃内液体或固体含量超过1.5ml/kg的比例相似，分别为15%和11%。胃容量与确诊时间或糖化血红蛋白（glycosylated hemoglobin，HbA1C）水平之间几乎无相关性。得出结论：糖尿病患者的基线胃容量并不高于非糖尿病患者。

（三）术后饮水

传统观念认为，患者在术后早期应避免常规进食和液体摄入，以防出现误吸和呕吐等并发症。然而，术后患者口渴发生率超过70%，是患者围手术期最紧迫和最强烈的感觉。液体管理是加速术后康复（enhanced recovery after surgery，ERAS）的重要组成部分，术后早期饮水是促进液体管理的关键举措，也是促进胃肠功能恢复和减少不良应激反应的有利条件。目前，已有对接受全身麻醉的成年患者实施术后早期饮水的研究。一项荟萃分析系统评价了国内外接受不同类型全身麻醉手术的患者术后早期饮水的随机对照试验结果，评估早期饮水对接受全麻的成人患者在复苏期间恢复意识后的呕吐和误吸等不良并发症发生率的影响，得出结论：全麻患者术后苏醒期早期饮水可缓解口渴，且不增加恶心、呕吐及误吸等不良并发症的发生率，可应用于临床。

四、贫血管理

逾1/3拟行大手术的患者存在术前贫血，术中血液丢失或创伤可引起或加重贫血。贫血患者的术后结局通常较差，如伤口愈合不良、下床时间延迟及死亡风险增加。现有文献表明，贫血患者术后并发症的发生风险是非贫血患者的 2～3 倍。2022 年 9 月,由英国的围手术期管理中心(Centre for Perioperative Care,CPOC)就围手术期贫血发布管理指南。来自威尔士大学附属医院和曼彻斯特大学附属医院的 3 名学者,就此指南部分内容及对麻醉科医师的启示予以解读。其核心建议有:①建议在贫血临床管理路径中按不同专科手术制订血红蛋白(hemoglobin,Hb)目标值,拟行心脏手术的女性患者将 130g/L 作为贫血诊断标准,对其他专科手术需要具体分析。②早期识别与优化,贫血一旦识别和分类,即应由高级医师及时采取处置策略,讨论术前贫血优化时长、贫血风险及治疗策略。③几乎所有术前静脉铁剂的研究表明,其可改善患者 Hb 水平,是否带来输注益处报道不一。与慢性炎症致贫血相比,存在绝对铁缺乏的患者更可能获益于铁剂治疗。铁剂治疗和手术的间隔时长也对结局产生影响。术后铁剂治疗可能有助于改善患者 Hb 恢复、功能储备并降低再入院率。④一种新型口服铁剂 Sucrosomialsup®(意大利)通过细胞旁和跨细胞途径被吸收,具有更高的铁生物利用度和更好的胃肠道耐受性,可改善心脏手术及非外科出血所致贫血等患者的 Hb 水平,但仍需要进一步研究以确定其临床益处。

患者血液管理促进学会(Society for the Advancement of Patient Blood Management,SABM)组建专家组,综合现有证据,对术前贫血的发生率、病因、诊断及处置等予以全面回顾,根据 RAND Delphi 方法制订临床推荐条目,以期为临床决策提供参考,主要意见有以下几点。①贫血在外科患者中常见,其发生率因手术类型而不同。一项纳入 24 项研究共 949 455 例外科患者的荟萃分析提示,术前贫血的发生率为 39.1%。另一纳入 18 项研究 65 万例外科患者的研究提示,术前贫血的平均发生率约为 35%。②术前低 Hb 是红细胞输注增加和/或不良临床结局的风险因素,不论手术类型为择期、限期或急诊,贫血与患者结局的关系重要且明确,应教育并告知患者贫血的影响以及贫血与红细胞输注增加的影响。③除接受小手术外,不论接受手术为择期或限期,均应在术前进行贫血筛查且评估时机不论早晚都有意义。④所有贫血患者术前应评估贫血原因,且应尽可能早进行诊断,以便留有充裕时间进行治疗。对缺铁性贫血、炎症性贫血或慢性疾病所致贫血的鉴别十分重要。对缺铁性贫血患者,应评估铁缺乏原因。对贫血但铁储备正常者,应评估其他原因,如肾脏病、原发性血液病及营养缺乏等。铁缺乏的评估,应包含以下项目:血清铁、总铁结合能力、转铁蛋白饱和度(transferrin saturation,TSAT)及血清铁蛋白。存在炎症状态的患者,可检测网织红细胞 Hb 和/或血清铁调素。绝对铁缺乏的最重要诊断标准为血清铁蛋白<30ng/ml 和/或 TSAT<20%。血清铁蛋白<100ng/ml 可能提示炎症状态下的铁缺乏。网织红细胞 Hb<29pg 或血清铁调素<20μg/L 提示存在炎症状态下的铁缺乏。⑤治疗术前贫血的目的是改善患者 Hb,以降低红细胞输注可能;应依据贫血病因进行相应治疗。⑥如无禁忌,对术前缺铁性贫血应予以铁剂治疗,静脉铁剂疗法优于口服铁剂;

应尽早启动术前静脉铁剂疗法,患者一般能良好耐受且不增加其感染风险。⑦促红细胞刺激剂可用于外科患者的术前贫血。如已使用促红细胞刺激剂,应额外补充铁剂。术后应注意防治血栓栓塞。⑧通过输注红细胞来治疗贫血存在风险;贫血与红细胞输注相互作用,存在安全隐患,与不良结局相关。当患者术后出现严重贫血且存在相应症状,而相应容量治疗或药物治疗无法满足临床需求,可考虑输注红细胞。应在患者出院前启动术后贫血的治疗。

五、老年创伤管理

(一)老年髋部骨折研究进展

据推测,2050 年全球髋部骨折将达 625 万例,一般主张 24～48h 内进行手术。一项临床随机对照试验结果认为,50 岁以上髋部骨折手术患者采用脊髓麻醉或全身麻醉后 1 年生存率以及生活恢复质量均无显著差异。

髋部骨折患者大多在 65 岁以上,约 40% 因心脑血管病正在应用直接口服抗凝药(direct oral anticoagulant,DOAC),除达比加群酯外,其他 DOAC 均无逆转剂。全球脆性骨折网络髋部骨折审计特别兴趣小组关于应用 DOAC 患者实施髋部骨折手术达成了 4 项共识:①正在应用 DOAC 的髋部骨折患者能合理实施外周神经阻滞;②应用 DOAC 末次剂量小于 36h 的患者能合理地接受髋部骨折手术;③应用 DOAC 末次剂量小于 36h 的(肾功能正常)髋部骨折手术患者能合理地接受全身麻醉,约 2/3 的专家认为小于 24h 即可;④一般认为髋部骨折手术 48h 后再开始应用 DOAC(考虑失血与 Hb)。

(二)老年创伤管理指南的建议

2024 年 5 月底,世界急诊外科学会(World Society of Emergency Surgery,WSES)发布基于证据的老年创伤患者的管理指南。其重要内容有:①建议对年龄≥55 岁的患者尽早启动创伤治疗方案。②建议降低老年患者的创伤协议启动阈值,分诊设置点为心率小于 90 次/min 和收缩压低于 110mmHg。③建议对老年创伤患者进行早期血气检测(动脉或静脉),以确定基线碱剩余或乳酸评估。建议降低老年创伤患者 CT 扫描进行初始成像的检查标准。④在老年创伤患者中,复苏目标为血压正常且不存在心动过速和呼吸急促,但应排除组织灌注不足(通过一系列碱剩余和乳酸浓度来评估排除)。建议使用床旁即时超声(point-of-care ultrasound,POCUS)监测心功能和血容量;有创监测应用于低血压、重伤或心血管和血容量状态不确定的重症老年创伤患者。⑤建议尽早评估谵妄发生的危险因素。⑥建议对老年患者进行常规凝血检测,包括活化部分凝血活酶时间(activated partial thromboplastin time,APTT)、凝血酶时间(thrombin time,TT)、凝血酶原时间(prothrombin time,PT)、国际标准化比值(international normalized ratio,INR)和抗凝血因子 Xa(antifactor Xa,抗 Xa)水平,以评估早期抗凝药物应用和暴露在创伤环境的叠加。⑦建议实施多模式镇痛,包括对乙酰氨基酚、加巴喷丁类药物、非甾体抗炎药(nonsteroidal anti-inflammatory drug,NSAID)、利多卡因贴剂、曲马多和阿片类药物,以最低有效剂量在最短的给药时间内缓解突发性疼痛。建议老年急性髋部骨折患者在就诊时实施周围神经阻滞,以减少术前和术后阿片类药物镇痛的使用。⑧建议根据肾功能、患者体重和出血风险,对创伤环境中的高风险和中度风险老年患者尽快使用低分子量肝素或普通肝素预防静脉血栓栓塞。如果存在静脉血栓栓塞的药物预防禁忌,建议采用机械预防策略。

六、急性呼吸窘迫综合征更新

ARDS仍然是威胁ICU患者生命健康的重要疾病之一。《美国呼吸与危重病医学杂志》2023年发布了基于2012年欧洲重症监护医学会的柏林定义基础上的ARDS全球新定义,其诊断标准见表32-2,提出了4项主要建议:①周围毛细血管氧饱和度(peripheral capillary oxygen saturation,SpO_2)≤97%下,可使用SpO_2:吸入氧浓度(fraction of inspiration O_2,FiO_2)作为诊断和严重程度分级的指标,尤其在不可获取动脉血氧分压(arterial oxygen partial pressure,PaO_2)情况下;②非插管ARDS患者适用于接受高流量鼻导管氧疗(流量≥30L/min)或无创通气/持续气道正压(non-invasive ventilation/continuous positive airway pressure,NIV/CPAP)且呼气末正压(positive end-expiratory pressure,PEEP)>5cmH_2O;③除了胸部X线检查和CT外,增加了超声检查(双侧B线和/或实变)作为影像学标准,特别是在资源有限的地区;④在资源有限的环境中,不要求呼气末正压、氧流量或特定的呼吸支持设备。

表32-2 ARDS诊断标准

严重分级	诊断标准
轻度ARDS	PaO_2/FiO_2 为 201~300mmHg 或 SpO_2/FiO_2 为 315~400(SpO_2≤97%)
中度ARDS	PaO_2/FiO_2 为 101~200mmHg 或 SpO_2/FiO_2 为 200~315(SpO_2≤97%)
重度ARDS	PaO_2/FiO_2≤100mmHg 或 SpO_2/FiO_2≤200(SpO_2≤97%)

几乎同时,欧洲危重病医学会(European Society of Intensive Care Medicine,ESICM)发表了《ESICM急性呼吸窘迫综合征指南:定义、分型和呼吸支持策略》,指南讨论了ARDS的定义及ARDS的表型,并在多项临床管理模式上提出了基于证据的建议:关于呼吸支持策略,对于非机械通气的患者,推荐使用高流量鼻导管氧疗而不是常规氧疗以降低插管风险;推荐使用低潮气量(4~8ml/kg 按预测体重)的通气策略以降低病死率;对于中重度ARDS患者,强烈推荐使用俯卧位以降低病死率;对于非病毒性肺炎相关的重

度ARDS患者,如果符合体外膜肺氧合在严重急性呼吸窘迫综合征中拯救肺损伤(ECMO to rescue lung injury in severe ARDS,EOLIA)试验的纳入标准,强烈推荐在符合标准的体外膜肺氧合(extracorporeal membrane oxygenation,EC-MO)中心进行治疗;若非随机对照试验,对于非病毒性肺炎相关的ARDS患者,强烈推荐不要使用体外二氧化碳去除(extracorporeal carbon dioxide removal,$ECCO_2R$)来预防死亡;对于非病毒性肺炎相关的中重度ARDS患者,强烈推荐不要常规使用神经肌肉阻滞剂(neuromuscular blocking agent,NMBA)以降低病死率。

美国胸科学会于2024年1月针对成人ARDS患者管理的临床实践发布了指南更新,建议使用以下治疗方法(条件性建议):①对于ARDS患者使用皮质类固醇;②对于重度ARDS患者中的特定人群使用静脉-静脉ECMO;③对于早期重度ARDS患者使用NMBA;④对于中度至重度ARDS患者推荐使用较高的PEEP且不采用肺复张手法,而不是使用较低的PEEP。除此以外,指南还强烈提出不建议在中度至重度ARDS患者中使用长时间的肺复张操作。

基于最新证据的ARDS管理建议便于指导临床决策,在实施过程中,应考虑个体患者和疾病的特点,同时期待更多的临床试验产生额外的证据。

七、其他

(一)母婴安全

母婴安全仍在持续受到关注,高达1%的孕妇因非产科手术而接受麻醉。有研究者进行了一项针对2001—2018年间出生儿童的双向队列研究,调查孕妇分娩前手术麻醉(全身麻醉或区域阻滞麻醉)对儿童神经发育结果的影响,结果没有发现产前暴露于麻醉与一般人群中神经发育结果受损之间的关联证据。有研究者观察先天性心脏病新生儿接受麻醉手术后是否与神经发育评分较低相关,发现18个月大婴儿的神经发育不受挥发性麻醉药、阿片类药物、苯二氮䓬类药物和地西泮的暴露影响;而较高的氯胺酮剂量与较差的运动表现相关。

(二)术后疼痛的遗传学研究

术后疼痛是手术恢复的关键组成部分。然而,术后疼痛的遗传驱动因素仍然不清楚。有研究者对与人类术后疼痛相关的遗传变异做了系统回顾,评估了术后疼痛评分和阿片类药物使用与术后疼痛的关联,包括急性(术后0~48h)和慢性(至少术后3个月)环境。作者检索了从2000—2022年,PubMed、Embase和Cochrane对照试验中心注册库与人类术后疼痛相关的遗传变异研究。主要研究结果是遗传变异与急性或慢性术后疼痛的关联。共纳入了163项研究,评估了129个独特基因和594个独特遗传变异基因。只有两个等位基因与术后疼痛的差异相关:OPRM1 rs1799971 和 COMT rs4680。报道的许多重要结果并不能重复出来。因此,小样本量、潜在的混杂变量和不一致的发现

提示有必要进行具有一致检测的更大队列研究。

（三）人工智能与麻醉管理

近年来，人工智能（artificial intelligence，AI）技术的迅速发展，有助于建立安全的围手术期管理。AI 已经成功应用于临床实践。这主要包括开发自动系统或机器人、病情的客观评估、气道评估和危险分层。围手术期智能为围手术期医学开发人工智能程序提供了一个框架，涉及 3 个关键领域。①识别高危患者：预测分析；②早期发现并发症：传感器和持续监测的作用；③提供及时有效的治疗：决策支持系统。目前，AI 医疗在麻醉学领域的应用包括但不限于气道管理、超声辅助诊断、智能药物输注系统、术中精准监测预警、围手术期并发症与死亡的预测及重症监护治疗等。AI 还在临床研究、质量改进和教育等医学领域具有应用前景。围手术期麻醉管理数据的结局并非最终的临床结局，数据呈现高纬度，混杂因素多，"鲁棒性"问题更突出，因此实际应用面临巨大的挑战。相关部门应加快制定相关法律法规、加强伦理风险管控及完善标准规范体系建设，使 AI 的转化价值与临床意义在实践中得到检验。

（包睿　樊玉花　邓小明）

参 考 文 献

［1］ ALDECOA C，BETTELLI G，BILOTTA F，et al. Update of the European Society of Anaesthesiology and Intensive Care Medicine evidence-based and consensus-based guideline on postoperative delirium in adult patients［J］. Eur J Anaesthesiol，2024，41（2）：81-108.

［2］ WANG H B，JIA Y，ZHANG C B，et al. A randomised controlled trial of dexmedetomidine for delirium in adults undergoing heart valve surgery［J］. Anaesthesia，2023，78（5）：571-576.

［3］ NIU J Y，YANG N，TAO Q Y，et al. Effect of different administration routes of dexmedetomidine on postoperative delirium in elderly patients undergoing elective spinal surgery：a prospective randomized double-blinded controlled trial［J］. Anesth Analg，2023，136（6）：1075-1083.

［4］ SHIN H J，WOO N S，KIM H，et al. Postoperative delirium after dexmedetomidine versus propofol sedation in healthy older adults undergoing orthopedic lower limb surgery with spinal anesthesia：a randomized controlled trial［J］. Anesthesiology，2023，138（2）：164-171.

［5］ 曹爽婕，王东信. 围手术期右美托咪定对术后谵妄的影响：如何理解临床研究中的矛盾结果［J］. 国际麻醉学与复苏杂志，2023，44（12）：1237-1240.

［6］ KHALIFA C，ROBERT A，CAPPE M，et al. Serum neurofilament light and postoperative delirium in cardiac surgery：a preplanned secondary analysis of a prospective observational study［J］. Anesthesiology，2024，140（5）：950-962.

［7］ DESCHAMPS A，BEN ABDALLAH A，JACOBSOHN E，et al. Electroencephalography-guided anesthesia and delirium in older adults after cardiac surgery：the ENGAGES-Canada randomized clinical trial［J］. JAMA，2024，332（2）：112-123.

［8］ ZAROUR S，WEISS Y，ABU-GHANIM M，et al. Association between intraoperative hypotension and postoperative delirium：a retrospective cohort analysis［J］. Anesthesiology，2024，141（4）：707-718.

［9］ MA H，AHRENS E，WACHTENDORF L J，et al. Intraoperative use of phenylephrine versus ephedrine and postoperative delirium：a multicenter retrospective cohort study［J］. Anesthesiology，2024，140（4）：657-667.

［10］ RÖSSLER J，ABRAMCZYK E，PAREDES S，et al. Association of intravenous neostigmine and anticholinergics or sugammadex with postoperative delirium：a retrospective cohort study［J］. Anesth Analg，2025，140（1）：110-118.

［11］ JANSEN S C，VAN LEMMEN M，OLOFSEN E，et al. Reversal of propofol-induced depression of the hypoxic ventilatory response by BK-channel blocker ENA-001：a randomized controlled trial［J］. Anesthesiology，2024，140（6）：1076-1087.

［12］ DONG S A，GUO Y，LIU S S，et al. A randomized，controlled clinical trial comparing remimazolam to propofol when combined with alfentanil for sedation during ERCP procedures［J］. J Clin Anesth，2023，86：111077.

［13］ SHAFER S L，TEICHMAN S L，GOTTLIEB I J，et al. Safety and efficacy of vocacapsaicin for management of postsurgical pain：a randomized clinical trial［J］. Anesthesiology，2024，141（2）：250-261.

［14］ THILEN S R，WEIGEL W A，TODD M M，et al. 2023 American Society of Anesthesiologists Practice Guidelines for Monitoring and Antagonism of Neuromuscular Blockade：a report by the American Society of Anesthesiologists Task Force on Neuromuscular Blockade［J］. Anesthesiology，2023，138（1）：13-41.

［15］ FUCHS-BUDER T，ROMERO C S，LEWALD H，et al. Peri-operative management of neuromuscular blockade：a guideline from the European Society of Anaesthesiology and Intensive Care［J］. Eur J Anaesthesiol，2023，40（2）：82-94.

［16］ SULEIMAN A，MUNOZ-ACUNA R，AZIMARAGHI O，et al. The effects of sugammadex vs. neostigmine on postoperative respiratory complications and advanced healthcare utilisation：a multicentre retrospective cohort study［J］. Anaesthesia，2023，78（3）：294-302.

［17］ SIDEBOTHAM D，FRAMPTON C. Sugammadex and neostigmine：when better may not be best［J］. Anaesthesia,2023,78(5):557-560.

[18] BOWDLE T A,HATHTHOTUWEGAMA K J,JELACIC S,et al. A dose-finding study of sugammadex for reversal of rocuronium in cardiac surgery patients and postoperative monitoring for recurrent paralysis[J]. Anesthesiology,2023,139(1):6-15.

[19] GURUNATHAN U,ROE A,MILLIGAN C,et al. Preoperative renin-angiotensin system antagonists intake and blood pressure responses during ambulatory surgical procedures:a prospective cohort study[J]. Anesth Analg,2024,138(4):763-774.

[20] GUTIERREZ DEL ARROYO A,PATEL A,ABBOTT T E F,et al. Preoperative N-terminal pro-B-type natriuretic peptide and myocardial injury after stopping or continuing renin-angiotensin system inhibitors in noncardiac surgery:a prespecified analysis of a phase 2 randomised controlled multicentre trial[J]. Br J Anaesth,2024,132(5):857-866.

[21] JISUN C,DAE K R,SEUNGHYEON W,et al. The association of withholding or continuing angiotensin-converting enzyme inhibitors or angiotensin 2 receptor blockers on acute kidney injury after non-cardiac surgery[J]. Anaesthesia,2024,79(9):937-944.

[22] THOMPSON A,FLEISCHMANN K E,SMILOWITZ N R,et al. 2024 AHA/ACC/ACS/ASNC/HRS/SCA/SCCT/SCMR/SVM Guideline for Perioperative Cardiovascular Management for Noncardiac Surgery:a report of the American College of Cardiology/American Heart Association Joint Committee on Clinical Practice Guidelines[J]. Circulation,2024,150(19):e351-e442.

[23] JOSHI G P. Anesthetic considerations in adult patients on glucagon-like peptide-1 receptor agonists:gastrointestinal focus[J]. Anesth Analg,2024,138(1):216-220.

[24] MARSMAN M,KAPPEN T H,VERNOOIJ L M,et al. Association of a liberal fasting policy of clear fluids before surgery with fasting duration and patient well-being and safety[J]. JAMA Surg,2023,158(3):254-263.

[25] JOSHI G P,ABDELMALAK B B,WEIGEL W A,et al. 2023 American Society of Anesthesiologists Practice Guidelines for Preoperative Fasting:carbohydrate-containing clear liquids with or without protein,chewing gum, and pediatric fasting duration:a modular update of the 2017 American Society of Anesthesiologists Practice Guidelines for Preoperative Fasting[J]. Anesthesiology,2023,138(2):132-151.

[26] CHECKETTS M R. Fluid fasting before surgery:the ultimate example of medical sophistry? [J]. Anaesthesia,2023,78(2):147-149.

[27] SARHAN K A,HASANEEN H,HASANIN A,et al. Ultrasound assessment of gastric fluid volume in children scheduled for elective surgery after clear fluid fasting for 1 versus 2 hours:a randomized controlled trial[J]. Anesth Analg,2023,136(4):711-718.

[28] PERLAS A,XIAO M Z X,TOMLINSON G,et al. Baseline gastric volume in fasting diabetic patients is not higher than that in nondiabetic patients:a cross-sectional noninferiority study[J]. Anesthesiology,2024,140(4):648-656.

[29] DAI S,CHEN L,WU M,et al. Timing of early water intake post-general anaesthesia:a systematic review and meta-analysis[J]. BMC Anesthesiol,2024,24(1):135.

[30] HAWKINS T,AGARWAL S,EVANS C R. Centre for Perioperative Care anaemia guideline:implications for anaesthesia[J]. Br J Anaesth,2023,130(2):115-119.

[31] SHANDER A,CORWIN H L,MEIER J,et al. Recommendations from the International Consensus Conference on Anemia Management in Surgical Patients(ICCAMS)[J]. Ann Surg,2023,277(4):581-590.

[32] VAIL E A,FENG R,SIEBER F,et al. Long-term outcomes with spinal versus general anesthesia for hip fracture surgery:a randomized trial[J]. Anesthesiology,2024,140(3):375-386.

[33] MITCHELL R J,WIJEKULASURIYA S,MAYOR A,et al. Principles for management of hip fracture for older adults taking direct oral anticoagulants:an international consensus statement[J]. Anaesthesia,2024,79(6):627-637.

[34] DE SIMONE B,CHOUILLARD E,PODDA M,et al. The 2023 WSES guidelines on the management of trauma in elderly and frail patients[J]. World J Emerg Surg,2024,19(1):18.

[35] MATTHAY M A,ARABI Y,ARROLIGA A C,et al. A new global definition of acute respiratory distress syndrome[J]. Am J Respir Crit Care Med,2024,209(1):37-47.

[36] GRASSELLI G,CALFEE C S,CAMPOROTA L,et al. ESICM guidelines on acute respiratory distress syndrome:definition, phenotyping and respiratory support strategies[J]. Intensive Care Med,2023,49(7):727-759.

[37] QADIR N,SAHETYA S,MUNSHI L,et al. An update on management of adult patients with acute respiratory distress syndrome:an official American Thoracic Society clinical practice guideline[J]. Am J Respir Crit Care Med,2024,209(1):24-36.

[38] BLEESER T,DEVROE S,LUCAS N,et al. Neurodevel-

opmental outcomes after prenatal exposure to anaesthesia for maternal surgery：a propensity-score weighted bidirectional cohort study［J］. Anaesthesia，2023，78（2）：159-169.

［39］ SIMPAO A F，RANDAZZO I R，CHITTAMS J L，et al. Anesthesia and sedation exposure and neurodevelopmental outcomes in infants undergoing congenital cardiac surgery：a retrospective cohort study［J］. Anesthesiology，2023，139（4）：393-404.

［40］ FRANGAKIS S G，MACEACHERN M，AKBAR T A，et al. Association of genetic variants with postsurgical pain：a systematic review and meta-analyses［J］. Anesthesiology，2023，139（6）：827-839.

［41］ MAHESHWARI K，CYWINSKI J B，PAPAY F，et al. Artificial intelligence for perioperative medicine：perioperative intelligence［J］. Anesth Analg，2023，136（4）：637-645.

33 无阿片类药物麻醉临床研究新进展

加速术后康复(enhanced recovery after surgery, ERAS)提倡多模式镇痛治疗策略,在有效控制围手术期疼痛的同时,减少阿片类药物应用及其副作用,促进患者更好更快地康复。阿片类药物虽有很强的镇痛作用,但亦会产生诸多副作用,如镇静不全、意识错乱/谵妄、肠梗阻、恶心呕吐、呼吸抑制、增加术后疼痛和吗啡消耗量、免疫抑制、疼痛高敏及慢性疼痛等。特别是对微创手术患者而言,阿片类药物副作用不利于术后快速康复。无阿片类药物麻醉(opioid-free anesthesia, OFA)方式被推荐用于临床,并日渐流行。其应用涉及术种多、人群广,便于快通道手术、减少住院时间、促进早期运动和肠内营养。现就 OFA 临床研究新进展进行综述。

一、OFA 的概念及优势

OFA 指的是在手术过程中不通过任何途径(包括静脉系统、中枢神经系统、体腔或组织浸润)使用阿片类药物的麻醉技术。这种麻醉方法建立在多模式麻醉的理念之上,通过使用特定的药物和/或技术(如局部区域阻滞)来实现一个不包含阿片类药物的高质量全身麻醉。OFA 的核心理论依据是阻断自主神经系统对伤害性刺激的反应。研究表明,OFA 不仅可行,而且能够有效地控制手术刺激引发的心血管和炎症反应。通过减少术后阿片类药物的使用及其相关副作用,OFA 有助于降低术后疼痛高敏和慢性疼痛的风险,减少认知功能受损和免疫抑制的可能性,并可能对减少肿瘤的复发或转移产生积极影响。

OFA 通过运用多种药物和区域阻滞技术,共同作用于疼痛感知的不同机制。多项荟萃分析的结果支持 OFA 的可行性,至少在效果上不逊于使用阿片类药物的麻醉方法。OFA 在术后疼痛管理以及镇痛药物消耗方面展现出优势,从而减少了与阿片类药物相关的传统副作用。此外,OFA 在围手术期和长期效果方面还可能带来其他潜在的益处。

OFA 有望成为手术麻醉领域的最先进技术。一项综合了 38 项 OFA 相关研究(共涉及 1 245 例患者)的系统综述和荟萃分析表明,与使用阿片类药物的麻醉方法相比,OFA 在术后疼痛评分和阿片类药物消耗方面表现相当,但在术后恢复质量上更为出色,同时术后恶心呕吐(postoperative nausea and vomiting, PONV)的发生率也有所降低。另一项综述发现,OFA 在减少或避免使用阿片类药物的情况下,提供了更好的镇痛效果,维持了围手术期血流动力学的稳定,降低了应激反应和皮质醇水平,减少了 PONV 的发生,缩短了患者在术后监护室的停留时间和整体住院时间,并且患者满意度得到了提升。因此,McLott J 和 Stahel PF 认为,无阿片类药物麻醉代表了手术患者安全领域的下一个前沿。

二、OFA 主要药物与方法

OFA 代表了一种麻醉方法,它通过非阿片类药物实现全身麻醉,以此替代传统的阿片类药物。OFA 的核心目标是通过应用非甾体抗炎药(nonsteroidal anti-inflammatory drug, NSAID)、对乙酰氨基酚、利多卡因、右美托咪定、氯胺酮以及小剂量糖皮质激素等多种药物,来减少或消除患者对阿片 μ 受体激动剂的依赖。此外,区域神经阻滞技术在 OFA 方案中扮演着至关重要的角色,它为手术期间和术后的疼痛管理提供了强有力的支持。

(一)主要药物

1. 利多卡因 作为 OFA 方案中的关键药物,利多卡因是一种具有镇痛效果、抗痛觉过敏和抗炎作用的局部麻醉药。通过静脉给药,利多卡因能够减轻伤害性刺激和手术应激引起的心血管反应,降低术后疼痛和镇痛药物的需求。它还能显著提升患者的术后恢复质量,增强患者满意度。尽管其具体作用机制尚未完全明确,但可能涉及利多卡因对电压门控钠通道的抑制作用,稳定细胞膜,减少中枢神经系统的敏化,以及对 N-甲基-D-天冬氨酸受体(N-methyl-D-aspartate receptor, NMDAR)的抑制,从而降低炎症标志物的水平。

利多卡因是唯一被证实能够改善 ERAS 关键预后的药品:促进患者早期活动和进食,加快达到出院标准并提高患者满意度。因此,在 ERAS 流程中应积极考虑使用利多卡因。作为疼痛治疗的辅助手段，利多卡因有助于实现ERAS目标，特别是在处理痛觉过敏和对阿片类药物反应不佳的急性疼痛患者时。在围手术期，利多卡因的剂量控制在3mg/(kg·h)以下是安全且有效的。

2. 右美托咪定　作为一种高度选择性的α_2肾上腺素受体激动剂，右美托咪定在OFA中扮演着核心角色。它具有独特的脊髓和脊髓上镇痛效果，能够提供镇静和镇痛效果，同时具有抗交感神经活性和抗寒战作用，并且能够减少麻醉药物的需求。在术中右美托咪定能够显著降低阿片类药物的使用量50%以上，并且在腹腔镜手术中单独使用时能够提供充分的镇痛效果。一项综述和荟萃分析表明，与瑞芬太尼相比，全麻中使用右美托咪定能够改善术后24h内的疼痛控制，同时显著减少低血压、寒战和PONV的发生率。此外，右美托咪定还能够减轻炎症和应激反应。在心脏手术中，将右美托咪定加入平衡麻醉方案可以减少阿片类药物的消耗，缩短疼痛和机械通气支持的时间。它还有助于减少心肌损伤，降低新发心律失常的风险，甚至可能降低术后1年内的死亡率。右美托咪定能够减轻围手术期的应激和炎症反应，减轻免疫功能受损。

3. 氯胺酮或艾司氯胺酮　抑制NMDAR，在OFA中有重要地位。小剂量亦有镇痛作用。单次静脉注或持续给药，均可减少阿片类药物用量，改善术后疼痛管理。艾司氯胺酮是氯胺酮的右旋体，作用更强，副作用更少，且有较强的抗抑郁作用。

4. 硫酸镁　调节进入细胞内的钙离子及作为非竞争性NMDAR拮抗剂，有一定镇痛作用。可抑制神经病理性疼痛，减少术后阿片类药物需求，减少术后疼痛评分。

5. 其他　地塞米松0.1mg/kg术前单次给予，既预防PONV，又有镇痛作用。β受体阻滞剂艾司洛尔有抗伤害性作用，利于多模式镇痛。对乙酰氨基酚有辅助镇痛作用。NSAID和选择性环氧化酶2抑制剂均有一定镇痛作用，可减少阿片类药物应用，对外周和中枢疼痛敏化有预防作用。

（二）具体方法

1. 相关药物复合应用　在不采用周围神经阻滞的OFA方案中，可以采用多种非阿片类药物，这些药物作用于不同的药理学靶点以阻断手术刺激和交感神经反应。这种多模式的麻醉理念，通过结合具有多种作用机制和途径的药物，实现了OFA的目标。在临床实践中，根据是否使用吸入麻醉药，分为全凭静脉OFA和静吸复合OFA两种类型。全凭静脉OFA麻醉方案包括右美托咪定与丙泊酚的组合，以及右美托咪定、利多卡因和氯胺酮/艾司氯胺酮的组合；而静吸复合OFA麻醉方案则包括右美托咪定与利多卡因联合低剂量吸入麻醉药，以及右美托咪定、利多卡因和氯胺酮联合低剂量吸入麻醉药等。此外，还可以辅以NSAID、对乙酰氨基酚和地塞米松等辅助性镇痛和抗恶心呕吐药物。

静脉给予利多卡因、氯胺酮/艾司氯胺酮、右美托咪定及硫酸镁等可以有效控制手术期间的交感反应。OFA中药物的协同作用及作用于多个效应部位，可有效改善术中

术后疼痛，减少各个药物的副作用。此外，这些药物各自具有的抗炎特性，也极大降低了术后并发症的发生概率。McLott和Stahel推荐简便方案是：诱导采用丙泊酚1mg/kg、右美托咪定0.2~0.5μg/kg、氯胺酮0.25~0.5mg/kg、利多卡因2mg/kg和酮咯酸15~30mg；维持采用右美托咪定0.4μg/(kg·h)、氯胺酮0.3mg/(kg·h)、利多卡因2mg/(kg·h)和硫酸镁10mg/(kg·h)。

而Ulbing等将艾司氯胺酮50mg、右美托咪定400μg和利多卡因400mg混合后泵入用于减重手术。这三种药物混合后再以生理盐水稀释至40ml，即获得艾司氯胺酮1.25mg/ml、右美托咪定10μg/ml、利多卡因10mg/ml混合液。其用法为诱导期：混合液先以20ml/h输注，然后静脉注射200~250mg丙泊酚、罗库溴铵100mg气管插管。维持期：按个体化需要泵入混合液5~10ml/h并联合吸入麻醉药（七氟烷或地氟烷），同时给予安乃近2.5g、硫酸镁2~4g、帕瑞昔布40mg或双氯芬酸75mg镇痛。在恢复室镇痛时继续输注混合液5ml/h作为一线镇痛治疗，哌替啶作为补救镇痛。结果显示这种OFA可减轻患者术后疼痛及减少阿片类药物需求，改善术后恢复。这为临床使用OFA提供了更多证据与参考。

为明确OFA中相关药物（氯胺酮、右美托咪定、利多卡因和硫酸镁）混合后的理化性能与稳定性如何的问题，Schenkel L等采用高效液相色谱-质谱联合检测技术，观察利多卡因、氯胺酮和右美托咪定的稳定性，并通过电位滴定法对镁进行定量测定。结果表明：在不同储存条件下，这些物质在0.9%的生理盐水中两种、三种或四种混合物，保持稳定至少8周。利多卡因、氯胺酮、右美托咪定和硫酸镁的四元混合物可储存长达148d，而分析物没有明显损失。提示这些药物混合是安全可靠的，这为OFA临床应用提供便利。

2. 与区域阻滞或椎管内麻醉复合　OFA和多模式麻醉中最主要的方法之一是尽可能利用区域镇痛，包括中枢及外周神经阻滞和局部浸润镇痛。良好的区域神经阻滞或筋膜平面阻滞可代替阿片类药物提供满意镇痛，是OFA成功的重要支柱和基石。结合有效的区域阻滞技术与全身麻醉进行OFA是一种安全且可靠的方法。全身麻醉与椎管内麻醉的结合能够优化围手术期的疼痛管理。OFA与区域阻滞技术的结合可以更有效地阻断伤害性刺激的传导。在条件允许的情况下，应尽可能实施相关的区域阻滞或麻醉，尤其是利用超声引导下的区域神经阻滞或筋膜平面阻滞，以实现精准注射和充分镇痛，且有利于OFA的实施。区域麻醉正成为心胸手术实现OFA的一种趋势。对于胸骨或胸腔手术的疼痛管理，可以采用椎旁阻滞、前锯肌平面阻滞、竖脊肌平面阻滞或胸神经阻滞等方法。手术切口处可以进行局部麻醉或肋间神经阻滞，以及在胸膜间或引流管周围注射局部麻醉药物以减轻引流管相关的疼痛。这些区域麻醉方法与NSAID的联合使用，有助于实现OFA的目标。腹部手术可联合椎管内麻醉、腹横肌平面阻滞及腰方肌阻滞等；四

肢手术可联合上、下肢神经阻滞达到满意镇痛。

OFA 是一种融合了非阿片类药物和区域麻醉技术的多模式麻醉方法,旨在提升麻醉品质和患者满意度。在实施 OFA 时,推荐结合区域镇痛技术和/或非阿片类药物,以实现多模式麻醉和镇痛的原则。具体实施方案应依据患者的具体情况、手术类型、手术时长等因素,制订以患者为中心的个性化 OFA 方案。根据指南推荐,多模式/阿片节俭镇痛技术应至少包含两种非阿片类方法作为控制或预防中到重度疼痛方案的基础。为更好开展与应用 OFA,Blum 等给初学者推荐的方法见表 33-1。

表 33-1　无阿片类药物麻醉方法

选项	药剂	剂量	注意事项
选项 1	局部区域镇痛(适当)		适用于小手术,包括日间手术
手术侵入性和术后疼痛轻至中度	硫酸镁	30~50mg/kg(诱导)+10mg/(kg·h)(如需维持)	高剂量镁可导致心动过缓和低血压
选项 2	局部区域镇痛(适当)		适合中等手术和术后可能需要高剂量阿片类药物
手术侵入性中等(预期术后疼痛中至重度;用阿片类药物)	氯胺酮	0.5mg/kg(诱导)+0.25mg/(kg·h)(如需维持)	氯胺酮禁忌证包括高血压、子痫、严重心脏病和卒中,因有神经兴奋作用
选项 3a	局部区域镇痛(适当)		适用于大手术,但短于 2h,包括日间手术
手术侵入性中等至重度(预期严重术后疼痛;需要额外技术稳定血流动力学)	氯胺酮 右美托咪定	0.5mg/kg(诱导) 0.2~0.8μg/kg(诱导)	禁忌证包括严重脑血管疾病,无起搏器的 Ⅱ~Ⅲ度房室传导阻滞,未控制的低血压。右美托咪定半衰期 2h。比可乐定作用强,诱导时应缓慢滴定给药 10min 以上,如达到适宜心率时可中断输注,因其对心率的影响是迅速的。可致严重心动过缓和低血压。长时间手术,可考虑每小时 50% 的负荷量(连续输注)
选项 3b	局部区域镇痛(适当)		此选项特别适用于大于 2h 的大手术和受益于 α₂ 激动剂长期作用的住院患者
手术侵入性中等至重度(预期严重术后疼痛;需要额外技术稳定血流动力学)	氯胺酮 可乐定	0.5mg/kg(诱导)+0.25mg/(kg·h)(如需维持) 可乐定 1~4μg/kg(诱导)	可乐定禁忌证包括继发于 Ⅱ~Ⅲ度房室传导阻滞的严重缓慢心律失常。它对心率的影响是缓慢的,建议术前选好剂量,如果没有高剂量的使用经验,只能用 1μg/kg。可乐定半衰期 8h

小手术包括皮肤病变切除及乳腺脓肿引流等病例;中等手术包括腹股沟疝一期修复、腿部静脉曲张切除、扁桃体或腺样体切除及膝关节镜等;大手术包括经腹全子宫切除、根治性前列腺切除、腰椎间盘切除、全关节置换术、开胸术及开腹术。

三、OFA 具体应用

(一)OFA 在胸、心手术中应用

胸腔手术是严重术后疼痛的危险因素。恢复胸科术后早期活动与咳嗽能力是减少肺部并发症的关键因素。一项 OFA 在胸科手术应用系统综述与荟萃分析(6 项研究,共 904 例患者)显示,与阿片类药物麻醉相比,胸科手术 OFA 与较低的术后并发症、较少的阿片类药物需求及术后 48h 更好的镇痛效果相关。Selim 等采用倾向性评分回顾性研究 OFA 组(右美托咪定、利多卡因与氯胺酮 48 例)以及阿片类药物麻醉组(瑞芬太尼与吗啡 33 例)对胸腔镜手术患者术后 48h 吗啡总消耗量及术后 24h 和 48h 的疼痛情况。所有患者均行双腔气管插管,术后超声引导椎旁阻滞和/或前锯肌平面阻滞。结果显示 OFA 组术后 48h 的累积吗啡消耗量低于阿片类药物组;术后 24h 的 OFA 组术后疼痛评分明显低于阿片类药物组,术后 48h 的 OFA 组评分也显著较低。另一项 Devine 等回顾性倾向配对研究也表明 OFA 用于肺癌切除手术安全可行,但这项研究 OFA 与标准阿片类药物麻醉比较,术后 1h、24h 疼痛评分和 24h 吗啡累积消耗量相似。可能与此研究仅用利多卡因和镁,而未用右美

托咪定和氯胺酮有关。

Longo 等报道 7 例患者用前锯肌平面阻滞复合 OFA 顺利完成胸腔镜下胸交感神经切除术治疗多汗症。方法为于第 5 肋腋中线处行前锯肌平面阻滞（0.5% 罗哌卡因 20ml）后多模式静脉麻醉，放入 I-gel 喉罩，全程不用阿片类药物和肌松药，麻醉均满意。刘克等观察 30 例 OFA 对非插管胸腔镜单侧肺叶切除术的效果。先行术侧 T_5 棘突超声下竖脊肌平面阻滞（0.375% 罗哌卡因 20ml），再麻醉诱导。静脉滴注氟比洛芬酯 50mg，泵入右美托咪定负荷量 0.5μg/kg（15min）后以 0.2μg/（kg·h）维持至术毕。静脉注射丙泊酚 1.0~2.0mg/kg 及利多卡因 1.0mg/kg，入睡后置入 Supreme 喉罩，术中保持自主呼吸，氧流量 4~6L/min 并持续吸入七氟烷维持。与传统的双腔气管插管全麻肺切除相比，麻醉效果和术野显露两组无差异。OFA 组术后苏醒时间、拔管时间、术毕下床活动时间和出院时间少于对照组。术中心血管不良事件和术后不良反应 OFA 组少于对照组。提示复合竖脊肌平面阻滞的 OFA 用于非插管胸腔镜手术安全可行，可减少不良反应，有利于患者术后快速康复。

有研究报道了 OFA 在心脏手术中应用。一项回顾性配对巢式病例对照研究显示：以利多卡因、氯胺酮和右美托咪定为主的 OFA 用于心脏手术，与术后吗啡消耗减少相关，可缩短气管插管时间和 ICU 停留时间，对体外循环下心脏手术的恢复有益。Aguerreche 等研究也显示以右美托咪定为基础的 OFA（利多卡因、氯胺酮、右美托咪定和硫酸镁）用于心脏手术是可行的，术后 OFA 组表现为较少的吗啡消耗和更好的结局，包括减少新发心房颤动、术后较低的无创通气需求和谵妄发生率。

（二）OFA 在乳腺手术中应用

从简单的腺体切除到复杂的乳腺癌根治伴淋巴结清扫及同期皮瓣成形乳房重建，采用 OFA 均安全有效。Mulier 等报道 OFA 安全有效用于乳腺癌切除及皮瓣成形乳房重建术。方法为右美托咪定 0.25μg/kg 或 0.1μg/kg 缓慢静脉注射后泵注 0.1μg/（kg·h），利多卡因 1mg/kg 静脉注射后泵注 1mg/（kg·h），切皮前静脉注射氯胺酮 50mg 后泵注 0.1mg/（kg·h），NSAID 和对乙酰氨基酚辅助镇痛。右美托咪定 8h 总量 1~1.6μg/kg 且右美托咪定、利多卡因和氯胺酮均按瘦体重计算。结果显示术中术后均未用阿片类镇痛药时不影响苏醒，皮瓣成活率高，未出现阿片类药副作用如 PONV、寒战、尿潴留及呼吸抑制等，提高了患者恢复质量。Tripathy 等则观察了复合胸神经阻滞或椎旁阻滞的 OFA 用于乳腺癌改良根治术（伴腋窝淋巴结清扫），安全有效。采用丙泊酚 2~3mg/kg 诱导，放入 I-gel 喉罩，保持自主呼吸（必要时辅助通气），异氟烷吸入维持 0.8~1.0 MAC，均可提供较好的镇痛，PONV 少，出院早。王艺丹等研究联合竖脊肌平面阻滞的 OFA 用于乳腺癌手术效果。先超声引导下患侧 T_5 横突行竖脊肌平面阻滞，注入 0.375% 罗哌卡因 30ml。麻醉诱导为静脉泵注负荷量右美托咪定 0.5μg/kg（5min），后依次静脉注射丙泊酚 2mg/kg、利多卡

因 1.5mg/kg 及顺式阿曲库铵 0.15mg/kg，术中泵注右美托咪定 0.4μg/（kg·h）、利多卡因 1mg/（kg·h）、丙泊酚 2~3mg/（kg·h）及顺式阿曲库铵 0.1mg/（kg·h）维持。对照组为传统阿片类药物组。所有患者诱导后均置入喉罩，行机械通气，并吸入 1% 七氟烷，切皮前均予氟比洛芬酯 50mg 辅助镇痛，地塞米松 10mg 和阿扎司琼 10mg 预防呕吐。与对照组比较，OFA 组患者在麻醉恢复室（postanesthesia care unit，PACU）停留时间较短，术后 2h 内视觉模拟评分法（visual analogue scale，VAS）评分较低，PONV 发生率减少，术后首次肛门排气时间缩短。提示竖脊肌平面阻滞联合 OFA 用于乳腺癌手术效果满意，并发症少，有利于患者术后快速康复。Di Monta G 等报道联合区域麻醉的 OFA 用于经腋路腔镜下乳腺癌切除及整形重建手术，效果良好。其方法是先行竖脊肌平面阻滞和前锯肌平面阻滞再行 OFA，采用丙泊酚 2mg/kg、氯胺酮 1mg/kg 及罗库溴铵 0.6mg/kg 诱导插管，七氟烷吸入维持 0.8 MAC，对乙酰氨基酚 1g 辅助镇痛。术中良好镇痛，术后恢复质量不劣于阿片类药物组。

（三）OFA 在特殊患者中应用

1. 在新生儿及儿童中应用　Paul 等比较阿片类药物与无阿片类药物方法用于新生儿食管气管瘘修补。60 例患儿[平均年龄（2.2±1.6）d，体重（2.4±0.4）kg]分为两组（每组 30 例）：阿片类药物组先静脉注射芬太尼 1μg/kg 和对乙酰氨基酚 7.5mg/kg，硫喷妥钠和七氟烷诱导，插管后按需单次追加芬太尼 0.25μg/kg，七氟烷和阿曲库铵维持；OFA 组先静脉注射对乙酰氨基酚 7.5mg/kg，硫喷妥钠和七氟烷诱导插管，术者在术前用 0.25% 布比卡因局部浸润，并用 0.5% 布比卡因行 2~3 个肋间神经阻滞，术中七氟烷和阿曲库铵维持。结果 OFA 组在手术室内拔管的人数多于阿片类药物组（28 例 vs 8 例），拔管时间快于阿片类药物组（9min40s vs 16min45s）；术后 90min 时患儿疼痛评分低。提示 OFA 技术在此类新生儿手术后的早期拔管及减少术后机械通气方面优于阿片类药物麻醉。Martin LD 等质量改进项目显示大多数儿科日间手术和住院择期手术能采用 OFA，可减少 PONV 而不加重疼痛。Martin 等所在医院 2016 年 1 月 1 日—2022 年 9 月 30 日期间，儿科 28 574 例日间手术中，行 OFA 的有 19 872 例，应用比例从 30% 上升至 98%，患儿在 PACU 最大疼痛评分、阿片补救率及 PONV 治疗率均下降。OFA 现在是这家医院儿童日间手术标配。同期 64 859 择期手术中，行 OFA 的有 21 388 例，应用比例从 15% 上升至 60%，而在 PACU 的阿片类药物补救率、PONV 治疗率均下降。OFA 减少扁桃体腺样体切除和腹腔镜阑尾切除住院日。

2. 在产妇中应用　Enten 等回顾性研究全麻剖宫产 17 例，其中 8 例 OFA，9 例阿片类药物组。OFA 组：术前口服 1g 对乙酰氨基酚+400mg 加巴喷丁。诱导用丙泊酚和琥珀胆碱并吸入 1.5 MAC 七氟烷，脐带结扎后娩出前氯胺酮 0.5mg/kg 静脉注射，泵入硫酸镁 60mg/kg 持续 20~30min，利多卡因 1.5~2mg/（kg·h）。阿片类药物组：芬太尼

200~500μg。所有产妇分娩后用酮咯酸 15~30mg。两组术后疼痛评分和镇痛药需求无差异，Apgar 评分无差异，未观察到母婴显著变化。表明 OFA 剖宫产应用可行。

3. 在老年患者中应用　Dai 等报道 1 例 102 岁超高龄患者行 OFA 的 ERAS 结肠癌手术。患者女性，59kg，155cm，拟行结肠癌手术。有慢性支气管炎病史，术前 CT 示左下肺支气管炎并感染。开放静脉后右美托咪定 15μg 泵入（10min），镇静后平卧位行双侧腰方肌和腹横肌平面阻滞，每个点注射 0.2% 罗哌卡因+地塞米松 1.25mg+生理盐水 20ml，共 80ml。靶控输注丙泊酚 3μg/ml，静脉注射顺式阿曲库铵 10mg，气管插管控制呼吸，缝皮时停丙泊酚，给予氟比洛芬酯 50mg。术后静脉自控镇痛，艾司氯胺酮 50mg+氟比洛芬酯 200mg+右美托咪定 50μg+生理盐水至 100ml，2ml/h。麻醉时间 260min，手术时间 213min。术中生命体征稳定，术毕 2min 呼吸恢复良好后，拔除气管导管。患者很快完全清醒，术后疼痛评分 2 分。联合腰方肌阻滞和腹横肌平面阻滞的 OFA 策略可安全有效地用于 ERAS 超高龄结肠癌手术患者。

4. 在肝硬化患者中应用　肝硬化患者行肝切除，是疼痛剧烈的腹部大手术。同时患者肝功能异常多见，给麻醉处理带来挑战。Elshafie 等采用双侧竖脊肌平面阻滞复合 OFA 用于肝硬化患者行肝切除 20 例，效果满意。超声引导双侧 $T_{6\sim7}$ 行竖脊肌平面阻滞，每侧注射 0.25% 布比卡因 20ml 复合 0.5μg/kg 右美托咪定。OFA 为丙泊酚 1.5~2mg/kg，罗库溴铵 0.9mg/kg，利多卡因 60mg，硫酸镁 1g 及 0.7μg/（kg·h）右美托咪定诱导，插管后右美托咪定 0.2~0.7μg/（kg·h），术中间断用罗库溴铵维持肌松并吸入七氟烷维持脑电双频指数（electroencephalogram bispectral index，BIS）为 40~60。术中所有患者均有效控制躯体痛和内脏痛，不需要用芬太尼。术后显著延迟首次镇痛药使用时间，减少术后芬太尼的用量，无恶心呕吐发生。

四、OFA 应用中的注意事项

OFA 提倡采用节约阿片类药物的技术，这种技术有望改变当前的麻醉和疼痛管理的策略。OFA 的核心目标是提升围手术期治疗的质量，规避阿片类药物的副作用，并加速患者的康复过程。这与 ERAS 的理念不谋而合，两者都强调以患者为中心，优化围手术期的处理流程，减少对患者的创伤及其生理功能的干扰。ERAS 的实施促进了 OFA 的发展，而 OFA 的广泛应用又进一步推动了 ERAS 的进展。因此，将 OFA 与 ERAS 相结合，能够更有效地为手术患者提供服务。

（一）循序渐进并积极稳妥开展 OFA

在日常工作中，积极实施多模式镇痛策略，不断吸收新知识，并结合 ERAS 的要求，积极践行多模式麻醉与镇痛理念，以减少阿片类药物的使用。同时，持续开展 OFA 的教学与实践活动，并通过经验交流与分享，进一步提升实践

效果。

首先，掌握 OFA 的适应证和禁忌证是关键。OFA 可适用于所有患者和手术，但对部分患者更有益，如肥胖（特别是 BMI>40kg/m²）、睡眠呼吸暂停综合征、减重手术、日间手术、PONV 高危人群、术前用阿片类药物治疗的慢性疼痛者、复杂性区域疼痛综合征及术后疼痛高敏者等。OFA 禁忌证有严重创伤、低血容量、重度房室传导阻滞及自主神经系统脆弱等。宜选择合适的患者与合适的手术，积极开展 OFA 的应用。

其次，掌握 OFA 相关并发症的预防与处理。Beloeil 等报道在非心脏患者的中等或大手术中，与瑞芬太尼平衡麻醉相比，OFA 麻醉虽然减少 PONV 和疼痛，但术中严重心动过缓、PACU 中呼吸道阻塞引起的通气不足和低氧血症增多，延长拔管时间和 PACU 停留时间，其右美托咪定负荷量和维持量用量都比较大。系统综述显示 OFA 围手术期心动过缓发生率增加，大部分用了右美托咪定。其中 Beloeil 等报道 5 例严重心动过缓，右美托咪定剂量达 1.4μg/（kg·h）。限制右美托咪定剂量，心动过缓不再常见。Hublet 等将 OFA 用于胰腺手术，没有出现镇静过深、拔管延迟和严重的心动过缓，推测可能与右美托咪定恰当的负荷量与低剂量维持相关。这也提醒 OFA 在大手术或长时间手术时可能需要适当调整相关药物（右美托咪定和/或利多卡因）的剂量和/或输注时机，避免长时间、大剂量输注，从而产生不必要的副作用。王艺丹等在乳腺手术等待病理冰冻报告期间无手术操作时，暂停泵注右美托咪定输注，这可减少右美托咪定总用量，有助于减少其副作用。术中宜行麻醉深度监测。为预防术后残余镇静，宜手术结束前 30~60min 停止氯胺酮和右美托咪定输注。术中密切监护，一旦出现心动过缓，可暂停右美托咪定输注或给予阿托品或格隆溴铵处理。若出现低血压，可用血管活性药升压。若循环反应强烈，必要时予小剂量阿片类药物滴定。另外，注意高剂量氯胺酮、硫酸镁或转为吸入麻醉时患者的体动反应。

（二）重视局部区域镇痛在 OFA 中应用

良好的局部区域镇痛可代替阿片类药提供良好镇痛。局部区域镇痛与 OFA 不应被排斥或相互替代，两者结合，相辅相成，可有效改善疼痛治疗。在没有禁忌的情况下，局部区域镇痛应当被纳入所有 OFA 方案中。应积极推动超声引导下的神经阻滞和/或肌筋膜平面阻滞技术，以实现精准的注射和充分的镇痛效果，阻断伤害性刺激的传入，有效减轻手术引起的刺激，从而促进 OFA 的实施和发展。局部区域麻醉与多模式镇痛策略是加速康复路径的核心原则之一，它们有助于减少围手术期阿片类药物的使用。

（三）倡导以患者为中心和/或个性化 OFA

重视疼痛管理的效率和个性化需求。OFA 并非单一药物的应用，而是涉及两种或更多药物的联合使用。提倡以患者为中心，实施个性化的 OFA 方案。这意味着为每位患者定制专属的（剂量上）和个性化的（技术选择上）麻醉

方案。个体化的OFA需要精心选择药物及其剂量,同时考虑不同药物间的相互作用,以实现优势互补,达到最佳疗效。通过这种方式,可以最大限度地发挥OFA的优势,减少不良反应,确保在有效镇痛和控制应激反应的同时,避免如苏醒延迟等不良副作用的发生。

(四)从OFA到术后无阿片类药物镇痛

OFA是术中绝对不使用阿片类药物,但不代表术后阿片类药物也不使用。减少或不使用阿片类药物策略的益处只有涉及整个围手术期才对患者有意义。事实上,大多数常见的副作用和长期危害来自术后阿片类药物的使用。因缺乏有力证据,目前为止,无阿片类药物术后镇痛只被认为是一种理想选择。因此,鼓励将OFA的概念扩展到术后无阿片类药物镇痛的领域,并开展科学严谨的研究,以得出明确的结论和方法,指导临床实践,从而更好地促进患者的康复。期待看到OFA在有效预防慢性持续性术后疼痛方面的数据,以及在OFA期间治疗术后爆发性疼痛的更优药物选择。如果OFA技术得到优化,未来的研究可能会揭示OFA与阿片类药物麻醉之间的更多差异,尤其是在减少阿片类药物副作用和针对术后疼痛高风险患者方面。热切期待有关OFA对术后慢性疼痛影响的更多研究成果。

为了加速术后恢复,不仅需要提升手术技术,还要努力减少麻醉手术后的副作用。减少手术创伤和最小化生理干扰是实现快速康复的核心原则。麻醉科医师应该积极参与外科技术的进步,并主动开展与之相匹配的麻醉技术,发展新的麻醉理念。在麻醉管理中,应该摒弃那些有害的做法,即使不能完全消除,也应尽可能减少伤害,以帮助患者更快恢复。针对OFA的相关问题,如最佳药物组合、适用的手术类型和/或患者群体、OFA的短期和长期利弊等,需要加强基础和临床研究。通过丰富OFA的内涵和促进其发展,可以更好地服务于患者,实现术后快速康复的目标。

(王积义 沈通桃)

参 考 文 献

[1] BLUM K A,LIEW L Y,DUTIA A R,et al. Opioid-free anesthesia:a practical guide for teaching and implementation[J]. Minerva Anestesiol,2024,90(4):300-310.

[2] LÉGER M,PERRAULT T,PESSIOT-ROYER S,et al. Opioid-free anesthesia protocol on the early quality of recovery after major surgery(SOFA Trial):a randomized clinical trial[J]. Anesthesiology,2024,140(4):679-689.

[3] LADHA K S,LAVAND'HOMME P. Unveiling the uncertainties:opioid-free anesthesia and the road ahead[J]. Anesthesiology,2024,40(4):646-647.

[4] SHANTHANNA H,JOSHI G P. Opioid-free general anesthesia:considerations, techniques, and limitations[J]. Curr Opin Anaesthesiol,2024,37(4):384-390.

[5] BUGADA D,LUCA F,LAVAND'HOMME P. Opioid free anesthesia:evidence for short and long-term outcome[J].

Minerva Anestesiol,2021,8(2):230-237.

[6] 刘元雪,李峰,王艺丹,等.无阿片药麻醉临床应用进展[J].国际麻醉学与复苏杂志,2021,42(5):505-509.

[7] MCLOTT J,STAHEL P F. Opioid-free anesthesia:the next frontier in surgical patient safety[J]. Patient Saf Surg,2022,16(1):38.

[8] BELOEIL H,GAROT M,LEBUFFE G,et al. Balanced opioid-free anesthesia with dexmedetomidine versus balanced anesthesia with remifentanil for major or intermediate noncardiac surgery[J]. Anesthesiology, 2021, 134(4):541-551.

[9] BURKHARD J P,JARDOT F,FURRER M A,et al. Opioid-free anesthesia for open radical cystectomy is feasible and accelerates return of bowel function:a matched cohort study[J]. J Clin Med,2023,12(11):3657.

[10] HUBLET S,GALLANDL M,NAVEZ J,et al. Opioid free versus opioid based anesthesia in pancreatic surgery[J]. BMC Anesthesiology,2022,22:9.

[11] CHAKRAVARTHY M. Opioid free cardiac anesthesia:a flash in the pan?[J]. Ann Card Anaesth,2020,23(2):113-115.

[12] GUINOT PIERRE-GRÉGOIRE, SPITZ A, BERTHOUD V,et al. Effect of opioid-free anaesthesia on post-operative period in cardiac surgery:a retrospective matched case-control study[J]. BMC Anesthesiology,2019,19:136.

[13] AGUERRECHE C,CADIER GASPARD,BEURTON A, et al. Feasibility and postoperative opioid sparing effect of an opioid-free anaesthesia in adult cardiac surgery:a retrospective study[J]. BMC Anesthesiology,2021,21:166.

[14] FENG C D,XU Y,CHEN S,et al. Opioid-free anaesthesia reduces postoperative nausea and vomiting after thoracoscopic lung resection:a randomised controlled trial[J]. Br J Anaesth,2024,132(2):267-276.

[15] MARIA N,JOHN H,ISMAIL V,et al. Subxiphoid, nonintubated, opioid-free, video-assisted pneumonectomy:a new frontier in thoracic surgery[J]. Innovations(Phila),2021,16(6):562-564.

[16] PAUL M,BAMBA C,VINAY V,et al. Comparing opioid with opioid-free anesthesia technique in neonates undergoing tracheoesophageal fistula repair[J]. Oman Med J,2023,38(5):e547.

[17] MARTIN L D,FRANZ A M,RAMPERSAD S E,et al. Outcomes for 41 260 pediatric surgical patients with opioid-free anesthesia:one center's experience[J]. Paediatr Anaesth,2023,3(9):699-709.

[18] DAI J,UANG M,LI S. Application of an OFA strategy to

ERAS in a 102-year-old patient undergoing colon cancer surgery：a case report［J］. Medicine（Baltimore），2023，102（29）：e34431.

［19］ULBING S，INFANGER L，FLEISCHMANN E，et al. The performance of opioid-free anesthesia for bariatric surgery in clinical practice［J］. Obes Surg，2023，33（6）：1687-1693.

［20］BELOEIL H. Opioid-free anesthesia［J］. Best Pract Res Clin Anaesthesiol，2019，33（3）：353-360.

［21］FEENSTRA M L，JANSEN S，ESHUIS W J，et al. Opioid-free anesthesia：a systemic review and meta-analysis［J］. J Clin Anesthesia，2023，90：111215.

［22］SAKAN S，TURUDIĆ Ž，PEREMIN S，et al. Opioid free general anesthesia in clinical practice：a review article［J］. Acta Clin Croat，2023，62（2）：362-367.

［23］GRAPE S，KIRKHAM K R，FRAUENKNECHT J，et al. Intra-operative analgesia with remifentanil vs. dexmedetomidine：a systematic review and meta-analysis with trial sequential analysis［J］. Anaesthesia，2019，74（6）：793-800.

［24］WANG K，WU M，XU J，et al. Effects of dexmedetomidine on perioperative stress，inflammation，and immune function：systematic review and meta-analysis［J］. Br J Anaesth，2019，123（6）：777-794.

［25］SCHENKEL L，VOGEL KAHMANN I，STEUER C. Opioid-free anesthesia：physico chemical stability studies on multi-analyte mixtures intended for use in clinical anesthesiology［J］. Hosp Pharm，2022，57（2）：246-252.

［26］D'AMICO F，BARUCCO G，LICHERI M，et al. Opioid free anesthesia in thoracic surgery：a systematic review and meta analysis［J］. J Clin Med，2022，11（23）：6955.

［27］SELIM J，JARLIER X，CLAVIER T，et al. Impact of opioid-free anesthesia after video-assisted thoracic surgery：a propensity score study［J］. Ann Thorac Surg，2022，114（1）：218-224.

［28］DEVINE G，CHENG M，MARTINEZ G，et al. Opioid-free anesthesia for lung cancer resection：a case-control study［J］. J Cardiothorac Vasc Anesth，2020，34（11）：3036-3040.

［29］LONGO F，PILIEGO C，SGARLATO G，et al. Serratus plane block for opioid-free vats sympathectomy［J］. Minerva Anestesiol，2021，87（7）：834-835.

［30］刘克，叶文学，郑观荣，等. 无阿片类药物麻醉在非插管胸腔镜手术中的应用［J］. 中国现代医学杂志，2021，31（17）：46-51.

［31］MULIER J P. Is opioid-free general anesthesia for breast and gynecological surgery a viable option？［J］. Curr Opin Anesthesiol，2019，32（3）：257-262.

［32］TRIPATHY S，MANDAL I，RAO P B，et al. Opioid-free anesthesia for breast cancer surgery：a comparison of ultrasound guided paravertebral and pectoral nerve blocks：a randomized controlled trial［J］. J Anaesthesiol Clin Pharmacol，2019，35（4）：475-480.

［33］王艺丹，郭其发，沈通桃. 竖脊肌平面阻滞联合无阿片药全身麻醉在乳腺癌手术中的临床效果［J］. 实用临床医学杂志，2023，27（6）：101-105.

［34］DI MONTA G，MARONE U，AVINO F，et al. Superomedial pedicle skin-reducing mastectomy in ptotic and large-sized breasts with two-stage reconstruction through transaxillary video-assisted technique：an effective surgical and anesthetic approach［J］. Front Surg，2023，9：1040602.

［35］ENTEN G，SHENOUDA M A，SAMUELS D，et al. A retrospective analysis of the safety and efficacy of opioid-free anesthesia versus opioid anesthesia for general cesarean section［J］. Cureus，2019，11（9）：e5725.

［36］ELSHAFIE M A，KHALIL M K，ELSHEIKH M L，et al. Erector spinae block with opioid free anesthesia in cirrhotic patients undergoing hepatic resection：a randomized controlled trial［J］. Local Reg Anesth，2022，15：1-10.

［37］SAVOIA G，SCIBELLI G. From opioid free anesthesia to opioid free postoperative analgesia：a difficult target to reach［J］. Minerva Anestesiol，2022，88（6）：421-424.

34 瑞芬太尼在产科麻醉与镇痛应用中的研究新进展

产科麻醉与镇痛大多在椎管内麻醉下完成,瑞芬太尼作为短效芬太尼类 μ 型阿片受体激动剂,禁用于椎管内,并不是产科麻醉与镇痛的常规选择。但对于不适宜在椎管内麻醉下分娩的产妇,无论是全麻剖宫产手术还是静脉分娩镇痛,瑞芬太尼都是最佳选择。一份来源于 5 年 218 285 例剖宫产手术的分析数据显示,目前由于各种原因所实施的全身麻醉占全部剖宫产手术麻醉的 5.8%,占急诊剖宫产手术的 14.6%。产科全身麻醉的困境在于,一方面需要控制胎儿药物转运和新生儿呼吸抑制;另一方面又需要到达适当的麻醉深度,优化手术条件、组织灌注和母婴氧合,并将术中知晓的风险降至最低。既往研究中,瑞芬太尼等阿片类药物在全麻诱导时使用,以避免术中知晓的发生。本综述将对瑞芬太尼在产科麻醉与静脉分娩镇痛应用中的新进展进行综述,以期为瑞芬太尼在产科中的应用提供借鉴与参考。

一、瑞芬太尼的药理学特性

瑞芬太尼为芬太尼类 μ 阿片受体激动剂,对 δ 和 κ 受体的亲和力较弱。在人体内 1min 左右迅速达到血脑平衡,在组织和血液中被迅速水解,故起效快,维持时间短,与其他芬太尼类似物明显不同。主要用于全麻诱导和全麻中维持镇痛。静脉给药后,瑞芬太尼快速起效,1min 可达有效浓度,作用持续时间仅 5~10min。药物浓度衰减符合三室模型,其分布半衰期($t_{1/2\alpha}$)为 1min;消除半衰期($t_{1/2\beta}$)为 6min。

终末半衰期($t_{1/2\gamma}$)为 10~20min;有效的生物学半衰期约 3~10min,与给药剂量和持续给药时间无关。血浆蛋白结合率约 70%,主要与 α_1-酸性糖蛋白结合。稳态分布容积约 350ml/kg,清除率大约为 40ml/(min·kg)。瑞芬太尼代谢不受血浆胆碱酯酶及抗胆碱酯酶药物的影响,不受肝、肾功能及年龄、体重和性别的影响,主要通过血浆和组织中非特异性酯酶水解代谢,大约 95% 的瑞芬太尼代谢后经尿排泄,主代谢物活性仅为瑞芬太尼的 1/4 600。本品长时间输注给药或反复注射用药其代谢速度无变化,体内无蓄积,延迟性呼吸抑制的可能性很小。

瑞芬太尼对循环、呼吸、神经系统的作用呈现剂量依赖型。其药代动力学特点使其特别适用于靶控输注(target-controlled infusion,TCI)给药。与人工输注相比,TCI 能够建立一个与设定浓度相近的实际药物浓度,不会出现血药浓度的迅速变化,从而保证了可靠的镇痛效果和术中患者生命体征的相对稳定。

二、瑞芬太尼在剖宫产手术中的应用

(一)瑞芬太尼用于全麻剖宫产手术

全麻剖宫产一方面要为手术医师提供良好的手术条件,保证母体和胎儿的安全,避免术中知晓,同时又要避免新生儿呼吸抑制。鉴于瑞芬太尼良好的药代动力学特点,可能是剖宫产全身麻醉的最佳药物选择。瑞芬太尼可通过胎盘屏障,产妇应用时有引起新生儿呼吸抑制的危险。但新生儿呼吸抑制(如果存在)通常在几分钟内就消除,无须延长复苏措施。无论何时使用瑞芬太尼,熟练掌握新生儿复苏技术的医护人员都必须在手术室。

药物的血浆水平及其在分娩时对新生儿的潜在不良影响取决于用于诱导和维持的剂量方案以及从麻醉诱导到新生儿分娩的时间间隔。国内外多项研究对全麻剖宫产术中瑞芬太尼的应用进行了研究。Ren L Q 等研究应用瑞芬太尼 5~8μg/kg 复合丙泊酚 2mg/kg 麻醉诱导后给予七氟烷 2%~3% 维持或丙泊酚 3~5mg/(kg·h)持续泵注,结果表明瑞芬太尼复合七氟烷降低了妊娠高血压产妇剖宫产术中应激激素(肾上腺素、去甲肾上腺素、皮质醇)的释放血糖水平。Kart 等研究比较了将全麻剖宫产产妇随机分为 3 组,2mg/kg 丙泊酚、2mg/kg 丙泊酚+1μg/kg 右美托咪定、2mg/kg 丙泊酚+1μg/kg 瑞芬太尼,结果 3 组产妇意识、新生儿评分与脑电双频指数(electroencephalogram bispectral index,BIS)相似,但瑞芬太尼对产妇应激血流动力学改变控制的更好。Kutlesic 等研究了瑞芬太尼对产妇血流动力学及相关氧化应激标志物和新生儿的影响,1 组诱导前 1μg/kg 瑞芬太尼之后 0.15μg/(kg·min)至切皮停止,2 组诱导前单次 1μg/kg，3 组无瑞芬太尼，结果表明瑞芬太尼持续应用组丙二醛浓度低，明显降低脂质过氧化反应，和诱导至分娩（induction to delivery，I-D）期间母体血流动力学反应，对新生儿影响 3 组无差异。

Shaylor 等观察了 40 例全麻剖宫产手术（其中新生儿出生前应用 29 例，出生后应用 11 例），瑞芬太尼出生前应用剂量 0.04~0.46μg/（kg·min），与出生后应用相比，新生儿评分、血气分析及需要呼吸支持差异无统计学意义，表明新生儿出生前应用瑞芬太尼并不会增加呼吸抑制风险。Zhou X 等研究在干预组分娩前给予瑞芬太尼［前 10min 给药 2μg/kg，随后持续输注 2μg/（kg·h），持续约 7min］，对照组在分娩前给予右美托咪定［前 10min 0.4μg/kg，随后持续输注 0.4μg/（kg·h），持续约 7min］，结果表明瑞芬太尼与右美托咪定表现出相似的有效性和安全性，对产妇心率血压和新生儿评分的影响无差异。

2017 年 Zhang 等纳入 7 项随机对照试验（randomized controlled trial，RCT）研究的荟萃分析表明，瑞芬太尼在全麻剖宫产手术中可抑制母体循环应激反应，降低插管和手术时的产妇血压，但对新生儿是否有益仍有争议。2019 年 White L D 等的荟萃分析纳入 17 项研究（n = 987），将瑞芬太尼 0.5~1μg/kg 或 2~3μg/（kg·h）、阿芬太尼 7.5~10μg/kg、芬太尼 0.5~1μg/kg 与安慰剂组进行比较。结果表明 3 种阿片类药物在 1min 时的 Apgar 评分无显著差异，瑞芬太尼和阿芬太尼在 5min 时的 Apgar 评分无显著差异。芬太尼显著降低了 5min Apgar 评分。由此说明阿片类药物麻醉诱导是有效的交感神经阻断药物，瑞芬太尼和阿芬太尼对 Apgar 评分和新生儿气道干预没有显著影响，在可控剂量时间范围内安全。Hu L 等研究比较了瑞芬太尼复合丙泊酚用于剖宫产全麻时，不同的麻醉 I-D 时间对胎盘转运及母婴的影响，结果表明，麻醉诱导应用 1mg/kg 丙泊酚+1μg/kg 瑞芬太尼，维持 3mg/（kg·h）丙泊酚+7μg/（kg·h）瑞芬太尼，通过血浆药物浓度测定，持续输注丙泊酚复合瑞芬太尼是安全的，并且在一定范围内延长 I-D 间期（18min 与 6.9min 相比）对胎儿无明显影响。

上述研究与荟萃分析结果表明，全麻剖宫产手术应用瑞芬太尼实施麻醉诱导可以保证母体血流动力学平稳、降低应激激素和氧化应激标志物的释放，减少插管反应，避免术中知晓；对于新生儿虽然有潜在呼吸抑制风险，但在一定剂量范围内安全是安全可控的，但必须有新生儿科医师在场以便提供必要的复苏支持。

（二）椎管内麻醉下剖宫产术中复合应用

剖宫产手术中，瑞芬太尼不仅用于全麻诱导阶段，还被低浓度应用于椎管内麻醉中，以改善产妇体验和预防子宫收缩剂的不良反应。Yan 等研究表明硬膜外麻醉复合低剂量瑞芬太尼 0.05μg/（kg·min）（切皮开始）显著改善了重复剖宫产妇在硬膜外麻醉下的体验，无明显母体或新生儿不良反应。Wei 等研究发现剖宫产术中腰硬联合麻醉复合 TCI 输注瑞芬太尼 1.5ng/ml，可显著降低卡前列素导致

产妇呕吐、恶心、胸闷、潮红、高血压等不良反应，提高产妇的舒适度。

（三）瑞芬太尼在静脉分娩镇痛中的应用

硬膜外镇痛是分娩镇痛的金标准。但对于存在椎管内麻醉穿刺禁忌证或不需要硬膜外镇痛的产妇而言，静脉分娩镇痛无疑是一个备选方案，可作为硬膜外自控镇痛的辅助方法。目前已有多项研究在静脉分娩镇痛当中应用瑞芬太尼。

静脉分娩镇痛虽然在镇痛效果上无法超越椎管内镇痛，却是安全可行的备选方案。Karadjova D 等分析比较两种不同类型的分娩镇痛，发现瑞芬太尼静脉自控镇痛可以提高分娩镇痛水平，降低血氧饱和度，增加镇静作用，可以作为除硬膜外镇痛的一个很好备选，但必须持续监测和供氧。Jia 等发现在子宫口完全开放和分娩时，瑞芬太尼静脉分娩镇痛效果不优于硬膜外自控镇痛，但不增加不良反应。一项针对母婴结局的观察性研究发现与标准硬膜外镇痛相比，静脉注射瑞芬太尼患者自控镇痛可以缩短活动分娩时间，提高自然分娩率，增加产妇对分娩的满意度，不会加重母亲或新生儿的发病率。

Süğür 等选择分娩镇痛的单胎妊娠妇女 37 例，将瑞芬太尼的应用剂量控制在 0.05μg/（kg·min），5min 的锁定时间，发现此方案能提供产妇足够的镇痛效果，产妇的满意度较高，新生儿的 Apgar 评分均大于 8 分。答卫等也将瑞芬太尼用于静脉分娩镇痛的参数设定为背景输入量 0.05μg/（kg·min），单次剂量 0.5ml，锁定时间 3min，宫口全开后停止用药。发现能达到充分的镇痛效果，还能加快产程，有利于减轻产妇的应激反应，减少血清皮质醇与去甲肾上腺素的分泌，而且产妇无低氧血症、过度镇静及呼吸抑制等情况发生，也不会影响新生儿 Apgar 评分，安全性较高。任洁等的荟萃分析显示瑞芬太尼静脉自控镇痛不会降低新生儿出生 1min 和 5min 时的 Apgar 评分且无严重不良反应，对新生儿无明显影响。陈新艳等证实使用背景输注速度为 0.04μg/（kg·min）的瑞芬太尼进行分娩镇痛，镇痛效果确切，不影响产妇的宫缩和产程进展，虽然使用此剂量的产妇胎儿娩出后 1min 和 5min 时 Apgar 评分在降低，但 10min 时均大于 8 分，新生儿断脐后动脉血气分析结果均正常。

此外，瑞芬太尼还可与其他镇痛方式或药物联合应用。陈雪等的研究发现在给予胎儿完善的监护措施下，瑞芬太尼静脉自控分娩镇痛联合"2+1"导乐陪伴分娩模式可降低孕妇产后出血及产痛，缩短产程，改善母婴结局，提高母体给予新生儿免疫防御能力，改善新生儿血气指标。王美娟等发现瑞芬太尼静脉持续输注 0.05μg/（kg·min），配伍静脉恒速输注右美托咪定 0.4μg/（kg·h）用于分娩镇痛，至宫口开全，可以减少产妇恶心呕吐和皮肤瘙痒的发生率，且均未发生产妇呼吸抑制或新生儿呼吸窘迫等不良反应。

瑞芬太尼静脉分娩镇痛对产妇有呼吸抑制风险，需严密监测。Leong W L 等研究发现静脉瑞芬太尼自控镇痛会引起母体肺换气不足，导致一部分妇女的氧饱和度短暂下

降，因此建议进行瑞芬太尼患者自控镇痛（patient controlled analgesia, PCA）时，应持续监测母亲的呼吸频率和上肢静脉血氧饱和度。

以上研究证实了瑞芬太尼在静脉分娩镇痛中的有效性，瑞芬太尼产生的良好镇痛效果，能让产妇体验舒适化生产。但其安全性须建立在对母体及胎儿充分的生命体征监测上。但目前关于瑞芬太尼用于静脉分娩镇痛的最佳给药方案、剂量策略和产妇监护要求尚无标准化方案。

三、小结

瑞芬太尼以其独特的药理学特性满足了现代产科麻醉实践的特殊需求，在产科麻醉与镇痛中发挥了重要的补充作用，在一定剂量范围内可安全应用于全麻剖宫产的诱导与静脉分娩镇痛，对新生儿的影响在可控范围内。但目前对于瑞芬太尼应用于静脉分娩镇痛的给药模式、给药时机以及剂量还存较大争议，未来研究仍需要进一步探索。

（蒋坪坪　黎霞　许月明）

参 考 文 献

［1］ JUANG J, GABRIEL R A, DUTTON R P, et al. Choice of anesthesia for cesarean delivery: an analysis of the national anesthesia clinical outcomes registry［J］. Anesth Analg, 2017, 124(6): 1914-1917.

［2］ KUTLESIC M S, KUTLESIC R M, MOSTIC-ILIC T. Attenuation of cardiovascular stress response to endotracheal intubation by the use of remifentanil in patients undergoing cesarean delivery［J］. J Anesth, 2016, 30(2): 274-283.

［3］ ALTUN C, BORAZAN H, ŞAHIN O, et al. Effects of anesthesia type on short-term postoperative cognitive function in obstetric patients following cesarean section［J］. J Turk Ger Gynecol Assoc, 2015, 16(4): 219-225.

［4］ 曹金仪, 吴少龙. 瑞芬太尼的药理学和临床应用方法初探［J］. 中国药物经济学, 2017, 12(10): 37-39.

［5］ 伊晓倩, 张文胜. 瑞芬太尼靶控输注的优越性及临床应用［J］. 国际麻醉学与复苏杂志, 2011, 32(4): 467-481.

［6］ ANDERSON B. The use of remifentanil as the primary agent for analgesia in parturients［J］. Crit Care Nurs Clin North Am, 2017, 29(4): 495-517.

［7］ REN L Q, SUN X X, GUAN Y. Effects of sevoflurane or propofol combined with remifentanil anesthesia on clinical efficacy and stress response in pregnant women with pregnancy-induced hypertension［J］. Eur Rev Med Pharmacol Sci, 2018, 22(6): 1825-1829.

［8］ KART K, HANCI A. Effects of remifentanil and dexmedetomidine on the mother's awareness and neonatal Apgar scores in caesarean section under general anaesthesia［J］. J Int Med Res, 2018, 46(5): 1846-1854.

［9］ KUTLESIC M S, KOCIC G, KUTLESIC R M. The effects of remifentanil used during cesarean section on oxidative stress markers in correlation with maternal hemodynamics and neonatal outcome: a randomized controlled trial［J］. Rev Bras Anestesiol, 2019, 69(6): 537-545.

［10］ SHAYLOR R, GINOSAR Y, AVIDAN A, et al. Pre-delivery remifentanil infusion for placenta accreta cesarean delivery under general anesthesia: an observational study［J］. J Matern Fetal Neonatal Med, 2016, 29(17): 2793-2797.

［11］ ZHOU X, JIN L J, HU C Y, et al. Efficacy and safety of remifentanil for analgesia in cesarean delivery［J］. Medicine(Baltimore), 2017, 96(48): e8341.

［12］ ZHANG Y, LU H, FU Z, et al. Effect of remifentanil for general anesthesia on parturients and newborns undergoing cesarean section: a meta-analysis［J］. Minerva Anestesiol, 2017, 83(8): 858-866.

［13］ WHITE L D, HODSDON A, AN G H, et al. Induction opioids for caesarean section under general anaesthesia: a systematic review and meta-analysis of randomised controlled trials［J］. Int J Obstet Anesth, 2019, 40: 4-13.

［14］ HU L, PAN J, ZHANG S, et al. Propofol in combination with remifentanil for cesarean section: placental transfer and effect on mothers and newborns at different induction to delivery intervals［J］. Taiwan J Obstet Gynecol, 2017, 56(4): 521-526.

［15］ YAN W, XIONG Y, YAO Y, et al. Continuous intravenous infusion of remifentanil improves the experience of parturient undergoing repeated cesarean section under epidural anesthesia, a prospective, randomized study［J］. BMC Anesthesiol, 2019, 19(1): 243.

［16］ WEI C N, CHANG X Y, DONG J H, et al. Remifentanil for carboprost-induced adverse reactions during cesarean delivery under combined spinal-epidural anesthesia［J］. Front Pharmacol, 2020, 11: 980.

［17］ LU G, YAO W, CHEN X, et al. Remifentanil patient-controlled versus epidural analgesia on intrapartum maternal fever: a systematic review and meta-analysis［J］. BMC Pregnancy Childbirth, 2020, 20(1): 151.

［18］ KARAJOVA D, SHOSHOLCHEVA M, IVANOV E, et al. Side effects of intravenous patient-controlled analgesia with remifentanil compared with intermittent epidural bolus for labour analgesia: a randomized controlled trial［J］. Pril(Makedon Akad Nauk Umet Odd Med Nauki), 2019, 40(3): 99-108.

［19］ JIA Z, LI Y, JIA H, et al. Curative effect of remifentanil on labor analgesia in newborns[J]. J Matern Fetal Neonatal Med,2020,33(11):1913-1918.

[20] THORBIÖRNSON A, DA SILVA CHARVALHO P, GUPTA A, et al. Duration of labor,delivery mode and maternal and neonatal morbidity after remifentanil patient-controlled analgesia compared with epidural analgesia[J]. Eur J Obstet Gynecol Reprod Biol X,2020,6:100-106.

[21] SÜĞÜR T, KIZILATEŞ E, KIZILATEŞ A, et al. Labor analgesia:comparison of epidural patient-controlled analgesia and intravenous patient-controlled analgesia[J]. Agri,2020,32(1):8-18.

[22] 答卫,唐杰. 瑞芬太尼静脉自控镇痛在分娩镇痛中的应用效果及对产妇皮质醇和去甲肾上腺素水平的影响[J]. 临床医学研究与实践,2020,5(13):87-89.

[23] 任洁,魏晓永,杨波,等. 瑞芬太尼静脉自控分娩镇痛与硬膜外分娩镇痛效果的比较:meta 分析[J]. 中华麻醉学杂志,2020,40(9):1121-1124.

[24] 陈新艳,夏中元. 低剂量瑞芬太尼联合拉玛泽分娩法在分娩镇痛中的应用[J]. 西北药学杂志,2015,30(2):182-185.

[25] 陈雪. 瑞芬太尼静脉自控分娩镇痛联合"2+1"导乐陪伴分娩模式对无痛分娩孕妇产后的影响[J]. 河北医药,2021,43(2):253-256.

[26] 王美娟,孟领坤. 右美托咪定复合瑞芬太尼 PCIA 用于分娩镇痛的临床观察[J]. 中国性科学,2020,29(1):57-60.

[27] LEONG W L,SNG B L,ZHANG Q,et al. A case series of vital signs-controlled,patient-assisted intravenous analgesia(VPIA)using remifentanil for labour and delivery[J]. Anaesthesia,2017,72(7):845-852.

[28] AARONSON J, ABRAMOVITZ S, SMILEY R, et al. A survey of intravenous remifentanil use for labor analgesia at Academic Medical Centers in the United States[J]. Anesth Analg,2017,124(4):1208-1210.

35 艾司氯胺酮在小儿麻醉中的应用进展

艾司氯胺酮即右旋氯胺酮,是氯胺酮的右旋对映体,通过拮抗 N-甲基-D-天冬氨酸(N-methyl-D-aspartate,NMDA)受体,抑制脊髓背角和外周 NMDA 受体对伤害的信息传递,产生麻醉镇痛作用。与 NMDA 受体和阿片 μ 受体的亲和力更高,较氯胺酮具有更强的镇痛效力,体内清除率高,恢复时间更快,副作用发生率更低,已经逐步替代氯胺酮,广泛应用于临床麻醉与镇痛。艾司氯胺酮于 1998 年被引入儿童临床使用,是目前临床麻醉中唯一可以肌内注射使用的镇静药物,对于术前建立静脉通路困难的小儿极为适用。有研究表明,艾司氯胺酮与其他镇静药物相比,具有良好的镇静镇痛作用,对呼吸循环影响较小,更适用于小儿临床镇静镇痛,本文就艾司氯胺酮在小儿麻醉中临床研究的应用现状以及不良反应进行综述,为艾司氯胺酮在小儿麻醉的应用和研究提供参考。

一、临床药理学

氯胺酮是一种水溶性苯环己哌啶的衍生物,它包含一个手性碳中心,从而实现两种不同的空间构型,S-氯胺酮(esketamine,即右旋体氯胺酮)和 R-氯胺酮(arketamine,即左旋体氯胺酮),两种对映体对不同的受体具有不同的亲和力。氯胺酮主要通过拮抗 NMDA 受体发挥作用,抑制丘脑-新皮质系统,选择性阻断痛觉,发挥镇痛作用;另一方面,氯胺酮对边缘系统呈现兴奋作用,引起镇痛,意识模糊,对周围环境的刺激反应迟钝,呈一种意识和感觉分离状态。由于其分离麻醉的特点,氯胺酮已经广泛应用于临床麻醉与镇痛。艾司氯胺酮是氯胺酮的右旋对映体,作用机制与氯胺酮相似,通过与 NMDA 受体、阿片受体、M 胆碱受体、单胺受体、腺苷受体和其他嘌呤受体相互作用发挥催眠、镇静和镇痛作用。其与 NMDA 受体和阿片 μ 受体的亲和力更高,较氯胺酮具有更强的镇痛效力,镇痛效果是氯胺酮的 2 倍,是左旋氯胺酮的 4 倍,使用剂量仅为氯胺酮的 1/2,呼吸抑制轻,在体内具有更高的清除率,恶心、高血压和心动过速等副作用发生率更低,恢复时间更短。临床上艾司氯胺酮可经过不同途径进行给药,如滴鼻、直肠给药、静脉注射、骶管注射及硬膜外腔注射等。

二、临床麻醉中应用

(一) 急诊操作镇静镇痛

在急诊医疗单元中,由于对儿童的镇痛知识和经验的匮乏,儿童疼痛常常没有得到及时的治疗。阿片类药物是急诊科常用的镇痛药物,但由于担心其对呼吸循环抑制等副作用,在儿童治疗中运用极少。艾司氯胺酮由于其分离麻醉的特点,提供强镇痛、镇静的同时还能保持自主呼吸和心肺功能稳定,保留保护性气道反射,严重的副作用如多涎、恶心呕吐和中枢神经系统现象等罕见。据估计,喉痉挛的发生率约为 0.4% ~ 0.7%,而拟精神反应如致幻等的发生频率远低于成人,一项在德国进行的全国性研究调查了305 个儿童医院,大约 86.2% 的医院使用氯胺酮或艾司氯胺酮进行操作镇静镇痛。另一项研究表明儿科患者在急诊医疗单元接受操作镇静镇痛时最常用的药物是氯胺酮(42.4%),不良事件发生率仅为 3%。Dhawal Patel 等研究表明 1~1.5mg/kg 艾司氯胺酮静脉注射可安全用于小儿前臂骨折患儿急诊操作镇静镇痛。

(二) 术前镇静

疼痛、恐惧、焦虑和愤怒是儿童在接受医师治疗时经历的主要情绪,据估计,大约 60% ~ 70% 的儿童在术前表现出明显的焦虑,术前高度焦虑可能导致患儿吸入麻醉诱导困难,暴力进行吸入麻醉诱导可能导致术后躁动的发生率增加,甚至导致术后不良行为改变,对患儿生长发育产生一系列负面影响。艾司氯胺酮鼻内喷雾对鼻腔黏膜刺激轻微,能很快被鼻内黏膜吸收,发挥镇痛镇静作用,既能减轻患儿术前分离焦虑,减少躁动发生,又无呼吸抑制等副作用发生。Liu 等将 96 例进行眼科手术的学龄前儿童随机分为 3组,C 组患儿予以生理盐水滴鼻,S_2 组患儿给予未稀释艾司氯胺酮原液(浓度为 25mg/ml)治疗,S_1 组患儿给予经生理盐水稀释 2 倍的艾司氯胺酮(浓度为 12.5mg/ml)治疗。3组患儿接受鼻腔喷雾剂的体积均为 0.4ml/kg,在家长陪同下于麻醉诱导前 10min 将艾司氯胺酮或生理盐水喷入患儿鼻孔。结果显示：0.5~1mg/kg 艾司氯胺酮鼻腔喷雾可显著降低小儿斜视手术患者的分离焦虑，减少术后躁动发生，不会引起呼吸抑制，因此可以安全用于儿童术前镇静。Lu 等研究表明右美托咪定 1μg/kg 联合艾司氯胺酮 0.5mg/kg 滴鼻可显著提高患儿对吸入麻醉面罩的配合度，镇静成功率高，降低术后躁动的发生率和程度。苏颖颖等对艾司氯胺酮用于患儿术前镇静的半数有效量（median effective dose, ED_{50}）进行了研究，结果表明艾司氯胺酮用于小儿术前镇静的 ED_{50} 为 0.58mg/kg，ED_{95} 为 0.618mg/kg。

（三）手术室外麻醉

手术室外麻醉包括各种无创检查和治疗，如无痛胃肠镜、无痛纤维支气管镜、介入诊断治疗及超声核磁检查等。儿童由于其心智发育不完善，哭闹、害怕导致其无法配合完成这些检查和治疗。艾司氯胺酮具有良好的镇静镇痛作用，对呼吸影响小，恢复快，不良反应少，在这类检查中起到了不可或缺的作用。小儿手术室外麻醉专家共识表明 0.5~1.0mg/kg 艾司氯胺酮静脉注射即可达到较好的镇静效果；1~2mg/kg 静脉注射可以达到全身麻醉的效果，没有明显的呼吸抑制作用。艾司氯胺酮静脉注射后起效时间为 1min，完全苏醒时间为 50~110min。其主要不良反应为气道分泌物增多，通常需要与阿托品、戊乙奎醚等抗胆碱类药物合用。Su 等对 26 例行无痛胃镜检查患儿的研究表明，与 3mg/kg 丙泊酚联合应用的艾司氯胺酮半数有效剂量为 0.143mg/kg，具有良好的镇静效果，安全性高。Zheng 等同样对行小儿无痛胃镜检查患儿进行了研究，结果表明 0.5mg/kg 艾司氯胺酮联合 2mg/kg 丙泊酚患儿内镜置入成功率较 0.2mg/kg 纳布啡更高，丙泊酚用量更少，血流动力学更稳定，但艾司氯胺酮组苏醒躁动和复视发生率更高。Wang 等比较了不同剂量艾司氯胺酮在小儿无痛胃镜中应用的镇痛效果和安全性，结果表明 0.7mg/kg 艾司氯胺酮较 0.3mg/kg 与 0.5mg/kg 内镜置入成功率更高，血流动力学更稳定，减少了丙泊酚的额外使用次数和总量，提高了内镜医师的满意度。

（四）全身麻醉

艾司氯胺酮用于小儿全身麻醉能加强患儿镇静镇痛，降低中枢神经系统致敏、阿片类药物诱导的耐受性和痛觉过敏、麻醉和镇痛药的消耗以及术后不良反应的发生率，预防患儿术后躁动的发生。van de Bunt 等回顾性研究了 57 例行放射复位的肠套叠患儿，其中 20 例患者使用艾司氯胺酮镇静（艾司氯胺酮组），37 例患者使用吗啡镇痛（吗啡组）。按照方案，患者接受 0.5~1.0mg/kg 艾司氯胺酮或 0.05~0.10mg/kg 吗啡。结果表明，与吗啡组相比，艾司氯胺酮组患儿手术成功率更高，复发率更低，手术时间和住院时间都相应缩短。Becke 等的研究将 36 例行大型泌尿外科手术的患儿随机分为艾司氯胺酮组和对照组，艾司氯胺酮组患儿在完成气管插管后立即予以 0.2mg/kg 艾司氯胺酮静脉注射，随后予以 5μg/（kg·min）艾司氯胺酮持续输注，对照组患儿予以等量生理盐水输注。研究结果显示艾司氯

胺酮组首次使用吗啡的时间明显延长；艾司氯胺酮组首次按压患者自控镇痛（patient controlled analgesia, PCA）时间为 62min，对照组为 37min。艾司氯胺酮组在最初 36h 内吗啡的消耗量略有减少，72h 内吗啡的总消耗量没有显著差异。表明低剂量艾司氯胺酮具有额外的镇痛和镇静作用，但对儿童泌尿外科大手术后的术后疼痛和吗啡消耗没有真正的预防作用。Liu 等将 200 例接受扁桃体肥大手术的儿童随机分为艾司氯胺酮组和芬太尼组，术前 3~5min 静脉注射芬太尼 2μg/kg 或艾司氯胺酮 1mg/kg，研究结果显示术后芬太尼组 c-fos、c-jun mRNA 水平明显高于艾司氯胺酮组（$P<0.05$）。术后 1h 和 24h，芬太尼组面部表情、腿部活动、活动度、哭闹、是否易安慰（face, legs, activity, cry, consolability, FLACC）评分高于艾司氯胺酮组（$P<0.05$）。结果表明 1mg/kg 艾司氯胺酮基础麻醉可减轻儿童内镜下血浆腺扁桃体切除术的术后疼痛，调节炎症反应，艾司氯胺酮联合瑞芬太尼静脉麻醉可减轻术后瑞芬太尼致痛觉过敏。

（五）区域麻醉辅助用药

在小儿区域阻滞中，常常添加佐剂来延长镇痛时间，加强镇痛效果，减少单一用药，降低不良反应发生率。艾司氯胺酮通过与脊髓上的 NMDA 受体或阿片受体相互作用发挥镇痛作用，镇痛镇静效果强、不含防腐剂及不具有任何神经毒性作用，已经替代氯胺酮用于小儿椎管内麻醉。与常规局麻药相比，艾司氯胺酮用于骶管阻滞时，意外入血不会引起严重的心血管或中枢神经系统并发症。研究表明在儿童骶管阻滞中，艾司氯胺酮作为单一药物提供的镇痛效果与布比卡因相当。FRANK WEBER 等的研究将 30 例行腹股沟或阴茎手术的儿童随机分为 B 组（0.125% 布比卡因 1ml/kg）和 K 组（0.5mg/kg 艾司氯胺酮+0.125% 布比卡因 1ml/kg），研究结果显示骶管阻滞后 24h 内，67% K 组患儿不需要额外镇痛，B 组仅为 20%，且两组均未发现明显不良反应。De Negri P 等研究表明与单独使用 0.2% 罗哌卡因骶管阻滞相比，0.5mg/kg 艾司氯胺酮联合 0.2% 罗哌卡因骶管阻滞术后镇痛效果更强、镇痛时间更长且无明显副作用，可安全用于小儿骶管阻滞。Martindale 等的研究发现与单纯骶管布比卡因或静脉艾司氯胺酮+骶管布比卡因相比，骶管艾司氯胺酮和布比卡因联合应用，术后镇痛时间延长 6h，术后镇痛需要显著减少 50% 以上。

三、小结

艾司氯胺酮作为一种氯胺酮的右旋对映体，镇痛镇静效果更好，不良反应更低，在小儿急诊、麻醉、疼痛管理中都起着重要作用，提高了小儿手术室外检查的成功率，减少了小儿术前焦虑，有利于麻醉诱导的成功实施，降低了小儿术后不良行为反应的发生率。目前艾司氯胺酮应用于小儿的研究仍然较少，未来可以开展更多的多中心、大样本的研究，为艾司氯胺酮在小儿临床应用提供更多有力证据。

（邹倩　左云霞）

参 考 文 献

[1] EBERL S,KOERS L,VAN HOOFT J,et al. The effective-ness of a low-dose esketamine versus an alfentanil adjunct to propofol sedation during endoscopic retrograde cholangiopancreatography:a randomised controlled multicentre trial[J]. Eur J Anaesthesiol,2020,37(5):394-401.

[2] HEMPELMANN G,KUHN D F. Clinical significance of S-(+)-ketamine[J]. Anaesthesist,1997,46:S3-S7.

[3] KRESS H G. Mechanisms of action of ketamine[J]. Anaesthesist,1997,46:S8-S19.

[4] ZANOS P,MOADDEL R,MORRIS P J,et al. Ketamine and ketamine metabolite pharmacology:insights into therapeutic mechanisms[J]. Pharmacol Rev,2018,70(3):621-660.

[5] KRÜGER AD. Current aspects of using ketamine in childhood[J]. Anaesthesiol Reanim,1998,23(3):64-71.

[6] LONG Y Q,FENG C D,DING Y Y,et al. Esketamine as an adjuvant to ciprofol or propofol sedation for same-day bidirectional endoscopy:protocol for a randomized,double-blind,controlled trial with factorial design[J]. Front Pharmacol,2022,13:821691.

[7] PELTONIEMI M A,HAGELBERG N M,OLKKOLA K T,et al. Ketamine:a review of clinical pharmacokinetics and pharmacodynamics in anesthesia and pain therapy[J]. Clin Pharmacokinet,2016,55(9):1059-1077.

[8] SLEIGH J,HARVEY M,VOSS L,et al. Ketamine:more mechanisms of action than just NMDA blockade[J]. Trends Anaesth Crit Care,2014,4(2):76-81.

[9] JONKMAN K,VAN RIJNSOEVER E,OLOFSEN E,et al. Esketamine counters opioid-induced respiratory depression[J]. Br J Anaesth,2018,120(5):1117-1127.

[10] JANOWSKA S,TRAKTIEWICZ E,MATLOKA M,et al. Safety and pharmacokinetics study of inhaled esketamine after a single dose in healthy volunteers[J]. Eur Neuropsychopharmacol,2019,29:S535-S536.

[11] FEIN J A,ZEMPSKY W T,CRAVERO J P,et al. Relief of pain and anxiety in pediatric patients in emergency medical systems[J]. Pediatrics,2012,130(5):e1391-e1405.

[12] RUTKOWSKA A,SKOTNICKA-KLONOWICZ G. Pre-hospital pain management in children with traumatic injuries[J]. Pediatr Emerg Care,2015,31(5):317-320.

[13] PEES C,HAAS N A,EWERT P,et al. Comparison of analgesic/sedative effect of racemic ketamine and S(+)-ketamine during cardiac catheterization in newborns and children[J]. Pediatr Cardiol,2003,24(5):424-429.

[14] MELENDEZ E,BACHUR R. Serious adverse events dur-ing procedural sedation with ketamine[J]. Pediatr Emerg Care,2009,25(5):325-328.

[15] SHERWIN T S,GREEN S M,KHAN A,et al. Does ad-junctive midazolam reduce recovery agitation after ket-amine sedation for pediatric procedures? A randomized,double-blind,placebo-controlled trial[J]. Ann Emerg Med,2000,35(3):229-238.

[16] SAUER H,LOBENHOFER M,ABDUL-KHALIQ H. Analgosedation for diagnostic and interventional proce-dures:a countrywide survey of pediatric centers in Germany[J]. Ital J Pediatr,2020,46(1):14.

[17] KUYPERS M I,SMITS G J P,BAERENDS E P,et al. Paediatric procedural sedation and analgesia by emer-gency physicians in a country with a recent establishment of emergency medicine[J]. Eur J Emerg Med,2019,26(3):168-173.

[18] PATEL D,TALBOT C,LUO W,et al. The use of esket-amine sedation in the emergency department for manipu-lation of paediatric forearm fractures:a 5 year study[J]. Injury,2021,52(6):1321-1330.

[19] ROONEY T A,ESHAR D,GARDHOUSE S,et al. Evalu-ation of a dexmedetomidine-midazolam-ketamine combi-nation administered intramuscularly in captive ornate box turtles (terrapene ornata ornata)[J]. Vet Anaesth Analg,2021,48(6):914-921.

[20] KAIN Z,MAYES L,O'CONNOR T,et al. Preoperative anxiety in children:predictors and outcomes[J]. Arch Pediatr Adolesc Med,1997,150:1238-1245.

[21] LIANG Y,HUANG W,HU X,et al. Preoperative anxiety in children aged 2-7 years old:a cross-sectional analysis of the associated risk factors[J]. Transl Pediatr,2021,10(8):2024-2034.

[22] MASON K P. Paediatric emergence delirium:a compre-hensive review and interpretation of the literature[J]. Br J Anaesth,2017,118(3):335-343.

[23] LIU W,SUN R,GAO X,et al. Effects of preoperative na-sal spray esketamine on separation anxiety and emer-gence agitation in pediatric strabismus surgery:a ran-domized clinical trial[J]. Medicine,2022,101:e32280.

[24] LU X,TANG L,LAN H,et al. A comparison of intranasal dexmedetomidine,esketamine or a dexmedetomidine-es-ketamine combination for induction of anaesthesia in children:a randomized controlled double-blind trial[J]. Front Pharmacol,2021,12:808930.

[25] 苏颖颖,陈文雁,谭思由,等. 艾司氯胺酮用于患儿术前镇静的半数有效剂量[J]. 临床麻醉学杂志,2022,38(3):234-237.

[26] SU M,ZHU Y,LIU S,et al. Median effective dose

（ED$_{50}$）of esketamine combined with propofol for children to inhibit response of gastroscope insertion［J］. BMC Anesthesiol,2023,23(1):240.

［27］ ZHENG X,HUANG J,WEI S,et al. Efficacy and safety comparison of esketamine-propofol with nalbuphine-propofol for upper gastrointestinal endoscopy in children: a multi-center randomized controlled trial［J］. Front Pediatr,2023,11:1126522.

［28］ WANG J,HU W,ZHAO X,et al. Sedative effect and safety of different doses of S-ketamine in combination with propofol during gastro-duodenoscopy in school-aged children: a prospective,randomized study［J］. BMC Anesthesiol,2022,22(1):346.

［29］ LUFT A,MENDES F F. Low S(+)ketamine doses: a review［J］. Rev Bras Anestesiol,2005,55(4):460-469.

［30］ VAN DE BUNT J A,VELDHOEN E S,NIEVELSTEIN R A J,et al. Effects of esketamine sedation compared to morphine analgesia on hydrostatic reduction of intussusception: a case-cohort comparison study［J］. Paediatr Anaesth,2017,27(11):1091-1097.

［31］ BECKE K,ALBRECHT S,SCHMITZ B,et al. Intraoperative low-dose S-ketamine has no preventive effects on postoperative pain and morphine consumption after major urological surgery in children［J］. Paediatr Anaesth,2005,15(6):484-490.

［32］ LIU F,KONG F,ZHONG L,et al. Preoperative esketamine alleviates postoperative pain after endoscopic plasma adenotonsillectomy in children［J］. Clin Med Res,2023,21:79-86.

［33］ SMITH D J,BOUCHAL R L,DESANCTIS C A,et al. Properties of the interaction between ketamine and opiate binding sites in vivo and in vitro［J］. Neuropharmacology,1987,26(9):1253-1260.

［34］ ERRANDO C L,SIFRE C,MOLINER S,et al. Subarachnoid ketamine in swine: pathological findings after repeated doses: acute toxicity study［J］. Reg Anesth Pain Med,1999,24(2):146-152.

［35］ BORGBJERG F M,SVENSSON B A,FRIGAST C,et al. Histopathology after repeated intrathecal injections of preservative-free ketamine in the rabbit: a light and electron microscopic examination［J］. Anesth Analg,1994,79(1):105-111.

［36］ DALENS B,HASNAOUI A. Caudal anesthesia in pediatric surgery: success rate and adverse effects in 750 consecutive patients［J］. Anesth Analg,1989,68(2):83-89.

［37］ MARHOFER P,KRENN C G,PLÖCHL W,et al. S(+)-ketamine for caudal block in paediatric anaesthesia［J］. Br J Anaesth,2000,84(3):341-345.

［38］ WEBER F,WULF H. Caudal bupivacaine and S(+)-ketamine for postoperative analgesia in children［J］. Paediatr Anaesth,2003,13(3):244-248.

［39］ DE NEGRI P,IVANI G,VISCONTI C,et al. How to prolong postoperative analgesia after caudal anaesthesia with ropivacaine in children: S-ketamine versus clonidine［J］. Paediatr Anaesth,2001,11(6):679-683.

［40］ MARTINDALE S J,DIX P,STODDART P A. Double-blind randomized controlled trial of caudal versus intravenous S(+)-ketamine for supplementation of caudal analgesia in children［J］. Br J Anaesth,2004,92(3):344-347.

36 儿童牙科舒适化治疗的研究进展

儿童牙科治疗主要包括对龋齿、正畸、多生齿、错位齿和牙齿外伤等牙科疾病的治疗。中国第四次全国口腔健康流行病学调查显示国内 5 岁儿童乳牙龋患率为 70.9%，12 岁儿童恒牙龋患率为 34.5%。与此同时，儿童龋齿中经过充填治疗的牙齿比例较十年前上升了近 50%。随着人们对牙齿健康的重视不断增加，儿童牙科治疗领域取得了快速发展，治疗数量逐年增加。恐惧和焦虑是儿童牙科治疗的一个重要主题。儿童的心理发育尚未成熟，治疗中可能因焦虑、恐惧等原因无法配合，甚至破坏治疗程序。治疗后可能因不良情绪带来长期影响，导致回避行为，拒绝后续的口腔检查与牙科治疗。因此，在儿童牙科治疗中不仅需要有效治疗牙科疾病，还需要保证患儿舒适性，提高儿童牙科治疗的就医体验。本文总结并分析近年相关研究，旨在对国内外儿童牙科舒适化治疗研究进展进行综述，为牙科舒适化治疗的应用和发展提供参考。

一、儿童牙科舒适化治疗的概述

儿童牙科舒适化治疗是指在儿童主观感觉舒适的情况下完成牙科诊疗过程，其核心是提高儿童牙科就医体验。舒适化治疗不仅仅是某一项技术的体现，而是一个从术前到术后的整体管理体系。

二、儿童情绪评估

了解儿童对牙科的恐惧和焦虑是减少术前和围手术期的恐惧和焦虑以及管理儿童患者行为的重要组成部分。有必要认识到"恐惧""焦虑"和"恐惧症"等术语具有相关和重叠的内涵，但并不完全相同。它们具有不同的病因、反应模式、时间过程和强度。适当的评估方法对于了解儿童情绪状态至关重要。目前有多种评估方式，可以分为儿童自我报告评估、家长代理评估、基于观察的评估和生理评估 4 类。最常见的评估方法是儿童自我报告评估，包括儿童牙科恐惧量表和改良牙科焦虑量表等，以及更适合年龄较小儿童的图像量表。重点在于了解不同评估方式的优缺点，

根据研究目的、研究对象的年龄及效度选择合适的评估方式。

三、非药物管理

非药物干预，即对儿童心理和行为的干预是首要的。患儿的不安情绪部分源于对治疗流程的陌生。良好沟通的重要性是必要的，这有助于了解其患儿，为患儿提供信心，甚至是患儿同意治疗的先决条件。良好的沟通包括清晰的概念、对程序的详细描述、积极的倾听以及治疗带来的短期和长期影响。对儿童最常用且有效的沟通技巧是"交流—展示—做"。但对特殊患儿，如孤独症谱系障碍，可以由医师和家长配合，使用更加灵活的策略。

分心技术包括使用视听技术、仪器伪装、生物反馈、牙科手术显微镜和玩具等方法分散患儿注意力。大多数技术有助于控制儿童在牙科预约期间的焦虑和恐惧。然而，有效证据的确定性非常低，这些技术是否能有效改善儿童在牙科治疗过程中的行为，以及减少儿童的疼痛和困扰还需要更多的研究。

患儿的家长也是十分重要的一环。研究表明，亲子关系、家长焦虑程度、家长认知及家长过去的口腔诊疗体验均对患儿的焦虑程度有影响。家长在等待区对儿童使用分心策略能降低患儿的术前焦虑。而在一项关于术前教导儿童使用麻醉面罩的实验中，相比于单纯由医护人员进行术前教育，由家长进行教育的儿童术前焦虑更降低，对治疗的接受度更高。同时，让家长参与到儿童的术前教育，也可以帮助减轻父母可能有的任何焦虑或担忧。

四、药物管理

使用药物进行镇静对缓解牙科患儿的疼痛和焦虑有显著作用。消极行为在 3~6 岁的儿童中很常见，患儿通常需要镇静来实现合作。镇静的目的包括：尽量减少身体不适和疼痛；控制焦虑，最小化心理创伤，最大程度地实现遗忘，安全完成治疗。美国牙科学会将镇静分为 4 个层次：轻度

镇静、中度镇静、深度镇静及全身麻醉。大多数情况下,从业者的目标是对患者进行轻度或中度镇静。然而,非常年幼的儿童或认知功能障碍的儿童可能需要深度镇静才能完成某些程序。但深度镇静可能会导致低氧血症、呼吸抑制、心血管衰竭和死亡等不良后果。在临床工作中需要对患儿进行仔细的术前检查,并考虑治疗过程可能如何影响或受患儿身体状况的影响,再给予恰当的镇静深度。

(一)禁食

镇静前是否需要禁食目前尚存在争议。2020年国际镇静委员会指出对于健康、低风险的儿童,严格的禁食策略对患儿无益。但2023年美国麻醉医师协会更新的指南中表示,在儿童全麻或镇静前禁清饮时间不应低于2h,缩短禁饮时间的证据尚不充分。需要注意的是长时间的禁食会使患儿饥饿,增加机体应激状态,加重患儿的不适。因此建议保证安全的前提下尽量缩短儿童的空腹时间。

(二)常用药物

苯二氮䓬类药物,特别是咪达唑仑是最常用于缓解焦虑的镇静药物。咪达唑仑通过激活 γ-氨基丁酸受体从而抑制中枢神经系统,发挥镇静和催眠作用,使患者处于浅睡眠状态。当需要患者配合医师进行诸如张口或偏头等指令性动作时,患者能够迅速被唤醒并做出相应配合。咪达唑仑有呕吐和易激惹等不良反应。欧洲儿童牙科协会指南推荐咪达唑仑用于儿童清醒镇静,但建议不用于年龄<1岁或体重<10kg,以及急诊或合并肝功能异常的儿童。咪达唑仑可口服给药。儿童口服咪达唑仑镇静已成为牙科公认的做法,口服给药对患儿的合作程度要求较低,易于实施。经鼻给药,特别是使用喷雾器进行经鼻雾化给药也越来越流行。与口服镇静剂相比,经鼻滴入镇静药物可以使药物经黏膜吸收,直接进入全身循环,无首过效应,提高生物利用度,加快起效。但经鼻给药带来的鼻部刺激感会使患儿出现咳嗽、喷嚏等反应,咪达唑仑会产生鼻内灼热感,对儿童使用时会降低患儿的舒适度并可能受到患儿拒绝。

氧化亚氮是一种无色、无刺激性的气体,是儿童牙科手术中最常用的吸入性镇静剂。一项纳入了19项临床研究的荟萃分析认为氧化亚氮在儿童牙科诊疗镇静中的成功率为91.9%(95% CI = 82.5% ~ 98.1%)。氧化亚氮具有显著扩散性,近期有过眼内气体注射、中耳炎、气胸及肠梗阻等疾病的患儿应避免使用氧化亚氮。氧化亚氮需要与氧气混合吸入,最常用的技术是50%的氧化亚氮和50%的氧气混合。使用大于50%浓度的氧化亚氮镇静并不会带来更多的不良反应,但也并不会减少患儿的不配合行为。

口服和吸入镇静剂可能无法充分缓解患有恐惧症儿童的不良情绪,静脉镇静为提供了一种替代吸入镇静的方法。丙泊酚是牙科手术中用于静脉镇静的主要药物,已被证明是一种有效且成功的焦虑管理药物,并广泛用于临床。起效时间2~4min,消除半衰期30~60min。亚麻醉剂量的丙泊酚即可使焦虑患儿顺利完成口腔治疗。一项研究证明采用术前适当镇静,术中持续靶控输注丙泊酚,可在不插管下

使患儿100%完成门诊口腔常规治疗。但需要注意的是此种方法使患儿气道完全开放,需要在患儿严格禁食及口腔医师谨慎操作下进行,避免患儿发生呕吐及防止钻头的喷水和牙齿碎屑的误吸。丙泊酚经静脉给药,这是药物起效最快的方法,也是滴定药物以达到特定血浓度的最佳方法。但进行静脉穿刺、建立静脉通路的过程会导致患儿的疼痛,加重患儿的焦虑、恐惧情绪。

近年来右美托咪定和氯胺酮在小儿牙科镇静中越来越流行,并可能成为研究热点。右美托咪定是一种高选择性 α₂ 肾上腺能受体激动剂,通过作用于中枢神经系统的 α₂ 受体引发自然的非动眼睡眠状态,具有镇静、镇痛及降低应激反应的效果。通常其起效时间约15~30min,作用时间55~100min。右美托咪定具有被刺激或语言唤醒后神志清醒的特点,患者能够按照指令配合治疗。但其对循环系统有抑制作用,主要表现为心率降低,且在镇静过程中可能会有呼吸抑制,使用时需要严密监护。氯胺酮是 N-甲基-D-天冬氨酸受体(N-methyl-D-aspartate receptor,NMDAR)的非竞争性拮抗剂,是一种解离镇静药。它在镇静镇痛的同时能保持心血管稳定性,不会引起呼吸抑制。但给药后可能引起患儿眼球水平震颤、幻觉、烦躁、口腔和气道分泌物增多及呕吐等。氯胺酮在儿童口腔镇静中使用具有一定的争议,单独使用的证据较少,如需使用,应提前告知患儿及其父母药物相关副作用,以免引起非必要的担心与焦虑。氯胺酮的右旋对映体艾司氯胺酮是国内新上市的静脉麻醉药,其精神副作用的发生率低于氯胺酮,且具有更短的恢复时间和更快的定向恢复时间的临床优势,更适用于门诊儿童镇静,但仍需更多的证据支持。

在进行埋伏多生牙等对镇静镇痛要求较高的治疗过程中,单独的镇静镇痛药物可能无法达到满意的镇静镇痛水平,可考虑使用多种药物联合给药。近年来,越来越多的研究推荐右美托咪定和咪达唑仑联合用药。同样,与单独雾化使用氯胺酮或右美托咪定相比,低剂量氯胺酮和右美托咪定的雾化联合使用能产生更令人满意的镇静效果。而使用七氟烷复合阿芬太尼静脉输注,可以减轻治疗中的血流动力学波动,减少苏醒期躁动,并降低吸入麻醉药物的使用量。

五、其他管理

(一)环境管理

从创造以儿童为导向的环境条件开始,让患儿在一个专门的环境中放松,在治疗环境中,墙上的图画、灯光、音乐、视频、气味及牙科团队的穿着都是能让儿童放松的因素。牙科治疗特殊性在于治疗过程中可能伴随大量噪声,对患儿可能产生刺激。采用基于环境听觉管理的治疗策略,患儿可以选择并聆听自己喜欢的音乐或音乐故事。这种做法不仅能隔绝噪声,同时创造放松舒适的听觉环境,能有效缓解儿童在牙科治疗中出现的恐惧和焦虑症状,提高

患儿的配合度和依从性,改善治疗效果。儿童体温调节能力较差,镇静常会导致患儿体温下降。长时间镇静时可以监测患儿体温,做好保温措施,必要时使用保温毯以预防低体温发生。

(二)体位管理

在牙科治疗过程中,可能需要患儿配合张嘴、仰头等动作。因儿童发育差异较大,牙科椅可能无法配适患儿体型,可使用软垫等尽量给患儿提供舒适的体位。但值得注意的是,在英国,主动和被动约束的使用是最不受欢迎的,分别有 69% 和 61% 的人称使用主动约束和儿童约束器时感到不舒服。

六、小结

儿童牙科的舒适化治疗还处于不断完善与发展的过程,面临着各种困难与挑战,儿童的非药物管理中大部分环境需要在家长配合的条件下进行,药物管理也需要患儿家长的同意。然而,在实际生活中由于患儿家长自身经历及受教育程度等方面的不同,家长对儿童接受的舒适化治疗的接受度不同。同时,儿童牙科的舒适化治疗对医疗环境和医护人员也提出了更高的要求。不仅需要额外设备和场地的投入以保证给患儿更安心的治疗环境,术前教育和术后护理的环节可能会增加医护人员工作负荷。此外,高要求的镇静镇痛的也对医护人员的专业性提出了更高的要求。

(张迪玮　崔宇)

参 考 文 献

[1] LEAL S C, ABREU D M, FRENCKEN J E. Dental anxiety and pain related to ART[J]. J Appl Oral Sci, 2009, 17 Suppl(spe):84-88.

[2] LEROY P L, COSTA L R, EMMANOUIL D, et al. Beyond the drugs:nonpharmacologic strategies to optimize procedural care in children[J]. Curr Opin Anaesthesiol, 2016, 29 Suppl 1:S1.

[3] YON M, CHEN K J, GAO S S, et al. An introduction to assessing dental fear and anxiety in children[J]. Healthcare(Basel), 2020, 8(2):86.

[4] ASL A N, SHOKRAVI M, JAMALI Z, et al. Barriers and drawbacks of the assessment of dental fear, dental anxiety and dental phobia in children:a critical literature review[J]. J Clin Pediatr Dent, 2017, 41(6):399-423.

[5] GOETTEMS M L, ZBOROWSKI E J, COSTA F D S, et al. Nonpharmacologic intervention on the prevention of pain and anxiety during pediatric dental care:a systematic review[J]. Acad Pediatr, 2017, 17(2):110-119.

[6] WILSON S. Management of child patient behavior:quality of care, fear and anxiety, and the child patient[J]. J

Endod, 2013, 39(3):S73-S77.

[7] VISHWAKARMA A P, BONDARDE P A, PATIL S B, et al. Effectiveness of two different behavioral modification techniques among 5-7-year-old children:a randomized controlled trial[J]. J Indian Soc Pedod Prev Dent, 2017, 35(2):143-149.

[8] DUKER L I S L. Strategies for success:a qualitative study of caregiver and dentist approaches to improving oral care for children with autism[J]. Pediatr Dent, 2019, 41(1):4E-12E.

[9] ROBERTSON M, ARAUJO M, INNES N. Anxiety and fear management in paediatric dentistry using distraction techniques[J]. Evid Based Dent, 2019, 20(2):50-51.

[10] PRADO I M, CARCAVALLI L, ABREU L G, et al. Use of distraction techniques for the management of anxiety and fear in pediatric dental practice:a systematic review of randomized controlled trials[J]. Int J Paediatr Dent, 2019, 29(5):650-668.

[11] SUPRABHA B S, RAO A. Role of parent in behavior guidance of children in dental operatory:current trends[J]. Int J Adv Res, 2015, 3(1):466-470.

[12] FORTIER M A, BLOUNT R L, W S M, et al. Analysing a family-centred preoperative intervention programme:a dismantling approach[J]. Br J Anaesth, 2011, 5:713-718.

[13] WALKER K L, WRIGHT K D, RAAZI M. Randomized-controlled trial of parent-led exposure to anesthetic mask to prevent child preoperative anxiety[J]. Can J Anaesth, 2019, 66(3):293-301.

[14] FUX-NOY A, SAZBON S, SHMUELI A, et al. Behaviour of 3-11-year-old children during dental treatment requiring multiple visits:a retrospective study[J]. Eur Arch Paediatr Dent, 2022, 23(2):325-332.

[15] COTÉ CJ, WILSON S. Guidelines for monitoring and management of pediatric patients before, during, and after sedation for diagnostic and therapeutic procedures:update 2016[J]. Pediatrics, 2016, 138(1):e20161212.

[16] CRAVERO J P, BLIKE G T, BEACH M, et al. Incidence and nature of adverse events during pediatric sedation/anesthesia for procedures outside the operating room:report from the Pediatric Sedation Research Consortium[J]. Pediatrics, 2006, 118(3):1087-1096.

[17] GREEN S M, LEROY P L, ROBACK M G, et al. An international multidisciplinary consensus statement on fasting before procedural sedation in adults and children[J]. Anaesthesia, 2020, 75(3):374-385.

[18] JOSHI G P, ABDELMALAK B B, WEIGEL W A, et al. 2023 American Society of Anesthesiologists Practice

Guidelines for Preoperative Fasting: carbohydrate-containing clear liquids with or without protein, chewing cum, and pediatric fasting duration: a modular update of the 2017 American Society of Anesthesiologists Practice Guidelines for Preoperative Fasting[J]. Anesthesiology, 2023,138(2):132-151.

[19] ASHLEY P, ANAND P, ANDERSSON K. Best clinical practice guidance for conscious sedation of children undergoing dental treatment: an EAPD policy document [J]. Eur Arch Paediatr Dent,2021,22(6):989-1002.

[20] LEITCH J, MACPHERSON A. Current state of sedation/analgesia care in dentistry[J]. Curr Opin Anaesthesiol, 2007,20(4):384-387.

[21] 金雨莘,李军.经鼻给药途径与小儿术前镇静[J].现代实用医学,2023,35(2):145-148.

[22] BOUW M R, CHUNG S S, GIDAL B, et al. Clinical pharmacokinetic and pharmacodynamic profile of midazolam nasal spray[J]. Epilepsy Res,2021,171:106567.

[23] OZA R R, SHARMA V, SURYAWANSHI T, et al. Comparative analysis of sedative efficacy of dexmedetomidine and midazolam in pediatric dental practice: a systematic review and meta-analysis [J]. Cureus, 2022, 14 (8):e28452.

[24] ROSSIT M, GIL-MANICH V, RIBERA-URIBE J M. Success rate of nitrous oxide-oxygen procedural sedation in dental patients: systematic review and meta-analysis[J]. J Dent Anesth Pain Med,2021,21(6):527-545.

[25] UNKEL J H, IAN A C, ELIZABETH B, et al. Effectiveness and safety of elevated dosages of nitrous oxide on behavior management in pediatric dentistry[J]. J Clin Pediatr Dent,2022,46(1):58-61.

[26] WALLACE A, HODGETTS V, KIRBY J, et al. Evaluation of a new paediatric dentistry intravenous sedation service[J]. Br Dent J,2021:1-6.

[27] HOSEY M T, MAKIN A, JONES R M, et al. Propofol intravenous conscious sedation for anxious children in a specialist paediatric dentistry unit [J]. Int J Paediatr Dent,2010,14(1):2-8.

[28] 刘云,吴晓冉,杨旭东,等.静脉深度镇静用于不配合患儿门诊口腔治疗的回顾性分析[J].中华麻醉学杂志,2019,39(10):4.

[29] ZHANG J, ZENG J, ZHOU P, et al. Bibliometric analysis of pediatric dental sedation research from 1993 to 2022 [J]. Heliyon,2024,10(3):e25527.

[30] LEWIS J, BAILEY C R. Intranasal dexmedetomidine for sedation in children: a review [J]. J Periop Pract, 2020,30(6):170-175.

[31] CUI Y, CHEN F, XIAO X, et al. The delayed respiratory depression after dexmedetomidine sedation [J]. J Clin Anesth,2020,65:109886.

[32] ATTRI J P, SHARAN R, MAKKAR V, et al. Conscious sedation: emerging trends in pediatric dentistry[J]. Anesthesia Essays and Researches,2015,11(2):277-281.

[33] 杨春,刘寒玉,刘存明.艾司氯胺酮的临床应用进展[J].临床麻醉学杂志,2023,39(4):414-417.

[34] WAKITA R, KOHASE H, FUKAYAMA H. A comparison of dexmedetomidine sedation with and without midazolam for dental implant surgery [J]. Anesthesia Progress, 2012,59(2):62-68.

[35] SAGO T, SHIIBA S, ANDO E, et al. Sedation with a combination of dexmedetomidine and midazolam for pediatric dental surgery [J]. Anesth Prog, 2018, 65 (2): 124-126.

[36] ZANATY O M, EL METAINY S A. A comparative evaluation of nebulized dexmedetomidine, nebulized ketamine, and their combination as premedication for outpatient pediatric dental surgery[J]. Anesthesia & Analgesia,2015,121(1):167-171.

[37] 李强,谢丹丹,叶玲玲,等.阿芬太尼用于埋伏多生牙患儿舒适化口腔治疗的效果[J].临床麻醉学杂志,2023,39(1):13-17.

[38] 喻健,许利琴,赵崚棪,等.基于环境听觉管理的舒适化治疗策略在儿童牙科畏惧症中的应用效果研究[J].中国实用牙科杂志,2022,15(1):93-96.

[39] ADAIR S M, WALLER J L, SCHAFER T E, et al. A survey of members of the American Academy of Pediatric Dentistry on their use of behavior management techniques[J]. Pediatric dentistry,2004,26(2):159-166.

[40] AL Z L, SCHMOECKEL J, MUSTAFA A M, et al. Parental acceptance of advanced behaviour management techniques in normal treatment and in emergency situations used in paediatric dentistry[J]. Eur Arch Paediatr Dent, 2019,20(4):319-323.

37 长期意识障碍患者神经外科手术治疗的围手术期管理

意识障碍是指各种严重脑损伤导致的意识丧失状态，长期意识障碍是指持续时间超过28d的意识丧失状态。在常规护理以及药物治疗的基础上，长期意识障碍患者常需要进行神经外科手术治疗以改善神经生理状态以及意识水平。但意识障碍患者自主行为能力丧失、长期卧床、多器官并发症频发及其复杂的病理生理特点为围手术期麻醉管理带来很大挑战。本文旨在对长期意识障碍患者神经外科手术治疗的麻醉管理相关文献以及研究进展进行综述，以最大限度地提高长期意识障碍患者围手术期的安全性并改善其预后。

一、意识障碍相关定义

意识障碍（disorders of consciousness，DoC）是指各种严重脑损伤导致的意识丧失状态，如昏迷、植物状态（vegetative state，VS）以及微意识状态（minimally conscious state，MCS）。长期意识障碍（prolonged disorders of consciousness，pDoC）是指意识丧失超过28d的意识障碍。脑外伤是pDoC的首位病因，非外伤病因主要包括脑卒中和缺氧性脑病（如心肺复苏后和中毒等）。pDoC发病机制目前尚不十分清楚，一般认为丘脑-皮质和皮质-皮质连接的破坏是主要原因。中央环路假说提出丘脑-额叶-顶、枕、颞叶感觉皮质的连接是意识的基本环路，此环路完整性的破坏将导致pDoC。

（一）昏迷

脑损伤患者可有持续数周的昏迷（coma），表现为意识丧失、无睁眼及自主行为反应。当病程≥28d，且度过了脑损伤后急性期意识改变的状态后患者可能会处于植物状态、微意识状态或更罕见的闭锁综合征。

（二）植物状态

植物状态（vegetative state，VS）也被称为无反应觉醒综合征（unresponsive wakefulness syndrome，UWS），是指保存脑干基本反射、自主调节功能（循环和温度等）及睡眠-觉醒周期，有自发睁眼或刺激睁眼，但无意识内容的状态。

（三）微意识状态

微意识状态（minimally conscious state，MCS）是指患者具有不连续和波动的意识征象的状态，患者可表现出情感和定向行为反应，如遵嘱活动、使用物品、疼痛定位、视物追踪或凝视目标等，随着对意识水平分级和连续变化认识的加深，MCS可进一步细分为MCS+和MCS-。

（四）脱离微意识状态

脱离微意识状态（emergence from MCS，EMCS）是指通过语言、手势或物品的使用，患者恢复稳定的与外界交流的能力。

二、pDoC患者常见手术方式

（一）颅骨修补术

在因脑外伤以及脑出血造成慢性意识障碍的患者中，常常合并有因行去骨瓣减压术后造成的颅骨缺损。大面积颅骨缺损使脑组织失去支撑和保护，导致颅内压失衡和大脑皮质损伤，不利于pDoC患者意识状态的恢复。颅骨修补术可有效恢复颅腔生理结构的完整性，平衡颅内外压力，促进神经功能和认知功能的恢复，对改善患者预后和保持美观至关重要。有研究表明去骨瓣减压术后早期（3个月内）行颅骨修补术可以显著减少远期并发症，提高远期生活质量。

（二）脑室-腹腔分流术

脑积水可导致脑室或者蛛网膜下腔扩张及颅内压增高，进而影响患者的神经功能。脑室-腹腔分流术是临床治疗脑积水的首选方法，可有效清除脑室内过多液体，解除脑受压状态，改善神经功能。有研究显示脑室-腹腔分流术可显著降低脑积水患者的美国国立卫生研究院卒中量表（National Institutes of Health stroke scale，NIHSS）评分，并明显改善颅内血流动力学指标。

（三）神经调控术

近年来，神经调控术已成为改善pDoC患者意识及行为的重要治疗手段。其中以脑深部电刺激（deep brain stimulation，DBS）和脊髓电刺激疗法（spinal cord stimulation，

SCS)最受关注。

中央丘脑区的中央中核-束旁核复合体是 DBS 植入的靶点区域,可通过对意识整合的关键中枢中央丘脑的持续刺激,激活与增强意识相关的脑网络活动,增强醒觉和认知功能。有研究表明 DBS 治疗可显著改善 pDoC 患者术后 1 年的意识状态($OR = 11.90, 95\% CI = 3.65 \sim 38.46, P < 0.001$)。DBS 手术须精细操作以定位电极植入点,因此应保证足够的镇静深度,避免患者呛咳和体动对手术操作产生影响。

SCS 则是在俯卧位或侧卧位下,通过在颈髓 $C_{2\sim4}$ 水平硬膜外放置刺激电极,通过增加脑干网状激活系统起始部位的信息输入,调节脑局部代谢及脑血流,促进兴奋性递质的释放,增强意识冲动及脑电活动,调控位置相较 DBS 更为间接。既往研究显示 SCS 治疗 pDoC 患者的有效率可达 54%(109/201 例)。近期有研究表明,与 VS/UWS 患者组相比,MCS 患者更可能从 SCS 治疗中获益,且预后与患者年龄相关。

三、术前评估和准备

(一) 术前评估

pDoC 患者的术前评估是其围手术期管理的基础,全面了解患者的意识状态以及生理状态,有助于完善术前准备,制订适合 pDoC 患者的麻醉管理方案,将患者的手术风险降至最低。

1. 意识障碍严重程度评估 既往研究表明意识障碍严重程度与 pDoC 患者病死率以及功能预后密切相关。脑影像学研究也发现,与 MCS 患者相比,VS 患者对伤害性刺激反应的神经活动相对孤立的,且高级脑区无连接。而 MCS 患者的功能脑成像则显示出与健康对照组相近的广泛脑网络激活,表明 MCS 患者具备潜在的疼痛感觉能力。因此 pDoC 患者的麻醉方案选择和麻醉药物应用,不仅要考虑手术的刺激强度,还应与患者脑损伤程度以及意识水平相适应。

现阶段临床行为的评估是判断患者意识状态的主要方法,但受到患者觉醒状态以及意识水平波动的影响,误诊率可高达 40%。昏迷恢复量表修改版(coma recovery scale-revised, CRS-R)是目前 pDoC 检查与评估的标准临床量表,有研究显示 CRS-R 评分与 DoC 患者的意识状态存在显著的相关性,并可以较为准确地鉴别 VS 与 MCS,也是目前 pDoC 预后评估的首选工具。一项为期 2 年的国际多中心研究发现,年龄增加和较低的 CRS-R 总分是预测 DoC 患者病死率的重要危险因素,表明意识状态与患者的预后密切相关。随着功能脑成像技术以及神经电生理检测技术的发展,包括功能磁共振、静息态正电子发射断层显像(positron emission tomography, PET)以及脑电图(electroencephalography, EEG)在内的多模态评估已经逐步成为判断 DoC 患者认知水平和意识状态判定的重要手段,并可在复杂的临床环境中有效指导治疗决策。

2. 重要器官功能评估

(1)了解病史:应全面了解 pDoC 患者的既往病史,包括既往的健康状况和既往疾病史,应特别注意造成意识障碍的相关病因,以及意识障碍期间的相关治疗史和手术史。

(2)心血管系统:应关注患者是否合并有高血压、瓣膜病、缺血性心脏病、周围血管病及心律失常等病史。对于因心源性病因心搏骤停,造成缺血缺氧脑病的患者,应重点关注其心功能恢复情况,并请内科医师协助诊治。

(3)呼吸系统:pDoC 患者常合并有肺部感染,对于处在上呼吸道感染以及肺炎急性期的患者,应在感染症状控制后再行手术。除通过胸片,肺部 CT 了解患者呼吸系统情况外,还应进行血气分析以评估患者的肺通气以及换气能力。

(4)神经系统:对于因颅脑外伤以及脑卒中为病因造成意识障碍的患者,在了解相关病史以及既往治疗的基础上,应关注是否合并有颅内动脉瘤,动静脉畸形以及脑底血管网异常等情况。

(5)其他系统:了解患者内分泌情况,关注有无水、电解质和酸碱平衡失调,长期使用激素史及甲状腺疾病史等。对于术前存在营养不良以及贫血的患者,术前应积极纠正以提高患者对手术麻醉应激的耐受能力。

3. 气道评估 pDoC 患者由于长期卧床、强迫体位并常合并有气管切开以及鼻饲管置入等情况,其气道评估具有一定的复杂性和特殊性。在进行评估时除一般气道评估指标外,还应考虑患者是否存在气管切开病史(气管切开时间、套管类型及气切封堵时间)、手术体位(仰卧位、俯卧位或侧卧位)以及患者的呼吸状态。

对既往行气管切开但后期进行气管切开封堵的患者,应着重评估气道通畅程度,可通过颈部 CT 判断造口处愈合情况以及气道形态,必要时可以通过气管镜检查上呼吸道的通畅程度。对于存在明显的肉芽组织和气管狭窄的患者可能需要外科会诊。

(二) 术前准备

1. 患者准备 pDoC 患者的术前准备应以改善或优化患者术前身体状况为主要目的,提高患者对麻醉手术的耐受力。除积极治疗既往合并基础疾病外,还应关注患者的全身情况,纠正水、电解质和酸碱平衡失调,营养不良以及贫血状态。pDoC 患者长期卧床,易发生坠积性肺炎以及深静脉血栓等并发症。对于肺部感染者,炎症须得到控制后方可进行手术。术前应常规进行下肢深静脉超声检查,对于存在深静脉血栓形成的患者术前应先考虑置入下腔静脉滤器后再进行手术。

2. 麻醉物品与监测设备 术前必须准备好完成困难插管的各种导管与设备,备好麻醉机和监护仪,同时还应备有转运呼吸机以及必要的血流动力学监测设备(脉搏变异度指数等)。

四、术中管理

pDoC 患者通常是严重原发疾病(如脑外伤、脑卒中、心源性缺血缺氧脑病以及中毒)的幸存者,术前病程较长,全身情况较差且常合并肺部感染、肌肉质量下降以及营养不良。因此 pDoC 患者的术中管理不仅要为术者提供满意的手术操作条件,还应重点关注对患者心、脑和肺等重要器官的功能保护,避免手术麻醉等不良刺激对患者的影响,尽可能为患者术后快速意识水平评估以及觉醒状态恢复提供条件。

(一) 术中监测

术中常规监测应该包括心电图、心率/心律、无创血压/连续无创动脉血压/有创动脉血压、脉搏血氧饱和度、体温、呼吸频率/节律及尿量等。在全身麻醉下,应进一步监测吸入氧浓度、呼气末二氧化碳分压、麻醉气体吸入和呼出浓度、气道压力及潮气量等。使用非去极化类肌松药或肌肉松弛药拮抗剂新斯的明/舒更葡糖钠时,可进行肌松监测以减少指导术中肌松药物的使用。在非意识障碍患者中,术中使用 EEG 监测如脑电双频指数(electroencephalogram bispectral index,BIS)监测能减少麻醉药物用量,缩短麻醉复苏时间,以及减少术后并发症。但 DoC 患者脑皮质功能受损,对镇痛镇静类药物相对敏感,基于健康人群开发的 EEG 监测模型无法对 pDoC 患者的镇静水平进行有效的监测。近年来多项研究证实了 EEG 以及事件相关电位(event-related potential,ERP)在 pDoC 患者的诊断和评估有效性,但其在 pDoC 患者镇静中的变化特点尚不明确。目前尚无对意识障碍患者麻醉深度监测的可靠指标。

(二) 呼吸管理

对于合并气管切开状态的 pDoC 患者在术前应对气切套管进行妥善固定,并确认深度及位置。对于行侧卧位以及俯卧位手术并使用 T 型管的患者,术前应更换为加强气管导管以保证术中通气的安全性。对于无人工气管造口以及已行气切封堵的患者,术前应全面评估患者气管插管条件,判断气道形态以及气道狭窄程度,选择型号合适的气管导管。对于合并肺部感染以及气道分泌物较多的患者在充分清理气道前应避免正压通气,同时维持动脉血二氧化碳分压(partial pressure of carbon dioxide in arterial blood,$PaCO_2$)在正常范围,避免因过度通气以及二氧化碳蓄积造成患者脑血流量波动。在全身麻醉机械通气时,应选择肺保护性通气策略,使用低潮气量(即 6~8ml/kg 理想体重)并根据患者情况添加适当的呼气末正压。

(三) 循环管理

pDoC 患者的循环管理应根据术前基线血压采用个体化的血压控制目标以减少术后重要脏器功能的损害。对于以心源性或脑卒中为原发病因的 DoC 患者,应严格控制术中循环管理目标,收缩压应控制在术前平静血压±10% 内为宜,以满足对心、脑高危脏器功能保护的要求。

术中可根据患者基础情况以及手术需求采用容量监测,如每搏量变异度指数指导容量、心脏功能和氧供需平衡等监测,实施早期预警及干预。并可在连续动脉血压监测或连续无创动脉血压监测的基础上预防性应用缩血管药物(去氧肾上腺素或去甲肾上腺素等),条件具备时可联合无创局部脑氧饱和度等监测实施个体化的循环及脑功能保护策略。

(四) 麻醉药物的选择

pDoC 患者的麻醉药物选择以不损害脏器功能为原则。针对 pDoC 患者脆弱脑功能的特点,影响神经递质作用的受体、传递和代谢的药物,如抗胆碱药物东莨菪碱和戊乙奎醚等,以及苯二氮䓬类药物应尽量避免使用。针对肝肾功能减弱的患者,肌松药物最好选择不经过肝肾代谢的药物,如顺式阿曲库铵。舒更葡糖钠为罗库溴铵特异性拮抗药,如果具备此类药物,罗库溴铵也可安全用于 pDoC 患者的麻醉诱导和维持。pDoC 患者常合并肌少症、贫血及营养不良。药物结合蛋白减少、容量不足、肌肉质量下降以及脆弱的脑功能状态,使得患者对镇静药物尤为敏感,因此镇静镇痛药物应酌情减量,并应该小量、缓慢、多次静脉注射或分级靶控输注。最好给予短效镇静镇痛药物(如丙泊酚和瑞芬太尼)维持麻醉,以避免中长效镇静镇痛药物的残余效应对麻醉苏醒期和术后意识恢复的影响。

五、术后管理

对于术前无须使用机械通气的患者,术后苏醒期的主要目标是恢复患者咳嗽、吞咽等保护性气道反射,恢复自主呼吸节律,尽可能恢复患者麻醉前觉醒水平。在麻醉苏醒期间需要考虑镇静、镇痛和肌松药物残余效应对患者呼吸的影响,并在足够的镇静深度下应该进行充分的气道吸痰以及肺复张。

pDoC 患者虽能维持一定的觉醒水平,但觉知能力丧失,因此其对疼痛的感知存在一定的争议。脑影像学研究发现 VS 患者在躯体感觉刺激下,其初级皮质仍残留有部分脑功能活动,但与高级皮质联络中断,而 MCS 患者对疼痛刺激则表现出了更多的脑区活动和更强的功能连接。目前临床上尚缺乏能衡量 pDoC 患者疼痛程度的有效量表以及临床指标。

六、小结与展望

随着重症医学和神经科学的发展,脑损伤患者生存率日益提高,越来越多颅脑损伤患者可度过昏迷阶段,进入生命体征相对稳定的 pDoC 状态。pDoC 患者自主行为能力丧失,脑功能严重受损,常需要进行多次手术治疗,但患者因长期卧床、鼻饲营养及气管切开等状态,常合并肺部感染、营养不良及多器官衰弱,给围手术期麻醉管理带来很大挑战。

但目前对于 pDoC 患者的术中管理尚未有与之相关的麻醉管理系统性研究及足够的循证医学证据且尚未引起足够的临床关注。在临床麻醉中,常规剂量的麻醉药物常造成 pDoC 患者脑电图的爆发抑制,临床常用的麻醉深度监测设备(如 BIS 监测)不能准确地反映 pDoC 患者的麻醉深度,且对于 pDoC 患者的疼痛感知及其临床特征仍不明确。对于 pDoC 患者来说,镇痛镇静药物的选择和应用,不仅要考虑手术的刺激强度,还应与患者脑损伤程度以及意识水平相适应。未来应进行深入的研究探讨不同麻醉方式(静脉、吸入)以及不同全身麻醉药物对于 pDoC 患者脑功能的影响。同时还应通过多导睡眠脑电图、功能性磁共振成像(functional magnetic resonance imaging, fMRI)、经颅磁刺激以及功能性近红外光谱技术等多种功能神经影像手段探索能反映 pDoC 患者镇静深度以及镇痛水平的生物标记并开发相应的临床监测工具,进而在满足手术要求的同时实现对 pDoC 患者的个体化精准麻醉,避免手术及麻醉对患者脆弱脑功能产生不良影响。

(王昕馨 杨宛凝 菅敏钰 刘海洋 韩如泉)

参 考 文 献

[1] GIACINO J T, KATZ D I, SCHIFF N D, et al. Practice guideline update recommendations summary: disorders of consciousness: report of the guideline development, dissemination, and implementation subcommittee of the American Academy of Neurology; the American Congress of Rehabilitation Medicine; and the National Institute on Disability, Independent Living, and Rehabilitation Research[J]. Neurology, 2018, 91(10): 450-460.

[2] KONDZIELLA D, BENDER A, DISERENS K, et al. European Academy of Neurology guideline on the diagnosis of coma and other disorders of consciousness[J]. Eur J Neurol, 2020, 27(5): 741-756.

[3] 杨艺,谢秋幼,何江弘,等.《慢性意识障碍诊断与治疗中国专家共识》解读[J]. 临床神经外科杂志, 2020, 17(6): 601-604.

[4] SCHIFF N D. Recovery of consciousness after brain injury: a mesocircuit hypothesis[J]. Trends Neurosci, 2010, 33(1): 1-9.

[5] 中国医师协会神经修复专业委员会意识障碍与促醒学组. 慢性意识障碍诊断与治疗中国专家共识[J]. 中华神经医学杂志, 2020, 19(10): 977-982.

[6] KARPENKO A, KEEGAN J. Diagnosis of coma[J]. Emerg Med Clin North Am, 2021, 39(1): 155-172.

[7] MONTI M M, LAUREYS S, OWEN A M. The vegetative state[J]. BMJ, 2010, 341: c3765.

[8] GIACINO J T, ASHWAL S, CHILDS N, et al. The minimally conscious state: definition and diagnostic criteria [J]. Neurology, 2002, 58(3): 349-353.

[9] NAKASE-RICHARDSON R, YABLON S A, SHERER M, et al. Serial yes/no reliability after traumatic brain injury: implications regarding the operational criteria for emergence from the minimally conscious state[J]. J Neurol Neurosurg Psychiatry, 2008, 79(2): 216-218.

[10] LILJA-CYRON A, ANDRESEN M, KELSEN J, et al. Intracranial pressure before and after cranioplasty: insights into intracranial physiology[J]. J Neurosurg, 2019, 133(5): 1548-1558.

[11] 欧阳龙强,夏文燕,汪春晖,等. 去骨瓣减压术后早期颅骨修补术对颅脑创伤患者神经功能和认知功能的影响[J]. 中国现代神经疾病杂志, 2020, 20(7): 620-624.

[12] HALANI S H, CHU J K, MALCOLM J G, et al. Effects of cranioplasty on cerebral blood flow following decompressive craniectomy: a systematic review of the literature [J]. Neurosurgery, 2017, 81(2): 204-216.

[13] HUANG Y H, LEE T C, YANG K Y, et al. Is timing of cranioplasty following posttraumatic craniectomy related to neurological outcome? [J]. Int J Surg, 2013, 11(9): 886-890.

[14] OREŠKOVIĆ D, KLARICA M. Development of hydrocephalus and classical hypothesis of cerebrospinal fluid hydrodynamics: facts and illusions[J]. Prog Neurobiol, 2011, 94(3): 238-258.

[15] 朱长虎,房博. 脑室-腹腔分流术治疗成人脑积水的临床效果[J]. 临床医学研究与实践, 2020, 5(33): 81-83.

[16] 常志锋,王梅. 脑室腹腔分流术对脑积水患者神经功能及颅内血流动力学的影响[J]. 现代诊断与治疗, 2020, 31(12): 1952-1954.

[17] 中华医学会神经外科学分会功能神经外科学组,中国医师协会神经调控专业委员会,中国神经科学学会意识与意识障碍分会. 慢性意识障碍的神经调控外科治疗中国专家共识(2018年版)[J]. 中华神经外科杂志, 2019, 35(5): 433-437.

[18] CHUDY D, DELETIS V, ALMAHARIQ F, et al. Deep brain stimulation for the early treatment of the minimally conscious state and vegetative state: experience in 14 patients[J]. J Neurosurg, 2018, 128(4): 1189-1198.

[19] YANG Y, HE Q, DANG Y, et al. Long-term functional outcomes improved with deep brain stimulation in patients with disorders of consciousness[J]. Stroke Vasc Neurol, 2023, 8(5): 368-378.

[20] KANNO T, MORITA I, YAMAGUCHI S, et al. Dorsal column stimulation in persistent vegetative state[J]. Neuromodulation, 2009, 12(1): 33-38.

[21] YANG Y, HE Q, XIA X, et al. Long-term functional

prognosis and related factors of spinal cord stimulation in patients with disorders of consciousness[J]. CNS Neurosci Ther,2022,28(8):1249-1258.

[22] ESTRANEO A,DE BELLIS F,MASOTTA O,et al. Demographical and clinical indices for long-term evolution of patients in vegetative or in minimally conscious state [J]. Brain Inj,2019,33(13/14):1633-1639.

[23] LUAUTÉ J,MAUCORT-BOULCH D,TELL L,et al. Long-term outcomes of chronic minimally conscious and vegetative states[J]. Neurology,2010,75(3):246-252.

[24] BOLY M,FAYMONVILLE M E,SCHNAKERS C,et al. Perception of pain in the minimally conscious state with PET activation:an observational study[J]. Lancet Neurol,2008,7(11):1013-1020.

[25] SCHNAKERS C,VANHAUDENHUYSE A,GIACINO J, et al. Diagnostic accuracy of the vegetative and minimally conscious state:clinical consensus versus standardized neurobehavioral assessment[J]. BMC Neurol,2009,9:35.

[26] WEAVER J A,COGAN A,O'BRIEN K,et al. Determining the hierarchy of coma recovery scale-revised rating scale categories and alignment with aspen consensus criteria for patients with brain injury:a rasch analysis[J]. J Neurotrauma,2022,39:1417-1428.

[27] OWEN A M. Improving diagnosis and prognosis in disorders of consciousness[J]. Brain,2020,143(4):1050-1053.

[28] ESTRANEO A,MAGLIACANO A,FIORENZA S,et al. Risk factors for 2-year mortality in patients with prolonged disorders of consciousness:An international multicentre study[J]. Eur J Neurol,2022,29(2):390-399.

[29] PORCARO C,NEMIROVSKY I E,RIGANELLO F,et al. Diagnostic developments in differentiating unresponsive wakefulness syndrome and the minimally conscious state[J]. Front Neurol,2021,12:778951.

[30] STENDER J,GOSSERIES O,BRUNO M A,et al. Diagnostic precision of PET imaging and functional MRI in disorders of consciousness:a clinical validation study [J]. Lancet,2014,384(9942):514-522.

[31] ESTRANEO A,FIORENZA S,MAGLIACANO A,et al. Multicenter prospective study on predictors of short-term outcome in disorders of consciousness[J]. Neurology,

2020,95(11):e1488-e1499.

[32] ROSERO E B,CORBETT J,MAU T,et al. Intraoperative airway management considerations for adult patients presenting with tracheostomy:a narrative review[J]. Anesth Analg,2021,132(4):1003-1011.

[33] BHATIA G,ABRAHAM V,LOUIS L. Tracheal granulation as a cause of unrecognized airway narrowing[J]. J Anaesthesiol Clin Pharmacol,2012,28(2):235-238.

[34] SHANDER A,LOBEL G P,MATHEWS D M. Brain monitoring and the depth of anesthesia:another goldilocks dilemma[J]. Anesth Analg,2018,126(2):705-709.

[35] PAN J,CHEN Y,XIAO Q,et al. Assessing consciousness in patients with disorders of consciousness using a musical stimulation paradigm and verifiable criteria[J]. IEEE Trans Neural Syst Rehabil Eng,2024,32:2971-2982.

[36] CAI L,WEI X,QING Y,et al. Assessment of impaired consciousness using EEG-based connectivity features and convolutional neural networks[J]. Cogn Neurodyn, 2024,18(3):919-930.

[37] LING Y,XU C,WEN X,et al. Cortical responses to auditory stimulation predict the prognosis of patients with disorders of consciousness[J]. Clin Neurophysiol,2023, 153:11-20.

[38] QU S,WU X,TANG Y,et al. Analyzing brain-activation responses to auditory stimuli improves the diagnosis of a disorder of consciousness by non-linear dynamic analysis of the EEG[J]. Sci Rep,2024,14(1):17446.

[39] BINDER M,GÓRSKA U,PIPINIS E,et al. Auditory steady-state response to chirp-modulated tones:a pilot study in patients with disorders of consciousness[J]. Neuroimage Clin,2020,27:102261.

[40] GÜLDNER A,KISS T,SERPA NETO A,et al. Intraoperative protective mechanical ventilation for prevention of postoperative pulmonary complications:a comprehensive review of the role of tidal volume,positive end-expiratory pressure,and lung recruitment maneuvers[J]. Anesthesiology,2015,123(3):692-713.

[41] LAUREYS S,FAYMONVILLE M E,PEIGNEUX P,et al. Cortical processing of noxious somatosensory stimuli in the persistent vegetative state[J]. Neuroimage,2002, 17(2):732-741.

38 急性脑梗死血管内治疗不同麻醉方式的研究进展

脑卒中目前是我国首位的致死致残性疾病,大血管闭塞导致的急性脑梗死是其中最重要的类型,尽早开通闭塞的血管是救治的关键。2015 年以来,随着 5 项里程碑式研究的发表,确认了急性前循环大血管闭塞患者可以从血管内治疗(endovascular treatment,EVT)中获益。随后,针对后循环大血管闭塞和大核心脑梗死患者的高质量研究得到了同样的结果。目前,EVT 已经是治疗急性大血管闭塞导致脑梗死的金标准。然而 EVT 的最佳麻醉方法仍然存在争议,目前最常用的麻醉方式包括全身麻醉和局麻/清醒镇静两种方式。

全身麻醉的潜在优点包括气道保护、术中制动、提高了手术的安全性并改善了再通效率,但是也可能会造成治疗时间的延迟以及麻醉药物引起的血流动力学波动。局麻/清醒镇静的潜在优点包括缩短再通时间、降低血流动力学波动以及方便随时进行神经系统的评估,与此同时这种方法也存在一些缺点如缺乏气道控制、增加紧急插管的风险以及患者移动可能导致手术时间过长等。

对于急性脑梗死的患者,根据受累血管的供血区域不同可分为前循环、后循环及前循环合并后循环脑梗死,本文将从不同麻醉方式在前循环大血管闭塞、后循环大血管闭塞及大核心脑梗死患者血管内治疗中的研究进展等 3 个方面进行阐述。便于临床医师更好地了解不同麻醉方式在不同脑卒中患者中的应用,以期优化临床治疗决策。

一、前循环大血管闭塞的麻醉选择

前循环大血管闭塞是指颈内动脉或大脑中动脉的 M1 段或 M2 段发生闭塞。前循环大血管闭塞引起的卒中可以占到急性脑梗死的 80%。目前大部分关于麻醉方式的研究都集中在前循环大血管闭塞领域。早期的观察性研究和荟萃分析显示全身麻醉可能会对患者带来危害,例如,基于血流动力学证据的机械取栓和血管内卒中研究(hemody-namic evidence-based review of mechanical thrombectomy and endovascular stroke,HERMES)荟萃分析纳入了 1 764 例急性前循环大血管闭塞的患者(患者被随机分配接受血管内

治疗组或单纯药物治疗组)。结果显示,与全身麻醉组相比,非全身麻醉组在血管内治疗后的功能预后更好[90d 时改良 Rankin 量表(modified Rankin scale,mRS)评分为 0~2 的比例:50% vs 40%],考虑可能与全身麻醉延长了血管再通时间有关。然而,研究自身的选择偏倚和血压管理的差异可能对这些结果产生了混杂影响。两项荟萃分析报道了相反的结果,一项荟萃分析纳入了 3 项最先探索麻醉方式与前循环大血管闭塞患者血管内治疗预后关系的前瞻性随机对照研究(SIESTA、AnStroke 和 GOLIATH)指出:全身麻醉与术后 3 个月时更少的残疾相关[全身麻醉组和局麻/清醒镇静组的 mRS 评分分别为 2.8(2.5~3.1)和 3.2(3.0~3.5),P=0.02]。然而,所包含的 3 个试验都是单中心研究,并且其中两个试验在 3 个月时的结果并非主要结果。另一项包含了 7 项随机对照研究的荟萃分析研究指出与局麻/清醒镇静相比,全身麻醉改善了患者 3 个月的功能预后,功能独立(mRS 评分≥3)患者的比例提高了 8.4%[全身麻醉组(44.6%)vs 局麻/清醒镇静组(36.2%),P=0.03],考虑原因归结于全身麻醉为术者提供了更好的操作条件,提高了术中闭塞血管的再通率[全身麻醉(84.6%),局麻/清醒镇静(75.6%)]。最近的多中心研究"缺血性卒中血管内治疗中的麻醉管理"(Anesthetic Management of Endovascular Treatment for Ischemic Stroke,AMETIS)提出了新的观点,全身麻醉与局麻/镇静在功能独立性[全身麻醉(28.2%)vs 非全身麻醉(36.2%),P=0.15]和围手术期并发症上没有差别。此外,一项包含 5 个单中心试验和 3 个多中心试验的荟萃分析得出了相同的结论:麻醉方式的选择不影响急性前循环大血管闭塞患者 3 个月的神经学功能结局。

二、后循环大血管闭塞的麻醉选择

后循环系统又称椎基底动脉系统,后循环大血管闭塞常指的是椎动脉、基底动脉或大脑后动脉的闭塞。后循环大血管闭塞的发生率要远低于前循环闭塞性卒中,约占急性大血管闭塞性卒中的 5%,但却比前循环卒中有着更高

的致死率和致残率,因为与前循环卒中相比,后循环卒中主要累及脑干,脑干控制着许多对生命重要的生理功能,包括呼吸、血压和心搏等,后循环卒中减少了这些关键区域的血液灌注容易导致定向障碍、意识下降或保护性反射消失等。术中的呼吸和循环管理尤为重要,因此伴有严重症状的后循环卒中患者更倾向于选择全身麻醉来进行更深的镇静和更全面的气道保护。由于不同的生理特征,前循环麻醉的证据并不能适用于后循环麻醉,相比于前循环卒中,后循环卒中麻醉相关的研究较少。目前大部分的观察性研究认为在急性后循环梗死患者的血管内治疗当中,全身麻醉和局麻/镇静对患者的预后没有任何差别,有两项随机对照试验对后循环梗死患者麻醉方式进行了探索,均认为两种麻醉方式对预后没有影响。目前的研究表明在排除了术前已经行气道保护的患者后,全身麻醉和局麻镇静在患者的预后上没有差异。但是仍需要注意在急性缺血性卒中患者接受血管内取栓术时不同麻醉技术的比较(comparison of anaesthetic techniques in patients undergoing endovascular thrombectomy for acute ischaemic stroke,CANVAS)Ⅱ双中心随机对照研究中,全身麻醉组成功再灌注比例要高于非全麻组(95.3% vs 77.3%),有27.7%的患者因为术中病情的变化从局麻/镇静转为了全身麻醉,远高于前循环卒中患者术中转换的比例。因此对于后循环卒中的患者,神经介入团队和麻醉团队更倾向于选择全身麻醉,但是也需要注意的是,在条件允许的情况下,局麻/镇静和全身麻醉对患者的预后没有差异。

三、大核心脑梗死患者的麻醉选择

大核心脑梗死定义为 Alberta 卒中项目早期 CT 评分(Alberta Stroke Program Early CT Score,ASPECTS)小于 6 分或 CT 灌注影像大于 70ml 的大面积脑梗死。与非大核心卒中患者相比,具有大核心卒中的患者通常会经历较差的神经学结局,包括卒中症状的恶化、脑水肿和病死率增加。由于早期缺血损伤广泛且实现功能独立的可能性较低,因此这些患者此前被认为不适合做血管内治疗。直到最近,5项重要的研究已证实大核心卒中患者可以从血管内治疗中获益。目前仅有 1 项关于大核心脑梗死麻醉的研究发表,是来自急性缺血性卒中伴大核心脑梗死的血管内治疗(acute ischemic stroke with large infarct core treated with endovascular therapy,ANGEL-ASPECT)研究的事后分析,研究纳入了 84 例全身麻醉和 146 例非全麻的患者,结果显示两组在术后 90d 良好功能状态(mRS 评分 0~2 分)上没有差异[全身麻醉组(27.4%)vs 非全麻组(31.5%),$P=0.51$]。同时笔者团队的研究也得到了类似的结果:数据来源于全国 38 家中心的前瞻性数据库的急性大核心脑梗死患者,研究纳入了全身麻醉组 84 例和非全身麻醉组 400 例,结果显示两组在术后 90d 良好功能结局(mRS 评分 0~3 分)没有差异[全身麻醉(32.1%)vs 非全身麻醉(37.8%),$P=$

0.83]。但是上述两项研究的数据都不是以比较麻醉方式为目的的研究,虽然运用了多因素分析、倾向性匹配及逆概率加权等方法,但仍然存在很明显的选择偏倚:病情重的患者往往更倾向于选择全身麻醉。目前大核心脑梗死麻醉方式的研究较少,未来还需要前瞻性随机对照研究进行探索。

四、总结与展望

综合现在的文献考虑,全身麻醉并不比局麻/镇静差,两者都有各自的优势。急性脑梗死的麻醉方式应该由神经介入团队和麻醉团队根据患者的梗死部位、病情特点及自身的管理经验来选择。在某些情况下,如患者呼吸状况不佳、意识障碍及不能合作等,一般优先选择全身麻醉;而在部分行血管内治疗的急性脑梗死患者中,经评估后尚不需要全身麻醉的情况下,可优先选择局麻/镇静的麻醉方法。同时更应该把重心放在如何快速打通血管、恢复灌注,维持围手术期血流动力学稳定和提供高质量的围手术期管理上面。

(张鸿儒 毛庆祥 刘宿)

参 考 文 献

[1] JOVIN T G,CHAMORRO A,COBO E,et al. Thrombectomy within 8 hours after symptom onset in ischemic stroke [J]. N Engl J Med,2015,372(24):2296-2306.

[2] SAVER J L,GOYAL M,BONAFE A,et al. Stent-retriever thrombectomy after intravenous t-PA vs. t-PA alone in stroke[J]. N Engl J Med,2015,372(24):2285-2295.

[3] GOYAL M,DEMCHUK A M,MENON B K,et al. Randomized assessment of rapid endovascular treatment of ischemic stroke[J]. N Engl J Med,2015,372(11):1019-1030.

[4] CAMPBELL B C,MITCHELL P J,KLEINIG T J,et al. Endovascular therapy for ischemic stroke with perfusion-imaging selection[J]. N Engl J Med,2015,372(11):1009-1018.

[5] BERKHEMER O A,FRANSEN P S,BEUMER D,et al. A randomized trial of intraarterial treatment for acute ischemic stroke[J]. N Engl J Med,2015,372(1):11-20.

[6] CAMPBELL B C V,VAN ZWAM W H,GOYAL M,et al. Effect of general anaesthesia on functional outcome in patients with anterior circulation ischaemic stroke having endovascular thrombectomy versus standard care:a meta-analysis of individual patient data [J]. Lancet Neurol,2018,17(1):47-53.

[7] CAMPBELL D,BUTLER E,CAMPBELL R B,et al. General anesthesia compared with non-ga in endovascular thrombectomy for ischemic stroke:a systematic review and meta-analysis of randomized controlled trials[J]. Neurolo-

gy,2023,100(16):e1655-e1663.

[8] SCHÖNENBERGER S,HENDÉN P L,SIMONSEN C Z, et al. Association of general anesthesia vs procedural sedation with functional outcome among patients with acute ischemic stroke undergoing thrombectomy:a systematic review and meta-analysis[J]. JAMA,2019,322(13):1283-1293.

[9] SCHÖNENBERGER S,UHLMANN L,HACKE W,et al. Effect of conscious sedation vs general anesthesia on early neurological improvement among patients with ischemic stroke undergoing endovascular thrombectomy:a randomized clinical trial[J]. JAMA,2016,316(19):1986-1996.

[10] LÖWHAGEN HENDÉN P,RENTZOS A,KARLSSON J E,et al. General anesthesia versus conscious sedation for endovascular treatment of acute ischemic stroke:the anstroke trial(anesthesia during stroke)[J]. Stroke,2017,48(6):1601-1607.

[11] SIMONSEN C Z,YOO A J,SØRENSEN L H,et al. Effect of general anesthesia and conscious sedation during endovascular therapy on infarct growth and clinical outcomes in acute ischemic stroke:a randomized clinical trial[J]. JAMA Neurol,2018,75(4):470-477.

[12] CHABANNE R,GEERAERTS T,BEGARD M,et al. Outcomes after endovascular therapy with procedural sedation vs general anesthesia in patients with acute ischemic stroke:the AMETIS randomized clinical trial[J]. JAMA Neurol,2023,80(5):474-483.

[13] JIA Y,FENG Y,MA Y,et al. Type of anesthesia for endovascular therapy in acute ischemic stroke:a literature review and meta-analysis[J]. Int J Stroke,2024,19(7):735-746.

[14] JADHAV A P,BOUSLAMA M,AGHAEBRAHIM A,et al. Monitored anesthesia care vs intubation for vertebrobasilar stroke endovascular therapy[J]. JAMA Neurol,2017,74(6):704-709.

[15] LI F,WAN J,SONG J,et al. Impact of anesthetic strategy on outcomes for patients with acute basilar artery occlusion undergoing mechanical thrombectomy[J]. J Neurointerv Surg,2022,14(11):1073-1076.

[16] WANG X,WU Y,LIANG F,et al. General anesthesia versus nongeneral anesthesia for patients with acute posterior circulation stroke undergoing endovascular therapy:a systematic review and meta-analysis[J]. J Neurosurg Anesthesiol,2023,35(3):274-283.

[17] TAO C,YUAN G,XU P,et al. Anesthetic management and outcomes of endovascular treatment of basilar artery occlusion:results from the ATTENTION registry[J]. J Stroke,2023,25(3):399-408.

[18] LIANG F,WU Y,WANG X,et al. General anesthesia vs conscious sedation for endovascular treatment in patients with posterior circulation acute ischemic stroke:an exploratory randomized clinical trial[J]. JAMA Neurol,2023,80(1):64-72.

[19] HU G,SHI Z,LI B,et al. General anesthesia versus monitored anesthesia care during endovascular therapy for vertebrobasilar stroke[J]. Am J Transl Res,2021,13(3):1558-1567.

[20] COSTALAT V,JOVIN T G,ALBUCHER J F,et al. Trial of thrombectomy for stroke with a large infarct of unrestricted size[J]. N Engl J Med,2024,390(18):1677-1689.

[21] SARRAJ A,HASSAN A E,ABRAHAM M G,et al. Trial of endovascular thrombectomy for large ischemic strokes[J]. N Engl J Med,2023,388(14):1259-1271.

[22] HUO X,MA G,TONG X,et al. Trial of Endovascular therapy for acute ischemic stroke with large infarct[J]. N Engl J Med,2023,388(14):1272-1283.

[23] BENDSZUS M,FIEHLER J,SUBTIL F,et al. Endovascular thrombectomy for acute ischaemic stroke with established large infarct:multicentre,open-label,randomised trial[J]. Lancet,2023,402(10414):1753-1763.

[24] YOSHIMURA S,SAKAI N,YAMAGAMI H,et al. Endovascular therapy for acute stroke with a large ischemic region[J]. N Engl J Med,2022,386(14):1303-1313.

瑞马唑仑在神经外科麻醉中的应用进展

苯二氮䓬类药物（benzodiazepines，BDZ）具有抗焦虑、镇静催眠、抗惊厥和肌肉松弛作用。在神经系统中，苯二氮䓬类药物可以降低脑耗氧量和代谢，减少血流量和血容量，同时保持脑血流自动调节功能及降低颅内压。若非与其他镇静药物相比其意识丧失的速度较慢以及对神经功能恢复的潜在影响，苯二氮䓬类药物将在神经外科麻醉中具有独特优势。

瑞马唑仑（remimazolam）是一种新型超短效苯二氮䓬类药物，于20世纪90年代首次合成，自2020年以来已被FDA批准用于临床成人手术操作镇静的诱导和维持，目前，在日本、韩国和中国等地也被批准用于全身麻醉。鉴于瑞马唑仑具有起效快、作用时间极短、清除率高、恢复快、对呼吸和循环系统抑制小以及可被氟马西尼拮抗等独特药理学优势，其在神经外科麻醉中具有巨大应有优势和潜力。本文旨在对瑞马唑仑的药理学、在神经外科的应用现状及未来发展趋势进行综述，为瑞马唑仑的进一步研究提供理论依据。

一、瑞马唑仑的药理学

（一）瑞马唑仑的化学结构

瑞马唑仑（CNS7056）结合了其母体化合物咪达唑仑的药效学和瑞芬太尼的药代动力学的特征，因此，它提供的镇静作用比咪达唑仑更快，起效和消除速度更快。其结构与咪达唑仑相似，通过在咪达唑仑的化学结构中引入羧酸酯侧链基团，合成了一种新型超短效镇静药，即瑞马唑仑（图39-1）。在体内，羧酸酯基团可被羧酸酯酶-1（carboxylesterase-1，CES1）迅速分解为无活性代谢产物唑仑丙酸（CNS7054）。与瑞马唑仑相比，唑仑丙酸与$GABA_A$的亲和力至少低300倍，所以瑞马唑仑为超短效作用的药物。

（二）瑞马唑仑的作用机制

瑞马唑仑与中枢$GABA_A$受体复合物上的BDZ位点结合，可以诱导受体发生构象变化，促进GABA与$GABA_A$受体结合，进而增加Cl^-通道开放的频率而增加Cl^-内流量，使细胞膜发生超极化，然后抑制中枢效应，从而产生镇静催眠

效应（图39-2）。Kilpatrick等使用放射性配体结合评估瑞马唑仑对BDZ受体的亲和力及其选择性，发现瑞马唑仑是$GABA_A$受体上BDZ位点的高亲和力选择性配体，并且与咪达唑仑和其他经典苯二氮䓬类药物一样，在测试的4种亚型（$\alpha_1\beta_2\gamma_2$、$\alpha_2\beta_2\gamma_2$、$\alpha_3\beta_2\gamma_2$和$\alpha_5\beta_2\gamma_2$）中显示出相似的活性。瑞马唑仑还可能通过G蛋白偶联受体介导的内质网钙释放增加细胞内钙水平，但其临床意义仍需要进一步探索。

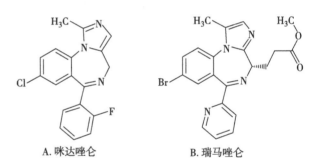

A. 咪达唑仑 B. 瑞马唑仑

图39-1　咪达唑仑与瑞马唑仑的化学结构式

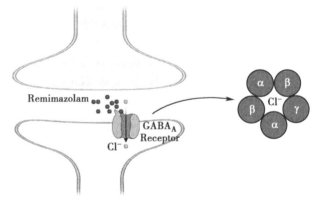

图39-2　瑞马唑仑的作用机制

（三）瑞马唑仑的药物代谢动力学

瑞马唑仑在静脉给药后迅速分布，在绵羊中测得效应室浓度达到血浆浓度50%的时间（$t_{1/2keO}$）为1.78min，瑞马

唑仑的分布容积较低,平均稳态分布容积为(34.8±9.4)L。瑞马唑仑不依赖于肝肾代谢,约99.7%的瑞马唑仑在血浆中被CES1水解并经尿液排泄。瑞马唑仑的终末消除半衰期较短,平均终末消除半衰期为(45±9)min,平均清除率为(70.3±13.9)L/h,比咪达唑仑快3倍,且体重与瑞马唑仑的全身清除率并无关系。咪达唑仑的平均滞留时间(3.60h)是瑞马唑仑(0.51h)的7倍。Stohr等报道了重度肝损害(Child-Pugh评分≥10分)患者的瑞马唑仑清除率降低了38.1%,并建议在此人群中调整用药剂量;但是肾功能损害患者的血浆清除率与健康受试者的清除率相当,且瑞马唑仑的代谢产物无生物化学活性,所以在肾损害患者中使用瑞马唑仑可能更安全。

氟马西尼作为苯二氮䓬类的拮抗药物同样可以有效逆转瑞马唑仑的镇静作用。与空白安慰剂对比,使用氟马西尼拮抗瑞马唑仑后的清醒时间可加快10倍之多(氟马西尼1min,安慰剂10.5min)。在全身麻醉下的消化内镜手术中,瑞马唑仑联合氟马西尼的镇静策略可以大大缩短停药后患者的中位清醒时间[丙泊酚(10.8min)vs瑞马唑仑(2.6min),P<0.001]。

(四)瑞马唑仑的药效学

在健康成人中以0.075mg/kg或更大剂量静脉输注瑞马唑仑时,1min内可观察到镇静起效[其定义为改良警觉/镇静评分(modified observer's assessment of alertness/sedation scale,MOAA/S)<4分],在给药后1~4min内达到镇静作用高峰。瑞马唑仑的镇静程度具有剂量依赖性,镇静深度随剂量增加而增加。然而即便在接受更高剂量的瑞马唑仑输注时,瑞马唑仑的镇静恢复时间仍较咪达唑仑快:静脉输注0.075mg/kg、0.100mg/kg、0.150mg/kg、0.200mg/kg、0.250mg/kg和0.300mg/kg瑞马唑仑的受试者分别在5.5min、10.5min、10.0min、20.0min、34.0min和31.5min后完全清醒;相比之下,接受0.075mg/kg咪达唑仑镇静患者的中位镇静时间为40min。由于瑞马唑仑不依赖于肝肾代谢和其一级药代动力学的特性,其镇静作用的程度和持续时间是剂量依赖的,因此长期输注不会产生药物蓄积及延长镇静的作用时间。

在全身麻醉时,瑞马唑仑作为镇静催眠药在回忆、觉醒、需要抢救镇静剂和身体运动等方面均可与丙泊酚达到同一水平,通常以(6~12)mg/(kg·h)泵入数秒,直到意识丧失,随后以(1~2)mg/(kg·h)进行麻醉维持。此外,在多项临床研究中,与丙泊酚相比,瑞马唑仑均展现出呼吸抑制、低血压、心动过缓和注射痛等发生率低的优势。

二、瑞马唑仑应用于神经外科手术的安全性和有效性

瑞马唑仑可作为新型、安全的麻醉药在神经外科手术中进行全身麻醉的诱导和维持,可获得更平稳的术中血流动力学和更高的术后恢复质量。在脊柱手术中,无论与七

氟烷-丙泊酚静吸复合麻醉还是基于丙泊酚的全凭静脉麻醉(total intravenous anesthesia,TIVA)相比,在基于瑞马唑仑的TIVA下术中血流动力学更稳定、术后的15项恢复质量(quality of recovery-15,QoR-15)评分稍高以及术后恶心呕吐发生率更低。一项单中心随机对照试验(randomized controlled trial,RCT)研究纳入了94例合并高血压的神经外科患者,分别给予基于丙泊酚和瑞马唑仑的TIVA,发现瑞马唑仑组在麻醉诱导阶段低血压发生率稍低(85.4% vs 91.3%,P=0.057),认为瑞马唑仑和丙泊酚同样适用于神经外科手术患者的全身麻醉。

三、评估瑞马唑仑镇静作用的脑电图指标

目前评估瑞马唑仑用药期间镇静作用的指标仍无定论。多项研究使用MOAA/S评分评估患者的镇静水平。在连续静脉输注瑞马唑仑期间连续记录受试者的脑电图数据,包括脑电双频指数(electroencephalogram bispectral index,BIS)、患者状态指数(patient state index,PSI)、谱缘频率(spectral edge frequency,SEF)和原始脑电信号,通过分析原始脑电图获得相对贝塔比(relative beta ratio,RBR),其定义为:频谱功率(30~47Hz)/频谱功率(11~20Hz)的对数值。Eisenried等对20例男性健康受试者的数据进行分析,得到"β比值"对患者MOAA/S评分的预测概率为0.79,可作为监测瑞马唑仑镇静作用的脑电图变量。Shirozu等认为Sedline®的SEF或瞳孔直径可以作为确认瑞马唑仑麻醉期间镇静水平的辅助指标。但是,Bae等认为BIS和PSI作为催眠指标的性能优于RBR和SEF。

四、瑞马唑仑对术中神经电生理监测的影响

在脊柱脊髓或开颅手术中,常需要术中神经电生理监测(intraoperative neurophysiologic monitoring,IONM)提供实时的反馈以避免中枢和外周神经损伤。然而,术中诱发电位(evoked potential,EP)监测常常受到各种麻醉药物的影响,尤其是吸入性麻醉药物。目前的小型研究和病例报告认为瑞马唑仑输注期间对术中神经电生理监测未产生明显抑制作用。

在脊柱脊髓手术中,多项病例报告显示在瑞马唑仑0.5~2.0mg/(kg·h)复合瑞芬太尼的麻醉条件下可以成功进行运动诱发电位(motor evoked potential,MEP)监测,且术后未发生任何运动功能受损。在1例12岁儿童的胶质瘤切除术中,静脉泵入0.9mg/(kg·h)瑞马唑仑和0.35μg/(kg·min)瑞芬太尼期间可记录到稳定的MEP波形。

在神经外科手术(动脉瘤夹闭术、肿瘤切除术和颈动脉内膜剥脱术)的患者中,通过自身前后对照,发现在相同镇静深度下,瑞马唑仑0.8~1.0mg/(kg·h)给药期间的视

觉诱发电位(visual evoked potential,VEP)和体感诱发电位(somatosensory evoked potential,SEP)波形与丙泊酚镇静期间总体相当。Yamada 等对 5 例进行神经外科手术期间接受 VEP 监测的患者静脉泵入瑞马唑仑 1mg/(kg·h),所有患者可获得可重复性的 VEP 波形。2024 年,一项 RCT 研究报道了在瑞马唑仑复合 0.6% 七氟烷的全身麻醉期间仍可获得可重复且稳定的闪光刺激视觉诱发电位(flash visual evoked potentials,FVEP)和视网膜电图(electroretinogram,ERG)波形,且 N75-P100 波幅不劣于丙泊酚复合 0.6% 七氟烷全身麻醉组。

五、瑞马唑仑在神经外科麻醉中的应用

(一) 瑞马唑仑在清醒开颅术中的应用

清醒开颅术中需要间歇性神经系统检查,完成"睡-醒-睡"的麻醉过程,所以使用可靠、短效和可滴定药代动力学的镇静药物十分重要,并且对镇静药物的苏醒质量有较高的要求,不得影响唤醒麻醉期间的神经系统功能检查。瑞马唑仑作为超短效的苯二氮䓬类药物且可被氟马西尼拮抗的特点引起了许多研究者的兴趣。

Sato 等在 2022 年回顾性比较了 36 例进行清醒开颅术的患者,在清醒前的睡眠期分别接受丙泊酚(21 例)和瑞马唑仑(15 例)镇静,两组患者均复合输注了瑞芬太尼,维持 BIS 在 40~60 之间,两组患者从停止药物输注至满足拔除喉罩条件之间的时间无明显差异[丙泊酚(21min±6min) vs 瑞马唑仑(19min±7min),P=0.18]。其中 15 例接受瑞马唑仑镇静的患者中有 8 例进行了 0.2mg 氟马西尼拮抗,其恢复时间更快(14.8min±2.6min),且清醒后无躁动和癫痫发作。同年,Murata 等报道了 1 例使用瑞马唑仑联合氟马西尼进行清醒开颅术的患者,在停用瑞马唑仑后 5min 静脉给予氟马西尼 0.05mg,随后 2min 拔除了喉罩,患者完全清醒,BIS 为 90,成功进行语言功能测试,其间没有发生再次昏迷、恶心、呕吐或癫痫发作。2024 年,Sato 等开展了一项单中心 RCT 研究纳入了 58 例拟行清醒开颅术的患者,对比了瑞马唑仑联合氟马西尼与丙泊酚两种镇静方案的苏醒时间,发现瑞马唑仑组患者的意识消失速度更快,在使用氟马西尼 0.3[0.3,0.5]mg 后,唤醒时间更快,术中任务测试表现更好。

根据药代动力学模拟,较大剂量的氟马西尼输注(例如 0.5mg)可能会导致瑞马唑仑效应再次出现的风险。此外,理论上来讲,过量的氟马西尼可能影响第二个睡眠阶段瑞马唑仑的剂量,为此,Murata 等以氟马西尼 0.05mg 作为初始剂量对最佳氟马西尼剂量进行滴定,但最终未确定最适宜的氟马西尼拮抗剂量。基于目前的临床经验积累和试验数据,对于大多数接受"睡-醒-睡"开颅手术的普通成年患者来说,0.2mg 氟马西尼可能是足够的剂量。

(二) 瑞马唑仑在脑血管介入手术中的应用

脑血管介入手术包括颅内动脉瘤和脑血管畸形栓塞术、支架植入术以及球囊扩张术等,这类手术对于麻醉时效、患者体动控制、苏醒质量和术中血流动力学平稳要求较高。多项前瞻性 RCT 研究均观察到了瑞马唑仑应用于脑血管内介入手术的优越性:与丙泊酚相比,瑞马唑仑不会延长麻醉苏醒时间[瑞马唑仑 16.1[10.4]min vs 丙泊酚 19.0[11.2]min],麻醉诱导过程中的低血压发生率更低(11.3% vs 25.4%,P=0.03),手术过程中血管升压药物的使用率更低(29.6% vs 62.0%,P<0.001),术后患者恢复自主呼吸、睁眼、拔管和定向的时间更短。

(三) 瑞马唑仑在癫痫患者中的应用

非惊厥性癫痫持续状态(non-convulsive status epilepticus,NCSE)是一种无惊厥的持续或间歇性癫痫发作状态。NCSE 的症状多种多样,从高级脑功能障碍到昏迷不等。因此,很难区分 NCSE 与某些与疾病、镇静剂或谵妄相关的意识障碍。此时,BDZ 类药物试验和连续脑电图监测有助于明确诊断,例如静脉注射咪达唑仑 1mg,然后评估临床症状的变化和脑电图。但是对于已经发生意识障碍或有呼吸抑制风险的患者,瑞马唑仑更具优势,目前还没有关于使用瑞马唑仑作为抗癫痫药物的报道,但作为苯二氮䓬类药物的一员表明它具有潜在的抗癫痫作用。因此,瑞马唑仑可能比咪达唑仑更适合用于苯二氮䓬类药物试验诊断 NCSE。

(四) 瑞马唑仑在其他神经系统疾病的患者中的应用

已有多项病例报告显示了瑞马唑仑在多种神经系统疾病中应用的安全性。瑞马唑仑可安全用于合并呼吸功能受损的 I 型肌营养不良的患者行经内镜逆行胆胰管成像(endoscopic retrograde cholangiopancreatography,ERCP)手术的全身麻醉,且未增加呼吸系统并发症的发生。瑞马唑仑复合瑞芬太尼的 TIVA 在杜氏肌营养不良症、线粒体肌病、髓鞘少突胶质细胞糖蛋白抗体相关疾病合并抗 N-甲基-D-天冬氨酸受体(N-methyl-D-aspartate receptor,NMDAR)脑炎、肌营养不良、肌萎缩侧索硬化患者的全身麻醉是安全的。此外,Kitaura 报道了在 1 例合并心功能减退的线粒体脑肌病伴高乳酸血症和卒中样发作(mitochondrial encephalomyopathy with lactic acidosis and stroke-like episode,MELAS)综合征患者行经导管二尖瓣修复术中,瑞马唑仑和瑞芬太尼的 TIVA 期间未出现循环衰竭或严重的代谢性酸中毒,并且术后在手术室成功拔除气管插管。

六、瑞马唑仑的潜在神经保护作用

在动物实验中,瑞马唑仑展现出了对认知功能的保护作用。Liu 等观察到在小鼠模型中腹腔注射甲苯磺酸瑞马唑仑 1 个月后记忆力和脑新陈代谢更好,Tau 蛋白磷酸化水平更低,表明瑞马唑仑不会对老年小鼠的认知功能造成长期损害,甚至在一定程度上延缓了衰老过程中记忆功能的衰退。此外,瑞马唑仑可以上调 α7 烟碱型乙酰胆碱受体(alpha 7 nicotinic acetylcholine receptor,α7nAChR)、核转录因子红系 2 相关因子 2(nuclear factor-erythroid 2-related factor 2，Nrf2）、血红素加氧酶-1（heme oxygenase 1，HO-1）、认知相关 cAMP 反应元件结合蛋白（cAMP response element binding protein，CREB）、脑源性神经营养因子（brain-derived neurotrophic factor，BDNF）以及突触后致密蛋白 95（postsynaptic density protein 95，PSD95）蛋白的表达，抑制 M1 小胶质细胞，改善神经炎症或全身炎症，并逆转认知功能障碍。

瑞马唑仑可能是脑梗死患者理想的麻醉药物之一。在大脑中动脉闭塞伴局灶性一过性大脑缺血再灌注损伤的大鼠模型中，瑞马唑仑能有效改善缺血再灌注损伤后的神经功能障碍，缩小梗死体积，减轻皮质神经元的损伤，其机制可能是瑞马唑仑是通过下调 NLRP3 炎性小体通路的表达，抑制炎性因子的表达和释放来抑制炎症细胞的增殖，从而对缺血再灌注损伤起到保护作用。

瑞马唑仑对创伤性脑损伤（traumatic brain injury，TBI）存在潜在的保护性作用。使用氧-葡萄糖剥夺/恢复（oxygen-glucose deprivation/reoxygenation，OGD/R）细胞模型以模拟星形胶质细胞在 TBI 环境中的病理状态，通过动物实验发现瑞马唑仑通过调节 Cx43 影响星形胶质细胞的表型和功能，改善 TBI，在保护 TBI 大鼠神经功能方面发挥作用。

七、总结与展望

瑞马唑仑起效快、半衰期短且苏醒迅速，可以被氟马西尼拮抗，且呼吸及循环抑制作用小，有利于神经外科麻醉中的脑保护以及尽早进行神经功能评估，在神经外科麻醉中具有广阔的应用前景。仍需要后续高质量研究进一步探索瑞马唑仑在各类型神经外科麻醉中的合理用药方案和在神经系统疾病中的诊断及治疗价值。

（王静　韩如泉）

参 考 文 献

[1] TEIXEIRA M T，BRINKMAN N J，PASTERNAK J J，et al. The role of remimazolam in neurosurgery and in patients with neurological diseases：a narrative review[J]. J Neurosurg Anesthesiol，2024，36（1）：11-19.

[2] SNEYD J R，GAMBUS P L，RIGBY-JONES A E. Current status of perioperative hypnotics，role of benzodiazepines，and the case for remimazolam：a narrative review[J]. Br J Anaesth，2021，127（1）：41-55.

[3] ANTONIK L J，GOLDWATER D R，KILPATRICK G J，et al. A placebo-and midazolam-controlled phase I single ascending-dose study evaluating the safety，pharmacokinetics，and pharmacodynamics of remimazolam（CNS 7056）：Part I：safety，efficacy，and basic pharmacokinetics[J]. Anesth Analg，2012，115（2）：274-283.

[4] KILPATRICK G J，MCINTYRE M S，COX R F，et al. CNS 7056：a novel ultra-short-acting benzodiazepine[J]. Anesthesiology，2007，107（1）：60-66.

[5] URABE T，MIYOSHI H，NARASAKI S，et al. Characterization of intracellular calcium mobilization induced by remimazolam：a newly approved intravenous anesthetic[J]. PLoS One，2022，17（2）：e0263395.

[6] UPTON R N，SOMOGYI A A，MARTINEZ A M，et al. Pharmacokinetics and pharmacodynamics of the short-acting sedative CNS 7056 in sheep[J]. Br J Anaesth，2010，105（6）：798-809.

[7] STöHR T，COLIN P J，OSSIG J，et al. Pharmacokinetic properties of remimazolam in subjects with hepatic or renal impairment[J]. Br J Anaesth，2021，127（3）：415-423.

[8] WORTHINGTON M T，ANTONIK L J，GOLDWATER D R，et al. A phase Ib，dose-finding study of multiple doses of remimazolam（CNS 7056）in volunteers undergoing colonoscopy[J]. Anesth Analg，2013，117（5）：1093-1100.

[9] CHEN H Y，WANG X X，LU Y G，et al. Comparison of the recovery time of remimazolam besylate and propofol for gastrointestinal endoscopy sedation in elderly patients[J]. Int J Med Sci，2024，21（7）：1250-1256.

[10] WESOLOWSKI A M，ZACCAGNINO M P，MALAPERO R J，et al. Remimazolam：pharmacologic considerations and clinical role in anesthesiology[J]. Pharmacotherapy，2016，36（9）：1021-1027.

[11] DOI M，HIRATA N，SUZUKI T，et al. Safety and efficacy of remimazolam in induction and maintenance of general anesthesia in high-risk surgical patients（ASA Class Ⅲ）：results of a multicenter，randomized，double-blind，parallel-group comparative trial[J]. J Anesth，2020，34（4）：491-501.

[12] KIM K M. Remimazolam：pharmacological characteristics and clinical applications in anesthesiology[J]. Anesth Pain Med（Seoul），2022，17（1）：1-11.

[13] HU B，JIANG K，SHI W，et al. Effect of remimazolam tosilate on respiratory depression in elderly patients undergoing gastroscopy：a multicentered，prospective，and randomized study[J]. Drug Des Devel Ther，2022，16：4151-4159.

[14] TAN Y，OUYANG W，TANG Y，et al. Effect of remimazolam tosilate on early cognitive function in elderly patients undergoing upper gastrointestinal endoscopy[J]. J Gastroenterol Hepatol，2022，37（3）：576-583.

[15] LEE J，HAN D W，KIM N Y，et al. Comparison of remimazolam versus sevoflurane on the postoperative quality of recovery in cervical spine surgery：a prospective randomized controlled double-blind trial[J]. Drug Des Devel Ther，2024，18：121-132.

[16] LEE J,HAN D W,SONG Y,et al. Quality of postoperative recovery in total intravenous anesthesia between remimazolam and propofol for intraoperative neurophysiological monitoring:a prospective double-blind randomized controlled trial[J]. J Pers Med,2024,14(4):382.

[17] CHOI S H,MIN K T,PARK E K,et al. Comparison of hypotension incidence between remimazolam and propofol in patients with hypertension undergoing neurosurgery:prospective,randomized,single-blind trial[J]. BMC Anesthesiol,2024,24(1):198.

[18] EISENRIED A,SCHüTTLER J,LERCH M,et al. Pharmacokinetics and pharmacodynamics of remimazolam (CNS 7056) after continuous infusion in healthy male volunteers:part Ⅱ:pharmacodynamics of electroencephalogram effects[J]. Anesthesiology,2020,132(4):652-666.

[19] SHIROZU K,NOBUKUNI K,TSUMURA S,et al. Neurological sedative indicators during general anesthesia with remimazolam[J]. J Anesth,2022,36(2):194-200.

[20] BAE M I,BAE J,SONG Y,et al. Comparative analysis of the performance of electroencephalogram parameters for monitoring the depth of sedation during remimazolam target-controlled infusion [J]. Anesth Analg, 2024, 138 (6):1295-1303.

[21] KONDO T,TOYOTA Y,NARASAKI S,et al. Intraoperative responses of motor evoked potentials to the novel intravenous anesthetic remimazolam during spine surgery:a report of two cases[J]. JA Clin Rep,2020,6(1):97.

[22] YAMADA S,AKIYAMA Y,TACHIBANA S,et al. The intraoperative motor-evoked potential when propofol was changed to remimazolam during general anesthesia:a case series[J]. J Anesth,2023,37(1):154-159.

[23] ARASHIRO A,SHINZATO H,KAMIZATO K,et al. Spinal fusion with motor evoked potential monitoring using remimazolam in Alström syndrome:a case report[J]. Medicine(Baltimore),2021,100(47):e27990.

[24] KAMATA K,ASAGI S,SHIMODA Y,et al. Successful recording of direct cortical motor-evoked potential from a pediatric patient under remimazolam anesthesia:a case report[J]. JA Clin Rep,2022,8(1):66.

[25] TANAKA R,SATO A,SHINOHARA K,et al. Comparison of sensory evoked potentials during neurosurgery under remimazolam anesthesia with those under propofol anesthesia[J]. Minerva Anestesiol,2022,88(1/2):81-82.

[26] YAMADA S,HAYAMIZU K,AKIYAMA Y,et al. Effect of remimazolam on intraoperative neurophysiology monitoring of visual-evoked potential:a case series [J]. J Anesth,2023,37(2):311-314.

[27] SHI F,TANG R,DU X,et al. Application of remimazolam-0.6% sevoflurane anesthesia for flash visual evoked potential monitoring during pituitary adenoma resection:a non-inferiority randomized controlled trial[J]. BMC Anesthesiol,2024,24(1):85.

[28] SATO T,NISHIWAKI K. Comparison of remimazolam and propofol in anesthetic management for awake craniotomy:a retrospective study[J]. J Anesth,2022,36(1):152-155.

[29] MURATA H,YOKOYAMA A,HARA T. Remimazolam and low-dose flumazenil for awake craniotomy [J]. J Anesth,2022,36(6):789-790.

[30] SATO T,ANDO T,OZEKI K,et al. Prospective randomized controlled trial comparing anesthetic management with remimazolam besylate and flumazenil versus propofol during awake craniotomy following an asleep-awake-asleep method[J]. J Neurosurg Anesthesiol, 2024, 37 (1):40-46.

[31] MASUI K. Caution! reappearance of remimazolam effect after a flumazenil bolus:a larger bolus of flumazenil and a lower total remimazolam clearance are higher risks [J]. J Anesth,2023,37(1):1-5.

[32] MURATA H, YOKOYAMA A, HARA T. Titration of flumazenil during awake craniotomy[J]. J Anesth,2023,37(1):166-167.

[33] KO E,JE L G,KIM J H,et al. Effects of remimazolam versus sevoflurane on hemodynamics in patients undergoing coil embolization of cerebral aneurysm:a prospective randomized controlled trial [J]. J Clin Med, 2024, 13 (13):3958.

[34] LEE J H,LEE J,PARK S H,et al. Comparison between remimazolam and propofol anaesthesia for interventional neuroradiology:a randomised controlled trial [J]. Anaesth Crit Care Pain Med,2024,43(2):101337.

[35] ZHANG J,ZHANG J,WANG Y,et al. Effect of remimazolam vs propofol on emergence from general anesthesia in patients undergoing cerebral endovascular procedures:a randomized controlled,non-inferiority trial[J]. J Clin Anesth,2024,93:111356.

[36] YOSHIDA K, OBARA S, KAKINOUCHI K, et al. Remimazolam may be suited for diagnosis of nonconvulsive status epilepticus[J]. J Anesth,2024,38(3):412-413.

[37] FUKUDA M, TACHIBANA S, NISHIHARA N, et al. Remimazolam for a patient with myotonic dystrophy type 1 who underwent endoscopic retrograde cholangiopancreatography under general anesthesia:a case report[J]. JA

Clin Rep,2021,7(1):17.

[38] HORIKOSHI Y,KURATANI N,TATENO K,et al. Anesthetic management with remimazolam for a pediatric patient with Duchenne muscular dystrophy[J]. Medicine (Baltimore),2021,100(49):e28209.

[39] SUZUKI Y,DOI M,NAKAJIMA Y. General anesthesia with remimazolam in a patient with mitochondrial encephalomyopathy:a case report[J]. JA Clin Rep,2021,7(1):51.

[40] HONG S W,KIM B S,PARK S T,et al. General anesthesia,using remimazolam,for the patient with myelin oligodendrocyte glycoprotein antibody associated disease (MOGAD):a case report[J]. Medicine(Baltimore),2022,101(46):e31734.

[41] ISHIDA Y,HABU M I,TOBA Y. Effective anesthetic management with remimazolam and ketamine without muscle relaxants for parotidectomy in a patient with myotonic dystrophy:a case report[J]. Medicine(Baltimore),2022,101(34):e30415.

[42] NISHIHARA N,TACHIBANA S,IKESHIMA M,et al. Remimazolam enabled safe anesthetic management during tracheostomy in a patient with amyotrophic lateral sclerosis:a case report[J]. JA Clin Rep,2022,8(1):25.

[43] KITAURA A,KOSUMI R,IWAMOTO T,et al. Remimazolam anesthesia for transcatheter mitral valve repair in a patient with mitochondrial myopathy, encephalopathy, lactic acidosis, and stroke-like episodes(MELAS) syndrome:a case report[J]. JA Clin Rep,2022,8(1):38.

[44] LIU X,GUO L,DUAN B,et al. Novel benzodiazepine remimazolam tosylate delays neurodegeneration of aged mice via decreasing tau phosphorylation[J]. Neurotoxicology,2022,92:156-165.

[45] ZHOU Z,YANG Y,WEI Y,et al. Remimazolam attenuates LPS-derived cognitive dysfunction via subdiaphragmatic vagus nerve target α7nAChR-mediated Nrf2/HO-1 signal pathway[J]. Neurochem Res,2024,49(5):1306-1321.

[46] SHI M,CHEN J,LIU T,et al. Protective effects of remimazolam on cerebral ischemia/reperfusion injury in rats by inhibiting of NLRP3 inflammasome-dependent pyroptosis[J]. Drug Des Devel Ther,2022,16:413-423.

[47] XIA J,TAN Y,MAO C,et al. Remazolam affects the phenotype and function of astrocytes to improve traumatic brain injury by regulating the Cx43[J]. Exp Gerontol,2024,189:112404.

40 心脏瓣膜病介入手术及麻醉管理进展

随着社会老龄化,老年患者的心脏瓣膜病(valvular heart disease,VHD)患病率日益增加,约 5% ~ 20%。得益于微创介入技术的发展,经导管心脏瓣膜介入治疗已成为高龄 VHD 患者的一种重要治疗手段。此技术适用于高龄、心肺功能差或合并其他重要脏器严重疾患以及无法耐受开胸手术的瓣膜病变患者,具有微创、手术时间短且无须体外循环等优势,能大大降低死亡率并显著提高患者的生活质量,是近年来 VHD 诊治领域里的重要进展。

多学科心脏瓣膜团队协作是顺利开展微创心脏手术的有力保障,麻醉科医师在围手术期间发挥关键作用,包括术前评估和优化、维持血流动力学稳定和气道管理,以及对术中出现临床问题进行诊断和及时治疗,提供超声心动图评估和监测。目前主要麻醉方式包括全身麻醉(general anesthesia,GA)、监护麻醉(monitored anesthesia care,MAC)及局部麻醉(local anesthesia,LA),取决于患者的病情、手术入径、外科医师的手术操作技能及经验能力、麻醉团队的经验以及抢救能力等综合情况。主动脉瓣狭窄(aortic stenosis,AS)和二尖瓣反流(mitral regurgitation,MR)是最常需要介入治疗的心脏瓣膜病变,经导管主动脉瓣置换术及经导管二尖瓣缘对缘修复术的术式较成熟,大部分可在 MAC 下进行,而经导管三尖瓣介入手术均需要在 GA 下进行。随着手术技术的改进与器械不断更新,对麻醉科医师也提出了不同程度的挑战。

一、经导管主动脉瓣置换术

经导管主动脉瓣置换术(transcatheter aortic valve replacement,TAVR)自 2002 年诞生,2010 年我国开展首例手术,被用作高危患者外科主动脉瓣置换术(surgical aortic valve replacement,SAVR)的替代治疗策略,已发展为介入心脏病学中举足轻重的一项技术。在国家放射与治疗临床医学研究中心指导下,2021 年心脏瓣膜病介入中心(简称"瓣膜中心")正式启动建设,致力于推动心脏瓣膜病介入治疗的体系化和规范化发展。瓣膜中心搭建了国家经导管瓣膜治疗数据库(national transcatheter valve therapeutics registry,

NTCVR),实现以数据为支撑的诊疗流程优化,助力行业高质量发展。2023 年度我国开展 TAVR 手术近 1.5 万例,累计约 3.8 万例。

(一)手术概述

TAVR 的广泛应用挽救了众多外科手术高危或者禁忌的 AS 患者,降低其总体病死率。有研究调查了 21 个高收入国家的 TAVR 应用范围的扩大对 AS 相关死亡率的影响,发现 TAVR 应用率的增加与老年患者 AS 相关年龄调整死亡率的下降趋势一致。JAMA Cardiol 上公布的自膨式经导管与外科主动脉瓣置换术在中危患者中的随机临床试验(self-expanding transcatheter vs surgical aortic valve replacement in intermediate-risk patients,SURTAVI)的次要 5 年结果,在胸外科医师协会(Society of Thoracic Surgeons,STS)风险评分 4.5% 的重度 AS 患者中,SAVR 和 TAVR 两组患者 5 年死亡率或致残性卒中发生率相似,而 TAVR 组展现出更优异的长期血流动力学结果(有效瓣口面积更大及平均跨瓣压差更小);但需要注意的是,TAVR 可能与更多的瓣周漏和瓣膜再干预有关。2023 年《美国心脏病学会杂志》发表了 Sapien 3 瓣膜系统用于 TAVR 的 5 年随访结果,TAVR 与 SAVR 两者术后的平均跨瓣压差相近,而 TAVR 组瓣膜的有效瓣口面积更大。近年对低危 TAVR 患者远期预后的研究结果提示介入手术效果不劣于 SAVR。影响较大的 PARTNER 3 研究纳入 1 000 例外科手术低危患者,平均年龄 73 岁,STS 评分 1.9%,5 年随访结果表明 TAVR 能获得与 SAVR 相似血流动力学性能,且 5 年全因死亡率和心血管相关死亡率差异无统计学意义,但 TAVR 组新发心房颤动和严重出血的发生率均低于 SAVR 组。另外一项前瞻性、多中心的随机对照试验比较了使用自膨胀式瓣膜行 TAVR 与 SAVR 在外科低危患者(STS 评分 2.0%)中的有效性和安全性,结果显示 TAVR 组 4 年全因死亡率和致残性卒中方面比 SAVR 组降低 26%;若以死亡+脑卒中+再住院为终点,则两者差异更为明显,且 TAVR 组的收益似乎随着时间推移而增加。这项试验还获得自膨胀式瓣膜 TAVR 有效瓣口面积和跨瓣压差均优于 SAVR 的证据。以上研究均显示出 TAVR 与 SVAR 术后 5 年相似的主要临床结局;

但与 SAVR 长期结果的文献证据相比，关于 TAVR 术后的持久性和长期结局的结论仍然有限。

（二）新器械新技术

TAVR 的迅猛发展也促使了相关新器械新技术应运而生。DurAVR 仿生瓣膜是由 3D 打印而成的一体化瓣叶主动脉瓣膜，结合了球囊扩张式瓣膜短瓣架及自膨胀式瓣膜优异的血流动力学设计和缘对齐的优点。*EuroIntervention* 2023 年发表了 DurAVR 经导管心脏瓣膜（transcatheter heart valve，THV）首次人体试验的 1 年随访结果，提示其具有良好的安全性，可维持较好血流动力学性能。针对主动脉瓣反流（aotric regurgitation，AR），Jena Valve 的临床试验也获得瞩目成果并发表在 *Lancet* 上；高危症状性原发性主动脉瓣反流患者经导管主动脉瓣植入术研究（transcatheter aortic valve implantation in patients with high-risk symptomatic native aortic regurgitation，ALIGN-AR）试验的 1 年随访结果证实 Trilogy 经导管心脏瓣膜在治疗单纯 AR 患者中具有可靠稳定的临床表现和获益，当然，远期预后有待长期随访。

OpSens 公司研发的 TAVR 专用导丝 SavvyWire 同时具有起搏特性和远端压力传感器，可连续监测血流动力学压力，值得临床推广应用。

对于部分预期寿命有限的高龄患者，TAVR 或 SAVR 并非首选方案，体外聚焦超声震波技术作为一种创新式无创治疗 AS 的方式，为此类患者提供替代治疗的可能性。相关研究于 2023 年发表在 *Lancet* 上，虽治疗效果有限，但安全性和可行性良好，未来可期。

随着 TAVR 走向低龄化，TAVR 瓣膜衰败后再行二次手术成为研究新热点，冠状动脉堵塞风险评估、血流动力学变化以及如何保留冠状动脉通路均是关注的重点。其可行性与原生瓣环的解剖结构以及首次瓣膜的植入深度有关，另外 TAVR 瓣中瓣手术容易导致瓣叶血栓，术后的瓣膜耐久性及并发症风险仍需要进一步研究。

（三）麻醉管理进展

1. 麻醉方式　TAVR 最初作为高危 SAVR 患者的替代方案，是基于开放手术标准，通常需要全身麻醉、按程序进行的有创监测、经食管超声心动图（transesophageal echocar-diography，TEE）和重症监护病房（intensive care unit，ICU）等监测与管理。随着年轻、低风险患者 TAVR 的普及，计算机扫描成像术前规划的改进和透视对瓣膜定位的应用，手术对 TEE 的依赖减少，这使有意识镇静下 TAVR 快速通道方案变得可行。

TAVR 麻醉方法的选择取决于麻醉科医师的术前评估和临床医师的手术需要。锁骨下动脉、升主动脉和心尖手术入路伤害刺激较大，通常需要 GA。GA 能确保患者制动，提供的呼吸控制能保护人工心脏瓣膜释放时免受呼吸运动的影响。同时，GA 有利于 TEE 的持续监测，可及时识别处理术中并发症。股动脉入路是最常用的方法，这可在 MAC 或复合区域麻醉（regional anesthesia，RA）下进行。对于小切口经锁骨下 TAVR，也有研究对比 RA 和 GA 的可行性及

安全性，RA 组术前合并呼吸系统疾病或透析患者占比、STS 评分均显著高于 GA 组，两组手术成功率 100%，但 RA 组患者表现出血流动力学更稳定，ICU 及住院时间更短。NT-CVR 显示，目前我国 TAVR 手术仍以为全身麻醉为主，占 95%，其次为局麻。而最常用的入路仍是经股动脉，占 92.6%，其次经心尖占 5.8%。

一些注册研究和荟萃分析比较了全身麻醉和镇静在 TAVR 中的使用。麻醉科医师提供有意识的镇静，术中血流动力学更稳定并降低长期重症监护的风险，可缩短住院时间，降低住院费用。尤其对于合并有慢性阻塞性肺疾病（chronic obstructive pulmonary disease，COPD）等基础肺疾病的患者，GA 会增加呼吸相关并发症的发生率。一项荟萃分析结果显示，与 GA 后进行股动脉入路 TAVR 手术患者相比，LA 组患者不良结果的发生率降低，包括 30d 死亡率、卒中率，以及大出血、主要血管并发症和长期死亡率；而两组间 30d 内瓣周漏的发生率没有显著差异。最近一项大型系统回顾性荟萃分析纳入了 2002—2021 年 413 389 例 TAVR 患者，发现 GA 是 TAVR 术后谵妄的独立危险因素，发生率高达 20.7%；而术后谵妄与死亡率的显著增加相关。这些结果均支持在 LA 或 MAC 下行微创 TAVR。

2. 麻醉药物选择　对于全麻下行 TAVR，有研究发现超短效苯二氮䓬类药物瑞马唑仑与丙泊酚相比有利于减少经股主动脉瓣置换术（transfemoral TAVR，TF-TAVR）术后谵妄的发生。一项前瞻性、随机且双盲的单中心试验中比较了右美托咪定（dexmedetomidine，DEX）与丙泊酚在 TF-TAVR 术中镇静的应用，结果表明，DEX 比丙泊酚具有更优越的镇静特性，同时减少了神经认知恢复延迟（delayed neurocognitive recovery，dNCR）的发生。Doan 等强调了瑞芬太尼和丙泊酚对 TAVR 期间镇静的不良反应，在研究中，瑞芬太尼与更多的低氧血症相关，而丙泊酚与更高的血管加压药使用率相关。Zhao 等研究氯胺酮作为辅助药物，对术中转向全身麻醉、术后卒中、术后精神错乱、永久性起搏器置入、瓣膜周围渗漏和住院时间等方面没有影响。

对于局麻下行 TAVR 的患者，围手术期的焦虑和疼痛仍然是一个问题。有学者研究虚拟现实（virtual reality，VR）作为一种非药物分散注意力的形式，扩大 TAVR 患者焦虑和疼痛的非药物治疗范围是可行并安全的。研究收集 207 例患者，最终纳入 117 例行 TF-TAVR 的患者，随机分为 VR 组和对照组，VR 干预后状态-特质焦虑量表中的状态焦虑量表（state-trait anxiety inventory-state anxiety，STAI-S）和手术感知持续时间均比对照组低；两组之间的手术时间和疼痛评分（视觉模拟评分法）相似。

3. 术中管理及并发症处理　"简化/极简"TAVR 的目的是快速恢复、早期活动和出院，在不影响安全的情况下降低医院费用。因此，麻醉团队的首要职责之一是评估患者对监测麻醉与全身麻醉的适宜性，是否需要 TEE 或合并仰卧困难、高焦虑状态及心肺功能受损等情况。

（1）血流动力学管理：对于 AS 患者应避免心动过缓

或心动过速,以保证冠状动脉灌注及降低心肌氧耗,血压下降时可给予血管加压药(间羟胺、去氧肾上腺素或去甲肾上腺素等),除非血压严重下降,否则应避免使用正性肌力药。注意保证心脏前负荷和心排血量,慎用硝酸甘油等血管扩张剂。在启动快速心室起搏前维持平均动脉压>75mmHg,同时应避免出现高血压。

不同类型的经导管瓣膜之间存在技术差异。球囊扩张瓣膜定位在主动脉瓣环内,然后在快速起搏心率(通常180次/min)期间通过球囊扩张进行部署,这显著降低了心排血量和收缩压,以确保安全准确的瓣膜释放。自膨胀式经导管瓣膜的展开速度较慢,通常使用较慢速率(90~120次/min)的心脏起搏来适度降低血压,直到支架框架形成环形接触并且经导管瓣膜充分展开再恢复跨瓣血流和收缩压。在这过程中麻醉团队应准备好血管升压药和扩张剂,并准备在瓣膜部署后立即用于治疗持续性低血压或反跳性高血压。对于左心室收缩功能明显降低的患者,谨慎做法是使用肾上腺素,让植入医师直接注射进入主动脉,但这只有在患者对常规血管升压药静脉复苏无效时才进行。

(2)心律失常:主动脉瓣膜部署后可发生心动过缓和心脏传导阻滞,术前心电图应检查是否存在束支传导阻滞或缓慢性心律失常,以评估患者在瓣膜部署后发生缓慢性心律失常的风险。对于这些患者可以通过颈内静脉放置临时起搏导联,并进行24h监测。小部分患者可在术后24h甚至出院后出现心脏传导阻滞,手术团队成员应意识到术后心律失常的风险,必要时植入永久起搏器。在TAVR手术过程中可能会发生快速性心律失常,最常见的是心房颤动或心房扑动。考虑到心脏传导阻滞的风险,应谨慎应用抗心律失常药物,并与心脏小组进行讨论。室性心动过速或心室颤动较罕见,但应常规放置除颤垫,必要时采用高级生命支持进行治疗。

(3)心脏压塞:TAVR导丝进入心腔,偶尔会引起心肌穿孔,表现为心包积液和心脏压塞,导致低心排血量和低血压。当采用极简策略时没有TEE监测,可以通过中心静脉压升高或颈静脉扩张、低血压、透视下心脏轮廓拓宽或经胸超声心动图来诊断。心脏团队可通过导管或切口引流心包腔和解除压塞。环状破裂也可能导致心脏压塞和心源性休克,这时需要紧急行心外科手术,麻醉团队应准备气管插管、适当的静脉通路和药物治疗以促进手术。

(4)冠状动脉堵塞:TAVR计划阶段应仔细测量瓣膜支架高度、窦管连接高度、瓣膜窦直径、瓣叶钙化和冠状动脉高度,但在瓣膜释放后仍可能出现意外的冠状动脉阻塞,导致急性心肌缺血和心源性休克。麻醉团队须准备好正性肌力药物、抗心律失常药物和潜在的体外循环准备工作。

(5)主动脉夹层:当瓣膜释放损伤到窦管交界处内膜时,可引起急性主动脉夹层,并表现为意外的胸痛。可通过TEE、血管造影和CT诊断。这时候麻醉团队的主要目标是控制血压,为紧急手术做准备。

二、经导管二尖瓣缘对缘修复术

2003年,全球首例应用MitraClip系统完成经导管二尖瓣缘对缘修复术(transcatheter mitral valve edge-to-edge repair,TEER),开启了MR介入治疗的新局面。经过20余年的发展,TEER已被欧美指南推荐作为外科手术高危MR患者的重要治疗方式。

(一)手术概述

目前国外主流的TEER器械包括雅培MitraClip系统和爱德华PASCAL系统。发展到现在MitraClip已进入第4代,相关EXPAND G4研究的1年随访结果证实了其安全性和有效性,G4系统能在术后1年时将90%的复杂二尖瓣解剖患者的MR持续维持在≤1+,伴随的是心功能和生活质量的改善;但值得注意的是,仍有<2%的患者发生心肌梗死、手术再干预或单瓣叶夹持等不良事件。经导管二尖瓣修复术治疗心力衰竭患者的临床试验(cardiovascular outcomes assessment of the mitraclip percutaneous therapy for heart failure patients with functional mitral regurgitation,COAPT)试验则展示了MitraClip的远期影响并发表在《新英格兰医学杂志》上。结果提示对于中重度继发性二尖瓣关闭不全且合并心力衰竭的患者[射血分数(ejection fraction,EF)为20%~50%],TEER组较单纯药物治疗组5年随访期间心力衰竭住院率(heart failure hospitalization,HFH)及全因死亡率降低,超声检查提示TEER组MR程度减轻,但两者左心室大小、功能、每搏输出量、心排血量以及右心室收缩压均无统计学差异。COAPT试验另一分析结果提示低RVol/LAV(术前反流量/左心房容积)比值是单纯药物治疗者2年HFH的独立预测因子,而TEER能改善RVol/LAV。

2024年欧洲介入心脏病学大会(EuroPCR)公布了使用Edwards PASCAL系统进行的二尖瓣经导管边对边修复(mitral transcatheter edge-to-edge repair with the edwards pascal system,MiCLASP)研究的最新结果,它是一项前瞻、多中心的单臂临床研究,旨在评估PASCAL系统的安全性和有效性。结果显示:30d复合主要不良事件(major adverse event,MAE)为6.8%,与基线对比,出院时二尖瓣反流显著减少,并在1年时保持稳定;1年Kaplan-Meier生存率为87.3%,未因心力衰竭住院为84.3%;此外,患者的功能和生活质量显著改善,包括纽约心脏学会(New York Heart Association,NYHA)功能分级、堪萨斯城心肌病问卷(Kansas City Cardiomyopathy Questionnaire,KCCQ)得分及6分钟步行距离。

有研究对PASCAL系统和MitraClip系统的疗效进行比较,CLASP IID试验表明在有明显症状的退行性二尖瓣关闭不全(degenerative mitral regurgitation,DMR)患者中,PASCAL系统的安全性和有效性不劣于MitraClip,两组患者的心功能和生活质量结果均改善,但PASCAL组中有更多患者术后 6 个月随访期间 MR 持续降低,MitraClip 组未见到此结果。

（二）研究新热点

1. TEER 在适应证之外的应用 虽然 TEER 对原发性和继发性 MR 都有显著效果,在各种解剖结构中得到普及,但仍有部分患者被排除在公认适应证之外,包括心肌梗死后 MR 和梗阻性肥厚型心肌病等。近年来越来越多研究证实 TEER 对此类患者仍有潜在的益处。Adnan 等对被排除在 COAPT 试验之外行 TEER 的功能性二尖瓣反流(functional mitral regurgitation,FMR)患者做分析,主要是心源性休克、正性肌力支持、左心室射血分数<20%、左心室收缩末期内径>7cm、家庭吸氧或严重三尖瓣关闭不全者,与纳入标准内的患者相较,手术成功率较低及院内并发症发生率较高,但两者 30d 时的健康状况改善相似,而不符合试验条件的患者 1 年死亡率或 HFH 率较高。

2. 外科手术后的 TEER 对外科手术失败或术后复发 MR 患者,TEER 提供了可行、安全的治疗策略。有研究结果显示外科二尖瓣修复后接受 TEER 的成功率为 84%～90%,术者提出需要注意先前瓣膜手术带来伪影问题。

3. 经导管二尖瓣置换术(transcatheter mitral valve replacement,TMVR) 对于复杂二尖瓣解剖病变无法行 TEER 治疗时,TMVR 提供另一选择,它最显著的好处是可以更大程度更持久地降低 MR。然而,目前 TMVR 筛败率非常高。Niikura 等认为只有 10% 接受筛查的患者最终接受了 TMVR 治疗。在这个试验中,最常见的排除原因是过度虚弱、严重的三尖瓣疾病和既往主动脉瓣治疗,二尖瓣解剖排除标准有严重的瓣环钙化和左心室流出道(left ventricular outflow tract,LVOT)梗阻风险。总体而言,目前 TMVR 仍在早期发展阶段,仍有待进一步的临床研究结果验证。

（三）麻醉管理进展

麻醉方案的选择应该根据医院经验、患者因素及是否行 TEE 决定。TEE 作为 TEER 标准成像法,可引导装置到位、评估 MR 改善情况及术后可接受的二尖瓣流入量,应用广泛,所以多选择气管插管全麻,也可使用中度/深度镇静。有荟萃分析纳入了 4 项研究 626 例患者,发现 GA 和深度镇静(deep sedation,DS)组患者全因死亡、卒中、肺炎或严重至危及生命的出血等综合安全终点方面没有差异,但 GA 后的 ICU 住院时间更长。

在 TEER 期间,全身麻醉诱导血管舒张,导致前后负荷减少,可致反流严重程度的降低(intraprocedural downgrading,ID),同时会影响手术策略和结果。研究表明 42% 的患者在 GA 后出现 ID,有无 ID 的组之间基线临床和超声心动图特征无显著差异;出院时,ID 组的手术成功率更高,估计与 ID 患者倾向于植入较少的装置相关;2 年后,两组患者的全因死亡率、心力衰竭住院和二尖瓣反流复发发生率无差异。

血流动力学方面,对 MR 患者建议维持正常较快的心率(80～100 次/min),避免过高的前后负荷,实施限制性液体管理策略,避免服用引起严重心肌抑制的药物。有创连续动脉监测是必要的,助于及早发现心包积液/心脏压塞,这是 TEER 手术的公认并发症。

三、三尖瓣反流介入治疗

三尖瓣反流(tricuspid regurgitation,TR)预计未来将影响全球超 5 000 万人口。由于 TR 外科干预的风险远高于二尖瓣,患者往往只能接受保守治疗,但两者的临床效果无明显优势,因此经导管介入治疗的潜力表现促进了临床指南的改进。2021 年欧洲心脏病学会(European Society of Cardiology,ESC)和欧洲心胸外科学会(European Association for Cardio-Thoracic Surgery,EACTS)指南首次推荐三尖瓣介入治疗,并提出尽早干预三尖瓣的必要性。目前三尖瓣反流主要的介入治疗策略有:经导管三尖瓣缘对缘修复术、经导管三尖瓣瓣环成形术与经导管三尖瓣原位置换术。

（一）经导管三尖瓣缘对缘修复术

目前国际上获得欧盟 CE(Conformity European)认证的器械包括 TriClip 系统和 PASCAL 系统。首个比较 TEER 和药物治疗的随机对照试验 TRILUMINATE Pivotal 研究在 2023 年美国心脏病学会年会发布结果,研究共纳入 350 例重度或以上 TR 患者,1 年随访时,相较于药物治疗组,TriClip 器械治疗组显著改善了主要复合终点(死亡、外科瓣膜手术、心力衰竭再住院或 KCCQ 评分提高 15 分以上),且 TR 维持在中度及以下的患者显著高于药物组(88.9% vs 5.6%)。PASCAL 系统治疗和最佳药物治疗的前瞻性随机对照试验 CALSP TR-Ⅱ试验正在进行中。

（二）经导管三尖瓣成形术

Cardioband 三尖瓣环成形系统是欧洲经导管三尖瓣治疗领域唯一通过认证的器械。2022 年伦敦心脏瓣膜病介入治疗会议公布了 TriBAND 的研究结果,对 Cardioband 的安全性和有效性进行评价,共计 139 例患者植入,器械成功率 93%;完成 1 年随访的 62 例患者中,全因死亡率 5.8%,心血管死亡率 2.9%,77.5% 的患者 TR 程度在中度及以下。但 Cardioband 的植入过程较为复杂,需要沿成形环植入多个锚定装置,存在损伤冠状动脉的可能,远期临床疗效还有待观察。

中国原创的 K-Clip 系统,还原了外科 Kay's 术式。经颈静脉在 X-Ray 和 TEE 引导下于三尖瓣后瓣环插入自攻螺丝,向后牵拉带起螺丝周围后叶瓣环组织,使瓣环进入夹合器,缩小三尖瓣后瓣环以减少 TR。这项技术局限性在于需要反复调整装置位置,并有损伤右冠状动脉的风险。2022 年 K-Clip 系统已完成上市前确证性临床研究入组,目前正在随访中。

（三）经导管三尖瓣置换术

经导管三尖瓣置换术(transcatheter tricuspid valve replacement,TTVR)可最大程度消除 TR,是治疗 TR 的根本解

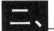

决方法。它术前需要对患者的下腔静脉与三尖瓣环进行详细评估，并不适用于瓣环过大的患者，与另外两种三尖瓣介入治疗策略相比原位置换术操作更为复杂。

TRISCEND 研究是一项前瞻性、单臂、多中心的评估 EVOQUE 系统可行性和安全性的研究，2023 年在《欧洲心脏杂志》公布了 1 年随访结果提示接受 EVOQUE 瓣膜 TTVR 的患者在 1 年内持续减少 TR、每搏输出量和心排血量显著增加、生存率高、住院率低以及临床功能和生活质量得到改善。比较 EVOQUE 瓣膜系统和单纯药物治疗三尖瓣的前瞻性、多中心的随机对照临床试验 TRISCEND Ⅱ 研究正在进行中。

（四）麻醉管理进展

多中心国际 TriValve 注册研究报告指出，接受经导管三尖瓣修复治疗的高危患者，基本都是在气管插管全麻下施行，常规置入动脉导管持续有创血压监测。通常联合透视和超声心动图引导手术，单用 TEE 可能无法清楚显示三尖瓣瓣叶，可联合心腔内超声心动图（intracardiac echocardiography，ICE）。TR 患者的血流动力学目标包括维持正常偏快的心率（80～100 次/min），因为较快的心率可尽量减少反流量；保持正常偏低的肺血管阻力（pulmonary vascular resistance，PVR），以促进肺动脉循环中的前向血流；避免缺氧、高碳酸血症和酸中毒对防止 PVR 增加尤为重要，后者可加重右心室功能不全；另外，应将全身血管阻力（systemic vascular resistance，SVR）维持在正常范围内。

四、肺动脉瓣疾患介入治疗

经皮肺动脉瓣植入术（percutaneous pulmonic valve implantation，PPVI）是最早应用于临床的经皮瓣膜置换术，主要被用于治疗法洛四联症（tetralogy of Fallot，TOF）外科矫正术后并发肺动脉瓣反流（pulmonary regurgitation，PR）的患者。需要行肺动脉瓣置换且解剖合适的患者，优先选择经导管肺动脉瓣置换术（transcatheter pulmonary valve replacement，TPVR），其次是外科肺动脉瓣置换术（surgical pulmonary valve replacement，SPVR）；对于解剖不合适的患者，应考虑 SPVR。

（一）手术概述

有研究比较了介入和手术肺动脉瓣患者术后 1 年到 9 年右心反向重构、肺动脉瓣梯度和假体瓣膜功能障碍情况。TPVR 组术后 1 年和 3 年右心房储备应变和右心室整体纵向应变方面改善更明显，但瓣膜功能障碍的风险更高，主要是因为 TPVR 组心内膜炎的发生率更高，这些患者药物治疗后好转，因此两组间需二次手术的比例相似。两组在干预后 9 年的肺动脉瓣平均梯度相似。这些数据表明 TPVR 后右心预后较好，但要关注 TPVR 围手术期及术后长期的感染控制与监测。

目前，国际上常用的球囊扩张瓣膜包括 Melody 和 SAPIEN 瓣膜系统。Melody 瓣膜的疗效与安全性在 IDE 试验、PAS 试验以及 PMSS 试验的长期随访结果中均得到证实，SAPIEN 在 Compassion S3 研究、Compassion 研究及 SapienXT 注册研究中也显示出优异的长期结果，无 Ⅰ 型支架断裂报道，且心内膜炎发生率低于 Melody 报道。

（二）麻醉管理进展

PPVI 通常选择气管插管全麻并常规桡动脉测压，也可选择中度镇静下 MAC，也有在局麻下行 PPVI。透视及必要时的 ICE 往往足以显示 PPVI 操作，因此 PPVI 术中通常不需要使用 TEE。PR 患者建议保持正常偏快的心率以尽量减少不完整瓣膜的反流量。此外，还应保持正常偏低的 PVR，以促进肺动脉循环中的前向血流。增加 FiO_2 及通过轻度过度通气使动脉血二氧化碳分压（partial pressure of carbon dioxide in arterial blood，$PaCO_2$）维持在 30～35mmHg，即可降低 PVR。应避免缺氧、高碳酸血症和酸中毒，以防止 PVR 增加而加重右心室功能不全。由于冠状动脉受压是 PPVI 的潜在并发症，所以在释放瓣膜前应先通过球囊试验排查这种情况。PPVI 结束时，通常可在手术室或术后不久进行气管拔管。患者需要在 ICU 观察至少 12～24h，以监测是否出现如肺水肿、咯血或心动过缓等并发症。PPVI 的其他并发症包括支架断裂，这通常不会显著影响血流动力学，但可能导致支架部件栓塞、再狭窄或包裹性和非包裹性管道破裂。

五、展望

伴随微创及介入治疗时代的到来，心脏瓣膜病的治疗方式迎来新的突破，其中 TAVR、TEER、TMVR 以及 PPVI 等技术已取得里程碑式的发展，在全球范围内得到广泛应用和普遍认可。而瓣膜衰败后再干预、低龄患者及中度或无症状患者中的应用、冠状动脉保护、新器械的研发、全生命周期管理等方面成为研究热点。麻醉科医师应积极参与到患者的围手术期管理，包括术前风险的评估、优化患者状态、术中维持稳定的生理参数及影像指导（TEE、ICE），早期发现并发症并及时干预，从而改善患者的预后，提高术后恢复质量。个体化麻醉方案的制订以及快通道或超快通道麻醉的实现，都需要更多研究和文献支持，未来仍有大量工作要做。随着技术的成熟完善与瓣膜器械的改进，通过心脏科、麻醉科、放射科和重症医学科等多学科紧密合作，提高手术成功率、减少中远期并发症以及增加瓣膜耐久性等问题将被逐一攻克。

（王海燕　钟敏）

参 考 文 献

[1] DAVIDSON L J，DAVIDSON C J. Transcatheter treatment of valvular heart disease：a review[J]. JAMA，2021，325（24）：2480-2494.

[2] 潘文志，方雁行，李捷，等. 经导管主动脉瓣置换术 2023 年度报告[J]. 中国胸心血管外科临床杂志，

2024,31(4):498-503.

[3] VAN MIEGHEM N M,DEEB G M,SØNDERGAARD L, et al. Self-expanding transcatheter vs surgical aortic valve replacement in intermediate-risk patients:5-year outcomes of the SURTAVI randomized clinical trial[J]. JAMA Cardiol,2022,7(10):1000-1008.

[4] MADHAVAN M V,KODALI S K,THOURANI V H,et al. Outcomes of SAPIEN 3 transcatheter aortic valve replacement compared with surgical valve replacement in intermediate-risk patients[J]. J Am Coll Cardiol,2023,82(2):109-123.

[5] MACK M J,LEON M B,THOURANI V H,et al. Transcatheter aortic-valve replacement in low-risk patients at five years[J]. N Engl J Med,2023,389(21):1949-1960.

[6] FORREST J K,DEEB G M,YAKUBOV S J,et al. 4-year outcomes of patients with aortic stenosis in the evolut low risk trial[J]. J Am Coll Cardiol,2023,82(22):2163-2165.

[7] KODALI S K,SORAJJA P,MEDURI C U,et al. Early safety and feasibility of a first-in-class biomimetic transcatheter aortic valve-DurAVR[J]. EuroIntervention, 2023,19(4):e352-e362.

[8] VAHL T P,THOURANI V H,MAKKAR R R,et al. Transcatheter aortic valve implantation in patients with high-risk symptomatic native aortic regurgitation(ALIGN-AR): a prospective,multicentre,single-arm study[J]. Lancet, 2024,403(10435):1451-1459.

[9] MESSAS E,IJSSELMUIDEN A,TRIFUNOVIĆ-ZAMAKLAR D,et al. Treatment of severe symptomatic aortic valve stenosis using non-invasive ultrasound therapy:a cohort study[J]. Lancet,2023,402(10419):2317-2325.

[10] GRUBB K J,LISKO J C,O'HAIR D,et al. Reinterventions after corevalve/evolut transcatheter or surgical aortic valve replacement for treatment of severe aortic stenosis[J]. JACC Cardiovasc Interv,2024,17(8):1007-1016.

[11] LECLERCQ F,MEUNIER P A,GANDET T,et al. Simplified TAVR procedure:how far is it possible to go? [J]. J Clin Med,2022,11(10):2793.

[12] DOMOTO S,NAKAZAWA K,YAMAGUCHI J,et al. Minimum-incision trans-subclavian transcatheter aortic valve replacement with regional anesthesia[J]. J Cardiol,2023,81(2):131-137.

[13] BUTALA N M,CHUNG M,SECEMSKY E A,et al. Conscious sedation versus general anesthesia for transcatheter aortic valve replacement:variation in practice and outcomes[J]. JACC Cardiovasc Interv,2020,13(11):1277-1287.

[14] ASLAN S,GÜNER A,DEMIR A R,et al. Conscious sedation versus general anesthesia for transcatheter aortic valve implantation in patients with severe chronic obstructive pulmonary disease[J]. Perfusion,2023,38(1):186-192.

[15] AHMED A,MATHEW D M,MATHEW S M,et al. General anesthesia versus local anesthesia in patients undergoing transcatheter aortic valve replacement:an updated meta-analysis and systematic review[J]. J Cardiothorac Vasc Anesth,2023,37(8):1358-1367.

[16] MA X,CHU H,HAN K,et al. Postoperative delirium after transcatheter aortic valve replacement:an updated systematic review and meta-analysis[J]. J Am Geriatr Soc,2023,71(2):646-660.

[17] KANEKO S,MORIMOTO T,ICHINOMIYA T,et al. Effect of remimazolam on the incidence of delirium after transcatheter aortic valve implantation under general anesthesia:a retrospective exploratory study[J]. J Anesth, 2023,37(2):210-218.

[18] VOVK RACMAN P,KŠELA J,RACMAN M,et al. Comparison of procedural sedation with propofol and dexmedetomidine during transcatheter aortic valve replacement using the transfemoral approach[J]. J Cardiothorac Vasc Anesth,2023,37(10):1894-1900.

[19] DOAN V,LIU Y,TEETER E G,et al. Propofol versus remifentanil sedation for transcatheter aortic valve replacement:a single academic center experience[J]. J Cardiothorac Vasc Anesth,2022,36(1):103-108.

[20] ZHAO C B,YU J,KONG M,et al. Ketamine for monitored anesthesia care during transcatheter aortic valve replacement[J]. J Perianesth Nurs,2022,37(2):234-237.

[21] LIND A,AHSAN M,TOTZECK M,et al. Virtual reality-assisted distraction during transcatheter aortic valve implantation under local anaesthesia:a randomised study [J]. Int J Cardiol,2023,387:131130.

[22] KINGERY D R JR,ROBERTS A,HORSTEMEYER D, et al. Complications of TAVR from an anesthesia perspective[J]. HCA Healthc J Med,2022,3(4):225-229.

[23] PHILIPPON F. Pacemaker implantation rate following TAVR:from registries to standard of care[J]. JACC Cardiovasc Interv,2024,17(3):402-404.

[24] LANZ J. Coronary obstruction risk in valve-in-valve TAVR:planning is more than half the battle[J]. JACC Cardiovasc Interv,2023,16(16):2031-2033.

[25] VON BARDELEBEN R S,MAHONEY P,MORSE M A, et al. 1-year outcomes with fourth-generation mitral valve

transcatheter edge-to-edge repair from the EXPAND G4 study[J]. JACC Cardiovasc Interv,2023,16(21):2600-2610.

[26] STONE G W,ABRAHAM W T,LINDENFELD J,et al. Five-year follow-up after transcatheter repair of secondary mitral regurgitation[J]. N Engl J Med,2023,388(22):2037-2048.

[27] COISNE A,SCOTTI A,GRANADA J F,et al. Regurgitant volume to LA volume ratio in patients with secondary MR:the COAPT trial[J]. Eur Heart J Cardiovasc Imaging,2024,25(5):616-625.

[28] LURZ P,SCHMITZ T,GEISLER T,et al. Mitral valve transcatheter edge-to-edge repair:1-year outcomes from the MiCLASP study[J]. JACC Cardiovasc Interv,2024,17(7):890-903.

[29] ZAHR F,SMITH R L,GILLAM L D,et al. One-year outcomes from the CLASP IID randomized trial for degenerative mitral regurgitation[J]. JACC Cardiovasc Interv,2023,16(23):2803-2816.

[30] SHUVY M,MAISANO F. Evolving indications for transcatheter mitral edge-to-edge repair[J]. EuroIntervention,2024,20(4):e230-e238.

[31] CHHATRIWALLA A K,COHEN D J,VEMULAPALLI S,et al. Transcatheter edge-to-edge repair in COAPT-ineligible patients with functional mitral regurgitation[J]. J Am Coll Cardiol,2024,83(4):488-499.

[32] BANGA S,HAFIZ A M,CHAMI Y,et al. Comparing sedation vs. general anaesthesia in transoesophageal echocardiography-guided percutaneous transcatheter mitral valve repair:a meta-analysis[J]. Eur Heart J Cardiovasc Imaging,2020,21(5):511-521.

[33] CHAN J S K,KOT T K M,GHANI S,et al. Local anaesthesia and deep sedation versus general anaesthesia for transcatheter mitral edge-to-edge repair:a systematic review and meta-analysis[J]. J Clin Anesth,2020,65:109816.

[34] JOBS A,GRUND S,DE WAHA-THIELE S,et al. Deep sedation versus general anaesthesia for transcatheter mitral valve repair:an individual patient data meta-analysis of observational studies[J]. EuroIntervention,2021,16(16):1359-1365.

[35] INGALLINA G,RAMPA L,DICANDIA M,et al. Anesthesia-induced intraprocedural downgrading of mitral regurgitation during transcatheter edge-to-edge repair[J]. Am J Cardiol,2023,190:25-31.

[36] VAHANIAN A,BEYERSDORF F,PRAZ F,et al. 2021 ESC/EACTS guidelines for the management of valvular heart disease[J]. Eur Heart J,2022,43(7):561-632.

[37] SORAJJA P. Transcatheter repair for patients with tricuspid regurgitation:reply[J]. N Engl J Med,2023,389(9):865-866.

[38] 陆方林.三尖瓣介入治疗进展[J].中国心血管病研究,2024,22(3):225-231.

[39] KODALI S,HAHN R T,MAKKAR R,et al. Transfemoral tricuspid valve replacement and one-year outcomes:the TRISCEND study[J]. Eur Heart J,2023,44(46):4862-4873.

[40] 潘文志,周达新,HIJAZI Z M,等.经导管肺动脉瓣置换术亚洲专家共识[J].中国介入心脏病学杂志,2023,31(6):404-412.

[41] EGBE A C,SALAMA A A,MIRANDA W R,et al. Right heart reverse remodeling and prosthetic valve function after transcatheter vs surgical pulmonary valve replacement[J]. JACC Cardiovasc Interv,2024,17(2):248-258.

[42] KREUTZER J,ARMSTRONG A K,ROME J J,et al. Comparison of the investigational device exemption and post-approval trials of the Melody transcatheter pulmonary valve[J]. Catheter Cardiovasc Interv,2021,98(2):E262-E274.

[43] LIM D S,KIM D,ABOULHOSN J,et al. Congenital pulmonic valve dysfunction treated with SAPIEN 3 transcatheter heart valve(from the COMPASSION S3 Trial)[J]. Am J Cardiol,2023,190:102-109.

[44] HOUEIJEH A,BATTEUX C,KARSENTY C,et al. Long-term outcomes of transcatheter pulmonary valve implantation with melody and SAPIEN valves[J]. Int J Cardiol,2023,370:156-166.

[45] HOUEIJEH A,SUDRE A,JUTHIER F,et al. Pulmonary valve replacement in a large and tortuous right ventricle outflow tract with a 32 mm Myval valve under local anaesthesia:challenges and technical considerations:a case report[J]. Eur Heart J Case Rep,2023,7(8):ytad322.

41 左室舒张功能障碍的研究进展

随着我国社会经济的飞速发展和人口老龄化进程加速，国民的生活方式也随之发生了明显变化，导致心血管疾病患者不断增长。据《中国心血管健康与疾病报告2023》显示，心血管疾病是导致城乡居民死亡的首要原因，城市为47.35%，农村为48.98%。因此，需要重视心血管疾病的早发现、早诊断和早治疗，进一步降低心血管病患病率。

左室舒张功能指的是左心室在收缩后，腔室恢复到原来容量和压力的能力，也就是心肌扩张和充盈纳血的能力。左室舒张功能障碍（left ventricular diastolic dysfunction, LVDD）指的是在心动周期中左心室在舒张早期主动充盈及舒张晚期的顺应性下降，导致心肌顺应性降低、心排出量减少及左室充盈压升高，而左室收缩功能在发病早期基本正常的一种临床综合征。LVDD主要有3种表现形式，分别为左室充盈减低、左室充盈假性正常及晚期的限制型充盈异常。目前，受不同地区、研究中心和纳入排除标准等多因素影响，综合来看，LVDD的患病率约为30%，随访3年病死率为10.1%，并与全因死亡率成正相关。

一、左心室的解剖特点

左心室的心肌纤维分为3层，在左室长轴方向上外层心肌纤维排列为逆时针；中层排列近似环形，内层为顺时针。心肌细胞排列的复杂融合使心室的三维收缩成为可能，外层和中层心肌产生旋转运动，内层心肌产生左室长轴方向上的纵向运动，同时完成心室收缩。其中左室内层纵向运动约占左室收缩功能的60%，所以正常人左心室内层心肌耗氧量大于外层心肌。整个收缩期心肌纤维的扭曲和变形会导致势能的逐渐积累，这个能量在心室收缩达到峰值后被释放出来，使心室进入舒张期。在等容舒张期和舒张期早期，心脏顶端心肌纤维顺时针解开，同时逆时针解开基底部心肌纤维，使左心室腔快速松弛，产生左心室早期的舒张吸引。

心肌细胞的收缩和舒张不完全是纵向或径向的，这些平面的二维变形指数并不能精确地反映左室心肌收缩和舒张的效果。尽管如此，使用常规经胸超声心动图检查时，二维断层扫描可以很好地验证纵向和径向收缩的效果，并为疾病过程及其对心肌功能的影响提供重要的诊断和预后。

二、左室舒张功能的病理生理与影响因素

（一）病因与转归

左心室的舒张功能由左室顺应性、左室主动松弛性及良好的弹性势能三部分组成，因此任何原因导致的左室松弛迟缓、减低，弹性势能及左室顺应性减低均可导致舒张功能障碍。LVDD加重会导致左室重构、室壁僵硬及顺应性降低，甚至引起心肌重塑，从而走向不可逆阶段并进展为射血分数保留型心力衰竭（heart failure with preserved ejection fraction, HFpEF）。HFpEF是心力衰竭的一种表型，而心力衰竭是大部分心血管疾病患者死亡的首要原因。当LVDD人群逐渐出现呼吸困难、水肿、疲乏无力等心力衰竭表现时，其即将走向不可逆阶段，进展为HFpEF，而HFpEF患者约占所有住院的心力衰竭患者的50%。LVDD已被证明是HFpEF的独立影响因子。早期诊断LVDD有助于指导治疗，并可对HFpEF的进展和严重程度提供重要的参考价值。

（二）影响因素

研究显示，舒张性心力衰竭已经成为慢性心力衰竭患者中最常见的心力衰竭形式，并且舒张功能减退在心脏疾病中广泛存在，是引起患者产生一系列症状、体征的重要原因。LVDD患者年龄普遍较大，多为女性，有高血压、肥胖、糖尿病、慢性阻塞性肺疾病和贫血等基础疾病的人群患病率较高，且这些病理都被证实与LVDD相关。与收缩性心力衰竭组相比，女性高血压对舒张性心力衰竭影响更强，而低蛋白血症及高尿酸血症则对收缩性心力衰竭影响更强。一项大型流行病学调查显示，舒张功能减退是心力衰竭发生的独立预测因子，其与心力衰竭患者预后不良密切相关，并且在预测病死率方面其较左室射血分数价值更大，因此若能及时发现并干预，将对患者的远期预后意义重大。

三、左室舒张功能的评估指标

收缩功能可通过左室射血分数（left ventricular ejection fraction，LVEF）进行评估，但舒张功能的评估取决于舒张情况、心室壁僵硬程度和心室压力的变化，因此难以准确评估。侵入性测量，如左室舒张时间常数和僵硬指数等可表征舒张功能，但对人体有创伤，难以在临床上推广使用。目前临床上，超声心动图是最常用的非侵入性成像技术，它是无创评估舒张功能的"金标准"。

（一）超声心动图

1. E/A 比值　即二尖瓣前向血流 E 峰（快速舒张期）与 A 峰（心房收缩期即舒张晚期）的比值，正常值为 1～2，E/A<1 时提示舒张功能障碍。E/A 比值获取简单，具有可行性和可重复性，但此比值受年龄因素影响，随着年龄增长而降低。E/A 比值还具有负荷依赖性，受心动过速影响，不适用于心房颤动和心房扑动患者。二尖瓣重度反流 E/A 比值可>2。目前常常单独使用这个指标诊断舒张功能不全，导致许多诊断误差。

2. 二尖瓣环峰值速度（e′）　二尖瓣环的移动被认为在促进血液进出左心房方面起着重要作用。在心尖四腔切面上，将超声波穿过二尖瓣环侧壁，可以用 M 型成像追踪整个心动周期的瓣环运动。早期二尖瓣环上升期间的环运动速度由 e′波记录，此波由心室的主动松弛、弹性反冲和延长负荷决定。在舒张期之后，二尖瓣环保持不动，晚期发生二尖瓣环上升（心房收缩）。室间隔 e′<7cm/s 或侧壁 e′<10cm/s，提示舒张功能下降。

3. 舒张早期二尖瓣血流峰值流速和 e′ 的平均比值　二尖瓣前向血流 E 峰（快速舒张期）可被视为左心房-左心室压力梯度的替代指标，而分母 e′可被视为这个梯度由心室抽吸产生的程度。高 e′速度表明存在着由强大的主动松弛和弹性反冲产生的强烈吸力。e′可以校正左室松弛受损对二尖瓣 E 峰流速的影响，并且 E/e′比值可用来估测左室充盈压。E/e′比值>1 通常提示左室充盈异常。

4. 左房容积指数　左房容积指数反映的是升高的左室充盈压随着时间变化产生的累积效应。测量时注意采用双平面辛普森法计算，条件允许情况下，建议采用三维容积测定。若左房容积指数>34ml/m² 提示左室舒张功能减低。当左房不大时，则对心脏功能影响不大，但左房向左室充盈受限到一定程度时，左房排空受阻致左房扩大，因此左房大小是反映左室舒张功能最直观的指标。

（二）室壁斑点追踪成像技术

应用应变分析软件——斑点追踪成像（speckle tracking imaging，STI）技术，采用空间与时间图像处理法计算斑点的运动轨迹，得到收缩期和舒张期相邻两个斑点间的相对改变，准确地在高帧频二维动态灰阶图像上自如辨认并追踪每个相应声学斑点的几何位移，从而定量分析左室 17 节段的应变能力。测量参数应变（strain，S）反映心肌在张力作用下变形的能力；应变率（strain rate，SR）反映了心肌发生变形的速度，单位为 1/S。老年人、高血压、心肌缺血及心肌病等存在舒张功能异常患者左室心肌纵向及径向的动态应变及应变率表现为绝对值降低或反向。

（三）速度向量成像技术

速度向量成像（velocity vector imaging，VVI）技术是基于 STI 技术原理，利用斑点追踪、边界追踪及超声像素空间相干等技术，在二维空间逐帧追踪心肌组织中高亮度斑点运动轨迹。有曲线模式、二维模式或三维模式，与声束方向无关，得到斑点在不同空间位置（含速度和位移）信息，从而更能准确地定量检测心肌运动速度，应变和心室扭转与解旋。

（四）左室跨壁压差

肺毛细血管楔压（pulmonary capillary wedge pressure，PCWP）作为左室舒张末压（left ventricular end diastolic pressure，LVEDP）常用的替代参数，并不是作用于左室的唯一力。此外，还有一种外部压力，可以防止左心室的膨胀并减少其舒张末期的拉伸。这个外力是由心包膜引起的左室游离壁压力和右心室（right ventricle，RV）舒张压。由于右室舒张末压（right ventricular end diastolic pressure，RVEDP）与右心房（right atrium，RA）压力相同，右心房压力（PRA）可以作为约束整个左室的压力。因此，反映左室舒张的真正压力不是 PCWP，而是左室跨壁压差（left ventricular transmural pressure difference，ΔPTM）（ΔPTM = PCWP - PRA）。Robinson 等的研究发现，基于 ΔPTM 的舒张功能评估在预测 5 年死亡率方面优于基于 PCWP 的评估。即使在不降低 PCWP 的情况下降低 ΔPTM，实际上也会带来更好的舒张功能。因此，ΔPTM 可以独立于容积状态来描述内在的舒张功能，ΔPTM 比 PCWP 能更好地表示左室舒张功能。

（五）心脏代谢指数和甘油三酯葡萄糖

心脏代谢指数（cardiac metabolic index，CMI）被提出可作为一种新的评估内脏肥胖的指数，包括体重与身高比和血脂参数。CMI 已被检测与糖尿病、高血压、高尿酸血症和肾脏疾病相关，提示其在相关疾病筛查中的价值。甘油三酯葡萄糖（triglyceride glucose，TyG）指数也是一种新的指标，用于评估血脂和空腹血糖，并已被评估与心力衰竭、糖尿病、高血压和心血管预后相关。

肥胖和胰岛素抵抗与 LVDD 和心力衰竭风险增加有关。CMI 和 TyG 分别是评估内脏肥胖和胰岛素抵抗的新指标。一项大样本横断面研究的多元线性回归分析显示，这两个指标都是女性舒张期参数的独立影响因素。CMI 和 TyG 都可以作为初级保健的常规健康检查中识别 LVDD 的有效工具，尤其是在女性中。在医疗资源有限的地区，CMI 可以作为一个简单的参数来进行简单的评估。

（六）载体血流图

载体血流图（vector flow mapping，VFM）是一种新的技术，VFM 参数与常规舒张功能参数有一定的相关性，在评估左心室舒张功能方面很有前景。能量损失是 VFM 技术提出的一种创新的血流动力学参数,表示黏性血液与腔室壁摩擦产生的热能,从而有效地反映了基于速度矢量的血流动力学变化。脑室内压差是另一种通过 VFM 技术获得的新度量方法,结合流体运动的动量守恒方程来量化和直观表示左心室内的压力变化。此外,VFM 参数对早期舒张功能变化具有更大的敏感性,Yang 等的研究提示 VFM 可能是评估左室舒张功能差异的新方法。这些 VFM 参数已被有效地应用于评估糖尿病、高血压和冠状动脉狭窄等患者的左心室舒张功能。

四、总结及展望

在对围手术期心血管疾病的研究中,以往学者大多集中在对心室收缩功能的评估上,但近年来也有学者关注了由 LVDD 引发的一系列病理生理改变,主要表现为 HFpEF。随着心血管疾病患者发病率逐年上升,同时也伴随着致残、致死率及社会经济压力的上升,所以在关注左心舒张功能障碍的同时着重于左心舒张功能的评估改变,对患者制订个体化治疗方案将有助于临床治疗和康复,提高患者生活质量及生存率。

(林姝池 王嘉锋)

参 考 文 献

[1] 国家心血管病中心,中国心血管健康与疾病报告编写组,胡盛寿. 中国心血管健康与疾病报告 2023 概要[J]. 中国循环杂志,2024,39(7):625-660.

[2] WAN S H,VOGEL M W,CHEN H H. Pre-clinical diastolic dysfunction[J]. J Am Coll Cardiol,2014,63(5):407-416.

[3] JEONG E M,DUDLEY S C JR. Diastolic dysfunction[J]. Circ J,2015,79(3):470-477.

[4] MOCAN M,MOCAN HOGNOGI L D,ANTON F P,et al. Biomarkers of inflammation in left ventricular diastolic dysfunction[J]. Dis Markers,2019,2019:7583690.

[5] MALAGOLI A,ROSSI L,BURSI F,et al. Left atrial function predicts cardiovascular events in patients with chronic heart failure with reduced ejection fraction[J]. J Am Soc Echocardiogr,2019,32(2):248-256.

[6] ASHCHEULOVA T V,DEMYDENKO H V,HERASYMCHUK N M,et al. Diastolic dysfunction:from the discovery to the latest updates[J]. Zaporozhye Medical Journal,2019,21(4):538-545.

[7] PAGLIARO B R,CANNATA F,STEFANINI G G,et al. Myocardial ischemia and coronary disease in heart failure[J]. Heart Fail Rev,2020,25(1):53-65.

[8] NICOARA A,JONES-HAYWOOD M. Diastolic heart failure:diagnosis and therapy[J]. Curr Opin Anaesthesiol,2016,29(1):61-67.

[9] PRASAD S B,GUPPY-COLES K B,HOLLAND D,et al. Echocardiographic predictors of all-cause mortality in patients with left ventricular ejection fraction >35%:value of guideline based assessment of diastolic dysfunction[J]. Int J Cardiol Heart Vasc,2019,24:100407.

[10] ALJAROUDI W,ALRAIES M C,HALLEY C,et al. Impact of progression of diastolic dysfunction on mortality in patients with normal ejection fraction[J]. Circulation,2012,125(6):782-788.

[11] ROSENKRANZ S,GIBBS J S,WACHTER R,et al. Left ventricular heart failure and pulmonary hypertension[J]. Eur Heart J,2016,37(12):942-954.

[12] NAGUEH S F,SMISETH O A,APPLETON C P,et al. Recommendations for the evaluation of left ventricular diastolic function by echocardiography:an update from the American Society of Echocardiography and the European Association of Cardiovascular Imaging[J]. J Am Soc Echocardiogr,2016,29(4):277-314.

[13] HELLE-VALLE T,CROSBY J,EDVARDSEN T,et al. New noninvasive method for assessment of left ventricular rotation:speckle tracking echocardiography[J]. Circulation,2005,112(20):3149-3156.

[14] TAKEUCHI M,NAKAI H,KOKUMAI M,et al. Age-related changes in left ventricular twist assessed by two-dimensional speckle-tracking imaging[J]. J Am Soc Echocardiogr,2006,19(9):1077-1084.

[15] BISWAS M,SUDHAKAR S,NANDA N C,et al. Two-and three-dimensional speckle tracking echocardiography:clinical applications and future directions[J]. Echocardiography,2013,30(1):88-105.

[16] CAMELI M,LISI M,RIGHINI F M,et al. Speckle tracking echocardiography as a new technique to evaluate right ventricular function in patients with left ventricular assist device therapy[J]. J Heart Lung Transplant,2013,32(4):424-430.

[17] ROBINSON S,RING L,OXBOROUGH D,et al. The assessment of left ventricular diastolic function:guidance and recommendations from the British Society of Echocardiography[J]. Echo Res Pract,2024,11(1):16.

[18] PICHÉ M E,TCHERNOF A,DESPRÉS J P. Obesity phenotypes,diabetes,and cardiovascular diseases[J]. Circ Res,2020,126(11):1477-1500.

[19] TAO L C,XU J N,WANG T T,et al. Triglyceride-glucose index as a marker in cardiovascular diseases:landscape and limitations[J]. Cardiovasc Diabetol,2022,21(1):68.

[20] WANG X,XU W,SONG Q,et al. Association between the triglyceride-glucose index and severity of coronary ar-

tery disease[J]. Cardiovasc Diabetol,2022,21(1):168.

[21] YE R,ZHANG X,ZHANG Z,et al. Association of cardiometabolic and triglyceride-glucose index with left ventricular diastolic function in asymptomatic individuals [J]. Nutr Metab Cardiovasc Dis,2024,34(7):1590-1600.

[22] YANG K,HU J,YUAN X,et al. Assessment of left ventricular diastolic function in patients with diffuse large B-cell lymphoma after anthracycline chemotherapy by using vector flow mapping[J]. Curr Med Imaging,2024,20:

e15734056298648.

[23] ZUO X,YUAN M,JIA H,et al. Vector flow mapping application in local cardiac function in hypertension assessment[J]. Int J Gen Med,2021,14:4793-4801.

[24] XIAO Q,ZHAO X,YANG R,et al. Assessment of left ventricular energy loss in patients with mild coronary artery stenosis by using vector flow mapping combined with exercise stress echocardiography[J]. Echocardiography,2023,40(6):537-549.

42 灌注指数的临床研究进展

如今,精确监测与评估患者的生理状态对于提供高质量的医疗护理至关重要。灌注指数(perfusion index,PI)作为一个非侵入性的生理参数,近年来在临床实践中的应用日益广泛,成为评估微循环和组织血氧饱和度的重要工具。PI 基于脉搏血氧仪,通过分析脉搏波形变化来估计血液流动的动态变化,其值反映了血液在周围组织的灌注情况。PI 操作简便与响应迅速的特点使其能够为临床医师提供即时的生理信息,帮助医师在多种临床场景中做出更准确的决策。

PI 的概念最初由 Masimo 公司提出,并作为脉搏血氧仪技术进步的一部分引入。尽管 PI 的临床应用在全球范围内逐渐扩展,但现有研究多集中于其基本应用,对于 PI 在复杂临床情境中的深入分析与应用还不够充分。例如,在麻醉管理、术中监测及重症监护等多个关键领域,PI 的潜在价值及其与患者预后之间的关联仍有待进一步探索。

本综述旨在全面分析 PI 在临床实践中的应用及其研究进展。通过梳理 PI 的测量原理、影响因素及其在不同医学领域中的临床价值,揭示其在现代医疗体系中的实际与潜在作用。文章首先介绍 PI 的基本概念和测量方法,随后详述其在临床医学中的重要性,特别是在手术、麻醉及急重症监护等领域的应用,并探讨未来研究的方向和可能的应用扩展,促进对 PI 的理解和临床运用,从而提高医疗服务的质量和效果。

一、灌注指数测量原理与影响因素

(一)灌注指数测量原理

PI 是通过光电容积描绘仪测量的,利用特定波长的光(通常是红光和红外光)穿透组织后的吸收变化来评估组织血流。红光和红外光分别被去氧血红蛋白和氧合血红蛋白吸收,这种吸收差异用于生成电容积描记曲线,反映了心脏周期中动脉血容量的变化。光电容积描绘仪的信号包含脉搏波幅与非脉搏波幅,前者与心脏每次搏动相关,反映动脉血液流动;后者指静态组织和动静脉血液的恒定光吸收。PI 则表示脉搏波幅与非脉搏波幅的比值,通常用百分比表

示,值越高,表明局部血流灌注越好。

(二)灌注指数的影响因素

PI 是评估组织血流量的重要参数,其数值反映了血液在特定时间内流经测量区域的量。PI 的准确读数受多种生理和技术因素的影响,这些因素可以大致分为两大类:生理因素和技术因素。

在生理方面,心脏的功能状态是影响 PI 的主要因素。心排血量和心率的降低会减少组织的血流灌注,进而降低 PI,如 Dilek 等在一项前瞻性研究中发现,发生低心排血量综合征患者的中位 PI 显著降低(发生与未发生低心排血量综合征患者 PI 分别为 0.99 与 1.25)。此外,血液的物理特性(如黏度、红细胞压积和血红蛋白量等)通过影响血液流动性和氧气运输能力,能显著影响 PI。有研究观察到,在早产儿中,红细胞输注后 PI 增加(PI 从 0.84 上升至 1.20),而过高的红细胞压积会增加血液的黏度,降低血流速度,进而减少组织的氧供给和灌注。呼吸活动则通过胸腔内压力和心脏前负荷也间接影响 PI,Su 等发现,行机械通气的患者平均气道压力和 PI 表现出因果相互作用(相互作用的相对超额风险为 2.061;归因比例为 0.210;协同指数为 1.306)。同时,还有研究观察到高碳酸血症的舒血管作用也会增加外周 PI。外周血管的状况,包括血管张力、外周血管阻力与平均动脉压,受麻醉药物或血管活性药物等的影响,同样会影响 PI 读数,Ryu 等在一项随机对照试验中发现在吸入麻醉药物使用后,PI 有显著上升。并且体位的改变也会导致 PI 的变化,在麻醉诱导后,头高位会导致上肢 PI 下降 41%,头低位会导致外周 PI 增加 203%,而在小儿插管患者中半卧位下会比仰卧位、左侧卧位和右侧卧有更高的 PI。此外,在生理因素中,局部组织的状况如测量位置、温度、局部血液循环的健康状况如糖尿病血管病变、神经阻滞以及局部疼痛等也是重要的影响因素。

技术方面,探头的位置和贴合度对 PI 的测量至关重要。不当的探头位置或松动会导致读数错误。测量设备的灵敏度和特异度可能导致不同设备之间的 PI 读数有所不同。环境光干扰和患者的过度移动都可能干扰探头接收的信号,进一步影响 PI 的准确性,以至于多数研究者会选择

固定探头及使用布料覆盖探头。但也有研究表明，环境光对脉搏血氧饱和度读数没有统计学上的显著影响。

综上所述，理解和评估影响 PI 的各种因素对于正确解释其读数在临床应用中非常关键。医务人员在使用 PI 作为诊断和监测工具时，需要考虑这些复杂因素的综合影响，以确保数据的准确性和有效性。

二、灌注指数在麻醉中的应用

（一）灌注指数评估外周神经阻滞

PI 作为一种新兴评估手段，已广泛应用于判断局部麻醉效果，尤其在外周神经阻滞中表现出显著优势。相较于传统的针刺试验、冰袋试验及运动功能测试，PI 提供了一种快速、无创且客观的评估方式，极大地促进了麻醉管理的科学化和精准化。在多种类型的臂丛神经阻滞中（包括锁骨上、腋下和肌间沟入路等），PI 的变化已成为评估阻滞效果的重要指标。研究表明，神经阻滞侧上肢 PI 显著升高，这不仅标志着阻滞的成功，也指示了留置导管的有效性。且有研究表明，在局部麻醉药物中加入肾上腺素并不会影响阻滞后 PI 的大小，PI 在阻滞后 5min 内平均上升 5 点，且受试者操作特征曲线的曲线下面积达 0.89，显示出高度的预测成功率。而在胸竖脊肌平面阻滞后 5min 后也观察到 PI 的上升，且较高的基线 PI 是竖脊肌阻滞治疗成功的独立因素（$OR = 1.91, 95\% \ CI = 1.27 \sim 2.86, P = 0.002$）。还有研究发现 PI 是椎旁阻滞成功的可靠预测因子，阻滞后 30min 灌注指数上升对椎旁阻滞成功预测的灵敏度为 78.4%，特异度为 80%。此外，PI 变化还可用于预测收肌管神经阻滞成功。这些研究中都表明了 PI 在预测神经阻滞成功的有效性，但心率、血压和体温的波动可能会影响 PI 测量的准确性，这些因素在神经阻滞过程中可能因患者自身状态的改变而变化。另一方面，交感神经阻滞导致的外周血管扩张使 PI 上升是这项技术的应用原理，但神经阻滞的阻滞顺序为自主、感觉、运动及本体感觉阻滞，自主神经的阻断顺序先于感觉阻滞，所以阻滞后 PI 的上升并不能说明阻滞深度是否足够。且 PI 对于阻滞区域范围的评估也有一定局限性，如臂丛神经阻滞后只测量单根手指的 PI 变化是否能说明整个臂丛都得到了有效的阻滞仍需要进一步探索。

（二）灌注指数与椎管内麻醉

椎管内麻醉是下段剖宫产术中常用的麻醉方式，但椎管内麻醉会引起交感神经阻滞，外周血管扩张，导致低血压的发生，这种效应在孕妇中尤为明显。研究发现，基线 PI>3.5 的患者中 97.9% 发生低血压，需要使用静脉输液和升压药物，而基线 PI≤3.5 的患者中仅 61.7% 需要使用升压药，基线 PI>2.9 可以高灵敏度（83.08%）和高特异度（96.00%）预测低血压。基线 PI>3.9 的患者在接受剖宫产脊髓麻醉后 10~12min 内低血压的风险更高。然而，这些文章未评估 PI 与舒张压或心排血量之间的关系。值得注

意的是，术前足趾 PI 较低还与脊髓麻醉后体核温度显著下降相关，当术前足趾 PI>2~3 时，患者体温下降较小。已有研究表明，脊髓麻醉后低血压和低体温是脊髓麻醉后寒战的主要原因，既然 PI 分别与脊髓麻醉后低体温以及低血压相关，PI 是否能预测椎管内麻醉后寒战的发生？Nasution 等的研究发现，术前 PI<4.2 的患者脊髓麻醉后寒战的风险更大（$AUC = 0.762, P = 0.002$）。与外周神经阻滞类似，PI 在椎管内麻醉中还可作为评估儿童尾骶阻滞效果的指标，阻滞后 5min 下肢 PI 持续增加。这些研究成果表明，PI 不仅在预测低血压和低体温方面具有重要意义，还在评估术后寒战风险以及麻醉效果中具有潜在应用价值。因此，在临床实践中，密切监测和评估 PI 有助于提高麻醉管理的安全性和有效性。

（三）灌注指数与全身麻醉

在全身麻醉管理中，PI 的应用表明其作为一种非侵入性监测工具，在实时监控和预测麻醉诱导期间的血流动力学变化方面具有显著的价值。PI 对于监测心输出量、平均动脉压以及麻醉诱导药物引起的血管反应具有高度的灵敏度和准确性。例如，有研究显示，在全麻诱导后，PI 平均增加 36%，而平均动脉压、每搏输出量和心排血量分别下降 35%、26% 和 37%，表明 PI 能有效反映麻醉药物引发的心血管变化。此外，PI 还用于辅助研究麻醉药物或血管活性药物等对血流动力学的影响，有研究发现 S-氯胺酮在麻醉诱导中增加 PI 和平均动脉压的作用得到了证实，PI 的提升与平均动脉压的增加成正相关，显示了其在改善麻醉诱导期间血流动力学稳定性方面的潜在效用。在另一项探讨 PI 在不同吸入麻醉药（地氟烷和七氟烷）中的表现时，观察到麻醉后 PI 的差异，说明了 PI 的变化与药物引起的血管舒张特性密切相关。此外，PI 也展示了在监测麻醉深度方面的潜力，能进一步提升手术安全性，但这似乎与麻醉药物的选择有关，在两篇关于分别使用七氟烷和丙泊酚的儿童麻醉深度监测的文章中，PI 分别得出了阳性与阴性的结果。总结来看，PI 作为优化全身麻醉管理的工具，不仅提供关于麻醉诱导期间心血管状态的实时信息，还帮助预防和应对麻醉引起的潜在血流动力学问题。但 PI 受多种因素影响，在用于麻醉监测时须充分考虑到各种因素，以最大限度发挥其价值。

（四）灌注指数与疼痛

PI 通过反映脉搏血容量变化的比例来间接衡量外周灌注情况，疼痛引起的交感神经兴奋会导致外周血管收缩，从而降低 PI，而镇痛药物的使用则能使外周血管扩张，PI 上升。这种生理学基础为 PI 在疼痛评估中的应用提供了理论依据。例如，有研究发现，复杂性区域疼痛综合征患者患肢的 PI 显著低于健肢，而氯胺酮治疗后，患肢的 PI 显著增加，疼痛减轻，PI 是一项很好的疼痛治疗评估指标。此外，在锁骨上臂丛阻滞的上肢手术后，PI 与视觉模拟评分法（visual analogue scale，VAS）之间存在显著中等负相关关

系($r=-0.425$,$P<0.001$),PI 在预测需要补救镇痛时表现出 76.3% 的灵敏度和 100% 的特异度,这一发现支持了 PI 在术后疼痛管理中的应用。在儿童腺样体扁桃体切除术的研究中,PI 与疼痛量表得分的负相关性进一步验证了其在评估术后疼痛中的有效性,PI 的变化能够预测术后疼痛的存在以及患者对镇痛药物的反应,这强调了在传统疼痛评估方法难以准确实施的情况下 PI 的价值。然而,在腹腔镜结直肠癌手术中,研究未能发现 PI 变化率与术后急性疼痛评分之间的显著相关性,提示 PI 在此类手术中的应用价值有限。此外,全麻腹腔镜手术中的类似结果进一步指出,PI 在某些情况下可能不足以作为疼痛评估的敏感指标。另一前瞻性观察性研究中也无法发现 PI 和数字疼痛评价量表(numerical rating scale,NRS)在术后疼痛控制方面存在显著相关性,作者认为 PI 作为疼痛的单一指标是不够的。PI 在不同手术类型和患者群体中的灵敏度和特异度存在显著差异,未来的研究应扩大样本量,涵盖更多手术类型和患者群体,以进一步验证 PI 的应用有效性。PI 作为疼痛评价的指标具有实时性、客观性、非侵入性、适用广及低成本等特点,值得临床推广,但在使用 PI 时也应注意 PI 虽然能反映患者的疼痛状态,但不足以作为唯一的疼痛评估工具,仍须结合其他临床信息和患者的主观反馈,且目前尚未有统一的 PI 标准和正常值范围。

三、灌注指数在围手术期中的应用

(一)灌注指数与术中管理

PI 作为反映组织微循环血流的指标,已经在临床中显示出重要的应用价值。研究表明,PI 能够预测全麻期间的低灌注状态,指导术中的血流管理,以及评估低心排血量综合征的风险。例如,在儿科心脏手术中,PI 的变化与低心排血量综合征的早期诊断相关($r>0.50$,$P<0.05$)。此外,PI 与全麻下毛细血管再充盈时间的强相关性表明,PI<1.8 可准确预测患者的低灌注状态,其灵敏度和特异度均达到显著的水平(100% 和 94%)。在心脏手术中,尤其是使用正性肌力药物后,监测 PI 的变化能够帮助评估灌注情况,从而指导进一步的药物治疗。更有研究发现,肺复张操作时 PI 的变化与患者的液体反应性相关,可以用于优化液体治疗。这些研究突显了 PI 在心排血量以及外周灌注监测中的重要性。不只是心排血量以及外周灌注监测方面,在其他领域 PI 也体现出一定价值。例如,在腹腔镜胃肠手术中,PI 的变化能够预示体核温度的降低,从而帮助预防由体温下降引起的并发症。此外,术中贫血患者的外周 PI 与术后并发症和死亡风险之间的关系显示,较低的 PI 与更高的并发症和死亡风险相关,可以看见 PI 在术中作为风险评估和干预指标的潜力。心脏手术相关的急性肾损伤研究进一步证明了多因素动态 PI 的预测能力,研究显示,低 PI 在预测急性肾损伤方面表现出高度的真实性。PI 不仅是评

估术中和术后灌注状态的有力工具,还能指导液体管理和血压调节,加强术中管理,提高手术安全性。PI 受多因素影响,未来的研究可以继续探索 PI 在不同类型手术和患者群体中的适用性及其与其他生理参数的关联性,以进一步验证其临床应用价值。

(二)灌注指数与术后不良事件

在现代医疗实践中,术后并发症的早期识别与管理对提高患者预后和减少医疗成本具有至关重要的作用。PI 作为一种新兴监测工具,在术后风险评估中显示出独特的价值。在一项多中心队列研究中,具有低血红蛋白水平的患者,若基线 PI<1.5,则其 90d 内死亡风险显著增高,比对照组(高 PI 患者)的死亡风险高出数倍($OR=8.60$,95% $CI=1.57\sim162.10$)。在心脏手术领域,多因素动态 PI 能够有效预测急性肾损伤的发生。此外,术中 PI 较低的患者在术后出现急性肾损伤的比例显著增加,进一步验证了 PI 在监测术后肾功能中的潜在应用价值。同时,PI 在预测机械通气脱机失败的能力也得到了实验证实。研究表明,PI 的变化与患者脱机成功率密切相关,其中 PI 较低的患者脱机失败率显著增高($P<0.05$,阈值 1.41),表明 PI 可作为评估机械通气患者脱机准备情况的有效非侵入性指标。在探讨术后低心排血量综合征时,PI 与左心室输出量的变化之间存在密切的相关性。特别是在新生儿进行动脉转换术后,术后 12~18h 内 PI 的显著下降能有效预测低心排血量综合征的发展,为临床提供了重要的预警指标。总结来看,尽管 PI 在术后监测中提供了关键的生理信息,有助于临床医师做出更精确的治疗决策,但其在不同患者个体和手术类型中的应用还需要进一步研究探索。虽然 PI 在多种术后并发症的预测中表现出一定的灵敏度,但它作为一个单一指标的预测能力仍然有限。术后并发症往往是多因素作用的结果,依赖单一 PI 指标可能无法全面反映患者的复杂病理状态。因此,PI 可能更适合作为多参数监测体系中的一个组成部分,而不是孤立使用。

四、灌注指数在急诊与重症患者中的应用

(一)灌注指数预测重症休克及预后

休克是一种严重的临床状况,要求医师迅速准确地做出诊断和干预。PI 作为一种监测工具,在休克的早期诊断和管理中显示出显著的潜力。关于感染性休克,Ahmed Hasanin 等的研究发现,试验性输注 200ml 晶体液后 PI 的变化($\Delta PPI\geq5\%$)具有 76% 的灵敏度和 80% 的特异度,明显支持 PI 在评估流体治疗效果中的应用价值。对于小儿休克,有研究显示,PI 较基线值降低 57% 可能预示儿童即将发生休克,为临床提供了重要的早期预警信息。还有研究指出 PI 的下降与休克状态密切相关,且 PI 的减少可能预示着病情的恶化。特别是在去甲肾上腺素使用中,PI 的

监测为调整药物剂量提供了依据。此外,多个预测模型指出,PI 的动态变化及其他参数(如乳酸清除率)与患者的死亡风险密切相关。这些数据强调了 PI 在感染性休克患者的分诊、早期诊断、严重程度分级及预后评估中的重要意义。尽管 PI 测量的真实性可能受到多种因素的影响,但其在休克的早期诊断、监测和管理,以及预后评估中仍显示出显著的潜力。PI 是一个具有高度应用前景的监测工具,有其独特的价值,未来研究需要更精确地定义 PI 的临界值,并探索其在不同类型和严重程度的休克中的广泛应用。

(二)灌注指数在急重症患者中的应用

PI 在急重症患者管理中的应用也显示出显著的临床价值。例如,在胸部创伤患者中,PI 的低值与严重的临床结果紧密相关,显示了其在预测急诊患者预后方面的潜力(PI 在 ICU 及死亡组中均值为 0.88±0.40)。此外在预测肺栓塞患者的 30d 死亡率方面,PI 表现出较高的灵敏度和特异度,与肺栓塞风险指数评分相比,PI 提供了更加直观和快速的评估方法(阈值为 1)。在胸外科手术后患者的管理中,通过监测拔管后的 PI,医师能够及时识别出可能需要重新插管的高风险患者(低于 2.5 时预测重新插管的灵敏度达到 92%)。此外,PI 在大麻药物影响下的患者中的应用也不容忽视,研究表明低 PI 提示了因大麻使用而造成的器官功能受损,这一发现为急诊医师提供了重要的决策支持。值得一提的是,PI 在具有不同肤色的患者中的应用揭示了其测量精度上可能存在的种族差异,对深色皮肤患者的 PI 测量显示出较高的误诊风险。这些研究不仅提升了人们对 PI 在各种医疗环境中应用的认识,也为未来的研究提供了新的方向,尤其是在优化 PI 测量技术和拓展其在其他疾病条件下的应用方面。

(三)灌注指数用于评估急重症患者预后

近年来,PI 作为微循环功能评估工具在急重症患者预后评估中的应用受到了广泛关注。Okada 等的研究表明,微循环功能在危重疾病早期的不良结局中起重要作用,通过评估 PI 与心血管死亡的相关性,发现低 PI(≤2.0%)患者的心血管死亡风险显著增加(HR=3.49,95% CI=1.73~7.82),这表明 PI 是预测心血管死亡的有效指标。一项针对 2 型糖尿病和已确诊心血管疾病患者的研究发现,低 PI 组的心血管死亡风险显著增加(HR=6.23,95% CI=2.28~22.12),且 PI 每下降 1%,心血管死亡风险增加(HR=1.39,95% CI=1.16~1.68),作者通过详细分析患者的生理指标,揭示了 PI 在 2 型糖尿病和心血管疾病患者中的预测价值。此外,有研究还探讨了机械通气对危重患者 PI 的影响。结果显示,机械通气组患者的 PI 显著低于非机械通气组,且 PI 与预后显著相关,低 PI 预示着较差的预后,但还需要更大规模的多中心研究以验证这些结果的普遍性。在急诊中,结合 PI 与休克指数或急诊严重程度指数可以有效预测住院率和 30d 死亡率。PI 和休克指数在多变量分析中被证明是住院和死亡的独立预测因子;PI 可以作为重要的补充指标,与传统的急诊严重程度指数结合,提高预测的准确性。最后多项研究已表明 PI 与乳酸在预测术后 ICU 住院时长方面的价值,建议将其纳入常规的术后监测方案,以便及早发现潜在的并发症并进行干预。综上所述,PI 作为预后评估工具在急重症患者管理中展现了显著优势,为进一步改善患者预后提供了新的思路和方法。

五、灌注指数在新生儿中的应用

灌注指数与新生儿疾病

PI 作为一种非侵入性生理参数,其在新生儿疾病的早期检测和评估中的应用越发显示出其临床价值。研究表明,在健康足月新生儿的管理中,通过早期监测 PI,医师能够及时识别可能受到感染或呼吸系统疾病等临床状况影响的新生儿。此外,PI 的使用在早产儿动脉导管未闭的诊断中展现了高度的预测真实性。当 PI<0.88 时,其灵敏度可达 89.47%,特异度为 56%,凸显了其作为临床诊断工具的潜力。在危重先天性心脏病的筛查中,结合血氧饱和度和 PI 的增强型筛查方法显著提升了诊断的可靠性。研究显示,引入 PI 后,危重先天性心脏病的检出灵敏度从 62% 提升至 85%,显著突显了 PI 在筛查中的关键作用,而对非危重先天性心脏病的新生儿而言,其灵敏度也从 38% 增至 71%。对于接受剖宫产并进行脊髓麻醉的妇女,母体足趾 PI 的显著变化与脐静脉氧分压降低之间存在显著相关性(r=0.496,P<0.001),显示当 PI 变化小于 1.2 时,胎儿可能面临缺氧的风险。此发现为临床提供了一个预警指标,有助于医师在手术过程中做出及时调整。在早产儿脓毒症的早期检测方面,PI 同样显示出高灵敏度和特异度,研究指出其灵敏度达到 89.47%,能够在临床症状显现前大约 4.5h 预测脓毒症的发生,从而为临床提供了宝贵的处理时间。总之,这些研究成果强调了 PI 在新生儿医疗监护中的多方面应用,它不仅能作为多种疾病的早期检测工具,还能在临床管理中发挥关键的预警作用。随着未来研究的深入,PI 有望在新生儿健康监测中扮演更加重要的角色。

六、结论

本文全面回顾了 PI 在多个临床领域中的应用(表 42-1),并批判性地分析了当前研究的进展和局限。PI 作为一个反映微循环血流的非侵入性生理参数,在麻醉管理、术中监控、急重症监护以及疼痛评估中显示出独特的价值。这一工具的实用性体现在其快速响应和操作的简便性以及无创性,使其成为评估患者血流动态变化的有力工具。然而,尽管 PI 的临床应用潜力巨大,但现有研究依然存在一些不足。首先,对 PI 的理解仍局限于特定的临床环境和患者群体,缺乏广泛的群体。其次,PI 的测量准确性受多种生理和技术因素的影响,这需要在未来的研究中进一步明确这些因素如何影响 PI 的解读。此外,尽管 PI 在某些领域表现出良好的应用前景,例如预测低血压和评估休克风险,但其在其他领域例如术后疼痛管理的灵敏度和特异度仍需要进一步研究和验证。而且,PI 在多数情况下不能作为一项明确的诊断指标,只能作为辅助指标协助医师进行诊治。总之,PI 是一个具有广泛应用前景的监测工具,对提高临床决策的准确性和及时性具有重要意义。尽管当前的应用与研究还存在一定的局限,但随着技术的进步和研究的深入,PI 有望在未来的医疗实践中扮演更加关键的角色。

表 42-1　灌注指数的临床价值总结

领域分类		价值
麻醉	神经阻滞	预测臂丛阻滞成功
		预测胸段竖脊肌阻滞成功
		预测椎旁阻滞成功
		预测收肌管神经阻滞成功
	椎管内麻醉	预测脊髓麻醉后低血压的发生
		预测脊髓麻醉后体核温度下降
		预测脊髓麻醉后寒战
	全身麻醉	评估血流动力学稳定性
		评估麻醉深度
	疼痛管理	评估疼痛治疗效果
		评估疼痛严重程度
		指导疼痛治疗
围手术期	术中	评估灌注情况与液体反应性
		预示体核温度下降
		预测术中急性肾损伤的发生
	术后	预示肾功能变化
		评估机械通气患者脱机情况
		预测低心输出综合征的发展
急重症	休克相关	评估脓毒症休克患者液体治疗情况
		预示休克的发生及恶化
	急重症	预测胸部创伤患者预后
		预测肺栓塞患者的 30d 死亡率
		识别胸科手术需要再插管患者
	预后相关	评估微循环衰竭患者与糖尿病患者机械通气等重症患者的死亡及预后
新生儿	新生儿疾病	识别存在感染或呼吸系统疾病的新生儿
		识别动脉导管未闭患儿
		辅助先天性心脏病筛查
		识别脓毒症早产儿

在腹腔镜结直肠癌手术中 PI 变化与术后疼痛无显著相关性；PI 不能作为单一的疼痛评价指标；PI 的测量精度在不同肤色人群中存在差异。

（李爽 方育 杨逸）

参 考 文 献

[1] YAMAMOTO N, KOMAI H, MIYAMA N, et al. Possibility of perfusion index as an early indicator of subclinical critical limb ischemia in peripheral artery disease[J]. European Journal of Vascular and Endovascular Surgery, 2019, 58(6): e170-e171.

[2] LIMA A P, BEELEN P, BAKKER J. Use of a peripheral perfusion index derived from the pulse oximetry signal as a noninvasive indicator of perfusion[J]. Crit Care Med, 2002, 30(6): 1210-1213.

[3] REISNER A, SHALTIS P A, MCCOMBIE D, et al. Utility of the photoplethysmogram in circulatory monitoring[J]. Anesthesiology, 2008, 108(5): 950-958.

[4] COUTROT M, DUDOIGNON E, JOACHIM J, et al. Perfusion index: physical principles, physiological meanings and clinical implications in anaesthesia and critical care[J]. Anaesth Crit Care Pain Med, 2021, 40(6): 100964.

[5] ÖZTÜRK D Y, ÖZTÜRK E, DIKMEN R T, et al. Evaluation of perfusion index and left ventricular output changes in low cardiac output syndrome after arterial switch operation[J]. Cardiol Young, 2023, 33(11): 2196-2202.

[6] KANMAZ H G, SARIKABADAYI Y U, CANPOLAT E, et al. Effects of red cell transfusion on cardiac output and perfusion index in preterm infants[J]. Early Hum Dev, 2013, 89(9): 683-686.

[7] PARK S G, LEE O H, PARK Y H, et al. The changes of non-invasive hemoglobin and perfusion index of pulse CO-oximetry during induction of general anesthesia[J]. Korean J Anesthesiol, 2015, 68(4): 352-357.

[8] SU L, ZHANG R, ZHANG Q, et al. The effect of mechanical ventilation on peripheral perfusion index and its association with the prognosis of critically ill patients[J]. Crit Care Med, 2019, 47(5): 685-690.

[9] LENKA H, PETR K, KAREL R. Dynamic changes of perfusion index during hypoxemia and hypercapnia in outdoor experiments[J]. 2021 International Conference on e-Health and Bioengineering(EHB), 2021: 1-6.

[10] HØJLUND J, AGERSKOV M, CLEMMESEN C G, et al. The peripheral perfusion index tracks systemic haemodynamics during general anaesthesia[J]. J Clin Monit Comput, 2020, 34(6): 1177-1184.

[11] RYU K H, HWANG S H, SHIM J G, et al. Comparison of vasodilatory properties between desflurane and sevoflurane using perfusion index: a randomised controlled trial[J]. Br J Anaesth, 2020, 125(6): 935-942.

[12] BARAN G. The effects of different positions on physiological measurement and perfusion index in pediatric intubated patients[J]. International Journal of Paediatrics Geriatrics, 2023, 6(1): 16-19.

[13] HARA K, KANEKO S, ISHIOKA T, et al. Relationship between perfusion index and central temperature before and after induction of anesthesia in laparoscopic gastrointestinal surgery: a prospective cohort study[J]. Medicine (Baltimore), 2023, 102(9): e33169.

[14] HØISETH L, HISDAL J, HOFF I E, et al. Tissue oxygen saturation and finger perfusion index in central hypovolemia: influence of pain[J]. Crit Care Med, 2015, 43(4): 747-756.

[15] ABDELNASSER A, ABDELHAMID B, ELSONBATY A, et al. Predicting successful supraclavicular brachial plexus block using pulse oximeter perfusion index[J]. Br J Anaesth, 2017, 119(2): 276-280.

[16] KUMAR S, HUSSAIN M, PRAKASH J, et al. Role of perfusion index as a tool for acute post-operative pain assessment: an observational study[J]. Indian Journal of Anaesthesia and Analgesia, 2019, 6: 1623-1626.

[17] FLUCK R R JR, SCHROEDER C, FRANI G, et al. Does ambient light affect the accuracy of pulse oximetry?[J]. Respir Care, 2003, 48(7): 677-680.

[18] SHAH S B, JAIPURIA J, DUBEY M, et al. Supraclavicular block evaluation in oncoorthopedic patients under general anesthesia using perfusion index: a prospective cohort study[J]. Saudi J Anaesth, 2023, 17(2): 155-162.

[19] WANG J, DENG L, XU A. Evaluation of prediction effect of perfusion index for supraclavicular brachial plexus block in children: protocol for a randomized trial[J]. Trials, 2022, 23(1): 629.

[20] AKSU H, OCMEN E, OMUR D, et al. Plethysmographic variability index and perfusion index in patients with axillary brachial plexus nerve catheters: an observational study[J]. Medicine (Baltimore), 2023, 102(42): e35653.

[21] KIM D, JEONG J S, PARK M J, et al. The effect of epinephrine on the perfusion index during ultrasound-guided supraclavicular brachial plexus block: a randomized controlled trial[J]. Sci Rep, 2020, 10(1): 11585.

[22] HONG J H,PARK K B,LEE J Y,et al. Predictors of a successful outcome following a thoracic erector spinae plane block for cervical radiculopathy[J]. Pain Physician,2024,27(4):235-242.

[23] ZHANG R,WANG X,JIN J,et al. Perfusion index ratio predicts successful upper thoracic paravertebral block:a prospective observational study[J]. Eur J Anaesthesiol, 2024,41(1):73-76.

[24] YUN H J,KIM J B,CHUNG H S. Predictive ability of perfusion index for determining the success of adductor canal nerve block for postoperative analgesia in patients undergoing unilateral total knee arthroplasty[J]. Life (Basel),2023,13(9):1865.

[25] HARDE M J,RANALE P B,FERNANDES S. Perfusion index to predict post spinal hypotension in lower segment caesarean section[J]. J Anaesthesiol Clin Pharmacol, 2024,40(1):37-42.

[26] M G N,SRINIVASAIAH M,PRABHAT K S J,et al. Peripheral perfusion index:a predictor of post-spinal hypotension in caesarean section[J]. Cureus,2022,14(6): e25699.

[27] KANEKO S,HARA K,SATO S,et al. Association between preoperative toe perfusion index and maternal core temperature decrease during cesarean delivery under spinal anesthesia:a prospective cohort study[J]. BMC Anesthesiol,2021,21(1):250.

[28] NASUTION M P,FITRIATI M,VETERINI A S,et al. Preoperative perfusion index as a predictor of post-anaesthetic shivering in caesarean section with spinal anaesthesia[J]. J Perioper Pract,2022,32(5):108-114.

[29] VASHISHTH S,NANDAL N,KAUR K,et al. Evaluation of perfusion index as a predictor of successful caudal block in pediatric patients:a prospective randomized study[J]. J Anaesthesiol Clin Pharmacol,2024,40(1): 108-113.

[30] DEMI RCI Ç,DURAN M,NAKIR H,et al. Correlation of block success with perfusion index measurement in cases of pediatric surgery under caudal epidural block anesthesia[J]. J Perianesth Nurs,2024,39(4):666-671.

[31] HØJLUND J,PETERSEN D R,AGERSKOV M,et al. "The peripheral perfusion index discriminates haemodynamic responses to induction of general anaesthesia" [J]. J Clin Monit Comput,2023,37(6):1533-1540.

[32] ZHOU N,LIANG X,GONG J,et al. S-ketamine used during anesthesia induction increases the perfusion index and mean arterial pressure after induction:a randomized,

double-blind,placebo-controlled trial[J]. Eur J Pharm Sci,2022,179:106312.

[33] ABDEL-GHAFFAR H S, ABDEL-WAHAB A H, ROUSHDY M M. Using the perfusion index to predict changes in the depth of anesthesia in children compared with the A-line autoregression index:an observational study[J]. Braz J Anesthesiol, 2024, 74(5): 744169.

[34] KIM D,KIM J,GIL N S,et al. The utility of the perfusion index as an indicator of anesthetic depth for repeated propofol sedation in children:an observational study [J]. Pediatr Int,2023,65(1):e15659.

[35] HONG S W,HWANG M S,KIM J H,et al. Usefulness of the perfusion index for monitoring the response to intravenous ketamine infusion therapy in patients with complex regional pain syndrome[J]. Pain Pract,2023,23 (5):535-542.

[36] BIHANI P,PANDEY A,JHA M,et al. Comparing perfusion index and visual analogue scores for postoperative pain assessment following upper limb surgeries under supraclavicular brachial plexus block:an observational study[J]. Cureus,2024,16(3):e55529.

[37] AHMED A,LOTFY A,ELKHOLY J,et al. Perfusion index as an objective measure of postoperative pain in children undergoing adenotonsillectomy:a cohort study[J]. J Clin Monit Comput,2022,36(3):795-801.

[38] KWON J H,PARK H J,SIM W S,et al. Evaluation of the intraoperative perfusion index for correlation with acute postoperative pain in patients undergoing laparoscopic colorectal cancer surgery[J]. J Clin Med,2019,8 (9):1299.

[39] SUREKHA C,EADARA V S,SATISH KUMAR M N. Evaluation of perfusion index as an objective tool to assess analgesia during laparoscopic surgeries under general anaesthesia[J]. Indian J Anaesth,2022,66(4):260-265.

[40] KIM D,LEE C,BAE H,et al. Comparison of the perfusion index as an index of noxious stimulation in monitored anesthesia care of propofol/remifentanil and propofol/dexmedetomidine:a prospective, randomized, casecontrol,observational study[J]. BMC Anesthesiol,2023, 23(1):183.

[41] IIZUKA Y,YOSHINAGA K,NAKATOMI T,et al. A low peripheral perfusion index can accurately detect prolonged capillary refill time during general anesthesia:a prospective observational study[J]. Saudi J Anaesth,

2023,17(1):33-38.

[42] STRUMIA A,RIZZO S,A D I P,et al. Perfusion index monitoring to help assessing changes in perfusion after administration of inodilator drugs in cardiac surgery patients[J]. Minerva Anestesiol,2024,90(1/2):108-109.

[43] MORAKUL S,PRACHANPANICH N,PERMSAKMESUB P,et al. Prediction of fluid responsiveness by the effect of the lung recruitment maneuver on the perfusion index in mechanically ventilated patients during surgery [J]. Front Med(Lausanne),2022,9:881267.

[44] LAU F F,AGERSKOV M,THUSHOLDT A N W,et al. Peripheral perfusion index stratifies risk in patients with intraoperative anemia:a multicentre cohort study[J]. J Clin Anesth,2024,95:111472.

[45] RANUCCI M,BARYSHNIKOVA E,ANGUISSOLA M,et al. Perfusion quality odds(PEQUOD)trial:validation of the multifactorial dynamic perfusion index as a predictor of cardiac surgery-associated acute kidney injury[J]. Eur J Cardiothorac Surg,2024,65(5):ezae172.

[46] RANUCCI M,DI DEDDA U,COTZA M,et al. The multifactorial dynamic perfusion index:a predictive tool of cardiac surgery associated acute kidney injury[J]. Perfusion,2024,39(1):201-209.

[47] KANG P,PARK J B,YOON H K,et al. Association of the perfusion index with postoperative acute kidney injury:a retrospective study[J]. Korean J Anesthesiol, 2023,76(4):348-356.

[48] LOTFY A,HASANIN A,RASHAD M,et al. Peripheral perfusion index as a predictor of failed weaning from mechanical ventilation[J]. J Clin Monit Comput,2021,35 (2):405-412.

[49] HASANIN A,KARAM N,MUKHTAR A M,et al. The ability of pulse oximetry-derived peripheral perfusion index to detect fluid responsiveness in patients with septic shock[J]. J Anesth,2021,35(2):254-261.

[50] SIVAPRASATH P,MOOKKA GOUNDER R,MYTHILI B. Prediction of shock by peripheral perfusion index[J]. Indian J Pediatr,2019,86(10):903-908.

[51] MAGNIN M,AMSON H,VACHERON C H,et al. Associations between peripheral perfusion disorders,mean arterial pressure and dose of norepinephrine administrated in the early phase of septic shock[J]. Clin Exp Pharmacol Physiol,2021,48(10):1327-1335.

[52] BAZARAA H,ROBY S,SALAH E,et al. Assessment of tissue perfusion using the peripheral perfusion index and lactate clearance in shock in pediatric patients[J].

Shock,2021,56(6):933-938.

[53] YANG X,ZHOU Y,LIU A,et al. Relationship between dynamic changes of microcirculation flow,tissue perfusion parameters,and lactate level and mortality of septic shock in ICU[J]. Contrast Media Mol Imaging,2022, 2022:1192902.

[54] UZKUÇ İ,GURMEN E S,TULAY C M. The role of the perfusion index in patients with thoracic trauma[J]. World J Emerg Med,2022,13(5):390-392.

[55] ESEN C I,SATAR S,GULEN M,et al. Perfusion index: could it be a new tool for early identification of pulmonary embolism severity?[J]. Intern Emerg Med,2025,20 (1):235-245.

[56] ABOUGABAL A,HASANIN A,ABDEL-FATAH M,et al. Peripheral perfusion index as a predictor of reintubation in critically ill surgical patients[J]. BMC Anesthesiol,2024,24(1):227.

[57] GRIGORASI G R,CORLADE-ANDREI M,CIUMANGHEL I,et al. Monitoring perfusion index in patients presenting to the emergency department due to drug use[J]. J Pers Med,2023,13(2):372.

[58] GUDELUNAS M K,LIPNICK M,HENDRICKSON C,et al. Low perfusion and missed diagnosis of hypoxemia by pulse oximetry in darkly pigmented skin:a prospective study[J]. Anesth Analg,2024,138(3):552-561.

[59] OKADA H,TANAKA M,YASUDA T,et al. Decreased microcirculatory function measured by perfusion index is predictive of cardiovascular death[J]. Heart Vessels, 2020,35(7):930-935.

[60] OKADA H,TANAKA M,YASUDA T,et al. Decreased peripheral perfusion measured by perfusion index is a novel indicator for cardiovascular death in patients with type 2 diabetes and established cardiovascular disease [J]. Sci Rep,2021,11(1):2135.

[61] DAŞ M,BARDAKCI O,SIDDIKOGLU D,et al. Prognostic performance of peripheral perfusion index and shock index combined with ESI to predict hospital outcome [J]. Am J Emerg Med,2020,38(10):2055-2059.

[62] SHI X,XU M,YU X,et al. Peripheral perfusion index predicting prolonged ICU stay earlier and better than lactate in surgical patients:an observational study[J]. BMC Anesthesiol,2020,20(1):153.

[63] OSMAN A A,ALBALAWI M,DAKSHINAMURTI S,et al. The perfusion index histograms predict patent ductus arteriosus requiring treatment in preterm infants[J]. Eur J Pediatr,2021,180(6):1747-1754.

[64] SIEFKES H,KAIR L,TANCREDI D J,et al. Oxygen saturation and perfusion index-based enhanced critical congenital heart disease screening[J]. Am J Perinatol, 2020,37(2):158-165.

[65] JIA L,CHAO Y C,FENG Z,et al. Maternal toe perfusion index change after spinal anesthesia for cesarean delivery correlates with a decreased oxygen partial pressure of the umbilical vein[J]. J Clin Anesth,2021,75:110458.

[66] SINGH J,JAIN S,CHAWLA D,et al. Peripheral perfusion index as a marker of sepsis in preterm neonates [J]. J Trop Pediatr,2022,68(2):fmac014.

43 非气管插管麻醉在气管重建术中的应用

随着微创手术和加速术后康复理念的推广,保留自主呼吸的非气管插管麻醉(non-intubated anesthesia,NIA)因其减少气道干扰、降低术后并发症及加速康复等优势,在肺部手术中得到了广泛应用。然而,由于气管手术的复杂性,其在气管重建术中的应用报道并不多见。目前,NIA已成功应用于多种气管重建手术,包括高位喉气管重建、腔镜下胸段气管重建及复杂隆突重建等,这些手术的成功实施展示了NIA在气管重建术中的可行性和安全性。对于气管重建,保留自主呼吸的NIA方式最大优势是能提供良好的术野,减少了气管插管相关的并发症,如喉水肿、黏膜溃疡和气道损伤,有助于提高手术的便利性及安全性,同时也减少了麻醉药物的使用,有助于患者术后康复。但关于非插管麻醉用于气管重建术的报道多为个案报道及病例系列研究,因此,进一步研究非插管麻醉的适应证、禁忌证及其在气管重建术中的最佳应用策略具有重要的临床意义。

一、气管重建术的传统气道管理方法

在气管重建术中,控制气道、维持良好的气体交换和术野显露是麻醉的关键,通常根据病变位置、性质、气管狭窄程度及手术计划决定麻醉方式。对于狭窄部位直径>5mm且无面罩通气困难者,可常规进行麻醉诱导;狭窄部位直径<5mm,外径3mm气管镜可通过的患者,宜在清醒下行气管镜引导插管;若气管镜无法通过,建议在局麻下建立体外循环后进行麻醉诱导。气道管理可分为3个阶段:①气管游离;②切除和再吻合;③气管闭合。气道管理方案最常用的是交替插管,在气管游离阶段,由麻醉科医师经口插管;在切除及再吻合阶段,外科医师将无菌气管导管插入远端气道;病变切除后,拔除台上插管,完成管壁吻合,随后将经口气管导管推送至吻合口远端进行通气。传统气道管理方法存在以下问题:①气管导管干扰术野;②多次插管可能导致气道损伤;③导管套囊距尖端位置较远,台上插管过程中可能导致导管过深;④气管重建术要求早期拔管,苏醒须平稳无呛咳,但拔管时机难掌握,并且术后患者为颈部屈曲位,

增加了再插管的难度;⑤拔管时,导管对气管的机械牵拉可能导致吻合口破裂。

二、非气管插管麻醉的技术特点

NIA通常是采用区域麻醉结合轻-中度镇静镇痛,不进行气管插管,使用喉罩(laryngeal mask airway,LMA)或高频喷射通气(high frequency jet ventilation,HFJV)等替代手段,通过丙泊酚、瑞芬太尼及右美托咪定等药物维持患者的镇静状态,同时利用区域麻醉进行有效的疼痛管理,避免了气管插管全身麻醉带来的系统性并发症。

三、非气管插管麻醉在气管重建术中的应用

(一)上段气管重建术中的应用

由于上段气管易显露,非插管麻醉难以维持时,改换全身插管或建立紧急气道较为容易,目前已有多项非插管麻醉应用于上段气管重建的报道。Macchiarini等进行了一项可行性研究,术前静脉给予咪达唑仑及阿托品,采用颈段硬膜外麻醉加气道雾化局麻,复合小剂量瑞芬太尼清醒镇静。术中患者保持清醒,面罩吸氧,若脉搏血氧饱和度(pulse oxygen saturation,SpO_2)<90%,可由外科医师向远端气道置入一细管供氧,未使用声门上通气装置及喷射通气装置,所有患者均顺利完成手术。研究者认为,清醒无管上段气道手术是可行且安全的。局部逐层浸润麻醉联合清醒镇静用于高位气管狭窄切除也有报道,术中患者清醒可配合,有利于术者观察声带功能。一项回顾性病例系列研究中,研究者采用静脉麻醉结合双侧颈浅丛神经阻滞或胸段硬膜外麻醉,麻醉诱导后置入喉罩通气,术中持续输注丙泊酚、瑞芬太尼和右美托咪定维持麻醉,51例患者中有3例因气胸或持续咳嗽中转麻醉方式。非插管麻醉在上段气道重建术中具有可行性,但仍有一定失败概率,通常与持续呛咳、低氧血症及二氧化碳蓄积等因素有关,须制订转换全麻插管的标准及流程。

（二）中下段气管及隆突重建术中的应用

相较于上段气管重建术，中下段气管及隆突病变显露更为困难，需要开胸或在胸腔镜下手术，目前非插管麻醉的探索均为胸腔镜手术。Jiang 等开展的一项回顾性队列研究表明，非插管麻醉在严格筛选的患者中是可行的。筛选标准包括：①ASA Ⅰ~Ⅱ级；②BMI<25kg/m²；③病变气管长度<4cm；④排除有出血障碍、睡眠呼吸暂停、胸膜粘连症证据、不良气道特征（如先天性肺气道畸形）或脊柱解剖学异常的患者。非插管组共收集18例患者，其中14例为中下段气管病变，4例为隆突病变。与传统插管组相比，非插管组的中位手术时间、隆突重建时间及气管端端吻合时间均显著缩短，术中最低氧饱和度相似，且术后并发症无明显差异。周文等报道了非插管麻醉结合HFJV用于胸腔镜下隆突重建的病例，这名患者接受了胸段硬膜外麻醉联合静脉麻醉，麻醉诱导后置入喉罩供氧，术中通过胸腔镜进行迷走神经阻滞以抑制咳嗽反射。气管切开期间，左侧主支气管置入硬质吸痰管作为高频喷射通气导管，当术中SpO₂降至90%以下时，启动高频喷射通气以维持患者的氧合。患者采取30°头高足低体位，以减少血液流入远端气道的风险。Peng 等报道了非插管麻醉在胸腔镜下隆突重建术中的应用，采用胸段硬膜外麻醉联合静脉麻醉，术中未使用HFJV，而是通过喉罩输送高流量氧气以提高胸腔内的含氧量，间接提高远端气道的吸氧浓度，术中采用支气管悬吊技术防止血液进入远端气道。胸腔镜手术为了提供良好的视野需要术侧肺萎陷，可能导致通气不足，增加低氧血症的概率。同时，纵隔摆动及膈肌运动可能影响手术操作，一项非插管麻醉用于胸腔镜下气管切除术的回顾性研究中，部分患者使用了小剂量神经肌肉阻滞剂以削弱膈肌活动，仍可保持自主呼吸，神经肌肉阻滞剂应小剂量滴定使用，并对自主呼吸进行严密监测。综上所述，非插管麻醉在中下段气管及隆突重建术中具有可行性，但须严格筛选患者，尽量避免术中转换麻醉方案。

四、非气管插管麻醉用于气管重建术的管理流程

（一）术前评估与准备

术前，麻醉及手术团队应对患者进行全面评估。详细的病史采集及体格检查对判断气道狭窄的严重程度至关重要。当气道狭窄>50%或气管直径<8mm时，患者通常会表现出喘鸣、呼吸困难及活动耐力下降等症状，若有头颈部放疗史应注意评估其头颈活动度及张口度。此外，应关注体位改变对患者呼吸功能的影响，若在仰卧时呼吸受限加重，建议避免使用非插管麻醉，选择患者舒适的体位行气管插管麻醉。进一步的评估手段包括肺功能测试、动脉血气分析、CT扫描及气管镜检查等，其中，气管镜检查对麻醉评估至关重要。值得注意的是，因炎症或肿瘤引起的狭窄可能在短时间内迅速进展，应注意检查结果的时效性。

有以下情况应避免使用非插管麻醉：①ASA>Ⅲ级；②BMI>30kg/m²；③反流误吸高风险者；④张口度<2cm；⑤冠心病；⑥心律失常；⑦静息状态下存在呼吸困难；⑧活动性气道/消化道出血或凝血功能障碍者。

物品准备方面，除常规胸科麻醉设备外，还需要准备①3#、4#、5#喉罩；②支气管镜；③加强型单腔气管导管（4.5#~7.0#各一根）；④无菌细导管数根；⑤高频喷射通气装置；⑥气管切开包。

对于严重气道狭窄患者，应避免术前镇静，术前可给予抗胆碱药减少气道分泌物，如阿托品、戊乙奎醚和格隆溴铵。麻醉开始前手术人员应在场，以备在无法进行通气时手术建立紧急气道。

（二）麻醉诱导与维持

充分镇痛是实现非插管麻醉的基础，应根据手术部位选择相应的区域麻醉。硬膜外麻醉、颈浅丛神经阻滞、椎旁神经阻滞、肋间神经阻滞和切口周围局部浸润麻醉可有效抑制切皮刺激。胸膜及气道的牵拉可能引起咳嗽、支气管收缩、分泌物增多、血压升高及心动过速。通过胸腔内迷走神经阻滞与胸膜及气道表面麻醉，可有效减轻这类反应。

为避免气道开放时麻醉气体污染，应使用全凭静脉麻醉。麻醉诱导可选用丙泊酚、咪达唑仑、舒芬太尼、芬太尼及氯胺酮等。右美托咪定是麻醉维持的首选镇静药，有助于抑制咳嗽反射，减少其他麻醉药物的用量，保持血流动力学稳定，但需要在手术结束前30min停止输注。可与短效药物丙泊酚、瑞芬太尼联合使用，停止输注后麻醉苏醒迅速且完全。

（三）术中监测

术中检测应包括无创血压、心电图、脉搏氧饱和度、呼气末二氧化碳及有创动脉血压。由于气管切除和再吻合阶段无法进行呼气末二氧化碳监测，应行血气分析或经皮二氧化碳分压监测（transcutaneous monitoring of partial pressure of end-tidal carbon dioxide，PtcCO₂）。为避免术中知晓，推荐使用脑电双频指数（electroencephalogram bispectral index，BIS）监测麻醉深度。若需要置入中心静脉导管，因颈内静脉穿刺点接近手术区域，建议选择锁骨下静脉或股静脉作为穿刺部位。

（四）气道管理

在非插管麻醉中，通常保留患者的自主呼吸。在气管游离阶段，可通过面罩吸氧或喉罩供氧；在气管切除和再吻合阶段，可向气道远端置入无菌导管供氧，如吸痰管或胃管，只要导管足够细且不干扰手术操作即可。若氧饱和度下降，可间断手控使用喷射通气装置改善氧合。若非自主呼吸，气管游离阶段需要使用喉罩进行机械通气，气管切开后则采用高频喷射通气机的机控模式维持氧合，参数设置为FiO₂ 100%，I∶E=1∶（1~1.5），驱动压力15mmHg/kg，频率100~120次/min。喉罩在非插管麻醉的气道管理中是非常有效的工具，特别是在重度气道狭窄或病变接近声门

时，具有保障上呼吸道通畅的独特优势。喉罩不仅便于气管镜操作，插管型喉罩还有利于需要转换为插管麻醉时通过喉罩完成插管，并且能降低苏醒期气道相关风险。但喉罩可能增加反流误吸风险，建议置入喉罩后留置胃管。

（五）转换麻醉标准

当出现以下情况时，应考虑中转换全麻插管：①SpO_2低于90%，且无法通过调整麻醉深度或使用喷射通气改善；②$PaCO_2>80mmHg$；③术中出血难以控制；④持续呛咳影响手术操作；⑤血流动力学不稳定，如顽固性心律失常或

心力衰竭。

五、典型案例

患者，女性，57岁，身高150cm，体重48kg，因气管插管相关性气道损伤导致气道狭窄，CT示狭窄段位于胸廓入口，上端距声门2cm，长度约2cm，最窄处内径约4.4mm（图43-1），拟在全身麻醉下行"气管病损切除术+气道重建术"。

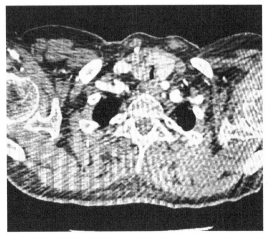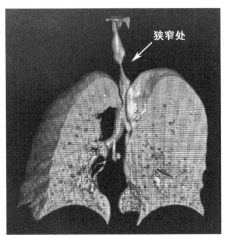

狭窄处

图43-1　术前CT平扫及三维重建

入手术室监测生命体征，吸空气时SpO_2 97%，清醒下建立外周静脉、左侧桡动脉置管及右侧锁骨下静脉置管。泵注右美托咪定1μg/kg，10min泵注完毕，静脉注射格隆溴铵0.4mg、艾司氯胺酮0.5mg/kg及丙泊酚1mg/kg行麻醉诱导。置入3#可视喉罩，诱导完成后使用0.375%罗哌卡因+0.5%利多卡因行超声引导下双侧颈浅丛神经阻滞麻醉，双侧各5ml。使用右美托咪定0.5~1.0μg/(kg·h)+丙泊酚4mg/(kg·h)维持镇静，术中根据BIS值调整丙泊酚泵速大小，术中不使用神经肌肉阻滞剂，保留自主呼吸。

置入喉罩后使用气管镜确认喉罩位置，经气管镜喷洒2%利多卡因行声门上及声门下气道表面麻醉。充分游离气管后，使用气管镜定位，纤维支气管镜光源可透过气管壁，引导术者确认病变上下缘。气管横断后，将无菌吸痰管连接氧源，由术者置入远端气管（氧流量为4~5L/min），保留自主呼吸，同时台上备用6.0#无菌气管导管及螺纹管，必要时可及时转换麻醉（图43-2）。气管切除和再吻合阶段均由此吸痰管供氧，保留自主呼吸。SpO_2低于90%时，经喉罩插入一根无菌吸痰管作为高频喷射通气管，行间断高频喷射通气，SpO_2可迅速回升至95%以上。由于此阶段无法检测呼气末二氧化碳，需要间断行血气分析监测二氧化碳浓度，此患者术中$PaCO_2$最高达到66mmHg。吻合完毕后取出吸痰管，经喉罩置入气管镜，检查气管内壁吻合口情况，行漏气试验，确认无吻合口漏后逐层关闭切口。手术结束前30min停用右美托咪定，术毕停用丙泊酚，术后

10min患者苏醒，意识清醒及生命体征平稳时予以拔除喉罩，安返胸外科监护治疗病房。

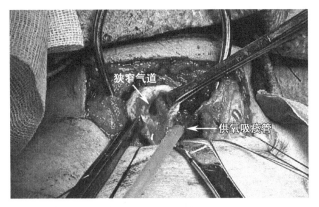

狭窄气道　　供氧吸痰管

图43-2　术野情况

六、非气管插管麻醉在气管重建术中的优势及局限

非插管麻醉的最大优势在于减少气管插管对手术操作的干扰，尤其在气管吻合阶段，为外科医师提供了更好的视野，还可能减轻术后咽喉及气管不适、减少肺部并发症、加快术后恢复、缩短住院时间且降低住院费用，以及推动胸外科手术向"无管"微创方向发展，其在上、中、下段气管及隆

突重建术中的应用也具有可行性。然而,仍有部分问题尚待解决。①低氧血症:低氧血症是非插管麻醉的普遍问题,大多发生在气管切除和再吻合阶段。可将一无菌细导管置入远端气道持续供氧,或行高频喷射通气,但高频喷射通气可能导致气压伤或其他通气相关并发症。因此,如何优化高频喷射通气的应用以及在非插管麻醉中保持稳定的氧合,仍是未来需要解决的问题。胸腔镜手术中通过喉罩输送高流量氧气以提高胸膜腔内的氧浓度,也可提高氧饱和度,但此方法在使用外科电刀时可能引发火灾。持续低氧血症无法缓解时,应及时改换机械通气,行非插管麻醉时,手术台上应随时备用无菌气管导管及螺纹管。②高碳酸血症:由于静脉药物抑制呼吸、气道切开期间供氧中断、胸段硬膜外麻醉对呼吸肌的抑制及胸腔镜手术中的肺萎陷,高碳酸血症在非插管麻醉中几乎不可避免,且气道开放后无法连续测量二氧化碳水平。轻-中度高碳酸血症对患者预后不会造成影响,而重度高碳酸血症($PaCO_2 > 100mmHg$)则会影响患者预后,当$PaCO_2 > 80mmHg$时应改换机械通气。对于自身存在冠心病或颅内压增高的患者,应谨慎选择非插管麻醉。③漏气测试困难:在非插管条件下无法进行充分的正压通气,因此如何在气管重建后进行漏气测试仍待解决。④积血和分泌物处理:术中出血及分泌物无法通过吸引彻底清除,流入远端气道将影响通气,术中选择头低足高位加气管悬吊可降低远端气道堵塞风险,快速有效的应急处理措施至关重要,否则可能导致严重并发症。⑤气道开放期间火灾隐患:部分研究中使用超声刀替代电刀,通过吸引器吸引以减少电灼烧部位周围氧气量,但其氧浓度无法精准调控,仍存在火灾风险。

综上,非插管麻醉在气管重建术中的应用提供了一种减少并发症及加速康复的重要麻醉方法选择,是现代胸外科手术麻醉中的一个重要进展。随着技术的不断完善和临床经验的积累,非插管麻醉在气管重建术中的应用将更加广泛,但其推广仍面临诸多挑战。要求麻醉科医师具备更高的技术水平,尤其是在术中需要根据患者的情况及时调整麻醉和通气策略,对麻醉团队的应急反应能力提出了更高的要求,需要有计划地紧急转为插管全身麻醉的准备。同时需要麻醉科医师和外科医师之间的密切合作,以确保手术的安全性。随着麻醉药物和技术的进步,艾司氯胺酮、环泊酚和瑞马唑仑等新药物在非插管麻醉中可能有较大应用前景。现有研究多为病例报告或小规模回顾性研究,缺乏大规模、前瞻性随机对照试验来评估非插管麻醉在气管重建术中的安全性和有效性。未来应开展更多的多中心研究,进一步明确非插管麻醉的适应证和禁忌证。

(罗婕 李黛 王嘉锋)

参 考 文 献

[1] SCHIEREN M, WAPPLER F, DEFOSSE J. Anesthesia for tracheal and carinal resection and reconstruction[J]. Curr Opin Anaesthesiol, 2022, 35(1): 75-81.

[2] 徐美英, 沈耀峰, 吴东进, 等. 气管重建手术的麻醉管理[J]. 临床麻醉学杂志, 2007, 23(8): 676-677.

[3] CHEN J Q, YANG X L, GU H, et al. The role of serratus anterior plane block during in video-assisted thoracoscopic surgery[J]. Pain Ther, 2021, 10(2): 1051-1066.

[4] CHEN K C, CHENG Y J, HUNG M H, et al. Nonintubated thoracoscopic surgery using regional anesthesia and vagal block and targeted sedation[J]. J Thorac Dis, 2014, 6(1): 31-36.

[5] LONGO F, PILIEGO C, TOMASELLI E, et al. Erector spinae plane block allows non-intubated vats-wedge resection[J]. J Clin Anesth, 2020, 60: 89-90.

[6] LIN J, LIAO Y, GONG C, et al. Regional analgesia in video-assisted thoracic surgery: a bayesian network meta-analysis[J]. Front Med (Lausanne), 2022, 9: 842332.

[7] MACCHIARINI P, ROVIRA I, FERRARELLO S. Awake upper airway surgery[J]. Ann Thorac Surg, 2010, 89(2): 387-390.

[8] LOIZZI D, SOLLITTO F, DE PALMA A, et al. Tracheal resection with patient under local anesthesia and conscious sedation[J]. Ann Thorac Surg, 2013, 95(3): e63-e65.

[9] ZHOU Y, LIANG H, XU K, et al. The strategy of non-intubated spontaneous ventilation anesthesia for upper tracheal surgery: a retrospective case series study[J]. Transl Lung Cancer Res, 2022, 11(5): 880-889.

[10] JIANG L, LIU J, GONZALEZ-RIVAS D, et al. Thoracoscopic surgery for tracheal and carinal resection and reconstruction under spontaneous ventilation[J]. J Thorac Cardiovasc Surg, 2018, 155(6): 2746-2754.

[11] 周文, 钟宝琳, 钟伟博, 等. 非气管插管联合高频喷射通气用于气管隆突切除重建术一例[J]. 临床麻醉学杂志, 2023, 39(5): 557-558.

[12] PENG G, CUI F, ANG K L, et al. Non-intubated combined with video-assisted thoracoscopic in carinal reconstruction[J]. J Thorac Dis, 2016, 8(3): 586-593.

[13] LIU Y, LIANG L, YANG H. Airway management in "tubeless" spontaneous-ventilation video-assisted thoracoscopic tracheal surgery: a retrospective observational case series study[J]. J Cardiothorac Surg, 2023, 18(1): 59.

[14] HOBAI I A, CHHANGANI S V, ALFILLE P H. Anesthesia for tracheal resection and reconstruction[J]. Anesthesiol Clin, 2012, 30(4): 709-730.

[15] LIU J, LI S, SHEN J, et al. Non-intubated resection and reconstruction of trachea for the treatment of a mass in the upper trachea[J]. J Thorac Dis, 2016, 8(3): 594-599.

[16] JANÍK M, JUHOS P, LUČENIČ M, et al. Non-intubated

thoracoscopic surgery: pros and cons[J]. Front Surg, 2021,8:801718.

[17] BIN G, WENJUN L, YU G, et al. Non-intubated video-assisted thoracoscopic surgery[J]. J Vis Exp, 2023 (195):e65235.

[18] MENTZELOPOULOS S D, TZOUFI M J. Anesthesia for tracheal and endobronchial interventions[J]. Curr Opin Anaesthesiol,2002,15(1):85-94.

[19] MOGAHED M M, ELKAHWAGY M S. Paravertebral block versus intercostal nerve block in non-intubated uniportal video-assisted thoracoscopic surgery: a randomised controlled trial[J]. Heart Lung Circ,2020,29(5): 800-807.

[20] OZGUN M, HOSTEN T, SOLAK M. Effect of bilateral superficial cervical plexus block on postoperative analgesic consumption in patients undergoing thyroid surgery [J]. Cureus,2022,14(1):e21212.

[21] GUO Z, YIN W, PAN H, et al. Video-assisted thoracoscopic surgery segmentectomy by non-intubated or intubated anesthesia: a comparative analysis of short-term outcome[J]. J Thorac Dis,2016,8(3):359-368.

[22] BARNES P J. Neurogenic inflammation in the airways [J]. Respir Physiol,2001,125(1/2):145-154.

[23] GONZALEZ-RIVAS D, BONOME C, FIEIRA E, et al. Non-intubated video-assisted thoracoscopic lung resections: the future of thoracic surgery? [J]. Eur J Cardiothorac Surg,2016,49(3):721-731.

[24] BERTHOUD H R, NEUHUBER W L. Functional and chemical anatomy of the afferent vagal system[J]. Auton Neurosci,2000,85(1/2/3):1-17.

[25] WU C Y, CHEN J S, LIN Y S, et al. Feasibility and safety of nonintubated thoracoscopic lobectomy for geriatric lung cancer patients[J]. Ann Thorac Surg, 2013, 95 (2):405-411.

[26] CHEN J S, CHENG Y J, HUNG M H, et al. Nonintubated thoracoscopic lobectomy for lung cancer[J]. Ann Surg,2011,254(6):1038-1043.

[27] DONG Q, LIANG L, LI Y, et al. Anesthesia with nontracheal intubation in thoracic surgery[J]. J Thorac Dis, 2012,4(2):126-130.

[28] MIKAMI M, ZHANG Y, KIM B, et al. Dexmedetomidine's inhibitory effects on acetylcholine release from cholinergic nerves in guinea pig trachea: a mechanism that accounts for its clinical benefit during airway irritation[J]. BMC Anesthesiol,2017,17(1):52.

[29] MAGAZINE R, VENKATACHALA S K, GONEPPANAVAR U, et al. Comparison of midazolam and low-dose dexmedetomidine in flexible bronchoscopy: a prospective, randomized, double-blinded study[J]. Indian J Pharmacol,2020,52(1):23-30.

[30] KANG W S, KIM S Y, SON J C, et al. The effect of dexmedetomidine on the adjuvant propofol requirement and intraoperative hemodynamics during remifentanil-based anesthesia[J]. Korean J Anesthesiol, 2012, 62 (2):113-118.

[31] LEE H J, WOO J H, CHO S, et al. Transcutaneous carbon dioxide monitoring more accurately detects hypercapnia than end-tidal carbon dioxide monitoring during non-intubated video-assisted thoracic surgery: a retrospective cohort study[J]. J Clin Med, 2023, 12 (4): 1706.

[32] QIU Y, YU F, YAO F, et al. The efficacy of high-frequency jet ventilation on intraoperative oxygen saturation compared to cross-field ventilation in patients undergoing carinal resection and reconstruction[J]. J Thorac Dis, 2022,14(9):3197-3204.

[33] SCHIEREN M, EGYED E, HARTMANN B, et al. Airway management by laryngeal mask airways for cervical tracheal resection and reconstruction: a single-center retrospective analysis[J]. Anesth Analg, 2018, 126 (4): 1257-1261.

[34] AKOPOV A, KOVALEV M. Nonintubated tracheal surgery[J]. Thorac Surg Clin,2020,30(1):91-99.

[35] ZARDO P, KREFT T, HACHENBERG T. Airway management via laryngeal mask in laryngotracheal resection [J]. Thorac Cardiovasc Surg Rep,2016,5(1):1-3.

[36] DEFOSSE J, SCHIEREN M, HARTMANN B, et al. A New approach in airway management for tracheal resection and anastomosis: a single-center prospective study [J]. J Cardiothorac Vasc Anesth,2022,36(10):3817-3823.

[37] VAN ESCH B F, STEGEMAN I, SMIT A L. Comparison of laryngeal mask airway vs tracheal intubation: a systematic review on airway complications[J]. J Clin Anesth, 2017,36:142-150.

[38] CHENG Q, ZHANG J, WANG H, et al. Effect of acute hypercapnia on outcomes and predictive risk factors for complications among patients receiving bronchoscopic interventions under general anesthesia[J]. PLoS One, 2015,10(7):e0130771.

[39] ZHOU Q, CAO B, NIU L, et al. Effects of permissive hypercapnia on transient global cerebral ischemia-reperfusion injury in rats[J]. Anesthesiology, 2010, 112 (2): 288-297.

44 五官科手术麻醉核心技术在临床麻醉中的应用进展

五官是人类认识世界的重要器官,眼、耳、鼻和喉等器官共同作用构建出了人们对周围环境的丰富感知能力,让人们能够全面理解外部世界,从而在错综复杂的世界中生存并进行有效的互动。

五官科涵盖多个疾病领域,手术类型多样,涉及范围广泛,如眼、耳鼻喉、口腔以及颈部、呼吸道甚至颅底区域。自1846年乙醚麻醉首次公开展示协助外科医师切除颈部肿瘤开始,麻醉学就与五官科学之间形成了密不可分的联系。在临床实践中,五官科手术范围在头颈部,与麻醉科医师抢"空间",往往会共享气道,尤其凸显了外科医师与麻醉科医师之间协作的重要性。五官科手术患者困难气道和气道高反应多见,要求麻醉科医师熟练掌握并创新气道管理技术。鼻科、耳科手术多在内镜下完成,需要清晰的术野以避免损伤重要的神经、血管,需要麻醉科医师实施控制性降压技术来实现。同时,五官科手术具有时间短、频率高及节奏快的特点,逐步倾向于在日间手术模式下开展,对日间手术管理的优化以及患者对手术过程中的舒适体验要求也对麻醉科医师提出了挑战。

因此,五官科手术麻醉逐渐形成了以气道管理、循环管理、优化日间手术管理以及舒适化医疗为内涵的临床麻醉核心技术。本文主要介绍近年来五官科核心技术在临床麻醉中的应用进展,进一步普及并规范五官科麻醉技术,并为临床麻醉科医师提供新的研究思路。

一、五官科手术麻醉的气道管理

麻醉科医师与外科医师共享气道是五官科手术的特点,甚至有时需要将气道的主导权交给外科医师。由于术中共享气道,需要麻醉科医师与外科医师时刻保持沟通,共同商讨气道建立方式、导管型号选择与插管深度等细节,才能保障患者生命安全。五官科患者的特殊病理变化,如颌面部畸形、阻塞性睡眠呼吸暂停综合征、喉部肿瘤及气道异物等,常使面罩通气和插管过程变得复杂且难以预测,困难气道常见。过敏性鼻炎患者合并哮喘的患者比例高,进行全身麻醉手术更易呈现气道高反应性,药物、麻醉操作及迷走神经刺激等都可能诱发支气管痉挛。因此,气道管理是耳鼻喉科手术麻醉的核心技术之一,麻醉科医师必须针对患者的特定情况,选择最安全的气道管理技术,以确保手术的顺利进行。

(一)喉罩通气技术

近年来以喉罩为代表的声门上通气技术越来越多地被应用于五官科手术的通气管理。相较于传统的气管插管,喉罩在通气期间具有很多优势:诱导期及术中血流动力学更加平稳,更易行循环控制;对眼内压和中耳腔压力影响轻微;镇痛药物需求降低,不需要或仅需要少量肌松药;苏醒期患者更容易耐受,可以在自主呼吸和保护性反射完全恢复后再拔出喉罩;苏醒平稳,呛咳少,减少术后出血及听小骨移位等并发症的发生。在以往的观念中,由于五官科手术操作在头颈部,如果术中出现喉罩漏气或通气失败,重新调整或更换气管插管存在一定困难。此外,出于对反流误吸风险的担忧,也限制了喉罩在五官科手术中的应用。但随着新的临床研究证据的出现和积累,这一技术已经被越来越多的麻醉科医师认可和接受。

五官科手术推荐选择可弯曲喉罩。可弯曲喉罩的通气管具有的较强柔韧性,外力作用不易传导到罩体上,因此能更好耐受头部的旋转和术者对喉罩通气管的触碰,减少了移位的可能性。此外,可弯曲喉罩的通气管露在口外的部分易于弯曲和塑形,最大限度减少了对手术操作的影响。

可弯曲喉罩用于鼻科手术时,可以在咽喉部形成密封屏障,阻挡血液及冲洗液向下流入气管。一项纳入了6 661例全身麻醉下使用可弯曲喉罩通气的鼻内镜手术患者的回顾性研究结果显示,可弯曲喉罩可以安全有效地用于鼻内镜手术,成功维持通气的比例高达97.8%,与喉罩相关的呼吸道不良事件和损伤非常少见,且未发生反流、误吸等严重不良反应。另一项在同一医疗中心进行的研究也表明,对于成年人来说,可弯曲喉罩通气技术在耳科手术中同样表现出良好的效果与安全性,98.5%的患者应用喉罩顺利完成手术,并且未出现任何因喉罩引发的严重并发症。与鼻科手术不同,耳科手术通常需要将患者头向健侧旋转

60°~90°，头位的改变可能对喉罩对位及密闭性产生影响。然而研究表明，在头正位通气良好的情况下，耳科手术头部侧偏并不影响气道压及喉罩漏气压，进一步证实了喉罩通气技术在此类手术中应用的安全性。

正确放置喉罩对于五官科手术患者的安全至关重要，区别于其他外科手术，五官科手术需要更高的气道密封压力来保护气道不受胃液、分泌物、血液和脓液等的影响。选择合适型号是确保有效放置的第一步，过小的尺寸会导致通气泄漏增加误吸风险，而过大的尺寸可能会导致喉咙痛或口咽部神经损伤。通常临床医师会依据制造商基于体重给出的建议来选择喉罩尺寸，但在临床实践中这种方法并不总是很好地与患者实际情况相匹配。一项大型回顾性研究发现，在眼耳鼻喉手术患者中，制造商推荐的尺寸与临床实际应用的符合度仅为75.9%（成人75.2%、青少年72.6%及儿童85.7%）。为了更精准地选择喉罩尺寸，研究建立了以性别、体重和年龄为变量的回归模型，并提供了不同年龄段和体重范围的喉罩型号推荐值（表44-1）。对于成人和青少年，使用回归模型的推荐值而不是制造商的建议可以更好地选择喉罩尺寸。而对于儿童，两者的临床价值类似。

表 44-1　基于模型的不同年龄段体重范围的喉罩型号推荐值

分组	喉罩型号						
	1.5	2	2.5	3	4	5	6
成年男性	—	—	—	—	<69kg	≥69kg 和<132kg	≥132kg
成年女性	—	—	—	<41kg	≥41kg 和<80kg	≥80kg	—
青少年男性	—	—	<28kg	≥28kg 和<49kg	≥49kg 和<74kg	≥74kg	—
青少年女性	—	—	<30kg	≥30kg 和<48kg	≥48kg 和<83kg	≥83kg	—
儿童男性	<10kg	≥10kg 和<20kg	≥20kg 和<32kg	≥32kg	—	—	—
儿童女性	<10kg	≥10kg 和<21kg	≥21kg 和<31kg	≥31kg	—	—	—

临床上常使用盲探法置入喉罩，尽管能够借助听诊、泄漏试验等一系列主观、间接评估手段来判断喉罩是否处于合适的位置，但盲插仅能使不到30%的喉罩被放置到最佳位置。位置不当的喉罩可能导致潮气量不足、漏气、气道阻塞、组织损伤或神经损伤等问题，使得许多麻醉科医师包括五官科医师对于喉罩作为五官科气道管理工具持保留态度。这种情况随着可视喉罩的出现发生了转变。在喉罩通气口附近安装摄像系统，实现了喉罩从"盲插"到"全程可视"的重大突破，这一技术革新使得医师能够全程实时可视化监测喉罩的对位情况，方便及时处理，极大地提高了喉罩在五官科手术中应用的有效性和安全性。可视化技术是未来喉罩在五官科手术中应用理想的发展方向，未来此技术可能不仅限于引导对喉罩的定位，还可能拓展到监测反流误吸、指导肌肉松弛药使用，甚至咽喉部神经功能监测等诸多领域，展现出广阔的应用前景。

（二）气道高反应处理技术

慢性鼻窦炎和哮喘分别是上、下呼吸道常见的慢性炎症性疾病，与变态反应有关，在病因、发病机制及病理生理改变等方面都有相似之处。联合气道理论认为上、下气道的炎症特征及发病机制存在关联，强调了"同一气道，同一疾病"的概念。许多合并哮喘的慢性鼻窦炎患者手术切除病变后，哮喘发作常有所缓解。然而这类患者进行全身麻醉手术更容易表现出气道高反应性，药物、麻醉操作及迷走神经刺激等都易诱发支气管痉挛。对于此类患者，应积极预防，并及时准确判断和处理支气管痉挛。建议术前常规行肺功能检查及支气管舒张试验判断哮喘的控制情况，控制不佳者应先接受内科正规治疗后再行择期手术。麻醉前预防性静脉应用激素、吸入短效 β_2 受体激动剂以及用喉罩代替气管插管都可降低气道高反应发生的风险。同时应维持足够的麻醉深度，避免缺氧和通气不足，注意气体保湿及加温，慎用有组胺释放和迷走兴奋作用药物。如果术中出现严重的支气管痉挛，应尽快单次应用肾上腺素 10~50μg 静脉注射，可根据需要重复多次给药，但需要避免单次剂量过大，以免引起循环不良反应。

（三）经鼻湿化快速充气交换通气技术

经鼻湿化快速充气交换通气技术（transnasal humidified rapid-insufflation ventilatory exchange，THRIVE）是一种将经鼻高流量吸氧应用于无通气状态下的特殊窒息氧合技术。在五官科手术中，经常出现麻醉科医师经气道维持患者通气时，外科医师在同一解剖空间内进行手术操作的情况，这意味着原本由麻醉科医师"独享"的气道使用权可能需要让位于外科医师，甚至可能需要短暂中断患者的通气以便进行手术。麻醉科医师常需要采用窒息氧合技术来延长安全窒息时间，即患者从停止通气到动脉血氧饱和度下降至90%的时间。外科医师则利用这段时间来进行手术操作。

THRIVE 技术的优势在于它可以显著延长安全窒息时间及维持有效氧合，为处理困难气道和共享气道的手术操作提供了宝贵的时间。此外，由于其对手术视野无遮挡的特点，特别受到五官科医师的欢迎。小儿喉乳头状瘤手术是五官科共享气道手术的代表，为了显露并切除声门下和气管内肿瘤,需要拔除气管插管进行手术操作。然而,由于这类患儿存在长期气道梗阻,存在功能残气量减低、二氧化碳蓄积及闭合容量增加等情况,安全窒息时间缩短,限制了手术医师的操作时间,术中不得不多次反复插拔气管导管以完成手术。有研究将THRIVE技术成功应用于小儿喉乳头状瘤手术,有效延长了安全窒息时间,不仅大大提高了手术效率,而且降低了因反复插管带来的低氧血症和气道损伤的风险。THRIVE技术在多个领域展现出了极高的应用价值,特别是涉及上呼吸道的五官科手术。这项技术在临床中推广和应用,对提升五官科手术的麻醉技术水平将具有积极的影响。但值得注意的是,尽管THRIVE技术有着诸多优势,其局限性也较为显著,临床应用过程中,须严格把控适应证。需要特别注意保持气道通畅以避免高碳酸血症的发生。由于失去了气管导管的保护,须密切关注无管期间反流误吸、胃胀气以及气压伤等问题,以及在高氧环境下使用激光时气道烧伤的风险。

(四)体外膜肺氧合技术

体外膜肺氧合(extracorporeal membrane oxygenation, ECMO)是一种高级生命支持技术,主要用于常规治疗失败的重度呼吸或循环衰竭患者。其工作原理是将患者静脉血引流至体外,经过氧合和二氧化碳排出后回输到患者体内,实现气体交换和部分血液循环功能。

一些五官科疾病如气管内肿瘤与巨大甲状腺肿可能会占据或压迫气管导致严重的困难气道,这些病例不仅存在面罩通气、声门上通气及插管困难,由于病变的特殊部位往往也难以建立有效的外科气道。近年来,有报道显示,在预测到气道管理困难的情况下,预先置入并启动ECMO可以降低患者在诱导后呼吸失代偿的风险,这一做法为此类患者的气道管理提供了新的视角。2022年美国麻醉医师协会困难气道实践指南中,ECMO已被正式推荐用于困难气道的处理。国内亦有成功应用静脉-静脉ECMO(veno-venous extracorporeal membrane oxygenation, VV-ECMO)用于非创伤性困难气道的系列案例。ECMO技术具有一定的复杂性及耗时性,作为困难气道氧合失败的抢救措施往往来不及。因此,此技术更适用于已知插管或通气困难的患者。术前应在充分的影像学检查基础上,进行外科、麻醉科及重症医学科等多学科讨论以确定是否使用ECMO。

合并困难气道的患者使用ECMO时应关注其全身并发症,包括出血、血栓形成、感染、肾功能损伤和神经系统损伤等,需要注意凝血功能监测及肺保护。目前为止,在五官科手术中应用ECMO进行气道管理的案例仍然很少,对其适应证和并发症缺少强有力的证据支持,在应用此技术时需要充分权衡利弊。

二、五官科手术麻醉的循环管理

内镜或显微镜辅助下手术已经成为一些五官科疾病的标准治疗手段。头面部血运丰富,毗邻重要神经血管,在此区域施行手术易引起出血,手术过程中常发生慢性炎症黏膜上小而持续的渗血,使本就狭窄的术野更加模糊,不仅影响术者操作,更增加并发症的发生风险。随着麻醉技术的不断进步,麻醉科医师可以应用各种循环控制技术或非麻醉技术,使术野达到最佳的可视化程度,在优化手术条件、最小化并发症风险方面发挥至关重要的作用。

(一)五官科手术的循环控制技术

与通过降低动脉血压、防止大血管破裂出血的心脏和大血管手术不同,五官科手术的控制性降压主要是为了减少术中渗血、提升术野清晰度。因此,以控制心排血量为目标的适度降压更为合理。传统的控制性降压方法依赖于血管扩张药降低体循环阻力,然而在五官科手术中,局部血管的扩张会增加组织灌注,反而加剧术野渗血。同时反射性的心率增快也会增加已降低的心排血量,进一步削弱降压效果。目前,五官科手术的术中循环管理已经逐渐从单一的控制性降压转变为全面的循环控制,即通过适度抑制心肌收缩力及控制心率,达到降低心排血量的目的,进而降低平均动脉压。这种循环控制技术既可以保证重要脏器的灌注,又可以有效减少术野出血,更适合于五官科手术的需求。

麻醉药物的选择会影响术中术野可见度和出血量。全身麻醉中常用的瑞芬太尼或丙泊酚等药物抑制心肌收缩力,同时有降低心率的作用,增加心脏舒张期充盈时间,促进静脉血回流,减少组织局部充血,是五官科手术麻醉的首选药物。在适度控制循环的情况下,就可以起到较好的减少术野渗血和改善术野质量的效果。吸入麻醉药具有术中知晓发生率低、舒张支气管且循环抑制轻等特性,契合五官科手术短平快、气道高反应多见及部分老年患者循环脆弱的特点。尽管有荟萃分析指出,全凭静脉麻醉在改善术野质量、术中出血量和缩短手术时间方面优于吸入麻醉,但这种差异只有在复合瑞芬太尼作为短效镇痛药物时才有意义。研究发现在同样复合瑞芬太尼输注的情况下,吸入麻醉在保留其上述优势的同时,对鼻窦炎患者术野质量的影响并不逊色于静脉麻醉。对于成年人,术中建议维持平均动脉压在65~75mmHg,同时心率最好不超过60次/min。麻醉维持建议丙泊酚联合瑞芬太尼为基础的全凭静脉麻醉,或丙泊酚联合瑞芬太尼为基础、辅以低浓度七氟烷(<1%)或地氟烷(<4%)的静脉吸入复合麻醉,这样的麻醉方案往往不需要血管扩张药即可达到循环控制目标。

(二)减少术中出血、改善术野质量的其他技术

除了循环控制,还有一些其他技术可以辅助减少五官科手术的术中出血并改善术野质量。

艾司洛尔是一种短效的心脏选择性β受体阻滞剂,常被用于控制性降压。尽管对β2受体作用微弱,但在五官科手术中应用艾司洛尔时,应警惕其对诱发支气管哮喘的风险。右美托咪定作为麻醉辅助用药,具有中枢性降压的效果,降低平均动脉压的同时轻度减慢心率,在改善术野质量和减少术中出血方面的作用也越来越受到关注。相较于艾

司洛尔，右美托咪定可以更有效地控制循环，血流动力学波动更小，且能减少术后镇痛的需求。由于右美托咪定的镇静作用，可能会延长五官科短小手术患者的苏醒时间，临床实践中更倾向于小剂量单次静脉给药。氨甲环酸通过抑制纤维蛋白溶解发挥止血、抗变态反应和抗炎的作用。对于炎症较重的高出血风险鼻内镜手术患者，静脉应用氨甲环酸 15mg/kg 可以显著改善术野可见度。

调节术中体位是另一种简单有效减少术中出血的方法。通过降低局部灌注压力及增加静脉回流可以有效减少局部充血。鼻内镜手术中，将患者体位调至头高足低 10°~15°（反 Trendelenburg 体位）时，既不影响术者操作和脑灌注，又能够明显减少术中失血、改善术野质量。

三、五官科日间手术的优化管理与舒适化医疗

日间手术是目前发展迅速的手术医疗服务模式，国内大多数医院的住院床位远远满足不了手术患者的需要，在供求矛盾暂时不能缓解的情况下，日间手术高效快捷的人性化服务在减少医疗费用、获得及时治疗和缩短治疗周期上起了非常重要的作用。五官科因其疾病诊疗特点非常适合开展日间手术。同时，五官科手术常涉及感觉器官，患者多以改善生活质量为诉求，对围手术期的舒适化需求较高。优化日间手术的管理模式和提高舒适化程度已成为五官科麻醉的一项核心技术和发展趋势。

（一）日间手术管理的优化

为了实现日间手术的精细化管理，需要制订一套完善的管理流程。目前，国内的医疗中心存在集中收治、分散收治或混合收治等多种日间手术管理模式。无论哪种模式，其核心目标都是更充分合理地利用本单位医疗资源，更好地满足患者需求，以此为出发点选择最适宜本单位的管理模式。"日间手术中心"不仅仅是一个简单的空间概念，而是一种涉及多科室密切配合，包含了准入、平台、流程和质控等环节的全方位过程管理。

完善的患者准入制度是安全实施日间手术的基础。由于日间手术的特殊性，门诊评估成为麻醉科医师与患者术前沟通的唯一途径。符合"日间手术种类准入原则"的患者，在完善相关术前检查和会诊后需要前往麻醉门诊，麻醉科医师根据"日间手术患者选择标准"出具相应的会诊意见，以明确患者可否行日间手术全身麻醉，并制订初步麻醉计划，详细交代麻醉前注意事项。监护麻醉（monitored anesthesia care，MAC）技术拓展了日间手术的准入范围。MAC 指患者在接受局部麻醉与区域阻滞的过程中，由麻醉科医师提供全身镇静和镇痛的麻醉方式，可使患者达到预设的镇静镇痛深度，同时不影响呼吸，让患者感到舒适、无痛和放松，并能对指令有反应，以避免因体动而导致意外手术创伤。这项技术的发展应用使一些合并有重要脏器疾病而不适宜接受全身麻醉的患者同样可以在日间手术模式下完成五官科手术。

尽管如此，由于日间手术实施的"延迟性"，仍有相当一部分患者在手术当日被取消手术。据统计，有 7.8% 的非白内障眼科日间手术在术日被取消，多与患者及医院管理相关，其中超过 60% 的情况是可以避免的。而对于糖尿病性视网膜病变这类可能合并全身系统性疾病较多的患者，其日间手术当日取消率更高，多数是因为合并症控制不佳。因此，加强术前宣教、提高患者依从性、强调周密完善的标准化术前管理以及在等待手术期间加强全身合并症的监测并及时调整治疗方案依然是优化五官科日间手术管理的关键方向。

麻醉技术的不断进步是日间手术良性发展的基本保障。五官科日间手术通常时间短、创伤小及对镇痛需求小，使用短效药物维持麻醉和以喉罩代替气管插管进行气道管理可以使苏醒期更加平稳，加速患者康复。眼科日间手术应用肌松药的主要目的是耐受气管插管并使眼球保持于正中位。米库氯铵是短效非去极化肌松药，在此类手术中具有一定的优势。对于时间短的手术，可以在诱导期单次给药；而时间较长的手术可采取 6μg/（kg·min）的速率实时泵注米库氯铵，既可以取得满意的肌松效果，又无须担心肌松残余。

（二）五官科手术的舒适化医疗

随着国民经济的蓬勃发展和医疗技术的日新月异，患者的需求已经从单纯的治愈疾病转变为逐渐追求更为舒适和安全的医疗体验，特别是在涉及多种感觉器官的五官科领域，患者往往是以改善生活质量为主要诉求。在舒适化医疗中发挥主导作用已经成为麻醉学科发展的重要愿景。

无痛是舒适化的基础和核心，但生理和心理上的舒适感同样不容忽视。五官科患者由于特殊的病变部位，术前焦虑、术后恶心呕吐与谵妄并不少见，严重影响着患者康复和舒适体验。以小儿五官科手术为例，接受此类手术的儿童是不良医疗体验的高危人群。与父母的分离焦虑、对麻醉诱导的不配合增加了全身麻醉的风险及实施难度；苏醒期躁动和谵妄可能会引起伤口缝线断裂、静脉管路脱出以及坠床等意外伤害，导致住院时间延长及医疗费用增加，给患儿的身心健康造成负面影响。针对这些特点，麻醉科医师在探索舒适化医疗的道路上逐渐形成了以改善诱导配合，减少术后躁动和谵妄的核心技术理念。研究表明，术前通过播放患儿喜爱的动画视频来分散其注意力，或联合右美托咪定滴鼻能够显著提高麻醉诱导的配合度并降低苏醒期躁动和谵妄的发生。此外，术前遮挡术眼进行视觉预适应、诱导期父母陪伴及术中合理应用镇静药物等措施，也可以在一定程度上减少术后躁动的发生。

以患者为中心的术前充分沟通、新型药物和技术的应用以及适当的心理支持，共同构建了患者的舒适就医体验。然而，在追求舒适的同时，安全依然是麻醉的底线，未来在五官科舒适化医疗的探索应在患者舒适与安全之间寻找平衡点，坚守安全底线，并不断追求诊疗全程的舒适化。

（梁轩　王古岩）

参 考 文 献

[1] XI C,SHI D,CUI X,et al. Safety,efficacy and airway complications of the flexible laryngeal mask airway in functional endoscopic sinus surgery:a retrospective study of 6661 patients[J]. PLoS One,2021,16(2):e0245521.

[2] LIU F,XI C,CUI X,et al. Efficacy and safety of flexible laryngeal mask ventilation in otologic surgery:a retrospective analysis[J]. Risk Manag Healthc Policy,2022,15:945-954.

[3] 刘飞红,崔旭,王惠军,等.耳科手术中改变头位对可弯喉罩对位及通气的影响[J].北京医学,2019,41(8):664-666.

[4] REN Y,CAO C,LIANG X,et al. Validation of manufacturers' laryngeal mask airway size selection standard:a large retrospective study[J]. Ann Transl Med,2021,9(3):196.

[5] VAN ZUNDERT A A J,GATT S P,KUMAR C M,et al. Vision-guided placement of supraglottic airway device prevents airway obstruction:a prospective audit[J]. Br J Anaesth,2017,118(3):462-463.

[6] 王古岩,吴黎黎,雷桂玉.可视喉罩:CN202020972694.6[P].2020-06-01.

[7] VAN ZUNDERT A A J,GATT S P,VAN ZUNDERT T,et al. Supraglottic airway devices:present state and outlook for 2050[J]. Anesth Analg,2024,138(2):337-349.

[8] ROSATI M G,PETERS A T. Relationships among allergic rhinitis,asthma,and chronic rhinosinusitis[J]. Am J Rhinol Allergy,2016,30(1):44-47.

[9] ZHANG L,ZHANG Y,GAO Y,et al. Long-term outcomes of different endoscopic sinus surgery in recurrent chronic rhinosinusitis with nasal polyps and asthma[J]. Rhinology,2020,58(2):126-135.

[10] 王成硕,程雷,刘争,等.耳鼻咽喉头颈外科围术期气道管理专家共识[J].中国耳鼻咽喉头颈外科,2019,26(9):463-471.

[11] GUY L,CHRISTENSEN R,DODD B,et al. The effect of transnasal humidified rapid-insufflation ventilator exchange(THRIVE) versus nasal prongs on safe apnoea time in paralysed obese patients:a randomised controlled trial[J]. Br J Anaesth,2022,128(2):375-381.

[12] TO K,HARDING F,SCOTT M,et al. The use of transnasal humidified rapid-insufflation ventilatory exchange in 17 cases of subglottic stenosis[J]. Clin Otolaryngol,2017,42(6):1407-1410.

[13] GUSTAFSSON I M,LODENIUS Å,TUNELLI J,et al. Apnoeic oxygenation in adults under general anaesthesia using transnasal humidified rapid-insufflation ventilatory exchange(THRIVE):a physiological study[J]. Br J Anaesth,2017,118(4):610-617.

[14] LEI G,WU L,XI C,et al. Transnasal humidified rapid insufflation ventilatory exchange augments oxygenation in children with juvenile onset recurrent respiratory papillomatosis during surgery:a prospective randomized crossover controlled trial[J]. Anesth Analg,2023,137(3):578-586.

[15] KARIM A S,SON A Y,SUEN R,et al. Pre-intubation veno-venous extracorporeal membrane oxygenation in patients at risk for respiratory decompensation[J]. J Extra Corpor Technol,2020,52(1):52-57.

[16] APFELBAUM J L,HAGBERG C A,CONNIS R T,et al. 2022 American Society of Anesthesiologists practice guidelines for management of the difficult airway[J]. Anesthesiology,2022,136(1):31-81.

[17] CHEN H,LIU J,WU L,et al. Heparin-free veno-venous extracorporeal membrane oxygenation in non-trauma patients with difficult airways for surgery[J]. Chin Med J (Engl),2023,136(10):1251-1252.

[18] 庄旭辉,马武华.体外膜肺氧合用于困难气道的研究进展[J].临床麻醉学杂志,2021,37(9):987-990.

[19] ZAYED M,NASSAR H,HASANIN A,et al. Effects of nitroglycerin versus labetalol on peripheral perfusion during deliberate hypotension for sinus endoscopic surgery:a randomized,controlled,double-blinded trial[J]. BMC Anesthesiol,2020,20(1):85.

[20] BRUNNER J P,LEVY J M,ADA M L,et al. Total intravenous anesthesia improves intraoperative visualization during surgery for high-grade chronic rhinosinusitis:a double-blind randomized controlled trial[J]. Int Forum Allergy Rhinol,2018,8(10):1114-1122.

[21] GOLLAPUDY S,GASHKOFF D A,POETKER D M,et al. Surgical field visualization during functional endoscopic sinus surgery:comparison of propofol-vs desflurane-based anesthesia[J]. Otolaryngol Head Neck Surg,2020,163(4):835-842.

[22] KOLIA N R,MAN L X. Total intravenous anaesthesia versus inhaled anaesthesia for endoscopic sinus surgery:a meta-analysis of randomized controlled trials[J]. Rhinology,2019,57(6):402-410.

[23] LI H,DU Y,YANG W,et al. Inhalational anesthesia is noninferior to total intravenous anesthesia in terms of surgical field visibility in endoscopic sinus surgery:a randomized,double-blind study[J]. Drug Des Devel Ther,2023,17:707-716.

[24] SHEN P H,WEITZEL E K,LAI J T,et al. Intravenous esmolol infusion improves surgical fields during sevoflu-

rane-anesthetized endoscopic sinus surgery: a double-blind, randomized, placebo-controlled trial [J]. Am J Rhinol Allergy,2011,25(6):e208-211.

[25] SAHU B P,NAYAK L K,MOHAPATRA P S,et al. Induced hypotension in functional endoscopic sinus surgery: a comparative study of dexmedetomidine and esmolol[J]. Cureus,2021,13(5):e15069.

[26] WU J,HAN Y,LU Y, et al. Perioperative low dose dexmedetomidine and its effect on the visibility of the surgical field for middle ear microsurgery: a randomised controlled trial[J]. Front Pharmacol,2022,13:760916.

[27] YANG W,GOU H,LI H,et al. Intravenous tranexamic acid improves the intraoperative visualization of endoscopic sinus surgery for high-grade chronic rhinosinusitis: a randomized,controlled,double-blinded prospective trial[J]. Front Surg,2021,8:771159.

[28] YANG W,WANG G,LI H,et al. The 15° reverse Trendelenburg position can improve visualization without impacting cerebral oxygenation in endoscopic sinus surgery: a prospective, randomized study [J]. Int Forum Allergy Rhinol,2021,11(6):993-1000.

[29] 奚春花,施东婧,李芸慧,等. 非白内障眼科日间手术当日取消率及原因分析[J]. 中华医学杂志,2022,102(21):1608-1613.

[30] XI C,ZHANG Y,YUE J,et al. Same-day cancellation is higher in outpatient pars plana vitrectomy for proliferative diabetic retinopathy[J]. Risk Manag Healthc Policy,2022,15:1965-1974.

[31] ZHANG Y,XI C,YUE J,et al. Comparison of 3 rates for the continuous infusion of mivacurium during ambulatory vitreoretinal surgery under general anesthesia: a prospective,randomized, controlled clinical trial[J]. Drug Des Devel Ther,2022,16:3133-3143.

[32] CHU L,WANG Y,WANG S,et al. Intranasal dexmedetomidine accompanied by cartoon video preoperation for reducing emergence delirium in children undergoing strabismus surgery: a prospective randomized trial[J]. Front Surg,2021,8:754591.

[33] WANG Y,CHU L,LI H,et al. The use of preoperative video distraction on emergence delirium in preschool children undergoing strabismus surgery under anesthesia with sevoflurane: a randomized controlled trial[J]. Ther Clin Risk Manag,2024,20:217-225.

[34] LIN Y,SHEN W,LIU Y,et al. Visual preconditioning reduces emergence delirium in children undergoing ophthalmic surgery: a randomised controlled trial[J]. Br J Anaesth,2018,121(2):476-482.

[35] RAMAN S,VISWANATHAN J,SURYA J,et al. Single-bolus dexmedetomidine in prevention of emergence delirium in pediatric ophthalmic surgeries: a randomized controlled trial [J]. Indian J Ophthalmol, 2023, 71(5):2199-2203.

[36] GIL MAYO D,SANABRIA CARRETERO P,GAJATE MARTIN L,et al. Parental presence during induction of anesthesia improves compliance of the child and reduces emergence delirium [J]. Eur J Pediatr Surg, 2022, 32(4):346-351.

45 术前肌肉减少症对恶性肿瘤患者预后预测价值的研究进展

肌肉减少症是一种进行性和全身性的骨骼肌肉疾病，表现为肌肉质量和功能的加速损失。肿瘤的高消耗性、肿瘤进展和化疗对机体各个系统及躯体活动的影响使得癌症患者成为肌肉减少症的高发人群，营养不良为癌症患者肌肉减少症的主要诱发因素。患者在肿瘤发生之前可能已经患有肌肉减少症，而癌症患者由于分解代谢过度、炎症、体能下降、厌食、不良反应和抗癌治疗相关的压力而更容易发生肌肉减少症。肌肉减少症不仅会改变癌症患者的身体成分，还会增加术后并发症的发生率，降低治疗效果，损害生活质量，导致生存期缩短。因此，了解癌症患者术前肌肉状况对于制订个体化治疗方案和预测患者预后十分必要。

一、肌肉减少症的定义、测量方法及诊断标准

（一）定义

肌肉减少症一词来源于希腊语，意为"肌肉贫乏"，于1989年由罗森伯格首次提出。肌肉减少症被定义为与年龄有关的骨骼肌质量和力量的丧失，并与各种不良健康结果有关，骨骼肌纤维可分为Ⅰ型和Ⅱ型。Ⅱ型肌纤维的肌质网比正常的Ⅰ型肌纤维更发达，肌原纤维的含量也更大，在收缩时能产生更强的力量。在各种因素的作用下，肌纤维（尤其是Ⅱ型纤维）的数量和质量都有不同程度的丧失，骨骼肌发生结构和功能变化，这种弥漫性萎缩和肌肉力量的丧失被称为肌肉减少症。目前，肌肉减少症仍然没有统一标准的定义、共识诊断标准、国际疾病分类第9版修订本（international classification of diseases, ninth revision, ICD-9）代码或治疗指南，被广泛引用的肌肉减少症诊断标准是由欧洲老年人肌肉减少症工作组（European Working Group on Sarcopenia in Older People, EWGSOP）于2010年提出，包括肌肉质量和肌肉功能（力量或表现）的测定，并于2019年1月更新为EWGSOP2，更新后的定义重点关注了肌肉功能，并根据肌肉功能下降的程度来判断肌肉减少症的严重程度（将分期为"前期肌肉减少症""肌肉减少症"和"重度肌减少症"），成为目前肌肉减少症最常用的定义，这也是众

多国际科学学会认可的唯一定义；亚洲肌肉减少症工作组（Asian Working Group for sarcopenia, AWGS）在2014年给出了与EWGSOP相同的定义，并定义了亚洲人群的临界值。肌肉力量不单单取决于肌肉质量，且力量和质量之间的关系不是线性的，因此，仅根据肌肉质量来定义肌肉减少症过于狭隘，临床价值可能有限。肌少症的流行程度在不同的研究和不同的定义中有所不同。据估计，全球10%～16%的老年人患有肌肉减少症。与一般老年人相比，患有身体疾病的老年人中肌肉减少症的患病率更高。肌肉减少症的患病率从糖尿病患者18%到不可切除食管癌患者的66%不等。不同环境之间也存在差异，疗养院和医院的患病率更高。除常见于老年人外，它也可在中年发病，并在某些人群中流行，如癌症、肾功能不全、肝病或代谢紊乱等。在一篇2022年发表的关于肌肉减少症全球发病率的综述中提到，在纳入的研究中，使用EWGSOP定义[肌肉减少症被认为存在于骨骼肌指数（skeletal muscle index, SMI）低于研究组年轻人（18～39岁）平均值1～2标准差的受试者中]的欧洲肌肉减少症患病率高于使用AWGS定义的亚洲肌肉减少症患病率。

（二）测量方法

关于肌肉质量，常用的测量方法主要包括双能X射线吸收法（dual-energy X-ray absorptiometry, DEXA）、计算机体层摄影（computerized tomography, CT）及磁共振成像（magnetic resonance imaging, MRI）等技术，每种方法都有其优缺点，重点都在于身体成分的成像。

作为所有非脂肪、非骨组织、脂肪量和骨矿物质含量的估计，DEXA最相关的优点不仅是使用一系列截断点来确定肌肉减少症的存在，而且有相对较低的辐射暴露；与标准CT扫描相比，DEXA成本更低，从技术角度来看，它很容易执行。然而，由于无法分离腹腔内器官，DEXA估计躯干脂肪和肌肉的准确性较低，且根据手臂和腿部的脂肪和肌肉量可能高估/低估肌肉减少症的程度或肥胖的存在，在水肿和水合状态改变时准确性较低。

CT扫描在临床上应用广泛，是评估肌肉质量的最佳方法，尤其是在营养不良的患者中，它被认为是异常身体成分

诊断的金标准。其临床实用性较强,被广泛使用,但辐射剂量较高。使用 CT 测量全身骨骼肌质量最常用的部位是第 3 腰椎(L_3)或第 4 腰椎(L_4)平面腹腔内骨骼肌(腹肌和腰肌)的总横截面积(cross-sectional area CSA),因为这些肌肉基本不受运动的影响。除此之外,T_4 水平的肌肉面积也会被使用,有研究提出在定义肌肉减少症时,使用哪种 CT 衍生的切点是一个有争议的领域,取决于许多因素。有研究建议使用肌肉测量作为连续变量(通常按性别分层),而不是使用分界点。低肌肉质量的截点通常使用 SMI 来测定,其计算方式为 CSA/身高^2(cm^2/m^2)。

MRI 与 CT 相比则避免了辐射暴露,但成本较高,MRI 可检测肌肉内水肿、纤维替代甚至肌肉弹性和收缩。MRI 的一个明显优势是它是一种无辐射的技术。但是,MRI 相对于其他成熟技术的临床优势值得思考且没有标准化的方案,成本高,后处理困难,这些限制了 MRI 在肌肉减少症评估中的广泛应用。

综上所述,CT 是研究中估计肌肉质量的金标准,DEXA 是研究和临床应用的首选替代方法。测定肌肉功能的经过充分验证的技术较少,尽管下肢比上肢在活动时与身体机能更相关,但握力(grip strength,GS)已被广泛使用,并且与多种健康结果密切相关。与低肌肉质量相比,低握力是活动能力差的临床标志,更能预测临床结局。在实践中,基线握力与日常生活活动能力(activities of daily living,ADL)事件之间也存在线性关系。因此,情况允许时在标准条件下使用经过充分研究的手持式测力计模型测量的握力,可以作为更复杂的小臂或腿部肌肉力量测量的可靠替代方法。其他方法包括步态速度、400m 步行试验及爬楼梯测试等也可用于测定肌肉功能。

(三) 诊断标准

肌肉减少症的标准化诊断阈值是评估患者营养状态、手术风险和预后的重要指标。然而,目前尚未建立统一的诊断标准,而是根据不同的测量技术和研究人群来确定阈值。EWGSOP 提出了一种常用的标准,此标准建议以健康年轻人的肌肉质量作为参考,并将临界点设定为低于平均参考值两个标准差,这有助于识别患者是否存在肌肉减少症。此外,一项由 Daly 等进行的研究使用了一种名为最佳分层的统计技术,以确定在恶性肿瘤患者中低肌肉质量的阈值。根据研究,男性的阈值为 SMI<52.4cm^2/m^2,女性为 SMI<38.5cm^2/m^2。这些阈值被认为能够最精确地预测恶性肿瘤患者的生存率,因为低肌肉质量与预后不佳密切相关。总之,准确的肌肉减少症诊断阈值对于评估癌症患者的预后和制订个性化治疗方案至关重要。然而,由于缺乏统一标准,需要进一步的研究和临床实践来验证不同测量技术和阈值的可靠性和适用性。目前,开发和验证了一些预测癌症患者低肌肉质量的数学模型。这些预测模型可以帮助医师评估癌症患者的肌肉质量和放射密度,从而指导治疗和预后评估。

二、术前肌肉减少症与肿瘤预后的关系

(一) 临床研究:不同癌种预后与术前肌肉减少症的关联

肌肉减少症作为一个独立的危险因素,对癌症患者的预后具有重要的影响,然而,肌肉减少症的定义在临床报告中尚未统一使用,因此往往难以确定其在癌症患者中的患病率。一项关于使用预测模型来评估大规模癌症人群中肌肉减少症影响的前瞻性研究纳入了 13 761 例癌症患者,根据最新共识将肌肉减少症定义为低 GS+低骨骼肌指数(low skeletal muscle index,LSMI)或低 GS+低骨骼肌放射密度(low skeletal muscle radiodensity,LSMD),其中,肌肉减少症的患病率为 33%。与没有肌肉减少症的患者相比,肌肉减少症患者的营养状况和生活质量更差。有研究提出,无论营养不良状况的根源是饮食摄入量低(饥饿或无法进食)、营养物质生物利用度降低(如腹泻及呕吐)还是营养需求高(如炎症性疾病、癌症或恶病质器官衰竭),均会导致肌肉质量和功能下降,从而使肌肉功能恶化。而癌症患者往往会出现身体消耗加剧与食欲减退等情况。据统计,大约 15%~40% 的病例在诊断为癌症时出现营养不良,并且在治疗期间患病率增加,在这一阶段,大约 40%~80% 的患者出现营养不良,而营养不良会增加机体受到疾病侵袭的风险,使生活质量恶化,当身体长期摄入的营养物质无法满足肌肉组织的需求时,肌肉开始分解以获取能量和营养,因此癌症患者更易发生肌肉减少症。同时,肌肉组织对于身体的新陈代谢和免疫功能都至关重要,术前肌肉减少症与手术相关的并发症及术后康复等因素之间存在紧密关联,常导致不良预后的发生。大量临床研究表明,肌肉减少症患者更容易发生手术并发症,术后恢复时间较长。这种关联性不仅涉及肌肉在术中的功能,还与肌肉减少症患者的代谢状态、免疫功能等因素有关。因此,肌肉减少症与癌症之间存在相互影响的关系。已有研究指出,预后营养指数(prognostic nutritional index,PNI)与身体成分变化指数[即皮下脂肪面积(subcutaneous fat area,SFA)和 SMI]是接受免疫抑制剂治疗的胃癌患者更好的预后预测因子,术前评估患者的营养和肌肉状态对于制订个体化的手术方案至关重要。通过对不同癌种的病例进行系统回顾和荟萃分析,发现术前肌肉减少症与不同类型癌症治疗期间的不良结果均相关,包括术后并发症、化疗诱导和剂量限制性毒性以及总体无复发和无进展生存率。某些癌症类型如食管癌和小细胞肺癌患者肌肉减少症的高发率显著。肌肉减少症也常见于胃癌和结直肠癌患者,尤其是晚期患者。肌肉减少症可能影响患者接受手术的能力,且与化疗耐受性下降及预后恶化有关。数项研究表明,肌肉减少症作为预后的预测因素,与食管、胃肠道和肝胆、胰腺系统恶性肿瘤的总生存率下降相关,并增加患者的术后死亡率和并发症的发生率。此外,肌内脂肪组织含量作为肌肉减少症的新标志物,可以

有效反映骨骼肌质量,一项研究评估高肌内脂肪组织含量(intramuscular adipose tissue content,IMAC)与癌症患者的生存结果和术后并发症之间的关联。结果发现,高 IMAC 与胆囊癌、肝细胞癌、胰腺癌和结直肠癌不利的总生存期、无复发生存期和疾病特异性生存期相关;高 IMAC 还与术后并发症的风险增加有关。其他几项关于肌肉减少症与膀胱癌及卵巢癌患者生存关联的研究发现,肌肉减少症患者总体死亡率更高,术后总生存期更低。这表明了术前肌肉减少症是营养不良相关恶性肿瘤长期和短期不良结果的危险因素。虽然在乳腺癌中研究较少,但一些研究表明,肌肉减少症可能与乳腺癌患者的预后不佳相关。这也表明了在非营养状况直接相关的恶性肿瘤中,肌肉减少症对患者的预后同样具有重要的预测价值。

这些研究表明,肌肉减少症不仅影响癌症患者的生存率,还与术后死亡率的增加及并发症的发生率上升等不良结果相关。因此,对于癌症患者,特别是晚期患者,对其肌肉状态的及时评估和干预至关重要,以改善患者的预后和生存质量。

(二) 分子机制:肿瘤发展与肌肉减少的相互影响

肌肉减少症是一个复杂的病理生理过程,涉及多种相互关联的机制。这些机制包括但不限于衰老、缺乏身体活动、神经肌肉损害、对餐后合成代谢的抵抗、胰岛素抵抗、脂毒性、内分泌因素、氧化应激、线粒体功能障碍和慢性炎症。在分解代谢过程中,肌肉是氨基酸的来源,可以释放氨基酸以产生能量。肌肉稳态是通过肌肉蛋白质的合成和降解之间的平衡来维持的。然而,当骨骼肌发生过度的蛋白质降解或蛋白质合成减少时,这种不平衡会导致肌肉萎缩和恶病质。癌症患者体内环境的变化十分复杂,癌症相关的肌肉减少是癌症患者中普遍存在的综合征,其特征是体重减轻和肌肉萎缩。然而,影响肌肉萎缩发展的肿瘤衍生因素及其作用机制仍然未知,肿瘤发展与肌肉减少的分子机制之间存在着复杂的相互作用。一方面,肿瘤的生长和代谢过程会引发体内炎症反应和代谢紊乱,导致机体处于高度应激状态,促进蛋白质分解与肌肉减少。另一方面,肌肉减少释放的细胞因子如肌萎缩因子等可能在肿瘤的生长和转移中起到促进作用,形成恶性循环。此外,肿瘤细胞也可能通过分泌各种生长因子和细胞因子来直接影响肌肉组织的代谢和功能,加速肌肉减少的进程,同时随着肿瘤分期的增加,肌肉减少症对预后不利影响越来越大。综上所述,肿瘤发展与肌肉减少症之间的分子机制是一个复杂的相互作用网络,涉及多种细胞信号通路和因子的调控。一篇文章分析癌症基因组图谱(the cancer genome atlas,TCGA)中 10 种肿瘤类型中患有和不患有肌肉减少症之间肿瘤分子特征(尤其是分泌特征)的差异。整合了 TCGA 中癌症患者 CT 扫描的放射学特征,从而计算 SMA 以确认肌肉减少症。对癌症中上调分泌基因的富集分析表明,与肌萎缩相关的途径在肌肉减少症患病率较高的肿瘤类型中强烈富集。在癌症中鉴定出一系列与 SMA 相关的分泌蛋白编码基因,这些基因根据肿瘤类型显示出不同的基因表达谱,可用于预测癌症的预后($P \leqslant 0.002$)。肿瘤分泌组特征与肌肉减少症密切相关,肿瘤微环境中高表达的分泌介质与 SMA 相关,可能影响癌症患者的总体生存率。

三、影响术前肌肉减少症的因素

(一) 患者因素

肌肉减少症与患者自身的各种危险因素有关。其中,年龄是肌肉减少症最重要的决定因素。一项大规模的多中心前瞻性研究发现,肌肉减少症的病因学方面,年龄是其最重要的决定因素,而并非单纯由肿瘤的 TNM 分期(tumor node metastasis classification)所决定,这揭示了年龄在营养不良和肌肉减少症发生过程中的重要作用。肌肉减少症是一种随年龄增长而进行性恶化的肌肉功能减退疾病,衰老导致运动神经细胞和卫星细胞减少,运动反应减弱,受损肌纤维信号恢复缓慢。因此,肌肉减少症在老年人中很普遍,对于正常成年人,在达到生理峰值水平后,骨骼肌质量每年减少约 1%,肌肉力量每年下降 1% ~ 3%。肌肉减少症在 60 岁及以上人群中的患病率约为 10%;而在 80 岁以上人群中患病率可达 20% ~ 30%,且在这个年龄段中,男性骨骼肌质量每年减少 3% ~ 4%,女性骨骼肌质量每年减少 2.5% ~ 3%。

慢性低级炎症也与肌肉减少症之间存在关联。随着年龄的增长,老年人体内会出现慢性低级炎症状态,这种状态是炎症老化的一种表现,炎症细胞和肌肉细胞会产生炎症因子,导致肌肉萎缩的发生,从而对肌肉产生负面影响。炎症老化在衰老、心血管疾病和虚弱方面也起到重要作用,其潜在机制包括细胞内炎症信号通路的激活、免疫细胞功能的改变以及炎症介质的释放等,如 TNF-α 和 IL-6 等促炎因子的释放会引起肌肉的损失。同时,这些机制导致炎症反应的持续存在,进而对衰老、心血管疾病和虚弱产生负面影响。

缺乏锻炼被广泛认为是肌肉减少症的主要危险因素之一。尤其是在现代生活中,许多人长时间久坐不动,缺乏体育锻炼,这导致肌肉纤维和力量在相对较早的年龄开始逐渐减弱,甚至在 50 岁左右就已经出现明显的下降。这种现象的背后有多种复杂的生理机制在起作用,如激素浓度的降低,包括生长激素、性激素、甲状腺激素和胰岛素样生长因子(insulin-like growth factor,IGF)等激素的水平下降会导致肌肉质量和力量的损失。

出生体重过低也与成年后肌肉质量和力量减少有一定的关联。

(二) 肿瘤特征

对于癌症患者而言,除了肿瘤本身带来的生理负担外,常伴随着肌肉表观遗传衰老过程的加速和营养不良的现象。肿瘤的生长和发展会影响患者的整体营养状态,因此营养不良是癌症患者的常见特征之一。这种不良营养状态往往表现为摄入或吸收营养不足,导致体重意外下降,严重影响了患者的生活质量和治疗效果。值得注意的是,营养不良对癌症治疗的影响是多方面的:首先,营养不良降低了患者的治疗耐受性,使得患者难以承受较高强度的治疗,从而影响治疗效果;其次,营养不良还可能增加治疗毒性,使得患者面临更多的治疗副作用和并发症;同时,营养不良也直接降低了患者的生活质量,使患者更容易感到虚弱、疲劳和抑郁,进而影响了心理健康和社交活动;最后,营养不良可能危及患者的生存,使得病情恶化,并可能导致更严重的并发症。营养不良是肌肉减少症的重要触发因素之一,而营养状态受多种因素影响,肿瘤的分期、治疗方式、患者所处的环境以及合并症的存在都会对患者的营养需求产生重大影响。因此需要对患者的营养、炎症和代谢途径进行持续评估和调整,以确保患者获得充足的营养支持。在营养不良的形成过程中,肿瘤的亚位点起着关键性的作用。研究发现,食管肿瘤、胃肠道肿瘤、胰腺肿瘤、头颈肿瘤和肺部肿瘤患者的营养不良患病率较高,这与肿瘤的位置和类型密切相关。特定类型的肿瘤与肌肉减少症较高风险紧密相关。这种现象部分归因于肿瘤诱导的炎症通路的激活,导致了肌肉消耗反应和代谢改变,引发了以厌食症为特征的消耗反应及代谢改变,从而导致肌肉数量和质量的降低。特定的肿瘤如肺和胰腺呈现不同的恶病质诱导因子的基因表达谱表现出更强的全身炎症反应,解释了为什么这些肿瘤类型更容易产生消耗综合征。因此,衰老和恶性肿瘤都是导致肌肉减少症发生和发展的独立因素,它们的共存对肌肉减少症的发生发展具有协同作用,从而对肌肉健康产生更明显的有害影响。

(三) 治疗因素

肌肉减少症的发生不仅与恶性肿瘤的存在有关,而且还与肿瘤治疗密切相关。在治疗恶性肿瘤的过程中,手术是一个重要的治疗方式,据统计超过 80% 的癌症患者在治疗中需要接受手术。然而,手术所带来的一系列影响,包括手术创伤、麻醉过程、术后卧床休息以及术后并发症等,都可能导致肌肉减少症的发生和加重。特别是术后并发症的发生对于患者的临床预后和短期结果具有重要影响。例如,直肠癌手术后常见的吻合口漏问题与肌肉减少症密切相关,这不仅延长了康复时间,还增加了患者的复发风险。因此,预防并发症成为治疗过程中的一项至关重要的工作,其中营养不良的评估和治疗显得尤为关键。尤其对于那些接受重大癌症手术的患者,良好的营养状态不仅能够减少术后并发症的发生,还能够促进患者更快康复,提高治疗效果和生存率。首先,术前患者可能存在肌肉减少症,在一项对胃癌根治性切除术患者的前瞻性研究发现在超过 30% 的患者中,术前 CT 扫描显示肌肉质量下降超过 10%;其次,手术过程中身体的暴露会导致体温下降,组织切除会引起局部创伤,引发明显的炎症反应,增加骨骼肌中蛋白质的降解,从而增加氨基酸流入血液以合成免疫细胞因子,这些均会加速肌肉退化;最后,在术后康复阶段,患者由于疼痛

或引流管放置等原因,往往不能或不愿早期下床活动,这会导致卧床休息引发的肌肉组织损失,据研究报道,卧床休息 1 周足以导致机体 1.4kg 肌肉组织损失,并使股四头肌横截面积下降 3.2%。此外,癌症患者通常需要不同的化疗方案来降低复发和转移的风险。许多化疗药物,可以通过上调蛋白酶体活性、激活丝裂原活化蛋白激酶和细胞外调节蛋白激酶信号转导,以及诱导线粒体功能障碍的途径对肌肉组织造成间接(厌食、恶心和疲劳)和直接损伤。一项研究表明,在接受化疗治疗的晚期结直肠癌患者中,约有 30% 的患者在 3 个月内骨骼肌质量下降超过 5%。这些因素共同导致了肌肉减少症在癌症治疗过程中的普遍发生,严重影响患者的康复和预后。

四、肌肉减少症的潜在干预措施

肌肉减少症的治疗方案应基于对病理生理学的理解,包括非药物治疗和药物治疗方法,非药物干预方法是首要考虑的选择之一,其中,广泛认为抗阻运动是最重要且有效的非药物治疗手段。适度的运动通过增加肌肉的使用和负荷来促进肌肉组织的生长,这对于恢复和维持患者的肌肉功能至关重要。已有研究结论认为,结合阻力训练的运动干预可以增加癌症患者的肌肉质量和身体机能,并有显著的积极作用。抵抗训练对于肠道功能衰竭患者的肌肉质量指数、生化指标和身体组成有改善的效果。具体来说,经过 4 周的抵抗训练,肌肉质量指数、握力、6m 步行速度、身体组成(包括总细胞质量、骨矿物质含量、骨骼肌质量、瘦体重、内脏脂肪面积和体水含量)以及生化指标(包括 IGF-1、前白蛋白和血红蛋白)在运动组中明显改善。在接受雄激素剥夺治疗的转移性前列腺癌患者队列中,肌肉流失很常见,联合抗阻和有氧运动计划有助于对抗和逆转肌肉流失。另一项针对接受辅助化疗随机抗阻运动训练($n=64$)、有氧运动训练($n=66$)或常规护理($n=70$)的乳腺癌患者研究表明,抗阻运动可以逆转肌肉减少症并改善生活质量。然而,实施这些干预措施仍存在重大阻力,因为许多居住在社区的老年人缺乏参与严格锻炼计划的机会或动力,而且运动干预的最佳类型、强度和时间仍不明确。尽管如此,运动仍然是预防和管理肌肉减少症的主要干预措施。因此,重要的是要让年轻人认识到,健康的生活方式改变,如体育锻炼,对骨骼肌健康有终身的益处。此外,营养补充也是关键,特别是在癌症患者中,往往因疾病或治疗影响而营养摄入不足,而合理的营养补充可以帮助维持肌肉质量和功能。一些证据表明,一些饮食模式如摄入足够的蛋白质、维生素D、抗氧化营养素和长链多不饱和脂肪酸有益于降低肌肉减少症的发生和发展。除了非药物治疗方法外,一些激素替代疗法也可能对一些患者有益,尤其是在老年患者中。研究发现,慢性低级炎症与肌肉减少症之间存在关联,与血液中炎症标志物水平升高相关的肌肉质量和功能的减少可以通过降低炎症水平来改善。因此,抑制炎症反应可能是

预防和治疗肌肉萎缩的重要策略之一。随着年龄的增长,激素水平往往下降,这可能导致肌肉质量减少。因此,适当的激素替代疗法可能有助于补充激素水平,从而减轻肌肉减少症的症状。然而,目前 FDA 尚未批准专门用于治疗肌肉减少症的药物,仅推荐使用几种药物包括生长激素、合成代谢或雄激素类固醇、选择性雄激素受体调节剂、蛋白质合成代谢剂、食欲兴奋剂、肌肉生长抑制素抑制剂、β 受体阻滞剂、血管紧张素转换酶抑制剂和肌钙蛋白激活剂等改善肌肉质量,防止肌肉萎缩的进展。这些治疗方法的疗效不一,如生长激素增加肌肉蛋白质合成,增加肌肉质量,但不能提高肌肉力量或功能。然而,值得注意的是,目前大多数关于肌肉减少症治疗的研究都是在非癌症患者中进行的,针对癌症患者的研究相对有限。虽然这些治疗方法在某种程度上可能也适用于癌症患者,但由于癌症患者的生理状态和治疗需求不同,因此需要更多前瞻性研究制订针对癌症患者的个体化治疗方案,这也是未来需要深入探索和研究的方向之一。

五、总结与展望

术前肌肉减少症在恶性肿瘤患者预后预测中发挥着重要作用。通过对其定义、测量方法、与手术风险、生存率的关系以及潜在机制的全面综述,人们更深入地认识到了其在癌症患者中的重要性。尽管在临床应用中仍然存在一些挑战,但随着研究的深入和标准的确立,术前肌肉减少症将为癌症患者的个体化治疗提供更为精准的依据。未来的研究和实践应该致力于解决存在的问题,为这一领域的发展开辟更广阔的道路。

术前肌肉减少症在恶性肿瘤患者预后预测中的临床应用前景巨大。通过术前评估患者的肌肉状态,可以更好地制订手术方案,减少手术风险,提高患者的生存率。尽管目前关于肌肉减少症的研究有了显著的进展,但术前肌肉减少症的临床方面仍然面临一些挑战。其中,不同研究采用的术前肌肉减少症定义和测量标准不同,其诊断和标准化阈值缺乏适应临床环境的统一共识,从而导致肌肉减少症的患病率存在差异,同时限制了结果的比较。此外,肌肉减少症的具体机制尚未完全阐明,这使得预防和治疗策略的制订受到一定的限制。未来的研究应该更加深入地探讨术前肌肉减少症的发病机制,理解其与恶性肿瘤之间的复杂关系。这有助于为术前肌肉减少症的预防和治疗提供更为科学的依据。为了使不同研究结果更具可比性,有必要制订统一的术前肌肉减少症定义和测量标准。这可以通过国际性的合作和共识来实现。此外,尽管目前的研究已经取得了显著进展,但更大规模的临床试验仍然是未来研究的重要方向,这将有助于验证术前肌肉减少症在不同癌种中的预测价值,为其在临床中的应用提供更为可靠的证据。

(刘原 方育 黄洁)

参 考 文 献

[1] TOURNADRE A, VIAL G, CAPEL F, et al. Sarcopenia [J]. Joint Bone Spine, 2019, 86: 186-190.

[2] VOULGARIDOU G, TYROVOLAS S, DETOPOULOU P, et al. A critical evaluation of the up-to-date evidence[J]. Nutrients, 2024, 16(3): 436.

[3] ROSENBERG I H. Sarcopenia: origins and clinical relevance[J]. J Nutr, 1997, 127(5 Suppl): 990S-991S.

[4] CRUZ-JENTOFT A J, BAEYENS J P, BAUER J M, et al. Sarcopenia: European consensus on definition and diagnosis: report of the European Working Group on Sarcopenia in Older People[J]. Age Ageing, 2010, 39(4): 412-423.

[5] CRUZ-JENTOFT A J, SAYER A A. Sarcopenia[J]. Lancet, 2019, 393(10191): 2636-2646.

[6] CRUZ-JENTOFT A J, BAHAT G, BAUER J, et al. Sarcopenia: revised European consensus on definition and diagnosis[J]. Age Ageing, 2019, 48(1): 16-31.

[7] YUAN S, LARSSON S C. Epidemiology of sarcopenia: prevalence, risk factors, and consequences[J]. Metabolism, 2023, 144: 155533.

[8] ZHANG F M, SONG C H, GUO Z Q, et al. Sarcopenia prevalence in patients with cancer and association with adverse prognosis: a nationwide survey on common cancers[J]. Nutrition, 2023, 114: 112107.

[9] SHACHAR S S, WILLIAMS G R, MUSS H B, et al. Prognostic value of sarcopenia in adults with solid tumours: a meta-analysis and systematic review[J]. Eur J Cancer, 2016, 57: 58-67.

[10] SHU X, LIN T, WANG H, et al. Diagnosis, prevalence, and mortality of sarcopenia in dialysis patients: a systematic review and meta-analysis[J]. J Cachexia Sarcopenia, 2022, 13(1): 145-158.

[11] TANTAI X, LIU Y, YEO Y H, et al. Effect of sarcopenia on survival in patients with cirrhosis: a meta-analysis [J]. J Hepatol, 2021, 76(3): 588-599.

[12] TAGLIAFICO A S, BIGNOTTI B, TORRI L, et al. Sarcopenia: how to measure, when and why[J]. Radiol Med, 2022, 127(3): 228-237.

[13] SHEN W, PUNYANITYA M, WANG Z, et al. Total body skeletal muscle and adipose tissue volumes: estimation from a single abdominal cross-sectional image[J]. J Appl Physiol(1985), 2004, 97(6): 2333-2338.

[14] WILLIAMS G R, DUNNE R F, GIRI S, et al. Sarcopenia in the older adult with cancer[J]. J Clin Oncol, 2021, 39 (19): 2068-2078.

[15] SNIH A S, MARKIDES K S, OTTENBACHER K J, et al. Hand grip strength and incident ADL disability in

elderly Mexican Americans over a seven-year period [J]. Aging Clin Exp Res,2004,16(6):481-486.

[16] SIEBER C C. Malnutrition and sarcopenia[J]. Aging Clin Exp Res,2019,31(6):793-798.

[17] DALY L E,PRADO C M,RYAN A M. A window beneath the skin:how computed tomography assessment of body composition can assist in the identification of hidden wasting conditions in oncology that profoundly impact outcomes[J]. Proc Nutr Soc,2018,77(2):135-151.

[18] ZHANG F M,CHEN X L,WU Q,et al. Development and validation of nomograms for the prediction of low muscle mass and radiodensity in gastric cancer patients[J]. Am J Clin Nutr,2021,113(2):348-358.

[19] KAWAKAMI R,MIYACHI M,TANISAWA K,et al. Development and validation of a simple anthropometric equation to predict appendicular skeletal muscle mass [J]. Clin Nutr,2021,40(11):5523-5530.

[20] MUSCARITOLI M,ANKER S D,ARGILÉS J,et al. Consensus definition of sarcopenia,cachexia and pre-cachexia:joint document elaborated by Special Interest Groups (SIG)"cachexia-anorexia in chronic wasting diseases" and "nutrition in geriatrics"[J]. Clin Nutr,2010,29 (2):154-159.

[21] CEDERHOLM T,BARAZZONI R,AUSTIN P,et al. ESPEN guidelines on definitions and terminology of clinical nutrition[J]. Clin Nutr,2017,36(1):49-64.

[22] CEDERHOLM T,JENSEN G L,CORREIA M I T D,et al. GLIM criteria for the diagnosis of malnutrition:a consensus report from the global clinical nutrition community[J]. J Cachexia Sarcopenia,2019,10(1):207-217.

[23] RAVASCO P. Nutrition in cancer patients[J]. J Clin Med,2019,8(8):1211.

[24] FERRUCCI L,FABBRI E. Inflammageing:chronic inflammation in ageing,cardiovascular disease,and frailty [J]. Nat Rev Cardiol,2018,15:505-522.

[25] DENG G,ZHU D,DU Z,et al. Body composition change indices combined with prognostic nutritional index predicts the clinical outcomes of patients with gastric cancer treated with immune checkpoint inhibitor[J]. Cancer Med,2024,13(6):e7110.

[26] PAMOUKDJIAN F,BOUILLET T,LÉVY V,et al. Prevalence and predictive value of pre-therapeutic sarcopenia in cancer patients:a systematic review[J]. Clin Nutr, 2018,37:1042-1050.

[27] FANG P,ZHOU J,XIAO X,et al. The prognostic value of sarcopenia in oesophageal cancer:a systematic review and meta-analysis[J]. J Cachexia Sarcopenia Muscle,

2023,14(1):3-16.

[28] LIU R,QIU Z,ZHANG L,et al. High intramuscular adipose tissue content associated with prognosis and postoperative complications of cancers[J]. J Cachexia Sarcopenia Muscle,2023,14(6):2509-2519.

[29] YANG M,SHEN Y,TAN L,et al. Prognostic value of sarcopenia in lung cancer:a systematic review and meta-analysis[J]. Chest,2019,156(1):101-111.

[30] FUKUSHIMA H,TAKEMURA K,SUZUKI H,et al. Impact of sarcopenia as a prognostic biomarker of bladder cancer[J]. Int J Mol Sci,2018,19(10):2999.

[31] KUMAR A,MOYNAGH M R,MULTINU F,et al. Muscle composition measured by CT scan is a measurable predictor of overall survival in advanced ovarian cancer [J]. Gynecol Oncol,2016,142(2):311-316.

[32] ARGILÉS J M,BUSQUETS S,STEMMLER B,et al. Cancer cachexia:understanding the molecular basis[J]. Nat Rev Cancer,2014,14(11):754-762.

[33] GAN X,ZENG Y,HUANG J,et al. Tumor-derived sarcopenia factors are diverse in different tumor types:a pan-cancer analysis[J]. Biomedicines,2024,12(2):329.

[34] RYALL J G,SCHERTZER J D,LYNCH G S. Cellular and molecular mechanisms underlying age-related skeletal muscle wasting and weakness[J]. Biogerontology, 2008,9(4):213-228.

[35] PAN L,XIE W,FU X,et al. Inflammation and sarcopenia:a focus on circulating inflammatory cytokines[J]. Exp Gerontol,2021,154:111544.

[36] HAN J W,KIM D I,NAM H C,et al. Association between serum tumor necrosis factor-α and sarcopenia in liver cirrhosis[J]. Clin Mol Hepatol,2022,28(2):219-231.

[37] LIN B,BAI L,WANG S,et al. The association of systemic interleukin 6 and interleukin 10 levels with sarcopenia in elderly patients with chronic obstructive pulmonary disease[J]. Int J Gen Med,2021,14:5893-5902.

[38] CHOI K,JANG H Y,AHN J M,et al. The association of the serum levels of myostatin,follistatin,and interleukin-6 with sarcopenia,and their impacts on survival in patients with hepatocellular carcinoma[J]. Clin Mol Hepatol,2020,26(4):492-505.

[39] FAULKNER J A,LARKIN L M,CLAFLIN D R,et al. Age-related changes in the structure and function of skeletal muscles[J]. Clin Exp Pharmacol Physiol,2007, 34(11):1091-1096.

[40] MARCELL T J. Sarcopenia:causes, consequences, and preventions[J]. J Gerontol A Biol Sci Med Sci,2003,58

(10):M911-M916.

[41] PATEL H P,JAMESON K A,SYDDALL H E,et al. Developmental influences,muscle morphology,and sarcopenia in community-dwelling older men[J]. J Gerontol A Biol Sci Med Sci,2012,67(1):82-87.

[42] GOODPASTER B H,PARK S W,HARRIS T B,et al. The loss of skeletal muscle strength,mass,and quality in older adults:the health,aging and body composition study[J]. J Gerontol A Biol Sci Med Sci,2006,61(10):1059-1064.

[43] FRONTERA W R,HUGHES V A,FIELDING R A,et al. Aging of skeletal muscle:a 12-yr longitudinal study [J]. J Appl Physiol(1985),2000,88(4):1321-1326.

[44] SHAFIEE G,KESHTKAR A,SOLTANI A,et al. Prevalence of sarcopenia in the world:a systematic review and meta-analysis of general population studies[J]. J Diabetes Metab Disord,2017,16:21.

[45] VOLPATO S,BIANCHI L,CHERUBINI A,et al. Prevalence and clinical correlates of sarcopenia in community-dwelling older people:application of the EWGSOP definition and diagnostic algorithm[J]. J Gerontol A Biol Sci Med Sci,2014,69(4):438-446.

[46] GEHLE S C,KLEISSLER D,HEILING H,et al. Accelerated epigenetic aging and myopenia in young adult cancer survivors[J]. Cancer Med,2023,12(11):12149-12160.

[47] ARENDS J,BARACOS V,BERTZ H,et al. ESPEN expert group recommendations for action against cancer-related malnutrition[J]. Clin Nutr,2017,36(5):1187-1196.

[48] BOSSI P,DELRIO P,MASCHERONI A,et al. The spectrum of malnutrition/cachexia/sarcopenia in oncology according to different cancer types and settings:a narrative review[J]. Nutrients,2021,13(6):1980.

[49] MUSCARITOLI M,ARENDS J,AAPRO M. From guidelines to clinical practice:a roadmap for oncologists for nutrition therapy for cancer patients[J]. Ther Adv Med Oncol,2019,11:1758835919880084.

[50] PLANAS M, ÁLVAREZ-HERNÁNDEZ J, LEÓN-SANZ M,et al. Prevalence of hospital malnutrition in cancer patients:a sub-analysis of the PREDyCES® study[J]. Support Care Cancer,2015,24(1):429-435.

[51] FIOL-MARTÍNEZ L, CALLEJA-FERNÁNDEZ A, PINTOR DE LA MAZA B,et al. Comparison of two nutritional screening tools to detect nutritional risk in hematologic inpatients[J]. Nutrition,2017,34:97-100.

[52] PATEL H J,PATEL B M. TNF-α and cancer cachexia:molecular insights and clinical implications[J]. Life Sci,2017,170:56-63.

[53] FEARON K,STRASSER F,ANKER S D,et al. Definition and classification of cancer cachexia:an international consensus[J]. Lancet Oncol,2011,12(5):489-495.

[54] PIN F,BARRETO R,COUCH M E,et al. Cachexia induced by cancer and chemotherapy yield distinct perturbations to energy metabolism[J]. J Cachexia Sarcopeni,2019,10(1):140-154.

[55] BROWN J L,ROSA-CALDWELL M E,LEE D E,et al. Mitochondrial degeneration precedes the development of muscle atrophy in progression of cancer cachexia in tumour-bearing mice[J]. J Cachexia Sarcopeni,2017,8(6):926-938.

[56] FONSECA G W P D,FARKAS J,DORA E,et al. Cancer cachexia and related metabolic dysfunction[J]. Int J Mol Sci,2020,21(7):2321.

[57] BARACOS V E,MARTIN L,KORC M,et al. Cancer-associated cachexia[J]. Nat Rev Dis Primers,2018,4:17105.

[58] ARGILÉS J M,STEMMLER B,LÓPEZ-SORIANO F J,et al. Inter-tissue communication in cancer cachexia[J]. Nat Rev Endocrinol,2018,15(1):9-20.

[59] PEIXOTO D S S,SANTOS J M O,COSTA E S M P,et al. Cancer cachexia and its pathophysiology:links with sarcopenia,anorexia and asthenia[J]. J Cachexia Sarcopeni,2020,11(3):619-635.

[60] FREIRE P P,FERNANDEZ G J,DE MORAES D,et al. The expression landscape of cachexia-inducing factors in human cancers[J]. J Cachexia Sarcopeni,2020,11(4):947-961.

[61] BOZZETTI F. Chemotherapy-induced sarcopenia [J]. Curr Treat Option Oncol,2020,21(1):7.

[62] ARE C,MURTHY S S,SULLIVAN R,et al. Global cancer surgery:pragmatic solutions to improve cancer surgery outcomes worldwide[J]. Lancet Oncol,2023,24(12):e472-e518.

[63] HUANG D D,JI Y B,ZHOU D L,et al. Effect of surgery-induced acute muscle wasting on postoperative outcomes and quality of life[J]. J Surg Res,2017,218:58-66.

[64] DIRKS M L,WALL B T,VAN D V B,et al. One week of bed rest leads to substantial muscle atrophy and induces whole-body insulin resistance in the absence of skeletal muscle lipid accumulation[J]. Diabetes,2016,65(10):2862-2875.

[65] BRIERLEY D I,HARMAN J R,GIALLOROU N,et al. Chemotherapy-induced cachexia dysregulates hypothalamic and systemic lipoamines and is attenuated by can-

nabigerol[J]. J Cachexia Sarcopenia Muscle, 2019, 10 (4):844-859.

[66] BEST T D, ROELAND E J, HORICK N K, et al. Muscle loss is associated with overall survival in patients with metastatic colorectal cancer independent of tumor mutational status and weight loss[J]. Oncologist, 2021, 26 (6):e963-e970.

[67] SAKUMA K, YAMAGUCHI A. Sarcopenia and age-related endocrine function[J]. Int J Endocrinol, 2012, 2012: 127362.

[68] XIAO Y, SONG D, FU N, et al. Effects of resistance training on sarcopenia in patients with intestinal failure: a randomized controlled trial[J]. Clin Nutr, 2023, 42 (10):1901-1909.

[69] GALVÃO D A, TAAFFE D R, SPRY N, et al. Combined resistance and aerobic exercise program reverses muscle loss in men undergoing androgen suppression therapy for prostate cancer without bone metastases: a randomized controlled trial[J]. J Clin Oncol, 2010, 28 (2):340-347.

[70] ADAMS S C, SEGAL R J, MCKENZIE D C, et al. Impact of resistance and aerobic exercise on sarcopenia and dynapenia in breast cancer patients receiving adjuvant chemotherapy: a multicenter randomized controlled trial [J]. Breast Cancer Res Treat, 2016, 158(3):497-507.

[71] KIM H, HIRANO H, EDAHIRO A, et al. Sarcopenia: prevalence and associated factors based on different suggested definitions in community-dwelling older adults [J]. Geriatr Gerontol Int, 2016, 16(Suppl 1):110-122.

46 代谢综合征患者围手术期管理新进展

代谢综合征(metabolic syndrome,MetS)是一种包括胰岛素抵抗、中心性肥胖、高血压以及血脂水平异常的综合征。随着环境和人类生活方式的改变 MetS 已成为全球性的流行病。其发病率与肥胖和 2 型糖尿病(diabetes mellitus type 2,T2DM)的发病率成正相关,约 85% 的 T2DM 患者也患有 MetS。研究表明,遗传和不良的生活方式,如暴饮暴食、长期高热量饮食和缺乏体育活动是发生 MetS 的重要因素。MetS 不仅促进心血管疾病和 T2DM 的发生和发展,还会增加手术患者术后并发症的发生率和死亡率,导致住院时间延长和医疗费用增加。由于 MetS 病理生理机制复杂,涉及多个器官功能障碍,给围手术期的管理带来一定的困难。因此,麻醉科医师应当全面了解 MetS,重点关注如何对 MetS 患者进行术前风险分层、术中风险降低以及术后管理。本文结合国内外相关研究进展,对 MetS 的定义、诊断标准、发病机制、围手术期风险以及干预措施等进行总结,旨在为优化 MetS 患者的围手术期管理提供新思路。

一、定义和诊断标准

MetS 通常使用 6 项指标来诊断:腰围、空腹血浆葡萄糖(fasting plasma glucose,FPG)、甘油三酯(triglyceride,TG)、高密度脂蛋白(high density lipoprotein,HDL)、胆固醇和血压。采用不同的定义会导致 MetS 患病率存在差异,Huang 等采用 3 种不同的 MetS 定义发现中国人群 MetS 患病率分别为 21.5%、26.4% 和 32.3%。既往几十年内,包括世界卫生组织(World Health Organization,WHO)、欧洲胰岛素抵抗研究小组(European Group for the Study Of Insulin Resistance,EGIR)、美国国家胆固醇教育计划成人治疗专题小组 Ⅲ(National Cholesteroleducation Program Adult Treatment Panel Ⅲ,NCEP:ATP Ⅲ)、美国临床内分泌医师协会(American Association Of Clinical Endocrinologists,AACE)和国际糖尿病联合会(International Diabetes Federation,IDF)在内的多个国际组织对 MetS 进行了定义。由于种族差异性,2016 年中国成人血脂异常防治指南联合委员会(China Adult Dyslipidemia Control Guide Joint Commission,JCDCG)制订了适用于中国人群的 MetS 诊断标准(表 46-1)。

表 46-1　MetS 的不同诊断标准

国际组织	诊断标准
WHO	IGT:FPG<7.0mmol/L 及糖耐量后 2h 血糖≥7.8mmol/L IFG:FPG 为 6.1~6.9mmol/L,如糖耐量后 2h 血糖<7.8mmol/L 胰岛素抵抗 DM+以下 5 项中 2 项以上 ①高血压:BP≥140/90mmHg;②TG≥1.7mmol/L;③HDL-C:男<0.9mmol/L,女<1.0mmol/L;④中心性肥胖:WHR>0.9(男),WHR>0.85(女)和/或 BMI>30kg/m²;⑤微量蛋白尿:尿蛋白排泄率≥20μg/min 或白蛋白/肌酐≥30mg/g
EGIR	高胰岛素血症(血浆胰岛素>75 百分位数)+5 项中 2 项以上 ①肥胖:男性腰围≥94cm,女性腰围≥80cm;②血脂异常:TG>2mmol/L(或已治疗);③HDL<1.0mmol/L(或已治疗);④高血压:BP≥140/90mmHg(或已治疗);⑤FPG≥6.1mmol/L
IDF	中心性肥胖(腰围因种族和性别而异)+以下中 2 项 ①血脂异常:TG≥150mg/dL;②HDL<40mg/dl(男性),<50mg/dl(女性);③高血压:BP≥130/85mmHg;④其他:FPG≥5.6mmol/L 或患有 T2DM

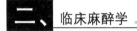

续表

国际组织	诊断标准
NCEP： ATP Ⅲ	以下 5 项中任意 3 项 ①中心性肥胖:腰围 > 102cm（男性）, > 88cm（女性）; ②TG ≥ 1.7mmol/L（或已接受药物治疗）; ③HDL < 1.0mmol/L（男性）, < 1.3mmol/L（女性）（或已接受药物治疗）; ④BP ≥ 130/85mmHg（或已接受药物治疗）; ⑤FPG ≥ 5.6mmol/L（或已接受药物治疗）
AACE	IGT+以下中 2 项 ①血脂异常:TG ≥ 150mg/dl; ②HDL < 40mg/dl（男性）, < 50mg/dl（女性）; ③高血压:BP ≥ 130/85mmHg
JCDCG	以下 3 种以上异常 ①中心性肥胖:腰围 ≥ 90cm（男性）, ≥ 85cm（女性）; ②TG ≥ 1.7mmol/L（或已接受药物治疗）; ③HDL < 1.0mmol/L（或已接受药物治疗）; ④SBP ≥ 130mmHg 或 DBP ≥ 85mmHg（或当前高血压治疗或高血压病史）; ⑤FPG ≥ 6.1mmol/L 或餐后 2h 血糖 ≥ 7.8mmol/L 或 DM 病史

IGT,糖耐量减低（impaired glucose tolerance）; IFG,空腹血糖受损（impaired fasting glucose）; DM,糖尿病（diabetes mellitus）; BP,血压（blood pressure）; HDL-C,高密度脂蛋白胆固醇（high-density lipoprotein cholesterol）; WHR,腰臀比（waist-to-hip ratio）; BMI,体重指数（body mass index）; SBP,收缩压（systolic blood pressure）; DBP,舒张压（diastolic blood pressure）。

二、发病机制

胰岛素抵抗是 MetS 发生发展的关键因素。胰岛素抵抗指靶器官对正常水平胰岛素的敏感性和反应性下降。胰岛素除了可以调节葡萄糖、脂质和能量代谢外,还具有血管保护作用。因此,胰岛素抵抗会导致代谢紊乱和血管内皮功能障碍。代谢紊乱主要表现为机体葡萄糖和脂肪酸摄取减少,脂解抑制减弱,血中游离脂肪酸增多并积聚在骨骼肌和肝等非脂肪组织,造成器官损害。内脏脂肪堆积在 MetS 的发展中起着重要作用。研究表明,与皮下脂肪堆积的"梨形"身材相比,"苹果形"身材更多表现为中心性或腹部内脏肥胖,患胰岛素抵抗的风险更大。此外,胰岛素抵抗状态下,血管内皮细胞释放一氧化氮（nitric oxide,NO）减少,血管舒张功能降低,进而引起血压升高,长期高血压会导致血管内皮损害,进而演变至动脉粥样硬化。

三、MetS 与围手术期管理

MetS 的诊断标准包含多个组成部分,其对围手术期风险的影响不同。这会使麻醉术前评估显著复杂化,并增加麻醉围手术期管理的风险。因此,麻醉科医师需要准确评估 MetS 患者的每项指标的术前风险分层并采取相应的干预处理措施,以改善 MetS 患者预后。

（一）MetS 的心血管疾病风险

MetS 是心血管疾病的主要危险因素,与非 MetS 患者相比,MetS 患者冠心病风险显著增加。MetS 患者的心血管疾病风险主要来自肥胖和高血压。肥胖导致的循环血量增加会加重心脏前负荷,而高血压则引起心脏后负荷增大。这会使心脏做功增加,发生心肌重塑,导致左心室代偿性增大和心肌肥厚。此外,肥胖患者通常伴有阻塞性睡眠呼吸暂停（obstructive sleep apnea,OSA）以及肥胖低通气综合征（obesity hypoventilation syndrome,OHS）,其特点为长期慢性

缺氧和高碳酸血症。这会导致肺血管收缩,肺动脉压增高,最终引起右心衰竭。Tanner 等研究表明,MetS 与心房颤动患病率增加有关,且患者符合 MetS 的诊断标准越多,心房颤动的患病率就越高。因此,麻醉科医师应当谨慎评估 MetS 患者的心血管疾病风险,推荐使用美国心脏病学会及美国心脏协会实践指南工作组报告的非心脏手术围手术期心血管评估和护理指南进行分层。

（二）MetS 的呼吸系统风险

OSA 是一种以反复发作的上呼吸道完全阻塞（呼吸暂停）或部分阻塞（低通气）导致睡眠碎片化和睡眠期间间歇性缺氧为特征的疾病。据统计,50% ~ 60% 的肥胖患者和 MetS 患者患有 OSA。研究表明,中重度 OSA 与插管困难有关,颈围增加与面罩通气困难有关。OHS 是一种以肥胖（BMI ≥ 30kg/m²）、日间高碳酸血症（PaCO₂ > 45mmHg）和睡眠呼吸障碍为特征的综合征,常伴有呼吸肌无力以及困难气道,导致术后呼吸道并发症的风险显著增加。麻醉科医师应早期识别可能伴有困难气道的 MetS 患者,提前制订应对策略。

肥胖患者全身麻醉后容易出现气道阻塞和呼吸抑制,这主要与麻醉镇静药、阿片类镇痛药以及肌松药的术后残留有关。因此,相较于全身麻醉,肥胖患者采用区域麻醉更安全。全身麻醉时,肥胖患者应减少肌松药和阿片类药物的使用,必要时给予拮抗剂。Lam 等发现 OSA 患者更容易出现痛觉过敏,导致术后镇痛需求增加。因此,肥胖患者宜采用多模式镇痛疗法,即以区域麻醉为基础,联合非甾体抗炎药或选择性环氧化酶-2 抑制剂,同时辅以地塞米松等止吐药,以减少阿片类药物的使用。但 Ingrande 等发现肥胖患者区域阻滞麻醉失败率更高。因此,麻醉科医师除需要关注镇痛效果外,还应综合评估不同镇痛方式给患者带来的风险。此外,由于肥胖患者肺容量减少,全身麻醉手术后其肺不张发生风险显著增加。因此,麻醉科医师应采用合适的通气策略以减少患者术后肺不张的发生。常用的肺保护通气策略主要包括小潮气量通气（理想体重下 6 ~ 8ml/

kg)、呼气末正压通气（positive end expiratory pressure, PEEP）以及低吸氧浓度。与固定 PEEP 值相比，动态顺应性引导下的个体化 PEEP 通气策略能够减少患者术后肺不张的发生。术后无创正压通气也是治疗肺不张的重要手段，采用持续气道正压通气模式或双水平气道正压通气模式可有效降低术后肺不张发生概率。此外，术后疼痛会抑制患者咳嗽，进一步降低功能残气量，增加肺不张的发生概率。因此，麻醉科医师应当为患者提供良好的术后镇痛。

（三）MetS 与深静脉血栓风险

MetS 患者通常存在高凝状态，其深静脉血栓形成风险显著增加。麻醉科医师应注意，高凝状态下深静脉血栓形成会增加围手术期肺栓塞的风险。患者术前深静脉血栓风险的评估应结合体格检查结果和既往深静脉血栓病史，必要时行静脉影像学检查。Caprini 评分是预测手术患者静脉血栓栓塞最广泛使用的风险评估工具，此外，2018 年欧洲麻醉协会发布的欧洲围手术期静脉血栓栓塞预防指南针对不同的临床场景提供了血栓抗凝药物预防以及物理预防的建议和证据，包括针对有抗凝禁忌的患者。

（四）MetS 与围手术期血糖管理

MetS 患者通常存在胰岛素抵抗和高血糖。高血糖会刺激促炎介质释放并抑制免疫系统，导致手术部位感染概率增加。尽管强化血糖控制（定义为将血糖维持在 80 ~ 100mg/dl）可以减少手术部位感染的发生、降低心血管疾病和肾功能衰竭的风险，但也增加了低血糖的发生率。关于制订围手术期血糖管理目标目前仍缺乏足够的高质量证据。WHO 外科手术安全检查表建议的目标血糖为 6 ~ 10mmol/L（108 ~ 180mg/dl），可接受的范围为 4 ~ 12mmol/L（72 ~ 216mg/dl）。麻醉科医师应注意全面评估糖尿病患者的术前状况，包括糖尿病持续时间、目前治疗方式以及血糖控制情况等。一般来说，二甲双胍可以用至术前 1d 晚上，服用胰岛素或磺酰脲类药物的患者术前血糖应 >100mg/dl。如果有条件，糖尿病患者行择期手术应尽可能安排在清晨，以减少术前禁饮食时间。关于术前血糖水平过高是否应该推迟择期手术目前尚无定论，没有充足的证据表明为改善血糖控制推迟手术是有益的。

四、结语与展望

MetS 患者的麻醉管理仍面临许多挑战。MetS 发病机制复杂，涉及全身性代谢紊乱和多个器官功能障碍，诊断和治疗相对困难。MetS 组成部分的不同组合导致患者面临的围手术期风险不同，因此麻醉科医师必须分别评估 MetS 的每个组成部分，包括肥胖、高血压、胰岛素抵抗和血脂水平异常。针对 MetS 可能会给麻醉管理带来的问题，例如心血管疾病风险、OSA 和 OHS 导致的困难气道、术后肺不张的发生、深静脉血栓形成以及围手术期高血糖等，麻醉科医师应提前制订个体化的麻醉方案。尽管目前尚无针对 MetS 患者围手术期管理的权威指南，但此综合征已引起临

床医师的广泛关注，相信未来将会有更多关于 MetS 的临床和基础研究。

（任亚雯　徐梦超　王月兰）

参 考 文 献

[1] ZIMMET P, MAGLIANO D, MATSUZAWA Y, et al. The metabolic syndrome: a global public health problem and a new definition[J]. J Atheroscler Thromb, 2005, 12(6): 295-300.

[2] ALBERTI K G, ECKEL R H, GRUNDY S M, et al. Harmonizing the metabolic syndrome: a joint interim statement of the International Diabetes Federation Task Force on Epidemiology and Prevention; National Heart, Lung, and Blood Institute; American Heart Association; World Heart Federation; International Atherosclerosis Society; and International Association for the Study of Obesity[J]. Circulation, 2009, 120(16): 1640-1645.

[3] FAHED G, AOUN L, BOU ZERDAN M, et al. Metabolic syndrome: updates on pathophysiology and management in 2021[J]. Int J Mol Sci, 2022, 23(2): 786.

[4] HUANG Y, ZHANG L, WANG Z, et al. The prevalence and characteristics of metabolic syndrome according to different definitions in China: a nationwide cross-sectional study, 2012-2015[J]. BMC Public Health, 2022, 22(1): 1869.

[5] ZAFAR U, KHALIQ S, AHMAD H U, et al. Metabolic syndrome: an update on diagnostic criteria, pathogenesis, and genetic links[J]. Hormones(Athens), 2018, 17(3): 299-313.

[6] SCHUMANN R, SHIKORA S A, SIGL J C, et al. Association of metabolic syndrome and surgical factors with pulmonary adverse events, and longitudinal mortality in bariatric surgery[J]. Br J Anaesth, 2015, 114(1): 83-90.

[7] MOSCARELLI M, PAPARELLA D, ANGELINI G D, et al. The influence of metabolic syndrome in heart valve intervention: a multi-centric study[J]. J Card Surg, 2022, 37(12): 5063-5072.

[8] ALBERTI K G, ZIMMET P Z. Definition, diagnosis and classification of diabetes mellitus and its complications: Part 1: diagnosis and classification of diabetes mellitus provisional report of a WHO consultation[J]. Diabet Med, 1998, 15(7): 539-553.

[9] BALKAU B, CHARLES M A. Comment on the provisional report from the WHO consultation: European Group for the Study of Insulin Resistance(EGIR)[J]. Diabet Med, 1999, 16(5): 442-443.

[10] National Cholesterol Education Program(NCEP) Expert Panel on Detection, Evaluation, and Treatment of High

Blood Cholesterol in Adults (Adult Treatment Panel Ⅲ). Third Report of the National Cholesterol Education Program(NCEP) Expert Panel on Detection, Evaluation, and Treatment of High Blood Cholesterol in Adults (Adult Treatment Panel Ⅲ) final report [J]. Circulation,2002,106(25):3143-3421.

［11］ EINHORN D,REAVEN G M,COBIN R H,et al. American College of Endocrinology position statement on the insulin resistance syndrome [J]. Endocr Pract, 2003, 9 (3):237-252.

［12］ 中国成人血脂异常防治指南制订联合委员会. 中国成人血脂异常防治指南[J]. 中华心血管病杂志, 2007,35(5):390-419.

［13］ LEE S H,PARK S Y,CHOI C S. Insulin resistance:from mechanisms to therapeutic strategies[J]. Diabetes Metab J,2022,46(1):15-37.

［14］ SCHULMAN I H,ZHOU M S. Vascular insulin resistance:a potential link between cardiovascular and metabolic diseases[J]. Curr Hypertens Rep, 2009, 11 (1): 48-55.

［15］ BODEN G. Obesity and free fatty acids[J]. Endocrinol Metab Clin North Am,2008,37(3):635-646.

［16］ NEELAND I J,ROSS R,DESPRÉS J P,et al. Visceral and ectopic fat,atherosclerosis,and cardiometabolic disease:a position statement[J]. Lancet Diabetes Endocrinol,2019,7(9):715-725.

［17］ ISOMAA B,ALMGREN P,TUOMI T,et al. Cardiovascular morbidity and mortality associated with the metabolic syndrome[J]. Diabetes Care,2001,24(4):683-689.

［18］ AGGARWAL R,HARLING L,EFTHIMIOU E,et al. The effects of bariatric surgery on cardiac structure and function:a systematic review of cardiac imaging outcomes [J]. Obes Surg,2016,26(5):1030-1040.

［19］ RIDER O J,FRANCIS J M,ALI M K,et al. Beneficial cardiovascular effects of bariatric surgical and dietary weight loss in obesity[J]. J Am Coll Cardiol, 2009, 54 (8):718-726.

［20］ TANNER R M,BABER U,CARSON A P,et al. Association of the metabolic syndrome with atrial fibrillation among United States adults(from the REasons for Geographic and Racial Differences in Stroke[REGARDS] Study)[J]. Am J Cardiol,2011,108(2):227-232.

［21］ DRAGER L F,TOGEIRO S M,POLOTSKY V Y,et al. Obstructive sleep apnea:a cardiometabolic risk in obesity and the metabolic syndrome[J]. J Am Coll Cardiol, 2013,62(7):569-576.

［22］ CHUNG F,SUBRAMANYAM R,LIAO P,et al. High STOP-Bang score indicates a high probability of obstructive sleep apnoea[J]. Br J Anaesth,2012,108(5):768-775.

［23］ SEET E,CHUNG F,WANG C Y,et al. Association of obstructive sleep apnea with difficult intubation:prospective multicenter observational cohort study [J]. Anesth Analg,2021,133(1):196-204.

［24］ LEONG S M,TIWARI A,CHUNG F,et al. Obstructive sleep apnea as a risk factor associated with difficult airway management:a narrative review[J]. J Clin Anesth, 2018,45:63-68.

［25］ GROSS J B,BACHENBERG K L,BENUMOF J L,et al. Practice guidelines for the perioperative management of patients with obstructive sleep apnea:a report by the American Society of Anesthesiologists Task Force on Perioperative Management of patients with obstructive sleep apnea[J]. Anesthesiology,2006,104(5):1081-1093.

［26］ GREWAL G,JOSHI G P. Obesity and obstructive sleep apnea in the ambulatory patient[J]. Anesthesiol Clin, 2019,37(2):215-224.

［27］ LAM K K,KUNDER S,WONG J,et al. Obstructive sleep apnea,pain,and opioids:is the riddle solved? [J]. Curr Opin Anaesthesiol,2016,29(1):134-140.

［28］ JOSHI G P,SCHUG S A,KEHLET H. Procedure-specific pain management and outcome strategies [J]. Best Pract Res Clin Anaesthesiol,2014,28(2):191-201.

［29］ INGRANDE J,BRODSKY J B,LEMMENS H J. Regional anesthesia and obesity [J]. Curr Opin Anaesthesiol, 2009,22(5):683-686.

［30］ RIVAS E,ARISMENDI E,AGUSTÍ A,et al. Ventilation/ perfusion distribution abnormalities in morbidly obese subjects before and after bariatric surgery[J]. Chest, 2015,147(4):1127-1134.

［31］ DUGGAN M,KAVANAGH B P. Pulmonary atelectasis:a pathogenic perioperative entity [J]. Anesthesiology, 2005,102(4):838-854.

［32］ LI X,LIU H,WANG J,et al. Individualized positive end-expiratory pressure on postoperative atelectasis in patients with obesity:a randomized controlled clinical trial [J]. Anesthesiology,2023,139(3):262-273.

［33］ SERIN S O,IŞIKLAR A,KARAÖREN G,et al. Atelectasis in bariatric surgery:review analysis and key practical recommendations [J]. Turk J Anaesthesiol Reanim, 2019,47(6):431-438.

［34］ ELRAZEK A E,ELBANNA A E,BILASY S E. Medical management of patients after bariatric surgery:principles and guidelines [J]. World J Gastrointest Surg, 2014, 6 (11):220-228.

［35］ VAYÁ A,MARTÍNEZ-TRIGUERO M L,ESPAÑA F,et

al. The metabolic syndrome and its individual components: its association with venous thromboembolism in a Mediterranean population [J]. Metab Syndr Relat Disord, 2011, 9(3): 197-201.

[36] CRONIN M, DENGLER N, KRAUSS E S, et al. Completion of the updated caprini risk assessment model (2013 version) [J]. Clin Appl Thromb Hemost, 2019, 25: 1076029619838052.

[37] SAMAMA C M, AFSHARI A. European guidelines on perioperative venous thromboembolism prophylaxis [J]. Eur J Anaesthesiol, 2018, 35(2): 73-76.

[38] KOTAGAL M, SYMONS R G, HIRSCH I B, et al. Perioperative hyperglycemia and risk of adverse events among patients with and without diabetes [J]. Ann Surg, 2015, 261(1): 97-103.

[39] JIANG J, LI S, ZHAO Y, et al. Intensive glucose control during the perioperative period for diabetic patients undergoing surgery: An updated systematic review and meta-analysis [J]. J Clin Anesth, 2021, 75: 110504.

[40] SEBRANEK J J, LUGLI A K, COURSIN D B. Glycaemic control in the perioperative period [J]. Br J Anaesth, 2013, 111 Suppl 1: i18-i34.

[41] SIMHA V, SHAH P. Perioperative glucose control in patients with diabetes undergoing elective surgery [J]. JAMA, 2019, 321(4): 399-400.

47 围手术期胰高血糖素样肽-1受体激动剂的应用进展

过去几十年来，全球糖尿病患病率显著上升。2021年，约有5.29亿人患有糖尿病，预计到2050年这一数字将达到13.1亿。作为一种肠促胰岛素类似物，胰高血糖素样肽-1受体激动剂（glucagon-like peptide-1 receptor agonist，GLP-1RA）在近年来被用于2型糖尿病和肥胖的治疗。截至目前，共有7种GLP-1RA获批应用于临床，其中包括口服制剂司美格鲁肽以及利拉鲁肽等皮下注射制剂。相较于以往的降糖药物，GLP-1RA可在不引起低血糖的情况下实现葡萄糖依赖性血糖控制，并在减轻体重、心血管保护及肝肾保护方面发挥独有的优势。

但是，GLP-1RA用药引起的恶心、呕吐和胃排空延迟等副作用，限制了其在临床治疗特别是围手术期的使用。对于接受GLP-1RA治疗的拟施手术患者，麻醉科医师需要进行详细的术前评估，以权衡术前停药时间与反流误吸的风险。更为完善的围手术期管理方案，还需要在临床工作实践中进一步检验总结。本文围绕GLP-1RA的作用机制及其围手术期管理展开，重点介绍使用GLP-1RA相关并发症的最新相关文献和临床指南，对GLP-1RA围手术期管理的知识空白及未来研究方向进行了探讨。

一、GLP-1RA作用机制与临床应用

胰高血糖素样肽-1（glucagon-like peptide-1，GLP-1）是一种在食物摄入时分泌的肠促胰岛素激素，主要在回肠末端和近端结肠的内分泌细胞中合成。生理状态下，进食后的糖类、脂肪酸及胆汁酸等物质可直接刺激或通过神经元通路间接刺激肠道L细胞，引起GLP-1释放。然而，GLP-1在进入门静脉循环后的几分钟内会被二肽基肽酶Ⅳ分解，到达肝时只剩下分泌量的25%。在肝和动脉系统的进一步降解下，最终只有15%到达靶器官。因此，单纯GLP-1无法作为可靠的治疗药物应用于临床。

GLP-1RA作为人工合成的GLP-1类似物，可在体内模拟GLP-1的结构和功能，与GLP-1受体结合并发挥相同的生理作用。最重要的是，相较GLP-1短至2~3min半衰期，GLP-1RA的半衰期得到了显著延长。包括胰岛β细胞、胃

黏膜、肠、肺、脑、肾、下丘脑及心血管系统的多种组织中均有GLP-1受体表达。通过这些受体，GLP-1RA可改善血糖水平、减少肥胖和炎症，并对多器官起到保护作用。

（一）GLP-1RA应用于糖尿病治疗

在胰腺中，GLP-1RA可刺激胰岛β细胞分泌胰岛素，抑制胰岛α细胞分泌胰高血糖素，从而实现降糖效应。与此同时，GLP-1RA可增加肝糖原生成并抑制胃泌素和胃酸生成，减少餐后血糖波动，协助实现降糖效应。这使得GLP-1RA成为2型糖尿病患者降低血糖水平的可靠治疗方案。值得一提的是，GLP-1RA的降糖作用是葡萄糖依赖性的，即GLP-1RA引起的血糖下降仅在高血糖时出现，当血糖浓度低于4~5mmol/L便不再进一步降低血糖水平。这一特点有效避免了糖尿病患者常见的用药后低血糖，使GLP-1RA成为备受期待的"智能降糖药物"。最新研究表明，GLP-1RA有潜在的促进胰岛β细胞再生的作用，这一结果为糖尿病治疗的研究方向提供了新的思路。

（二）GLP-1RA应用于肥胖治疗

GLP-1RA通过分布于下丘脑等中枢系统的受体抑制食欲并增加饱腹感。此外，GLP-1RA在胃肠道中可抑制胃肠蠕动，延缓胃排空，抑制胃酸和胃泌素分泌。胃肠道效应和饱腹感的增加，共同使GLP-1RA在肥胖患者的减重治疗方面产生明显疗效。除被推荐用于合并超重、肥胖的2型糖尿病治疗，GLP-1RA也被单独应用于减脂。根据国家药品监督管理局最新批示，司美格鲁肽可临床应用于肥胖和超重患者（BMI>30kg/m² 或 BMI>27kg/m² 且存在至少一种体重相关合并症）的长期体重管理。

（三）GLP-1RA的器官保护作用

既往研究表明，GLP-1RA可作用于肾脏，增加肥胖者的钠排泄，降低肾小球滤过率并发挥潜在的肾脏保护作用。在一项临床试验中，司美格鲁肽被证明可以减少2型糖尿病患者因慢性肾病引起的蛋白尿。在心血管系统中，GLP-1RA被认为能够减少炎症、减轻心肌缺血损伤与内皮功能障碍、降低血压和血脂水平以及改善心肌功能，从而起到心血管保护作用。一项大型临床随机对照试验表明，司美格鲁肽能显著降低糖尿病患者的主要不良心血管事件，尤其

是在动脉粥样硬化患者或高心血管风险个体中。基于其潜在的肾脏及心血管保护功能,GLP-1RA 被推荐应用于合并动脉粥样硬化等心血管疾病或慢性肾脏病的糖尿病患者降糖治疗。

二、GLP-1RA 药物副作用

GLP-1RA 的最常见副作用多为胃残余量增加引起的胃肠道症状,以恶心、呕吐和腹泻多见,腹痛、消化不良和便秘少见(表 47-1)。大多数副作用为轻度到中度,随着时间的推移可逐步改善或消失。研究表明,长期使用 GLP-1RA 对胃排空影响减小的机制,可能与迷走神经激活水平的快速耐受有关。

表 47-1 GLP-1RA 常见副作用

副作用	发生率	可能机制
恶心	+++	胃排空延迟,激活恶心中枢
呕吐	++	胃排空延迟,激活呕吐中枢
腹泻	+++	未知
便秘	++	肠道蠕动减缓
胀气	++	未知
胃食管反流	++	未知
胰腺炎	+/-	未知
胆石症	+/-	体重减轻,胆汁酸产生减少,胆囊蠕动减缓
低血糖	+/++	胰岛素分泌增加,肠道葡萄糖吸收减少
鼻咽炎	+	未知
过敏	+/-	免疫反应
肾前性衰竭	+/-	呕吐引起的脱水,利尿作用增加

然而,关于 GLP-1RA 对胃排空影响的研究仍存在诸多争议,其中对胃排空时长的测量方法可能是产生差异的关键因素。许多研究使用了对乙酰氨基酚吸收试验间接估计胃排空时长。对乙酰氨基酚不在胃中吸收,而是在进入十二指肠时迅速吸收,并假设对乙酰氨基酚通过胃的时间与餐食相同,因此根据对乙酰氨基酚血浆浓度的上升过程可以间接估计胃排空时长。两项研究评估了接受司美格鲁肽治疗的 2 型糖尿病患者和肥胖患者的胃排空情况,发现餐后 1h 胃排空出现延迟,而餐后 5h 的胃排空较安慰剂则没有明显变化。另一项研究使用了最高推荐剂量的司美格鲁肽(每周 2.4mg),发现无论是餐后 1h 还是 5h,对乙酰氨基酚吸收与安慰剂相比均没有明显差异。上述研究表明,司美格鲁肽对胃排空的整体影响似乎可以忽略不计。然而,

对乙酰氨基酚吸收试验存在明显局限,使用核素显影(评估胃排空的金标准)或使用同位素呼吸试验的研究显示了不同的结果。Meier 等的一项试验证明,GLP-1 输注以剂量依赖性方式抑制胃排空。而 Halawi 等则发现,利拉鲁肽在服药 5 周及 16 周时可显著延迟胃排空。上述两项研究使用了更为可靠的研究方法,证实了 GLP-1RA 与胃排空延迟之间的正相关性和剂量依赖性。

三、GLP-1RA 的围手术期应用与管理

对于拟施手术的围手术期患者,GLP-1RA 引起的胃排空延迟及恶心呕吐,将使得全身麻醉和深度镇静期间胃内容物反流误吸的风险大幅增加。因此,麻醉科医师在进行麻醉前评估时须格外谨慎,不仅需要了解患者近期有无使用 GLP-1RA,更需要根据手术和患者自身情况对麻醉风险进行详细评估。最近发表的病例报告和回顾性研究均表明,尽管遵循(并且通常超过)当前指南的禁食时间,使用 GLP-1RA 仍会增加择期手术患者肺误吸的风险。为此,多个麻醉学会发布相关临床指南和安全公告。现有指南建议,在术前 1d 或手术当天停用 GLP-1RA,对于每周服药的患者则建议其在术前 1 周停药。

正如 GLP-1RA 对胃排空的影响存在争议,术前是否停用 GLP-1RA 以及合理的停药时长,目前也存在争议。一项关于 2 型糖尿病患者术前 GLP-1RA 用药评估的报道指出,GLP-1RA 引起的胃排空延迟可能会让麻醉科医师担心理论上的误吸风险,但围手术期使用 GLP-1RA 仍被认为是安全和有效的。此研究建议在整个围手术期继续使用所有种类的 GLP-1RA。然而,2023 年 3 月出现的第 1 例因围手术期使用司美格鲁肽而导致的支气管误吸病例及后来各种因使用 GLP-1RA 导致的术中反流误吸病例显然并不支持上述结论。鉴于围手术期继续或暂停使用 GLP-1RA 的主张,与临床工作中偶尔发生的围手术期误吸事件相矛盾,以下问题值得临床医师在使用 GLP-1RA 患者的围手术期管理中考虑。

(一)围手术期使用 GLP-1RA 是否与胃内容物残留增加相关?

如前所述,基于核素显影和同位素呼吸试验的研究已显示,GLP-1RA 会引起胃排空延迟,但并未直接回答对于常规禁食的择期手术患者,GLP-1RA 是否会引起胃内容物增加。最近的临床试验与回顾性分析均表明,司美格鲁肽会导致择期手术患者术前胃内容物明显增加。倾向性分析表明,司美格鲁肽和术前胃肠道症状(恶心、呕吐和腹胀)的存在,对胃内容物增加的风险分别为 $OR = 5.15$(95% $CI = 1.92 \sim 12.92$)和 $OR = 3.56$(95% $CI = 2.20 \sim 5.78$),而固体(9.3h)和液体(14.5h)的平均禁食时间则没有明显影响。综合各类研究结果,对处于禁食状态下的患者,GLP-1RA 引起胃内容物增加的风险大约是未使用状态下的 $5 \sim 10$ 倍。

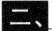

（二）围手术期使用 GLP-1RA 与残余胃内容物增加是否存在剂量依赖性关系？

虽然目前暂无强有力的证据表明两者之间的相关性，但近期部分研究的结果倾向于支持这一结论。两项大型临床试验表明，高剂量的司美格鲁肽会增加恶心呕吐的发生率。鉴于 GLP-1RA 相关性恶心呕吐通常是由胃扩张和胃内容物增加引起，大剂量司美格鲁肽或许更易引起胃排空延迟。但值得注意的是，GLP-1RA 相关的胃肠道副作用会随时间推移逐步改善或消失。因此，GLP-1RA 引起的胃排空延迟也可能随用药时长增加而改善，直至产生一定程度的耐受。研究表明，在接受利拉鲁肽治疗 8 周后，胃排空即可恢复到接近基线值。尽管 GLP-1RA 自 2005 年就已上市，但截至目前，GLP-1RA 剂量与相关围手术期误吸风险的联系仍缺乏深入研究。

（三）鉴于药物半衰期不同，术前如何确定 GLP-1RA 停药时长？

目前，美国麻醉医师协会指南建议，术前停用 GLP-1RA 2~5 个半衰期以确保胃动力恢复。但由于证据不足，需要更多研究来进一步明确术前 GLP-1RA 的最佳停药时长。GLP-1RA 的主要适应证是衡量其停药时长的重要因素。在治疗肥胖患者时，因患者本身多存在困难气道和其他易引起支气管误吸的体征，尽早术前停用 GLP-1RA 被认为利大于弊。如果时间允许，应考虑术前停用司美格鲁肽 3~5 周（3~5 个半衰期）。对近 2 个月内开始使用司美格鲁肽的患者，停药时长应相应延长。然而，在出现更多明确证据前，不能仅因为司美格鲁肽的停药时长不足而推迟择期手术。

尤其对于 2 型糖尿病患者，术前停药的风险收益比需要在个体基础上进行综合考量，必要时可寻求内分泌科医师会诊并协助诊断。过早停用 GLP-1RA 引起的围手术期高血糖会增加不良结局的发生率，故部分临床医师并不主张术前停用长效 GLP-1RA。而对长期用药患者而言，司美格鲁肽降至血浆浓度的 10% 以下需要 23d（3.3 个半衰期），目前尚不清楚胃动力能否通过术前停药来完全恢复。由于可在气管插管与拔管过程中通过适宜操作降低患者误吸风险，对于 2 型糖尿病患者择期手术前进行 1 周以上的长时间停药似乎并不恰当。

（四）GLP-1RA 患者的围手术期最佳麻醉策略为何？

目前证据倾向认为 GLP-1RAs 会造成胃排空延迟，麻醉科医师理应对其进行详细评估。相关个案报道表明，即使禁食时间明显长于当前指南推荐的时长，使用 GLP-1RA 的患者也存在肺误吸的潜在风险。加拿大麻醉科医师协会建议，对于使用司美格鲁肽的择期手术患者，麻醉科医师应警惕其在标准禁食后仍有可能出现饱胃状态。若术前长时间停药不可行，则应进一步考虑降低误吸风险的策略。

术前访视时，应常规询问患者是否使用 GLP-1RA，尤其是糖尿病和肥胖患者。对于正在使用此类药物的患者，应明确使用的种类、开始使用时间、使用剂量以及最后一次使用时间，向患者及家属说明反流误吸的风险。对于术前评估存疑的情况，应积极采用预防原则，即假设 GLP-1RA 造成了患者术前准备不佳，并根据实际情况采取措施降低风险。

在麻醉方式的选择上，根据手术方式和患者病情，尽量避免深度镇静与全身麻醉；如需要全身麻醉，则考虑采用快速顺序诱导。持续的胃肠道症状（特别是在手术当天）或可提示残余胃内容物增加。值得注意的是，多个学会均推荐对此类患者应在术前进行胃超声检查。尽管胃超声目前在麻醉科的应用并未普及，但其在 GLP-1RA 用药患者的术前评估中具有绝对优势。通过术前超声对残留胃内容物体积进行评估，可以避免不必要的手术延迟或取消，并有效防范反流误吸。需要注意的是，麻醉科医师应同时注意超声检查结果假阳性和假阴性的可能性。对于 GLP-1RA 用药患者，麻醉前可酌情给予胃动力药帮助胃排空。术中及时的胃内容物吸引可以减少术中反流误吸的发生。对于术后苏醒期的患者，麻醉科医师在详细评估患者病情后，可考虑在清醒或浅麻醉状态下拔管。

四、总结

作为具有明确疗效的降糖药和减重药物，以司美格鲁肽为代表的 GLP-1RA 在临床中的应用迅速扩展，引发了业界对其围手术期潜在影响的极大关注。然而，围手术期使用 GLP-1RA 可能会引起胃排空延迟和肺误吸（特别是全身麻醉与深度镇静时）。由于没有足够的高质量研究对 GLP-1RA 引起的反流误吸风险进行详细评估，在获得更多证据之前，麻醉科医师需要根据当前指南对患者进行详细的术前评估以确定个体化的围手术期麻醉方案。目前，迫切需要高质量的研究来明确术前停药时间和最佳禁食时长。未来进一步的研究应考虑到 GLP-1RA 药物种类、药物剂量、给药持续时间以及患者特定因素所带来的差异。麻醉科医师必须意识到围手术期使用 GLP-1RA 的潜在风险，并遵循各麻醉学会最新的相关指南或专家共识，并对麻醉方案做出相应调整。

（王智 薄禄龙）

参 考 文 献

[1] ZHAO X, WANG M, WEN Z, et al. GLP-1 receptor agonists: beyond their pancreatic effects [J]. Front Endocrinol (Lausanne), 2021, 12: 721135.

[2] ANDERSON J. The pharmacokinetic properties of glucagon-like peptide-1 receptor agonists and their mode and mechanism of action in patients with type 2 diabetes [J]. J Fam Pract, 2018, 67 (6 suppl): S8-S13.

[3] ARODA V R. A review of GLP-1 receptor agonists: evolution and advancement, through the lens of randomised controlled trials [J]. Diabetes Obes Metab, 2018, 20 Suppl

1:22-33.

[4] BROIDE E,BLOCH O,BEN-YEHUDAH G,et al. GLP-1 receptor is expressed in human stomach mucosa:analysis of its cellular association and distribution within gastric glands[J]. J Histochem Cytochem,2013,61(9):649-658.

[5] CHRISTENSEN M,VEDTOFTE L,HOLST J J,et al. Glucose-dependent insulinotropic polypeptide:a bifunctional glucose-dependent regulator of glucagon and insulin secretion in humans[J]. Diabetes,2011,60(12):3103-3109.

[6] COSKUN T,SLOOP K W,LOGHIN C,et al. LY3298176, a novel dual GIP and GLP-1 receptor agonist for the treatment of type 2 diabetes mellitus:From discovery to clinical proof of concept[J]. Mol Metab,2018,18:3-14.

[7] CROWLEY K,SCANAILL P,HERMANIDES J,et al. Current practice in the perioperative management of patients with diabetes mellitus:a narrative review[J]. Br J Anaesth,2023,131(2):242-252.

[8] D'ALESSIO D. Is GLP-1 a hormone:whether and when? [J]. J Diabetes Investig,2016,7(Suppl 1):50-55.

[9] ELRICK H,STIMMLER L,HLAD C J JR,et al. Plasma insulin response to oral and intravenous glucose administration[J]. J Clin Endocrinol Metab,1964,24:1076-1082.

[10] FRIEDRICHSEN M,BREITSCHAFT A,TADAYON S,et al. The effect of semaglutide 2. 4 mg once weekly on energy intake,appetite,control of eating,and gastric emptying in adults with obesity[J]. Diabetes Obes Metab, 2021,23(3):754-762.

[11] GRANT B,CHOWDHURY T A. New guidance on the perioperative management of diabetes[J]. Clin Med (Lond),2022,22(1):41-44.

[12] GULAK M A,MURPHY P. Regurgitation under anesthesia in a fasted patient prescribed semaglutide for weight loss:a case report[J]. Can J Anaesth,2023,70(8): 1397-1400.

[13] HALL S,ISAACS D,CLEMENTS J N. Pharmacokinetics and clinical implications of semaglutide:a new glucagon-like peptide(GLP)-1 receptor agonist[J]. Clin Pharmacokinet,2018,57(12):1529-1538.

[14] HJERPSTED J B,FLINT A,BROOKS A,et al. Semaglutide improves postprandial glucose and lipid metabolism, and delays first-hour gastric emptying in subjects with obesity[J]. Diabetes Obes Metab, 2018, 20(3):610-619.

[15] HOLMES G M,BROWNING K N,TONG M,et al. Vagally mediated effects of glucagon-like peptide 1:in vitro and in vivo gastric actions[J]. J Physiol,2009,587(Pt

19):4749-4759.

[16] HOROWITZ M,RAYNER C K,MARATHE C S,et al. Glucagon-like peptide-1 receptor agonists and the appropriate measurement of gastric emptying[J]. Diabetes Obes Metab,2020,22(12):2504-2506.

[17] HULST A H,POLDERMAN J A W,SIEGELAAR S E,et al. Preoperative considerations of new long-acting glucagon-like peptide-1 receptor agonists in diabetes mellitus [J]. Br J Anaesth,2021,126(3):567-571.

[18] JENSTERLE M,RIZZO M,HALUZíK M,et al. Efficacy of GLP-1 RA approved for weight management in patients with or without diabetes:a narrative review[J]. Adv Ther,2022,39(6):2452-2467.

[19] JOSHI G P,ABDELMALAK B B,WEIGEL W A,et al. 2023 American Society of Anesthesiologists Practice Guidelines for Preoperative Fasting:carbohydrate-containing clear liquids with or without protein,chewing gum, and pediatric fasting duration:a modular update of the 2017 American Society of Anesthesiologists Practice Guidelines for Preoperative Fasting[J]. Anesthesiology, 2023,138(2):132-151.

[20] KELSEY M D,NELSON A J,GREEN J B,et al. Guidelines for cardiovascular risk reduction in patients with type 2 diabetes:JACC guideline comparison[J]. J Am Coll Cardiol,2022,79(18):1849-1857.

[21] KLEIN S R,HOBAI I A. Semaglutide,delayed gastric emptying,and intraoperative pulmonary aspiration:a case report[J]. Can J Anaesth,2023,70(8):1394-1396.

[22] KOBORI T,ONISHI Y,YOSHIDA Y,et al. Association of glucagon-like peptide-1 receptor agonist treatment with gastric residue in an esophagogastroduodenoscopy[J]. J Diabetes Investig,2023,14(6):767-773.

[23] LIAKOS A,KARAGIANNIS T,AVGERINOS I,et al. Management of type 2 diabetes in the new era[J]. Hormones(Athens),2023,22(4):677-684.

[24] LINCOFF A M,BROWN-FRANDSEN K,COLHOUN H M,et al. Semaglutide and cardiovascular outcomes in obesity without diabetes[J]. N Engl J Med,2023,389 (24):2221-2232.

[25] MASELLI D B,CAMILLERI M. Effects of GLP-1 and its analogs on gastric physiology in diabetes mellitus and obesity[J]. Adv Exp Med Biol,2021,1307:171-192.

[26] MCLEAN B A,WONG C K,CAMPBELL J E,et al. Revisiting the complexity of GLP-1 action from sites of synthesis to receptor activation[J]. Endocr Rev,2021,42 (2):101-132.

[27] XU D,NAIR A,SIGSTON C,et al. Potential roles of glucagon-like peptide 1 receptor agonists(GLP-1 RAs) in

nondiabetic populations［J］. Cardiovasc Ther, 2022, 2022:6820377.

［28］ MEIER J J. GLP-1 receptor agonists for individualized treatment of type 2 diabetes mellitus［J］. Nat Rev Endocrinol, 2012, 8(12):728-742.

［29］ BARKER P, CREASEY P E, DHATARIYA K, et al. Peri-operative management of the surgical patient with diabetes 2015: Association of Anaesthetists of Great Britain and Ireland［J］. Anaesthesia, 2015, 70(12):1427-1440.

［30］ NAKATANI Y, MAEDA M, MATSUMURA M, et al. Effect of GLP-1 receptor agonist on gastrointestinal tract motility and residue rates as evaluated by capsule endoscopy［J］. Diabetes Metab, 2017, 43(5):430-437.

［31］ NAUCK M A, KEMMERIES G, HOLST J J, et al. Rapid tachyphylaxis of the glucagon-like peptide 1-induced deceleration of gastric emptying in humans［J］. Diabetes, 2011, 60(5):1561-1565.

［32］ NAUCK M A, QUAST D R, WEFERS J, et al. The evolving story of incretins(GIP and GLP-1)in metabolic and cardiovascular disease: a pathophysiological update［J］. Diabetes Obes Metab, 2021, 23 Suppl 3:5-29.

［33］ PFEIFER K J, SELZER A, MENDEZ C E, et al. Preoperative management of endocrine, hormonal, and urologic medications: society for perioperative assessment and quality improvement(SPAQI)consensus statement［J］. Mayo Clin Proc, 2021, 96(6):1655-1669.

［34］ SHERWIN M, HAMBURGER J, KATZ D, et al. Influence of semaglutide use on the presence of residual gastric solids on gastric ultrasound: a prospective observa-tional study in volunteers without obesity recently started on semaglutide［J］. Can J Anaesth, 2023, 70(8):1300-1306.

［35］ SILVEIRA S Q, DA SILVA L M, DE CAMPOS VIEIRA ABIB A, et al. Relationship between perioperative semaglutide use and residual gastric content: a retrospective analysis of patients undergoing elective upper endoscopy ［J］. J Clin Anesth, 2023, 87:111091.

［36］ WILSON P R, BRIDGES K H, WILSON S H. Particulate gastric contents in patients prescribed glucagon-like peptide 1 receptor agonists after appropriate perioperative fasting: a report of 2 cases［J］. A A Pract, 2023, 17(8): e01712.

［37］ STARK J E, COLE J L, GHAZARIAN R N, et al. Impact of glucagon-like peptide-1 receptor agonists(GLP-1RA) on food content during esophagogastroduodenoscopy (EGD)［J］. Ann Pharmacother, 2022, 56(8):922-926.

［38］ TONG J, D'ALESSIO D. Give the receptor a brake: slowing gastric emptying by GLP-1［J］. Diabetes, 2014, 63 (2):407-409.

［39］ USSHER J R, DRUCKER D J. Glucagon-like peptide 1 receptor agonists: cardiovascular benefits and mechanisms of action［J］. Nat Rev Cardiol, 2023, 20(7):463-474.

［40］ WEBER M, SIDDARTHAN I, MACK P F. Clinically significant emesis in a patient taking a long-acting GLP-1 receptor agonist for weight loss［J］. Br J Anaesth, 2023, 131(2):e37-e39.

48 布比卡因脂质体用于区域阻滞麻醉的进展与展望

一、布比卡因脂质体在麻醉和疼痛管理中的应用概况

疼痛对身心健康具有重要意义,自 1996 年以来,疼痛被视为"第五大生命体征"。临床上,术后疼痛可能会持续数天或数周,常导致患者循环波动,增加心脑血管事件发生率;引起患者胃肠功能紊乱,导致恶心呕吐,严重降低患者术后生活质量;延长住院天数,增加经济负担;削弱患者特别是肿瘤手术患者的免疫功能,延缓机体免疫功能的恢复,进而影响预后。由此可见,有效的术后镇痛显得尤为重要。历史上,阿片类药物被广泛用于治疗术后疼痛。然而大量的研究显示,阿片类药物用量与术后并发症的发生有密切关系,如较高的下肢静脉栓塞发生率以及更容易合并消化道及呼吸道症状,阿片类药物自身也具有高度的成瘾性。为了在缓解术后疼痛和限制阿片类药物使用之间取得平衡,引入了多模式镇痛这一概念。局麻药是这一模式中最常用的镇痛药之一,然而有限的持续时间(<24h)和潜在的毒性(心脏和中枢神经功能障碍)限制了其应用。目前,盐酸布比卡因(bupivacaine)是美国食品药品监督管理局(Food and Drug Administration,FDA)批准的持续时间最长的局部麻醉药,可在一些周围神经阻滞中维持长达 18h 的作用时间。尽管已有多种佐剂如地塞米松和右美托咪定被提出,但尚未有任何药物能够被 FDA 批准且能够可靠延长局部麻醉效果超过 24h。为了实现更长时间的镇痛效果,常规选择是置入神经周围导管并持续输注局部麻药。然而,这一过程复杂且需要规范化培训,并且导管易于移位,进一步增加了管理困难和成本。

基于人们对"理想阻滞"药物的探索,美国 Pacira 生物科学股份有限公司开发了一种缓释型局部麻醉药物布比卡因脂质体,通过运用多囊泡脂质体技术形成一种布比卡因储库,使其持续释放到组织中,药效可持续长达 72h。此制剂最初于 2011 年被 FDA 批准用于拇囊炎切除术和痔疮切除术以缓解术后疼痛。随后,这个公司又开展了一系列的研究,其中一项关于布比卡因脂质体用于超声引导下锁骨上或经斜角肌间入路行臂丛神经阻滞对于行肩部手术的患者术后镇痛效果的评估显示,布比卡因脂质体能明显缓解术后 48~72h 内手术部位的疼痛且明显减少阿片类药物的使用。因此,FDA 于 2018 年召开会议并批准布比卡因脂质体作为肌间沟臂丛神经阻滞的阻滞剂以缓解肩部手术患者的术后疼痛。2023 年 11 月,又有两种新的适应证被批准,即收肌管阻滞和坐骨神经阻滞。至今,布比卡因脂质体已用于多种外科手术(骨科、腹部、脊柱)的术后镇痛。

二、脂质体技术概述、药理特性、安全性

布比卡因是一种广泛使用的局部麻醉药,其临床应用包括神经阻滞、硬膜外麻醉和局部浸润麻醉。然而,由于布比卡因在体内的释放和作用时间限制,其效果在一定程度上受到限制。为了优化布比卡因的药效,脂质体技术被引入以增强其药物传递和控制释放特性。

脂质体是由双层磷脂膜构成的微小囊泡,具有以下 4 种结构特点。①双层磷脂膜:脂质体的核心结构是由磷脂分子排列形成的双层膜。每个磷脂分子具有亲水的头部和疏水的尾部,在水环境中自发形成双层膜结构。②内外层膜:脂质体的双层膜包裹着一个或多个水相内腔。这些水相内腔可以包含水溶性药物,而膜的疏水部分可以嵌入脂溶性药物。③大小和形状:脂质体的大小可以从几百纳米到几微米不等,形状可以是球形或椭圆形,脂质体的大小和形状影响其在体内的分布和药物释放特性。④表面修饰:脂质体的表面可以通过各种方法进行修饰,如聚乙二醇修饰,以提高其生物相容性和血液循环时间。

脂质体在药物传递中具有一定的优势。首先,脂质体能够有效保护药物免受体内酶和酸碱环境的破坏,从而提高药物的稳定性;其次,脂质体可以通过改善药物的溶解度和穿透能力,增强药物的生物利用度。脂质体通过表面修饰和调整脂质体的物理化学性质,可以实现药物的靶向传递,从而减少副作用,并且能够提供药物的缓释效果,延长药物在体内的作用时间,减少给药频率。脂质体的包裹可以减少药物与体内非靶组织的接触,从而降低药物的毒性。

布比卡因脂质体的活性化合物为布比卡因,属于酰胺类局部麻醉药,通过结合电压门控钠通道的细胞内部分起作用,防止神经细胞去极化与动作电位传播,从而阻止伤害性刺激的传导。布比卡因在体内的分布受血流量和组织亲和力的影响,其代谢主要发生在肝,通过尿液排泄。脂质体的使用可以优化其药物动力学特性,如提高药物在目标组织中的浓度和延长麻醉作用时间。布比卡因脂质体直接渗入组织时,血浆峰呈双相状态。第一个高峰值出现在 1~2h 内,这是因为每个安瓿瓶中都含有脂质体外的盐酸布比卡因,这也提供了与未封装布比卡因相似的起效时间。随后,在用药 24~48h 后会出现第二个峰值,用药 3~14d 后,血浆中仍可检测到布比卡因,然而,局部药理作用并不一定反映血浆浓度,镇痛持续时间也不能从血液中检测到布比卡因的时间推断。

安全性方面,多囊泡脂质体结构可以持续输送药物,同时避免高血浆药物水平引起的全身毒性。盐酸布比卡因主要在肝中通过微粒体细胞色素 P450 3A4 介导的途径代谢为哌啶基二甲苯胺,其中 5% 经肾脏排泄。因此,肝清除率或肝血流量的减少会导致患者血浆中这些药物的蓄积。普通布比卡因药效强且脂溶性好,这使它能够轻易穿过血脑屏障并引起中枢神经系统(central nervous system,CNS)毒性。与利多卡因相比,布比卡因的 CNS 毒性相对效力是利多卡因的 4 倍,这可能会导致完全性心脏传导阻滞和心血管衰竭等不良后果。因此,为了延长麻醉时间而注射高剂量的布比卡因可能会造成伤害。相反,布比卡因脂质体已被证实可以降低体内毒性。Boogaerts 等在研究中发现,与普通布比卡因相比,兔需要两倍以上剂量的布比卡因脂质体才会引发癫痫和室性心律失常。Portillo 等的研究也指出布比卡因脂质体的优势在于可能提供更高的安全性。一项关于中国健康成人布比卡因脂质体局部浸润后药代动力学和安全性研究显示,平均布比卡因浓度在 1h 内迅速升高,然后在给药后约 24h 内继续逐渐升高;此后,血浆布比卡因浓度在给药后约 4d 内逐渐下降,布比卡因在中国成年人中的药代动力学特征与美国人群的药代动力学特征相当。唯一的区别是对中国成年人分析中观察到的血浆布比卡因峰浓度比美国成年人观察到的晚 11h,这可能是由于体重指数(body mass index,BMI)的差异或给药面积的差异造成的,在中国人的研究中,布比卡因脂质体集中在较小的区域,可能导致布比卡因峰值释放延迟,浓度略高。已有文献报道肩部手术时行肌间沟入路臂丛神经阻滞可能导致术后膈神经麻痹,Berg 等通过超声及肺功能评估患者术后膈肌功能,研究表明,与单独使用布比卡因相比,布比卡因脂质体和布比卡因联合用于肌间阻滞可导致膈肌运动幅度和肺量计测量值(第 1 秒用力呼气容积和用力肺活量)百分比变化显著降低。虽然两组患者均未出现主观呼吸困难或氧饱和度下降,但这仍提醒人们对术前已经存在呼吸衰竭高风险人群须谨慎采取肌间沟臂丛神经阻滞。

三、布比卡因脂质体的临床应用现状

布比卡因脂质体以 20ml 安瓿瓶提供,其中含有最大批准剂量:266mg(13.3mg/ml 或 1.33%),266mg 布比卡因脂质体大约相当于 300mg 未包裹的盐酸布比卡因。每支安瓿应在开封后 4h 内注射,可用生理盐水或乳酸林格液稀释。如果同时使用除盐酸布比卡因以外的其他局部麻醉药,可能会导致脂质体囊泡中过早释放布比卡因。因此,布比卡因脂质体应在注射其他局部麻醉药后至少 20min 后注射。而盐酸布比卡因可以同时注射甚至混合在同一注射器中,最大剂量为布比卡因脂质体的 50%。布比卡因脂质体首次被 FDA 首次批准使用时的适应证为单剂量浸润手术部位,为成人提供术后镇痛。近年来,经过了多项安慰剂对照试验以及布比卡因脂质体/布比卡因非脂质体/罗哌卡因对照试验以拓展其适应证。目前布比卡因脂质体除了被用于手术部位注射外,明确批准可用于以下区域阻滞麻醉:锁骨上或经斜角肌间入路行臂丛神经阻滞、收肌管阻滞和坐骨神经阻滞、腹横肌平面阻滞(transversus abdominis plane block,TAP)。

近年发表的一些研究分析比较了布比卡因脂质体与多种应用的布比卡因,它们大多以术后疼痛评分或阿片类药物消耗作为主要结局,结果不尽相同。Zadrazil 等研究指出:使用布比卡因脂质体进行尺神经阻滞时,与普通布比卡因相比,其感觉阻滞成功率仅为 32%(感觉阻滞的成功定义为在 5 个小鱼际供血区中有 4 个区域的针刺评分达到 0 分),布比卡因脂质体起效时间晚,持续时间短,且其产生的残余阻滞模式是不可预测且间歇的。这提示,布比卡因脂质体不适合作为单一药物用于术中区域麻醉,由于单独使用布比卡因脂质体峰值疗效会有所延迟,建议添加额外盐酸布比卡因以提供即时镇痛。Schoenherr 等的研究摒弃了先前研究的主要关注点,即术后疼痛评分和阿片类药物消耗这两项单维结果,采用 15 项恢复质量(quality of recovery-15,QoR-15)评分作为主要结局指标来比较肩袖手术中使用肌间神经导管与肌间布比卡因脂质体阻滞术后恢复质量的差异,更能体现出以患者为中心,并且能提供一个更全面的恢复质量评估。研究结果表明,与使用肌间沟外周神经导管注射布比卡因后通过弹性泵持续输注 0.2% 罗哌卡因相比,肌间沟布比卡因脂质体阻滞可改善肩袖手术后 48h 内患者的恢复质量(QoR-15 平均差异为 −3.9 vs −25.1,$P < 0.001$),且接受布比卡因脂质体治疗的患者术后第 2 天的疼痛评分也显著降低,睡眠质量得到改善,镇痛满意度也得到提高(所有 $P < 0.05$)。Stondell 等在病例报告中指出,在接受后脊柱融合术的青少年特发性脊柱侧弯患者中,使用 4mg/kg 的布比卡因脂质体与 2mg/kg 的盐酸布比卡因混合药液,在超声引导下行竖脊肌平面阻滞可有效控制患者术后疼痛,大大减少术后阿片类药物消耗并缩短住院时间。Nedeljkovic 和他的团队则是基于多模式镇痛这一理念及传统盐酸布比卡因的 TAP 作用时间较短这一局限性,提出使

用布比卡因脂质体加盐酸布比卡因进行 TAP 阻滞结合鞘内注射吗啡用于剖宫产患者术后镇痛治疗,研究以术后 72h 内阿片类药物总消耗量作为主要终点,72h 内视觉模拟评分法(visual analogue scale,VAS)疼痛强度评分曲线下面积作为次要终点,发现与单独使用盐酸布比卡因相比,使用布比卡因脂质体加盐酸布比卡因进行 TAP 阻滞可在 72h 内减少阿片类药物消耗量 51.6%,次要结局方面二者无明显差异。Chan 等发现桡骨远端骨折手术患者在单次注射神经阻滞后不可避免地会出现反跳痛,且既往关于布比卡因脂质体的研究表明局部手术部位浸润布比卡因脂质体对术后疼痛的控制并不优于标准普通布比卡因,因此其团队认为将布比卡因脂质体用于局部神经阻滞更有希望改善术后疼痛的问题。考虑到布比卡因脂质体的延迟释放,实验组中添加了 0.5% 普通布比卡因 10ml,并把术后 48h 内休息时的加权曲线下面积(area under the curve,AUC)数字评分量表(numerical rating scale,NRS)疼痛评分作为主要结局以匹配布比卡因脂质体的预期作用时间,最终发现布比卡因脂质体组与术后 48h 内休息时 AUC 疼痛评分(0.6 vs 1.4,$P<0.001$)显著降低相关。Abbasi 等对接受 Ravitch 漏斗胸修复术的患者采用布比卡因脂质体代替含肾上腺素的布比卡因进行改良肋间神经阻滞和伤口浸润,在研究中用于伤口浸润的布比卡因脂质体剂量由患者体重确定,将 0.5% 普通布比卡因与布比卡因脂质体相结合,用生理盐水将布比卡因脂质体/普通布比卡因溶液稀释至 50ml,在胸骨切口、胸管部位和肋间隙处注射足够的麻醉药。在主要结局方面,研究发现布比卡因脂质体组每千克体重总吗啡毫克当量(MME/kg)和氢吗啡酮(mg/kg)使用量与布比卡因加肾上腺素组相比在整个住院期间显著减少,在不良事件的发生情况方面二组无明显差异,显示出了对于接受 Ravitch 漏斗胸修复术的患者应用布比卡因脂质体行切口镇痛的潜在价值。Vij 等总结了前交叉韧带重建术后阿片类药物使用的现状,并发现前交叉韧带重建后关节周围注射布比卡因脂质体与行股神经阻滞相比,患者的疼痛控制得当、睡眠质量更好及与反弹痛相关的就诊次数更少,术后开出的阿片类药物数量也明显减少,这提示利用布比卡因脂质体的多模式疼痛策略可能将会出现,并为减少前交叉韧带重建术后的阿片类药物处方开辟道路。Simovitch 等评估了使用布比卡因脂质体(10ml 1.3%)加布比卡因(10ml 0.5%)进行臂丛神经阻滞与使用罗哌卡因(30ml 0.5%)加地塞米松(8mg)进行臂丛神经阻滞用于关节镜肩袖修复术患者的比较。研究发现尽管基线时两组的"最严重疼痛"评分相似($P=0.085$),但布比卡因脂质体加布比卡因组在术后前 5 天的"最严重疼痛"评分明显低于罗哌卡因加地塞米松组。总体而言,从术后当天至术后第 5 日布比卡因脂质体加布比卡因组的"最严重疼痛"水平比罗哌卡因加地塞米松组低 68%($P<0.001$)。这一发现与 Baessler 等的发现恰恰相反,可能的原因是二者查询疼痛评分的方法不同。Baessler 等每天在 3 个时间点评估疼痛评分,这可能存

在患者服用阿片类药物之后的情况从而产生偏差。而 Simovitch 等的研究利用每 24h 的"最严重疼痛"来捕捉疼痛的极端程度,无论患者 24h 内是否使用阿片类药物,从而更加合理。

尽管布比卡因脂质体在多个研究中显示出其临床应用的潜力,但也有一些随机对照试验(randomized controlled trial,RCT)报道了其效果与传统布比卡因或其他局部麻醉药物之间没有显著差异。Kuang 等研究比较了布比卡因脂质体与常规布比卡因在膝关节置换术后的效果。结果显示,虽然布比卡因脂质体组的麻醉效果较为持久,但在疼痛缓解和术后阿片类药物使用上与传统布比卡因组无显著差异。Kumar 等在腹部手术中对比了布比卡因脂质体和传统布比卡因的效果。结果显示,布比卡因脂质体虽然提供了更长的麻醉持续时间,但在术后疼痛评分和药物需求方面与传统布比卡因并无显著差异。Kim 的研究也得到了相似的结论,并且诸如此类的文章还有很多。分析布比卡因脂质体与传统局部麻醉药物在某些研究中无显著性差异的原因可能与以下几个因素相关。①脂质体释放机制的复杂性:布比卡因脂质体的麻醉效果依赖于其脂质体包裹的药物释放机制。尽管脂质体技术可以延长药物的释放时间,但在一些情况下,药物释放速率可能未能达到预期,这可能影响其临床效果。②研究设计和样本量:许多研究的样本量较小,可能影响了结果的统计显著性。此外,研究设计中的多样性,如麻醉部位、手术类型和患者个体差异,也可能导致结果的不一致。③药物剂量和使用方式:布比卡因脂质体的剂量和使用方式在不同的研究中可能存在差异,这可能影响其效果。例如,一些研究可能使用了低于最佳疗效剂量的布比卡因脂质体,导致效果与传统布比卡因相当。④临床环境的变化:布比卡因脂质体的效果可能受到临床环境、手术类型、患者体质等多种因素的影响。不同的手术环境和患者个体差异可能影响麻醉药物的效果,从而影响研究结果。⑤副作用和耐受性:布比卡因脂质体在延长麻醉效果的同时,也可能带来一些新的副作用和耐受性问题。例如,脂质体可能引发局部炎症或过敏反应,这些因素可能影响其临床效果。

布比卡因脂质体的安全性评估是其临床应用中的关键部分。根据现有文献,布比卡因脂质体的安全性总体良好:大多数研究报告布比卡因脂质体的副作用与传统布比卡因相似,包括局部刺激、短暂的麻木和皮疹等。严重的不良事件较少见,但仍需要在临床使用中保持警惕。一些文献指出,尽管布比卡因脂质体的过敏反应发生率较低,但仍有个别病例报告了过敏反应,如皮疹和呼吸困难。布比卡因脂质体的局部毒性低于常规布比卡因,因为脂质体的包裹可以减少药物对组织的直接接触。

四、布比卡因脂质体应用于临床面临的挑战

尽管布比卡因脂质体在一些临床研究中表现出了较长

的麻醉持续时间，但其效果在不同的临床试验中却存在显著差异。一些研究表明，布比卡因脂质体与传统布比卡因在术后疼痛缓解和阿片类药物使用上的效果并无显著差异。此外，布比卡因脂质体的生产成本高于传统局部麻醉药物，这使得其在经济上的负担较大。一些研究表明，虽然布比卡因脂质体在药效上的提升可能会对某些患者群体有益，但其高昂的成本可能会限制其在实际临床中的广泛应用。例如，经济评估显示，尽管布比卡因脂质体在麻醉持续时间上具有一定优势，但其成本效益比并不总是令人满意。

临床上应用布比卡因脂质体所面临的挑战主要在以下几个方面。①药物释放机制的复杂性：布比卡因脂质体的药物释放机制相对复杂，其效果依赖于脂质体的稳定性和药物释放速率。然而，在实际应用中，脂质体的释放速率可能未能达到预期，这可能导致其临床效果的不可预测性。研究发现，布比卡因脂质体的释放行为受到多种因素的影响，包括脂质体的配方和药物的浓度。②研究结果的异质性：现有的临床试验结果对布比卡因脂质体的效果评价不一，这种异质性可能与研究设计、样本量、药物剂量和临床环境等因素有关。③临床应用的标准化问题：布比卡因脂质体的临床应用尚未完全标准化，包括其剂量、使用方式和适应证等方面的规范仍在不断完善中。由于缺乏统一的应用标准，临床实践中对布比卡因脂质体的使用可能存在不一致，这可能影响其效果和安全性。

五、结论与展望

布比卡因脂质体作为一种新型局部麻醉药物，在优化麻醉效果和延长麻醉时间方面展示了显著的潜力。然而，为了充分发挥其临床价值，未来的研究需要在药物释放机制、临床应用标准化、安全性评估、经济分析以及新应用领域探索等方面进行深入探讨，从而优化布比卡因脂质体的使用，并评估其在更广泛临床应用中的效果和安全性。

（严　鹏）

参 考 文 献

[1] LEVY N,STURGESS J,MILLS P. "Pain as the fifth vital sign" and dependence on the "numerical pain scale" is being abandoned in the US：why？[J]. Br J Anaesth,2018,120(3)：435-438.

[2] HENSHAW D S,TURNER J D,KHANNA A K. Opioid abuse and perioperative care：a new medical disease[J]. Curr Opin Anaesthesiol,2022,35(3)：401-408.

[3] CHEN Y K,BODEN K A,SCHREIBER K L. The role of regional anaesthesia and multimodal analgesia in the prevention of chronic postoperative pain：a narrative review[J]. Anaesthesia,2021,76(Suppl 1)：8-17.

[4] ANTEL R,INGELMO P. Local anesthetic systemic toxicity[J]. Cmaj,2022,194(37)：E1288.

[5] DESAI N,KIRKHAM K R,ALBRECHT E. Local anaesthetic adjuncts for peripheral regional anaesthesia：a narrative review[J]. Anaesthesia,2021,76 Suppl 1：100-109.

[6] AZEMATI S,ZARGHAMI A,JOUYBAR R,et al. Analgesic characteristics of bupivacaine alone and in combination with dexmedetomidine or meperidine in spinal anesthesia during cesarean section：a double-blind randomized clinical trial study[J]. Pain Res Manag,2022,2022：5111214.

[7] ALBRECHT E,CHIN K J. Advances in regional anaesthesia and acute pain management：a narrative review[J]. Anaesthesia,2020,75 Suppl 1：e101-e110.

[8] FALLON F,MOORTHY A,SKERRITT C,et al. Latest advances in regional anaesthesia[J]. Medicina(Kaunas),2024,60(5)：735.

[9] HE Y,QIN L,HUANG Y,et al. Advances of nano-structured extended-release local anesthetics[J]. Nanoscale Res Lett,2020,15(1)：13.

[10] KÖRNER J,ALBANI S,SUDHA BHAGAVATH ESWARAN V,et al. Sodium channels and local anesthetics：old friends with new perspectives[J]. Front Pharmacol,2022,13：837088.

[11] TUPERTSEV B,OSIPENKO S,KIREEV A,et al. Simple in vitro ^{18}O labeling for improved mass spectrometry-based drug metabolites identification：deep drug metabolism study[J]. Int J Mol Sci,2023,24(5)：4569.

[12] ILFELD B M,EISENACH J C,GABRIEL R A. Clinical effectiveness of liposomal bupivacaine administered by infiltration or peripheral nerve block to treat postoperative pain[J]. Anesthesiology,2021,134(2)：283-344.

[13] NIE H,BAI Z,LI Z,et al. Intravenous lipid emulsion modifies synaptic transmission in hippocampal CA1 pyramidal neurons after bupivacaine-induced central nervous system toxicity[J]. J Neurochem,2020,154(2)：144-157.

[14] BOOGAERTS J,DECLERCQ A,LAFONT N,et al. Toxicity of bupivacaine encapsulated into liposomes and injected intravenously：comparison with plain solutions[J]. Anesth Analg,1993,76(3)：553-555.

[15] PORTILLO J,KAMAR N,MELIBARY S,et al. Safety of liposome extended-release bupivacaine for postoperative pain control[J]. Front Pharmacol,2014,5：90.

[16] CHEUNG B M,NG P Y,LIU Y,et al. Pharmacokinetics and safety of liposomal bupivacaine after local infiltration in healthy Chinese adults：a phase 1 study[J]. BMC Anesthesiol,2021,21(1)：197.

[17] XU L,TSUI B C H,HORN J L. Prolonged phrenic nerve blockade with liposomal bupivacaine[J]. Anesthesiolo-

gy,2022,136(4):525-527.

[18] BERG A A,FLAHERTY J M,HABECK J M,et al. Evaluation of diaphragmatic function after interscalene block with liposomal bupivacaine:a randomized controlled trial [J]. Anesthesiology,2022,136(4):531-541.

[19] ZADRAZIL M,MARHOFER P,OPFERMANN P,et al. Liposomal bupivacaine for peripheral nerve blockade:a randomized,controlled,crossover,triple-blinded pharmacodynamic study in volunteers [J]. Anesthesiology, 2024,141(1):24-31.

[20] SCHOENHERR J W,GONZALEZ M,SERRANO R,et al. Quality of recovery after rotator cuff repair with interscalene liposomal bupivacaine versus interscalene nerve catheter [J]. Orthop J Sports Med, 2022, 10 (11): 23259671221134819.

[21] STONDELL C,ROBERTO R. Erector spinae plane blocks with liposomal bupivacaine for pediatric scoliosis surgery [J]. J Am Acad Orthop Surg Glob Res Rev, 2022,6(1):e21.00272.

[22] NEDELJKOVIC S S,KETT A,VALLEJO M C,et al. Transversus abdominis plane block with liposomal bupivacaine for pain after cesarean delivery in a multicenter, randomized, double-blind, controlled trial [J]. Anesth Analg,2020,131(6):1830-1839.

[23] CHAN T C W,WONG J S H,WANG F,et al. Addition of liposomal bupivacaine to standard bupivacaine versus standard bupivacaine alone in the supraclavicular brachial plexus block:a randomized controlled trial[J]. Anesthesiology,2024,141(4):732-744.

[24] ABBASI R K,COSSU A E,TANNER B,et al. Liposomal bupivacaine reduces opioid requirements following Ravitch repair for pectus excavatum[J]. J Anaesthesiol Clin Pharmacol,2023,39(3):392-396.

[25] VIJ N,NEWGAARD O,NORTON M,et al. Liposomal bupivacaine decreases post-operative opioid use after anterior cruciate ligament reconstruction:a review of level I evidence[J]. Orthop Rev(Pavia),2022,14(3):37159.

[26] SIMOVITCH R W,HERNANDEZ T,YADEAU J T,et al. Liposomal bupivacaine plus bupivacaine versus ropivacaine plus dexamethasone brachial plexus blockade for arthroscopic rotator cuff repair:an unblinded randomized controlled trial[J]. JB JS Open Access, 2022,7(2): e21.00122.

[27] BAESSLER A M,MOOR M,CONRAD D J,et al. Single-shot liposomal bupivacaine reduces postoperative narcotic use following outpatient rotator cuff repair:a prospective, double-blinded, randomized controlled trial [J]. J Bone Joint Surg Am,2020,102(22):1985-1992.

[28] KUANG M J,DU Y,MA J X,et al. The efficacy of liposomal bupivacaine using periarticular injection in total knee arthroplasty:a systematic review and meta-analysis [J]. J Arthroplasty,2017,32(4):1395-1402.

[29] KIM D H,LIU J,BEATHE J C,et al. Interscalene brachial plexus block with liposomal bupivacaine versus standard bupivacaine with perineural dexamethasone:a noninferiority Trial[J]. Anesthesiology,2022,136(3): 434-447.

49 超声引导下星状神经节阻滞技术的研究进展

超声引导下星状神经节阻滞（stellate ganglion block，SGB）是一种通过超声设备实时、精准引导穿刺针将局部麻醉药物注入星状神经节（stellate ganglion，SG）周围，从而达到阻滞效果的治疗方法。这项技术具有精确、安全及无辐射等优点，适用于多种疼痛及非疼痛类疾病的治疗。SG由颈下交感神经节和第1胸交感神经组成，位于第7颈椎横突基底部和第1肋骨颈的前面、斜角肌内侧及肺尖上方，其周围有肺尖、锁骨下动脉、颈总动脉和椎动脉等。SGB最早出现在1883年，当时Liverpool和Alexander在术中误伤到交感神经，结果发现镇痛效果明显，后由于技术不足和解剖变异导致了许多副作用和并发症，逐渐由手术切除改为向SG周边组织注入局部麻醉药进行区域阻滞，这一方法即为SGB，对临床诊断和治疗做出了巨大贡献。近年，SGB对于心律失常、脑血管疾病的研究是几大热点。Singh等总结已发表的文献指出SGB不仅仅对于疼痛性疾病有用，而且对非疼痛性疾病也有较好疗效。这意味着SGB有着更广阔的临床应用前景，需要对此进行更加深入的研究。

一、星状神经节阻滞的机制

SGB可抑制心血管运动、腺体分泌、肌肉紧张、支气管收缩和疼痛传导，这些神经纤维由SG分布区的交感神经纤维支配。在治疗涉及头部、颈部、上肢、肩部和心脏的一些相关疾病时，这些可以作为一种优势。SG与大脑皮质、下丘脑、杏仁核和海马有广泛的联系。普遍认为它通过阻断交感神经系统（sympathetic nervous system，SNS）的活性从而减少各种疾病过程中的慢性应激反应来发挥作用。早期文献提出，星状神经节神经支配处的神经元抑制可导致SNS相关外周血管舒张的抑制。以下是一些与SGB相关的较新机制理论。

（一）交感神经阻断

SGB通过阻断SNS的活性，从而减少各种疾病过程中的慢性应激反应来发挥作用。多篇文献对此有支持，其中包括对创伤后应激障碍（post-traumatic stress disorder，PTSD）治疗的研究现状进行综述的文章，这篇文章指出SGB能够有效缓解PTSD的临床症状，并且可能通过调节交感神经系统的活性来治疗PTSD。此外，对SGB在心血管疾病治疗中的应用进展也进行了探讨，指出SGB可逆性地阻断支配心脏的交感神经，可减少心律失常的出现，并且能够调节因交感神经活性增强引起的自主神经功能紊乱。这些研究表明SGB通过作用于交感神经系统，对多种疾病有潜在的治疗作用。

（二）神经生长因子调节

一些理论提出SGB可能通过影响神经生长因子（nerve growth factor，NGF）的水平来发挥作用。NGF与多种与急性和慢性应激相关的信号事件有关。在慢性应激状态下，如PTSD，NGF水平的增加会导致交感神经活动增加和去甲肾上腺素（norepinephrine，NE）水平升高，这可能会增加疼痛感知。SGB可以通过阻断交感神经途径，从而有效降低NGF水平，导致交感神经活动和NE水平降低。

（三）局部血流改善

SGB可能通过增加局部血流来改善某些症状，例如在治疗嗅觉丧失时，经过SGB治疗之后症状缓解持续时间通常超过局部麻醉，甚至可能是永久性缓解。因此推测SGB可能通过增强血流量促进神经再生所致。

二、星状神经节阻滞与心律失常

交感神经系统在室性心律失常（ventricular arrhythmia，VA）的发生和维持中起着重要作用，因为人类心脏主要由外源性的交感神经支配，主要包括颈神经节（$C_1 \sim C_7$）、星状神经节（$C_5 \sim T_3$）及胸神经节（$T_2 \sim T_6$），因此可以通过干预心脏交感神经系统从而对心律失常进行治疗。Ru Ouyang在2020年发表的文章中指出，通过对200例肺叶切除的患者术前进行SGB，连续行心电图监测发现，SGB可有效降低术中及术后心房颤动的发生率。2017年，Kumar的病例报告中通过对一例24h内发生多次心室颤动（ventricular fibrillation，VF）的患者进行超声引导的左星状神经节阻滞（left stellate ganglion block，LSGB），在接下来的16h内这名患者无VA发生，提示SGB对复发性VA具有疗效。Fudim

等于 2020 年发表的文章中,通过连续对 20 例顽固性 VA 患者进行了超声引导下的双侧 SGB,发现有 9 例（45%）在 SGB 后 48h 内完全缓解,室性心动过速（ventricular tachycardia,VT）或 VF 没有复发;4 例（20%）患者在 SGB 治疗出院后未出现复发性 VT 或 VF。这表明超声引导下的双侧 SGB 可显著减轻 VA。同年,一篇针对 90 例计划接受择期视频辅助胸腔镜手术的肺癌或食管癌患者的随机双盲对照试验研究结果显示,术前 SGB 能有效预防术后室上性心动过速的发生,提高此类患者客观睡眠质量。这两项发现都获得了全面的关注,并强烈推荐在难治性 VA 中使用 SGB,这为其在高危人群中更广泛的使用提供了潜在的前景,并促进了后续研究的进步。最近,Chouairi 对 117 例难治性 VA 进行 SGB 治疗,发现 SGB 后 24h 的 VT 或 VF 发作次数与除颤次数和 SGB 前 24h 相比显著降低。尽管 SGB 在这个领域受到了极大的关注,但仍需要随机对照试验来深入探讨这种技术的安全性和有效性。

三、星状神经节阻滞与脑血管疾病

SGB 同样在脑血管疾病领域中有着重要的地位。SGB 可以通过阻断交感神经的传导来调节血管收缩和舒张功能,解除脑血管痉挛,增加颅内血管内径,提高脑血流量,改善下丘脑及大脑皮质的血液供应,以及改善大脑皮质功能。早在 1950 年,就有一项病例报告报道了使用 SGB 治疗急性脑血栓的形成和栓塞。在 2010 年,Kang 等采用磁共振血管造影法研究了 SGB 对脑血管系统的影响,结果表明 SGB 能通过血管周围神经控制和交感神经控制机制,调控颅内和颅外血管。动脉瘤性蛛网膜下腔出血（aneurysmal subarachnoid hemorrhage,aSAH）可引起脑血管痉挛和迟发性脑缺血,具有高致死率和致残率。在 2023 年,一项研究表明早期 SGB 可降低早期 aSAH 患者的术后脑血流速度,这意味着早期 SGB 有可能降低脑血管痉挛的风险并改善早期 aSAH 的预后。它可能是一种针对 aSAH 患者的新疗法,可能比传统治疗药物更具优势。近日,Oliveira 系统评价和荟萃分析了 SGB 或颈交感神经切除术在 aSAH 中的使用,结果显示 SGB 后脑血流速度的显著降低,说明了 SGB 作为 aSAH 后血管痉挛治疗干预是极其重要的,讨论强调了未来研究的重要性。SGB 研究提示,SGB 在预防动脉瘤介入手术后的脑血管痉挛及改善 aSAH 后脑血管痉挛、脑缺血及神经功能转归方面具有潜在的作用,可有效降低脑血流速度,增加脑灌注,改善迟发性脑缺血（delayed cerebral ischemia,DCI）,有利于神经功能的恢复。

四、展望

近年来,SGB 作为室性心律失常和脑血管疾病的治疗方法仍然是热门话题。SGB 不仅为疾病提供有效的治疗手段,还具有微创性,易被患者接受。但目前尚未得到相关专家的广泛认可。因此,SGB 具有广阔的应用前景,需要大量的深入探究来证实其临床应用的有效性、安全性与实用性,且有必要开展更多的多学科合作来推广 SGB 的使用。

（汪小康 张伟）

参 考 文 献

[1] BARHA C K,NAGAMATSU L S,LIU-AMBROSE T. Basics of neuroanatomy and neurophysiology[J]. Handb Clin Neurol,2016,138:53-68.

[2] 郝云霞,崔立刚. 超声引导下星状神经节阻滞技术的临床应用[J]. 中国医学影像学杂志,2018,26(4):308-311.

[3] SINGH H,RAJARATHINAM M. Stellate ganglion block beyond chronic pain:a literature review on its application in painful and non-painful conditions[J]. J Anaesthesiol Clin Pharmacol,2024,40(2):185-191.

[4] DENG J J,ZHANG C L,LIU D W,et al. Treatment of stellate ganglion block in diseases:its role and application prospect[J]. World J Clin Cases,2023,11(10):2160-2167.

[5] LIPOV E,GLUNCIC V,LUKIĆ I K,et al. How does stellate ganglion block alleviate immunologically-linked disorders? [J]. Med Hypotheses,2020,144:110000.

[6] HEY M,WILSON I,JOHNSON M I. Stellate ganglion blockade(SGB)for refractory index finger pain:a case report[J]. Ann Phys Rehabil Med,2011,54(3):181-188.

[7] LIPOV E,KELZENBERG B,ROTHFELD C,et al. Modulation of NGF by cortisol and the stellate ganglion block:is this the missing link between memory consolidation and PTSD? [J]. Med Hypotheses,2012,79(6):750-753.

[8] 明少鹏,周凤坤,黄文. 星状神经节阻滞术治疗创伤后应激障碍的临床效果研究[J]. 中国现代医学杂志,2017,27(19):61-65.

[9] 龙方方,邹学军,刘格. 星状神经节阻滞治疗心血管疾病的研究进展[J]. 中国医药科学,2022,12(24):62-65.

[10] UCHIDA K,TATEDA T,HINO H. Novel mechanism of action hypothesized for stellate ganglion block related to melatonin[J]. Med Hypotheses,2002,59(4):446-449.

[11] LIPOV E,RITCHIE E C. A review of the use of stellate ganglion block in the treatment of PTSD[J]. Curr Psychiatry Rep,2015,17(8):599.

[12] JEON Y. Therapeutic potential of stellate ganglion block in orofacial pain:a mini review[J]. J Dent Anesth Pain Med,2016,16(3):159-163.

[13] MOON H S,CHON J Y,LEE S H,et al. Long-term results of stellate ganglion block in patients with olfactory dysfunction[J]. Korean J Pain,2013,26(1):57-61.

[14] H L N,VASEGHI M. Sympathetic denervation for treatment of ventricular arrhythmias[J]. J Atr Fibrillation, 2020,13(1):2404.

[15] OUYANG R,LI X,WANG R,et al. Effect of ultrasound-guided right stellate ganglion block on perioperative atrial fibrillation in patients undergoing lung lobectomy: a randomized controlled trial [J]. Braz J Anesthesiol, 2020,70(3):256-261.

[16] KUMAR A, SINHA C, KUMAR A, et al. Ultrasound-guided stellate ganglion block for resistant ventricular tachycardia[J]. Saudi J Anaesth, 2017, 11(3):372-373.

[17] FUDIM M,QADRI Y J,WALDRON N H,et al. Stellate ganglion blockade for the treatment of refractory ventricular arrhythmias[J]. JACC Clin Electrophysiol,2020,6(5):562-571.

[18] WU C N,WU X H,YU D N,et al. A single-dose of stellate ganglion block for the prevention of postoperative dysrhythmias in patients undergoing thoracoscopic surgery for cancer: a randomised controlled double-blind trial[J]. Eur J Anaesthesiol,2020,37(4):323-331.

[19] CHOUAIRI F,RAJKUMAR K,BENAK A,et al. A multicenter study of stellate ganglion block as a temporizing treatment for refractory ventricular arrhythmias [J]. JACC Clin Electrophysiol,2024,10(4):750-758.

[20] AMYES E W,PERRY S M. Stellate ganglion block in the treatment of acute cerebral thrombosis and embolism:report of 44 cases[J]. J Am Med Assoc,1950,142(1):15-20.

[21] KANG C K,OH S T,CHUNG R K,et al. Effect of stellate ganglion block on the cerebrovascular system:magnetic resonance angiography study[J]. Anesthesiology, 2010,113(4):936-944.

[22] WU Y,LIN F,BAI Y,et al. Early stellate ganglion block for improvement of postoperative cerebral blood flow velocity after aneurysmal subarachnoid hemorrhage:results of a pilot randomized controlled trial[J]. J Neurosurg, 2023,139(5):1339-1347.

50 竖脊肌平面阻滞在老年患者中的应用及其心血管保护作用：机制探讨与研究进展

竖脊肌平面阻滞(erector spinae plane block,ESPB)自2016年首次被报道以来,已成为临床麻醉领域的一项创新技术。ESPB主要用于围手术期的疼痛管理,具有操作简单、安全性高及并发症少等优点。本文旨在探讨ESPB在老年患者手术中的应用,评估其心血管保护作用,分析潜在机制并展望未来研究方向。

一、竖脊肌平面阻滞的简介

竖脊肌平面阻滞是一种能够提供广泛且持久的镇痛效果的区域阻滞技术。ESPB的解剖结构包括竖脊肌(髂肋肌、最长肌和棘肌)和椎体横突之间的筋膜平面,这个平面位于脊柱的两侧,紧邻椎体横突,是局麻药注射的目标区域。在超声引导下,能清晰观察到竖脊肌和横突结构,确保局麻药准确注射到筋膜平面内。局麻药在筋膜间隙向头尾扩散,可覆盖多个节段脊神经的腹侧支和背侧支,而且还阻断肋间神经的外侧皮支。此外,局麻药还会向前扩散,通过横突间结缔组织的通道到达椎旁间隙,甚至向硬膜外间隙扩散,具有内脏镇痛和躯体镇痛的双重作用。ESPB不仅能阻滞感觉神经,还能影响交感神经功能,减轻疼痛并降低应激反应。ESPB技术易于操作,适应证广,并发症风险低,适用于胸、腹、腰及下肢手术的镇痛管理。其主要优势在于镇痛效果确切,显著减少术后阿片类药物消耗量及不良反应的发生率。此外,ESPB安全性高,其注射平面远离脊髓、胸膜、大血管和神经根,显著减少脊髓损伤、气胸、血肿和神经损伤等并发症的风险。作为一项新兴的镇痛技术,ESPB以其广泛的适应证、显著的镇痛效果和较高的安全性,在临床应用中广受认可。

ESPB已被证实在多种类型手术中的镇痛效果显著。一项荟萃分析纳入了52项随机对照试验,涵盖胸科、乳腺、骨科及泌尿等手术,结果显示ESPB显著降低了术后阿片类药物消耗量,并延长了首次镇痛请求时间。具体而言,在胸腔镜手术中,ESPB能够有效降低术后视觉模拟评分法(visual analogue scale,VAS)的疼痛评分[(5.96±1.68)vs(7.59±1.18),P<0.001],减少补救镇痛时哌替啶的用量

(25.0mg vs 56.2mg,P=0.006),并改善患者术后恢复质量。一项比较ESPB与前锯肌平面阻滞(anterior serratus plane block,SAM)的研究发现,ESPB组在术后静息和活动时的疼痛评分均显著低于SAM组。与SAM组相比,ESPB组患者术后吗啡消耗量显著减少[(3.13±1.44)mg vs(4.33±1.69)mg,P=0.001],首次镇痛请求时间显著延长[(9.58±4.11)h vs(6.46±2.95)h,P=0.001],表明ESPB在胸部手术中具有显著的镇痛效果。另一项胸部手术研究也证实,ESPB的镇痛效果与胸椎旁阻滞相当。在开腹肿瘤手术中,ESPB也展现出显著的镇痛效果。对比使用静脉注射阿片类药物、非甾体抗炎药和对乙酰氨基酚进行传统疼痛管理的患者,术前接受ESPB的患者在术后60min以及4h、8h和12h内VAS评分均较低(P<0.001),且术后阿片类药物的需求更少。在腹腔镜胆囊切除术中,ESPB比腹横肌平面阻滞的镇痛效果更好,术后曲马多的消耗量更少。一项荟萃分析表明,ESPB在腰椎手术后的疼痛管理中效果显著,并降低了术后并发症发生率。在心脏手术中,ESPB不仅表现出良好的镇痛效果,还减少了心脏手术后患者的镇静和机械通气时间。此外,ESPB在慢性疼痛管理领域(如癌痛和神经病理性疼痛)也显示出巨大潜力,能够显著改善患者的疼痛症状和生活质量。

与腹横肌平面阻滞或前锯肌阻滞等其他区域麻醉技术相比,ESPB的镇痛持续时间更长,术后阿片类药物的需求量更小,镇痛效果更佳。与硬膜外阻滞或椎旁神经阻滞相比,ESPB操作简便,安全性高,且不要求高水平的技术熟练度,便于在临床中推广。而且,ESPB的镇痛效果与胸椎旁神经阻滞相当。尽管硬膜外阻滞的镇痛效果更好,但ESPB因其并发症少、操作简便且镇痛效果显著等优点,正逐步成为有效的替代方案。

二、竖脊肌平面阻滞在老年患者中的应用及其心血管保护作用

随着人口老龄化及基础疾病患病率的增加,老年患者在围手术期面临更高的心血管风险,包括心肌梗死、心律失

常及心力衰竭等。与手术相关的疼痛和应激会导致交感神经系统的过度激活,从而加剧心血管系统负担,尤其是在老年人群中。因此,有效的术后镇痛管理非常重要,而 ESPB 在这一方面具有广阔的应用前景。ESPB 已被证明能够为老年患者提供有效镇痛,减轻疼痛和应激反应,降低心血管系统负担。例如,Zhu 等探讨了 ESPB 在老年患者接受后腰椎手术后的镇痛效果。此研究共纳入 382 例患者,平均年龄为 70.6 岁。结果显示,接受 ESPB 的患者在术后 24h 内的阿片类药物消耗量及 VAS 评分均明显下降。此外,ESPB 组在请求救援镇痛的患者比例及恶心呕吐的发生率方面均低于未阻滞组。一项系统评价纳入了 13 项研究,涵盖 1 178 例患者,综合评价了 ESPB 在心脏手术中的有效性。结果显示 ESPB 显著减少了术中和术后阿片类药物的使用,减轻了术后疼痛,延缓了紧急镇痛的需求,缩短了机械通气时间,降低了因阿片类药物引起的心血管并发症风险,并改善了患者的康复效果。此外,研究显示 ESPB 能减少应激激素和促炎细胞因子水平,这有助于抑制心血管系统慢性炎症,改善心血管功能。另一项研究评估了 ESPB 对冠状动脉移植术中移植动脉直径和横截面积的影响,发现 ESPB 能够阻滞交感神经,扩张动脉并预防动脉痉挛,且不会影响心率或血压,确保心肌有足够的血液供应。此外,ESPB 为高危老年患者提供了一种可行的麻醉替代方案。研究表明,患者在髋关节手术前行 L_4 横突竖脊肌平面阻滞,能有效减轻疼痛和应激反应,无须全身麻醉即可满足手术需求。磁共振成像显示,ESPB 的局麻药可以从 $L_2 \sim L_5$ 神经根扩散至硬膜外腔和腰肌,在临床上发挥与腰丛神经阻滞类似的效果。这些发现肯定了 ESPB 的有效镇痛和心血管稳定性的双重优势,使其成为老年患者接受各种外科手术的围手术期优选技术,有望为老年群体带来更好的手术体验和恢复质量。

三、竖脊肌平面阻滞的心血管保护作用的潜在机制

ESPB 在减轻术后疼痛和减少阿片类药物消耗量方面已得到广泛认可,但其心血管保护作用的机制尚未完全明确。与传统的硬膜外阻滞相比,ESPB 在老年患者中的使用减少了并发症的风险,但仍需要对其长期心血管益处和潜在的分子机制进行更深入的探索。基于现有研究,ESPB 的心血管保护作用可能源于多种机制。除了在缓解疼痛方面的主要作用外,ESPB 还可以通过调节自主神经活动和抑制炎症反应来增强心肌灌注。

首先,ESPB 的镇痛效果已在多种类型手术中得到证实。良好的镇痛能防止疼痛诱发的交感神经激活,降低血压和心率,减轻心血管系统负担及心脏氧耗。这种作用同时减轻了神经内分泌过度激活引起的心肌损伤。尹晓旭等的研究表明,ESPB 超前镇痛对老年胸腔镜肺癌根治术的患者具有心血管保护作用。这项研究发现,ESPB 能明显降低

心肌损伤标志物(心肌肌钙蛋白 I、心型脂肪酸结合蛋白和肌酸激酶同工酶 MB)的水平,抑制过度应激并降低心肌氧耗以减轻手术对患者心肌的损伤,减少术后心血管并发症的风险。周军等的研究发现,ESPB 对接受单孔胸腔镜下肺癌根治术的老年患者的镇痛效果确切。不仅能减少镇痛药物用量,而且能有效抑制术后心血管反应。这表明,神经阻滞的超前镇痛减少了疼痛伤害性刺激进入中枢神经系统而导致的中枢敏化,抑制了术后痛觉超敏反应,降低了应激及心血管反应。

其次,ESPB 可以调节自主神经功能。一项尸体研究发现,注射染料至竖脊肌平面后,染料在穿刺点周围、椎旁间隙、肋间隙及交感椎前干均有分布,说明 ESPB 能同时作用于脊神经的前后支,并阻滞交感干的交通支。Yang 的研究进一步证实,局麻药主要通过上肋横韧带进入同侧椎旁间隙,并阻滞交感神经节。与肋间神经阻滞及前锯肌阻滞等传统区域阻滞技术相比,ESPB 的独特创新之处在于其对交感神经干的直接作用,这不仅提供了镇痛效果,还有助于减轻应激反应和炎症状态,降低心脏负荷,减少氧耗。例如,一项冠状动脉旁路移植术的临床研究显示,ESPB 能够稳定手术期间的平均动脉压和心率,并抑制交感神经系统活性。这显示出 ESPB 在心血管保护方面的潜在优势,这是其他区域阻滞技术所不具备的。

此外,ESPB 有助于减轻炎症反应。炎症反应是发生心血管不良事件的关键因素,它促进了动脉粥样硬化、内皮功能障碍和血管重塑的发生和发展,从而增加了心血管疾病风险。研究表明,ESPB 可降低炎性因子(如 IL-6、TNF-α)的水平,这表明 ESPB 在调节炎症反应中发挥了重要作用。临床数据显示,接受 ESPB 的患者中性粒细胞与淋巴细胞比值及血小板与淋巴细胞比值明显下降,术后炎症反应显著减轻,术后镇痛效果及恢复质量得到改善。这进一步说明了 ESPB 具有促进术后康复和减轻炎症反应的能力。

最后,ESPB 可能通过降低疼痛应激影响自主神经功能和炎症反应等途径来提供心血管保护,降低心血管不良事件的风险。与传统的区域阻滞技术相比,ESPB 在高危患者中展现出显著的优势,使其成为一种围手术期管理的优选方法。

四、未来展望

尽管 ESPB 在临床实践中展现了诸多优势,但其心血管保护作用及其机制仍需进一步研究。未来的研究应关注以下几个方面。①扩大临床试验规模:目前有关 ESPB 的心血管保护作用的证据主要来自小规模临床研究,需要更多大规模的随机对照临床试验来进一步验证 ESPB 在老年患者中的影响。②机制探索:深入研究 ESPB 的具体机制,探索其对心血管系统的分子机制是未来研究的重点。通过动物模型和基础研究揭示其心血管保护作用的潜在途径,为临床应用提供理论依据。③纵向研究:现有研究主要集

中于 ESPB 的短期效果，其长期效应尚不明确。未来的研究需要评估其对老年患者心血管健康和整体生活质量的持续影响。④经济效益分析：在医疗资源有限的情况下，评估 ESPB 的经济效益也很重要。对 ESPB 与其他镇痛方法的成本效益的比较将有助于确定其在不同临床情况下的可行性及经济价值。

通过深入探索其作用机制，ESPB 有望成为老年患者围手术期镇痛管理的标准技术之一，促进老年患者的术后快速康复。未来应持续关注 ESPB 的机制研究，确保这一技术能够在更大范围内得到推广和应用。

综上所述，ESPB 在老年患者中的应用不仅限于缓解疼痛，还可能在心血管保护方面发挥关键作用。其机制探讨和研究进展为老年患者的镇痛管理和心血管保护提供了新的思路和可能性。在未来的临床实践中，ESPB 有望成为老年群体围手术期管理的重要选择之一，为这一人群带来更安全的手术体验和预后。

（钱柳 王儒蓉）

参 考 文 献

［1］ FORERO M，ADHIKARY S D，LOPEZ H，et al. The erector spinae plane block：a novel analgesic technique in thoracic neuropathic pain［J］. Reg Anesth Pain Med，2016，41（5）：621-627.

［2］ 王小平，胡中华，黄雪花，等. 竖脊肌平面阻滞中国疼痛学与麻醉学专家共识（2023 版）［J］. 中华疼痛学杂志，2023，19（3）：373-384.

［3］ APONTE A，SALA-BLANCH X，PRATS-GALINO A，et al. Anatomical evaluation of the extent of spread in the erector spinae plane block：a cadaveric study［J］. Can J Anaesth，2019，66（8）：886-893.

［4］ SCHWARTZMANN A，PENG P，MACIEL M A，et al. Mechanism of the erector spinae plane block：insights from a magnetic resonance imaging study［J］. Can J Anaesth，2018，65（10）：1165-1166.

［5］ YUAN Z，LIU J，JIAO K，et al. Ultrasound-guided erector spinae plane block improve opioid-sparing perioperative analgesia in pediatric patients undergoing thoracoscopic lung lesion resection：a prospective randomized controlled trial［J］. Transl Pediatr，2022，11（5）：706-714.

［6］ ABDELHAMID B M，KHALED D，MANSOUR M A，et al. Comparison between the ultrasound-guided erector spinae block and the subcostal approach to the transversus abdominis plane block in obese patients undergoing sleeve gastrectomy：a randomized controlled trial［J］. Minerva Anestesiol，2020，86（8）：816-826.

［7］ HUANG W，WANG W，XIE W，et al. Erector spinae plane block for postoperative analgesia in breast and thoracic surgery：a systematic review and meta-analysis［J］. J Clin

Anesth，2020，66：109900.

［8］ MA J，BI Y，ZHANG Y，et al. Erector spinae plane block for postoperative analgesia in spine surgery：a systematic review and meta-analysis［J］. Eur Spine J，2021，30（11）：3137-3149.

［9］ ABDELGALIL A S，AHMED A M，GAMAL R M，et al. Ultrasound guided continuous erector spinae plane block versus patient controlled analgesia in open nephrectomy for renal malignancies：a randomized controlled study［J］. J Pain Res，2022，15：3093-3102.

［10］ CUI Y，WANG Y，YANG J，et al. The effect of single-shot erector spinae plane block（ESPB）on opioid consumption for various surgeries：a meta-analysis of randomized controlled trials［J］. J Pain Res，2022，15：683-699.

［11］ SHIM J G，RYU K H，KIM P O，et al. Evaluation of ultrasound-guided erector spinae plane block for postoperative management of video-assisted thoracoscopic surgery：a prospective，randomized，controlled clinical trial［J］. J Thorac Dis，2020，12（8）：4174-4182.

［12］ NYIMA T，PALTA S，SAROA R，et al. Ultrasound-guided erector spinae plane block compared to serratus anterior muscle block for postoperative analgesia in modified radical mastectomy surgeries：a randomized control trial［J］. Saudi J Anaesth，2023，17（3）：311-317.

［13］ SANTONASTASO D P，DE CHIARA A，RIGHETTI R，et al. Efficacy of bi-level erector spinae plane block versus bi-level thoracic paravertebral block for postoperative analgesia in modified radical mastectomy：a prospective randomized comparative study［J］. BMC Anesthesiol，2023，23（1）：209.

［14］ DUBILET M，GRUENBAUM B F，SEMYONOV M，et al. Erector spinae plane（ESP）block for postoperative pain management after open oncologic abdominal surgery［J］. Pain Res Manag，2023，2023：9010753.

［15］ ALTıPARMAK B，KORKMAZ TOKER M，UYSAL A I，et al. Ultrasound-guided erector spinae plane block versus oblique subcostal transversus abdominis plane block for postoperative analgesia of adult patients undergoing laparoscopic cholecystectomy：randomized，controlled trial［J］. J Clin Anesth，2019，57：31-36.

［16］ FU M Y，HAO J，YE L H，et al. Efficacy and safety of erector spinae plane block for perioperative pain management in lumbar spinal surgery：a systematic review and meta-analysis of randomized controlled trials［J］. J Pain Res，2023，16：1453-1475.

［17］ ATHAR M，PARVEEN S，YADAV M，et al. A randomized double-blind controlled trial to assess the efficacy of ultrasound-guided erector spinae plane block in cardiac surgery[J]. J Cardiothorac Vasc Anesth,2021,35(12): 3574-3580.

[18] PARK Y J,KANG S J,KIM Y H,et al. Successful application of the erector spinae plane block for the management of zoster-associated pain[J]. J Clin Anesth,2020, 60:70-71.

[19] LUO Y,JIANG Y,XU H,et al. Risk of post-operative cardiovascular event in elderly patients with pre-existing cardiovascular disease who are undergoing hip fracture surgery[J]. Int Orthop,2021,45(12):3045-3053.

[20] ZHU J,WU Z,HUANG G,et al. Effect of erector spinae plane block in terms of analgesic efficacy in elderly patients undergoing posterior lumbar spine surgery:a retrospective,propensity-score matched study[J]. Pain Ther, 2023,12(4):1027-1037.

[21] ALBAYRAK E,GÜNDÜZ E,TITIZ T,et al. The effects of erector spinae plane block(ESPB)on surgery-related stress response in thoracic surgery[J]. Acta Chir Belg, 2024,124(4):261-267.

[22] DARÇIN K,ÇETIN S,KARAKAYA M A,et al. The effect of erector spinae plane block on arterial grafts in coronary artery bypass grafting[J]. Turk Gogus Kalp Damar Cerrahisi Derg,2023,31(2):186-191.

[23] AHISKALIOGLU A,TULGAR S,CELIK M,et al. Lumbar erector spinae plane block as a main anesthetic method for hip surgery in high risk elderly patients:initial experience with a magnetic resonance imaging[J]. Eurasian J Med,2020,52(1):16-20.

[24] CHIN K J,EL-BOGHDADLY K. Mechanisms of action of the erector spinae plane(ESP)block:a narrative review [J]. Can J Anaesth,2021,68(3):387-408.

[25] 尹晓旭,江鹏,赖威远,等. 竖脊肌平面阻滞超前镇痛对老年胸腔镜肺癌根治术患者心肌的保护作用[J]. 中华老年病研究电子杂志,2022,9(3):46-50.

[26] 周军,刘胜群,崔明珠,等. 超声引导竖脊肌平面阻滞对老年患者单孔胸腔镜下肺癌根治术镇痛效果和应激反应的影响[J]. 重庆医学,2019,48(7):1213-1215.

[27] VIDAL E,GIMÉNEZ H,FORERO M,et al. Erector spinae plane block:a cadaver study to determine its mechanism of action[J]. Rev Esp Anestesiol Reanim(Engl Ed),2018,65(9):514-519.

[28] YANG H M,CHOI Y J,KWON H J,et al. Comparison of injectate spread and nerve involvement between retrolaminar and erector spinae plane blocks in the thoracic region:a cadaveric study[J]. Anaesthesia,2018,73(10): 1244-1250.

[29] GUPTA L,THOMAS J,RAVICHANDRAN R,et al. Inflammation in cardiovascular disease:a comprehensive review of biomarkers and therapeutic targets[J]. Cureus,2023,15(9):e45483.

[30] DOMAGALSKA M,CIFTSI B,JANUSZ P,et al. The neutrophil-to-lymphocyte ratio(NLR)and platelet-to-lymphocyte ratio(PLR)levels following erector spinae plane block(ESPB)in posterior lumbar decompression:a randomized,controlled trial[J]. Eur Spine J,2023,32 (12):4192-4199.

51 围手术期吸入氧浓度的研究进展

氧气对细胞和器官功能至关重要,氧气供应不足可能产生潜在灾难性后果。氧疗已有200多年的医疗实践史,可以增加组织氧合与防止缺氧,是手术麻醉管理及重症救治中关键的医学技术。FiO_2 作为氧疗的重要方面,直接影响着患者术后肺功能及并发症的发生率。早期观点提出术中 FiO_2 高于60%可能增加术后病残率和死亡率。但2016年世界卫生组织(World Health Organization,WHO)基于一项荟萃分析及一项大型研究建议在全身麻醉情况下 $FiO_2 \geq$ 80%,以降低手术部位感染的风险。而同期 Cochrane 发表的系统综述的结论认为"没有足够证据支持在麻醉和手术期间常规使用高浓度氧气吸入"。并且,在随后的相关研究中,WHO的建议并没有得到论证,导致其受到质疑。因此,2018年WHO指南的措辞将高 FiO_2 推荐力度降级为"有条件推荐,中等质量证据"。但与此同时,美国疾病预防控制中心(Center for Disease Control and Prevention,CDC)发布指南支持在气管插管患者中使用高 FiO_2,而包括英国胸科学会和世界麻醉科医师协会联盟在内的其他机构,继续倡导更保守的方法。因此,围手术期氧疗指南仍存在冲突,麻醉科医师在常规实践中选择遵循的方法并不确定。大多数患者和手术因素与输氧的相关性不明确,目前最佳的 FiO_2 仍存在广泛争议。术中 FiO_2 选择需要更多随机对照试验(randomized controlled trial,RCT)研究来探讨,这个领域研究进展将有助于明确最佳的围手术期氧气管理策略,为临床实践提供进一步科学指导。

一、FiO_2 与心肌损伤

既往研究认为高浓度氧具有血管收缩特性,可对心血管系统造成损伤。Mcnulty 等选取18例拟行择期心导管置入术的冠状动脉疾病患者,发现术中 FiO_2 100%使冠状动脉阻力增加40%,冠状动脉血流量减少30%,研究人员认为这是导致心肌损伤的潜在因素,并推测其负性影响的机制可能是高氧触发活性氧(reactive oxygen species,ROS)释放并介导了扩血管剂一氧化氮的降解,最终导致全身血管阻力增高及心指数下降。但这个观点一直存在争议。

最近两项RCT研究对术中吸氧的2 240例患者的心肌损伤进行了前瞻性评估,未发现吸入高浓度氧气与心肌损伤之间的显著相关性。第一项是针对吸入高浓度氧样本量最大的对照试验,选取了5 749例行结直肠手术的患者,按照2周的间隔交替接受 FiO_2 80%和30%,其中1 647例在术后第1天检测肌钙蛋白。这项研究发现高氧对心肌损伤、心搏骤停和30d死亡率没有影响。同时,没有任何证据表明,在接受结直肠手术的成年人中,术中吸入高浓度氧会导致急性肾衰竭或心血管并发症。另一项RCT研究纳入596例有心血管危险因素的患者,评估了吸入高浓度氧与非心脏手术后3d内患者心肌损伤的相关性,结果表明围手术期吸入高浓度氧对术后3d内的心肌损伤无显著影响。此外,Mattishent 等的系统评价纳入17项随机试验以及大型注册研究和交替干预研究的数据,结果表明,没有确凿证据表明 FiO_2 80%与心肺不良事件、死亡率或入住重症监护病房(intensive care unit,ICU)的风险之间存在关联。

随后,有研究者对国际观察性研究数据进行了事后分析,旨在确定术中吸入氧浓度升高是否与非心脏手术后心肌损伤(myocardial injury after noncardiac surgery,MINS)有关,并将此项观察性研究的结果与更可靠的对照试验结果进行比较。即从非心脏手术患者心血管事件队列研究(Vascular Events in Noncardiac Surgery Patients Cohort Evaluation,VISION)中选取了来自4大洲6家医院的9 077例患者,最终,6 588例患者被纳入数据分析。通过检测术后肌钙蛋白T(T cardiac troponin,TnT)来评估术中不同 FiO_2 对心肌损伤的影响,并探究高 FiO_2 与死亡率及肺炎的相关性。研究结果显示术中高 FiO_2 与非心脏手术后30d内心肌损伤明显相关,其中,FiO_2 中位数每增加10%,发生MINS的概率增加17%。然而,术中高 FiO_2 与术后30d死亡率或肺炎没有显著相关性。这与近期发表的临床对照试验结果不一致。另一项包含73 000例患者的大型回顾分析也提示较高的 FiO_2 可能与主要的呼吸系统并发症和30d死亡率成剂量依赖性相关,与心肌梗死风险并未显著关联。一项对3家三级医院414例接受非体外循环冠状动脉旁路移植术(off-pump coronary artery bypass,OPCAB)的患者多中心试验表明,与 FiO_2 30% 相比,术中 FiO_2 80% 虽然不能减少住院时间,但可以减少术后急性肾损伤。FiO_2 80% 组的术中时间加权平均脑局部血氧饱和度也明显高于 FiO_2 30% 组,高 FiO_2 有利于改善氧气输送。

二、FiO_2 与术后并发症

为明确手术期间吸入高浓度氧是否与术后肾、心和肺损伤发生有关,美国范德比尔特大学医学中心的研究团队开展了一项大型观察性队列研究,由全美 42 个医疗中心的 350 647 例患者和 3 839 名麻醉科医师组成。研究纳入标准:①年龄 ≥18 岁;②在气管插管和全身麻醉下手术时长 ≥120min。排除标准:①术前已插管或接受气道手术;②术中超过 5min 未记录到 FiO_2 或 SpO_2;③术中 FiO_2 或 SpO_2 测量值 <60%;④SpO_2 ≤90% 持续 3min 及以上;⑤90d 内再手术者。主要结局指标包括急性肾、心和肺损伤,次要结局指标为术后 30d 死亡率、住院时间和卒中。手术平均持续时间为 205min。结论是术中超生理性给氧与较小幅度升高但有临床意义的急性肾、心和肺损伤发生风险相关。提示吸入高浓度氧与不良结局之间相关的效应量很小。

传统观点认为,纯氧与肺不张的发生存在显著相关性,且肺不张的发生率与 FiO_2 成正相关。高 FiO_2 能为机体提供充足的氧供,但同时也会造成 ROS 的产生,ROS 对细胞信号转导有重要作用,但过量的 ROS 却能破坏细胞结构,从而导致细胞功能障碍甚至死亡。吸入高浓度氧气以剂量依赖性地增加 ROS 的形成,并触发氧化应激反应,氧化应激造成的损伤与癌症、糖尿病、神经退行性疾病及心血管疾病等多种疾病的发展密切相关,围手术期高 FiO_2 和氧化应激可能对肺部健康构成直接威胁。

近年越来越多 RCT 研究结果提出了不同观点。最近研究表明,与 FiO_2 60% 相比,机械通气时使用 FiO_2 30% 未能减少术后肺不张的体积。2020 年一项来自西班牙 21 所大学医院进行的前瞻性、多中心、随机对照的双臂平行试验纳入了 756 例接受腹部手术患者,随机分配至在术中及术后 3h 接受 FiO_2 80% 或 30%,术中进行了肺保护性通气(即低潮气量、个体化 PEEP 或肺复张操作),术后按需给予持续气道正压通气(continuous positive airway pressure,CPAP)。结果表明两组患者术后 7d 和 30d 的手术部位感染发生率、肺不张发生率和心肌缺血发生率相近。最近一项非劣效随机试验对接受重大择期或紧急手术的成年患者进行了术中高 FiO_2 80%(H 组)与标准 FiO_2 30% 至 40%(S 组)的比较。所有患者均采用肺保护性通气策略,包括潮气量为 6~8ml/kg 预测体重、呼吸频率为 12 次/min 及呼气末正压通气(positive end expiratory pressure,PEEP)为 5~8cmH₂O 的容量控制通气。两组术后肺部并发症(postoperative pulmonary complication,PPC)发生率、术后住院时间和术后第 28 天未接受抗生素治疗的存活天数相似。

术后恶心呕吐(postoperative nausea and vomiting,PONV)是全麻后最常见的并发症之一。既往观点是高氧可减少 PONV,其依据是,高氧状态可减少亚临床肠道缺血的发生和随后介质(如血清素)的释放。此外,高氧状态可能通过减少颈动脉体释放多巴胺而产生中枢抗恶心效应。目前已有多项研究对此进行验证,然而研究结果并不一致。最新荟萃分析表明,围手术期提高 FiO_2 并不能降低 PONV 发生率,在接受 FiO_2 80% 或 30% 的患者中,PONV 的发生率没有差异。在 PONV 高风险患者中使用高 FiO_2 似乎不能替代预防性止吐药。最新的 PONV 管理指南并未推荐使用氧疗预防 PONV。

此外,关于自由氧疗方式是否有助于降低手术部位感染(surgical site infection,SSI)的风险亦存争议。提倡高浓度氧的依据是中性粒细胞通过氧化反应消灭病原体,高浓度氧或许可提升机体抵御细菌感染的能力。在 29 个美国创伤中心的随机对照试验中,1 136 例骨折患者气管插管全麻术中及术后 2h 分别接受 FiO_2 80% 或 30% 治疗,在术后 182d 的随访中发现,围手术期高 FiO_2 降低了手术部位表面感染的风险。而一项大型单中心前瞻性研究纳入了 5 749 例接受肠道大手术的患者,FiO_2 分别为 30% 或 80%,研究结果显示两组患者的深部组织手术部位感染、愈合相关伤口并发症和死亡率均无差异。周围组织的缺血缺氧对吻合口漏的发生至关重要,从而导致伤口延迟愈合、坏死和裂开,应用高 FiO_2 可以提高组织氧含量,从而可能预防吻合口漏的形成。一项围手术期高 FiO_2 对腹部手术后患者手术部位感染和腹部并发症影响的临床随机试验-PROXI 试验,纳入在丹麦医院接受择期或急诊开腹手术的 1 400 例患者,在手术期间和术后 2h 内接受 FiO_2 80% 或 30% 的氧疗,两组 SSI 发生率无明显差异。一篇关于这项试验数据的二次分析显示,接受高 FiO_2 的癌症患者远期死亡率增加,两组急性冠脉综合征和心肌梗死发生率相似,不过此研究的检验效能可能不足以评估这类结局。世界卫生组织指南制定小组(Guideline Development Group,GDG)质疑其没有合理的生物学机制来解释正常氧合可提高长期生存率,特别是恶性肿瘤患者。基于最近几项研究结果,围手术期高 FiO_2 减少 SSI 的建议缺乏有力的科学证据支持,高 FiO_2 可以降低 SSI 的说法目前尚有争议。

三、FiO_2 与预后

一项大型多重交叉集群对照试验的事后分析,共纳入了 5 000 次以上结直肠手术的 4 088 例成年患者,患者在全身麻醉期间接受 FiO_2 80% 或 30%。作者评估了不同目标 FiO_2 对远期死亡率和 Kaplan-Meier 生存率的影响,最终对 2 801 例患者进行的 3 471 次符合条件的结直肠手术进行了分析,结果表明高浓度氧并没有增加术后死亡率。另外两项随机试验将 900 多例手术患者分配至术中接受 FiO_2 80% 或 30%,分析其死亡率数据后发现,两组的远期死亡率相近。

来自海德堡大学医院麻醉科的学者对接受全身麻醉的 1 084 例择期腹部肿瘤手术患者进行回顾性和探索性研究，以评估围手术期 FiO_2 与择期肿瘤（胰腺、结直肠或肝肿瘤）手术患者术后无复发生存率的关系。结果提示，较高 FiO_2 与更高的腹部肿瘤无复发生存率相关。尤其在结直肠肿瘤手术中，较高的 FiO_2 与无复发生存期增加独立相关。FiO_2 每增加 1%，主要结局的危害降低 3.5%。由于此研究为回顾性单中心研究，所分析患者数量有限，而且肿瘤实体本身会影响结果，尽管本研究进行了分层分析和 Cox 比例风险回归模型分析，但不能完全排除混杂因素的影响。日本学者回顾性分析了 199 例活体肝移植病例，根据空气和氧气吸入混合比例的不同分为 $FiO_2 \geqslant 50\%$ 和 $FiO_2 < 50\%$ 两组。结果表明 $FiO_2 \geqslant 50\%$ 与移植物存活率下降相关，但作者同时指出研究结果并非建议术中 FiO_2 应保持"尽可能低"，术中 FiO_2 应根据每位患者的情况进行调整，危重患者有时需要比平时更高的氧气来维持正常的氧合水平。

四、围手术期氧疗现状

2024 年美国最新回顾性队列研究表明，在接受麻醉和气管插管手术的成年人中，氧浓度选择是可变的，甚至是任意的，手术及患者因素与之关系不确定。比较不同 FiO_2 时患者常常被随机分配接受 FiO_2 30% 或 80%。然而，这两个 FiO_2 都有其局限性。在临床试验之外，大多数麻醉科医师在高和低 FiO_2 之间选择了中等 FiO_2 水平。最近一项大样本回顾性研究纳入了 2012—2020 年新西兰 15 449 例择期手术时间 >2h 的患者，结果提示术中自由给氧存在相关的潜在益处和风险，包括低 FiO_2（$\leqslant 40\%$）与手术部位感染增加相关，而 FiO_2 增加与呼吸道并发症相关；因此认为亟须开展更大规模临床试验对围手术期氧合指标进行深入研究，根据不同手术类型为患者提供个体化的术中最佳给氧量及 FiO_2 以改善患者远期预后。现有的研究中尚未比较麻醉过程中标准氧疗、自由氧疗和限制氧疗对患者术后结局的差异。为了解决以上问题，在澳大利亚和新西兰临床试验注册中心注册了一项多中心随机对照试验，名为 HOT-ROX 方案，并报道了此试验可行性阶段的结果，即 2 640 例总样本中的前 210 例患者的研究结果。这项研究通过筛查澳大利亚和新西兰 4 家大型医院的手术日程表和患者健康记录单，确定了符合条件的潜在患者，随机分配至 3 组。限制氧疗组患者接受尽可能低的 FiO_2，最低至 21%，并保持术中 SpO_2 至少为 93%；标准氧疗组，由麻醉科医师决定患者接受的 FiO_2，将 FiO_2 控制在 40% ~ 60% 之间；自由氧疗组中，患者接受的 $FiO_2 \geqslant 80\%$。研究对方案的可行性进行了预试验研究，并对发现的问题进行了及时修正，这保证了此项临床试验设计的严谨性和研究结果的可靠性。笔者非常期待此项临床试验的最终结果，以便进一步指导围手术期氧疗方案。

五、总结与展望

手术麻醉中吸氧在全球范围内非常普及，即使围手术期不同氧疗方案对于患者结局的影响不大，也会对全球公共卫生产生重大影响。氧气是一个有限且应用受限的资源。氧气的生产需要消耗大量能量，因此恰当使用氧气对维持其充足供应和确保未来可持续性至关重要。在临床实践过程中，使用较高的 FiO_2 来实现"安全边际"，防止患者缺氧，似乎是一个更为合理的选择。特别是小儿对缺氧的耐受力差，术中高 FiO_2 可以提供充足的氧供，增加氧储备，高 FiO_2 或可为小儿全身麻醉手术提供更安全的保障。但不同的 FiO_2 与患者预后之间的风险与获益尚无定论，现有的临床对照试验及观察性研究的结果矛盾不一。需要开展更大规模的临床随机对照试验对围手术期氧合指标进行深入研究，探讨如何根据不同的手术类型及患者自身的特点选择术中最佳的 FiO_2。精准麻醉管理下的肺保护性通气策略应增加 FiO_2 的规范化设置来显著提高以患者远期生存和整体预后为中心的临床获益。围手术期氧疗的研究不仅应致力于个性化氧疗的实施，更应提供可行方法，最终有利于患者预后。

（陈雁信　钟敏）

参 考 文 献

[1] GREIF R，AKCA O，HORN E P，et al. Supplemental peri-operative oxygen to reduce the incidence of surgical-wound infection[J]. N Engl J Med，2000，342(3)：161-167.

[2] WETTERSLEV J，MEYHOFF C S，JORGENSEN L N，et al. The effects of high perioperative inspiratory oxygen fraction for adult surgical patients[J]. Cochrane Database Syst Rev，2015，2015(6)：CD008884.

[3] KUH J H，JUNG W S，LIM L，et al. The effect of high perioperative inspiratory oxygen fraction for abdominal surgery on surgical site infection：a systematic review and meta-analysis[J]. Sci Rep，2023，13(1)：15599.

[4] BARNETT A，BEASLEY R，BUCHAN C，et al. Thoracic soci-ety of australia and new zealand position statement on acute oxygen use in adults：'swimming between the flags'[J]. Re-spirology，2022，27(4)：262-276.

[5] MARTIN D，CUMPSTEY A. Is there clarity on the horizon for peri-operative oxygen therapy？[J]. Anaesthesia，2024，79(1)：15-17.

[6] MCNULTY P H，ROBERTSON B J，TULLI M A，et al. Effect of hyperoxia and vitamin C on coronary blood flow in patients with ischemic heart disease[J]. J Appl Physiol (1985)，2007，102(5)：2040-2045.

[7] RUETZLER K，COHEN B，LEUNG S，et al. Supplemental

intraoperative oxygen does not promote acute kidney injury or cardiovascular complications after noncardiac surgery: subanalysis of an alternating intervention trial[J]. Anesth Analg,2020,130(4):933-940.

[8] HOLSE C, AASVANG E K, VESTER-ANDERSEN M, et al. Hyperoxia and antioxidants for myocardial injury in noncardiac surgery: a 2×2 factorial, blinded, randomized clinical trial[J]. Anesthesiology,2022,136(3):408-419.

[9] MATTISHENT K, THAVARAJAH M, SINHA A, et al. Safety of 80% vs 30%-35% fraction of inspired oxygen in patients undergoing surgery: a systematic review and meta-analysis[J]. Br J Anaesth,2019,122(3):311-324.

[10] PEDERSEN S S, HOLSE C, MATHAR C E, et al. Intraoperative inspiratory oxygen fraction and myocardial injury after noncardiac surgery: results from an international observational study in relation to recent controlled trials [J]. Anesth Analg,2022,135(5):1021-1030.

[11] STAEHR-RYE A K, MEYHOFF C S, SCHEFFEN-BICHLER F T, et al. High intraoperative inspiratory oxygen fraction and risk of major respiratory complications [J]. Br J Anaesth,2017,119(1):140-149.

[12] NAM K, NAM J S, KIM H B, et al. Effects of intraoperative inspired oxygen fraction (FiO$_2$ 0.3 vs 0.8) on patients undergoing off-pump coronary artery bypass grafting: the CARROT multicenter, cluster-randomized trial [J]. Crit Care,2023,27(1):286.

[13] MCILROY D R, SHOTWELL M S, LOPEZ M G, et al. Oxygen administration during surgery and postoperative organ injury: observational cohort study[J]. BMJ,2022,379:e070941.

[14] JIANG Z, LIU S, WANG L, et al. Effects of 30% vs 60% inspired oxygen fraction during mechanical ventilation on postoperative atelectasis: a randomised controlled trial[J]. BMC Anesthesiol,2023,23(1):265.

[15] FERRANDO C, ALDECOA C, UNZUETA C, et al. Effects of oxygen on post-surgical infections during an individualised perioperative open-lung ventilatory strategy: a randomised controlled trial[J]. Br J Anaesth, 2020,124(1):110-120.

[16] KOCHUPURACKAL J C, BHATTACHARJEE S, BAIDYA D K, et al. Postoperative pulmonary complications with high versus standard FiO$_2$ in adult patients undergoing major abdominal surgery: a noninferiority trial[J]. Surgery,2024,175(2):536-542.

[17] MARKWEI M T, BABATUNDE I O, KUTLU-YALCIN E, et al. Perioperative supplemental oxygen and postoperative nausea and vomiting: subanalysis of a trial, systematic review, and meta-analysis [J]. Anesthesiology,

2023,138(1):56-70.

[18] MAJOR EXTREMITY TRAUMA RESEARCH C. Effect of supplemental perioperative oxygen on SSI among adults with lower-extremity fractures at increased risk for infection: a randomized clinical trial[J]. J Bone Joint Surg Am,2022,104(14):1236-1243.

[19] KURZ A, KOPYEVA T, SULIMAN I, et al. Supplemental oxygen and surgical-site infections: an alternating intervention controlled trial [J]. Br J Anaesth, 2018, 120 (1):117-126.

[20] MARLAND J R K, GRAY M E, ARGYLE D J, et al. Post-operative monitoring of intestinal tissue oxygenation using an implantable microfabricated oxygen sensor[J]. Micromachines,2021,12(7):810-814.

[21] MEYHOFF C S, WETTERSLEV J, JORGENSEN L N, et al. Effect of high perioperative oxygen fraction on surgical site infection and pulmonary complications after abdominal surgery: the PROXI randomized clinical trial[J]. JAMA,2009,302(14):1543-1550.

[22] LARVIN J, EDWARDS M, MARTIN D S, et al. Perioperative oxygenation: what's the stress? [J]. BJA Open, 2024,10:100277.

[23] DE JONGE S W, HULSKES R H, ZOKAEI NIKOO M, et al. Benefits and harms of perioperative high fraction inspired oxygen for surgical site infection prevention: a protocol for a systematic review and meta-analysis of individual patient data of randomised controlled trials[J]. BMJ Open,2023,13(10):e067243.

[24] JIANG Q, KURZ A, ZHANG X, et al. Supplemental intraoperative oxygen and long-term mortality: subanalysis of a multiple crossover cluster trial [J]. Anesthesiology, 2021,134(5):709-721.

[25] LIM C H, HAN J Y, CHA S H, et al. Effects of high versus low inspiratory oxygen fraction on postoperative clinical outcomes in patients undergoing surgery under general anesthesia: a systematic review and meta-analysis of randomized controlled trials [J]. J Clin Anesth, 2021, 75:110461.

[26] DEHNE S, SPANG V, KLOTZ R, et al. Intraoperative fractions of inspiratory oxygen are associated with recurrence-free survival after elective cancer surgery [J]. Front Med (Lausanne),2021,8:761786.

[27] MIYACHI Y, KAIDO T, HIRATA M, et al. Intraoperative high fraction of inspiratory oxygen is independently associated with worse outcome after living-donor liver transplantation: a retrospective study[J]. World J Surg,2022, 46(7):1776-1787.

[28] BILLINGS IV F T, MCILROY D R, SHOTWELL M S, et

al. Determinants and practice variability of oxygen administration during surgery in the United States: a retrospective cohort study [J]. Anesthesiology, 2024, 141 (1):511-523.

[29] FREI D R, MOORE M R, BAILEY M, et al. Associations between the intraoperative fraction of inspired intraoperative oxygen administration and days alive and out of hospital after surgery[J]. BJA Open, 2024, 9:100253.

[30] FREI D R, BEASLEY R, CAMPBELL D, et al. A vanguard randomised feasibility trial comparing three regimens of peri-operative oxygen therapy on recovery after major surgery [J]. Anaesthesia, 2023, 78 (10): 1272-1284.

52 允许性高碳酸血症通气策略对机械通气患者认知功能影响的研究进展

允许性高碳酸血症(permissive hypercapnia,PHY)通气策略是一种重要的肺保护性通气策略(lung protective ventilation strategies,LPVS),即在保证机体充分氧合的前提下,使用相对较小的潮气量(6~8ml/kg)进行机械通气,允许动脉血二氧化碳分压(partial pressure of carbon dioxide in arterial blood,$PaCO_2$)在一定范围内增高,从而避免传统通气策略(10~15ml/kg)所造成的肺机械性损伤以及由此产生的炎症反应。早期 PHY 通常被认为是 LPVS 所产生的不良效应,其可能引起围手术期心动过速和血压升高等血流动力学不稳定,从而导致机体氧耗增加以及一系列围手术期并发症。而近来研究发现,PHY 通气策略对呼吸、循环、消化和中枢神经系统(central nervous system,CNS)等重要脏器均具有保护作用。机械通气是接受全身麻醉的患者以及危重病患者常用的呼吸支持技术,然而它可能会诱导神经炎症及神经元损伤引起认知功能障碍,从而影响患者生活质量、加重家庭和社会经济负担。研究表明,PHY 可能具有脑保护作用,可改善脑氧代谢,预防机械通气患者认知功能障碍。本文将从 PHY 的影响作用及其与机械通气患者认知功能的关系,探讨 PHY 影响机械通气患者认知功能的机制,以期为今后机械通气患者的脑保护研究提供新思路。

一、允许性高碳酸血症

1990 年 Hickling 等首先提出,PHY 通气策略可明显降低急性呼吸窘迫综合征(acute respiratory distress syndrome,ARDS)患者的死亡率。后续的临床试验也充分证明,对于 ARDS 患者,PHY 可明显改善肺部预后情况,降低总体死亡率。PHY 作为以小潮气量为特征的呼吸支持策略,可降低机械通气患者发生呼吸机相关肺损伤(ventilator-associated lung injury,VALI)的发生率,即因气道压力增加(气压伤)、高潮气量(容积伤)及肺不张区域肺泡的反复塌陷和复张(肺不张伤)等,促使肺泡上皮细胞和血管内皮细胞受损而引起的全身炎症反应的生物伤。此外,PHY 还可降低肺内分流和肺不张的发生率,改善肺顺应性和氧合水平,减少组织学肺损伤,进而降低术后肺部并发症的发生率。PHY 不

仅对 VALI 的肺组织有保护作用,其对缺血再灌注所导致的肺损伤也具有保护作用,其作用机制包括改善肺呼吸力学、减轻肺部炎症反应以及减少自由基介导的急性肺损伤(acute lung injury,ALI)等。目前 PHY 的保护作用仍主要归因于减少了肺部拉伸,但进一步的研究显示 PHY 可通过其他途径发挥脑保护作用,维持大脑稳态,改善认知功能。

二、允许性高碳酸血症对机械通气患者认知功能的影响

(一) PHY 对机械通气患者认知功能的影响

Jackson 等的队列研究表明,在接受机械通气的患者中,约 26% 在出院 6 个月后表现出神经认知功能障碍。相比普通的机械通气,一项随机临床试验表明,在维持相对稳定的血流动力学前提下,PHY 可通过提高脑氧合水平从而改善机械通气患者的认知功能。Katznelson 等学者发现适度的高碳酸血症可明显缩短吸入全身麻醉患者认知功能完全恢复的时间,其认为可能是由于 PHY 促使脑血流量增加,从而加快吸入麻醉药在大脑中的代谢。此外,Cheng 等研究发现,应用 PHY 通气策略的支气管镜干预患者,简易精神状态检查量表(mini-mental state examination,MMSE)评分与蒙特利尔认知评估量表(Montreal cognitive assessment,MoCA)评分,在术后 7d 相较于术前 1d 均有明显提高,这提示 PHY 通气策略对术后早期认知功能具有积极的影响作用。目前一项关于 PHY 远期认知功能预后的多中心试验仍在进行中,即心搏骤停后目标动脉二氧化碳分压管理评估试验(Targeted Arterial PCO_2 Management after cardiac arrest Evaluation Trial,TAME),该试验的研究目的是确定心搏骤停患者在 PHY 通气策略治疗下,能否改善 6 个月后的神经系统预后。因此,仍需要进行更多的 RCT 或样本量较大的队列研究来探索 PHY 对远期认知功能的影响。

(二) PHY 影响机械通气患者认知功能的机制

高血流灌注、高代谢以及氧和能量储备不足是脑组织的三大特征。脑组织重量仅占体重的 2%,而脑血流量却占心输出量的 15%,脑组织耗氧量占全身总耗氧量的

20%,并且能量主要来源于葡萄糖的有氧氧化提供。在人体组织细胞中,脑细胞是最不耐受缺氧的,特别是海马神经元在低氧条件下可发生树突萎缩,造成学习障碍和认知功能损伤。Tregub 等通过对海马神经元的超微结构变化程度分析,PHY 可对负责能量代谢、抗凋亡和神经元合成功能的细胞器产生不同程度的积极影响,并且在联合缺氧暴露下还可增强 PHY 神经保护作用的效果。PHY 主要通过增加脑血流灌注、维持脑氧代谢平衡以及减轻神经元损伤等途径,维持大脑稳态,从而影响机械通气患者的认知功能。

1. 增加脑血流灌注 CO_2 是最强的脑血管舒缩功能调节因子。在高碳酸血症和低碳酸血症期间,脑血流量的变化主要是由大脑动脉、小动脉直径和血容量的变化所导致的,而静脉和毛细血管内的血容量几乎没有变化。早期研究表明,$PaCO_2$ 在 25～100mmHg(1mmHg = 0.133kPa)范围内,$PaCO_2$ 每增减 1mmHg,可引起脑血流量增减 2ml/(100g·min)。

研究发现,对于心脏瓣膜置换术患者,PHY 可积极改善脑血流的自我调节和脑氧供需平衡,其原因可能是 CO_2 激活神经元型一氧化氮合酶,催化生成 NO,促进脑血管舒张,增加脑血流量和脑氧供,改善脑氧代谢,从而起到脑保护作用。PHY 扩张脑血管和增加脑血流量的作用机制还可能与调节酸敏感离子通道 1a(acid-sensitive ion channel 1a,ASIC1a)、瞬时受体电位香草酸亚型 1(transient receptor potential vanilloid 1,TRPV1)、瞬时受体电位锚蛋白 1(transient receptor potential ankyrin 1,TRPA1)、双孔钾通道(two pore domain potassium channels,K2P)、内向整流钾通道(inward rectifier potassium channel,K_{ir})以及电压门控钙通道等的活性有关。稳定充足的脑血流灌注确保足够的用于细胞新陈代谢的脑氧供,维持大脑神经元电活动和语言、学习与记忆等高级功能。

2. 维持脑氧代谢平衡 维持大脑微循环、氧供需平衡和新陈代谢是保证大脑神经元电活动以及大脑高级功能的基础,其中氧供需平衡尤为关键,PHY 可通过直接或间接途径调节脑氧代谢以满足大脑功能活动。Krebs 等使用动物模型证明与高潮气量机械通气相比,低潮气量可最大限度地改善严重脑损伤大鼠的氧合水平。根据 Bohr 效应,随着机体 $PaCO_2$ 升高及 pH 下降,氧解离曲线右移,血红蛋白对氧的亲和力下降,代偿性增加脑组织摄氧量以便于支持脑组织新陈代谢和大脑高级功能。近红外光谱法(near infrared spectrometry,NIRS)作为一种非侵入性技术,已被证实可实时监测局部脑氧饱和度(regional brain oxygen saturation,rSO_2)变化,间接评估脑血流灌注,早期发现脑去饱和事件(cerebral desaturation event,CDE),预防神经认知并发症。多项随机临床试验表明,在 PHY 的作用下,可明显改善手术期间的 rSO_2,在 PHY 通气模式中 rSO_2 相较于基线可有持续稳定增长。

除了调节正常情况下的脑氧代谢外,PHY 还可以在缺血缺氧条件下通过上调 rSO_2 水平或降低脑氧代谢率,维持大脑微循环和氧供需平衡,改善神经认知功能。有研究表明,在全身麻醉控制性降压期间,适当通气导致的 PHY 仍可显著提高患者的 rSO_2 水平,避免因低血压引起的脑灌注不足,以维持大脑氧供需平衡。在一项对长时间呼吸暂停潜水员的脑氧代谢研究中发现,PHY 在缺氧条件下仍可降低脑氧代谢率,这可能与增加腺苷浓度、抑制磷酸果糖激酶(phosphofructokinase,PFK)活性以及脑血流量增加导致的大脑温度下降有关。同时,研究发现低氧血症可促进无氧代谢增加乳酸释放,而 PHY 并不会增加乳酸的产生。Vannucci 等动物实验表明,乳酸堆积可导致脑葡萄糖代谢率下降,相反 PHY 促进了大脑葡萄糖利用和氧化代谢,反而在缺氧条件下具有脑保护作用,进一步避免缺氧缺血性脑损伤的发生。另一项关于二氧化碳对大脑代谢和氧耗影响的研究表明,PHY 主要从增加脑氧供、减少碳水化合物/脂肪的供应及降低代谢需求三个方面影响脑氧代谢,但并不全都与脑氧代谢率下降成正相关。虽然 PHY 在调节脑氧代谢方面具有一定的积极作用,但其具体作用机制至今仍未达成共识,并且可能存在其他对能量代谢如线粒体信号转导通路的干扰作用。

3. 减轻神经元损伤 除上述机制外,PHY 还可通过维持血脑屏障(blood-brain barrier,BBB)完整性,抑制氧化应激、神经元凋亡和神经炎症等途径,减轻神经元损伤,预防或治疗神经认知障碍。BBB 功能障碍和可溶性淀粉样蛋白-β(soluble amyloid-beta,sAβ)沉积是两个独立的识别早期认知功能障碍的生物标志物。紧密连接(tight junction,TJ)蛋白是 BBB 的结构基础。Lucke-Wold 等研究表明,蛋白激酶 Cε(protein kinase Cε,PKCε)可促使 TJ 蛋白的表达增加以维持创伤性脑损伤小鼠 BBB 的完整性。PHY 通过上调 PKCε 的表达,间接影响 BBB 功能,发挥神经保护作用。然而,Lahiri 等发现,机械通气小鼠的 BBB 通透性呈增加趋势,可能导致外周炎症介质通过 BBB 造成神经炎症损伤,并指出短期机械通气可能会损害负责神经认知功能的结构。Otulakowski 等研究发现,α 生育酚转运蛋白(α-tocopherol transfer protein,TTPα)可抑制炎症介质白三烯和肺上皮细胞中的脂多糖(lipopolysaccharide,LPS)诱导的氧化损伤,PHY 通过上调 TTPα 的表达从而发挥抗氧化应激作用。

在缺血再灌注脑损伤大鼠模型中,轻中度高碳酸血症($PaCO_2$ 为 60～100mmHg)主要是通过抑制凋亡信号通路中的关键蛋白胱天蛋白酶 3 的活性形式,减少超微结构组织病理学变化,促进神经元的存活。更重要的是,与 $PaCO_2$ 60～80mmHg 组的大鼠相比,$PaCO_2$ 80～100mmHg 组的神经保护作用显著提高。此外,PHY 通气策略作为 LPVS 还可以通过减轻由 VALI 引起的 CNS 损伤,维持大脑稳态,间接改善神经认知功能。Sparrow 等研究发现,VALI 会导致额叶皮质和海马区域的潜在可逆神经元损伤和炎症,造成谵妄等认知障碍,这表明 VALI 可能是认知障碍的风险因素。González-López 等研究指出,VALI 可刺激迷走神经、激活多

巴胺 D_2 受体和抑制丝氨酸/苏氨酸激酶(serine/threonine kinase,Akt)/糖原合成酶激酶 3β(glycogen synthase kinase 3β,GSK-3β)信号通路,从而激活线粒体介导的内源性凋亡信号通路,导致海马神经元凋亡,造成神经认知功能障碍。然而,另有研究显示,慢性迷走神经刺激可以诱导海马 CA3 区域中脑源性神经营养因子(brain-derived neurotrophic factor,BDNF)的表达增加,可能在促进海马神经元发生发挥重要作用。上述作用机制对海马神经元的总和效应仍有待阐明,上调其积极作用可能会是预防或治疗机械通气患者的认知功能障碍的潜在疗法。

神经炎症反应在认知障碍的发生发展中发挥着起始和关键作用。越来越多的研究表明,严重的 VALI 可以导致肺部炎症介质释放到血液循环中,形成全身性炎症反应综合征,对大脑等远端器官造成不利影响。当炎症介质通过受损的 BBB 进入大脑,可造成额叶皮质和海马结构神经炎症。PHY 除了通过避免 VALI 引起的神经炎症外,亦可抑制炎症介质(如 NF-κB 与 IL-6 等)的表达来减少神经炎症反应。

(三)PHY 的使用范围及使用时限

$PaCO_2$ 应当维持在合适的范围内,过度的低碳酸血症和高碳酸血症均可能导致患者预后不良。早期研究表明,在接受过度通气,$PaCO_2$ 为(25 ± 2)mmHg 的患者中,3 个月和 6 个月的神经学结果明显较差,可能是低碳酸血症通过减少脑血流量导致脑缺血或脑梗死等不良事件。与之一致的是,Mutch 等研究指出,在接受非心脏手术的老年患者中,术中低碳酸血症的持续时间和严重程度与术后认知功能障碍严重程度相关。另有研究表示,严重的高碳酸血症($PaCO_2$ 为 100~120mmHg)可能导致细胞内外酸中毒、细胞内 Ca^{2+} 止血功能受损、核染色质粗化、线粒体肿胀和多核糖体破坏,从而导致神经元损伤加重。因此,实施 PHY 通气策略期间,应将 $PaCO_2$ 控制在安全范围内,否则容易导致内环境紊乱,从而加重认知功能损伤。目前专家共识认为应控制 $PaCO_2$ 上升速度<10mmHg/h、$PaCO_2$<65mmHg 且 pH>7.20。在关于 PHY 对腹腔镜手术影响的研究中指出,术中维持 $PaCO_2$ 在 45~65mmHg 范围内并未观察到不良事件的发生,这表明了 PHY 通气策略的安全性和可行性。虽然短期 PHY 通气策略并无其他不良影响,但 Tiruvoipati 等回顾性队列研究发现,长期(>72h)高碳酸血症与患者死亡风险增加有关。因此,运用 PHY 通气策略的安全使用时机和时限仍需要进一步探索。

三、小结

PHY 通气策略对机械通气患者的认知功能具有积极的影响作用,一方面是通过增加脑血流灌注维持脑氧代谢平衡,另一方面是通过减轻神经元损伤,包括抑制神经元凋亡、氧化应激和神经炎症以及保持 BBB 完整性等途径,两者共同维持大脑稳态,从而预防或治疗机械通气相关的认知功能障碍。然而 PHY 通气策略的运用还应注意个体化分析,在某些特定人群中,如创伤性脑损伤患者常伴有颅内高压以及脑灌注压下降,此时不适当的高碳酸血症可能引起脑灌注压进一步下降,导致继发性脑损伤。因此,对于创伤性脑损伤患者而言,在未实施连续性颅内压监测的情况下,应当避免出现高碳酸血症的情况。此外,肥胖患者在围手术期常常面临低氧血症的风险,因此在实施 PHY 通气策略的同时,应结合肺复张和适合的 PEEP 以提高氧合水平和改善肺部顺应性。尽管目前对 PHY 对神经认知功能的影响作用已有较为全面的研究,但仍有必要进一步研究运用 PHY 通气策略期间合适的 $PaCO_2$ 使用范围以及使用时限,以及 PHY 对远期认知功能的影响,以便于更好地利用 PHY 通气策略治疗或预防机械通气相关的认知功能障碍。

(李佩钰 黄敏 田毅)

参 考 文 献

[1] 王月兰,杨建军,米卫东.围术期肺保护性通气策略临床应用专家共识[J].中华麻醉学杂志,2020,40(5):513-519.

[2] GIORDANO G,PUGLIESE F,BILOTTA F. Neuroinflammation,neuronal damage or cognitive impairment associated with mechanical ventilation:a systematic review of evidence from animal studies[J]. J Crit Care,2021,62:246-255.

[3] LI Z,ZHU Y,QIN S,et al. Effects of permissive hypercapnia on intraoperative cerebral oxygenation and early postoperative cognitive function in older patients with non-acute fragile brain function undergoing laparoscopic colorectal surgery:protocol study[J]. BMC Geriatrics,2023,23(1):581-600.

[4] HICKLING K G,HENDERSON S J,JACKSON R. Low mortality associated with low volume pressure limited ventilation with permissive hypercapnia in severe adult respiratory distress syndrome[J]. Intensive Care Med,1990,16(6):372-377.

[5] BROWER R G,MATTHAY M A,MORRIS A,et al. Ventilation with lower tidal volumes as compared with traditional tidal volumes for acute lung injury and the acute respiratory distress syndrome[J]. N Engl J Med,2000,342(18):1301-1308.

[6] RICHARD J C,MARQUE S,GROS A,et al. Feasibility and safety of ultra-low tidal volume ventilation without extracorporeal circulation in moderately severe and severe ARDS patients[J]. Intensive Care Med,2019,45(11):1590-1598.

[7] GÜLDNER A,KISS T,SERPA NETO A,et al. Intraoperative protective mechanical ventilation for prevention of postoperative pulmonary complications:a comprehensive

review of the role of tidal volume, positive end-expiratory pressure, and lung recruitment maneuvers[J]. Anesthesiology, 2015, 123(3):692-713.

[8] JIANG L L, WU Y J, ZHANG Y, et al. Effects of intraoperative lung-protective ventilation on clinical outcomes in patients with traumatic brain injury: a randomized controlled trial[J]. BMC Anesthesiology, 2021, 21(1):182.

[9] PELTEKOVA V, ENGELBERTS D, OTULAKOWSKI G, et al. Hypercapnic acidosis in ventilator-induced lung injury[J]. Intensive Care Med, 2010, 36(5):869-878.

[10] WU S Y, WU C P, KANG B H, et al. Hypercapnic acidosis attenuates reperfusion injury in isolated and perfused rat lungs[J]. Crit Care Med, 2012, 40(2):553-559.

[11] JACKSON J C, HART R P, GORDON S M, et al. Six-month neuropsychological outcome of medical intensive care unit patients[J]. Crit Care Med, 2003, 31(4):1226-1234.

[12] KATZNELSON R, DJAIANI G, NAUGHTON F, et al. Post-operative hypercapnia-induced hyperpnoea accelerates recovery from sevoflurane anaesthesia: a prospective randomised controlled trial[J]. Acta Anaesthesiol Scand, 2013, 57(5):623-630.

[13] CHENG Q, LI L, LIN D, et al. Effects of acute hypercapnia on cognitive function in patients undergoing bronchoscope intervention[J]. J Thorac Dis, 2019, 11(3):1065-1071.

[14] EASTWOOD G M, SCHNEIDER A G, SUZUKI S, et al. Targeted therapeutic mild hypercapnia after cardiac arrest: a phase II multi-centre randomised controlled trial (the CCC trial)[J]. Resuscitation, 2016, 104:83-90.

[15] TURNER C E, BARKER-COLLO S L, CONNELL C J, et al. Acute hypoxic gas breathing severely impairs cognition and task learning in humans[J]. Physiol Behav, 2015, 142:104-110.

[16] TREGUB P, MOTIN Y, KULIKOV V, et al. Ultrastructural changes in hippocampal region CA1 neurons after exposure to permissive hypercapnia and/or normobaric hypoxia[J]. Cell Mol Neurobiol, 2023, 43(8):4209-4217.

[17] ITO H, IBARAKI M, KANNO I, et al. Changes in the arterial fraction of human cerebral blood volume during hypercapnia and hypocapnia measured by positron emission tomography[J]. J Cereb Blood Flow metab, 2005, 25(7):852-857.

[18] GRUBB R L JR, RAICHLE M E, EICHLING J O, et al. The effects of changes in $PaCO_2$ on cerebral blood volume, blood flow, and vascular mean transit time[J]. Stroke, 1974, 5(5):630-639.

[19] ZHU L, SHI H, ZHU C, et al. Impact of permissive hypercapnia on regional cerebral oxygen saturation and postoperative cognitive function in patients undergoing cardiac valve replacement[J]. Ann Palliat Med, 2020, 9(6):4066-4073.

[20] GARCIA S M, YELLOWHAIR T R, DETWEILER N D, et al. Smooth muscle acid-sensing ion channel 1a as a therapeutic target to reverse hypoxic pulmonary hypertension[J]. Front Mol Biosci, 2022, 9:989809.

[21] KREBS J, TSAGOGIORGAS C, PELOSI P, et al. Open lung approach with low tidal volume mechanical ventilation attenuates lung injury in rats with massive brain damage[J]. Crit Care, 2014, 18(2):R59-R69.

[22] CHAN J H, PEREZ H, LEE H, et al. Evaluation of cerebral oxygen perfusion during shoulder arthroplasty performed in the semi-beach chair position[J]. J Shoulder Elbow Surg, 2020, 29(1):79-85.

[23] ZHOU X, XIA Y, UCHITEL J, et al. Review of recent advances in frequency-domain near-infrared spectroscopy technologies[J]. Biomed Opt Express, 2023, 14(7):3234-3258.

[24] PARK C G, JUNG W S, PARK H Y, et al. Comparison of the effects of normocapnia and mild hypercapnia on the optic nerve sheath diameter and regional cerebral oxygen saturation in patients undergoing gynecological laparoscopy with total intravenous anesthesia[J]. J Clin Med, 2021, 10(20):4707-4716.

[25] WONG C, CHURILOV L, COWIE D, et al. Randomised controlled trial to investigate the relationship between mild hypercapnia and cerebral oxygen saturation in patients undergoing major surgery[J]. BMJ Open, 2020, 10(2):e029159.

[26] QIAN M, YUAN C, JIANG W, et al. Effects of ultrasound-guided stellate ganglion block on the balance of the supply and demand of cerebral oxygen during permissive hypercapnia in patients undergoing shoulder arthroscopy in beach chair position[J]. Am J Transl Res, 2022, 14(9):6678-6688.

[27] BAIN A R, AINSLIE P N, BARAK O F, et al. Hypercapnia is essential to reduce the cerebral oxidative metabolism during extreme apnea in humans[J]. J Cereb Blood Flow metab, 2017, 37(9):3231-3242.

[28] VANNUCCI R C, BRUCKLACHER R M, VANNUCCI S J. Effect of carbon dioxide on cerebral metabolism during hypoxia-ischemia in the immature rat[J]. Pediatr Res, 1997, 42(1):24-29.

[29] HIGHTON D, CALDWELL M, TACHTSIDIS I, et al. The influence of carbon dioxide on cerebral metabolism and

oxygen consumption：combining multimodal monitoring with dynamic systems modelling[J]. Biol Open,2024,13(1)：bio060087.

[30] NATION D A,SWEENEY M D,MONTAGNE A,et al. Blood-brain barrier breakdown is an early biomarker of human cognitive dysfunction [J]. Nat Med, 2019, 25(2)：270-276.

[31] LUCKE-WOLD B P,LOGSDON A F,SMITH K E,et al. Bryostatin-1 restores blood brain barrier integrity following blast-induced traumatic brain injury[J]. Mol Neurobiol,2015,52(3)：1119-1134.

[32] YANG W C,WANG Q,CHI L T,et al. Therapeutic hypercapnia reduces blood-brain barrier damage possibly via protein kinase Cε in rats with lateral fluid percussion injury[J]. J Neuroinflammation,2019,16(1)：36-46.

[33] LAHIRI S,REGIS G C,KORONYO Y,et al. Acute neuropathological consequences of short-term mechanical ventilation in wild-type and Alzheimer's disease mice [J]. Crit Care,2019,23(1)：63-73.

[34] OTULAKOWSKI G,ENGELBERTS D,ARIMA H,et al. α-Tocopherol transfer protein mediates protective hypercapnia in murine ventilator-induced lung injury[J]. Thorax,2017,72(6)：538-549.

[35] ZHOU Q,CAO B,NIU L,et al. Effects of permissive hypercapnia on transient global cerebral ischemia-reperfusion injury in rats[J]. Anesthesiology, 2010, 112(2)：288-297.

[36] SPARROW N A,ANWAR F,COVARRUBIAS A E,et al. IL-6 inhibition reduces neuronal injury in a murine model of ventilator-induced lung injury[J]. Am J Respir Cell Mol Biol,2021,65(4)：403-412.

[37] GONZÁLEZ-LÓPEZ A, LÓPEZ-ALONSO I, PICKERODT P A, et al. Lung purinoceptor activation triggers ventilator-induced brain injury[J]. Crit Care Med,2019, 47(11)：E911-E918.

[38] SHIN H C,JO B G,LEE C Y,et al. Hippocampal activation of 5-HT$_{1B}$ receptors and BDNF production by vagus nerve stimulation in rats under chronic restraint stress [J]. Eur J Neurosci,2019,50(1)：1820-1830.

[39] LI Z C,ZHU Y Z,KANG Y H,et al. Neuroinflammation as the underlying mechanism of postoperative cognitive dysfunction and therapeutic strategies [J]. Front Cell Neurosci,2022,16：843069.

[40] ZIAKA M,EXADAKTYLOS A. ARDS associated acute brain injury：from the lung to the brain[J]. Eur J Med Res,2022,27(1)：150-160.

[41] WITZENRATH M,KUEBLER W M. The lung-brain axis in ventilator-induced brain injury：enter IL-6[J]. Am J Respir Cell Mol Biol,2021,65(4)：339-340.

[42] MUIZELAAR J P,MARMAROU A,WARD J D,et al. Adverse effects of prolonged hyperventilation in patients with severe head injury：a randomized clinical trial[J]. J Neurosurg,1991,75(5)：731-739.

[43] MUTCH W A C,EL-GABALAWY R,GIRLING L,et al. End-tidal hypocapnia under anesthesia predicts postoperative delirium[J]. Front Neurol,2018,9：678-686.

[44] WANG L,YANG L,YANG J,et al. Effects of permissive hypercapnia on laparoscopic surgery for rectal carcinoma [J]. Gastroenterol Res Pract,2019,2019,7：3903451.

[45] TIRUVOIPATI R,NETO A S,YOUNG M,et al. An exploratory analysis of the association between hypercapnia and hospital mortality in critically ill patients with sepsis [J]. Ann Am Thorac Soc,2022,19(2)：245-254.

53 急性呼吸窘迫综合征异质性分类的进展

自急性呼吸窘迫综合征（acute respiratory distress syndrome,ARDS）的概念由学者们首次提出至今已经过去了近60年。随着对 ARDS 研究的不断深入,其定义也在不断更新。2023 年 7 月发布了 ARDS 的全球新定义,新定义在2012 年柏林定义的基础上放宽了 ARDS 的诊断条件,允许在一定条件下应用脉搏血氧饱和度替代氧合指数,肺部超声替代 X 线或 CT 作为独立的诊断条件,并增加了经鼻高流量氧疗及呼吸支持条件等内容。由此可以使更多的急性低氧性呼吸衰竭患者诊断为 ARDS,为临床患者的早诊断及早治疗奠定了基础。由于临床 ARDS 患者间差异性大,其分类方法也非常多,本文就近些年 ARDS 的异质性分类研究的进展进行综述。

一、ARDS 异质性的重要性

全球每年约有 300 万人被诊断为 ARDS,发病率大约为79/10 万。全球最大的 ARDS 前瞻性观察性研究统计,大约有 10% 的重症监护病房患者和 23% 的机械通气患者可以诊断为 ARDS,其病死率分别为轻度 34.9%、中度 40.3% 及重度 46.1%。有限的治疗方式是 ARDS 患者病死率高的原因之一。ARDS 治疗方法仍然是在控制 ARDS 的原发因素（如肺部感染或脓毒症等）基础上进行支持治疗,尚缺乏特异性治疗手段。目前证明有效的治疗方法包括保护性肺通气策略、液体管理、俯卧位通气以及适时使用肌肉松弛药等。其他在临床前研究中有所改善的措施,如抗凝药物、干细胞治疗、单克隆抗体和基因治疗等,在临床研究中尚未明确其有效性。ARDS 的异质性是影响治疗效果的主要原因。Juschten 等对 2019—2000 年发表的共计 67 项 ARDS患者的随机对照试验（randomized controlled trial, RCT）进行了综合分析,发现各研究入组的患者基线差异巨大,进而导致研究结果差异巨大甚至相互矛盾。每例患者的病因、临床表现、影像学所见、生物标志物以及对治疗的反应都有其特殊性,这种现象被称为 ARDS 的异质性,对异质性研究可为个体化的精准医疗奠定基础。

二、ARDS 异质性影响治疗理念

根据美国胸科学会和欧洲重症监护医学会共同发布的成人 ARDS 患者机械通气指南,通过对 17 项 RCT 研究的比较,只得出两项有强力证据支持的有效治疗方式,即所有需要机械通气的患者推荐应用小潮气量肺保护性通气策略,以及重度 ARDS 患者推荐应用俯卧位通气策略。由于ARDS 的异质性,一种可能有效的治疗方式并不适用于所有患者,即使是俯卧位通气策略这一目前被认为可以改善ARDS 患者病情和病死率的措施,也经历了漫长曲折的过程。

早在 20 世纪末,研究者们已经观察到俯卧位通气可以改善 ARDS 患者的氧合指数,并提高生存率。多个小样本量的研究结果相互支持,在 2001 年,一项纳入了 304 例ARDS 患者的研究发现,俯卧位的氧合指数高于仰卧位,但出院病死率及 6 个月内病死率两者并无区别,表明了俯卧位通气不能改善 ARDS 患者生存率的观点。直至 2013 年,一项通过严格限定入组中重度 ARDS 患者的研究显示,机械通气时俯卧位患者的 28d 与 90d 病死率显著低于仰卧位患者。俯卧位通气成为少数几种能够明确改善 ARDS 患者预后的治疗措施,已写入多国治疗指南并应用到临床实践中。不同的研究对象,得到的结果存在明显差异,ARDS 的异质性研究越来越受到关注。

三、ARDS 的异质性分类

（一）依据病因分类

根据病因,ARDS 可以分为肺源性和肺外源性。肺源性 ARDS 的病因可能是肺炎或误吸等,而肺外源性 ARDS的病因可能是脓毒症或急性重症胰腺炎等。虽然病因不同,但研究发现治疗特定病因并没有显著改善病死率,提示当患者发展到 ARDS 时,会发生一些特殊的病理生理变化,导致高病死率。

（二）依据生物标志物分类

临床疾病的诊断与预警体系中越来越多地应用生物标志物。ARDS 可以通过测序技术和生物信息分析技术快速、敏感地检测出患者血液或支气管肺泡灌洗液（bronchoalveolar lavage fluid，BALF）等样本中的生物标志物表达差异，用于诊断或预警。ARDS 患者的病理生理变化存在差异，大多数患者的炎症和损伤相关的生物标志物表达明显升高，而少数患者相关标志物的升高程度较轻或保持稳定。基于这种现象，Calfee 等在 2014 年提出了高炎症型和低炎症型 ARDS。高炎症型 ARDS 是指样本中含有较高浓度的炎症标志物，如 IL-6、IL-8 及 IL-10 等；肺泡上皮细胞损伤标志物，如肺表面活性物质相关蛋白 D（pulmonary surfactant-associated protein D，SP-D）、可溶性晚期糖基化终末产物（soluble receptor for advanced glycation end products，sRAGE）以及内皮细胞损伤标志物，如血管生成素 2（angiopoietin-2，Ang-2）。而表达较低的亚型则被称为低炎症型 ARDS。目前已经取得了一些治疗方式方面的有指导意义的结果：高炎症型患者应用限制性液体策略病死率更低，而低炎症型患者应用自由液体管理策略病死率更低；辛伐他汀能显著降低高炎症型患者的 28d 病死率和 90d 病死率，但对低炎症型患者效果不明显。

由于临床上大多数检测样本是易于获取的血液样本，检测指标对肺部损伤的特异性较低，无法准确反映实际的肺部损伤情况。有研究发现将同一患者的 BALF 和血液样本中炎症因子变化进行对比，发现并不完全一致。以血液样本中的生物标志物进行高炎症型和低炎症型患者的分类后，在 BALF 中，两种亚型间的多个炎症指标没有明显差异。基于生物标志物进行 ARDS 分类仍需要探索。

（三）依据肺部形态学分类

根据肺部形态学进行 ARDS 分类，也被称为影像学分类，目前还没有公认的命名方式和诊断标准，可以分为单侧和双侧，或者局灶性和弥漫性（非局灶性）。所有 ARDS 患者的肺部形态学特点都是非均一性的渗出性改变，区别在于损伤范围的分布。损伤范围在一侧肺部的称为单侧损伤 ARDS，损伤范围分布在两侧的称为双侧损伤 ARDS。损伤范围位于影像学界定的一个象限中的称为局灶性 ARDS，损伤范围涉及多个象限的称为弥漫性 ARDS，也有研究称为非局灶性 ARDS。2023 年 ARDS 全球新定义采用的是单侧和双侧的命名方式，这对未来研究的分类和命名起到了参考作用。依据肺部形态学对 ARDS 进行分类具有特殊优势，因为临床上已经有多种方法可以获得肺部形态学数据，并且对不同肺部形态适宜的机械通气方式也有了一定的了解。这使得依据肺部形态学分类在临床应用上具有一定的基础，研究结果可以转化到临床。

近年来，影像学成像方式的快速发展使得单侧肺损伤 ARDS 的提出成为可能。之前的研究人员虽然观察到了单侧肺损伤的现象，但由于缺乏精确的评估方法，一直处于探索阶段。现在，通过多种手段可以获得 ARDS 患者肺部信息，这将极大地推动相关研究的进展。肺部超声和电阻抗断层成像等方法可以作为评估肺部损伤变化的有效方式。目前肺部超声已经应用于临床评估患者肺部状态，经验丰富的操作者应用超声进行 ARDS 患者诊断的准确性与高分辨率 CT 相当，并且均优于胸片。超声还可以量化患者的肺通气及血管外水等数据，通过连续监测观察机械通气、液体管理和药物干预等措施的效果。电阻抗断层成像可以获得肺部各部位的信息，如腹侧与背侧、左侧与右侧以及肺不张区域与过度膨胀区域，并可以选择性地评估肺部局部的通气血流比例。

全球首项依据肺部形态学分类对 ARDS 患者进行个体化机械通气的研究结果发表于 2019 年，其中个体化通气组中局灶性肺损伤患者采用潮气量为 8ml/kg、低呼气末正压通气（positive end-expiratory pressure，PEEP）及俯卧位的通气策略；非局灶性肺损伤患者采用潮气量为 6ml/kg、高 PEEP 及肺复张的通气策略；常规通气组采用潮气量 6ml/kg，依据患者情况调节 PEEP。结果显示，错误分组导致不恰当的个体化机械通气会加重肺损伤，深入分析后发现恰当的个体化机械通气可以减少 90d 病死率。依据肺部形态学分类的难点在于肺部信息的准确识别，如评价指标的标准统一与获得高灵敏肺部信息仪器的普及等，对不同肺部形态的治疗的区别也是全球新定义中提出的未来研究重点。

四、总结

ARDS 的异质性影响治疗效果与预后转归，目前全球人类接触能导致 ARDS 风险因素的可能性逐渐增高。为应对未来的严峻态势，应加以重视 ARDS 患者的异质性分类并以此进行个体化治疗的研究。近几年来相应的研究也取得了一定的进展，但均是应用一种分类方法。展望未来，可能通过多种异质性分类进行综合判断，在针对不同亚型的治疗措施的基础上再根据患者自身的状态进行针对性的调整，达到更好的治疗效果。期望通过未来的不断研究，可以改善现状挽救更多患者的生命。

（孙添 李文志）

参 考 文 献

[1] MATTHAY M，ARABI Y，ARROLIGA A，et al. A new global definition of acute respiratory distress syndrome [J]. Am J Respir Crit Care Med，2024，209（1）：37-47.

[2] FAN E，BRODIE D，SLUTSKY A. Acute respiratory distress syndrome：advances in diagnosis and treatment[J]. JAMA，2018，319（7）：698-710.

[3] BELLANI G，LAFFEY J，PHAM T，et al. Epidemiology, patterns of care，and mortality for patients with acute respiratory distress syndrome in intensive care units in 50 countries[J]. JAMA，2016，315（8）：788-800.

［4］ VIGNON P,EVRARD B,ASFAR P,et al. Fluid administration and monitoring in ARDS:which management? ［J］. Intensive Care Med,2020,46(12):2252-2264.

［5］ HRAIECH S,YOSHIDA T,ANNANE D,et al. Myorelaxants in ARDS patients［J］. Intensive Care Med,2020,46 (12):2357-2372.

［6］ MATTHAY M,ZEMANS R,ZIMMERMAN G,et al. Acute respiratory distress syndrome［J］. Nat Rev Dis Primers, 2019,5(1):18-39.

［7］ MEYER N,GATTINONI L,CALFEE C. Acute respiratory distress syndrome［J］. Lancet,2021,398(10300):622-637.

［8］ JUSCHTEN J,TUINMAN P R,GUO T,et al. Between-trial heterogeneity in ARDS research［J］. Intensive Care Med,2021,47(4):422-434.

［9］ BEITLER J,THOMPSON B,BARON R,et al. Advancing precision medicine for acute respiratory distress syndrome ［J］. Lancet Respir Med,2021,10(1):107-120.

［10］ FAN E,DEL SORBO L,GOLIGHER E,et al. An official American Thoracic Society/European Society of Intensive Care Medicine/Society of Critical Care Medicine clinical practice guideline:mechanical ventilation in adult patients with acute respiratory distress syndrome［J］. Am J Respir Crit Care Med,2017,195(9):1253-1263.

［11］ MURE M,MARTLING C,LINDAHL S J C C M. Dramatic effect on oxygenation in patients with severe acute lung insufficiency treated in the prone position［J］. Crit Care Med,1997,25(9):1539-1544.

［12］ STOCKER R,NEFF T,STEIN S,et al. Prone postioning and low-volume pressure-limited ventilation improve survival in patients with severe ARDS［J］. Chest,1997,111 (4):1008-1017.

［13］ GATTINONI L,TOGNONI G,PESENTI A,et al. Effect of prone positioning on the survival of patients with acute respiratory failure［J］. N Engl J Med,2001,345(8): 568-573.

［14］ CURLEY M,HIBBERD P,FINEMAN L,et al. Effect of prone positioning on clinical outcomes in children with acute lung injury:a randomized controlled trial［J］. JAMA,2005,294(2):229-237.

［15］ MOUNIER R,ADRIE C,FRANÇAIS A,et al. Study of prone positioning to reduce ventilator-associated pneumonia in hypoxaemic patients［J］. Eur Respir J,2010,35 (4):795-804.

［16］ GUERIN C,REIGNIER J,RICHARD J C,et al. Prone positioning in severe acute respiratory distress syndrome ［J］. N Engl J Med,2013,368(23):2159-2168.

［17］ BARON R,BINDER A,BINIEK R,et al. Evidence and consensus based guideline for the management of delirium,analgesia,and sedation in intensive care medicine: Revision 2015 (DAS-Guideline 2015): short version ［J］. Ger Med Sci,2015,13:Doc19.

［18］ 中华医学会呼吸病学分会呼吸危重症医学学组. 急性呼吸窘迫综合征患者机械通气指南（试行）［J］. 中华医学杂志,2016,96(6):404-424.

［19］ SURESH R,KUPFER Y,TESSLER S. Acute respiratory distress syndrome［J］. N Engl J Med,2000,343(9): 660-671.

［20］ MONTASSIER E,KITSIOS G,RADDER J,et al. Robust airway microbiome signatures in acute respiratory failure and hospital-acquired pneumonia［J］. Nat Med,2023,29 (11):2793-2804.

［21］ BERNARD G,LUCE J,SPRUNG C,et al. High-dose corticosteroids in patients with the adult respiratory distress syndrome［J］. N Engl J Med,1987,317(25): 1565-1570.

［22］ LEAF D,WAIKAR S. Rosuvastatin for sepsis-associated ARDS［J］. N Engl J Med,2014,371(10):968-969.

［23］ ZHANG W,CHANG Y,DING Y,et al. To establish an early prediction model for acute respiratory distress syndrome in severe acute pancreatitis using machine learning algorithm［J］. J Clin Med,2023,12(5):1718-1720.

［24］ MEYER N,CALFEE C. Novel translational approaches to the search for precision therapies for acute respiratory distress syndrome［J］. Lancet Respir Med,2017,5(6): 512-523.

［25］ SINHA P,MEYER N,CALFEE C. Biological phenotyping in sepsis and acute respiratory distress syndrome ［J］. Annu Rev Med,2023,74:457-471.

［26］ CALFEE C,DELUCCHI K,PARSONS P,et al. Subphenotypes in acute respiratory distress syndrome:latent class analysis of data from two randomised controlled trials［J］. Lancet Respir Med,2014,2(8):611-620.

［27］ JABAUDON M,BLONDONNET R,ROSZYK L,et al. Soluble receptor for advanced glycation end-products predicts impaired alveolar fluid clearance in acute respiratory distress syndrome［J］. Am J Respir Crit Care Med, 2015,192(2):191-199.

［28］ PARIKH S,MAMMOTO T,SCHULTZ A,et al. Excess circulating angiopoietin-2 may contribute to pulmonary vascular leak in sepsis in humans［J］. PLoS Med,2006, 3(3):e46.

［29］ FAMOUS K,DELUCCHI K,WARE L,et al. Acute respiratory distress syndrome subphenotypes respond differently to randomized fluid management strategy［J］. Am J Respir Crit Care Med,2017,195(3):331-338.

［30］CALFEE C,DELUCCHI K,SINHA P,et al. Acute respiratory distress syndrome subphenotypes and differential response to simvastatin:secondary analysis of a randomised controlled trial［J］. Lancet Respir Med,2018,6(9):691-698.

［31］BINNIE A,TSANG J,DOS SANTOS C. Biomarkers in acute respiratory distress syndrome［J］. Curr Opin Crit Care,2014,20(1):47-55.

［32］HEIJNEN N,HAGENS L,SMIT M,et al. Biological subphenotypes of acute respiratory distress syndrome may not reflect differences in alveolar inflammation［J］. Physiol Rep,2021,9(3):e14693.

［33］SATHE N,MORRELL E,BHATRAJU P,et al. Alveolar biomarker profiles in subphenotypes of the acute respiratory distress syndrome［J］. Crit Care Med,2023,51(1):13-18.

［34］CONSTANTIN J,JABAUDON M,LEFRANT J,et al. Personalised mechanical ventilation tailored to lung morphology versus low positive end-expiratory pressure for patients with acute respiratory distress syndrome in France (the LIVE study):a multicentre, single-blind, randomised controlled trial［J］. Lancet Respir Med,2019,7(10):870-880.

［35］BOS L,WARE L. Acute respiratory distress syndrome: causes, pathophysiology, and phenotypes［J］. Lancet,2022,400(10358):1145-1156.

［36］ODOR P,BAMPOE S,GILHOOLY D,et al. Perioperative interventions for prevention of postoperative pulmonary complications:systematic review and meta-analysis［J］. BMJ,2020,368:m540.

［37］PUYBASSET L,CLUZEL P,GUSMAN P,et al. Regional distribution of gas and tissue in acute respiratory distress syndrome. I. Consequences for lung morphology:CT Scan ARDS Study Group［J］. Intensive Care Med, 2000, 26(7):857-869.

［38］HADDAM M,ZIELESKIEWICZ L,PERBET S,et al. Lung ultrasonography for assessment of oxygenation response to prone position ventilation in ARDS［J］. Intensive Care Med,2016,42(10):1546-1556.

［39］PLENS G,DROGHI M,ALCALA G,et al. Expiratory muscle activity counteracts PEEP and is associated with fentanyl dose in ARDS patients［J］. Am J Respir Crit Care Med,2024,209(5):563-572.

［40］SMIT M,HAGENS L,HEIJNEN N,et al. Lung ultrasound prediction model for acute respiratory distress syndrome:a multicenter prospective observational study［J］. Am J Respir Crit Care Med,2023,207(12):1591-1601.

［41］TIERNEY D, HUELSTER J, OVERGAARD J, et al. Comparative performance of pulmonary ultrasound, chest radiograph,and ct among patients with acute respiratory failure［J］. Crit Care Med,2020,48(2):151-157.

［42］MONGODI S,DE LUCA D,COLOMBO A,et al. Quantitative lung ultrasound:technical aspects and clinical applications［J］. Anesthesiology,2021,134(6):949-965.

［43］ROZÉ H,BOISSELIER C,BONNARDEL E,et al. Electrical impedance tomography to detect airway closure heterogeneity in asymmetrical acute respiratory distress syndrome［J］. Am J Respir Crit Care Med,2021,203(4):511-515.

［44］SPINELLI E, KIRCHER M, STENDER B, et al. Unmatched ventilation and perfusion measured by electrical impedance tomography predicts the outcome of ARDS［J］. Crit Care,2021,25(1):192.

［45］BLANCHARD F,GODET T,PONS S,et al. One-year patient outcomes based on lung morphology in acute respiratory distress syndrome:secondary analysis of LIVE trial［J］. Crit Care,2022,26(1):159.

54 应激性心肌病新进展

应激性心肌病(stress induced cardiomyopathy,SC)是一种以急性和短暂性(<21d)左心室收缩(或舒张)功能障碍为特征的临床综合征,又被称为心碎综合征。典型的区域性左室壁运动异常是心尖部运动功能减退/运动障碍(心尖部气球样变)伴有运动亢进,通常表现为与急性情绪或身体应激事件相关的急性发作的胸痛、呼吸困难和心电图变化,类似于急性冠脉综合征(acute coronary syndrome,ACS),但非冠状动脉阻塞所致。SC最早于1990年由日本学者Sato发现并报道,在过去的30余年中,人们对这种潜在致命性疾病的认识逐渐增加,现已成为急性心脏病患者数量不断增加的原因之一。本文总结了此病流行病学、病理生理、发病机制、诊断和治疗方面的最新进展,以期为临床医师深入理解应激性心肌病的发生机制以及寻找降低发病率和改善预后的新途径提供思路。

一、流行病学

来自两个最大患者队列的数据表明,美国SC的发病率约为每年(15~30)/10万人,欧洲的估计数值与此相似。绝大多数病例发生于绝经后妇女,3项1 750例、324例和190例的队列研究分别报道了90%、91%和92%的SC患者为女性。然而这种巨大性别差异背后的机制尚不清楚。人们提出了一些假说,其核心是绝经后出现的雌激素匮乏及其通过内皮依赖性和非依赖性机制调节交感神经驱动力和微血管血流的作用。

二、发病机制和病理生理学

(一)危险因素

1. SC发生前多存在触发因素,包括情绪因素及躯体因素。此外,约1/3的患者在就诊时不存在可识别的触发因素。

(1)情绪因素:最常见的情绪因素为创伤性情绪,如亲人亡故、袭击及自然灾害等,多涉及厄运感、危机感或绝望感。然而,积极的情绪事件也会诱发SC(如赢得大奖

等),被称为"开心综合征"。1/3的SC患者存在急性或慢性精神疾病,如抑郁和焦虑。受抑郁和焦虑影响的患者表现出交感神经系统对身体或情绪压力的过度活跃,可能对SC易感性更高。

(2)躯体因素:通常为非心脏疾病,如神经系统疾病(蛛网膜下腔出血、癫痫发作及缺血性或出血性脑卒中等)、急性危重疾病、哮喘、慢性阻塞性肺疾病的急性加重、创伤、手术、肿瘤及脓毒症等。目前研究发现躯体诱因比情绪诱因更常见,尤其是在男性患者中。

2. 糖尿病被认为是SC的危险因素。10%~25%的患者存在糖尿病,并与死亡率增加有关。糖尿病可引起自主神经重塑和血管活性神经肽如神经肽Y(neuropeptide Y,NPY)的上调,这可能导致人体对SC和心律失常的易感性增加。

3. 大麻类使用障碍已被确定为SC的危险因素,并与心搏骤停的风险增加3倍相关。NPY被认为是依赖心脏自主神经系统(cardiac autonomic nervous system,CANS)调节心脏功能的核心,而大麻素能诱导下丘脑弓状核中NPY的表达。

(二)发病机制

为SC急性发作寻找合适的治疗方法、预防远期复发以及了解其潜在的发病机制和病理生理学至关重要。心尖球形综合征(Takotsubo syndrome,TTS)的确切病理生理机制尚不清楚,目前已提出的假说主要包括以下几种。

1. 肾上腺素能假说 内源性肾上腺素能骤增是关于SC发病机制的最成熟的理论。这一机制需要考虑两个主要方面:儿茶酚胺的释放和心脏对儿茶酚胺的反应。

(1)儿茶酚胺的释放:蓝斑是大脑中去甲肾上腺素的主要来源,它接受边缘系统的多重输入,调节对情绪的内稳态反应。蓝斑被情绪刺激触发,导致去甲肾上腺素产生,去甲肾上腺素反过来激活下丘脑-垂体-肾上腺轴。随后肾上腺髓质释放肾上腺素和去甲肾上腺素进入循环,从而增加血浆儿茶酚胺浓度。

(2)心脏对儿茶酚胺的反应:心尖部心肌细胞的β肾上腺素受体密度比左心室基底部的心肌细胞更高,对儿茶

酚胺的刺激更加敏感。此外,基底部以 β_1 肾上腺素受体为主,而心尖部以 β_2 肾上腺素受体为主。在生理水平的儿茶酚胺作用下,β_2 肾上腺素受体通过激活型 G 蛋白介导心肌收缩力增强。但在过量儿茶酚胺作用下,β_2 受体转而通过抑制型 G 蛋白介导显著的负性肌力作用,导致心尖部心肌运动明显减弱,形成经典的"心尖球形样变"特征。

2. 脑-心轴学说 超过一半的 SC 患者有神经、精神疾病病史或处于急性发作状态,神经系统疾病引起的心脏功能障碍即"神经源性应激性心肌病"被归类为神经源性心肌顿抑,是 SC 的另一重要机制。有 20%~30% 的患者在神经系统损伤后会出现短暂的左心室收缩功能障碍,复杂的脑-心相互作用在其中起着重要作用。

3. 冠脉微血管功能障碍 SC 患者存在可逆性的微循环功能障碍。血管收缩介质如内皮素、儿茶酚胺和活性氧等可引起心肌供需氧平衡失调以及随后的急性组织缺氧,最终导致左心室功能障碍。冠脉微血管功能障碍在一定程度上解释了 SC 患者急性缺血性心肌顿抑的表现。

三、诊断

(一)临床症状

SC 的典型患者是绝经后妇女,表现为急性或亚急性发作的胸痛(>75%)和/或呼吸短促(约 50%),常伴有头晕(>25%)和偶尔的晕厥(5%~10%),易与 ACS 混淆而被误诊。

(二)辅助检查

1. 心电图 大多数 SC 患者心电图异常(>95%)类似于 ACS,表现为缺血性 ST 段抬高、T 波倒置或两者并存,以及 QT 间期延长。

2. 心肌标志物 发病初期,大于 90% 患者的肌钙蛋白水平升高(一般<10ng/ml),升高幅度远低于 ACS 患者。肌酸激酶(creatine kinase,CK)在大多数 SC 患者中仅轻度升高。血清脑利尿钠肽(brain natriuretic peptide,BNP)和脑利尿钠肽前体(pro-brain natriuretic peptide,proBNP)几乎总是升高,升高水平与室壁运动异常程度相关,通常高于 ACS 患者。由于肌钙蛋白、CK-MB 和 BNP 升高之间的显著差异,BNP/肌钙蛋白和 BNP/CK-MB 比值可能有助于区分 SC 应激性心肌病和 ACS。

3. 超声心动图 经胸超声心动图是诊断 SC 首选的无创影像学方法。心尖部(最常见)或室中段或基底段的整体左心室运动不全/运动障碍提示 SC。绝大多数 SC 患者(81.6%)入院时左心室射血分数明显降低,且与住院并发症和死亡风险增加有关。

4. 心脏磁共振(cardiac magnetic resonance,CMR) CMR 能够提供更详细的心脏结构与功能信息等。严重的心肌水肿是 SC 的一个重要特征,水肿不只局限于收缩异常区域,轻度的水肿弥漫性存在于整个心室肌。心肌水肿在数周或数月后逐渐消退,通常比恢复心肌收缩功能需要更长

时间。

5. 冠状动脉造影 大多数疑似 SC 的患者应接受紧急冠状动脉造影以排除 ACS。约 15% 的 SC 患者合并冠状动脉疾病,此时应将血管造影与室壁运动异常联系起来,从而做出正确诊断。

(三)诊断标准

目前没有统一的诊断标准,常用的诊断标准包括 Mayo 标准、Johns Hopkins 标准、欧洲心脏病学会心力衰竭协会应激性心脏病工作组标准及国际 InterTAK 工作组诊断标准。

四、治疗

目前尚缺少 SC 治疗的前瞻性临床研究,治疗主要基于临床经验和专家共识。对于轻症患者,不采取任何治疗措施或进行短期有限的药物治疗。而对于重症患者,治疗的重点是支持性护理和并发症的治疗。

1. 心律失常 室性心律失常的治疗取决于临床表现,并遵循急性心律失常治疗的一般原则。避免使用延长 QT 间期的药物,这些药物会因 QT 间期进一步延长而增加发生室性心律失常的可能。

2. 心力衰竭 SC 患者心力衰竭的治疗是基于缓解充血和低心排血量状态下的血流动力学支持。对于无低血压或低心排血量征象的患者,通常应用静脉扩张剂(如硝酸甘油)和利尿剂减少静脉回流。对于休克患者管理在理论和实践上都具有挑战性。过量的儿茶酚胺可能与此病的发病机制相关,因此大多数正性肌力药可能会加重收缩功能障碍。因此,专家建议采用机械方法提供血流动力学支持,如主动脉内球囊反搏、临时左室辅助装置和体外膜肺氧合。然而,对于左心室流出道梗阻的患者,主动脉内球囊反搏可能会导致血流动力学恶化。在没有机械支持的情况下,一些国家允许使用小剂量左西孟旦作为正性肌力药物。

3. 血栓栓塞 SC 急性期相关的低血流状态和促凝血状态使多达 10% 的 SC 患者发展为左心室血栓,并处于血栓栓塞症事件的高风险。对于确诊左心室血栓的患者应服用抗凝剂治疗至少 3 个月或直至消退。

4. 长期管理 SC 的平均复发率为每年 2%~4%。许多专家主张在交感神经紧张度增加、持续的心脏症状以及持续的焦虑或反复发作的患者中使用 β 受体阻滞剂。

五、总结与展望

SC 的发病率越来越高,但现仍有许多未解之谜。首先,临床医师应更好地了解相关的风险因素和病理生理机制。其次,应进行大型流行病学研究来确定这个人群及其家庭的身体和精神疾病或性格特征,这可能为遗传/环境易感性提供重要线索。再次,随着影像学技术的发展,SC 的患者应接受多模式无创影像学检查,这不仅能提高诊断的准确性,还能进行风险分层和预后判断。未来对单一敏感

性和特异性诊断方法的探索将大大简化临床护理路径。最后，目前缺乏对 SC 患者治疗的指导证据，这将成为未来研究的重点，因此有必要进行更多的随机对照试验以确定最佳的治疗方法。

（任亚雯 王月兰）

参 考 文 献

［1］ OMEROVIC E,CITRO R,BOSSONE E,et al. Pathophysiology of takotsubo syndrome：a joint scientific statement from the Heart Failure Association Takotsubo Syndrome Study Group and Myocardial Function Working Group of the European Society of Cardiology：part 1：overview and the central role for catecholamines and sympathetic nervous system［J］. Eur J Heart Fail,2022,24(2)：257-273.

［2］ PATTISAPU V K,HAO H,LIU Y,et al. Sex-and age-based temporal trends in takotsubo syndrome incidence in the United States［J］. J Am Heart Assoc,2021,10(20)：e019583.

［3］ BRINJIKJI W,EL-SAYED A M,SALKA S,et al. In-hospital mortality among patients with takotsubo cardiomyopathy：a study of the National Inpatient Sample 2008 to 2009［J］. Am Heart J,2012,164：215-221.

［4］ TEMPLIN C,GHADRI J R,DIEKMANN J,et al. Clinical features and outcomes of takotsubo (stress) cardiomyopathy［J］. N Engl J Med,2015,373(10)：929-938.

［5］ SCHNEIDER B,ATHANASIADIS A,STÖLLBERGER C,et al. Gender differences in the manifestation of tako-tsubo cardiomyopathy［J］. Int J Cardiol, 2013, 166(3)：584-588.

［6］ MEDINA DE CHAZAL H,DEL BUONO M G,KEYSER-MARCUS L,et al. Stress cardiomyopathy diagnosis and treatment：JACC state-of-the-art review［J］. J Am Coll Cardiol,2018,72(16)：1955-1971.

［7］ SHARKEY S W,WINDENBURG D C,LESSER J R,et al. Natural history and expansive clinical profile of stress (tako-tsubo) cardiomyopathy［J］. J Am Coll Cardiol,2010,55：333-341.

［8］ GHADRI J R,SARCON A,DIEKMANN J,et al. Happy heart syndrome：role of positive emotional stress in takotsubo syndrome［J］. Eur Heart J,2016,37：2823-2829.

［9］ COMPARE A,BIGI R,ORREGO P S,et al. Type D personality is associated with the development of stress cardiomyopathy following emotional triggers［J］. Ann Behav Med,2013,45(3)：299-307.

［10］ STIERMAIER T,SANTORO F,EL-BATTRAWY I,et al. Prevalence and prognostic impact of diabetes in takotsubo syndrome：insights from the international, multicenter GEIST Registry［J］. Diabetes Care,2018,41(5)：1084-1088.

［11］ GAMBER K M,MACARTHUR H,WESTFALL T C,et al. Cannabinoids augment the release of neuropeptide Y in the rat hypothalamus［J］. Neuropharmacology,2005,49(5)：646-652.

［12］ JAKOB M O,MURUGAN S,KLOSE C S N. Neuro-immune circuits regulate immune responses in tissues and organ homeostasis［J］. Front Immunol,2020,11：308-324.

［13］ ANCONA F,BERTOLDI L F,RUGGIERI F,et al. Takotsubo cardiomyopathy and neurogenic stunned myocardium：similar albeit different［J］. Eur Heart J,2016,37(37)：2830-2832.

［14］ WILSON H M,CHEYNE L,BROWN P A J,et al. Characterization of the myocardial inflammatory response in acute stress-induced (takotsubo) cardiomyopathy［J］. JACC Basic Transl Sci,2018,3(6)：766-778.

［15］ PILGRIM T M,WYSS T R. Takotsubo cardiomyopathy or transient left ventricular apical ballooning syndrome：a systematic review［J］. Int J Cardiol,2008,124：283-292.

［16］ LYON A R,BOSSONE E,SCHNEIDER B,et al. Current state of knowledge on takotsubo syndrome：a position statement from the taskforce on takotsubo syndrome of the Heart Failure Association of the European Society of Cardiology［J］. Eur J Heart Fail,2016,18(1)：8-27.

［17］ SHARKEY S W,MARON B J. Epidemiology and clinical profile of takotsubo cardiomyopathy［J］. Circ J,2014,78(9)：2119-2128.

［18］ KURISU S,KIHARA Y. Tako-tsubo cardiomyopathy：clinical presentation and underlying mechanism［J］. J Cardiol,2012,60(6)：429-437.

［19］ RANDHAWA M S,DHILLON A S,TAYLOR H C,et al. Diagnostic utility of cardiac biomarkers in discriminating takotsubo cardiomyopathy from acute myocardial infarction［J］. J Card Fail,2014,20(1)：2-8.

［20］ CITRO R,OKURA H,GHADRI J R,et al. Multimodality imaging in takotsubo syndrome：a joint consensus document of the European Association of Cardiovascular Imaging (EACVI) and the Japanese Society of Echocardiography［J］. J Echocardiogr,2020,18(4)：199-224.

［21］ URIBARRI A,NÚÑEZ-GIL I J,CONTY D A,et al. Short-and long-term prognosis of patients with takotsubo syndrome based on different triggers：importance of the physical nature［J］. J Am Heart Assoc,2019,8(24)：e013701.

［22］ PRASAD A,LERMAN A,RIHAL C S,et al. Apical ballooning syndrome (takotsubo or stress cardiomyopathy)：a mimic of acute myocardial infarction［J］. Am Heart J,

2008,155(3):408-417.

[23] WITTSTEIN I S. Stress cardiomyopathy: a syndrome of catecholamine-mediated myocardial stunning? [J]. Cell Mol Neurobiol,2012,32(5):847-857.

[24] GHADRI J R,CAMMANN V L,JURISIC S,et al. A novel clinical score (InterTAK Diagnostic Score) to differentiate takotsubo syndrome from acute coronary syndrome:results from the International Takotsubo Registry [J]. Eur J Heart Fail,2017,19(8):1036-1042.

[25] GHADRI J R,WITTSTEIN I S,PRASAD A,et al. International expert consensus document ontakotsubo syndrome (part Ⅱ):diagnostic workup,outcome,and management[J]. Eur Heart J,2018,39(22):2047-2062.

[26] REVILLA-MARTÍ P, CUEVA-RECALDE J F, LIN-ARES-VICENTE J A,et al. High-degree atrioventricular block:an unusual presentation of takotsubo cardiomyopathy:a case report[J]. Egypt Heart J,2021,73(1):18.

[27] CECCHI E, PARODI G, GIGLIOLI C, et al. Stress induced hyperviscosity in the pathophysiology of takotsubo cardiomyopathy [J]. Am J Cardiol, 2013, 111 (10): 1523-1529.

[28] AKASHI Y J,NEF H M,LYON A R,et al. Epidemiology and pathophysiology of Takotsubo syndrome[J]. Nat Rev Cardiol,2015,12(7):387-397.

[29] SINGH K,PARSAIK A,SINGH B,et al. Recurrent takotsubo cardiomyopathy:variable pattern of ventricular involvement[J]. Herz,2014,39(8):963-967.

55 缺血再灌注肝损伤的保护策略研究进展

缺血再灌注肝损伤（hepatic ischemia-reperfusion injury，HIRI）是指在肝经历了暂时性的血液供应不足或完全阻断后，恢复血流供应引起的一种损伤，是肝切除术、失血性休克及肝移植等过程中常见的并发症。HIRI 与术后并发症的发生密切相关，严重的 HIRI 可导致术后肝功能障碍，肝移植过程中 HIRI 还可能影响移植物功能，增加移植失败的风险，而且 HIRI 后局部释放的自由基和炎症反应甚至可以扩散到全身，导致全身炎症反应综合征（systemic inflammatory response syndrome，SIRS）或多器官功能障碍综合征（multiple organ dysfunction syndrome，MODS），从而严重影响患者术后恢复情况和整体生存率。

HIRI 的发生机制涉及多个生物学途径和细胞反应，包括能量代谢紊乱、氧化应激、炎症反应以及细胞凋亡和坏死等，主要涉及局部缺血损伤和炎症介导的再灌注损伤两个相互关联的阶段。在缺血阶段，由于缺血缺氧，线粒体功能受损，肝细胞的三磷酸腺苷（adenosine triphosphate，ATP）生成受到严重影响，ATP 的耗竭导致能量代谢障碍和细胞膜泵的功能失常，能量代谢障碍进一步引起乳酸堆积，造成细胞内酸中毒损害细胞结构和功能。而再灌注阶段，过量的活性氧（reactive oxygen species，ROS）生成，引起氧化应激，可导致 DNA 损伤、脂质过氧化等；以及炎症细胞被激活释放多种炎症介质，引起炎症级联反应和后续的细胞因子风暴，最终导致不同类型的肝细胞死亡。细胞死亡会诱导大量损伤相关分子模式（damage-associated molecular pattern，DAMP）的产生，如高迁移率族蛋白 B1（high-mobility group box-1 protein，HMGB1），启动先天性免疫反应，形成前馈以进一步加速 HIRI 进展。

临床针对 HIRI 发病机制中的不同病理生理环节，进行了许多保护策略的探索，主要包括两方面：①减少出血及低灌注的措施，包括经典肝血流阻断、腔镜技术及控制性低中心静脉压技术等，尽管这些措施逐渐成为临床常规，显示出了显著的优点及带来了良好临床结局，但这些方法仍不可避免带来一定的 HIRI；②各种肝保护措施，包括药物干预、缺血预处理、远程缺血预处理及机器灌注等，本文将就后者目前研究进展及临床评价做一综述。

一、HIRI 的药物干预

（一）抗氧化剂

肝缺血再灌注后，黄嘌呤氧化酶系统、巨噬细胞系统和线粒体呼吸链开始产生大量氧自由基，而内源性抗氧化剂则失活或耗尽，从而导致氧自由基的清除减少，过量的 ROS 产生和内源性抗氧化剂的消耗致氧化还原失衡，从而导致氧化应激引起肝损伤。这一现象在大量动物研究及临床研究中均得到充分验证。

肝细胞内还原型谷胱甘肽水平升高是减轻缺血再灌注损伤所致氧化应激和清除细胞内 ROS 的有效途径。N-乙酰半胱氨酸（N-acetylcysteine，NAC）可通过直接清除和解毒氧化自由基，以及作为半胱氨酸的前体来合成谷胱甘肽来发挥其抗氧化作用。褪黑素是一种在松果体中合成的内源性抗氧化剂，可以直接作为自由基清除剂，或者通过上调抗氧化酶的表达和下调促氧化酶发挥间接抗氧化作用。最近的研究发现褪黑素可以下调核因子 κB（nuclear factor κB，NF-κB）信号通路活性，减轻氧化应激，保护肝免受缺血再灌注损伤。过氧化物酶体增殖物激活受体（peroxisome proliferators-activated receptor，PPAR）α 和 γ 已被证明对 HIRI 具有保护作用，Yao 等发现与对照组相比，原花青素预处理组 PPARα 的蛋白质、mRNA 表达和免疫组化染色结果以剂量依赖性显著上调，表明原花青素预处理通过 PPARα 信号通路减轻氧化应激，减轻小鼠 HIRI，临床应用尚待研究。

（二）抗炎药物

在 HIRI 的再灌注阶段，首先激活肝巨噬细胞，激活的肝巨噬细胞释放大量内源性趋化因子，募集中性粒细胞等炎症细胞，激活炎症级联反应，进一步损伤组织细胞。采用抗炎药物调节炎症通路相关基因表达，减少炎症因子释放，抑制炎症反应，是减轻 HIRI 的重要措施之一。

糖皮质激素在 HIRI 相关实验中通常作为抗炎药物降低炎症标志物水平，Orci 等分析表明围手术期使用类固醇激素显著降低了术后炎症标志物白细胞介素-6（interleukin-6，IL-6）和 C 反应蛋白的水平，可降低术后并发症，与肝切除术后良好的预后相关。利拉鲁肽是一种胰高血糖素样肽-1(glucagon-like peptide-1,GLP-1)类似物,Li 等研究表明利拉鲁肽预处理可以通过 GLP-1 受体抑制巨噬细胞向炎症表型(M1 型)的极化而改善 HIRI,并显著降低炎症细胞因子 IL-1β 和 IL-6 的水平,显著减轻 HIRI,可作为临床治疗 HIRI 的潜在药物。

(三) 调节细胞程序性死亡的药物

细胞死亡是 HIRI 中直接细胞损伤的后果,主要涉及肝细胞的 4 种程序性死亡过程:凋亡、自噬、焦亡和铁死亡。针对细胞死亡过程中的关键因素进行调控,可达到缓解 HIRI 的目的。Zhang 等研究表明非诺贝特预处理可以降低炎症反应及抑制细胞凋亡和自噬进而减轻 HIRI。七氟烷预处理可通过 miRNA-218-5p/GAB2/PI3K/Akt 通路抑制细胞凋亡、缓解氧化应激和炎症反应,从而减轻小鼠 HIRI。也有文献报道丙泊酚能够减少缺血再灌注损伤诱导的细胞凋亡和促炎因子的分泌,其机制与激活 Akt/p53 信号通路有关。近几年,铁死亡作为新的细胞死亡机制,受到许多研究者的关注,其中右美托咪定不仅可以通过降低炎性细胞因子的水平以及增加抗氧化因子的活性减轻 HIRI,还可以通过抑制 Nrf2/GPX4 信号介导的铁死亡来阻止 HIRI。

(四) 与损伤相关分子模式相关的药物

DAMP 是机体细胞在损伤或死亡过程中释放的一类具有免疫调节特性的内源性分子,包括 HMGB1 和白细胞介素-33(interleukin-33,IL-33),可以激活免疫细胞并激发炎症介质的释放。在 HIRI 环境下,坏死的肝细胞释放内源性 DAMP 作为配体与 Toll 样受体 4(Toll-like receptor 4,TLR4)结合,激活 TLR4 信号通路,促使炎性细胞因子产生,使中性粒细胞等免疫细胞向损伤部位浸润,进一步加重 HIRI。Noguchi 等研究发现高选择性凝血酶抑制剂达比加群预处理可以降低 HMGB1 的过度表达,减少中性粒细胞的募集,并下调 HMGB1 在 HIRI 小鼠模型中引起的炎性细胞因子的表达,从而改善 HIRI。

现已发现多种药物均能有效改善 HIRI,但在临床应用中仍面临挑战,部分药物研究仍处于有基础实验阶段,从基础研究到临床应用需要进一步考虑药物的最适剂量、安全性、药代动力学及给药时机等问题。由于 HIRI 机制的复杂性,单一药物往往难以全面解决问题,因此联合用药可能是未来的发展趋势。

二、缺血预处理

缺血预处理(ischemic preconditioning,IPC)是指在长时间缺血之前进行一段短时间的缺血再灌注过程,使脏器对随后较长的缺血期有更强的耐受性。IPC 对缺血再灌注损伤的保护作用最早是 1986 年由 Murry 等在犬心肌缺血模型中提出,研究中观察到短暂的冠脉闭塞和短暂的再灌流可以减少随后持续的缺血损伤所造成的梗死范围。自此,IPC 已被证明对多种其他组织的缺血再灌注损伤有益,包括骨骼肌、脑、肾和肝等。IPC 可以通过下调凋亡介质、激活抗凋亡通路及调节凋亡基因表达来减少肝凋亡反应,并减轻 HIRI 引起的微循环损伤从而发挥肝保护作用。

Clavien 等首先研究了 IPC 对 24 例半肝切除患者的影响,肝切除前行 IPC,术后低转氨酶水平证明了其对肝的保护作用。随后他们又进行了一项针对 100 例行肝大部切除术患者的研究,证明了 IPC 是减少 HIRI 的有效保护策略,并对需要长时间阻断和存在脂肪变性的年轻患者存在特殊保护作用。Franchello 等研究表明 IPC 在肝移植中也是预防 HIRI 的一项有效策略。Glauber 等的 meta 分析中共纳入 17 篇文献,1 052 例患者,表明 IPC 不影响手术时间,可减少术中失血量以及降低术后腹水风险,疗效确切。另外关于缺血时间和再灌流时间的问题一直存在争议,Lin 等在大鼠 IRI 模型中比较了几种预处理方案以确定最佳的 IPC 时间,结果他们发现缺血 5min/再灌流 5min,重复 3 次的 IPC 实施方法对 HIRI 提供了最好的保护。

IPC 作为一种减轻 HIRI 的保护策略具有一定的应用潜力,但由于时间窗口限制及其对靶器官的直接压力和对主要血管结构的机械损伤,使得临床应用受到一定限制。此外,对于最佳的 IPC 方案、最能受益的患者人群以及 IPC 与其他保护措施的联合作用等方面,还需要进一步的研究来明确。

三、远程缺血预处理

远程缺血预处理(remote ischemic preconditioning,RIPC)指机体部分器官在受到短暂的、可逆性缺血缺氧刺激后,通过诱导缺血器官以外的其他远隔脏器对随后发生的严重或致命的缺血缺氧产生保护作用。在 IPC 的实验基础上,1993 年 Przyklenk 等观察到短暂阻断犬心脏回旋支分支,可防止随后的左前降支闭塞并减少心肌梗死面积,揭示了一个冠状动脉区域短暂非致命性缺血再灌注可以远程保护另一个冠状动脉区域免受之后的缺血再灌注损伤,从而提出了 RIPC 的概念。RIPC 通过神经系统、体液信号和全身通路之间的相互作用实现其保护作用,最终导致抑制炎症反应和激活各种肝保护的亚细胞级联反应。

有研究比较了 IPC 和 RIPC 对肝部分切除患者 HIRI 的保护作用,认为两者具有相似的保护效果均可减轻 HIRI,减少围手术期并发症。笔者最近的一项网状 meta 分析也显示 RIPC 与 IPC 均为肝切除术期间缓解 HIRI 的有效策略,且相比之下 RIPC 在临床应用中更易实施。而 Hardt 等随机对照试验通过比较术后转氨酶水平以及血管内皮生长因子和 HMGB1 的水平,认为两组之间没有显著差异,RIPC 并不能被推荐为接受肝切除术患者的常规肝保护措施。

关于 RIPC 是否具有肝保护潜力的临床证据仍然不一致,以及 RIPC 具体实施过程中压力、周期及肢体选择等最佳处理方案仍需要探索。作为一种安全无创、操作简便的围手术期预防措施,RIPC 在实际临床应用推广仍具有一定的潜力。

四、机器灌注

肝移植是终末期肝病最有效的治疗方式，而HIRI会严重影响移植器官的功能和存活率，随着器官移植技术的发展和需求的增长，器官短缺和移植后并发症等问题更加突显，寻找有效的器官保护措施以提高移植成功率和患者的生存质量变得尤为迫切。机器灌注技术（machine perfusion，MP）作为一种先进的器官保护手段，在提高移植器官质量和减少移植后并发症方面展现出了巨大的潜力。传统上，器官移植主要依赖于静态冷保存方法，但在移植过程中仍然存在严重的缺血再灌注损伤问题。MP可以调节温度或结合药物干预等对器官进行持续灌流，通过模拟人体生理环境来维持或改善供体器官的功能，为提高移植器官的质量提供新的可能性。Robert J. Porte团队研究显示与传统的静态冷藏相比，低温氧合机器灌注导致循环死亡后供体肝移植后非吻合口胆道狭窄的风险更低，也被证明可以减少肝移植后缺血再灌注损伤的相关并发症。未来的研究方向可集中在开发更智能、个性化的机器灌注系统，以及探索如何利用这些技术来优化器官保存和评估过程，以提高移植成功率和患者的长期生存质量。

五、其他干预新途径

（一）间充质干细胞

间充质干细胞（mesenchymal stem cell，MSC）是多能细胞，能够渗透到受伤组织中分化并繁殖成特定细胞，并具备免疫调节能力，新的分化细胞团可以抑制组织损伤并恢复缺血再灌注期间受损的正常功能。研究表明，来源于骨髓、脐带或脂肪组织的MSC可以通过抑制氧化应激，抑制细胞凋亡或免疫调节来减轻HIRI，在大鼠模型中用人脐带衍生的MSC治疗，可阻止中性粒细胞浸润、肝细胞凋亡以及与炎症和减轻HIRI相关的基因表达。

（二）反义寡核苷酸

反义寡核苷酸（antisense oligonucleotide，ASO）是一类新型的基因表达调节剂，通过结合特异性靶向RNA分子，导致靶RNA的选择性剪接进行降解、调节或操纵。ASO可用于调节参与氧化应激反应的关键酶，以及通过调控转录因子的表达，影响下游基因的转录，进而影响氧化应激和炎症反应。含有N-乙酰半乳糖胺配体的干扰小RNA（small interfering RNA，siRNA）药物已被批准用于肝治疗，这类药物可以特异性靶向肝细胞。激活小RNA（small activating RNA，saRNA）、磷酸二酰胺吗啉代寡聚体（phosphorodiamidate morpholino oligomer，PMO）和锁核酸（locked nucleic acid，LNA）等新型ASO仍处于临床前研究，用于调控特定基因的表达以减轻HIRI。

六、问题与困惑

近年来，关于HIRI的研究规模不断扩大，其机制挖掘也更加深入，但大部分研究仍集中于动物实验，尽管在实验模型中得到了广泛的数据支持，但在向临床转化应用中治疗效果却相对有限。部分临床研究中在转氨酶、细胞因子等生化指标中显现出一些令人鼓舞的趋势，但在关键的临床终点如住院时间、术后并发症发生率及死亡率等方面并未观察到显著差异。尽管已有多种药物和干预措施被提出以减轻HIRI，但它们在实际临床应用中的最佳处理时机、最适合的干预剂量、安全性以及药代动力学特性等问题仍有待进一步的研究。

七、小结

HIRI是一个重要的临床问题，尽管针对防治HIRI的新型药物或新治疗靶点的研究仍在持续出现，而这些研究进展的转化应用仍然是一个亟待突破的关键环节。HIRI机制的多样性导致通过靶向单一的介质或机制来减少HIRI都很难实现有效的保护，将作用机制不同的预处理方式联合使用不仅能弥补单一干预的不足，且能提供多种机制保护肝细胞。因此，综合运用上述策略联合处理，能够多角度、多层次地保护肝免受缺血再灌注损伤的影响，降低术后相关并发症风险并改善预后。基于不同病理生理机制采用联合治疗策略开发多靶点的保护药物，并深入探讨缺血再灌注过程中的分子机制，以识别新的干预靶点，能更好地减轻HIRI，这将是未来研究的重要方向。

（闫瑾　王殊秀　朱正华）

参 考 文 献

[1] SINGH K, GUPTA J K, KUMAR S, et al. Hepatic ischemia-reperfusion injury: protective approaches and treatment [J]. Curr Mol Pharmacol, 2024, 17: e030823219400.

[2] CLAVIEN P A, PETROWSKY H, DEOLIVEIRA M L, et al. Strategies for safer liver surgery and partial liver transplantation [J]. N Engl J Med, 2007, 356 (15): 1545-1559.

[3] LIU J, LUO R, ZHANG Y, et al. Current status and perspective on molecular targets and therapeutic intervention strategy in hepatic ischemia-reperfusion injury [J]. Clin Mol Hepatol, 2024, 30 (4): 585-619.

[4] ZENG G, CHEN J, ZHUO W, et al. Modified laparoscopic anatomic hepatectomy: two-surgeon technique combined with the simple extracorporeal pringle maneuver [J]. J Vis Exp, 2023, 196: e63555.

[5] GEORGE J, LU Y, TSUCHISHIMA M, et al. Cellular and molecular mechanisms of hepatic ischemia-reperfusion in-

jury：the role of oxidative stress and therapeutic approaches[J]. Redox Biol,2024,75：103258.

［6］ NTAMO Y,ZIQUBU K,CHELLAN N,et al. Clinical use of N-acetyl cysteine during liver transplantation：implications of oxidative stress and inflammation as therapeutic targets[J]. Biomed Pharmacother,2022,147：112638.

［7］ NICKKHOLGH A,SCHNEIDER H,SOBIREY M,et al. The use of high-dose melatonin in liver resection is safe：first clinical experience[J]. J Pineal Res,2011,50(4)：381-388.

［8］ YAO Z,LIU N,LIN H,et al. Proanthocyanidin alleviates liver ischemia/reperfusion injury by suppressing autophagy and apoptosis via the PPARα/PGC1α signaling pathway[J]. J Clin Transl Hepatol,2023,11(6)：1329-1340.

［9］ ORCI L A,TOSO C,MENTHA G,et al. Systematic review and meta-analysis of the effect of perioperative steroids on ischaemia-reperfusion injury and surgical stress response in patients undergoing liver resection[J]. Br J Surg,2013,100(5)：600-609.

［10］ LI S L,WANG Z M,XU C,et al. Liraglutide attenuates hepatic ischemia-reperfusion injury by modulating macrophage polarization[J]. Front Immunol,2022,13：869050.

［11］ ZHANG J,CHENG P,DAI W,et al. Fenofibrate ameliorates hepatic ischemia/reperfusion injury in mice：involvements of apoptosis,autophagy,and PPAR-α activation[J]. PPAR Res,2021,2021：6658944.

［12］ JI H,LI H,ZHANG H,et al. Role of microRNA-218-5p in sevoflurane-induced protective effects in hepatic ischemia/reperfusion injury mice by regulating GAB2/PI3K/AKT pathway[J]. Mol Med Rep,2022,25(1)：1.

［13］ WEI L,CHEN W Y,HU T,et al. Effect and mechanism of propofol in hepatic ischemia/reperfusion injury of rat[J]. Eur Rev Med Pharmacol Sci,2021,25(12)：4185.

［14］ ZHANG Y,WEI H,WANG M,et al. Dexmedetomidine alleviates ferroptosis following hepatic ischemia-reperfusion injury by upregulating Nrf2/GPx4-dependent antioxidant responses[J]. Biomed Pharmacother,2023,169：115915.

［15］ NOGUCHI D,KURIYAMA N,HIBI T,et al. The impact of dabigatran treatment on sinusoidal protection against hepatic ischemia/reperfusion injury in mice[J]. Liver Transpl,2021,27(3)：363-384.

［16］ MURRY C E,JENNINGS R B,REIMER K A. Preconditioning with ischemia：a delay of lethal cell injury in ischemic myocardium[J]. Circulation,1986,74(5)：1124-

1136.

［17］ CLAVIEN P A,YADAV S,SINDRAM D,et al. Protective effects of ischemic preconditioning for liver resection performed under inflow occlusion in humans[J]. Ann Surg,2000,232(2)：155-162.

［18］ CLAVIEN P A,SELZNER M,RÜDIGER H A,et al. A prospective randomized study in 100 consecutive patients undergoing major liver resection with versus without ischemic preconditioning[J]. Ann Surg,2003,238(6)：843-850.

［19］ FRANCHELLO A,GILBO N,DAVID E,et al. Ischemic preconditioning (IP) of the liver as a safe and protective technique against ischemia/reperfusion injury (IRI)[J]. Am J Transplant,2009,9(7)：1629-1639.

［20］ DE OLIVEIRA G C,DE OLIVEIRA W K,YOSHIDA W B,et al. Impacts of ischemic preconditioning in liver resection：systematic review with meta-analysis[J]. Int J Surg,2023,109(6)：1720-1727.

［21］ LIN J,HUANG H,YANG S,et al. Protective effects of ischemic preconditioning protocols on ischemia-reperfusion injury in rat liver[J]. J Investig Surg,2020,33(9)：876-883.

［22］ KONG E,YUAN C,LI Y,et al. Protective efficiency comparison of direct and remote ischemic preconditioning on ischemia reperfusion injury of the liver in patients undergoing partial hepatectomy[J]. Biomed Res Int,2023,2023：2763320.

［23］ CHEN Y,YAN J,WANG K,et al. Comparing the protective effects of local and remote ischemic preconditioning against ischemia-reperfusion injury in hepatectomy：a systematic review and network meta-analysis[J]. Transl Gastroenterol Hepatol,2024,9：13-28.

［24］ HARDT J L S,POHLMANN P,REISSFELDER C,et al. Remote ischemic preconditioning for reduction of ischemia-reperfusion injury after hepatectomy：a randomized sham-controlled trial[J]. Surgery,2024,175(2)：424-431.

［25］ LIU H,MAN K. New insights in mechanisms and therapeutics for short-and long-term impacts of hepatic ischemia reperfusion injury post liver transplantation[J]. Int J Mol Sci,2021,22(15)：8210.

［26］ VAN RIJN R,SCHURINK I J,DE VRIES Y,et al. Hypothermic machine perfusion in liver transplantation：a randomized trial[J]. N Engl J Med,2021,384(15)：1391-1401.

56 肠缺血再灌注所致急性肺损伤的研究进展

肠缺血再灌注(intestinal ischemia-reperfusion,IIR)在重度休克、感染、严重创伤、肠系膜动脉栓塞、心肺转流手术以及腹主动脉瘤手术等病理状态下经常发生,其发病率和病死率居高不下。这与肠道本身的解剖结构特点和机体在急性缺血应激状态下优先保证心脏和大脑等重要器官的血液供应密切相关。肠缺血的病因解除,肠道组织血液灌流恢复后,机体将发生以下一系列病理生理变化:肠道内皮和上皮完整性破坏,必要的能量物质缺乏继发代谢紊乱,自由基大量释放入血,迅速激活免疫细胞,触发全身炎症反应综合征(systemic inflammatory response syndrome,SIRS),肠道菌群移位至循环系统,引起远端组织和器官的损伤,甚至发生多器官功能障碍综合征(multiple organ dysfunction syndrome,MODS),危及生命。

在众多远端器官中,肺是唯一接受全部心输出量的器官,对IIR的敏感性最高,最易受损,具有最早、最严重的特点。其可能涉及多种相关联的病理生理机制,包括炎症反应、氧化应激、细胞凋亡、细胞自噬和细胞铁死亡等。若肠缺血再灌注诱导的急性肺损伤(intestinal ischemia-reperfusion-induced acute lung injury,IIR-ALI)患者得不到有效救治,病情进一步恶化,会发展成 ARDS,其病死率非常高,约为40%。然而,IIR-ALI 的潜在机制和治疗方法均不明确。

本文旨在综述近年来关于 IIR-ALI 研究的动物模型、肺损伤评估标准、信号转导途径、治疗方法和面临的问题,以期探讨其潜在的发病机制,找到相关生物标志物和靶向治疗方法,为基础研究和临床转化提供一定的参考。

一、动物模型和肺损伤评估指标

(一)动物模型

在众多 IIR-ALI 研究中,尚未有统一的动物模型和肺损伤诊断标准。学者们采用不同种类的动物进行 IIR 模型的制备以满足不同指标的检测需求。肠道组织缺血的时间范围在 30min~2h,再灌注样品收集时间最短为 60min,最长达到 7d(表 56-1)。

表 56-1　IIR-ALI 动物模型和肺损伤评估标准

种属	IIR 模型		评估肺损伤的指标	参考文献
	缺血时间	再灌注时间		
小鼠	30min	4h	HE,MPO,MDA,FITC,紧密连接蛋白	Hayes et al.
	30min	6h	HE,TNF-α,IL-6,MPO,IL-8,IL-18,肺水含量	Chen et al.
	40min	7d	HE,BALF,TPC,TNF-α,IL-6,IL-1β,MPO,TUNEL	Lin et al.
	45min	2h	HE,SOD,MPO,MDA,GSH,TNF-α,IL-1β,LDH,NLRP3,Bax,Bcl-2,Caspase-3,CXCL1	Li et al. Ji et al.
	45min	3h	HE,TEM,MDA,肺水含量	Dong et al.
	45min	5h	MDA,MPO,肺水含量	Poti et al.
	1h	1h	HE,BALF,TPC,GSH,MDA,HMGB1,TNF-α,IL-6,PaO₂,HE,Masson,IL-1β,肺水含量	Cao et al.
	1h	3h	HE,MPO,Caspase-3,TUNEL,TNF-α,IL-6	Kim et al.
	1h	2h/4h/6h/12h	HE,HMGB1,CXCL1,CXCL2,TLR4,MPO	Zhan et al.

种属	IIR 模型		评估肺损伤的指标	参考文献
	缺血时间	再灌注时间		
大鼠	90min	30min/60min/90min	HE，Masson，BALF，TPC，GSH，MDA，PaO₂，肺水含量，TUNEL，TLR4，TEM，TNF-α，IL-6，Bax，Bcl-2	Yan et al.
	30min	1h/4h/24h	HE，MPO，MC，中性粒细胞数量	Toth et al.
	30min	2h	HE，NF-κB，MDA，iNOS，NOₓ，p65，TNF-α，IL-6，MPO，ICAM-1，Bcl-2	Gendy et al.
	45min	2h	ROS，SOD，IL-6，NF-κB，eNOS，IL-1β，肺动脉反应性，循环白细胞数	Peres et al.
	1h	2h	Caspase-1，mTOR，p70S6K，p65，NLRP3，TLR4，FKBP25，W/D，MPO，MDA，SOD，TNF-α，IL-6	Chen et al.
猪	2h	4h	HE，MDA，SOD，MPO，W/D，Cst，Raw，PaO₂，P_{A-a}DO₂，PPI，BALF	Bian et al.
马	2h	2h/6h/12h/18h	HE，RR，IL-β，TNF-α，IL-10，TGF-β，Caspase-3，Caspase-8，Caspase-9，白细胞总数，中性粒细胞总数	Anderson et al.

HE. 苏木精-伊红染色；MPO. 髓过氧化物酶；MDA. 丙二醛；FITC. 异硫氰酸荧光素；TNF-α. 肿瘤坏死因子-α；IL-6. 白细胞介素-6；IL-8. 白细胞介素-8；IL-18. 白细胞介素-18；BALF. 支气管肺泡灌洗液；TPC. 总蛋白含量；IL-1β. 白细胞介素-1β；TUNEL. 原位末端转移酶标记法；SOD. 超氧化物歧化酶；GSH. 谷胱甘肽；LDH. 乳酸脱氢酶；NLRP3. 核苷酸结合结构域富含亮氨酸重复序列和含热蛋白结构域受体3；Bax. Bcl-2 相关 X 蛋白；Bcl-2. B 细胞淋巴瘤 2 蛋白；Caspase-3. 胱天蛋白酶 3；CXCL1. 趋化因子 CXC 配体 1；TEM. 组织丙二醛当量；HMGB1. 高迁移率族蛋白 B1；PaO₂. 动脉血氧分压；Masson. 马松染色；CXCL2. 趋化因子 CXC 配体 2；TLR4. Toll 样受体 4；MC. 肥大细胞；NF-κB. 核因子 κB；iNOS. 诱导型一氧化氮合酶；NOₓ. 一氧化氮代谢物；p65. NF-κB p65 亚基；ICAM-1. 细胞间黏附分子-1；ROS. 活性氧；eNOS. 内皮型一氧化氮合酶；Caspase-1. 胱天蛋白酶 1；mTOR. 哺乳动物雷帕霉素靶蛋白；p70S6K. p70 核糖体蛋白 S6 激酶；FKBP25. FK506 结合蛋白 25；W/D. 湿/干重比；Cst. 静态肺顺应性；Raw. 气道阻力；P_{A-a}DO₂. 肺泡-动脉氧分压差；PPI. 肺通透性指数；RR. 呼吸频率；IL-10. 白细胞介素-10；TGF-β. 转化生长因子-β；Caspase-8. 胱天蛋白酶 8；Caspase-9. 胱天蛋白酶 9。

（二）肺损伤的评估

在动物实验中，IIR-ALI 的评估主要涉及以下几个方面：生理功能障碍；肺组织静态顺应性下降；肺毛细血管通透性增加；肺组织病理学损伤评分升高；肺组织促炎细胞因子和趋化因子浓度增高；氧化应激反应加重；肺组织细胞凋亡等（见表 56-1）。

二、IIR-ALI 的机制

（一）氧化应激

氧化应激是指体内氧化物质过度生成和抗氧化防御系统失衡的一种病理过程，其产生大量机体无法消耗的活性氧、活性氮等中间产物，被认为是导致衰老和疾病的一个重要因素。经典的机制认为，氧化应激是 IIR 引发肺损伤的关键因素。

1. 活性氧的产生 ROS 主要由线粒体产生，是氧分子代谢产物及其衍生的所有具有高反应性的化学物质，是氧化应激的直接参与者和重要的生物标志物。肠缺血期间，组织细胞有氧代谢减慢或停止，线粒体代谢不能回收还原型烟酰胺腺嘌呤二核苷酸（reduced nicotinamide adenine dinucleotide，NADH）、H⁺ 和还原型黄素腺嘌呤二核苷酸（reduced flavin adenine dinucleotide，FADH2）。再灌注时，辅酶

释放大量电子，超过呼吸链的转移能力，电子转移到 O₂，产生大量 ROS。与此同时，ROS 引起呼吸链化合物的改变又加重了线粒体功能障碍，加剧线粒体产生 ROS。烟酰胺腺嘌呤二核苷酸磷酸氧化酶利用还原型烟酰胺腺嘌呤二核苷酸磷酸（reduced nicotinamide adenine dinucleotide phosphate，NADPH）和 H⁺ 作为底物催化 O₂ 还原为 ROS。超过机体抗氧化物质的处理能力，触发全身氧化应激反应，造成组织器官的损害。

2. 氧化应激诱导的肺损伤 Bellmann 等证实氧化应激可以减少肺泡屏障中紧密连接（tight junction，TJ）蛋白的寡聚化，也可募集中性粒细胞穿过肺泡屏障，分泌细胞毒性物质，导致肺毛细血管通透性增加。ROS 的产生增加使肺组织 TJ 蛋白的分解增加，上调促炎细胞因子和黏附分子的表达，放大组织损伤和肺水肿，加速肺泡屏障的破坏。Huang 等的研究进一步证实 IIR-ALI 与 NADPH 氧化酶活性（p47^phox 和 gp91^phox）的增强有关。如前所述，NADPH 氧化酶活性增强促进 ROS 的产生和肥大细胞的活化，诱发肺的氧化应激反应。

3. 氧化应激相关的信号通路 研究表明，PI3K-Akt 信号通路与氧化应激密切相关，激活此通路可有效抑制氧化应激诱导的细胞凋亡。第 10 号染色体上缺失与张力蛋白同源的磷酸酶基因（phosphatase and tensin homologue dele-

ted on chromosome ten gene,PTEN）是 PI3K-Akt 通路的负性调节因子。IIR 损伤增强 PTEN 表达，抑制 Akt 磷酸化，诱发机体氧化应激反应，损害肠道和肺的功能。由于 miR-144-3p 具有抑制靶基因蛋白质合成的作用，可以靶向调控 PTEN 的表达。Zhang 等通过应用 miR-144-3p 模拟物和抑制剂进一步阐明，骨髓间充质干细胞来源的外泌体（exosome derived from bone marrow stem cell,BMSC-exos）对 PTEN/Akt/Nrf2 通路和氧化应激的调节作用是通过调控 miR-144-3p 实现的。

（二）炎症反应

作为机体最重要的消化器官，肠道内储存着巨大数量的微生物菌群。当肠道发生缺血再灌注时，肠道内菌群暴发性释放入血，引起 SIRS。

1. NF-κB 信号通路　NF-κB 是一种快速核转录因子，调节机体许多重要的细胞信号转导途径。IIR 后，由于肠黏膜屏障破坏和免疫功能受损，大量的细菌、内毒素、炎症因子和氧化应激相关因子进入循环，与细胞表面受体结合，通过各种衔接蛋白和信号激酶激活 NF-κB 抑制因子（inhibitor of NF-κB,IκB）激酶（IκB kinase,IKK）复合物。IKK 复合物的活化使 NF-κB 抑制蛋白 IκBα 磷酸化，最终导致 NF-κB 二聚体释放并易位至细胞核，调节靶基因的转录，诱导炎症因子的产生和释放，形成瀑布样炎症反应，诱导微循环障碍，募集炎性细胞浸润，引起炎症因子的"级联效应"，加重继发性肺损伤。

2. TLR4 信号通路　IIR 发生时，肠壁通透性下降，循环血液中脂多糖（lipopolysaccharide,LPS）增加，TLR4 与细胞外 LPS 结合蛋白和 CD14 髓样分化蛋白 2 结合，激活 TLR4 信号转导途径，通过髓样分化因子 88 依赖性因子诱导信号级联反应，主要表现为单核巨噬细胞系统的过度激活，触发炎症因子风暴，导致 ALI。HMGBl 通过激活 TLR4/MyD88 信号通路驱动中性粒细胞募集到肺组织。活化的中性粒细胞迁移和浸润到肺组织后，可以释放 DNA 和颗粒蛋白形成细胞毒性中性粒细胞捕获网（neutrophil extracellular traps,NET），破坏肺泡屏障，加重肺组织损伤。氧糖剥夺/再灌注（oxygen and glucose deprivation/reperfusion,OGD/R）的小鼠肺上皮细胞实验中，同样揭示了 Nrf2/TLR4/MyD88 轴在炎症相关肺损伤中的作用。

3. NLRP3 信号通路　核苷酸结合结构域富含亮氨酸重复序列和含热蛋白结构域受体 3（nucleotide-binding domain leucine-rich repeat and pyrin domain-containing receptor 3,NLRP3）在 IIR 后被激活，聚集凋亡相关斑点样蛋白（apoptosis-associated speck-like protein containing a CARD,ASC），共同激活 Caspase-1，促使 pro-IL-1β 和 pro-IL-18 转变为 IL-1β 和 IL-18 引起肺组织急性炎症反应和氧化应激反应，导致 ALI。另外，IIR 刺激可以诱导肠道产生脂质介质，主要包括 12-羟基二十碳四烯酸、11-羟基二十碳四烯酸和 13-羟基十八碳二烯酸，具有先天性和获得性免疫应答调节效应，增强肺血管内皮细胞中的 NLRP3 炎性小体的活化和

IL-1β 的产生，导致 ALI。

（三）细胞凋亡

细胞凋亡是炎症反应和氧化应激最常见的结局。在 IIR 模型中，肠上皮细胞（intestinal epithelial cell,IEC）缺血应激后过度凋亡，导致肠壁通透性增加，继发菌群移位，并通过一系列复杂的病理生理反应，引起远端肺组织的细胞凋亡。如前所述，IIR 导致肺组织急性炎症反应，启动外源性细胞凋亡机制。随后，招募 Fas 相关死亡蛋白（Fas associated via death domain,FADD）等接头蛋白，形成死亡诱导信号复合物，激活 Caspase-8 以及其下游凋亡蛋白。同时，细胞色素 C 被释放到细胞质中，触发 Caspase-9 依赖性 Caspase-3 的激活，启动下游凋亡级联反应。

（四）细胞铁死亡

细胞铁死亡的概念最早由 Dixon 等在 2012 年提出，是一种不同于其他经典细胞死亡程序的新型调控细胞死亡的形式。学者发现，铁死亡是 IIR-ALI 的关键环节，抑制铁死亡对器官损伤起到保护作用。在 IIR-ALI 模型中，肺组织内源性铁、亚铁、铁蛋白及 MDA 含量明显升高，还原型谷胱甘肽水平显著降低。透射电镜观察结果显示，IIR 小鼠肺泡 II 型上皮细胞线粒体出现铁死亡的特征性结构改变。相反，用铁抑素-1 干预 IIR-ALI 的小鼠可减轻肺组织损伤，改善肺上皮细胞活力，恢复上皮屏障功能。

核转录因子红系 2 相关因子 2（nuclear factor-erythroid 2-related factor 2,Nrf2）是细胞内氧化稳态的关键应答转录因子，通过调节谷胱甘肽、铁和脂质代谢以及线粒体功能，调控下游铁死亡的通路，发挥细胞保护作用。Li 等的研究指出，在 Nrf2⁻/⁻ 小鼠 IIR 模型中，肺组织细胞铁死亡明显增多，ALI 加重。p53 凋亡刺激蛋白抑制剂可促进 Nrf2 的积累和核易位，增加 HIF-1α 的表达，降低转铁蛋白（transferrin,TF）和铁蛋白相关蛋白，铁蛋白重链 1（ferritin heavy chain 1,FTH1）、NADH 醌氧化还原酶 1（NADH quinone oxidoreductase 1,NQO-1）和血红素加氧酶-1（heme oxygenase 1,HO-1）的含量，通过调控 Nrf2 依赖性 Nrf2/HIF-1/TF 信号通路保护细胞免受铁死亡的威胁。

（五）自噬

自噬是广泛存在于真核细胞中的生命现象，它既是在进化上高度保守的细胞自我保护机制，也被定义为与凋亡、坏死并列的细胞死亡机制。

1. 适度的自噬　IIR 发生后，机体通过激活细胞自噬可维持肠道微生态平衡，保护肺功能，调节内环境稳态。Yan 等通过透射电镜观察到在 IIR 后的肺组织细胞中自噬小体数量显著增加，自噬小体标志物 LC3 和 Beclin-1 表达上调。Jiang 等在 IIR 模型中发现自噬功能障碍和肠上皮内淋巴细胞的异常激活。通过促进自噬相关基因 Beclin-1 和 Atg16 的表达，激活 NOD2/Beclin-1 通路，可以增强肠上皮内淋巴细胞的自噬，减轻肠黏膜上皮炎症反应，进而改善 ALI。

2. 过度的自噬　IIR 后肠道细胞发生异常且过度的自

噬会加重肠道黏膜屏障的功能障碍和继发的肺损伤。根据既往的研究可知 IIR-ALI 会使肺组织产生大量的补体 C5a。肺泡巨噬细胞作为肺组织中的常驻巨噬细胞，其 C5a 受体（C5a-receptor，C5aR）表达同时上调。C5a 与肺泡巨噬细胞中的 C5aR 结合后，会启动促进自噬的下游信号转导，激活巨噬细胞自噬。在共聚焦显微镜下，可见点状的自噬体膜。最终导致肺泡巨噬细胞凋亡，破坏肺内稳态。

因此，自噬在 IIR-ALI 中发挥保护作用还是促进作用仍然具有争议，二者之间可能存在一个临界值，这有待更多科研工作者共同探索。

（六）其他

除以上经典 IIR-ALI 的机制外，研究者们还提出细胞焦亡、中性粒细胞捕获网形成和肠道菌群及其代谢产物的变化也参与其中。

1. 细胞焦亡　在 IIR 导致严重应激时，NLRP3 炎症小体在引起炎症反应的同时也会激活 Caspase-1 途径，促进 IL-1β 和焦孔素 D（gasdermin D，GSDMD）的成熟，导致远端肺组织细胞焦亡。在缺氧-葡萄糖剥夺/再氧合（Oxygen-Glucose deprivation/reoxygenation，OGD/R）诱导的肠上皮细胞系-6（intestinal epithelial Cell line-6，IEC-6）和小鼠肺上皮细胞系-12（mouse lung epithelial cell line-12，MLE-12）细胞共培养模型中观察到了同样的结果。提示 IIR 后细胞焦亡的发生可加重肺组织损伤。

2. 中性粒细胞捕获网　研究发现肠道缺血后，坏死的肠上皮细胞释放的 HMGB1 通过 MyD88 信号通路驱动肺部募集和过度激活的中性粒细胞，最后质膜破裂，导致细胞外 NET 的形成，加重 ALI。肺部细胞死亡和新的 NET 形成又加剧了 IIR-ALI。然而也有学者提出，适当的 NET 形成可以维持肠上皮的稳定性。因此，在某些特定情况下平衡 NET 形成的优势和缺点显得尤为重要，未来研究应重点关注 NET 的诱导、抑制和降解对疾病药理靶点的影响。

3. 肠道菌群及其代谢产物变化　学者们发现 IIR 会引起肠道微环境和栖息微生物的改变，这种生态失衡的特点是肠杆菌科细菌的增殖和有益共生菌（如乳杆菌）的减少。测序显示，IIR 会导致肠道中产生琥珀酸的细菌和消耗琥珀酸的细菌失衡，肺微生物群的辛普森指数和厚壁菌门/拟杆菌门比率显著下降，导致琥珀酸经由肠-肺轴在肺部大量产生和积累，随后通过琥珀酸受体 1（succinate receptor 1，SUCNR1）依赖性巨噬细胞极化和促进肺泡上皮细胞凋亡加剧肺损伤。

因此，IIR 引起 ALI 的机制复杂又联系紧密，仍需要未来更多的研究来揭示。

三、治疗策略

（一）药物治疗

国内外学者针对 IIR-ALI 的病理生理机制做了大量的药物研究，取得显著的成果。研究者们发现丙泊酚和右美托咪定等麻醉药物对 IIR-ALI 发挥了良好的保护作用。2023 年发表的一篇临床病例报告中提到，1 例男婴肠道移植手术期间使用丙泊酚有效减少了 IIR 带来的损害。菌群移植、口服益生菌制剂和使用肠道菌群衍生的代谢物已被证明是预防和治疗 IIR-ALI 的方法，可以安全有效地应用于临床。

当然，药物的使用方法也从传统的口服或静脉注射发展到应用外泌体辅助药物靶向运输到指定部位发挥药理作用。目前，在技术层面已经可以实现在小鼠 IIR 模型中分离肠源性外泌体，这将非常有助于研究者们进行后续临床试验。

（二）手术治疗

缺血预处理（ischemic preconditioning，IPC）是指在器官或组织长时间缺血和再灌注之前进行一次或多次短暂的缺血再灌注循环所引发的现象。Wang 等证实肠道 IPC 后，可以增加肠道和远端器官对随后长期缺血的耐受性，显著提升机体抗氧化能力，抑制促炎细胞因子释放，减少 IIR 所致的肺组织细胞凋亡。

远程缺血预处理（remote ischemic preconditioning，RIPC）指器官或肢体反复发生的短暂非致命性缺血再灌注对随后的远端器官缺血再灌注损伤起到保护作用的方法。研究者对 Wistar rats 采取 3 次双侧下肢的缺血预处理，每次 5min，可以明显改善随后 IIR 带来的肠道局部和远端损伤。RIPC 这种有效、简单且低风险的方法很容易通过血压袖带引起的血流短暂阻塞来诱导，增强临床转化的可行性。

（三）干细胞疗法

间充质干细胞（mesenchymal stem cell，MSC）是具有自我更新潜能的多能细胞，作为干细胞家族的"明星成员"，在各种临床疾病中应用非常广泛。已有研究表明，骨髓间充质干细胞对 IIR-ALI 具有保护作用。机制主要分为两类：①外源性 MSC 迁移到局部受损肠道组织中，分化为 IEC，保证肠道屏障完整性，减轻远端肺损伤；②外源性 MSC 通过释放细胞因子，发挥抗炎症、促进细胞增殖和血管生成的作用。然而，MSC 对 IIR 损伤的保护作用仅限于细胞和动物等基础实验，尚无相关的临床研究。

（四）中医疗法

中药青蒿、鞣花单宁及青天葵的活性成分在 IIR 相关疾病临床前研究中的有效性已被证实。中药具有多靶点、多途径、多层面和不良反应小等优点，可安全有效地应用于临床。穴位电刺激是现代电针疗法与传统针灸技术结合的一种新型治疗手段，具有无创、安全及不受时间和地点限制等优势，其通过刺激全身经络传导，调整气血和脏腑，达到"扶正祛邪"和"平衡阴阳"的效果。

（五）其他

在探索 IIR-ALI 治疗方法的过程中，科学家们也提出氢气吸入治疗和 miRNA 靶向调控策略等对 IIR-ALI 有一定的缓解作用。

四、总结与展望

近年来,国内外学者通过 IIR-ALI 动物模型就其发病机制及治疗方案进行了大量的研究和探索,阐述了 IIR 导致远端肺组织病理改变的机制,并在改善或治疗 ALI 的策略方面取得了一定的成果。但目前关于 IIR-ALI 的研究仍存在一些困难,影响疾病治疗的进展。首先,目前大部分针对 IIR-ALI 的研究仍停留在动物模型或细胞实验等临床前研究阶段,尚缺乏相关的临床案例研究;其次,IIR-ALI 的病理生理和分子机制复杂,难以针对单一机制或靶点进行精准干预;最后,现有的治疗药物所涉及的给药时机、使用剂量、不良反应、药物代谢动力学和毒理作用尚不明确。因此,积极寻找关键性致病机制、提出新的研究角度和治疗途径,加速推动临床试验的开展,早期阻断 IIR-ALI 的进展,将有望提高 IIR-ALI 的治愈率。

(吕世华　李文志)

参 考 文 献

[1] BALA M,CATENA F,KASHUK J,et al. Acute mesenteric ischemia:updated guidelines of the World Society of Emergency Surgery[J]. World J Emerg Surg,2022,17(1):54.

[2] JIA Y,CUI R,WANG C,et al. Metformin protects against intestinal ischemia-reperfusion injury and cell pyroptosis via TXNIP-NLRP3-GSDMD pathway[J]. Redox Biol,2020,32:101534.

[3] NIU Q,DU F,YANG X,et al. Carbon monoxide-releasing molecule 2 inhibits inflammation associated with intestinal ischemia-reperfusion injury in a rat model of hemorrhagic shock[J]. Int Immunopharmacol,2022,113(Pt B):109441.

[4] ZHAN Y,LING Y,DENG Q,et al. HMGB1-mediated neutrophil extracellular trap formation exacerbates intestinal ischemia/reperfusion-induced acute lung injury[J]. J Immunol,2022,208(4):968-978.

[5] HAYES H V,WOLFE V,O'CONNOR M,et al. Deficiency of AMPKα1 exacerbates intestinal injury and remote acute lung injury in mesenteric ischemia and reperfusion in mice[J]. Int J Mol Sci,2021,22(18):9911.

[6] CHEN D,CHEN C,XIAO X,et al. TNF-α induces neutrophil apoptosis delay and promotes intestinal ischemia-reperfusion-induced lung injury through activating JNK/FoxO3a pathway[J]. Oxid Med Cell Longev,2021,2021:8302831.

[7] LIN D,ZHANG Y,WANG S,et al. Ganoderma lucidum polysaccharide peptides GL-PPSQ₂ alleviate intestinal ischemia-reperfusion injury via inhibiting cytotoxic neutrophil extracellular traps[J]. Int J Biol Macromol,2023,244:125370.

[8] LI W,YANG K,LI B,et al. Corilagin alleviates intestinal ischemia/reperfusion-induced intestinal and lung injury in mice via inhibiting NLRP3 inflammasome activation and pyroptosis[J]. Front Pharmacol,2022,13:1060104.

[9] JI T,CHEN M,LIU Y,et al. Artesunate alleviates intestinal ischemia/reperfusion induced acute lung injury via up-regulating AKT and HO-1 signal pathway in mice[J]. Int Immunopharmacol,2023,122:110571.

[10] DONG H,XIA Y,JIN S,et al. Nrf 2 attenuates ferroptosis-mediated IIR-ALI by modulating TERT and SLC7A11[J]. Cell Death Dis,2021,12(11):1027.

[11] POTÌ F,GIORGIO C,ZINI I,et al. Impact of S1P mimetics on mesenteric ischemia/reperfusion injury[J]. Pharmaceuticals(Basel),2020,13(10):298.

[12] ZHONGYIN Z,WEI W,JUAN X,et al. Isoliquiritin apioside relieves intestinal ischemia/reperfusion-induced acute lung injury by blocking Hif-1α-mediated ferroptosis[J]. Int Immunopharmacol,2022,108:108852.

[13] KIM J H,KIM J,CHUN J,et al. Role of iRhom2 in intestinal ischemia-reperfusion-mediated acute lung injury[J]. Sci Rep,2018,8(1):3797.

[14] LI Y,CAO Y,XIAO J,et al. Inhibitor of apoptosis-stimulating protein of p53 inhibits ferroptosis and alleviates intestinal ischemia/reperfusion-induced acute lung injury[J]. Cell Death Differ,2020,27(9):2635-2650.

[15] TOTH S,JONECOVA Z,MARETTA M,et al. The effect of Betanin parenteral pretreatment on Jejunal and pulmonary tissue histological architecture and inflammatory response after Jejunal ischemia-reperfusion injury[J]. Exp Mol Pathol,2019,110:104292.

[16] GENDY A M,AMIN M M,AL-MOKADDEM A K,et al. Cilostazol mitigates mesenteric ischemia/reperfusion-induced lung lesion:contribution of PPAR-γ,NF-κB,and STAT3 crosstalk[J]. Life Sci,2021,266:118882.

[17] PERES E C,VICTORIO J A,NUNES-SOUZA V,et al. Simvastatin protects against intestinal ischemia/reperfusion-induced pulmonary artery dysfunction[J]. Life Sci,2022,306:120851.

[18] TAN Y,ZUO W,HUANG L,et al. Nervilifordin F alleviates intestinal ischemia/reperfusion-induced acute lung injury via inhibiting inflammasome and mTOR pathway[J]. Int Immunopharmacol,2020,89(Pt A):107014.

[19] BIAN W Y,CHEN Y P,XU B,et al. Pretreatment with propofol reduces pulmonary injury in a pig model of intestinal ischemia-reperfusion via suppressing the high-mobility group box 1 protein(HMGB1)/toll-like receptor 4(TLR4)/protein kinase R(PKR)signaling path-

way[J]. Med Sci Monit,2021,27:e930478.

[20] ANDERSON S L, DUKE-NOVAKOVSKI T, ROBINSON A R,et al. Depletion of pulmonary intravascular macrophages rescues inflammation-induced delayed neutrophil apoptosis in horses[J]. Am J Physiol Lung Cell Mol Physiol,2021,320(1):L126-L136.

[21] GENG Y,WANG Z,ZHOU J,et al. Recent progress in the development of fluorescent probes for imaging pathological oxidative stress[J]. Chem Soc Rev, 2023, 52(11):3873-3926.

[22] ABD EL-BASET S A,ABD EL-HALEEM M R,ABDULMAKSOUD R S,et al. Mesna ameliorates acute lung injury induced by intestinal ischemia-reperfusion in rats [J]. Sci Rep,2021,11(1):13356.

[23] FANG J,HUANG Q,SHI C,et al. Songorine inhibits oxidative stress-related inflammation through PI3K/AKT/NRF2 signaling pathway to alleviate lipopolysaccharide-induced septic acute lung injury[J]. Immunopharmacol Immunotoxicol,2024,46(2):152-160.

[24] ZHANG G,WAN Z,LIU Z,et al. Exosomes derived from BMSCs ameliorate intestinal ischemia-reperfusion injury by regulating miR-144-3p-mediated oxidative stress[J]. Dig Dis Sci,2022,67(11):5090-5106.

[25] DENG F,LIN Z B,SUN Q S,et al. The role of intestinal microbiota and its metabolites in intestinal and extraintestinal organ injury induced by intestinal ischemia reperfusion injury[J]. Int J Biol Sci, 2022, 18(10):3981-3992.

[26] ALMOILIQY M,WEN J,XU B,et al. Cinnamaldehyde protects against rat intestinal ischemia/reperfusion injuries by synergistic inhibition of NF-κB and p53[J]. Acta Pharmacol Sin,2020,41(9):1208-1222.

[27] JIN C,CHEN J,GU J,et al. Gut-lymph-lung pathway mediates sepsis-induced acute lung injury[J]. Chin Med J(Engl),2020,133(18):2212-2218.

[28] ITO H,KIMURA H,KARASAWA T,et al. NLRP3 inflammasome activation in lung vascular endothelial cells contributes to intestinal ischemia/reperfusion-induced acute lung injury[J]. J Immunol,2020,205(5):1393-1405.

[29] VAN LOO G,BERTRAND M J M. Death by TNF:a road to inflammation[J]. Nat Rev Immunol, 2023, 23(5):289-303.

[30] QIANG Z,DONG H,XIA Y,et al. Nrf2 and STAT3 alleviates ferroptosis-mediated IIR-ALI by regulating SLC7A11[J]. Oxid Med Cell Longev,2020,2020:5146982.

[31] TELPAZ S, BEL S. Autophagy in intestinal epithelial cells prevents gut inflammation[J]. Trends Cell Biol, 2023,33(10):817-819.

[32] JIANG M,WAN S,DAI X,et al. Protective effect of ghrelin on intestinal I/R injury in rats[J]. Open Med (Wars),2022,17(1):1308-1317.

[33] EL-MALKEY N F,ALSEMEH A E,ASHOUR W M,et al. Fetuin-A exerts a protective effect against experimentally induced intestinal ischemia/reperfusion by suppressing autophagic cell death[J]. Exp Biol Med (Maywood),2021,246(11):1307-1317.

[34] YILI S,XINYI D,KERUI F,et al. Activation of GPR81 aggravated intestinal ischemia/reperfusion injury-induced acute lung injury via HMGB1-mediated neutrophil extracellular traps formation[J]. Int J Immunopathol Pharmacol,2023,37:3946320231193832.

[35] CHU C,WANG X,YANG C,et al. Neutrophil extracellular traps drive intestinal microvascular endothelial ferroptosis by impairing Fundc1-dependent mitophagy[J]. Redox Biol,2023,67:102906.

[36] ZHAO M,TANG F,HUANG X,et al. Polysaccharide isolated from agaricus blazei murill alleviates intestinal ischemia/reperfusion injury through regulating gut microbiota and mitigating inflammation in mice[J]. J Agric Food Chem,2024,72(4):2202-2213.

[37] WANG Y H,YAN Z Z,LUO S D,et al. Gut microbiota-derived succinate aggravates acute lung injury after intestinal ischaemia/reperfusion in mice[J]. Eur Respir J, 2023,61(2):2200840.

[38] KARAMAN Y,CAKMAK M,GUNTURK S,et al. Current anesthetic management in a 20-month-old pediatric patient with intestinal transplantation due to microvillous inclusion disease[J]. Exp Clin Transplant, 2023, 21(12):992-995.

[39] DENG F,HU J J,LIN Z B,et al. Gut microbe-derived milnacipran enhances tolerance to gut ischemia/reperfusion injury[J]. Cell Rep Med,2023,4(3):100979.

[40] CHEN X D,ZHAO J,YAN Z,et al. Isolation of extracellular vesicles from intestinal tissue in a mouse model of intestinal ischemia/reperfusion injury[J]. Biotechniques,2020,68(5):257-262.

[41] TAHIR M,ARSHID S,FONTES B,et al. Phosphoproteomic analysis of rat neutrophils shows the effect of intestinal ischemia/reperfusion and preconditioning on kinases and phosphatases[J]. Int J Mol Sci, 2020, 21(16):5799.

[42] WANG H,WANG K,LIU B,et al. The efficacy of bone marrow mesenchymal stem cells on rat intestinal immune-function injured by ischemia/reperfusion[J]. Heliyon,2023,9(5):e15585.

57 热射病致肺损伤的发病机制研究进展

近年来,随着全球气候变暖的进展,热相关疾病的发病率和病死率不断上升,给人类健康造成了巨大的负担。热射病(heat stroke,HS)是热相关疾病的最严重的类型,是可以导致患者死亡的急危重疾病,其特征是核心温度超过40℃,可伴中枢神经系统功能障碍和多器官功能障碍综合征(multiple organ dysfunction syndrome,MODS)。到目前为止,HS 的发病机制尚未完全阐明,临床上主要依靠支持性的治疗策略,缺乏针对性和确切有效的治疗方案。在临床实践中,即使及时采用快速降温和其他积极的支持治疗策略,仍有约75%的重症 HS 患者会发展为 MODS。MODS 是 HS 病死率高达 40%~70% 的根本原因,其中,ALI/ARDS 是 HS 最常见的并发症之一。

依据是否存在劳力性因素,HS 可分为经典型 HS 和劳力型 HS。长时间暴露在高温下是 HS 发生的必要因素。然而,既往研究表明,热暴露更多的是作为 HS 的诱发因素发挥作用,而随后的炎症风暴和免疫功能紊乱才是 HS 发展的主要驱动因素。HS 也被认为是由高热引起的"类脓毒症反应"。肺是全身炎症反应综合征(systemic inflammatory response syndrome,SIRS)侵袭的第一个靶器官,与脓毒症相似,呼吸衰竭是 HS 最常见的并发症,其中 3/4 以上需要机械通气。肺作为机体的气体交换器官,也是最重要的散热器官之一,其功能损伤可进一步诱发并加重其他重要组织器官的损伤。阻断 HS 肺损伤的发生和发展是改善机体缺氧及减轻其他脏器损伤,进而改善患者预后的关键措施。

到目前为止,HS 的相关研究受到了越来越多的关注。HS 致肺损伤中的过度炎症反应和氧化应激反应、上皮细胞过度铁凋亡、热休克蛋白(heat shock protein,HSP)异常表达等多种负性机制的致病作用已经得到了证实。本文综述近年来 HS 致肺损伤的相关研究,系统阐述了 HS 诱发 ALI 的发病机制,并总结了 HS 相关肺损伤的主要治疗策略。本研究为 HS 致 ALI 的进一步研究提供了理论依据。

一、HS 肺损伤的发病机制

目前被广泛认可的观点是,HS 致 ALI 的主要致病机制可分为直接和间接损伤机制,包括直接热损伤,以及继发性内毒素血症、全身炎症反应和凝血功能障碍等病理因素在内的间接损伤机制。

(一) 直接热损伤

人体散热的主要途径是通过皮肤散热,约占所有热量的 90%。还有一部分热量可以通过肺部和消化道等途径从体内释放出来。肺作为人体重要的摄氧排二氧化碳器官和散热器官,是热应激条件下机体热量最集中积聚的器官之一,也是最容易受到热损伤侵犯的器官之一。

热应激可以导致细胞结构的破坏,引起细胞壁的溶解,导致高尔基体和内质网破裂,线粒体和溶酶体减少,从而导致细胞膜通透性的改变,影响三磷酸腺苷的合成、蛋白质运输和细胞表面受体功能。基于上述病理损伤机制,热暴露能够直接导致肺泡上皮细胞结构的破坏,并进一步侵犯肺泡内皮细胞,破坏正常的气-血屏障功能,导致渗出物增加,诱发肺组织水肿和呼吸功能衰竭,最终发展为 ARDS。

热应激还会导致 HSP 表达失调,HSP 受体内和体外热应激共同调控,参与蛋白稳态恢复,达到提高细胞耐热性的目的。HSP 是细胞稳态的重要调节因子。在 HSP 家族中,HSP70 在热应激中的作用最为广泛。HS 患者血液中的 HSP70 的表达水平相对较低,而肺组织中 HSP70 的过表达可显著减轻热应激性肺水肿和炎症,改善肺损伤。这些结果提示 HSP70 的表达抑制可能是 HS 发生的重要机制。

(二) 过度的炎症反应

在热暴露的直接作用下,肠道组织可发生严重的缺血、缺氧,导致正常肠道结构和功能的破坏,从而导致肠道黏膜通透性的增加,引发内毒素大量入血,诱发内毒素血症。既往研究表明,肠源性内毒素血症主要是内毒素通过门静脉系统进入体循环,然而,Deitch 等发现 HS 诱导的肠源性内毒素血症主要通过淋巴途径进入体循环。Tong 等也发现 HS 大鼠模型中结扎肠系膜淋巴可有效减轻 HS 大鼠肺损伤程度。肠源性内毒素血症在 HS 全身性炎症反应中的重要作用已得到广泛认可。

越来越多的证据表明,炎性损伤是 HS 中器官损伤的主要原因,其中的一个重要的证据是,在 HS 发生后,快速降温和靶向治疗并不能完全抑制患者过度的炎症反应和MODS 的发生,这被认为是由内毒素和细菌感染引起的。甚至有研究者认为,对 HS 最有效的全身降温治疗策略,其对 HS 患者的积极作用也与减少肺部炎症反应密切相关。病原体相关分子模式(pathogen-associated molecular pattern, PAMP)和损伤相关分子模式(damage-associated molecular pattern, DAMP)是机体免疫防御的重要形式,也是免疫反应失衡的易感因素。肠道损伤是严重 HS 的超早期事件,是机体大量 PAMP 和 DAMP 的重要来源,也是机体过度炎症反应发生的重要原因。细菌外膜囊泡(outer membrane vesicle, OMV)是一种球形磷脂双层膜封闭的微胶囊,从各种细菌的外膜上分离出来。OMV 是各种细菌成分和生物活性分子的重要载体,尤其是 PAMP 和 DAMP。与母菌相比,OMV 具有更强的侵袭性和毒力成分,可以更准确地靶向和结合宿主细胞,发挥更强的生物学效应。OMV 一旦从肠道菌群中释放出来,就会进入,循环系统并进行长距离运输,最终影响受体细胞的生物学功能,诱发炎症反应,进而导致MODS。先前的研究表明,经腹腔注射的 OMV 在给药后 3h 内遍布小鼠全身,肺部是 OMV 积聚的主要器官。从 HS 小鼠中提取的 OMV 可引起小鼠明显的肺损伤。此外,抑制OMV 的产生可减轻 HS 肺损伤。更有趣的是,在许多实验或人类脓毒症病例中,循环脂多糖(lipopolysaccharide, LPS)水平被认为不足以直接诱导 MODS。这也表明,与游离的血清 LPS 相比,携带 LPS 的 OMV 可能在 HS 介导 MODS 中的作用更显著。

高通量测序是一种新兴的方法,它可以为识别新的疾病相关基因、通路和互作网络提供重要的信息,从而可作为有效识别潜在的生物标志物,并为治疗靶点提供线索的高效工具。无偏倚高通量 RNA 测序比较分析 HS 大鼠与正常大鼠肺组织转录谱的结果显示,HS 大鼠肺组织中差异表达上调的基因主要富集于热应激、炎症反应和氧化应激。HS复杂的生理特征之一是 HSP 的表达变化,转录谱显示,三个最重要的 HSP 是血红素加氧酶 1(heme oxygenase 1, HMOX1),热休克蛋白家族 A 成员 1A[heat shock protein family A (Hsp70) member 1A, Hspala]和触珠蛋白(hapto-globin, Hp)。HMOX1 可以将有毒的血红素转化为胆绿素,并参与热应激下的蛋白质聚集反应。Hspala 属于热休克蛋白家族 A,在动员细胞对热应激的保护中起重要作用。Hp 是一种急性期蛋白,既往研究表明其在热应激下表达水平显著升高。

TNF-α 和 IL-1β 是炎性损伤的重要介质,也是 ALI 研究中评估炎症反应程度的常用指标。HS 小鼠支气管肺泡灌洗液(bronchoalveolar lavage fluid, BALF)中 TNF-α 和 IL-1β 的表达显著升高,提示过度炎症反应在 HS 诱导的 ALI中发挥着重要作用。虽然 IL-10 是一种抗炎细胞因子,但在炎症动物模型的一些局部组织中,IL-10 的表达随着TNF-α 和 IL-1β 的增加而增加。在 HS 小鼠中,IL-10 在BALF 中的表达也呈上升趋势。

(三)氧化应激反应

高通量测序结果显示,HS 大鼠肺中存在着大量氧化应激基因的过表达,如 Aqp3、Cygb、SOD2、Hmox1 等。超氧化物歧化酶(superoxide dismutase, SOD)是一种抗氧化蛋白,SOD 表达增加已被证明可以有效地减轻 ALI。SOD 可以减少体循环和肺组织中的中性粒细胞浸润、组织损伤和氧化应激反应。在 HS 肺损伤中,SOD 的表达水平显著降低,而诱导型一氧化氮合酶(inducible nitric oxide synthase, iNOS)的表达水平则急剧升高。iNOS 广泛存在于巨噬细胞、浆细胞、中性粒细胞和内皮细胞中,可被 TNF-α 和 IL-1β 激活产生一氧化氮,从而诱导肺损伤。SOD 和 iNOS 的结合可以作为反映肺组织氧化应激水平的直接指标,提示过度氧化应激反应是 HS 肺损伤的重要病理机制。

血红素加氧酶-1(heme oxygenase 1, HO-1)在多种细胞应激和器官损伤模型中具有广泛的抗氧化应激、抗炎和抗凋亡特性,这可能是与其对血红素的降解,进而产生如铁、胆绿素和一氧化碳等保护性副产物有关。HS 发生时肺组织中的 HO-1 的表达明显升高,抑制 HO-1 的表达会明显加重 HS 肺损伤。HO-1 对肺泡 II 型上皮细胞具有重要的保护作用,而肺泡 II 型上皮可以作为一种祖细胞,在 I 型细胞损伤后负责上皮修复。HO-1 在 HS 肺损伤中对维持肺组织结构和功能的完整性可能具有重要意义。

(四)凝血功能障碍

除全身性炎症反应外,弥散性血管内凝血(disseminated intravascular coagulation, DIC)也与 HS 的发生发展密切相关。在 HS 诱导的 MODS 中,DIC 与 HS 肺损伤具有较强的相关性。在一项临床研究中,对 52 例 HS 患者进行了检查,发现12 例患者发生了 ARDS(发病率为 23%),其中 9 例患者死亡,12 例患者均发生了 DIC,而 40 例非 ARDS 患者中仅有 1例发生 DIC。

HS 引起的凝血功能障碍可能是 HS 发展的重要驱动机制。感染后的小鼠在 HS 期间表现出高水平的凝血障碍,虽然血液中血小板数量减少,但血小板体积较大且大小不均匀,说明血小板更年轻、更活跃,而 D-二聚体和可溶性血栓调节蛋白的水平明显升高。凝血标志物可以认为是HS 严重程度和治疗策略的生物标志物。在临床凝血功能障碍发病前靶向早期凝血功能障碍可能有利于预防 HS 的发生。

(五)肺血管内皮损伤

肺血管内皮细胞具有动态的、半选择性的屏障功能,可以调节血液和肺间质之间液体和大分子运输。弥漫性内皮损伤引起的肺血管内皮高通透性和内皮屏障功能丧失是ALI/ARDS 的核心机制之一。促炎因子可以通过打开内皮细胞间隙来促进大分子运输,这与肌动蛋白细胞骨架的重组和黏附蛋白复合物完整性的改变有关。

实验研究显示,TNF-α 刺激和 39.5℃暴露均能显著增加人类肺微血管内皮细胞(human microvascular endothelial cells, HMVEC-L)的通透性,且 TNF-α 刺激和 39.5℃暴露具有协同作用。与 37.0℃ 条件相比，39.5℃ 条件下 TNF-α 增加 HMVEC-L 通透性的能力提高了 1.6~4.5 倍。此外，暴露于 39.5℃ 或 TNF-α 可以刺激 p38 和胞外信号调节激酶（extracellular signal-regulated kinase，ERK）的快速激活，但这种作用无累加性。ERK 或 p38 抑制剂均可将 39.5℃ 时 TNF-α 诱导的 HMVEC-L 的通透性降低至 37.0℃ 时的水平，但不改变 37.0℃ 时 TNF-α 诱导的 HMVEC-L 的通透性。这些结果表明，热暴露可能需要通过 ERK 和 p38 MAPK 的活化过程直接增加细胞旁通路的开放。晚期糖基化终末产物受体（receptor for advanced glycation end products，RAGE）是免疫球蛋白超家族的重要成员，在许多炎症相关疾病中发挥重要作用。RAGE 作为一种模式识别受体，与多种配体结合，通过影响细胞内信号转导和刺激细胞因子分泌来发挥作用。c-Jun 位于 RAGE 基因的启动子区，可以增加 RAGE 蛋白的表达。RAGE 蛋白的过表达可以通过激活 ERK 和 p38 MAPK 来增加热应激下人类脐静脉内皮细胞（human umbilical vein endothelial cell，HUVEC）的单层通透性。RAGE 的下调可降低 ERK 和 p38 的磷酸化，但对 c-Jun 氨基端激酶（c-Jun N-terminal kinase，JNK）的磷酸化没有相同的影响。

蛋白酶激活受体 1（protease activated receptor 1，PAR1）是一种 G 蛋白偶联的跨膜受体，也是第一个被证实的高亲和力凝血酶受体。PAR1 广泛表达于血管壁的几乎所有类型细胞的表面，在促进血小板活化、细胞增殖、血管发育和血管生成等方面起着重要的调节作用。在体外模型中，热应激诱导的 PAR1 蛋白的表达呈现温度依赖性增加，而抑制 PAR1 蛋白的表达可抑制膜突蛋白（moesin）的磷酸化、内皮基质金属蛋白酶-1（matrix metalloprotease-1，MMP-1）的释放和 F-肌动蛋白重排，从而降低内皮细胞的通透性。研究显示 PAR1 治疗可降低 HS 小鼠微血管通透性、肺水肿、蛋白渗出和白细胞黏附。

（六）过度的细胞铁死亡

细胞铁死亡是一种由铁依赖性脂质过氧化积聚引发的程序性细胞死亡，它在形态学、生物学和遗传学上都不同于其他类型的细胞死亡。铁死亡已被证实是一种新的调节性坏死形式，它与包括 HS 和各种肺损伤相关疾病在内的许多疾病的发生发展密切相关。热应激可导致 HS 诱导的 ALI 肺上皮细胞发生明显的铁死亡，而铁死亡抑制剂铁抑素-1（ferrostatin-1，Fer1）的干预可显著减轻 HS 肺损伤。p53 许多位点的乙酰化在 p53 转录活性和细胞命运决定中发挥着重要作用。越来越多的证据表明，p53 是铁死亡的重要调节因子，抑制 p53 可以抑制铁死亡并减轻 ALI。Chen 等发现在 HS 肺损伤中，p53 K382 的乙酰化水平显著升高，而沉默信息调节因子 1（silent information regulator 1，SIRT1）的激活可显著降低 p53 K382 乙酰化水平，从而减少肺上皮细胞的铁死亡。SIRT1 是去乙酰化酶家族的重要成员，已被广泛报道在多种生物系统中发挥着保护作用，包括 DNA 修复、衰老和氧化应激。这些发现提示 SIRT1 可能是

改善 HS 肺损伤的一个新的治疗靶点。

二、小结

近年来，HS 肺损伤的研究越来越受到重视，相关研究不断深入，然而，这些研究绝大多数是基于动物模型，缺乏大队列 HS 患者的临床研究。此外，当前关于 HS 的临床研究多为回顾性研究，缺乏随机对照临床试验，这可能与 HS 患者的数量有关。因为尽管近年来 HS 的发病率明显上升，但总体发病数量相对较少，因此，多中心、大队列的临床研究更需要广大医务工作者的真诚合作，从而探索出更有效的 HS 治疗策略。

HS 肺损伤的发生发展涉及多种协同作用的病理因素，其机制十分复杂。除了积极的系统性支持治疗外，探索更精确的靶向 HS 致 ALI/ARDS 的策略对 HS 患者的预后具有重要意义。对于 HS 致肺损伤的发病机制和治疗策略的研究，需要更多、更深入的研究，特别是大队列的临床研究。

（王富全　张定宇　姚尚龙）

参 考 文 献

[1] HAJAT S，VARDOULAKIS S，HEAVISIDE C，et al. Climate change effects on human health：projections of temperature-related mortality for the UK during the 2020s，2050s and 2080s［J］. J Epidemiol Community Health，2014，68（7）：641-648.

[2] WANG Y，BOBB J F，PAPI B，et al. Heat stroke admissions during heat waves in 1，916 US counties for the period from 1999 to 2010 and their effect modifiers［J］. Environ Health，2016，15（1）：83.

[3] HIFUMI T，KONDO Y，SHIMIZU K，et al. Heat stroke［J］. J Intensive Care，2018，6：30.

[4] EPSTEIN Y，YANOVICH R. Heatstroke［J］. N Engl J Med，2019，380（25）：2449-2459.

[5] BOUCHAMA A，KNOCH J P. Heat stroke［J］. N Engl J Med，2002，346（25）：1978-1988.

[6] VARGHESE G M，JOHN G，THOMAS K，et al. Predictors of multi-organ dysfunction in heatstroke［J］. Emerg Med J，2005，22（3）：185-187.

[7] EPSTEIN Y，ROBERTS W O. The pathophysiology of heat stroke：an integrative view of the final common pathway［J］. Scand J Med Sci Sports，2011，21（6）：742-748.

[8] LEON L R，BOUCHAMA A. Heat stroke［J］. Compr Physiol，2015，5（2）：611-647.

[9] BOUCHAMA A，ABUYASSIN B，LEHE C，et al. Classic and exertional heatstroke［J］. Nat Rev Dis Primers，2022，8（1）：8.

[10] TONG H，TANG Y，CHEN Y，et al. HMGB1 activity inhibition alleviating liver injury in heatstroke［J］. J Trau-

ma Acute Care Surg,2013,74(3):801-807.

[11] KUMAR V. Pulmonary innate immune response determines the outcome of inflammation during pneumonia and sepsis-associated acute lung injury[J]. Front Immunol,2020,11:1722.

[12] DEMATTE J E,O'MARA K,BUESCHER J,et al. Near-fatal heat stroke during the 1995 heat wave in Chicago [J]. Ann Intern Med,1998,129(3):173-181.

[13] PETROFSKY J,GORAKSH N,ALSHAMMARI F,et al. The ability of the skin to absorb heat:the effect of repeated exposure and age[J]. Med Sci Monit,2011,17 (1):CR1-CR8.

[14] FUJIMOTO L,NAVARRO R,KIRALY R,et al. Study of heat dissipation to the lung from a thermal ventricular assist system[J]. ASAIO Trans,1989,35(3):458-460.

[15] LIU Z,CHEN J,HU L,et al. Expression profiles of genes associated with inflammatory responses and oxidative stress in lung after heat stroke[J]. Biosci Rep,2020,40 (6):BSR20192048.

[16] AL MAHRI S,BOUCHAMA A. Heatstroke[J]. Handb Clin Neurol,2018,157:531-545.

[17] SŐTI C,NAGY E,GIRCZ Z,et al. Heat shock proteins as emerging therapeutic targets[J]. Br J Pharmacol,2005,146(6):769-780.

[18] LAM K K,CHENG P Y,LEE Y M,et al. The role of heat shock protein 70 in the protective effect of YC-1 on heat stroke rats[J]. Eur J Pharmacol,2013,699(1/2/3):67-73.

[19] CHANG C H,KAO C H,CHIO C C,et al. Attenuating heatstroke-induced acute lung inflammation,edema,and injury in rats by exercise preconditioning[J]. J Trauma Acute Care Surg,2013,74(4):1052-1059.

[20] SNIPE R M J,KHOO A,KITIC C M,et al. The impact of exertional-heat stress on gastrointestinal integrity,gastrointestinal symptoms,systemic endotoxin and cytokine profile[J]. Eur J Appl Physiol,2018,118(2):389-400.

[21] SELKIRK G A,MCLELLAN T M,WRIGHT H E,et al. Mild endotoxemia,NF-κB translocation,and cytokine increase during exertional heat stress in trained and untrained individuals[J]. Am J Physiol Regul Integr Comp Physiol,2008,295(2):R611-R623.

[22] DEITCH E A. Gut lymph and lymphatics:a source of factors leading to organ injury and dysfunction[J]. Ann N Y Acad Sci,2010,1207 Suppl 1:E103-E111.

[23] TONG H,CHEN R,YIN H,et al. Mesenteric lymph duct ligation alleviating lung injury in heatstroke[J]. Shock,2016,46(6):696-703.

[24] CHEN Y,TONG H,PAN Z,et al. Xuebijing injection at-

tenuates pulmonary injury by reducing oxidative stress and proinflammatory damage in rats with heat stroke[J]. Exp Ther Med,2017,13(6):3408-3416.

[25] LIU Z,SUN X,TANG J,et al. Intestinal inflammation and tissue injury in response to heat stress and cooling treatment in mice[J]. Mol Med Rep,2011,4(3):437-443.

[26] YANG H H,CHANG C P,CHENG R T,et al. Attenuation of acute lung inflammation and injury by whole body cooling in a rat heatstroke model[J]. J Biomed Biotechnol,2009,2009:768086.

[27] ARMSTRONG L E,LEE E C,ARMSTRONG E M. Interactions of gut microbiota,endotoxemia,immune function,and diet in exertional heatstroke[J]. J Sports Med (Hindawi Publ Corp),2018,2018:5724575.

[28] MAHMUTOVIC PERSSON I,MENZEL M,RAMU S,et al. IL-1β mediates lung neutrophilia and IL-33 expression in a mouse model of viral-induced asthma exacerbation[J]. Respir Res,2018,19(1):16.

[29] ZHU Y B,ZHANG Y B,LIU D H,et al. Atrial natriuretic peptide attenuates inflammatory responses on oleic acid-induced acute lung injury model in rats[J]. Chin Med J (Engl),2013,126(4):747-750.

[30] MA C,ZHU L,WANG J,et al. Anti-inflammatory effects of water extract of Taraxacum mongolicum hand. -Mazz on lipopolysaccharide-induced inflammation in acute lung injury by suppressing PI3K/Akt/mTOR signaling pathway[J]. J Ethnopharmacol,2015,168:349-355.

[31] SU C L,DU W Y,CHIANG L L,et al. Amelioration of superoxide dismutase on ventilator-induced lung injury by suppressing leukocyte in the lungs and systemic circulation[J]. Chin J Physiol,2013,56(4):219-229.

[32] CHEN L W,HSU C M,WANG J S,et al. Inhibition of inducible nitric oxide synthase (iNOS) prevents lung neutrophil deposition and damage in burned rats[J]. Shock,2001,15(2):151-156.

[33] GOLDEN T N,VENOSA A,GOW A J. Cell origin and iNOS function are critical to macrophage activation following acute lung injury[J]. Front Pharmacol,2021,12:761496.

[34] OTTERBEIN L E,FORESTI R,MOTTERLINI R. Heme oxygenase-1 and carbon monoxide in the heart:the balancing act between danger signaling and pro-survival [J]. Circ Res,2016,118(12):1940-1959.

[35] SHI J,YU J,ZHANG Y,et al. PI3K/Akt pathway-mediated HO-1 induction regulates mitochondrial quality control and attenuates endotoxin-induced acute lung injury [J]. Lab Invest,2019,99(12):1795-1809.

［36］ TSENG C K,LIU T T,LIN T C,et al. Expression of heme oxygenase-1 in type Ⅱ pneumocytes protects against heatstroke-induced lung damage［J］. Cell Stress Chaperones,2021,26(1):67-76.

［37］ AL-MASHHADANI S A,GADER A G,AL HARTHI S S,et al. The coagulopathy of heat stroke:alterations in coagulation and fibrinolysis in heat stroke patients during the pilgrimage (Haj) to Makkah［J］. Blood Coagul Fibrinolysis,1994,5(5):731-736.

［38］ BOUCHAMA A,BRIDEY F,HAMMAMI M M,et al. Activation of coagulation and fibrinolysis in heatstroke［J］. Thromb Haemost,1996,76(6):909-915.

［39］ EL-KASSIMI F A,AL-MASHHADANI S,ABDULLAH A K,et al. Adult respiratory distress syndrome and disseminated intravascular coagulation complicating heat stroke［J］. Chest,1986,90(4):571-574.

［40］ PROCTOR E A,DINEEN S M,VAN NOSTRAND S C, et al. Coagulopathy signature precedes and predicts severity of end-organ heat stroke pathology in a mouse model［J］. J Thromb Haemost, 2020, 18 (8): 1900-1910.

［41］ KNOCHEL J P. Editorial:Disseminated intravascular coagulation in heat stroke:response to heparin therapy［J］. JAMA,1975,231(5):496-497.

［42］ CHEN F,LI H,ZHU G,et al. Sodium tanshinone IIA sulfonate improves inflammation,aortic endothelial cell apoptosis,disseminated intravascular coagulation and multiple organ damage in a rat heat stroke model［J］. Mol Med Rep,2017,16(1):87-94.

［43］ ZHOU G,CHEN Z,LI J,et al. Role of the receptor for advanced glycation end products in heat stress-induced endothelial hyperpermeability in acute lung injury［J］. Front Physiol,2020,11:1087.

［44］ WARE L B,MATTHAY M A. The acute respiratory distress syndrome［J］. N Engl J Med, 2000, 342 (18): 1334-1349.

［45］ BOS L D J,WARE L B. Acute respiratory distress syndrome:causes, pathophysiology, and phenotypes ［J］. Lancet,2022,400(10358):1145-1156.

［46］ ANGELINI D J,HYUN S W,GRIGORYEV D N,et al. TNF-α increases tyrosine phosphorylation of vascular endothelial cadherin and opens the paracellular pathway through fyn activation in human lung endothelia［J］. Am J Physiol Lung Cell Mol Physiol,2006,291(6):L1232-L1245.

［47］ YAMADA K M,GEIGER B. Molecular interactions in cell adhesion complexes［J］. Curr Opin Cell Biol,1997, 9(1):76-85.

［48］ ABERLE H,SCHWARTZ H,KEMLER R. Cadherin-catenin complex:protein interactions and their implications for cadherin function［J］. J Cell Biochem,1996,61 (4):514-523.

［49］ SHAH N G,TULAPURKAR M E,DAMARLA M,et al. Febrile-range hyperthermia augments reversible TNF-α-induced hyperpermeability in human microvascular lung endothelial cells［J］. Int J Hyperthermia,2012,28(7): 627-635.

［50］ HUDSON B I,LIPPMAN M E. Targeting RAGE signaling in inflammatory disease［J］. Annu Rev Med,2018, 69:349-364.

［51］ GUO W A,KNIGHT P R,RAGHAVENDRAN K. The receptor for advanced glycation end products and acute lung injury/acute respiratory distress syndrome［J］. Intensive Care Med,2012,38(10):1588-1598.

［52］ HIRANO K,KANAIDE H. Role of protease-activated receptors in the vascular system ［J］. J Atheroscler Thromb,2003,10(4):211-225.

［53］ AUSTIN K M,COVIC L,KULIOPOLUS A. Matrix metalloproteases and PAR1 activation［J］. Blood,2013,121 (3):431-439.

［54］ TRESSEL S L,KANEIDER N C,KASUDA S,et al. A matrix metalloprotease-PAR1 system regulates vascular integrity,systemic inflammation and death in sepsis［J］. EMBO Mol Med,2011,3(7):370-384.

［55］ ADYSHEV D M,DUDEK S M,MOLDOBAEVA N,et al. Ezrin/radixin/moesin proteins differentially regulate endothelial hyperpermeability after thrombin［J］. Am J Physiol Lung Cell Mol Physiol, 2013, 305 (3): L240-L255.

［56］ XU Q,LIU J,WANG Z,et al. Heat stress-induced disruption of endothelial barrier function is via PAR1 signaling and suppressed by Xuebijing injection ［J］. PLoS One,2015,10(2):e0118057.

［57］ SUN Y,CHEN P,ZHAI B,et al. The emerging role of ferroptosis in inflammation ［J］. Biomed Pharmacother, 2020,127:110108.

［58］ YANG W S,STOCKWELL B R. Ferroptosis:death by lipid peroxidation［J］. Trends Cell Biol, 2016, 26 (3): 165-176.

［59］ LIU P,FENG Y,LI H,et al. Ferrostatin-1 alleviates lipopolysaccharide-induced acute lung injury via inhibiting ferroptosis［J］. Cell Mol Biol Lett,2020,25:10.

［60］ LI J,LU K,SUN F,et al. Panaxydol attenuates ferroptosis against LPS-induced acute lung injury in mice by KEAP1-NRF2/HO-1 pathway［J］. J Transl Med,2021, 19(1):96.

［61］ YIN X,ZHU G,WANG Q, et al. Ferroptosis, a new in-
sight into acute lung injury［J］. Front Pharmacol,2021,
12:709538.

［62］ HE S,LI R,PENG Y, et al. Acsl4 contributes to ferrop-
tosis-mediated rhabdomyolysis in exertional heat stroke
［J］. J Cachexia Sarcopenia Muscle,2022,13(3):1717-
1730.

［63］ CHEN H, LIN X, YI X, et al. Sirt1-mediated p53
deacetylation inhibits ferroptosis and alleviates heat
stress-induced lung epithelial cells injury［J］. Int J Hy-
perthermia,2022,39(1):977-986.

［64］ WANG S J,LI D,OU Y, et al. Acetylation is crucial for
p53-mediated ferroptosis and tumor suppression［J］. Cell
Rep,2016,17(2):366-373.

［65］ BROOKS C L, GU W. The impact of acetylation and
deacetylation on the p53 pathway［J］. Protein Cell,
2011,2(6):456-462.

［66］ LI Y,CAO Y,XIAO J,et al. Inhibitor of apoptosis-stimu-
lating protein of p53 inhibits ferroptosis and alleviates in-
testinal ischemia/reperfusion-induced acute lung injury
［J］. Cell Death Differ,2020,27(9):2635-2650.

［67］ YANG Y,MA Y, LI Q, et al. Stat6 inhibits ferroptosis
and alleviates acute lung injury via regulating p53/
SLC7A11 pathway［J］. Cell Death Dis, 2022, 13(6):
530.

［68］ YANG Y,LIU Y,WANG Y, et al. Regulation of Sirt1
and its roles in inflammation［J］. Front Immunol, 2022,
13:831168.

［69］ CHEN C,ZHOU M,GE Y,et al. Sirt1 and aging related
signaling pathways［J］. Mech Ageing Dev, 2020, 187:
111215.

58 糖尿病性肺损伤的研究进展

随着人民生活水平的提高和世界人口老龄化社会的到来，糖尿病已经成为一种常见的疾病，严重危害着人类健康。据国际糖尿病联盟统计，2017年全球糖尿病患者约有4.51亿；到2045年，全球估计将有6.93亿糖尿病患者。中国是世界上糖尿病患者最多的国家，中国大陆糖尿病患者总人数约为1.298亿，此外，糖尿病前期的患病率高达35.2%，大约5亿人正处于糖尿病前期。众所周知，糖尿病会引起广泛的血管损伤，严重影响心、肾、脑和眼睛等重要器官，导致各种并发症。这些并发症对患者的生活质量、心理健康和经济负担产生严重的影响。除了这些并发症外，糖尿病还会导致肺功能损害，包括肺总量（total lung capacity，TLC）、用力肺活量（forced vital capacity，FVC）、第1秒用力呼气容积（forced expiratory volume in one second，FEV1）、肺一氧化碳弥散量（diffusion capacity for carbon monoxide of lung，D_LCO）和肺弹性回缩力等均降低。由于肺泡毛细血管系统具有强大的储备能力，糖尿病患者的呼吸功能障碍通常处于亚临床状态，很少出现主诉，也不会影响正常的日常活动，因此，对糖尿病引起的肺部疾病关注甚少。然而，在糖尿病的基础上，肺部感染或缺血再灌注损伤使肺功能损伤越发严重。近年来，随着吸入型胰岛素的出现，人们认识到肺是糖尿病主要的靶器官之一。糖尿病肺损伤也逐渐引起了越来越多的关注。

机械通气是全身麻醉必要的呼吸支持方法。然而，不适当的机械通气可导致肺损伤。对于全身麻醉的糖尿病患者，除了机械通气对肺的影响外，还有糖尿病对肺组织的影响，这给临床麻醉科医师带来严峻的考验。为了更好地做到围手术期糖尿病患者肺功能的保护，有必要深入了解糖尿病对肺的影响。

一、糖尿病肺功能的变化

（一）糖尿病患者的 TLC、FVC 和 FEV1 均降低

在患病持续时间平均3年的1型糖尿病儿童中，51.2%的儿童存在肺功能异常，其中45.6%的儿童是限制性通气功能障碍，7.7%的儿童是阻塞性通气功能障碍。与预测的肺功能数据相比，患病持续时间平均5.2年的1型糖尿病患儿，其FVC、最大呼气流量和最大中段呼气流量均显著降低。一项汇集40项研究数据的荟萃分析涉及3182例糖尿病患者与27070例非糖尿病患者之间的呼吸功能差异，结果表明糖尿病患者的肺功能损害更加倾向于限制性通气功能障碍，且具有统计学意义；亚组分析显示，这种关联在2型糖尿病中似乎更加明显。与非糖尿病患者相比，无吸烟史或无肺部疾病的糖尿病患者存在轻度的限制性通气功能障碍，其TLC、FVC和FEV1成比例减少，这与血糖控制有关。与非糖尿病患者相比，1型糖尿病患者的TLC显著减少。这种减少在血糖控制较差的患者中更为明显。在英国第三次全国健康和营养调查中发现，糖尿病患者的FEV1低于非糖尿病患者。一项社区动脉粥样硬化风险的横断面分析研究认为，2型糖尿病患者的FEV1和FVC显著低于健康对照组。在肺功能降低和糖尿病的关联中，血糖水平起着关键作用，血糖水平与FVC和/或FEV1成负相关，空腹血糖升高与肺功能下降相关。肺活量和肺容量的减少与血糖控制不佳直接相关，而且FEV1降低10%是2型糖尿病患者全因死亡率的独立预测因素。

（二）糖尿病患者 D_LCO 减少

肺泡毛细血管膜气体传导率和肺毛细血管血容量是影响D_LCO的两个主要因素。糖尿病可导致肺泡毛细血管内皮细胞基底膜和肺泡上皮细胞基底膜增厚，从而引起通过肺泡毛细血管屏障的气体扩散速度减慢。肺泡毛细血管屏障的改变可能是由于胶原蛋白和弹性蛋白的变化。细胞外基质中的非酶蛋白糖基化作用是蛋白质变化的主要原因。局部氧化应激通过增加胶原蛋白合成，在内皮细胞功能障碍和肺间质增厚中发挥重要作用。与其他器官相似，糖尿病通过增加血管壁厚度导致肺微循环损伤。糖尿病患者D_LCO的减少与其他血管并发症的严重程度相关，如视网膜微血管病变和肾微血管病变。肺泡毛细血管屏障厚度的增加和间质的扩张与肺内毛细血管网和肺泡腔的减少有关。在糖尿病患者中，体育锻炼或体位改变后肺不能相应增加毛细血管来适应机体的需求。与健康人群相比，1型糖尿病患者坐位时，D_LCO正常；由坐位改为仰卧位时，

D_LCO 没有增加。这个观察结果是由于糖尿病微血管病变导致仰卧位时无法增加毛细血管血容量所致。最近还发现糖尿病患者 D_LCO 减少与心脏自主神经功能障碍显著相关。糖尿病患者 D_LCO 的减少是肺内毛细血管血容量和肺泡毛细血管膜气体传导率减少的综合结果，同时也是糖尿病微血管病变和肺部病变的表现。

二、糖尿病肺组织病理学的变化

糖尿病引起的肺组织病理学改变，主要表现为肺泡上皮细胞损伤和肺泡上皮基底膜与毛细血管内皮基底膜增厚。在糖尿病条件下，肺泡Ⅱ型上皮细胞内糖原颗粒增多，嗜锇性板层小体萎缩，线粒体呈现囊性扩张，其基质和嵴大部分溶解，内质网和高尔基体超微结构异常，肺表面活性物质相关蛋白表达减少。糖尿病肺泡上皮基底膜和毛细血管内皮细胞基底膜明显增厚，同时，肺间质中胶原蛋白和弹性蛋白大量增生，肺泡间隔明显增宽，造成部分肺泡萎缩甚至塌陷。肺表面活性物质产生减少也是肺泡塌陷与肺不张的重要原因之一。除了肺泡间隔增宽之外，糖尿病肺组织中毛细血管可发生扭曲，管腔狭窄甚至闭锁。糖尿病肺组织病理学的改变，导致气体弥散距离增加，弥散面积减小，从而引起肺弥散功能下降。

三、糖尿病肺损伤的机制

糖尿病肺损伤的机制复杂，目前尚不完全清楚。糖尿病肺损伤的机制可能包括：蛋白质非酶糖基化作用、氧化应激、多元醇途径激活、蛋白激酶 C（protein kinase C，PKC）激活、血管扩张产物和肌醇减少以及钠钾 ATP 酶活性降低等。除了高血糖，高胰岛素血症也参与了糖尿病肺损伤的作用机制。另外，遗传易感性在糖尿病慢性并发症的发病机制中也起了部分作用。

持续高血糖引起体内多种蛋白质非酶糖基化，生成晚期糖基化终末产物（advanced glycation end product，AGE）。AGE 损害蛋白质的结构和功能，改变基质与细胞之间的相互作用，并且破坏血管壁的完整性，导致血管顺应性降低，通透性增加。AGE 与其受体相互作用导致氧化应激增加，活性氧（reactive oxygen species，ROS）过量产生，引起线粒体功能障碍。ROS 激活核转录因子 NF-κB，促进合成释放大量促炎细胞因子，如肿瘤坏死因子-α（tumor necrosis factor-α，TNF-α），加重炎症反应。持续高血糖可导致 AGE 和 ROS 大量产生，触发细胞发生坏死性凋亡，细胞质膜破裂，细胞内容物和损伤相关分子模式（damage-associated molecular pattern，DAMP）暴露释放，引起先天性和适应性免疫反应。

多元醇途径激活是高血糖导致细胞毒性的机制之一。高血糖会导致细胞对葡萄糖的摄取增加，细胞内葡萄糖浓度升高会增加醛糖还原酶的活性。激活的醛糖还原酶可以将葡萄糖还原为山梨醇，然后转化为果糖。山梨醇和果糖在细胞内蓄积引起细胞内渗透压升高，导致细胞水肿、缺氧及坏死。在多元醇途径激活的过程中，还原型烟酰胺腺嘌呤二核苷酸磷酸（reduced nicotinamide adenine dinucleotide phosphate，NADPH）大量消耗以及山梨醇和果糖的积累，这些都与高血糖导致血管内皮细胞损伤有关。

高血糖可引起二酰甘油生成过多，进而激活 PKC 途径。PKC 介导的靶蛋白磷酸化会触发一系列病理生理反应。PKC 激活会抑制内皮型一氧化氮合酶活性，减少一氧化氮的生成，抑制 PKC 会逆转高血糖引起的一氧化氮减少。PKC 还可以通过上调细胞间黏附分子增加白细胞黏附，导致毛细血管渗漏。PKC 通路激活可以导致内皮依赖性血管舒张功能障碍，增加血栓形成和毛细血管闭塞。此外，PKC 还可以通过激活 NADPH 依赖性氧化酶，导致氧化应激损伤。

这些途径可以导致肺毛细血管病变、基底膜增厚、胶原蛋白和弹性蛋白积累、胸廓运动功能障碍、自主神经病变以及呼吸肌力下降，从而引起呼吸系统损害，造成糖尿病肺损伤。

糖尿病肺损伤的研究现状为人们探索糖尿病患者肺功能保护提供了重要的理论基础，也为临床麻醉科医师对糖尿病患者制订合理的麻醉方案提供理论指导依据。

（刘天华　魏宏　李文志）

参 考 文 献

[1] CHO N H，SHAW J E，KARURANGA K S，et al. IDF Diabetes atlas：global estimates of diabetes prevalence for 2017 and projections for 2045［J］. Diabetes Res Clin Pract，2018，138：271-281.

[2] LI Y，TENG D，SHI X，et al. Prevalence of diabetes recorded in mainland China using 2018 diagnostic criteria from the American Diabetes Association：national cross sectional study［J］. BMJ，2020，369：m997.

[3] TALAKATTA G，SARIKHANI M，MUHAMED J，et al. Diabetes induces fibrotic changes in the lung through the activation of TGF-β signaling pathways［J］. Sci Rep，2018，8（1）：11920.

[4] HUANG H，GUO Q，LI L，et al. Effect of type 2 diabetes mellitus on pulmonary function［J］. Exp Clin Endocrinol Diabetes，2014，122（6）：322-326.

[5] TIKKANEN H. Diabetes targets lungs：but so does exercise！［J］Acta Physiol（Oxf），2022，234（1）：e13727.

[6] HSIA C C，RASKIN P. Lung function changes related to diabetes mellitus［J］. Diabetes Technol Ther，2007，9 Suppl 1：S73-S82.

[7] VANDENBORST B，GOSKER H R，ZEEGERS M P，et al. Pulmonary function in diabetes：a metaanalysis［J］. Chest，2010，138（2）：393-406.

［8］ SONODA N,MORIMOTO A,TATSUMI Y,et al. A prospective study of the impact of diabetes mellitus on restrictive and obstructive lung function impairment:the Saku study［J］. Metabolism,2018,82:58-64.

［9］ SURESH V,REDDY A,MOHAN A,et al. High prevalence of spirometric abnormalities in patients with type 1 diabetes mellitus［J］. Pediatr Endocrinol Diabetes Metab,2011,17(2):71-75.

［10］ ALSAADI M M,MEO S A,ALDREES A M,et al. Lung functions in poorly controlled type 1 Saudi diabetic children and adolescents［J］. Saudi Med J,2011,32(8):778-783.

［11］ LANGE P,PARNER J,SCHNOHR P,et al. Copenhagen City Heart Study:longitudinal analysis of ventilatory capacity in diabetic and nondiabetic adults［J］. Eur Respir J,2002,20(6):1406-1412.

［12］ WALTER R E,BEISER A,GIVELBER R J,et al. Association between glycemic state and lung function:the Framingham Heart Study［J］. Am J Respir Crit Care Med,2003,167(6):911-916.

［13］ NIRANJAN V,MCBRAYER D G,RAMIREZ L C,et al. Glycemic control and cardiopulmonary function in patients with insulin-dependent diabetes mellitus［J］. Am J Med,1997,103(6):504-513.

［14］ MCKEEVER T M,WESTON P J,HUBBARD R,et al. Lung function and glucose metabolism:an analysis of data from the Third National Health and Nutrition Examination Survey［J］. Am J Epidemiol,2005,161(6):546-556.

［15］ YEH H C,PUNGABI N M,WANG N Y,et al. Cross-sectional and prospective study of lung function in adults with type 2 diabetes:the Atherosclerosis Risk in Communities (ARIC) study［J］. Diabetes Care,2008,31(4):741-746.

［16］ LANGE P,GROTH S,KASTRUP J,et al. Diabetes mellitus,plasma glucose and lung function in a cross-sectional population study［J］. Eur Respir J,1989,2(1):14-19.

［17］ DAVIS W A,KNUIMAN M,KENDALL P,et al. Glycemic exposure is associated with reduced pulmonary function in type 2 diabetes:the Fremantle Diabetes Study［J］. Diabetes Care,2004,27(3):752-757.

［18］ VRACKO R,THORNING D,HUANG T W. Basal lamina of alveolar epithelium and capillaries:quantitative changes with aging and in diabetes mellitus［J］. Am Rev Respir Dis,1979,120(5):973-983.

［19］ LJUBIC S,METELKO Z,CAR N,et al. Reduction of diffusion capacity for carbon monoxide in diabetic patients［J］. Chest,1998,114(4):1033-1035.

［20］ DALQUEN P. The lung in diabetes mellitus［J］. Respiration,1999,66(1):12-13.

［21］ FORGIARINI L A,KRETZMANN N A,PORAWSKI M,et al. Experimental diabetes mellitus:oxidative stress and changes in lung structure［J］. J Bras Pneumol,2009,35(8):788-791.

［22］ INNOCENTI F,FABBRI A,ANICHINI R,et al. Indications of reduced pulmonary function in type 1 (insulin-dependent) diabetes mellitus［J］. Diabetes Res Clin Pract,1994,25(3):161-168.

［23］ MARVISI M,BARTOLINI L,BORRELLO P,et al. Pulmonary function in non-insulin-dependent diabetes mellitus［J］. Respiration,2001,68(3):268-272.

［24］ WHEATLEY C M,BALDI J C,CASSUTO N A,et al. Glycemic control influences lung membrane diffusion and oxygen saturation in exercise-trained subjects with type 1 diabetes:alveolar-capillary membrane conductance in type 1 diabetes［J］. Eur J Appl Physiol,2011,111(3):567-578.

［25］ FUSO L,COTRONEO P,BASSO S,et al. Postural variations of pulmonary diffusing capacity in insulin-dependent diabetes mellitus［J］. Chest,1996,110(4):1009-1013.

［26］ PITOCCO D,SANTANGELI P,FUSO L,et al. Association between reduced pulmonary diffusing capacity and cardiac autonomic dysfunction in type 1 diabetes［J］. Diabet Med,2008,25(11):1366-1369.

［27］ SUGAHARA K,USHIJIMA K,MORIOKA T,et al. Studies of the lung in diabetes mellitus. I. Ultrastructural studies of the lungs in alloxan-induced diabetic rats［J］. Virchows Arch A Pathol Anat Histol,1981,390(3):313-324.

［28］ KOLAHIAN S,LEISS V,NURNBERG B. Diabetic lung disease:fact or fiction? ［J］. Rev Endocr metab Disord,2019,20(3):303-319.

［29］ DONATH M Y,SHOELSON S E. Type 2 diabetes as an inflammatory disease［J］. Nat Rev Immunol,2011,11(2):98-107.

［30］ LAROCCA T J,SOSUNOV S A,SHAKERLEY N L,et al. Hyperglycemic conditions prime cells for RIP1-dependent necroptosis［J］. J Biol Chem,2016,291(26):13753-13761.

［31］ KACZMAREK A,VANDENABEELE P,KRYSKO D V. Necroptosis:the release of damage-associated molecular patterns and its physiological relevance［J］. Immunity,2013,38(2):209-223.

［32］ SONKSEN P H. Insulin,growth hormone and sport［J］. J

Endocrinol,2001,170(1):13-25.

[33] LUO X,WU J,JING S,et al. Hyperglycemic stress and carbon stress in diabetic glucotoxicity[J]. Aging Dis, 2016,7(1):90-110.

[34] WU J,JIN Z,ZHENG H,et al. Sources and implications of NADH/NAD(+) redox imbalance in diabetes and its complications[J]. Diabetes Metab Syndr Obes,2016,9: 145-153.

[35] BROWNLEE M. Biochemistry and molecular cell biology of diabetic complications[J]. Nature,2001,414(6865): 813-820.

[36] DING Y,VAZIR N D,COULSON R,et al. Effects of simulated hyperglycemia,insulin,and glucagon on endo-

thelial nitric oxide synthase expression[J]. Am J Physiol Endocrinol Metab,2000,279(1):E11-E17.

[37] KIZUB I V,KLYMENKO K I,SOLOVIEV A I. Protein kinase C in enhanced vascular tone in diabetes mellitus [J]. Int J Cardiol,2014,174(2):230-242.

[38] KANWAR Y S,WADA J,SUN L,et al. Diabetic nephropathy:mechanisms of renal disease progression[J]. Exp Biol Med (Maywood),2008,233(1):4-11.

[39] TALIOR I,TENNENBAUM T,KUROKI T,et al. PKC-delta-dependent activation of oxidative stress in adipocytes of obese and insulin-resistant mice:role for NADPH oxidase[J]. Am J Physiol Endocrinol metab,2005, 288(2):E405-E411.

59 术后肺部并发症的研究进展

术后肺部并发症（postoperative pulmonary complication, PPC）包含一系列术后影响患者呼吸系统的合并症，发病率高，对患者有着重大的不良影响，并且难以预测，近年来越来越受到临床医师的关注。尤其腹部手术的患者，因手术部位靠近膈肌，患者因伤口疼痛、排痰受限等因素的影响，PPC 发生率更高。而术后转入重症监护病房（intensive care unit, ICU）的危重患者病情更加复杂，PPC 的发病率不仅高，而且对患者的预后影响也大，这类患者常会因 PPC 而出现长期滞留 ICU 及非计划再插管，甚至出现危及生命等情况。本文综述 PPC 的相关内容和进展。

一、PPC 的定义

PPC 定义为术后发生的任何肺部异常，产生临床显著可识别的及对术后的临床过程带来不利影响的疾病或功能障碍。早期并未统一 PPC 定义的内容，2015 年欧洲麻醉学会联合欧洲危重病医学会共同发布了围手术期临床结果定义指南，对 PPC 的定义和内容进行了梳理和确立。根据这个指南，PPC 包括呼吸道感染、呼吸衰竭、胸腔积液、肺不张、气胸、支气管痉挛和误吸性肺炎（表 59-1）。

表 59-1　术后肺部并发症相关定义

并发症	定义
呼吸道感染	患者因疑似呼吸道感染而接受抗生素治疗，并符合以下一项或多项：新出现的咳痰或痰液增多症状，新出现或加重的肺部渗出影像，发热，白细胞计数>$12×10^9$/L
呼吸衰竭	术后吸空气条件下动脉血氧分压低于 60mmHg，改良氧合指数（PaO_2/FiO_2）低于 300mmHg，或者动脉血氧饱和度小于 90%并需要吸氧治疗
胸腔积液	胸片显示肋膈角钝化，直立位时同侧肋膈角轮廓不清，相邻解剖结构移位；或仰卧位时一侧下半部胸腔模糊影，伴血管影保留
肺不张	肺透光度降低，纵隔、肺门或半膈向受累区移位，邻近正常肺组织代偿性过度膨胀
气胸	胸膜腔内有空气，脏胸膜周围血管床消失
支气管痉挛	术后新发的呼吸性喘息需要用支气管扩张剂治疗
吸入性肺炎	吸入胃内容物后的急性肺损伤

二、PPC 的发病率和对患者的影响

全球每年实施超过 3 亿人次的外科手术，死亡率约为 1%~4%。对于高危患者，即使最终并未死亡，各类并发症依然会对患者的长期生存带来极大危害，其中 PPC 是最常见的一类。根据 PPC 定义的不同，早期研究显示其发病率为 9%~40% 不等。一些研究表明，PPC 比术后心脏并发症更常见，尤其以腹部和胸部手术为著，而呼吸衰竭是 PPC 中最为常见的类型。

合并 PPC 的患者短期和长期死亡率均会增加，其中 14%~30% 的患者会在大手术后 30d 内死亡，而未合并 PPC 的这类患者死亡率仅为 0.2%~3.0%，合并 PPC 患者 90d 死亡率亦显著增加。一项针对两个大型数据库的分析研究显示，合并 PPC 患者和未合并 PPC 的患者长期死亡率存在显著差异，1 年死亡率之比为 45.9%：8.7%，5 年死亡率之比为 71.4%：41.1%。同时合并 PPC 患者住院时间也会延长，例如术后呼吸衰竭发生非计划再插管的患者死亡率和住院时间均显著增加，合并 PPC 的患者住院总天数会被延长高达 13~17d。同时随着住院时间的延长，PPC 患者

的医疗花费也会显著增高。一项针对加拿大三级医院进行的研究结果提示,术后合并肺炎与呼吸衰竭患者的医疗花费会分别增加41%和47%。美国的一项研究结果显示,消化道手术后合并PPC患者的额外医疗费用超过2500万美元。所以许多学者认为,防控PPC是节约医疗财政支出的一项重要举措。麻醉科医师、外科医师以及重症医师都应警惕这类疾病,做好防控措施,以降低术后患者的致死率和致残率,以及住院时间和医疗花费。

三、PPC 发生的病理生理机制

全身麻醉会对患者呼吸系统带来不利影响,这种影响从患者意识消失后就会开始。在全身麻醉过程中,神经中枢的呼吸驱动被抑制,呼吸暂停时间延长,每分通气量降低。应用麻醉药物后,患者对于高碳酸血症和低氧血症的反应降低,且患者具有很高的气道梗阻风险。麻醉诱导后患者呼吸肌的功能随之发生改变,脊柱曲度增加,横膈向头侧移位,胸壁截面积减小。与患者清醒仰卧位时相比,麻醉状态下患者的功能残气量会发生15%~20%的降低。功能残气量的降低、间歇正压通气带来的肺部通气分布异常以及心排血量的减少,最终导致肺部通气血流比失调。超过75%接受肌松药治疗时的患者在CT扫描下可以看到肺不张。导致肺不张形成的因素包括肺组织受到的直接压迫,如纵隔移位;也包括由于功能残气量低于闭合容积时气道的闭塞或气道阻塞时肺泡气体的快速吸收等因素。尤其在吸入高浓度氧气时氮气比例降低,受到肺泡氧气快速吸收的影响更易出现肺不张的情况。研究显示当吸入60%氧气时肺部出现不张发生率约为0.2%,而吸入100%氧气时肺部不张发生率上升为5.6%。所以在循环灌注稳定的情况下尽量减少高浓度氧气吸入,维持一定的呼气末正压以及间断的肺复张策略可明显减少肺不张的产生。

术后阶段,阿片类药物和镇静药体内残留会导致呼吸抑制与二氧化碳潴留。肌松药即使在监测下显示作用已消退,仍有可能存在一些残留的副作用:颏舌肌的正常活动受损,气道阻塞或阻力增加的可能性会大大增加;咽部肌肉和食管上部肌肉活动不协调会使误吸的风险增加。所有使用肌松药的受试者均会出现不同程度的咽部功能受损。通过吞咽造影剂进行吞咽功能检查显示,即使肌松监测的四个成串刺激(train-of-four stimulation,TOF)值恢复至0.9,误吸和造影剂渗透到声带部位的发生率也很高。在术后恢复室中这种情况可能更加突出,由于患者同时使用过镇静药和镇痛药,这些药物会和肌松药发生协同作用。此外,麻醉药物会降低患者对高碳酸血症和低氧血症的反射性调节,且术后部分患者会长时间存在术中出现的功能残气量减少和氧合受损。研究显示,30例全麻下行手术治疗的患者,拔管后20min进行CT扫描,仍存在肺不张,如果患者前期吸入高浓度的氧气,肺不张情况会更加严重。另一项针对腹股沟疝或开腹胆囊切除术患者的研究显示,术后1h,10例

受试者中有9例出现肺不张,即使在24h后再次评估,10例中依然有5例存在肺不张的情况。在大型手术后,肺泡-动脉氧分压差恢复至正常需要数天的时间,并且常伴发低氧血症。上腹部手术后功能残气量通常在术后1~2d达到最低点,5~7d后慢慢恢复正常。大多数接受大型手术的患者中,麻醉期间CT扫描发现的肺不张至少持续24h。一项关于胸椎手术的研究发现,944例患者中539例均存在肺不张的影像学证据,且有57例在术后3d都无改善迹象。

术后患者的肺功能检查指标,如功能残气量和呼出气峰流速等均明显降低,尤其是合并疼痛的患者。大多数呼吸肌肉群在术后功能会有一定受损,包括呼吸肌、腹部肌肉和膈肌。发生这些问题的原因包括诸多因素,如肌松药和麻醉药的使用、疼痛、睡眠紊乱和术后炎性反应等。其内在机制更加复杂,不仅包括肌肉无力,还涉及肌肉群之间的协调不良以及正常生理反射和上位神经元对下游效应器控制能力的削弱等。在麻醉和术后的数周之内,呼吸反射可能存在一些异常,例如对高碳酸血症和低氧血症的反应降低,这使得人体对于克服气道阻塞等问题面临一定的困难,这也解释了睡眠呼吸暂停在术后一段时间可能加重的问题。一项研究显示,这种反应性的降低在术后6周仍能监测到。术后痰液潴留的情况也比较常见,全身麻醉特别是气管插管会损伤气道黏膜纤毛活动,这种影响在术后依然会持续存在一段时间。总体而言,功能残气量减少、肺不张、咳痰无效及呼吸反射异常等综合因素导致了PPC的发生。

对于腹部手术而言,上腹部手术对于膈肌直接的损伤、术后腹腔组织水肿和肠道胀气导致的腹腔压力增高均易引起胸腔积液和肺不张等。术后因腹部伤口疼痛导致患者呼吸变浅,畏惧咳痰等因素也会导致肺部感染的发生率大大增加。研究显示腹部术后伤口疼痛是导致患者肺部感染的重要因素,这提示术后镇痛的实施尤为重要,但同时应指出术后过度镇痛同样会导致呼吸系统的抑制甚至出现舌后坠等呼吸道梗阻,而区域神经阻滞实施的术后镇痛常无此类问题,可能为今后的发展趋势。一些消化道手术后患者反流误吸的风险大大增加,可导致术后误吸性肺炎以及低氧血症的发生率增高。

四、术后 PPC 危险因素及预测模型研究进展

(一) 术后 PPC 的危险因素

1. 年龄 老年人的肺泡和毛细血管周围的弹性纤维逐渐减少,肺组织的弹性减弱,收缩能力下降。此外还会发生动脉硬化、血管腔变细和毛细血管网数量减少,导致肺血流量减少与呼吸膜有效交换面积减少,从而严重削弱老年人肺功能。高龄在许多合并症相关的研究中均显示为高危因素,随着年龄的增加,患者的心肺储备功能显著降低,肺活量降低,肺通气及弥散功能减弱,术后更易发生肺不张。年龄>60岁或65岁在多项研究中被证实为PPC的危险因

素。更细的年龄分层显示，PPC 的发病风险随着年龄的增加而增加，与<60 岁患者比较，60~69 岁患者 PPC 的比值比 *OR* 及其 95% *CI* 为 2.1(1.7~2.6)，70~79 岁患者 PPC 的比值比 *OR* 及其 95% *CI* 为 3.1(2.1~4.4)；与<50 岁的患者相比，80 岁以上患者的风险进一步增加，*OR*(95% *CI*) 为 5.1(1.9~13.3)。除年龄本身之外，随着年龄增长，患者的衰弱日益增加，衰弱也被研究证明与 PPC 的发生有关。

2. ASA 分级　美国麻醉科医师协会健康状况分级(American Society of Anesthesiologists physical status classification, ASA 分级)代表了患者的合并症和器官功能状态，更高的 ASA 分级与 PPC 相关。ASA 分级 Ⅰ 级和 Ⅱ 级患者往往身体健康或有一定基础疾病但可完全代偿，这类患者术后发生并发症的发生率较低。而 Ⅲ 级以上的患者脏器处于失代偿的阶段，或者随时有生命危险的情况，合并症发生率较高。且研究显示 ASA 分级 ≥ Ⅲ 级者老年人比例明显增加。既往的大量研究显示 ASA 分级 ≥ Ⅲ 级者 PPC 发生率更高。随着 ASA 分级上升，患者 PPC 的发生率依次上升；与 ASA Ⅰ 级的患者相比，ASA 分级 ≥ Ⅱ 级的患者发生 PPC 的危险率>4 倍。但需要指出，也有些研究显示，ASA 分级和患者是否发生 PPC 之间的关联较弱。一项腹部手术相关的研究，收集了 241 例腹部手术患者的资料，将 PPC 定义为肺部感染、肺不张和胸腔积液，研究结果为 ASA 分级对于腹部手术后 PPC 的预测能力较弱。一项关于肾移植手术的研究也得出类似的结果。

3. 吸烟　吸烟会导致气道黏膜上皮的纤毛活动功能减弱，术后患者由于气管插管及机械通气等影响，气道分泌物增多，纤毛运动抑制会导致气道深部痰液排出不畅，气道净化功能降低，从而导致肺部感染、肺不张及低氧血症等并发症的发生率上升。美国医师协会在非心胸外科后 PPC 预防指南中指出，吸烟是肺部并发症发生的危险因素。4 项大型回顾性研究利用美国外科医师学会国家外科质量改善计划数据库的数据，整理了当前、以前(戒烟>1 年)和从不吸烟者术后并发症的信息，显示与以前吸烟者相比，当前吸烟的患者更可能发生 PPC，而以前吸烟者又比从不吸烟的患者更可能发生 PPC。吸烟患者中，其 PPC 发生的概率随着每年吸烟量的增加而上升。

术前进行戒烟可减少 PPC 的发生。一项 meta 分析对比吸烟者和戒烟 4 周的患者发生 PPC 的结果显示，戒烟者 PPC 发生率显著下降(相对危险度 *RR* = 0.81, 95% *CI* = 0.70~0.93)。对于戒烟时机而言，戒烟>4 周可使 PPC 减少 23%，戒烟>8 周可减少 47%，这表明最大优化术前戒烟可最大限度降低 PPC 的发生。同时，目前的研究不支持术前短时间戒烟可导致痰液量增加进而导致易感 PPC，但需要进一步研究评估术前 1~2 周戒烟是否有益处。另外，出于对身体健康的考虑，接受大手术的患者具有较高的永久戒烟的概率。有些研究提出，临床医师应重视并充分利用患者经历围手术期时对健康重新的思考，充分引导并帮助患者永久戒烟。

4. 体重指数(body mass index, BMI)　肥胖患者胸廓和膈肌运动受限，胸廓顺应性下降，肺容积下降，更易发生低氧血症，腹部手术后这种改变进一步加重。患者术后随着意识恢复，疼痛的感知、应激反应及氧耗会增加，而同时因多种原因导致的患者呼吸功能的障碍导致患者合并低氧血症等 PPC 的机会大大增加。研究显示 BMI 增加对限制性通气障碍的影响要大于对气道阻塞的影响。肺和胸壁周围和腹部肌肉之间的脂肪堆积可能对膈肌产生机械性的影响，阻碍吸气，降低胸壁的顺应性。肥胖还和循环中促炎因子如 C 反应蛋白、IL-6 和肿瘤坏死因子水平的增加有关。观察性研究显示，BMI 和第 1 秒用力呼气容积(forced expiratory volume in one second, FEV1)以及用力肺活量(forced vital capacity, FVC)成负相关。

5. 心房颤动　研究显示心房颤动为 PPC 的独立危险因素。心房颤动发病的病理生理机制相对复杂。有研究表明心房颤动的发生与炎症反应有一定关系，其内在机制包括内皮细胞损伤、白细胞生成组织因子、血小板活性增加和纤维蛋白原表达上调等。既往研究显示脑卒中患者合并心房颤动者肺炎发病率增加，这与心房颤动可能导致单核细胞功能障碍和淋巴细胞数下降，使人体免疫力降低有关。一项关于肝脏手术的研究显示，心房颤动是术后肺部感染发生的危险因素。同时心房颤动相关用药，如一些 β 受体阻滞剂有引起气道痉挛的风险。心房颤动患者心脏不规律的收缩和房室同步等现象会加重肺动脉高压、损害心功能继而导致患者肺不张的发病率增加。

6. 低白蛋白血症　许多研究均证实低白蛋白血症为 PPC 的危险因素。血清白蛋白水平代表患者的一般营养状况及其肝储备功能，白蛋白负责多种生物学功能。白蛋白是一种营养状态的生物标志物，一些研究表明低白蛋白血症和术后诸多合并症相关，尤其是 PPC。一些假说提出了低白蛋白血症与 PPC 发生发展相关的机制。一种假说认为，白蛋白浓度降低可抑制巨噬细胞的激活，损害免疫反应，使患者术后更容易受到感染或发生炎症反应。还有一种假说认为，白蛋白浓度降低可降低血浆渗透压，导致组织水肿和间质液渗漏，产生肺充血和水肿，同时促进细菌传播。

7. 高血压　高血压可导致人体循环后负荷增加，血管壁纤维坏死产生动脉粥样硬化导致脏器血供减少，损害脏器功能；除常见的心脏受损外，肺微循环也会受到影响，进而导致高血压患者术后合并症高发。研究显示高血压(收缩压>130mmHg 或者舒张压>85mmHg)与较低的 FEV1 和 FVC 相关。在 2001 年韩国的一项调查研究显示，收缩压升高与 FVC 下降相关。有研究提出血压和 FVC 之间的关系可能和高血压药物的使用有关。

8. 糖尿病　研究表明，2 型糖尿病患者肺功能较正常人更差。糖尿病患者肌力下降、肺内胶原蛋白糖基化、表面活性物质活性降低以及机体内存在炎症反应，这些变化均可影响糖尿病患者的肺功能。有研究发现，2 型糖尿病患者肺功能的下降有 14.9% 可归因于炎症,且糖尿病对患者肺功能的影响主要表现在对肺部顺应性的影响,而非阻塞性的影响。有观察性研究报道,肺功能降低是 2 型糖尿病的独立预测因子,同时即使在非糖尿病患者中,较高的空腹血糖也与较低的肺功能相关。糖尿病前期的患者肺功能低下可能和患者在子宫内、儿童早期或青春期的生活方式或环境因素相关,这些因素导致患者在将来罹患糖尿病和肺功能低下的风险增加。

9. 脓毒症 一些研究表明,术前的脓毒症是患者发生 PPC 的危险因素。脓毒症定义为由感染引起的全身炎症反应综合征。这是一种因病原微生物感染后引起的全身炎性反应,具有较高的发病率和病死率。而脓毒症常见的受累部位包括肺,急性肺损伤是脓毒症常见的并发症之一,研究显示 1/4~1/2 的脓毒症患者会并发肺损伤,并且脓毒症患者发生肺损伤的死亡率明显高于其他因素引起肺损伤,二者的 60d 死亡率分别为 38.2% 和 22.6%。急性肺损伤由多种因素引起,是一种急性、进行性的呼吸功能不全,往往由非心源性因素引起。脓毒症导致患者体内发生严重的炎症反应,致使肺泡血管上皮损伤,肺泡内液体渗出,并导致肺间质的充血水肿,最终导致肺部容积下降,顺应性降低,临床表现为呼吸窘迫、低氧血症以及肺水肿或胸腔积液等临床症状。脓毒症患者接受手术治疗可加重这些病理改变,导致患者易发生 PPC。

10. 手术时间 多项研究显示,手术时间为 PPC(如肺部感染)的独立危险因素。手术时间延长带来麻醉药用量增加,从而使术后肌力恢复延迟,残留性神经肌肉阻滞的风险增加;同时随着手术时间的延长,麻醉机为患者进行机械通气的时间也随之增加,气道自清洁能力降低,纤毛运动受损,向外输送分泌物的能力降低,患者的功能残气量也随之降低,常导致肺组织膨胀不全、肺顺应性降低及肺损伤发生率增加。

11. 外科手术类型 手术类型不同或部位不同,导致患者发生 PPC 的概率也不同,PPC 发生率最高的手术部位之一即为腹部。与耳鼻咽喉手术、下腹部手术、泌尿系手术、外周血管手术和脊柱手术相比,腹主动脉瘤修复术后肺炎的发生率明显增高。与下腹部切口相比,上腹部切口剖腹手术发生 PPC 的风险可能高达 15 倍。一项研究显示,与结肠切除术相比,食管切除术和其他上腹部手术的 PPC 发病率更高,但没有说明手术方式是腹腔镜还是开腹的。而急诊手术相较于择期手术 PPC 的风险增加 2~6 倍。与首次手术相比,再次手术可导致 PPC 增加 4~7 倍。

与开放式手术相比,腹腔镜手术在胃肠道手术中的 PPC 发生率更低。在众多比较开放手术与腹腔镜或机器人辅助手术后结果的研究中发现,开放手术的 PPC 发生率明显高于腹腔镜或机器人辅助手术。微创手术造成的组织创伤更少,而减少创伤与降低免疫和代谢急性期反应相关。这些免疫反应的减少与 PCC 的减少有关。此外,由于微创手术术后疼痛水平低,有利于早期肺康复,其对于减少 PPC

的发生也有重要意义。

12. 胃管 胃管作为连通胃肠道和胃肠减压器的通路,可为患者实施胃肠减压,加速吻合口瘘、消化道出血和幽门梗阻等类型患者的康复,同时还便于观察胃液性状评估出血等并发症。但对于 PPC 而言,一些研究已经明确鼻胃管的放置是其重要的危险因素。有研究显示放置胃管可引起患者的应激和不适,导致患者难以有效地进行咳嗽咳痰和呼吸锻炼,并影响患者早期进食,导致术后康复的延缓,更易诱发肺部感染。如果在围手术期使用胃管,接受腹部手术的患者发生 PPC 的可能增加 5~8 倍。一项 meta 分析显示,常规使用胃管会增加肺不张和肺炎的发生率。两项荟萃分析显示,腹部择期或急诊开放手术后常规放置胃管并没有益处。传统经验上,在腹部手术后保留胃管可加速肠功能的恢复、减少胃扩张及保护吻合口,但考虑到如上所述胃管与 PPC 的关联,胃管的保留应更加谨慎。

13. 失血和输血 术中失血量过大会引起患者体内免疫因子和蛋白的大量丢失,导致免疫力的下降。大出血还容易导致严重的贫血和低白蛋白血症,使得肺内分流增加及换气功能降低,致机体水肿、肺部渗出或积液增加,从而引起低氧血症或者肺部感染的发生率增加。Kaufmann 等关于肺部肿瘤术后的一项研究显示,术中失血超过 500ml 者,更易出现肺部感染。

同时失血往往意味着需要输注血制品,输血相关肺损伤在以往的研究中已多有报道。输血相关急性肺损伤(transfusion related acute lung injury,TRALI)是一种临床综合征,表现为在输血期间或之后出现与低氧相关的急性非心源性肺水肿。TRALI 是由供体血液中的中性粒细胞介导的人类白细胞抗原(human leukocyte antigen,HLA)或人类中性粒细胞抗原(human neutrophil antigen,HNA)抗体对肺血管的损害引起。血液制品的储存也会积累引起 TRALI 的促炎介质。对于 TRALI 有一种双重打击假说:①第一次打击发生在那些已经因休克、脓毒症或器官损伤而患病的患者,白细胞介素-8、白细胞介素-6 和弹性蛋白酶-α1-抗胰蛋白酶复合物水平的升高导致中性粒细胞向肺血管集中,β2 整合素的构象改变使中性粒细胞黏附在肺毛细血管上;②第二次打击来自输血本身,血液制品中储存的抗体和生物活性脂质激活中性粒细胞,导致肺毛细血管渗漏,释放蛋白酶和弹性酶,活化 NADPH 氧化酶,引起肺水肿。据报道,输注女性献血者的血浆,TRALI 的发生率较高,因为文献发现,已分娩女性献血者血浆中含有多种 HLA 抗体。另有文献报道女性供体血浆中存在较多的抗 HLA Ⅱ类抗体和 HNA 阳性抗体。输注女性供体血浆的危重患者 TRALI 高发的原因,一方面是因为接受了更多的血制品,另一方面这类患者在输血前就有中性粒细胞被激活的表现,所以这类人群比其他患者具有更高的 TRALI 发生风险。

(二)PPC 的预测模型

肺部并发症的发展往往需要数天时间,中位时间从 4~

6d 不等，临床医师有一定的时间窗口可为高危人群实施肺功能优化、减轻疼痛及早期下床活动等措施以降低 PPC 的风险，所以早期识别 PPC 变得尤为重要。而风险预测模型可用于识别高危患者，为临床提供更为准确的风险评估。

PPC 预测模型目前主要由列线图和评分系统两种形式。已经发表了许多 PPC 的预测模型，其中大多数都有局限性：首先，大部分均为回顾性研究，且这类研究多数围绕着单一的不良预后展开，例如肺炎、呼吸衰竭、再插管和急性肺损伤等；其次，这类研究往往缺乏术中的危险因素。目前较为广泛的 PPC 预测模型是加泰罗尼亚外科患者呼吸风险评估模型（assess respiratory risk in surgical patients in Catalonia，ARISCAT）和术后肺部并发症的风险预测模型（local assessment of ventilatory management during general anaesthesia for surgery，LAS VEGAS）。ARISCAT 由 Canet 等于 2010 年建立，包含术前动脉血或脉搏血氧饱和度、1 个月内急性呼吸道感染、患者年龄、术前是否贫血、手术部位、手术时间及是否急诊手术 7 个变量，建模组 AUC 为 0.91，验证组为 0.88，具备良好的预测效能。LAS VEGAS 由 Neto 等于 2018 年建立，包含年龄、ASA 分级、术前是否贫血、术前低血氧饱和度、活动性癌症病史、阻塞性睡眠呼吸暂停、急诊手术、手术时间、呼气末正压过高、使用血管升压素等变量，建模 AUC 为 0.78，验证 AUC 为 0.72。Neto 等将两项评分进行对比研究，结果显示 LAS VEGAS 的 AUC 大于 ARISCAT，且 LAS VEGAS 风险预测模型的预测变量包含 ARISCAT 的变量。

需要指出的是，目前对于肺部并发症的预测模型，尚未有统一意见表明何种模型的效果最佳，因为各项研究对 PPC 界定范围不同，对应人群不同，纳入变量不同，入排标准也不尽相同，所以各模型之间存在差异，导致模型的一致性较差。同时围绕着腹部术后及危重症人群 PPC 展开的大样本预测模型的研究更加少见，而这类人群整体预后更差、PPC 发病率更高、合并症更多及大型手术占比更高；具有病情整体更加危重与更加复杂等特点，对这类人群建立特有的 PPC 预测模型具有重要临床意义。

五、总结

PPC 严重危害术后患者的身体健康，发病率高，对患者预后产生重大影响。PPC 包括一组疾病，其定义在一段时间内未得到统一，研究所囊括的 PPC 的种类也不尽相同，进而得到的预测模型或流行病学的研究结果也不尽相同。欧洲麻醉学会联合欧洲危重病医学会共同发布的围手术期临床结果定义指南明确了 PPC 的定义。基于明确的 PPC 定义，进而分析其危险因素，建立预测模型有助于医务人员对患者制订更具有针对性和预见性的防治方案，同时也有利于医务人员提前向患者告知风险，尽早改变患者的生活习惯或加强术前准备以减少这类疾病的发生。尤其是腹部术后危重患者，PPC 发病率更高，病情更加复杂，其合并症

和围手术期状态较普通患者人群有其自身特点，对于这类人群建立特有的 PPC 预测模型具有重要的临床意义。

（王斌 冯艺）

参 考 文 献

[1] MISKOVIC A，LUMB A B. Postoperative pulmonary complications[J]. Br J Anaesth，2017，118(3)：317-334.

[2] LUSQUINHOS J，TAVARES M，ABELHA F. Postoperative pulmonary complications and perioperative strategies：a systematic review[J]. Cureus，2023，15(5)：e38786.

[3] CHACON E，VILCHEZ V，EMAN P，et al. Effect of critical care complications on perioperative mortality and hospital length of stay after hepatectomy：a multicenter analysis of 21,443 patients[J]. Am J Surg，2019，218(1)：151-156.

[4] CHOUDHURI A H，CHANDRA S，AGGARWAL G，et al. Predictors of postoperative pulmonary complications after liver resection：results from a tertiary care intensive care unit[J]. Indian J Crit Care Med，2014，18(6)：358-362.

[5] CHIUMELLO D，CHEVALLARD G，GREGORETTI C. Non-invasive ventilation in postoperative patients：asystematic review[J]. Intensive Care Med，2011，37(6)：918-929.

[6] SAMEED M，CHOI H，AURON M，et al. Preoperative pulmonary risk assessment[J]. Respir Care，2021，66(7)：1150-1166.

[7] JAMMER I，WICKBOLDT N，SANDER M，et al. Standards for definitions and use of outcome measures for clinical effectiveness research in perioperative medicine：European Perioperative Clinical Outcome（EPCO）definitions：a statement from the ESA-ESICM joint taskforce on perioperative outcome measures[J]. Eur J Anaesthesiol，2015，32(2)：88-105.

[8] CANET J，GALLART L，GOMAR C，et al. Prediction of postoperative pulmonary complications in a population-based surgical cohort[J]. Anesthesiology，2010，113(6)：1338-1350.

[9] ABBOTT T，FOWLER A J，DOBBS T D，et al. Frequency of surgical treatment and related hospital procedures in the UK：a national ecological study using hospital episode statistics[J]. Br J Anaesth，2017，119(2)：249-257.

[10] WEISER T G，HAYNES A B，MOLINA G，et al. Estimate of the global volume of surgery in 2012：an assessment supporting improved health outcomes[J]. Lancet，2015，385 Suppl 2：S11.

[11] KHURI S F，HENDERSON W G，DEPALMA R G，et al. Determinants of long-term survival after major surgery and the adverse effect of postoperative complications

［J］. Ann Surg,2005,242(3):326-341.

［12］ ABBOTT T,FOWLER A J,PELOSI P,et al. A systematic review and consensus definitions for standardised endpoints in perioperative medicine:pulmonary complications［J］. Br J Anaesth,2018,120(5):1066-1079.

［13］ ACKLAND G L,IQBAL S,PAREDES L G,et al. Individualised oxygen delivery targeted haemodynamic therapy in high-risk surgical patients:a multicentre,randomised,double-blind,controlled,mechanistic trial［J］. Lancet Respir Med,2015,3(1):33-41.

［14］ WARNER D O. Preventing postoperative pulmonary complications:the role of the anesthesiologist［J］. Anesthesiology,2000,92(5):1467-1472.

［15］ AROZULLAH A M,DALEY J,HENDERSON W G,et al. Multifactorial risk index for predicting postoperative respiratory failure in men after major noncardiac surgery［J］. Ann Surg,2000,232(2):242-253.

［16］ IRELAND C J,CHAPMAN T M,MATHEW S F,et al. Continuous positive airway pressure (CPAP) during the postoperative period for prevention of postoperative morbidity and mortality following major abdominal surgery［J］. Cochrane Database Syst Rev, 2014, 2014 (8): CD008930.

［17］ LAWRENCE V A,HILSENBECK S G,MULROW C D,et al. Incidence and hospital stay for cardiac and pulmonary complications after abdominal surgery［J］. J Gen Intern Med,1995,10(12):671-678.

［18］ KHAN N A,QUAN H,BUGAR J M,et al. Association of postoperative complications with hospital costs and length of stay in a tertiary care center［J］. J Gen Intern Med,2006,21(2):177-180.

［19］ LAWRENCE V A,HILSENBECK S G,NOVECK H,et al. Medical complications and outcomes after hip fracture repair［J］. Arch Intern Med, 2002, 162 (18): 2053-2057.

［20］ SHANDER A,FLEISHER L A,BARIE P S,et al. Clinical and economic burden of postoperative pulmonary complications:patient safety summit on definition,risk-reducing interventions,and preventive strategies［J］. Crit Care Med,2011,39(9):2163-2172.

［21］ BRANSON R D. The scientific basis for postoperative respiratory care［J］. Respir Care, 2013, 58 (11): 1974-1984.

［22］ MAZO V,SABATÉ S,CANET J,et al. Prospective external validation of a predictive score for postoperative pulmonary complications ［J］. Anesthesiology, 2014, 121 (2):219-231.

［23］ CANET J,SABATÉ S,MAZO V,et al. Development and validation of a score to predict postoperative respiratory failure in a multicentre European cohort:a prospective, observational study［J］. Eur J Anaesthesiol, 2015, 32 (7):458-470.

［24］ SUNDMAN E,WITT H,OLSSON R,et al. The incidence and mechanisms of pharyngeal and upper esophageal dysfunction in partially paralyzed humans:pharyngeal videoradiography and simultaneous manometry after atracurium［J］. Anesthesiology,2000,92(4):977-984.

［25］ RAMACHANDRAN S K,NAFIU O O,GHAFERI A,et al. Independent predictors and outcomes of unanticipated early postoperative tracheal intubation after nonemergent,noncardiac surgery［J］. Anesthesiology, 2011, 115 (1):44-53.

［26］ KOR D J,WARNER D O,ALSARA A,et al. Derivation and diagnostic accuracy of the surgical lung injury prediction model［J］. Anesthesiology, 2011, 115 (1):117-128.

［27］ SMITH P R,BAIG M A,BRITO V,et al. Postoperative pulmonary complications after laparotomy［J］. Respiration,2010,80(4):269-274.

［28］ NAFIU O O,RAMACHANDRAN S K,ACKWERH R,et al. Factors associated with and consequences of unplanned postoperative intubation in elderly vascular and general surgery patients［J］. Eur J Anaesthesiol, 2011, 28(3):220-224.

［29］ FISHER B W,MAJUMDAR S R,MCALISTER F A. Predicting pulmonary complications after nonthoracic surgery:a systematic review of blinded studies［J］. Am J Med,2002,112(3):219-225.

［30］ FLEISHER L A,LINDE-ZWIRBLE W T. Incidence,outcome,and attributable resource use associated with pulmonary and cardiac complications after major small and large bowel procedures ［J］. Perioper Med (Lond), 2014,3:7.

［31］ TEPPEMA L J,BABY S. Anesthetics and control of breathing［J］. Respir Physiol Neurobiol,2011,177(2): 80-92.

［32］ LUNDQUIST H, HEDENSTIERNA G, STRANDBERG A,et al. CT-assessment of dependent lung densities in man during general anaesthesia［J］. Acta Radiol,1995, 36(6):626-632.

［33］ EDMARK L,KOSTOVA-AHERDAN K,ENLUND M,et al. Optimal oxygen concentration during induction of general anesthesia［J］. Anesthesiology,2003,98(1):28-33.

［34］ TUSMAN G,BÖHM S H,VAZQUEZ DE ANDA G F,et al. Alveolar recruitment strategy improves arterial oxygenation during general anaesthesia［J］. Br J Anaesth,

1999,82(1):8-13.

[35] ROTHEN H U, NEUMANN P, BERGLUND J E, et al. Dynamics of re-expansion of atelectasis during general anaesthesia[J]. Br J Anaesth,1999,82(4):551-556.

[36] GROSSE-SUNDRUP M, HENNEMAN J P, SANDBERG W S, et al. Intermediate acting non-depolarizing neuro-muscular blocking agents and risk of postoperative respiratory complications: prospective propensity score matched cohort study[J]. BMJ,2012,345:e6329.

[37] HERBSTREIT F, PETERS J, EIKERMANN M. Impaired upper airway integrity by residual neuromuscular blockade: increased airway collapsibility and blunted genioglossus muscle activity in response to negative pharyngeal pressure [J]. Anesthesiology, 2009, 110 (6): 1253-1260.

[38] BENOÎT Z, WICKY S, FISCHER J F, et al. The effect of increased FIO_2 before tracheal extubation on postoperative atelectasis [J]. Anesth Analg, 2002, 95 (6): 1777-1781.

[39] STRANDBERG A, TOKICS L, BRISMAR B, et al. Atelectasis during anaesthesia and in the postoperative period[J]. Acta Anaesthesiol Scand,1986,30(2):154-158.

[40] MYERS J R, LEMBECK L, O'KANE H, et al. Changes in functional residual capacity of the lung after operation [J]. Arch Surg,1975,110(5):576-583.

[41] CRAIG D B. Postoperative recovery of pulmonary function[J]. Anesth Analg,1981,60(1):46-52.

[42] LIU S, CARPENTER R L, NEAL J M. Epidural anesthesia and analgesia: their role in postoperative outcome [J]. Anesthesiology,1995,82(6):1474-1506.

[43] MAVROS M N, VELMAHOS G C, FALAGAS M E. Atelectasis as a cause of postoperative fever: where is the clinical evidence[J]. Chest,2011,140(2):418-424.

[44] SASAKI N, MEYER M J, EIKERMANN M. Postoperative respiratory muscle dysfunction: pathophysiology and preventive strategies[J]. Anesthesiology,2013,118(4):961-978.

[45] NIEUWENHUIJS D, BRUCE J, DRUMMOND G B, et al. Ventilatory responses after major surgery and high dependency care[J]. Br J Anaesth, 2012, 108 (5): 864-871.

[46] KELLER C, BRIMACOMBE J. Bronchial mucus transport velocity in paralyzed anesthetized patients: a comparison of the laryngeal mask airway and cuffed tracheal tube [J]. Anesth Analg,1998,86(6):1280-1282.

[47] KOKOTOVIC D, BERKFORS A, GÖGENUR I, et al. The effect of postoperative respiratory and mobilization interventions on postoperative complications following abdom-inal surgery: a systematic review and meta-analysis[J]. Eur J Trauma Emerg Surg,2021,47(4):975-990.

[48] XIE C, RAN G, CHEN D, et al. A narrative review of ultrasound-guided serratus anterior plane block [J]. Ann Palliat Med,2021,10(1):700-706.

[49] BODEN I, SULLIVAN K, HACKETT C, et al. ICEAGE (Incidence of Complications following Emergency Abdominal surgery: Get Exercising): study protocol of a pragmatic, multicentre, randomised controlled trial testing physiotherapy for the prevention of complications and improved physical recovery after emergency abdominal surgery[J]. World J Emerg Surg,2018,13:29.

[50] WANG B, LIANG H, ZHAO H, et al. Risk factors and predictive model for pulmonary complications in patients transferred to ICU after hepatectomy [J]. BMC Surg, 2023,23(1):150.

[51] SAKAI R L, ABRÃO G M, AYRES J F, et al. Prognostic factors for perioperative pulmonary events among patients undergoing upper abdominal surgery[J]. Sao Paulo Med J,2007,125(6):315-321.

[52] LI C, YANG W H, ZHOU J, et al. Risk factors for predicting postoperative complications after open infrarenal abdominal aortic aneurysm repair: results from a single vascular center in China[J]. J Clin Anesth, 2013, 25 (5):371-378.

[53] BROOKS-BRUNN J A. Predictors of postoperative pulmonary complications following abdominal surgery [J]. Chest,1997,111(3):564-571.

[54] PRICE L C, MARTINEZ G, BRAME A, et al. Perioperative management of patients with pulmonary hypertension undergoing non-cardiothoracic, non-obstetric surgery: a systematic review and expert consensus statement[J]. Br J Anaesth,2021,126(4):774-790.

[55] ROBINSON T N, WU D S, POINTER L, et al. Simple frailty score predicts postoperative complications across surgical specialties[J]. Am J Surg,2013,206(4):544-550.

[56] NETO A S, DA COSTA L, HEMMES S, et al. The LAS VEGAS risk score for prediction of postoperative pulmonary complications: an observational study[J]. Eur J Anaesthesiol,2018,35(9):691-701.

[57] GUPTA H, GUPTA P K, FANG X, et al. Development and validation of a risk calculator predicting postoperative respiratory failure[J]. Chest,2011,140(5):1207-1215.

[58] JEONG B H, SHIN B, EOM J S, et al. Development of a prediction rule for estimating postoperative pulmonary complications[J]. PLoS One,2014,9(12):e113656.

［59］HUA M,BRADY J E,LI G. A scoring system to predict unplanned intubation in patients having undergone major surgical procedures［J］. Anesth Analg,2012,115（1）: 88-94.

［60］BLUM J M,STENTZ M J,DECHERT R,et al. Preoperative and intraoperative predictors of postoperative acute respiratory distress syndrome in a general surgical population［J］. Anesthesiology,2013,118（1）:19-29.

［61］BRUECKMANN B,VILLA-URIBE J L,BATEMAN B T, et al. Development and validation of a score for prediction of postoperative respiratory complications［J］. Anesthesiology,2013,118（6）:1276-1285.

［62］KARA S,KÜPELI E,YILMAZ H,et al. Predicting pulmonary complications following upper and lower abdominal surgery:ASA vs. ARISCAT risk index［J］. Turk J Anaesthesiol Reanim,2020,48（2）:96-101.

［63］KUPELI E,ER DEDEKARGINOGLU B,ULUBAY G,et al. American Society of Anesthesiologists classification versus ARISCAT risk index:predicting pulmonary complications following renal transplant［J］. Exp Clin Transplant,2017,15（Suppl 1）:208-213.

［64］YANG C K,TENG A,LEE D Y,et al. Pulmonary complications after major abdominal surgery:National Surgical Quality Improvement Program analysis［J］. J Surg Res,2015,198（2）:441-449.

［65］MYLES P S,IACONO G A,HUNT J O,et al. Risk of respiratory complications and wound infection in patients undergoing ambulatory surgery:smokers versus nonsmokers［J］. Anesthesiology,2002,97（4）:842-847.

［66］SCHMID M,SOOD A,CAMPBELL L,et al. Impact of smoking on perioperative outcomes after major surgery ［J］. Am J Surg,2015,210（2）:221-229.

［67］TURAN A,MASCHA E J,ROBERMAN D,et al. Smoking and perioperative outcomes［J］. Anesthesiology, 2011,114（4）:837-846.

［68］MUSALLAM K M,ROSENDAAL F R,ZAATARI G,et al. Smoking and the risk of mortality and vascular and respiratory events in patients undergoing major surgery ［J］. JAMA Surg,2013,148（8）:755-762.

［69］MILLS E,EYAWO O,LOCKHART I,et al. Smoking cessation reduces postoperative complications:a systematic review and meta-analysis［J］. Am J Med,2011,124 （2）:144-154.

［70］WONG J,LAM D P,ABRISHAMI A,et al. Short-term preoperative smoking cessation and postoperative complications:a systematic review and meta-analysis［J］. Can J Anaesth,2012,59（3）:268-279.

［71］SHI Y,WARNER D O. Surgery as a teachable moment for smoking cessation［J］. Anesthesiology,2010,112 （1）:102-107.

［72］COVARRUBIAS J,GRIGORIAN A,SCHUBL S,et al. Obesity associated with increased postoperative pulmonary complications and mortality after trauma laparotomy ［J］. Eur J Trauma Emerg Surg,2021,47（5）:1561-1568.

［73］WIELSCHER M,AMARAL A,VAN DER PLAAT D,et al. Genetic correlation and causal relationships between cardio-metabolic traits and lung function impairment ［J］. Genome Med,2021,13（1）:104.

［74］LEONE N,COURBON D,THOMAS F,et al. Lung function impairment and metabolic syndrome:the critical role of abdominal obesity［J］. Am J Respir Crit Care Med, 2009,179（6）:509-516.

［75］KAWAI T,AUTIERI M V,SCALIA R. Adipose tissue inflammation and metabolic dysfunction in obesity［J］. Am J Physiol Cell Physiol,2021,320（3）:C375-C391.

［76］LOCKE A E,KAHALI B,BERNDT S I,et al. Genetic studies of body mass index yield new insights for obesity biology［J］. Nature,2015,518（7538）:197-206.

［77］GUO Y,LIP G Y,APOSTOLAKIS S. Inflammation in atrial fibrillation［J］. J Am Coll Cardiol,2012,60（22）: 2263-2270.

［78］WÄSTFELT M,CAO Y,STRÖM J O. Predictors of post-stroke fever and infections:a systematic review and meta-analysis［J］. BMC Neurol,2018,18（1）:49.

［79］HUG A,DALPKE A,WIECZOREK N,et al. Infarct volume is a major determiner of post-stroke immune cell function and susceptibility to infection［J］. Stroke,2009, 40（10）:3226-3232.

［80］HINDRICKS G,POTPARA T,DAGRES N,et al. 2020 ESC guidelines for the diagnosis and management of atrial fibrillation developed in collaboration with the European Association for Cardio-Thoracic Surgery（EACTS）: the task force for the diagnosis and management of atrial fibrillation of the European Society of Cardiology（ESC） developed with the special contribution of the European Heart Rhythm Association（EHRA）of the ESC［J］. Eur Heart J,2021,42（5）:373-498.

［81］MERCURIO V,PELOQUIN G,BOURJI K I,et al. Pulmonary arterial hypertension and atrial arrhythmias:incidence,risk factors,and clinical impact［J］. Pulm Circ, 2018,8（2）:2045894018769874.

［82］KOR D J,LINGINEN R K,GAJIC O,et al. Predicting risk of postoperative lung injury in high-risk surgical patients:a multicenter cohort study［J］. Anesthesiology, 2014,120（5）:1168-1181.

[83] QASEEM T. Risk assessment for and strategies to reduce perioperative pulmonary complications[J]. Ann Intern Med,2006,145(7):553.

[84] YU J,SEO H,KIM H K,et al. Risk factors for pulmonary complications after laparoscopic pylorus-preserving pancreaticoduodenectomy: a retrospective observational analysis[J]. Surg Laparosc Endosc Percutan Tech, 2018,28(2):128-132.

[85] CHEN Y,WU G,WANG R,et al. Preoperative albumin level serves as a predictor for postoperative pulmonary complications following elective laparoscopic gastrectomy [J]. Curr Pharm Des,2018,24(27):3250-3255.

[86] CHINA L,FREEMANTLE N,FORREST E,et al. A randomized trial of albumin infusions in hospitalized patients with cirrhosis[J]. N Engl J Med,2021,384(9): 808-817.

[87] YU J,PARK J Y,KIM D H,et al. Incidence and risk factors of pulmonary complications after robot-assisted laparoscopic prostatectomy: a retrospective observational analysis of 2208 patients at a large single center[J]. J Clin Med,2019,8(10):1509.

[88] RIVADENEIRA D E,GROBMYER S R,NAAMA H A, et al. Malnutrition-induced macrophage apoptosis[J]. Surgery,2001,129(5):617-625.

[89] RANASINGHE P,MATHANGASINGHE Y,JAYAWARDENA R,et al. Prevalence and trends of metabolic syndrome among adults in the Asia-Pacific region: a systematic review[J]. BMC Public Health,2017,17(1):101.

[90] SCHNABEL E,KARRASCH S,SCHULZ H,et al. High blood pressure, antihypertensive medication and lung function in a general adult population[J]. Respir Res, 2011,12(1):50.

[91] YEH H C,PUNJABI N M,WANG N Y,et al. Cross-sectional and prospective study of lung function in adults with type 2 diabetes: the Atherosclerosis Risk in Communities (ARIC) study[J]. Diabetes Care,2008,31(4): 741-746.

[92] LECUBE A,SIMÓ R,PALLAYOVA M,et al. Pulmonary function and sleep breathing: two new targets for type 2 diabetes care[J]. Endocr Rev,2017,38(6):550-573.

[93] ZAIGHAM S,NILSSON P M,WOLLMER P,et al. The temporal relationship between poor lung function and the risk of diabetes[J]. BMC Pulm Med,2016,16(1):75.

[94] YAMANE T,YOKOYAMA A,KITAHARA Y,et al. Cross-sectional and prospective study of the association between lung function and prediabetes[J]. BMJ Open, 2013,3(2):e002179.

[95] BELLANI G,LAFFEY J G,PHAM T,et al. Epidemiology,patterns of care,and mortality for patients with acute respiratory distress syndrome in intensive care units in 50 countries[J]. JAMA,2016,315(8):788-800.

[96] YOOC J W,JU S,LEE S J,et al. Red cell distribution width/albumin ratio is associated with 60-day mortality in patients with acute respiratory distress syndrome[J]. Infect Dis(Lond),2020,52(4):266-270.

[97] 邱佳男,宋吉官,陈龙,等. KL-6 和 SP-D 在脓毒症合并急性肺损伤患者中的表达及其与患者预后的关系 [J]. 临床急诊杂志,2021,22(3):188-192.

[98] 白丹,向雯,陈心足,等. 胃癌术后肺部感染发生因素及围手术期干预措施[J]. 中华胃肠外科杂志,2021, 24(2):185-190.

[99] AROZULLAH A M,KHURI S F,HENDERSON W G,et al. Development and validation of a multifactorial risk index for predicting postoperative pneumonia after major noncardiac surgery[J]. Ann Intern Med, 2001, 135 (10):847-857.

[100] LEE C Z,KAO L T,LIN H C,et al. Comparison of clinical outcome between laparoscopic and open right hemicolectomy: a nationwide study[J]. World J Surg Oncol,2015,13:250.

[101] BABLEKOS G D,MICHAELIDES S A,ANALITIS A,et al. Effects of laparoscopic cholecystectomy on lung function: a systematic review[J]. World J Gastroenterol,2014,20(46):17603-17617.

[102] JIANG L,YANG K H,GUAN Q L,et al. Laparoscopy-assisted gastrectomy versus open gastrectomy for resectable gastric cancer: an update meta-analysis based on randomized controlled trials[J]. Surg Endosc,2013,27 (7):2466-2480.

[103] KARAYIANNAKIS A J,MAKRI G G,MANTZIOKA A, et al. Postoperative pulmonary function after laparoscopic and open cholecystectomy[J]. Br J Anaesth, 1996, 77(4):448-452.

[104] CAO L,YANG Z,QI L,et al. Robot-assisted and laparoscopic vs open radical prostatectomy in clinically localized prostate cancer: perioperative, functional, and oncological outcomes: a systematic review and meta-analysis[J]. Medicine (Baltimore), 2019, 98 (22): e15770.

[105] VITTIMBERGA F J JR,FOLEY D P,MEYERS W C,et al. Laparoscopic surgery and the systemic immune response[J]. Ann Surg,1998,227(3):326-334.

[106] NG C K,KAUFFMAN E C,LEE M M,et al. A comparison of postoperative complications in open versus robotic cystectomy[J]. Eur Urol,2010,57(2):274-281.

[107] BISGAARD T, KEHLET H. Early oral feeding after

elective abdominal surgery: what are the issues[J]. Nutrition,2002,18(11/12):944-948.

[108] MCALISTER F A, BERTSCH K, MAN J, et al. Incidence of and risk factors for pulmonary complications after nonthoracic surgery[J]. Am J Respir Crit Care Med,2005,171(5):514-517.

[109] CHEATHAM M L,CHAPMAN W C,KEY S P,et al. A meta-analysis of selective versus routine nasogastric decompression after elective laparotomy[J]. Ann Surg, 1995,221(5):469-476.

[110] NELSON R, EDWARDS S, TSE B. Prophylactic nasogastric decompression after abdominal surgery[J]. Cochrane Database Syst Rev,2007,2007(3):CD004929.

[111] KAUFMANN K B,LOOP T,HEINRICH S. Risk factors for post-operative pulmonary complications in lung cancer patients after video-assisted thoracoscopic lung resection: results of the German Thorax Registry[J]. Acta Anaesthesiol Scand,2019,63(8):1009-1018.

[112] ROUBINIAN N. TACO and TRALI: biology, risk factors,and prevention strategies[J]. Hematology Am Soc Hematol Educ Program,2018,2018(1):585-594.

[113] OTROCK Z K,LIU C, GROSSMAN B J. Transfusion-related acute lung injury risk mitigation: an update[J]. Vox Sang,2017,112(8):694-703.

[114] MARIK P E,CORWIN H L. Acute lung injury following blood transfusion: expanding the definition[J]. Crit Care Med,2008,36(11):3080-3084.

[115] LANGEREIS J D. Neutrophil integrin affinity regulation in adhesion,migration,and bacterial clearance[J]. Cell Adh Migr,2013,7(6):476-481.

[116] ROSSAINT J,ZARBOCK A. Tissue-specific neutrophil recruitment into the lung,liver,and kidney[J]. J Innate Immun,2013,5(4):348-357.

[117] KAWASAKI K, YAMAMOTO M, SUKA Y, et al. Development and validation of a nomogram predicting postoperative pneumonia after major abdominal surgery [J]. Surg Today,2019,49(9):769-777.

[118] TAKESUE Y,MIYATA H,GOTOH M,et al. Risk calculator for predicting postoperative pneumonia after gastroenterological surgery based on a national Japanese database[J]. Ann Gastroenterol Surg,2019,3(4):405-415.

60 基于机器学习预测术后肺部并发症风险预测模型开发的最新进展

术后肺部并发症(postoperative pulmonary complication, PPC)几乎涵盖了术后影响呼吸系统的任何并发症,严重时可导致患者住院时间延长及医疗费用增加,甚至死亡。据统计全球每年大约有 2.3 亿次手术,PPC 发病率大约在 1%~23% 之间,对其准确的预测将对世界医疗卫生保健系统产生巨大影响。近年来,随着医学大数据和人工智能技术的发展,基于机器学习和深度学习的预测模型在 PPC 预测中显示出巨大的潜力。传统的临床评分系统,如 ASA 评分和 Charlson 合并症指数,虽然在一定程度上可以预测术后并发症的风险,但其准确性和适用性有限。相比之下,机器学习模型能够处理大量的、多维度的临床数据,通过复杂的算法提高预测的准确性和个性化。在各种机器学习模型中,逻辑回归、决策树、随机森林及支持向量机等传统算法已经被广泛应用于术后并发症的预测研究中。此外,深度学习模型,特别是卷积神经网络(convolutional neural network, CNN)和循环神经网络(recurrent neural networks, RNN),在医学影像和时间序列数据处理方面展现出优异的性能。这些模型不仅提高了预测的准确性,还能提供可解释性的预测结果,有助于临床医师制订个性化的治疗方案。尽管取得了显著的进展,PPC 预测模型的实际临床应用仍面临诸多挑战。例如,数据质量和数量的不足、模型的透明性和可解释性问题,以及不同医院和患者群体间的外部验证和推广应用问题等。因此,进一步的研究需要在提高模型性能的同时,解决这些关键问题,以实现预测模型在临床实践中的广泛应用。综上所述,本综述旨在系统回顾 PPC 预测模型的最新研究进展,探讨不同预测模型的应用现状、优缺点及其在临床中的应用前景,提出未来研究的方向和建议。

一、术后肺部并发症的病因与分类

PPC 可视为一种复合结局性指标,目前常用的评估标准是欧洲围手术期临床结局(European Perioperative Clinical Outcome, EPCO)定义指南。了解 PPC 的病因与分类对于制订有效的预防和治疗策略至关重要。

(一) 主要病因

PPC 的病因多种多样,主要包括手术因素和患者因素。

手术相关因素包括以下几种。①手术类型:某些手术类型,如胸部和上腹部手术、颈部和大血管手术、神经外科手术 PPC 的发生率明显较高;②麻醉方式:全身麻醉较局部麻醉更易导致术后并发症,特别是当麻醉时间较长时;③手术时长:长时间的手术增加了患者 PPC 的风险。

患者相关因素包括以下几种。①年龄:多项研究结果显示,60 岁或 65 岁以上的年龄是一个危险因素,更详细的年龄分层显示,随着年龄的增长 PPC 的风险随之增加;②基础疾病:慢性肺部疾病,心脏病,糖尿病等基础疾病显著增加 PPC 的发生率;③生活方式:吸烟、肥胖和长期卧床等不良生活方式也是 PPC 的风险因素。

(二) 术后肺部并发症分类

PPC 种类繁多,根据其发生机制和临床表现,可以分为以下几类。

感染性并发症:①肺炎是最常见的 PPC,通常由细菌、病毒或真菌感染引起,术后肺炎的症状包括发热、咳嗽、痰多和呼吸困难等;②术后支气管炎通常表现为咳嗽、咳痰和气促,多由细菌感染引起。

非感染性并发症:①手术期间或术后由于肺泡塌陷导致的肺不张,表现为呼吸困难及缺氧等症状;②手术和麻醉过程中体液管理不当可导致术后肺水肿,表现为呼吸困难、咳粉红色泡沫痰等;③术后由于肺损伤或全身炎症反应导致的急性呼吸窘迫综合征,是一种危及生命的并发症,表现为严重的呼吸困难和低氧血症。

血栓栓塞性并发症:肺栓塞是术后由于静脉血栓脱落进入肺循环引起的肺栓塞,表现为突发的胸痛、呼吸困难和低氧血症等症状。

气胸:术后气胸是由于手术损伤或术中操作不当导致的术后气胸,表现为胸痛和呼吸困难等。

二、术后肺部并发症的传统预测方法

PPC 传统预测方法基于临床评分系统和医师临床经验进

行。临床评分系统是预测术后并发症的一种常用方法,通过量化患者的术前和术中风险因素来估计并发症的发生概率。

以下是目前临床研究中常用于预测 PPC 的临床评分系统。①Charlson 合并指数:通过量化患者的多种合并症来评估术后并发症的风险。研究表明,这个指数在预测远期 PPC 方面具有一定的准确性,但对短期并发症的预测效果较差。②ARISCAT 风险指数:是一种专门用于评估 PPC 风险的评分系统。这个指数结合了患者的年龄、手术类型、手术时间、术前血氧饱和度、急性呼吸道感染史、术前贫血和胸部 X 射线检查检查结果等因素。ARISCAT 风险指数在多个研究中被证明具有较高的预测准确性和可重复性,然而,其也存在一定局限性,可能无法充分考虑某些手术特定的风险因素,且在不同人群中的适用性和普遍性需要进一步验证。③其他生理指标:如体重指数(body mass index,BMI)、血清白蛋白水平和血氧饱和度等也被用来预测 PPC。这些指标虽然简单易行,但单独使用时预测效果有限。

医师的临床经验在 PPC 的预测中也发挥了重要作用。经验丰富的外科医师和麻醉科医师能够通过观察和评估患者的临床表现,做出相对准确的预测。然而,这种方法高度依赖于个人经验,缺乏标准化和可重复性。综上所述,虽然临床评分系统和医师的临床经验在一定程度上能够预测 PPC,但具有局限性。首先是主观性强,许多评分系统依赖于主观评估,容易受到评估者个人判断的影响,缺乏一致性和客观性;其次是数据不足,传统方法通常只考虑有限的几个风险因素,忽视了患者的多维度信息;最后许多评分系统对特定类型的手术和患者群体有效,但在不同的临床场景下表现不佳。

三、机器学习模型在术后肺部并发症中的运用

近年来,随着医学大数据和人工智能技术的发展,机器学习(machine learning,ML)在 PPC 预测中的应用日益广泛。相比传统的预测方法,机器学习模型能够处理大量、多维度的临床数据,通过复杂的算法提高预测的准确性和个性化。机器模型在 PPC 发生风险模型的应用研究见表 60-1。各模型构建基本步骤详见图 60-1。

(一)数据来源与预处理

1. 数据来源 机器学习模型的有效性在很大程度上依赖于高质量的数据来源。特征数据来源包括以下几个方面:①电子病历:包括患者的基本信息、手术记录以及术前和术后检查结果等;②医学影像数据:如胸部 X 射线检查和 CT 示肿瘤大小与位置等;③手术监测数据:如术中呼吸动力学特征和麻醉记录等;④基因组数据:包括患者的基因突变信息与单核苷酸多态性(single nucleotide polymorphism,SNP)数据等,这些基因组数据可以提供患者对某些治疗的响应和遗传背景信息;⑤免疫组学数据:免疫细胞类型和数量、细胞因子水平(如 IL-6、TNF-α 及 IL-1β 等);⑥生物标志物数据:如血液、尿液和其他体液中的特定蛋白质、酶和代谢物水平等。

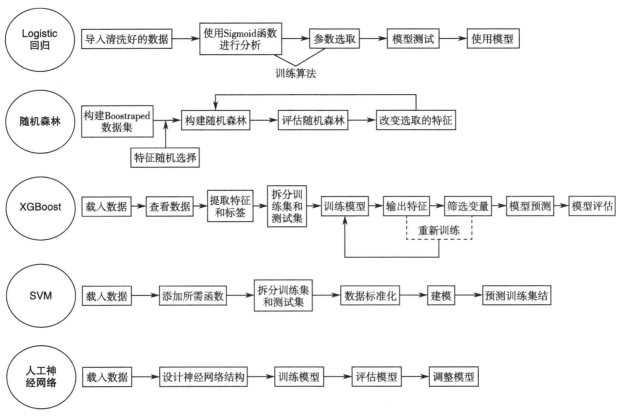

图 60-1 不同机器学习模型构建流程图

表60-1　机器学习模型在术后肺部并发症发生风险预测模型的应用研究

作者	发表年份	数据量	人群	预测模型	特征选取	模型质量	结论
Siavash Bolourani 等	2020	4 062（训练集：测试集＝7.5：2.5）	肺叶切除术患者	随机森林（RF）、合成少数过采样技术（SMOTE）	年龄、性别、种族、慢性疾病、术前营养状况以及术中和术后事件等共15个特征	模型1（基于RF算法构建的模型）在测试集中的AUC为0.997,特异度为99.7%,灵敏度为75%,模型2（应用SMOTE算法后的RF模型）灵敏度提高至83.3%,特异度下降至94.4%,AUC为0.986	机器学习算法能够准确预测肺叶切除术后的呼吸衰竭风险。基于SMOTE的高灵敏度模型可用于临床决策,而高特异度模型适用于质量评估。主要风险因素包括慢性病、术前营养状况差以及术中和术后并发症
Chaojin Chen 等	2021	训练集：414；验证集：177	接受活体或尸体供体肝移植患者	Logistic 回归、支持向量机（SVM）、随机森林（RF）、多层感知器（MLP）、极限梯度提升（XGBoost）、梯度提升（GBM）	性别、年龄、BMI、合并症、肝移植病因学和实验室检查等33个特征	AUC 分别为 0.68、0.676、0.781、0.678、0.794、0.772	研究首次证明了包含14个共同变量的XGBoost模型可以预测原位肝移植患者术后肺炎
Qiong Xue 等	2021	926（训练集：测试集＝7：3）	急诊胃肠道手术患者	Logistic 回归、决策树（DT）、梯度提升（GBM）、极限梯度提升（XGBoost）、轻量级梯度提升（LightGBM）	术前白蛋白、术后第3天胆固醇、术后白蛋白、术后第1天血小板计数和术后第1天胆固醇等40个特征	LightGBM模型表现较为优异,AUC为0.814	机器学习算法可以预测淋漫性腹膜炎患者的PPC。主要变量包括白蛋白、胆固醇和血小板
Xiran Peng 等	2022	训练集：12 240；测试集：7 579	年龄≥65岁,接受全身麻醉手术的患者	深度神经网络（DNN）、极限梯度提升（XGBoost）、梯度增压机（EBM）、随机森林（RF）、支持向量机（SVM）、弹性净逻辑回归	性别、年龄、心率、吸烟史和饮酒史等127个特征	DNN在6个模型中表现最优,训练集AUC为0.884;测试集AUC为0.889	基于自然语言数据和结构化数据相结合的DNN模型可提高高老年患者PPC的预测能力
Xiaolei Jing 等	2022	训练集：248；测试集：106	紧急脑出血手术患者	Logistic 回归、随机森林（RF）、k 最近邻法（KNN）、随机梯度下降（SGD）、支持向量分类（SVC）	受教育程度、格拉斯哥昏迷评分（GCS评分）和吸烟史等27个因素	RF模型表现最佳,AUC为0.794	当前吸烟者、淋巴细胞计数、凝血时间和ASA分级是肺部并发症的独立危险因素。机器学习方法也可以为肺部并发症的预测提供更多的证据

续表

作者	发表年份	数据量	人群	预测模型	特征选取	模型质量	结论
Robert T. van Kooten 等	2022	6 427（训练集：测试集=7.5：2.5）	食管胃癌手术患者	Logistic 回归、LASSO 回归、k 最近邻域法（KNN）、神经网络（NN）、支持向量机（SVM）、随机森林（RF）、自适应提升（AdaBoost）、超级学习器（Super Learner）	糖尿病、既往恶性肿瘤史、类固醇使用、肿瘤分期、淋巴结情况和手术方式等 28 个特征	所有预测 PPC 的模型中，广义线性模型（GLM）AUC 最高为 0.644。机器学习 NN 在 PPC 预测中表现较优良，准确率、召回率和 F1 得分分别为 0.81、0.72 和 0.76	研究结果表明，尽管机器学习模型能够预测术后并发症，但其性能并不优于传统的 Logistic 回归模型。预测模型在术前风险评估和治疗决策中有一定的应用价值，但临床专业知识仍然是必要的
Guanghua Huang 等	2022	训练集：760；测试集：325	肺癌手术患者	Logistic 回归、随机森林（RF）、极限梯度提升（XGBoost）	酒精摄入、COPD、心律失常、脑血管疾病、ppoF-EV1% 和 FEV1/FVC 等 15 个特征	XGBoost 模型表现优异，AUC 为 0.767	研究表明，XGBoost 模型在预测术后心肺并发症方面表现最好。ppoF-EV1% 和 FEV1/FVC 是最重要的预测因子。进一步验证不同场景下模型的有效性是必要的
Vivek Mathew Abraham 等	2022	训练集：27 011；测试集：7 045	接受无菌全髋关节翻修术和全膝关节置换术的患者	极限梯度提升（XGBoost）	年龄、BMI、术前钠水平、术前红细胞压积和 COPD 等 22 个特征	XGBoost 模型在预测并发症的 C 指数为 0.78（训练集）和 0.82（验证集）	基于 XGBoost 的机器学习模型能够准确预测术后无菌全髋关节翻修术后 30d 死亡率、心血管并发症和呼吸系统并发症，相关的风险因素包括低红细胞压积、高龄、低 BMI 和术前钠水平异常
Jong-Ho Kim 等	2023	训练集：88 969；测试集：22 243	无术前肺部并发症的成人手术患者	Logistic 回归、随机森林（RF）、MLP 神经网络、极限梯度提升（XGBoost）、LightGBM	纳入包含患者特征、既往疾病和术中因素的 102 个特征	AUC 为 0.699～0.767（Logistic 回归最高）；F1 评分=0.446~0.526（RF 最高）	机器学习模型提供了预测 PPC 的价值，显著预测了预测特征对于预测具有重要意义
Bing Xue 等	2023	111 888（训练集：测试集：验证集=7:2:1）	成人手术患者	Logistic 回归、支持向量机（SVM）、随机森林（RF）、梯度提升树（GBT）、深度神经网络（DNN）	性别、年龄、BMI、Charlson 共病指数、功能状态和 ASA 分级等 711 个特征	不同模型对不同并发症的表现优异程度不同，选取最优模型对急性肾炎展示，其中 GBT 模型对急性肾炎 AUC 为 0.905；DNN 对 PE 的 AUC 为 0.831	使用术前和术中数据的机器学习模型可以预测术后并发症，并生成有意义的解释，且具有临床意义可靠，支持围手术期管理决策

续表

作者	发表年份	数据量	人群	预测模型	特征选取	模型质量	结论
Jong Ho Kim 等	2023	训练集:221 908;测试集:34 991	成人手术患者	Logistic回归、平衡随机森林(BRF)、极限梯度提升(XGBoost)、轻量级梯度提升(LightGBM)、多层感知器(MLP)	动脉线监测、ASA体能状态、尿量、年龄和导尿管状态等98个特征	BRF模型表现较为优异,AUC为0.91,但其精度和F1评分较低	使用机器学习模型可以有效预测术后肺水肿的风险,但需要进一步改进以降低误报率,提高实际应用价值
Jie Liu 等	2023	训练集:6 842;测试集:2 933	65岁及以上接受全身麻醉的老年患者	Logistic回归、LASSO回归	年龄、性别、BMI、吸烟史、饮酒史、术前SpO_2、慢性阻塞性肺疾病和细胞输注等29个特征	LASSO回归模型的C指数为0.740(训练集)和0.748(验证集);LASSO回归模型表现优于ARISCAT模型(C指数为0.717)	基于LASSO回归构建的机器学习算法在预测老年患者PPC的风险方面优于ARISCAT模型,可以帮助临床医师优化预防和干预措施
Yihai Zhai 等	2023	718(训练集:测试集=7:3)	非小细胞肺癌手术患者	Logistic回归、决策树(DT)、随机森林(RF)、梯度提升决策树(GBDT)、极限梯度提升(XGBoost)	性别、年龄、BMI、肺功能、术前ASA评分、麻醉方式、手术时长和术中失血量等20个特征	RF模型表现较为优异,AUC为0.856	基于机器学习和SHAP方法的预测模型能够准确预测非小细胞肺癌术后的心肺并发症,RF模型表现最佳。性别、年龄和术中失血量是最重要的预测因子。此模型可帮助临床医师进行个性化的风险评估和干预
Peiyi Li 等	2024	训练集:10 484;测试集:309	年龄≥65岁的手术患者	Logistic回归、Ridge回归、随机森林(RF)、极限梯度提升(XGBoost)、梯度提升决策树(GBDT)、多层感知器(MLP)	性别、年龄、BMI、ASA分级、虚弱状态和手术部位等35个特征	XGBoost在6个模型中表现最优,AUROC训练集:AUC为0.878,测试集:AUC为0.881	实时识别手术患者PPC的风险可以帮助个性化术中呼吸策略,减少PPC

2. 为了确保模型的准确性和稳定性,数据预处理是至关重要的一步,主要包括以下几个步骤。①数据清洗:处理缺失数据、异常值和噪声。常用的方法包括均值插补、回归插补以及删除含有大量缺失值的记录。②数据归一化和标准化:将数据进行归一化,将数据缩放到[0,1];或进行标准化,例如使数据服从标准正态分布以提高模型的收敛速度和稳定性。③特征提取与选择:从原始数据中提取出对预测 PPC 有重要影响的特征。常用的方法包括主成分分析(principal component analysis,PCA)、互信息法及最小绝对收缩和选择算子(least absolute shrinkage and selection operator,LASSO)回归等。④数据增强:特别是对于医学影像数据,可以通过旋转、翻转或平移等方法进行数据增强,以提高模型的泛化能力。

(二)模型评估指标

在预测 PPC 方面,评估模型性能的指标对于确定模型的真实性和可靠性至关重要。常用的模型评估指标包括灵敏度、特异度、符合率、受试者操作特征曲线(receiver operator characteristic curve,ROC curve)的曲线下面积(area under the roc curve,AUC)以及 F1 指数(F1 measure)。

1. 灵敏度和特异度 灵敏度也称为真正例率,表示模型正确识别出所有阳性病例的能力。特异度也称为真负例率,表示模型正确识别出所有阴性病例的能力。在预测术后并发症时,灵敏度高的模型能够有效捕捉所有可能发生并发症的患者,而特异度高的模型则能有效排除未发生并发症的患者。

2. 符合率 表示模型正确预测的样本占总样本的比例。然而,由于术后并发症发生率通常较低,仅使用符合率可能会导致对模型性能的误导性评估。例如,在高度不平衡的数据集中,简单地预测所有样本为阴性就可以获得较高的符合率,但这样的模型显然是无用的。因此,结合灵敏度和特异度进行综合评估是必要的。

3. ROC 曲线和 AUC ROC 曲线通过绘制灵敏度对 1-特异度的曲线来反映模型在各种阈值下的表现。AUC 则是这条曲线下的面积,通常用于衡量二分类模型的整体性能。AUC 值越接近 1,表示模型的性能越好。在 PPC 的预测中,AUC 是评价模型区分能力的标准指标。研究表明,使用 Logistic 回归模型预测 PPC 的 AUC 范围通常在 0.7~0.8,表明其具有良好的区分能力。

4. F1 指数 F1 指数是准确率和召回率的调和平均数,用于综合评估模型的精确度和召回能力。F1 指数在应对数据不平衡问题时尤为重要,因为它同时考虑了假阳性和假阴性的影响。在预测术后并发症时,使用 F1 指数可以更好地评估模型在处理真实阳性和真实阴性样本上的综合能力。

(三)基于机器学习的术后肺部并发症发生风险预测模型的应用

1. 基于 Logistic 回归模型的 PPC 发生风险预测模型 Logistic 回归属于机器学习模型中较为基础的模型,是一种适用于二分类问题的统计模型,广泛应用于医学预测。它通过估计事件发生的概率来进行分类。按照 Logistic 回归的原理构建模型,一般会采用梯度下降算法或牛顿法等优化方法对模型进行拟合。关键在于构建 Logistic 回归模型的假设函数。Logistic 回归模型并不算回归算法,仅适用于基于条件概率的分类模型,其通过对自变量(特征)的加权求和并经过 Logistic 函数(S 型函数)变换后输出一个概率值,用于预测事件发生的风险。Logistic 模型在 PPC 预测中因其简洁性、透明性并且能够提供明确的系数解释,使临床医师能够理解每个特征的贡献优势在临床研究中得以大量运用,但也因其在处理非线性数据时表现不佳和高度依赖于特征工程,需要临床研究者精心选择和处理特征的缺陷,在其作为基准模型与其他机器学习模型性能进行对比时表现不佳。

模型效能是评价 Logistic 回归预测模型优劣的重要指标,不同研究间模型质量存在一定差异,例如在 Huang 等的研究中,Logistic 回归模型的 AUC 达到 0.728,显示了较好的预测性能,而在另一项研究中此模型 AUC 仅为 0.68。这种差异反映了多个因素的影响,在 Huang 等的研究中,尽管样本量相对较小,模型却展示出了更为优异的性能,这可能归因于严格的数据质量控制和科学的特征选择。研究中使用了关键的肺功能指标如 ppoFEV1% 和 FEV1/FVC,这些特征与 PPC 具有较强的相关性,从而提高了模型的预测能力。数据分割和验证方法的选择同样重要。Huang 等的研究采用了五折交叉验证,这种方法能够充分利用数据,并提供稳健的模型评估结果。此外,超参数调整对模型效能的影响也不容忽视。Huang 等通过 Akaike 信息准则对模型进行了细致的超参数优化,以平衡模型的复杂性和预测性能,避免过拟合问题。相比之下,另一项研究可能在超参数调整方面不够精细,未能充分优化模型,从而影响了其模型性能。在与其他机器模型的比较中,尽管复杂模型如随机森林和 XGBoost 在处理非线性关系和高维数据时表现优越,但 Logistic 回归模型凭借其简单性和易解释性,仍然具有独特优势。Huang 等的研究表明,尽管 XGBoost 模型的性能表现优异,但与 Logistic 回归模型相比差异无统计学意义,这说明在实际临床应用中,Logistic 回归模型仍是一个可靠且易于解释的选择。Van Kooten 等的研究进一步支持这一观点,即 Logistic 回归模型在实际应用中仍具有重要价值。综上所述,显著特征的挑选对于 Logistic 预测模型的建立具有重要意义,在研究者科学挑选特征纳入,严格进行数据质量控制后,或许能弥补 Logistic 回归在处理大批量复杂数据时的劣势。

2. 基于随机森林模型的 PPC 风险预测模型 随机森林(random forest,RF)模型是一种集成学习方法,通过构建多个决策树模型并进行综合评估,以提高预测性能和稳定性。RF 能够处理包含大量特征的数据集,并在特征选择过程中自动识别最重要的特征。近年来随着机器学习预测模型在临床研究领域的大量应用,RF 模型也因其够处理高维数据和复杂非线性关系的优势被广泛运用于 PPC 预测中。在建立 RF 模型时,数据质量和数量也是影响其效能的首要因素,但与传统 Logistic 回归模型不同的是,RF 模型在处理含大量特征的数据集时具有明显优势,似乎在大样本与结局相关的高风险人群数据集应用时效能更佳。在 Peng 等的研究中纳入了 12 240 例老年患者,RF 模型 AUC 为 0.87,符合率更是达到了 0.886,而在另一项研究中,纳入 354 例紧急脑出血患者,其 RF 模型在所有模型中性能最优 AUC 为 0.79,其效能较前者相比仍有一定差距。在同一研究中,RF 模型与其他机器学习模型的比较也能揭示其相对优势。在 Peng 等的研究中,尽管深度神经网络(deep neural network,DNN)模型的 AUC 更高,但 RF 模型在易用性和计算效率方面具有一定优势。同样,在 Jing 等的研究中,RF 模型的性能优于 k 最近邻域法(k-nearest neighbor method,KNN)、随机梯度下降法(stochastic gradient descent,SGD)和支持向量分类(support vector classification,SVC)等模型,表现出更高的 AUC 和 F1 指数。这种优势主要归因于 RF 模型在处理高维数据和非线性关系时的强大能力。此外,RF 模型的参数调整相对简单,不需要大量的超参数调整即可获得较好的预测性能。尽管如此,RF 模型也存在一定局限性,由于其复杂的结构,训练和预测时间较长,且在特征重要性解释方面不如线性模型直观。此外,在处理非常高维的数据集时,可能会面临计算资源的限制和过拟合的风险。

3. 基于极限梯度提升的 PPC 发生风险预测模型 极限梯度提升(extreme gradient boosting,XGBoost)模型是一种基于决策树的集成方法,通过构建多个弱学习器(通常是决策树)来提升整体模型的预测性能。其核心思想是通过迭代训练弱学习器,使每一轮的学习器都能纠正前一轮学习器的错误,从而不断提高模型的准确性。其不是真正意义上的机器学习模型,而是一个提供用户进行运算的软件包,因此,XGBoost 具有高效性,简单易用。在不同研究中,XGBoost 模型的效能表现各异,主要受到数据质量、特征选择和模型参数设置等因素的影响。Abraham 等的研究中,XGBoost 模型在预测术后 30d 死亡率、心血管并发症和呼吸系统并发症方面表现出优异的预测性能,AUC 达到 0.87。这项研究利用了 24 682 例患者的大规模数据,通过详细的数据清理和预处理,确保了数据的一致性和高质量。此外,这项研究采用了系统的特征选择过程,包括对术前实验室数据和患者病史信息进行相关性分析和特征重要性排序,最终选择了对术后并发症预测具有高度相关性的特征。这种精细化的特征选择过程显著提高了模型的学习效率和预测准确性。相比之下,Xue 等的研究中,尽管样本量较小,仅包含 926 例紧急胃肠道手术患者,但通过详尽的数据预处理,包括处理缺失数据、标准化变量和去除异常值,确保了数据的完整性和准确性。此研究中 XGBoost 模型 AUC 为 0.79,虽然表现良好,但与 Abraham 等的研究相比存在一定差距。这种差异主要归因于数据样本量和特征选择的不同。在此研究中,尽管 DNN 模型的 AUC 达到 0.90,略高于 XGBoost 模型的 0.87,但 XGBoost 模型在易用性和计算效率方面具有明显优势,具体而言,其训练时间和计算资源的消耗均低于 DNN,同时其易解释性也优于 DNN。DNN 虽

然在某些预测任务中表现优异,但其复杂性和训练成本较高,使得 XGBoost 在实际应用中更具实用性。总的来说,XGBoost 模型在处理高维、非线性数据时具有强大能力,在进行精细化的数据处理和特征工程选择后,其开发前景或许并不亚于 DNN 等复杂模型。

4. 基于支持向量机的 PPC 发生风险预测模型 支持向量机(support vecor machine,SVM)是一种广泛应用于分类和回归分析的机器学习模型,在处理高维数据和非线性分类问题方面具有显著优势。SVM 的基本思想是寻找一个超平面,使得超平面两侧的各类数据点之间的间隔最大化。对于线性不可分的数据,SVM 通过引入核函数将其映射到高维空间,使其在高维空间中变得线性可分。常用的核函数包括线性核、多项式核和径向基函数(radial basis function,RBF)核。在用于预测肝移植术后肺炎的研究中,SVM 模型使用了术前和术中数据,AUC 为 0.676,灵敏度为 0.62,特异度为 0.67,这样的效能这在需要高精度预测的临床应用中可能不够理想。同样的,在食管胃癌手术后吻合口瘘和肺部并发症的研究中,SVM 模型的表现也存在局限,广义线性模型(generalized linear model,GLM)的 AUC 在预测吻合口瘘时为 0.619,在预测肺部并发症时为 0.644,均高于 SVM 模型的 AUC(多项式核为 0.593,径向基核为 0.540)。这表明,即使 SVM 模型在理论上具备处理非线性数据的优势,但在 PPC 预测的实际应用中其效能并不理想。未来的研究应进一步优化 SVM 模型的参数调优方法,并与其他机器学习技术相结合,以期在预测术后并发症中获得更好的应用效果。

5. 基于神经网络 PPC 发生风险预测模型 神经网络(neural network,NN)是一类受生物神经系统启发的机器学习模型,擅长处理复杂的非线性关系。其基本单元是神经元,通过层级结构和权重连接实现数据的输入、处理和输出。神经网络包括多种类型,如前馈神经网络(feedforward neural network,FNN)、CNN 和 RNN,它们在不同的应用场景中展现了卓越的性能。在 PPC 预测中,DNN 由于其强大的特征提取和模式识别能力成为了一种有效的工具。DNN 通过多层非线性转换,从大量数据中自动学习和提取特征,从而实现对高维度和复杂的数据处理。神经网络模型在预测 PPC 中的应用已显示出其显著的优势和潜力。在 Peng 等的研究中,利用 7 家医院的 12 240 例老年患者数据,DNN 模型的 AUC 达到 0.884,显示了极高的预测性能。此研究综合使用结构化数据和自然语言数据,采用交叉验证方法,并通过多头注意力机制对重要特征进行加权处理,从而显著提高了模型的预测能力。相比之下,另一项研究仅使用单一医院的 7 579 例患者数据,DNN 模型的 AUC 为 0.865。尽管这项研究通过高质量的结构化数据和严格的数据预处理方法展示了良好的预测效能,但由于缺乏对自然语言数据的综合利用和多头注意力机制的应用,其预测效能略逊一筹。这些差异表明,DNN 模型的效能不仅依赖于样本量和数据质量,还受特征选择和模型结构优化等因素的影响。尽管 DNN 模型在处理复杂数据和提高预测性能方面表现

出色,但也存在一定的劣势。例如,DNN 模型由于其复杂的结构和大量的参数,训练和预测时间较长,且需要大量的计算资源。此外,DNN 模型的"黑箱"性质使得其在解释特征重要性方面不如线性模型直观,这可能会限制其在临床中的应用。总的来说,DNN 模型作为一种新兴的机器学习模型在 PPC 预测中具有美好的前景,随着人工智能领域与临床医学研究的紧密结合,其将在未来的医学研究中大放异彩。

四、模型应用的挑战和前景

(一)模型应用的挑战与解决方案

尽管机器学习模型在 PPC 预测中展示出巨大潜力,但其临床应用仍面临多重挑战。首先是数据质量问题,数据质量是影响模型性能的关键因素。医疗数据通常存在噪声和缺失值,可能导致模型预测结果不准确。为了解决这一问题,可以采用数据清洗、缺失值填补和数据增强等方法提高数据质量。此外,建立高质量的医疗数据库以及规范数据采集和记录,也是提高数据质量的重要手段。一项研究通过联合两家医院的数据进行模型训练,提高了数据的代表性和模型的预测能力。其次,复杂的机器学习算法如深度学习,虽然具有高预测精度,但往往是"黑箱"模型,难以解释其决策过程。为解决这一问题,可解释性人工智能(explainable artificial intelligence,XAI)技术被提出,用以提供模型决策的透明度和可解释性,增加医师对模型预测结果的信任度。为了增强模型的临床可解释性,研究者们致力于开发能够解释模型预测结果的方法。特征重要性分析是一种常用方法,通过衡量各个输入特征对模型输出的影响来识别最重要的特征,广泛应用于决策树和随机森林模型中。Shapley 加性解释(SHapley Additive exPlanations,SHAP)值基于博弈论,通过计算每个特征对预测值的边际贡献,提供了一种统一的度量标准,使得解释不同模型的预测结果变得更加透明。局部可解释模型无关解释(Local Interpretable Model-agnostic Explanations,LIME)通过在局部区域内拟合一个简单的解释模型来近似复杂模型的行为,能够解释单个预测的决策过程。

(二)模型的临床应用前景

机器学习模型在预测 PPC 中的应用正在逐步推进,展示出广阔的临床前景。基于机器学习的预测模型在术前评估中具有重要应用价值。这些模型可以通过分析患者的术前数据,如病史、体检结果和实验室检查,预测 PPC 的风险。通过识别高风险患者,临床医师可以在术前采取预防措施,如优化肺功能、调整麻醉计划和加强术后监测,从而降低并发症的发生率。术后监测是预防和及时处理术后并发症的关键环节。基于机器学习的模型可以实时分析术中和术后数据,如患者的生命体征、血气分析和影像学检查结果,预测并发症的发生风险。通过早期预警,临床医师可以及时干预,防止并发症的恶化。此外,个体化治疗是现代医学的重要发展方向。基于机器学习的预测模型可以帮助医

师为每个患者制订个性化的治疗方案。通过预测患者的术后并发症风险,医师可以选择最适合的手术方式和麻醉方案,调整药物剂量,并制订详细的术后康复计划,以提高治疗效果和患者满意度。

五、未来发展方向

机器学习模型在 PPC 预测中的未来发展方向主要集中在多模态数据融合、实时动态监测、个性化医疗和可解释性与透明性上。研究者们将致力于将电子健康记录、影像数据和生理监测数据以及日常生活习惯等多种数据源结合,构建更加全面和精确的预测模型。同时,发展能够实时监测和预测术后并发症的模型,提供即时的临床决策支持,也将是未来的重要方向。通过机器学习模型提供精细化的风险评估和治疗建议,实现真正的个性化医疗是未来发展的目标。继续推进可解释性模型的发展,增强临床医师对模型的信任和接受度,将有助于机器学习模型在临床中的广泛应用。

(一)多模态数据融合

在机器学习预测模型的发展中,多模态数据融合是一个重要趋势。通过整合不同类型的数据,如电子健康记录、影像数据、基因组数据和代谢组数据,研究者们能够构建更加全面和精确的预测模型。例如,基因组数据和代谢组数据提供了关于患者生物学特性的深层次信息,这些信息可以与传统的临床数据结合,提升模型的预测能力和准确性。将基因组数据和代谢组数据等多种数据类型结合使用,可以更好地了解患者的健康状况和疾病风险。基因组数据揭示了患者的遗传背景,而代谢组数据则反映了生理状态和代谢途径的变化。这些数据的结合使用,使得模型不仅能够预测术后并发症的发生,还能识别潜在的生物标志物,从而为个性化医疗提供依据。

(二)个性化预测模型

个性化预测模型旨在根据患者的具体特征和病情,提供定制化的风险评估和治疗方案。这些模型通过分析大量的个体数据,能够识别出对每个患者最重要的预测因素,从而提供更加精准的医疗建议。个性化医疗和精准医学是未来医疗发展的重要方向。精准医学的核心是通过对大量数据的分析和整合,提供基于证据的个性化医疗决策,通过应用机器学习模型,医师可以根据每个患者的独特特征制订个性化的治疗方案,从而提高治疗效果,减少不必要的治疗和资源浪费。

(三)实时预测与干预

未来的模型可以实现实时预测与干预,通过集成智能监测设备,动态采集患者的生理数据,并利用机器学习模型进行实时分析和预测,提供即时的干预建议。例如通过实时监测患者的氧饱和度和呼吸频率预测 PPC 的发生,并及时调整呼吸支持策略。

(四)跨学科发展

机器学习在医疗中的成功应用离不开跨学科合作。医

学、计算机科学和统计学等领域的合作,为模型开发提供了多方面的专业知识和技术支持。计算机科学家和统计学家通过开发和优化算法,提高了模型的性能和可解释性,而医学专家则通过提供临床知识和数据,确保模型的临床适用性。如此拓宽了各个学科领域发展途径,各学科间紧密结合的特性或许可带来百花齐放的效应。

综上所述,基于机器学习的PPC风险预测模型在临床应用中具有重要潜力。数据质量和数量、特征工程选择、模型参数调整及数据处理与验证是机器预测模型性能优劣的决定性因素。近年来随着人工智能领域的发展与医学数据库的大量建立,机器模型在医学领域取得了长足的发展,通过不断优化数据处理和模型算法,解决现有挑战,这些模型有望在未来的临床实践中发挥更大的作用,改善患者预后,提高医疗服务质量。

(杨逸 方育)

参 考 文 献

[1] MISKOVIC A, LUMB A B. Postoperative pulmonary complications[J]. Br J Anaesth, 2017, 118(3): 317-334.

[2] WEISER T G, REGENBOGEN S E, THOMPSON K D, et al. An estimation of the global volume of surgery: a modelling strategy based on available data[J]. Lancet, 2008, 372: 139-144.

[3] COLLINS G S, REITSMA J B, ALTMAN D G, et al. Transparent reporting of a multivariable prediction model for individual prognosis or diagnosis (TRIPOD): the TRIPOD statement[J]. BMJ, 2015, 350: g7594.

[4] ESTEVA A, KUPREL B, NOVOA R A, et al. Dermatologist-level classification of skin cancer with deep neural networks[J]. Nature, 2017, 542(7639): 115-118.

[5] WIENS J, SHENOY E S. Machine learning for healthcare: on the verge of a major shift in healthcare epidemiology[J]. Clin Infect Dis, 2018, 66(1): 149-153.

[6] JAMMER I, WICKBOLDT N, SANDER M, et al. Standards for definitions and use of outcome measures for clinical effectiveness research in perioperative medicine: European Perioperative Clinical Outcome (EPCO) definitions: a statement from the ESA-ESICM joint taskforce on perioperative outcome measures[J]. Eur J Anaesthesiol, 2015, 32: 88-105.

[7] AROZULLAH A M, KHURI S F, HENDERSON W G, et al. Development and validation of a multifactorial risk index for predicting postoperative pneumonia after major non-cardiac surgery[J]. Ann Intern Med, 2001, 135: 847-857.

[8] LI C, YANG W H, ZHOU J, et al. Risk factors for predicting postoperative complications after open infrarenal abdominal aortic aneurysm repair: results from a single vas-cular center in China[J]. J Clin Anesth, 2013, 25: 371-378.

[9] MCALISTER F A, BERTSCH K, MAN J, et al. Incidence of and risk factors for pulmonary complications after non-thoracic surgery[J]. Am J Respir Crit Care Med, 2005, 171: 514-517.

[10] KARA S, KÜPELI E, YILMAZ H E B, et al. Predicting pulmonary complications following upper and lower abdominal surgery: ASA vs. ARISCAT risk index[J]. Turk J Anaesthesiol Reanim, 2020, 48(2): 96-101.

[11] MOONESINGHE S R, MYTHEN M G, DAS P, et al. Risk stratification tools for predicting morbidity and mortality in adult patients undergoing major surgery: qualitative systematic review[J]. Anesthesiology, 2013, 119(4): 959-981.

[12] FERNANDEZ-BUSTAMANTE A, FRENDEL G, SPRUNG J, et al. Postoperative pulmonary complications, early mortality, and hospital stay following noncardiothoracic surgery: a multicenter study by the Perioperative Research Network Investigators[J]. JAMA Surg, 2017, 152(2): 157-166.

[13] BOLOURANI S, WANG P, PATEL V M, et al. Predicting respiratory failure after pulmonary lobectomy using machine learning techniques[J]. Surgery, 2020, 168(4): 743-752.

[14] CHEN C, YANG D, GAO S, et al. Development and performance assessment of novel machine learning models to predict pneumonia after liver transplantation[J]. Respir Res, 2021, 22(1): 94.

[15] XUE Q, WEN D, JI M H, et al. Developing machine learning algorithms to predict pulmonary complications after emergency gastrointestinal surgery[J]. Front Med (Lausanne), 2021, 8: 655686.

[16] PENG X, ZHU T, CHEN G, et al. A multicenter prospective study on postoperative pulmonary complications prediction in geriatric patients with deep neural network model[J]. Front Surg, 2022, 9: 976536.

[17] JING X, WANG X, ZHUANG H, et al. Multiple machine learning approaches based on postoperative prediction of pulmonary complications in patients with emergency cerebral hemorrhage surgery[J]. Front Surg, 2022, 8: 797872.

[18] VAN KOOTEN R T, BAHADOER R R, TER BUURKES DE VRIES B, et al. Conventional regression analysis and machine learning in prediction of anastomotic leakage and pulmonary complications after esophagogastric cancer surgery[J]. J Surg Oncol, 2022, 126(3): 490-501.

[19] HUANG G, LIU L, WANG L, et al. Prediction of postop-

erative cardiopulmonary complications after lung resection in a Chinese population: a machine learning-based study[J]. Front Oncol,2022,12:1003722.

[20] ABRAHAM V M, BOOTH G, GEIGER P, et al. Machine-learning models predict 30-day mortality, cardiovascular complications, and respiratory complications after aseptic revision total joint arthroplasty[J]. Clin Orthop Relat Res,2022,480(11):2137-2145.

[21] KIM J H,CHEON B R,KIM M G,et al. Harnessing machine learning for prediction of postoperative pulmonary complications: retrospective cohort design[J]. J Clin Med,2023,12(17):5681.

[22] XUE B,LI D,LU C,et al. Use of machine learning to develop and evaluate models using preoperative and intraoperative data to identify risks of postoperative complications[J]. JAMA Netw Open,2021,4(3):e212240.

[23] KIM J H,KIM Y,YOO K,et al. Prediction of postoperative pulmonary edema risk using machine learning[J]. J Clin Med,2023,12(5):1804.

[24] LIU J,MA Y,XIE W,et al. Lasso-based machine learning algorithm for predicting postoperative lung complications in elderly: a single-center retrospective study from China[J]. Clin Interv Aging,2023,18:597-606.

[25] ZHAI Y,LIN X,WEI Q,et al. Interpretable prediction of cardiopulmonary complications after non-small cell lung cancer surgery based on machine learning and shapley additive explanations[J]. Heliyon,2023,9(7):e17772.

[26] LI P,GAO S,WANG Y,et al. Utilising intraoperative respiratory dynamic features for developing and validating an explainable machine learning model for postoperative pulmonary complications[J]. Br J Anaesth,2024,132(6):1315-1326.

[27] BRUECKMANN B, VILLA-URIBE J L,BATEMAN B T, et al. Development and validation of a score for prediction of postoperative respiratory complications[J]. Anesthesiology,2013,118(6):1276-1285.

[28] ZHOU C M,XUE Q,LI H,et al. A predictive model for post-thoracoscopic surgery pulmonary complications based on the PBNN algorithm[J]. Sci Rep,2024,14(1):7035.

[29] LEE C K,HOFER I,GABEL E,et al. Development and validation of a deep neural network model for prediction of postoperative in-hospital mortality[J]. Anesthesiology,2018,129(4):649-662.

[30] ALEXANDER B, KARTIK M V, NICHOLAS B, et al. Assessing the utility of deep neural networks in predicting postoperative pulmonary complications: a retrospective study[J]. Lancet Digit Health,2021,3(8):e471-e485.

[31] KADOMATSU Y, EMOTO R, KUBO Y, et al. Development of a machine learning-based risk model for postoperative complications of lung cancer surgery[J]. Surg Today,2024,54(12):1482-1489.

61 电针对脑缺血再灌注损伤的保护作用

在过去的几十年中,研究者们探索了很多与脑缺血再灌注(cerebral ischemia reperfusion,CIR)损伤相关的治疗方案,包括保护性气体、生长因子和抗氧化剂,即使是这样,缺血性脑损伤仍然是全球残疾的主要原因,这就提示了探索辅助治疗方案的重要性。神经元死亡持续发生在缺血后的数小时到数天内,而不是在单一的、狭窄的时间窗口内,这种相对较长的时间窗为辅助治疗的介入提供了可能性。电针(electro-acupuncture,EA)起源于中国传统针灸,已经被应用于很多疾病的治疗。大量的研究表明,电针可以减轻缺血性脑损伤,但是对于电针的保护作用机制尚未完全明确。本综述就电针对缺血性脑损伤的保护作用及相关机制进行论述。

一、电针的综合论述

穴位是一个由皮肤、结缔组织、皮下组织、血管、神经以及肌肉等组织构成的复杂环境,在每个穴位处,毛细血管、神经末梢以及部分受体高表达。在进行穴位刺激之后,穴位周围环境会发生改变,包括 ATP 和腺苷的升高。穴位中有高密度的肥大细胞,在受到刺激后肥大细胞会通过激活瞬时受体电位香草酸亚型 1(transient receptor potential vanilloid 1,TRPV1)通道从而释放组胺、腺苷、ATP 和 P 物质。电刺激引起微环境或者物质水平的改变会通过背根神经节或者脊髓传递到大脑,经过大脑整合之后释放神经递质调节外周免疫和肾上腺,最终达到抗炎及镇痛等效果。在脑缺血动物模型中,电针可缩小梗死面积并改善神经功能。

二、电针对缺血性脑损伤的保护作用及相关机制

(一)电针调节自主神经平衡

经过大脑中动脉闭塞(middle cerebral artery occlusion,MCAO)的小鼠血清中去甲肾上腺素显著升高。低频功率与高频功率在心率变异性中的比值可以直接反映交感神经活动。与假手术小鼠相比,MCAO 小鼠的低频功率与高频

功率的比值显著升高。总的来说,这些结果表明,交感神经在 CIR 后过度激活。在本课题组的研究中发现电针可以显著减轻 CIR 损伤,改善大鼠的神经功能,但是迷走神经切断后这种保护作用消失。这些结果提示电针通过自主神经调节改善 CIR 损伤。

(二)电针对氧化应激反应的调节

CIR 产生大量活性氧(reactive oxygen species,ROS),造成体内氧化和抗氧化状态失衡,加剧氧化应激反应,进而引起细胞损伤和坏死,这是缺血性脑损伤的关键因素。线粒体是细胞有氧呼吸的主要场所,为细胞提供能量,并参与细胞分化、凋亡和信息传递。在正常生理条件下,线粒体的呼吸链是 ROS 的主要来源,但 CIR 增加了呼吸链的电子泄漏,导致产生大量 ROS。此外,CIR 还会导致维持氧化和抗氧化平衡的关键因素超氧化物歧化酶(superoxide dismutase,SOD)水平大幅下降,损害其清除 ROS 和维持线粒体氧化还原平衡的功能,导致 ROS 的过度产生,抗氧化能力受损,最终引起线粒体功能障碍。CIR 可导致脂质过氧化,产生丙二醛和4-羟基壬烯酸,而 GB20 和 ST36 的 EA 可降低 MCAO 期间脂质过氧化程度和丙二酸的产生。在 GV26 和 GV20 进行 EA 后,线粒体呼吸链的功能明显改善,从而提高了抗氧化能力,抑制了 ROS 的产生。

(三)电针降低凋亡和自噬

细胞凋亡是一种由基因控制的、程序化的细胞自主死亡过程。然而,缺血半暗带的细胞凋亡是部分可逆的,所以降低缺血半暗带的凋亡可以改善 CIR。在大鼠的 CIR 损伤模型中,发现 LI11 和 ST36 的 EA 激活 PI3K-Akt 信号通路,增加 PI3K 激活因子的表达。电针还可以上调抗凋亡蛋白 Bcl-2 的表达,降低促凋亡蛋白 Bax 的表达,从而发挥抑制细胞凋亡和减轻神经损伤的作用。EA 预处理可降低 Bax/Bcl-2 比率,与 EA 对 TRPV1 的作用有关。

自噬和细胞凋亡共同维持正常生理条件下的细胞平衡。在 GV20 和 GV26 的 EA 预处理可上调 p-mTORC1 和 LC3-I 的表达,从而改善神经功能并缩小梗死体积。沉默信息调节因子 1/叉头框转录因子 O1(silent information regulator 1/forkhead box O1,SIRT1/FOXO1)信号通路是自噬调节

的一个重要因素。EA 预处理后，IC3-Ⅱ/LC3-Ⅰ的比例下降，p62、SIRT1 和 FOXO1 的水平升高；CIR 大鼠的自噬体数量显著减少，这些结果提示 EA 预处理的神经保护作用可能与激活 SIRT1/FOXO1 有关。研究还发现，CIR 损伤PI3K/Akt/mTOR 介导的自噬-溶酶体途径，EA 可通过PINK1/Parkin 信号通路恢复线粒体自噬，从而改善自噬-溶酶体途径的损伤。

（四）电针对微生物-肠-脑轴的调节

肠道是人体最重要的免疫器官，约占全身免疫功能的70%。微生物-肠-脑轴是大脑与肠道之间的双向调节网络。卒中后，肠道微生物群的平衡被破坏，自主神经系统失调。自主神经系统的失调导致肠道运动和屏障功能减弱，肠道中的促炎因子通过受损的血脑屏障进入大脑，加重损伤。研究表明，T 细胞在脑梗死继发的组织损伤中起关键作用。最初的炎症级联反应会导致分泌 IL-17 的 γδT 细胞迁移至缺血的脑组织，从而加重炎症反应。调节性 T 细胞在外周免疫中发挥着重要作用。卒中后调节性 T 细胞在肠系膜淋巴结树突状细胞的帮助下迁移到肠道，并上调抗炎因子 IL-10 的表达，以抑制 IL-17 介导的炎症以及 γδT 细胞的增殖和分化。研究表明，GV20、GV14、BL23 和 ST36 的EA 可以减轻肠道微生物群的破坏，抑制炎症反应，促进神经系统的恢复。

（五）电针的康复作用

CIR 后的主要后遗症包括麻木、偏瘫、运动功能障碍和认知功能障碍，这些后遗症往往是导致高致残率和不良后果的原因。在对 14 项随机对照试验的荟萃分析中发现，EA 改善脑卒中所导致的认知功能和运动功能障碍。另一项针对卒中后偏瘫的研究发现，针灸能明显改善偏瘫肢体的肌肉痉挛和活动能力。EA 刺激 GV20 和 GV24 后，大鼠的学习和记忆能力得到改善，这可能与 EA 增加海马 CA3和 CA1 区神经元突触后电流频率，促进神经元可塑性有关。此外，针刺 ST36 可通过增加 cAMP 浓度、蛋白激酶 A活性、cAMP 反应元件结合蛋白减轻认知功能障碍。海马中的长期电位负责记忆的形成和学习，而长期电位的诱导依赖于 N-甲基-D-天冬氨酸受体（N-methyl-D-aspartate receptor，NMDAR）的激活。EA 通过上调海马中 NMDAR 的表达减轻大鼠抑郁模型中长期电位的损伤。ST36 和 SP6处的 EA 被证明可减少局部回路抑制并增强长期电位，这可能是通过抑制中间神经元释放 γ-氨基丁酸（gamma-aminobutyric acid，GABA）来促进突触传递，从而提高颗粒细胞的兴奋性来实现的。

（六）电针对缺血性脑损伤的其他作用

脑源性神经营养因子（brain-derived neurotrophic factor，BDNF）作为神经营养家族的重要成员，可通过调控树突和轴突的生长，影响突触结构和功能可塑性。酪氨酸激酶受体 B（tropomyosin receptor kinase B，TrkB）受体均匀分布在海马神经元突触前活跃区和突触后密集区之间，TrkB 与BDNF 的特异性结合通过激活磷酸腺苷反应元件结合蛋白

对突触可塑性产生影响。电针 GV26 和 PC6 会逆转 MCAO导致的 BDNF 的下降，并通过 BDNF/TrkB 降低促炎因子水平。LI11 和 ST36 的 EA 可增加 BDNF 在下层周围皮质和纹状体中的局部表达。

电针还会减轻缺血再灌注引起的兴奋性损伤。谷氨酸是中枢神经系统中一种重要的兴奋性新递质。缺血性转运蛋白功能障碍导致谷氨酸的过度释放和 N-甲基-D-天冬氨酸受体（N-methyl-D-aspartate receptor，NMDAR）的过度激活，引起兴奋毒性进一步导致神经元细胞损伤和死亡。在血管栓塞诱发缺血的动物模型中电针可以显著降低谷氨酸水平，这可能与 EA 逆转 NMDAR1 的高表达有关。

三、结论和展望

电针是一个相对安全的干预措施，有助于临床的转化。目前，对于电针对缺血性脑损伤的研究仍在不断深化，并推进多学科交叉研究，以寻找可能的分子机制，是未来领域的重要发展方向。

（付文超　李文志）

参 考 文 献

[1] MEDICHERLA C B, LEWIS A. The critically ill brain after cardiac arrest [J]. Ann N Y Acad Sci, 2022, 1507（1）:12-22.

[2] PERKINS G D, CALLAWAY C W, HAYWOOD K, et al. Brain injury after cardiac arrest [J]. Lancet, 2021, 398（10307）:1269-1278.

[3] HSIAO I H, LIAO H Y, CHENG C M, et al. Paper-based detection device for microenvironment examination: measuring neurotransmitters and cytokines in the mice acupoint [J]. Cells, 2022, 11（18）:2869.

[4] GOLDMAN N, CHEN M, FUJITA T, et al. Adenosine A1 receptors mediate local anti-nociceptive effects of acupuncture[J]. Nat Neurosci, 2010, 13（7）:883-888.

[5] LIU S, WANG Z, SU Y, et al. A neuroanatomical basis for electroacupuncture to drive the vagal-adrenal axis[J]. Nature, 2021, 598（7882）:641-645.

[6] WANG W W, XIE C L, LU L, et al. A systematic review and meta-analysis of Baihui（GV20）-based scalp acupuncture in experimental ischemic stroke [J]. Sci Rep, 2014, 4:3981.

[7] LIN H B, HONG P, YIN M Y, et al. Monocyte-derived macrophages aggravate cardiac dysfunction after ischemic stroke in mice [J]. J Am Heart Assoc, 2024, 13（9）: e034731.

[8] CHI L, DU K, LIU D, et al. Electroacupuncture brain protection during ischemic stroke: a role for the parasympathetic nervous system [J]. J Cereb Blood Flow metab,

2018,38(3):479-491.

[9] PÉREZ-GARCÍA C,MAEGERLEIN C,ROSATI S,et al. Impact of aspiration catheter size on first-pass effect in the combined use of contact aspiration and stent retriever technique[J]. Stroke Vasc Neurol,2021,6(4):553-560.

[10] HORBAY R,BILYY R. Mitochondrial dynamics during cell cycling[J]. Apoptosis,2016,21(12):1327-1335.

[11] YOUNG T A,CUNNINGHAM C C,BAILEY S M. Reactive oxygen species production by the mitochondrial respiratory chain in isolated rat hepatocytes and liver mitochondria:studies using myxothiazol[J]. Arch Biochem Biophys,2002,405(1):65-72.

[12] ANGELOVA P R,ABRAMOV A Y. Role of mitochondrial ROS in the brain:from physiology to neurodegeneration[J]. FEBS Lett,2018,592(5):692-702.

[13] MIAO L,ST CLAIR D K. Regulation of superoxide dismutase genes:implications in disease[J]. Free Radic Biol Med,2009,47(4):344-356.

[14] SIU F K,LO S C,LEUNG M C. Effectiveness of multiple pre-ischemia electro-acupuncture on attenuating lipid peroxidation induced by cerebral ischemia in adult rats [J]. Life Sci,2004,75(11):1323-1332.

[15] ZHONG S,LI Z,HUAN L,et al. Neurochemical mechanism of electroacupuncture:anti-injury effect on cerebral function after focal cerebral ischemia in rats[J]. Evid Based Complement Alternat Med,2009,6(1):51-56.

[16] LIU S,HAN S,DAI Q,et al. BICAO-induced ischaemia caused depressive-like behaviours and caspase-8/-9-dependent brain regional neural cell apoptosis in mice[J]. Stroke Vasc Neurol,2018,3(1):1-8.

[17] ZHANG A,LIU Y,XU H,et al. CCL17 exerts neuroprotection through activation of CCR4/mTORC2 axis in microglia after subarachnoid haemorrhage in rats[J]. Stroke Vasc Neurol,2022,8(1):4-16.

[18] BUI T M,WIESOLEK H L,SUMAGIN R. ICAM-1:a master regulator of cellular responses in inflammation, injury resolution,and tumorigenesis[J]. J Leukoc Biol, 2020,108(3):787-799.

[19] CHEN A,LIN Z,LAN L,et al. Electroacupuncture at the Quchi and Zusanli acupoints exerts neuroprotective role in cerebral ischemia-reperfusion injured rats via activation of the PI3K/Akt pathway[J]. Int J Mol Med,2012, 30(4):791-796.

[20] LONG M,WANG Z,SHAO L,et al. Electroacupuncture pretreatment attenuates cerebral ischemia-reperfusion injury in rats through transient receptor potential vanilloid 1-mediated anti-apoptosis via inhibiting NF-κB signaling pathway[J]. Neuroscience,2022,482:100-115.

[21] GHAVAMI S,SHOJAEI S,YEGANEH B,et al. Autophagy and apoptosis dysfunction in neurodegenerative disorders[J]. Prog Neurobiol,2014,112:24-49.

[22] TIAN W,ZHU M,ZHOU Y,et al. Electroacupuncture pretreatment alleviates cerebral ischemia-reperfusion injury by regulating mitophagy via mTOR-ULK1/FUNDC1 axis in rats[J]. J Stroke Cerebrovasc Dis,2022,31(1): 106202.

[23] MEI Z G,HUANG Y G,FENG Z T,et al. Electroacupuncture ameliorates cerebral ischemia/reperfusion injury by suppressing autophagy via the SIRT1-FOXO1 signaling pathway[J]. Aging(Albany NY),2020,12 (13):13187-13205.

[24] WANG H,CHEN S,ZHANG Y,et al. Electroacupuncture ameliorates neuronal injury by Pink1/Parkin-mediated mitophagy clearance in cerebral ischemia-reperfusion [J]. Nitric Oxide,2019,91:23-34.

[25] ARYA A K,HU B. Brain-gut axis after stroke[J]. Brain Circ,2018,4(4):165-173.

[26] HU W,KONG X,WANG H,et al. Ischemic stroke and intestinal flora:an insight into brain-gut axis[J]. Eur J Med Res,2022,27(1):73.

[27] ZHANG D,REN J,LUO Y,et al. T cell response in ischemic stroke:from mechanisms to translational insights [J]. Front Immunol,2021,12:707972.

[28] GILL D,VELTKAMP R. Dynamics of T cell responses after stroke[J]. Curr Opin Pharmacol,2016,26:26-32.

[29] CHEN D F,ZHANG H,XIE J Y,et al. Effect of electroacupuncture on gut microbiota and serum IL-1β and IL-18 in rats with vascular dementia based on principle of "curing brain disorders by treating intestines"[J]. Zhen Ci Yan Jiu,2022,47(3):216-223.

[30] ZHAN J,WANG X,CHENG N,et al. Electroacupuncture for post stroke cognitive impairment:a systematic review and meta-analyses[J]. Zhongguo Zhen Jiu,2017,37 (10):1119-1125.

[31] LIU W,MUKHERJEE M,SUN C,et al. Electroacupuncture may help motor recovery in chronic stroke survivors: a pilot study[J]. J Rehabil Res Dev,2008,45(4):587-595.

[32] DAI Y,ZHANG Y,YANG M,et al. Electroacupuncture increases the hippocampal synaptic transmission efficiency and long-term plasticity to improve vascular cognitive impairment[J]. Mediators Inflamm,2022,2022: 5985143.

[33] LI Q Q,SHI G X,YANG J W,et al. Hippocampal cAMP/PKA/CREB is required for neuroprotective effect of acupuncture[J]. Physiol Behav,2015,139:482-490.

［34］ MACDONALD J F,JACKSON M F,BEAZELY M A. Hippocampal long-term synaptic plasticity and signal amplification of NMDA receptors［J］. Crit Rev Neurobiol,2006,18(1/2):71-84.

［35］ SHE Y,XU J,DUAN Y,et al. Possible antidepressant effects and mechanism of electroacupuncture in behaviors and hippocampal synaptic plasticity in a depression rat model［J］. Brain Res,2015,1629:291-297.

［36］ HE X,YAN T,CHEN R,et al. Acute effects of electro-acupuncture (EA) on hippocampal long term potentiation (LTP) of perforant path-dentate gyrus granule cells synapse related to memory［J］. Acupunct Electrother Res,2012,37(2/3):89-101.

［37］ GENG Y,CHEN Y,SUN W,et al. Electroacupuncture ameliorates cerebral I/R-induced inflammation through DOR-BDNF/TrkB pathway［J］. Evid Based Complement Alternat Med,2020,2020:3495836.

［38］ TAO J,ZHENG Y,LIU W,et al. Electro-acupuncture at LI11 and ST36 acupoints exerts neuroprotective effects via reactive astrocyte proliferation after ischemia and reperfusion injury in rats［J］. Brain Res Bull,2016,120:14-24.

［39］ WAXMAN E A,LYNCH D R. N-methyl-D-aspartate receptor subtypes:multiple roles in excitotoxicity and neurological disease［J］. Neuroscientist,2005,11(1):37-49.

［40］ LEE G J,YIN C S,CHOI S K,et al. Acupuncture attenuates extracellular glutamate level in global ischemia model of rat［J］. Neurol Res,2010,32 Suppl 1:79-83.

62 术后认知功能障碍与肠道菌群的研究进展

一、术后认知功能障碍的流行病学资料

术后认知功能障碍（postoperative cognitive dysfunction，POCD）是经历手术后出现的认知功能长期受损的综合征，主要表现为学习记忆障碍、注意力不集中、信息处理能力下降和执行功能障碍，重症患者甚至出现精神障碍和人格改变，尤其在老年人中更为常见。这种疾病状态不仅导致了生活质量下降与疾病恶化，还与住院时间延长、过早丧失劳动力和术后引发其他系统器官的功能障碍有关。随着人口老龄化的不断发展以及人们对健康的需求，接受麻醉和手术的老年人数量大幅增加，降低和减少老年人术后并发症已成为医务人员的重要课题。

60岁或以上老年非心脏手术患者出院时POCD的发生率约为30%～41%，术后7d的发生率约为25.8%，术后3个月的发生率约为9.9%～12.7%。POCD的发生率与手术创伤大小相关，老年患者行普外科开腹手术术后3d的POCD的发生率超过50%。POCD可潜在增加患有阿尔茨海默病的风险，导致痴呆病情改变。这些都进一步强调并阐明POCD的发病机制及其诊断、预防和治疗的重要性。

二、术后认知功能障碍的病理生理改变

POCD的发生发展和很多因素有关，例如年龄、身体状况、手术时间、麻醉药物以及围手术期感染等。POCD的病理生理改变包括：血脑屏障破坏、神经炎症、氧化应激、突触功能改变、神经营养物质缺失、胆碱能系统异常以及肠道菌群的改变等。研究表明，手术麻醉后早期即可出现肠道菌群改变，肠道菌群可以影响术后认知功能。肠道微生物群由一个庞大的微生物生态系统组成，栖息在人体胃肠道中，通过典型的脑-肠轴对宿主的代谢、免疫甚至神经功能产生重大影响。

（一）肠道微生物的组成和功能
人类肠道内定植的菌群数量繁多及种类丰富，约$1\times$ $10^{13}\sim1\times10^{14}$个。肠道微生物组可以被视为厌氧生物反应器，可与宿主互利共生，在先天和适应性免疫反应的建立和功能中起着至关重要的作用，对维持人体健康具有重要意义。目前已知，肠道菌群在调节肠道运动、肠道屏障稳态、营养吸收、脂肪分布、维生素合成以及内分泌调节和神经系统稳态中发挥重要作用。

（二）肠道和大脑之间沟通途径
"大脑"支配机体所有生命活动，包括学习记忆、认知、运动和情感等，神经系统还可通过迷走神经影响肠道的运动、消化和吸收。随着对肠道菌群的深入研究，大量证据表明寄居在肠道的庞大微生物也可反向影响宿主的情绪、行为和高级认知功能等。肠道菌群和大脑之间有许多潜在的沟通途径，这些生物网络中的通信包括直接和间接的化学信号，神经元途径和免疫系统途径。

1. 肠道和大脑之间的化学信号 肠道菌群可以通过"直接"和"间接"化学信号与神经系统交流，调节宿主的内稳态和行为。短链脂肪酸（short-chain fatty acid，SCFA）是由肠道微生物通过膳食纤维发酵产生的脂质，作为"直接"信号调节中枢神经系统的神经可塑性、表观遗传和基因表达，并通过免疫系统作用于中枢神经系统。肠道微生物本身能够产生并调节神经递质。例如 γ-氨基丁酸（gamma-aminobutyric acid，GABA）、去甲肾上腺素、5-羟色胺（5-hydroxytryptamine，5-HT）、多巴胺、乙酰胆碱、催产素水平和血清素等。同时，肠道菌群负责调节肠道激素和肽的合成，包括胆囊收缩素及促肾上腺皮质激素释放因子等，通过迷走神经和脊髓传入神经、神经内分泌和免疫细胞信号等影响大脑功能。

2. 肠-大脑相互作用的神经通路 肠道和大脑通过神经联系，其中最直接的是迷走神经。迷走神经纤维支配胃肠道的肌肉和黏膜层，通过感觉信号传递到中枢神经系统。肠内容物的机械性刺激、激素或神经递质以及一些化学物质（肠内分泌细胞产生的代谢物）可引起迷走神经激活并产生神经冲动传递到大脑。大脑也通过迷走神经传出纤维将信息传递到内脏，在免疫功能和代谢中起着重要作用。肠道环境的改变直接影响肠道菌群，肠道菌群的变化也会

产生刺激迷走神经的化学物质，因此迷走神经是肠道菌群与大脑双向交流的重要中介。

3. 肠道微生物通过免疫系统传递大脑信号　免疫系统是肠道菌群和大脑相互作用的桥梁。在抑郁、焦虑和认知功能障碍等神经精神疾病中发现，外周炎症水平增加，炎症介质直接转运进入中枢神经系统导致大脑内免疫信号的改变，进而影响学习、记忆以及情感等功能。有证据表明肠道菌群可以影响血脑屏障（blood-brain barrier，BBB）的通透性，同时在调节小胶质细胞的成熟和功能中起着关键作用。而小胶质细胞与神经发生、突触重塑、神经炎症以及神经退行性疾病发生和发展密切相关。肠黏膜屏障和肠道相关淋巴组织组成机体免疫系统的重要防线。有研究发现，肠道菌群可通过肠相关淋巴组织、调节性 T 细胞、辅助性 T 细胞、Toll 样受体等影响免疫系统的发育和功能，尤其是炎症因子和抗炎因子的合成和分泌。

（三）肠道菌群与术后认知功能障碍关系

有学者认为，基础炎症的增加与衰老有关，是导致老年人虚弱的原因之一。随着年龄的增长，微生物群的组成和功能发生变化，其中梭状芽孢杆菌、乳酸杆菌以及双歧杆菌减少，有害菌群如大肠杆菌、葡萄球菌和革兰氏阳性菌等大量增加，导致肠道屏障和 BBB 的通透性增加。BBB 增加会使微生物代谢物、肠道菌群分泌物或脂多糖（lipopolysac-charide，LPS）等进入大脑，这些物质会促进神经炎症发生、巨噬细胞功能紊乱和神经元损伤，最终导致认知功能下降。肠道菌群的改变以及相应代谢图谱的变化都与局部和全身的炎症反应有关，而这些变化在老年人群中尤为明显。最近的研究表明，肠道菌群的改变可能是进行性认知功能障碍的基础。许多因素影响着微生物群的组成，内在因素（如遗传、免疫反应和代谢物等）和外在因素（如饮食和生活方式等）以及围手术期因素（包括手术本身、抗生素和阿片类药物）都会影响肠道微生物组成，同时肠道菌群也成为新的治疗干预靶点。

近期肠道菌群与 POCD 密切相关的研究越来越多，有研究提出老年小鼠麻醉/术后认知功能受损与术后肠道菌群的改变有关。通过调节肠道菌群（给予头孢唑林钠或益生菌）后，小鼠受损的记忆功能有所改善，这表明肠道菌群的变化可能发生在认知功能损害的早期，并能影响认知功能损伤的进展。目前研究表明，手术会导致肠道菌群多样性和丰富度显著降低以及肠道菌群组成的变化。通过 16S rRNA 基因测序，发现数十种共生菌发生了变化。这些细菌主要集中在拟杆菌门（Bacteroidota）、变形菌门（Proteobacteria）、厚壁菌门（Firmicutes）和放线菌门（Actinobacteria）。而这些细菌的改变大多与机体的炎症水平和血脑屏障功能障碍密切相关。研究表明，γ-变形菌纲（Gammaproteobacteria）在认知障碍患者的肠道菌群表现出较高水平，同时其丰度与认知功能障碍严重程度密切相关。临床证据提示，在 POCD 患者外周血中 LPS 移位增多。革兰氏阴性菌［如类杆菌属（Bacteroides）和普雷沃氏菌属（Prevotella）］的死亡

可以使 LPS 大量产生并通过肠道屏障，移位到血浆中，进而引起炎症反应和认知功能障碍。研究表明，当 Prevotella 减少，可能会导致 SCFA 的浓度下降。而 SCFA 主要通过表观遗传修饰影响肌动蛋白细胞骨架以及通过调节紧密连接蛋白的表达，进而影响血脑屏障的通透性。另外，SCFA 还可以通过增加肠内芳烃受体（aryl hydrocarbon receptor，AhR）的表达进而调控肠道的运动功能。其他与认知衰退有关的肠道菌群代谢产物包括：色氨酸及其衍生物、GABA、谷氨酸代谢物、次生胆汁酸、三甲胺-N-氧化物等。综上，肠道菌群的组成结构以及代谢产物的变化与 POCD 的病理过程发生密切相关，其机制复杂可能通过神经内分泌、迷走神经和免疫等多途径联合发挥作用。

三、预防和治疗

迄今为止，对于 POCD 的预防和治疗缺乏特异性方法，需要多学科协作。但针对 POCD 的高危患者，应尽量减少手术和麻醉的暴露时间，术后早期应进行认知功能评估，并进行有效的镇痛及控制感染，特别控制呼吸道感染，谨慎使用阿片类药物和苯二氮䓬类药物。对脑-肠轴的认识及其在 POCD 发生发展中的调节作用为 POCD 的治疗开辟了新的领域，这些干预措施的目的是在围手术期保护或恢复肠道微生物群的完整性。

（一）穴位刺激

穴位刺激是中国传统医学中特有的"内病外治"医术，主要通过经络、腧穴的传导作用，以及应用一定的操作法治疗全身疾病。现代医学认为，穴位刺激是通过刺激局部神经后激活某些神经通路，再由神经-内分泌网络发挥调节机体病理生理改变的作用。研究发现穴位刺激可能通过调节肠道微生物菌群，增加有益菌属拟粪球菌和拟杆菌属数量、减少厚壁菌属数量、减轻血脑屏障和肠道屏障损伤、降低海马神经炎症及改善小鼠术后的认知功能。

（二）益生菌和益生元

益生菌对健康的影响越来越受到关注。益生菌具有增强肠道和血脑屏障功能，增加 BDNF 的合成，提高神经元的生存及促进神经元分化的功能。目前使用较多的是乳杆菌和双歧杆菌。研究证明使用益生菌（VSL#3）可以发挥治疗或预防 POCD 的作用，其机制可能是益生菌上调 miR-146a 表达、阻断 BTG2/Bax 轴、抑制神经元凋亡及降低氧化应激。预防性使用益生菌以维持肠道稳态，精心管理术后疼痛和便秘，可能有助于降低 POCD 的风险。

益生元是一种不可消化的纤维，可作为有益细菌的食物，有助于增加有益细菌的数量和 SCFA 的产生，减轻 POCD 相关的全身和神经炎症，发挥神经保护作用。研究表明，增加纤维和营养丰富的植物性食物摄入的饮食干预措施可以促进微生物种群的多样性和适应性。同时，益生元可以调控微生物群的结构，通过微生物-肠-脑轴调节宿主的免疫和认知功能。研究结果表明，低聚半乳糖（Bimuno® galacto-oligosaccharide,B-GOS)混合物可以减弱手术所致的神经炎症,缓解POCD。但目前需要前瞻性研究来确定与POCD相关的准确肠道菌群变化,并识别它们与认知结局的时间关系。通过随机对照试验评估益生元、益生菌、饮食干预或粪菌移植对预防或减少POCD的效果以促进实验转化。整合微生物学、麻醉学、神经学和营养学等多学科的研究可以发现预测POCD的新型生物标志物,并加深对潜在病理生理机制的理解。同样,探究生活方式因素、遗传和微生物组之间的相互作用可能有助于制订个性化治疗策略,从而有望减轻术后认知并发症的负担。

四、结语与展望

目前POCD的诊断和治疗仍然是医学界的一项难题,积极拓展治疗思路,寻求更有效的治疗方法至关重要。随着对"微生物-肠-脑轴"的深入研究,人们逐渐认识到机体的病理生理改变不仅受其大脑的控制,同时受到肠道菌群的调控,这为POCD的发病机制、诊断和治疗带来了新的契机。了解肠道菌群与POCD之间的复杂联系也可能为POCD的预防和治疗提供新的途径。根据微生物群的需求制订围手术期护理方案,如合理使用抗生素和饮食干预是一个有潜力降低POCD发生率和严重程度的有前景的研究领域。

(张丽娟 李文志)

参 考 文 献

[1] BHUSHAN S,LI Y,HUANG X,et al. Progress of research in postoperative cognitive dysfunction in cardiac surgery patients:a review article[J]. Int J Surg,2021,95:106163.

[2] CHENG X Q,MEI B,ZUO Y M,et al. A multicentre randomised controlled trial of the effect of intra-operative dexmedetomidine on cognitive decline after surgery[J]. Anaesthesia,2019,74(6):741-750.

[3] MONK T G,WELDON B C,GARVAN C W,et al. Predictors of cognitive dysfunction after major noncardiac surgery[J]. Anesthesiology,2008,108(1):18-30.

[4] MOLLER J T,CLUITMANS P,RASMUSSEN L S,et al. Long-term postoperative cognitive dysfunction in the elderly ISPOCD1 study. ISPOCD investigators. INternational study of post-operative cognitive dysfunction[J]. Lancet,1998,351(9106):857-861.

[5] SHOAIR O A,GRASSO II M P,LAHAYE L A,et al. Incidence and risk factors for postoperative cognitive dysfunction in older adults undergoing major noncardiac surgery:a prospective study[J]. J Anaesthesiol Clin Pharmacol,2015,31(1):30-36.

[6] LIN X,CHEN Y,ZHANG P,et al. The potential mechanism of postoperative cognitive dysfunction in older people[J]. Exp Gerontol,2020,130:110791.

[7] LI Z,ZHU Y,KANG Y,et al. Neuroinflammation as the underlying mechanism of postoperative cognitive dysfunction and therapeutic strategies[J]. Front Cell Neurosci,2022,16:843069.

[8] YANG X,HUANG X,LI M,et al. Identification of individuals at risk for postoperative cognitive dysfunction (POCD)[J]. Ther Adv Neurol Disord,2022,15:17562864221114356.

[9] VERHEGGEN I C M,DE JONG J J A,VAN BOXTEL M P J,et al. Increase in blood-brain barrier leakage in healthy,older adults[J]. Geroscience,2020,42(4):1183-1193.

[10] SUN L,YONG Y,WEI P,et al. Electroacupuncture ameliorates postoperative cognitive dysfunction and associated neuroinflammation via NLRP3 signal inhibition in aged mice[J]. CNS Neurosci Ther,2022,28(3):390-400.

[11] ZHANG W,XIONG B R,ZHANG L Q,et al. Disruption of the GABAergic system contributes to the development of perioperative neurocognitive disorders after anesthesia and surgery in aged mice[J]. CNS Neurosci Ther,2020,26(9):913-924.

[12] HANNAN M A,DASH R,SOHAG A A M,et al. Neuroprotection against oxidative stress:phytochemicals targeting TrkB signaling and the Nrf2-ARE antioxidant system[J]. Front Mol Neurosci,2020,13:116.

[13] CRYAN J F,DINAN T G. Mind-altering microorganisms:the impact of the gut microbiota on brain and behaviour[J]. Nat Rev Neurosci,2012,13(10):701-712.

[14] LUO P,LEDNOVICH K,XU K,et al. Central and peripheral regulations mediated by short-chain fatty acids on energy homeostasis[J]. Transl Res,2022,248:128-150.

[15] SGRITTA M,DOOLING S W,BUFFINGTON S A,et al. Mechanisms underlying microbial-mediated changes in social behavior in mouse models of autism spectrum disorder[J]. Neuron,2019,101(2):246-259.

[16] LACH G,SCHELLEKENS H,DINAN T G,et al. Anxiety,depression,and the microbiome:a role for gut peptides[J]. Neurotherapeutics,2018,15(1):36-59.

[17] RAGONNAUD E,BIRAGYN A. Gut microbiota as the key controllers of "healthy" aging of elderly people[J]. Immun Ageing,2021,18(1):2.

[18] BONAZ B,PICQ C,SINNIGER V,et al. Vagus nerve stimulation:from epilepsy to the cholinergic anti-inflammatory pathway[J]. Neurogastroenterol Motil,2013,25(3):208-221.

[19] HSIAO E Y,MCBRIDE S W,HSIEN S,et al. Microbiota modulate behavioral and physiological abnormalities as-

sociated with neurodevelopmental disorders [J]. Cell, 2013,155(7):1451-1463.

[20] YUAN N,CHEN Y,XIA Y, et al. Inflammation-related biomarkers in major psychiatric disorders:a cross-disorder assessment of reproducibility and specificity in 43 meta-analyses[J]. Transl Psychiatry,2019,9(1):233.

[21] KIM S,JAZWINSKI S M. The gut microbiota and healthy aging:a mini-review[J]. Gerontology,2018,64(6):513-520.

[22] ABDEL-HAQ R,SCHLACHETZKI J C M,GLASS C K, et al. Microbiome-microglia connections via the gut-brain axis[J]. J Exp Med,2019,216(1):41-59.

[23] AKTAR R,PARKAR N,STENTZ R, et al. Human resident gut microbe Bacteroides thetaiotaomicron regulates colonic neuronal innervation and neurogenic function [J]. Gut Microbes,2020,11(6):1745-1757.

[24] BRANISTE V,AL-ASMAKH M,KOWAL C, et al. The gut microbiota influences blood-brain barrier permeability in mice[J]. Sci Transl Med,2014,6(263):263ra158.

[25] ODAMAKI T,KATO K,SUGAHARA H, et al. Age-related changes in gut microbiota composition from newborn to centenarian:a cross-sectional study[J]. BMC Microbiol,2016,16:90.

[26] BUFORD T W. (Dis)Trust your gut:the gut microbiome in age-related inflammation,health,and disease[J]. Microbiome,2017,5(1):80.

[27] TILG H,KASER A. Gut microbiome,obesity,and metabolic dysfunction[J]. J Clin Invest,2011,121(6):2126-2132.

[28] JIANG X L,GU X Y,ZHOU X X, et al. Intestinal dysbacteriosis mediates the reference memory deficit induced by anaesthesia/surgery in aged mice[J]. Brain Behav Immun,2019,80:605-615.

[29] MAO L,ZENG Q,SU W, et al. Elevation of mir-146a inhibits BTG2/BAX expression to ameliorate postoperative cognitive dysfunction following probiotics (VSL#3) treatment[J]. Mol Neurobiol,2021,58(7):3457-3470.

[30] LIAN X,ZHU Q,SUN L, et al. Effect of anesthesia/surgery on gut microbiota and fecal metabolites and their relationship with cognitive dysfunction[J]. Front Syst Neurosci,2021,15:655695.

[31] ZHU B,ZHOU Y,ZHOU W, et al. Electroacupuncture modulates gut microbiota in mice:a potential target in postoperative cognitive dysfunction[J]. Anat Rec (Hoboken),2023,306(12):3131-3143.

[32] ZHAN G,HUA D,HUANG N, et al. Anesthesia and surgery induce cognitive dysfunction in elderly male mice: the role of gut microbiota [J]. Aging (Albany NY), 2019,11(6):1778-1790.

[33] LIU P,WU L,PENG G, et al. Altered microbiomes distinguish Alzheimer's disease from amnestic mild cognitive impairment and health in a Chinese cohort[J]. Brain Behav Immun,2019,80:633-643.

[34] ZHANG M,ZHANG Y H,FU H Q, et al. Ulinastatin may significantly improve postoperative cognitive function of elderly patients undergoing spinal surgery by reducing the translocation of lipopolysaccharide and systemic inflammation[J]. Front Pharmacol,2018,9:1007.

[35] NEAL M D,LEAPHART C,LEVY R, et al. Enterocyte TLR4 mediates phagocytosis and translocation of bacteria across the intestinal barrier[J]. J Immunol, 2006, 176 (5):3070-3079.

[36] SKELLY D T, GRIFFIN É W, MURRAY C L, et al. Acute transient cognitive dysfunction and acute brain injury induced by systemic inflammation occur by dissociable IL-1-dependent mechanisms [J]. Mol Psychiatry, 2019,24(10):1533-1548.

[37] KNOX E G,ABURTO M R,TESSIER C, et al. Microbial-derived metabolites induce actin cytoskeletal rearrangement and protect blood-brain barrier function[J]. iScience,2022,25(12):105648.

[38] CONNELL E,LE GALL G,PONTIFEX M G, et al. Microbial-derived metabolites as a risk factor of age-related cognitive decline and dementia[J]. Mol Neurodegener, 2022,17(1):43.

[39] LIU S,WANG Z,SU Y, et al. A neuroanatomical basis for electroacupuncture to drive the vagal-adrenal axis [J]. Nature,2021,598(7882):641-645.

[40] HALL D A,VOIGT R M,CANTU-JUNGLES T M, et al. An open label,non-randomized study assessing a prebiotic fiber intervention in a small cohort of Parkinson's disease participants[J]. Nat Commun,2023,14(1):926.

[41] NOVOTNÝ M,KLIMOVA B,VALIS M. Microbiome and cognitive impairment:can any diets influence learning processes in a positive way? [J]. Front Aging Neurosci, 2019,11:170.

[42] DAMMAVALAM V,MURPHY J,JOHNKUTTY M, et al. Perioperative cognition in association with malnutrition and frailty:a narrative review[J]. Front Neurosci,2023, 17:1275201.

[43] YANG X D,WANG L K,WU H Y, et al. Effects of prebiotic galacto-oligosaccharide on postoperative cognitive dysfunction and neuroinflammation through targeting of the gut-brain axis[J]. BMC Anesthesiol,2018,18(1):177.

63 针灸治疗围手术期神经功能紊乱的应用及机制

一、引言

随着全球经济和医疗水平的不断提升,预期寿命显著延长,全球人口正逐步迈向老龄化。联合国数据显示,2021年全球65岁及以上老年人口已达7.23亿,预计到2050年将增至约15亿,医疗保健需求随之剧增。这一人口结构变化将导致外科手术需求大幅上升,手术发生率预计在14%~47%之间。大约一半65岁及以上老年人将接受大手术。与此同时,伴随生理退化和多重合并症,老年患者术后并发症,特别是围手术期神经功能紊乱(perioperative neurocognitive disorder,PND)的风险增加,这对麻醉学领域提出了严峻挑战。

(一) PND 概述

PND 以术后认知功能下降为主要特征,伴有情绪和人格的改变,症状可持续数小时至数月。PND 中包括两种相关的神经系统疾病:术后谵妄(postoperative delirium,POD)和术后认知功能障碍(postoperative cognitive dysfunction,POCD)。POCD 的发生率从术后7d的41%~75%到术后3个月的18%~45%不等,导致住院时间延长、出院推迟及护理费用增加。POD 则可能提高长期谵妄和全因死亡率的风险,并增加医疗费用,估计总成本高达16 400亿美元。因此,PND 带来的巨大社会、家庭及经济负担需要得到临床的高度重视。然而,PND 的病因和发病机制尚未完全明确,阻碍了其有效的预防和干预。

(二) PND 的危险因素

近期的循证医学研究确定了 PND 的三方面主要危险因素:术前、术中及术后因素。

术前因素包括高龄、脑血管疾病(如卒中)、心血管疾病、外周血管病、糖尿病、贫血、帕金森病、抑郁、慢性疼痛、焦虑、肾功能衰竭及酒精使用障碍等共病。此外,术前禁食、脱水、输血、低钠或高钠血症、抗胆碱能药物、喹诺酮类药物以及尿白蛋白/肌酐比值(urine albumin creatine ratio,UACR)也与 PND 的发生有关。

术中因素包括手术部位(腹部和胸部)、术中出血量、手术时间、脑电双频指数(bispectral index,BIS)异常、术中电解质失衡、体温异常及血红蛋白浓度降低。

术后因素如疼痛、步态缓慢及睡眠障碍被认为是 PND 的关键影响因素。病毒被视为 PND 的潜在新危险因素,与神经系统症状加速和认知功能恶化相关。

(三) PND 的干预措施

针对 PND 的危险因素,临床上采取了药物和非药物干预措施以预防和减轻 PND 的发生。

药物干预包括使用右美托咪定、尼莫地平及托烷司琼等,但这些药物的潜在益处仍存争议,且伴随长 QT 间期综合征、运动障碍、心动过缓和低血压等副作用。此外,褪黑素及其相关药物、胆碱酯酶抑制剂及氟哌啶醇等药物在临床中虽被应用,但对 PND 的发病率无明显改善。因此,需要进一步探索新的药物选择,并验证其有效性和安全性。

多个国家的指南和专家共识更倾向于推荐非药物干预 PND 的发生。值得注意的是,术前术后的认知训练和体育锻炼显示出预防 POCD 的显著作用。在德国住院老年患者生活支持项目(Hospital Elder Life Program,HELP)项目中,一个技术娴熟的跨学科团队实施了联合的非药物干预措施有效预防了 POCD,包括定向训练、鼓励早期活动、促进睡眠、维持水分平衡、提供助听器和助视器以及强化医院管理;然而其复杂性限制了大范围推广。

二、针灸在 PND 预防中的应用

作为一种非药物干预手段,针灸在围手术期各阶段均表现出一致的神经保护作用,能够有效预防 POD 和 POCD。针灸自公元前200年起在中国广泛应用,通过将细针插入特定穴位,激发生理反应,改善健康。现代针灸技术包括手针(manual acupuncture,MA)、电针(electrical acupuncture,EA)、激光针(laser acupuncture,LA)、耳针(auricular acupuncture,AA)及经皮穴位电刺激疗法(transcutaneous electric acupoint stimulation,TEAS)等。世界卫生组织(World Health Organization,WHO)和美国国立卫生研究院(National Institutes of Health,NIH)均认可针灸治疗多种疾病的有效性,尤其是神经认知障碍(如血管性痴呆、阿尔茨海默病和帕金森病)相关疾病。更为重要的是,针灸作为一种安全的替代治疗方法,长期使用无依赖性、成瘾性及毒副作用,也不会损害肝肾代谢功能。基于此,针灸作为 PND 的潜在治疗手段具有应用前景。本文综述了近年来针灸对 PND 的干预研究,探讨其疗效及潜在作用机制,以推动其在围手术期神经认知保护中的应用。

(一)缓解术前焦虑

术前焦虑是手术患者中普遍存在的问题,影响 55.7%~70% 的患者。这种情绪状态干扰自主神经系统功能和免疫反应,增加了镇静剂和麻醉药物的需求,从而提升了麻醉相关不良反应的风险。

1. 临床表现 一项纳入 24 项随机对照试验,共计 5 个国家 2 537 例患者的研究显示针灸能够有效缓解术前焦虑,降低心率、收缩压及舒张压。然而,一项包含 916 例患者的荟萃分析指出,针灸对状态-特质焦虑量表中的状态焦虑量表(state-trait anxiety inventory-state anxiety,STAI-S)评分有中度改善,但对汉密尔顿焦虑量表(Hamilton anxiety scale,HAMA)无显著影响。研究中使用最频繁的穴位为神门穴与皮质下耳穴。仅有 1 项研究显示单一针灸神门穴效果不显著,提示多穴位联合应用可能更为有效。

此外,针灸对缓解精神分裂症、帕金森病、特应性皮炎及稳定型心绞痛等疾病中的焦虑症状亦有积极作用。例如,一项纳入 21~82 岁患者的多中心随机双盲对照研究显示,每周 1 次的针灸治疗持续 10 周后显著降低焦虑评分及唾液皮质醇水平,效果独立于抗焦虑药物。研究还发现,EA 较 MA 疗效更佳。因此,多穴位针灸,尤其是 EA 神门穴,对手术及非手术患者的急性和慢性焦虑均具有显著抑制作用。

2. 机制探索 功能影像学研究表明,针灸通过调节前额叶皮质(prefrontal cortex,PFC)、杏仁核和海马等多个脑区的活动发挥抗焦虑作用。具体而言,PFC 作为中枢调控枢纽,调节自主神经及情绪反应,针灸可通过抑制杏仁核及其他边缘区活动,产生中枢镇静效应。

PFC 通过与皮质、杏仁核及丘脑的相互作用调节焦虑相关行为。研究表明,抑制 PFC 谷氨酸能神经元可通过内源性大麻素信号通路缓解焦虑,同时针灸还通过调节肠道菌群,改善 PFC 炎症和微小 RNA 水平,进一步减轻焦虑症状。这些有益作用可能归因于 4-乙基酚(4-ethylphenol,4EP),这是一种来自肠道的分子,影响 PFC 中的少突胶质细胞功能和髓鞘模式,间接调节焦虑。

此外,针灸可通过抑制杏仁核中去甲肾上腺素和酪氨酸羟化酶的过度表达,缓解焦虑。EA 可降低杏仁核中的促肾上腺皮质激素释放激素(corticotropin releasing hormone,CRH)及其受体 1(corticotropin releasing hormone receptor 1,CRHR1)的水平,CRHR1 拮抗剂亦表现出抗焦虑作用。针灸还通过调节 Rab5a-鸟苷酸三磷酸(Rab5a-guanine triphosphate,Rab5a-GTP)、谷氨酸代谢型受体 1(glutamate receptor

metabotropic 1,GRM1)、氧化应激及神经炎症,保护海马功能,增强多巴胺信号通路,促进神经可塑性及神经发生。

在慢性应激诱导的焦虑模型中,针灸内关穴与神门穴显著改善焦虑症状,伴随血浆皮质酮和钠尿肽水平的调节,提示针灸通过抑制下丘脑-垂体-肾上腺轴(hypothalamic-pituitary-adrenal axis,HPA axis)发挥作用。

(二)保护术中体温

体温调节对维持人体最佳生理功能至关重要。术中低体温(intraoperative hypothermia,IPH)影响约 26%~90% 的手术患者,其特征为核心体温(core body temperature,CBT)低于 36℃。研究表明,体温与意识水平密切相关,而 IPH 与 Tau 蛋白异常磷酸化相关,提示其在 PND 中的潜在作用。

1. 临床表现 早在 1979 年的研究已表明针灸可以调节体温,特别是某些穴位在健康和病理状态下可能存在热差异,这可能是穴位敏化的指标。麻醉前 EA 双侧足三里和上巨虚穴 30min 可略微提高鼓膜温度,并显著防止麻醉后体温下降和术后寒战。此外,EA 内关、足三里和上巨虚穴在维持体温和预防麻醉后寒战方面效果与奈福泮相当。

在一项胸腔镜肺叶切除术的随机对照试验中,针灸对全身麻醉下的术中低体温有显著预防作用。麻醉诱导前 TEAS 患者大椎和命门穴 30min 可显著升高体温,减轻术后寒战。麻醉前在大椎和腰阳关穴进行 30min 的 TEAS,不仅增加围手术期 CBT,还降低了术中低体温、寒战和 POCD 的发生率。

2. 机制探索 全身麻醉药和椎管内麻醉药通过降低体温阈值并抑制血管收缩和寒战,严重影响中枢体温调节,然而其具体机制尚不明确。通常,冷信号传输至脊髓后,进入臂旁外侧核外部外侧部(lateral parabachial nucleus,external lateral part,LPBel)、视前区(preoptic area,POA)、下丘脑背内侧核(dormedial hypothalamus nucleus,DMH)和延髓头端腹内侧区(rostral ventromedial medulla,RVM),这些区域整合冷信息并启动冷防御。大脑中的冷敏感神经元主要位于 POA、DMH 和下丘脑腹内侧核(ventromedial hypothalamic nucleus,VMH),这些神经元不仅与温度调节相关,也与意识密切相关。有趣的是,疼痛和温度信号通过类似的纤维系统传递,EA 内关穴可抑制下丘脑背内侧和中缝苍白球的神经活动,改善自主神经失衡和应激下的心动过速。EA 通过激活 RVM,并通过 NMDAR 和 μ 阿片受体抑制 RVM 神经元,介导慢性疼痛的缓解。综上所述,针灸对术中低体温的确切机制仍需要进一步研究。

(三)调节术中、术后炎症

虽然 PND 是一个多因素的病理过程,但炎症,特别是神经炎症,被认为是 PND 的关键促进因素。研究表明,循环炎症标志物水平的升高与 PND 相关,且非甾体抗炎药、抗 TNF-α 抗体、IL-1 受体拮抗剂、HMGB1 抗体、胆碱酯酶抑制剂、α7 烟碱型乙酰胆碱受体(alpha7 nicotinic acetylcholine receptor,α7nAChR)激动剂、右美托咪定(dexmedetomidine,

DEX）等药物能对其产生调节作用。然而，考虑到适度的炎症反应对手术恢复至关重要，针灸因其良好的内源性调节特性，在精确调节炎症方面展现出潜力。

1. 临床表现　纳入 24 项研究的系统综述表明，针灸能调节炎症相关因子，包括血清 TNF-α、IL-1β、IL-6、神经元特异性烯醇化酶（neuron specific enolase，NSE）与 S100 钙结合蛋白 β（S100 calcium binding protein β，S100β）水平，以及脑脊液中乙酰胆碱和胆碱酯酶活性。针灸还通过增加全身麻醉后被儿茶酚胺和肾上腺素抑制的 $CD3^+$、$CD4^+$ 和 $CD4^+/CD8^+$ 水平来部分恢复免疫系统，其中足三里、内关和百会穴是常用腧穴。有趣的是，术前 1d 或术中进行的 TEAS 显著降低了术后 5d 内的血清 NSE、TNF-α 和 IL-1β 水平，甚至在接受胃肠道肿瘤根治术的老年患者中，TEAS 对 S100β、IL-6 和 C 反应蛋白（C-reactive protein，CRP）的抑制作用可持续 3d。此外，研究表明，TEAS 在手术开始和结束时可降低血清 IL-6 和 hs-CRP 水平，同时升高降钙素基因相关肽（calcitonin-generelated peptide，CGRP）水平，提示针灸可能通过调节全身麻醉和手术诱导的炎症平衡，从而优化术后恢复流程。

2. 机制探索　手术和麻醉药物可诱发全身炎症、肠道菌群失衡、疼痛和昼夜节律改变，导致神经炎症，这一过程涉及小胶质细胞、星形胶质细胞和神经元的复杂分子改变。正如文中提到的，针灸可以通过不同的分子和神经环路机制改善肠道菌群、疼痛和睡眠。既往综述全面概述了系统性炎症的机制，本研究将重点阐述神经炎症的复杂过程。

小胶质细胞是中枢神经系统的固有免疫细胞，与麻醉和手术相关的神经功能障碍及 PND 密切相关。在围手术期时，系统性促炎细胞因子可诱发小胶质细胞分化为 M1 和 M2 表型，分别促进和抑制神经炎症。针灸已被证明能促进活化的 M1 型小胶质细胞向 M2 型转化，从而减轻神经损伤，这可能通过上调神经营养因子-3（neurotrophin-3，NT-3）、程序性死亡受体配体 1（programmed death-ligand 1，PD-L1）和程序性死亡受体 1（programmed death-1，PD-1）介导。EA 还抑制 TRPV4 的表达，刺激小胶质细胞的活化和增殖。

针灸对小胶质细胞的调节作用还受 miRNA 的调控，如 miR-124 被认为是小胶质细胞介导神经炎症的关键角色。在偏头痛患者中，针刺逆转了 8 个 miR 的下调和 4 个 miR 的上调。EA 通过上调下丘脑、海马和背角的 miR-124，抑制 M1 型小胶质细胞活化和细胞因子分泌。上调 miR-124 或其下游囊泡相关膜蛋白 3（vesicle associated membrane protein 3，VAMP3）可模拟或消除针灸对小胶质细胞和 PND 的预防作用。此外，针灸还通过调节 miR-155、miR-10a、miR-146a、miR-34a 和 miR-93 的水平，减轻小胶质细胞活化及其导致的认知障碍。

星形胶质细胞是中枢神经系统中最丰富的胶质细胞，在阿尔茨海默病和 POCD 等认知障碍的发病机制中也发挥着关键作用。具体而言，星形胶质细胞在 POCD 中发挥着多方面的作用，包括神经炎症调节、神经递质调节、突触

塑性促进和神经营养支持。虽然针灸对 PND 中星形胶质细胞相关神经炎症的影响尚不明确，但多项研究表明，针灸足三里和阳陵泉穴可防止星形胶质细胞的萎缩和过度表达，从而减轻神经炎症。此外，针灸还被证明能在体感皮质的星形胶质细胞中诱导不依赖于神经元的迟发性钙短暂反应，这可能与其镇痛和抗抑郁作用有关，突显了星形胶质细胞在维持平衡的神经炎症反应中的重要性。

此外，星形胶质细胞特异性激活的 NLRP3 炎症小体与 PND 有关，导致反应性海马星形胶质细胞产生过多的 GABA 并引起神经元变性。值得注意的是，针灸百会穴通过抑制 NLRP3 信号通路，改善老龄小鼠 POCD。相反，肿瘤坏死因子样配体 1A（tumor necrosis factor-like ligand 1A，TL1A）通过 NLRP3 促进星形胶质细胞 A1 型的分化，加重认知功能障碍。

针灸的抗炎作用还涉及迷走神经-肾上腺轴，通过中枢神经系统传递迷走神经信号来调节肾上腺依赖性抗炎反应。EA 足三里可激活多巴胺能系统，促进迷走神经介导的脓毒症小鼠模型中的炎症抑制。此外，Liu 等发现只有低强度 EA 足三里（0.5mA）才能激活迷走神经-肾上腺轴通路，抑制 LPS 诱导的小鼠系统性炎症。相反，高强度 EA（3.0mA）足三里穴和高或低强度 EA 刺激天枢穴均不能诱导出此抗炎通路。有趣的是，低强度 EA 足三里穴通过后肢的延伸神经纤维激活了背根神经节（dorsal root ganglia，DRG）中特定的 PROKR2 阳性神经元，从而激活迷走神经-肾上腺轴通路，促进儿茶酚胺和抗炎物质的释放。相比之下，其他的 EA 策略只能引起交感神经反射。值得注意的是，EA 足三里穴通过抑制海马中 NLRP3 相关的小胶质细胞活化和神经炎症有效地改善了记忆障碍。

肠道微生物群是针灸效应的重要组成部分，也在神经炎症的调节中起关键作用。研究表明，肠道菌群失调通过诱导炎症反应在 PND 的发病和进展中发挥重要作用，而针灸通过调节抗炎益生菌减轻这一过程。例如，针灸增加了乳杆菌、双歧杆菌等抗炎益生菌的丰度，同时减少了变形杆菌等促炎病原体的数量，恢复纹状体和黑质中小胶质细胞和星形胶质细胞的正常表达，从而防止神经元凋亡。其机制可能与针刺有益调节肠道菌群，进而抑制炎症相关的 TLR4/NF-κB 信号通路有关。

（四）改善术后睡眠质量

术后睡眠障碍（postoperative sleep disorder，PSD）发生在 15%~72% 的术后患者中，其特征为睡眠剥夺、昼夜节律紊乱和结构异常。PSD 可能增加术后认知障碍、心脑血管事件、免疫抑制及远期神经精神障碍的风险，尤其在老年患者中影响更为显著。多项临床试验证明，针灸能有效改善主观睡眠质量和疲劳，且不良事件极少。

1. 临床表现　一项涵盖 9 项随机对照试验，包括 719 例患者的荟萃分析显示，针灸不仅增加术后的总睡眠时间（total sleep time，TST）及睡眠效率（sleep efficiency，SE），并且显著改善围手术期主观睡眠质量。其中，神门穴使用率

最高,其次为内关、足三里和三阴交。此外,管理 PSD 的最佳方案为术前 1 晚开始针灸治疗,并持续至少 2d。一项关于 EA 治疗失眠的研究进一步指出,20 时~21 时是提高主观睡眠评分和整体睡眠质量的最佳治疗时间。在接受腹腔镜结直肠癌手术的老年患者中,术前和术后给予 TEAS 显著降低了术后第 1 天和第 3 天的匹兹堡睡眠质量指数(Pittsburgh sleep quality index,PSQI)评分、阿森斯失眠量表(Athens insomnia scale,AIS)评分和总分。

针灸在改善原发性失眠患者的主观睡眠质量、疲劳、认知功能和情绪症状方面也表现出显著效果,且不良事件极少。针灸可以延长总睡眠时间、提高睡眠效率、缩短入睡潜伏期和减少觉醒次数,并通过增加非快速眼动(non-rapid eye movement,NREM)深度睡眠(N3)和快速眼动(rapid eye movement,REM)睡眠的比例,改善睡眠结构。因此,针灸通过提升睡眠质量和数量,可能对 PND 的管理具有积极作用。

2. 机制探索 针灸治疗失眠的分子机制已较为明确,但 PSD 的基础机制仍需进一步探索。麻醉诱导的意识障碍涉及多个睡眠调节核团,如下丘脑外侧区(lateral hypothalamus area,LHA)、腹外侧视前区(ventrolateral preoptic area,VLPO)、腹侧被盖区(ventral tegmental area,VTA)、脚桥被盖核(pedunculopontine tegmental nucleus,PPT)、背侧中缝核(dorsal raphe nucleus,DRN)和蓝斑核(locus coeruleus,LC)。

LH 中的促食欲素是针灸在改善疼痛、认知和焦虑中的关键分子。针灸通过降低血清促食欲素 A 水平改善卒中后失眠,并通过调节 LH 中的神经元活动,促进睡眠。

去甲肾上腺素(norepinephrine,NE)主要由 LC 合成,是调节睡眠觉醒周期和睡眠微观结构的关键因子。针灸显著调节 LC 活性,低频电刺激抑制 LC,而高频电刺激则增加 LC 活性。然而,长时间治疗或多穴位治疗也可能导致 LC 激活。据报道,在失眠患者中,针灸可降低 LC 和左侧额下回之间的功能连接。针灸百会、太冲穴可恢复睡眠剥夺模型大鼠皮质和丘脑 NE 水平,进而恢复正常的睡眠结构和节律。

作为上行网状激活系统(ascending reticular activating system,ARAS)的一部分,背外侧被盖核(laterodorsal tegmental nucleus,LDT)和 PPT 通过广泛的神经投射调节觉醒和 REM 睡眠。针灸通过抑制胆碱能 LDT 神经元的放电率,促进深度 NREM 睡眠。

尽管直接证据有限,其他研究表明针灸可能调节导水管周围灰质(periaqueductal gray matter,PAG)和 VTA 的静息态功能连接(resting-state functional connectivity,rsFC)。在成瘾模型中,针灸通过激活 VTA 中的 GABA 能神经元,抑制伏隔核(nucleus accumbens,NAc)的多巴胺释放,并增加 VLPO 中 GABA 的含量。此外,针灸还通过抑制外侧缰核(lateral habenula,LHb)和喙内侧被盖核(rostral medial tegmental nucleus,RMTg)的神经元,改善基底前脑中神经元的活性,调节睡眠。

除了睡眠障碍,全身麻醉通过抑制视交叉上核(suprachiasmatic nucleus,SCN)的节律基因表达,显著影响生物节律。针灸通过上调 VLPO 和 SCN 中昼夜节律相关基因的表达,恢复异常节律。此外,针灸诱导 SCN 内 2 488 个蛋白的 6 192 个磷酸位点发生不同的磷酸化。其中大多数磷酸参与突触后信号通路和谷氨酸能突触。因此,昼夜节律的改变可能归因于多个翻译后调节过程,尤其是磷酸化在维持 SCN 内的细胞转录-翻译反馈回路中的作用。

(五)预防术后恶心呕吐

术后恶心呕吐(postoperative nausea and vomiting,PONV)的发生率在 30%~70% 之间,严重影响术后睡眠质量,进而影响 PND 的发生。由于 PONV 具有多因素特性,单纯依靠药物预防和治疗往往难以取得理想效果。近年来,针灸因其在预防术后恶心呕吐中的疗效,逐渐在临床上受到重视和认可。

1. 临床表现 一篇包含 59 项试验、7 667 例参与者的 Cochrane 综述表明,针灸内关穴在预防 PONV 方面表现出显著的有益作用,且不良事件最少。其止吐效果与甲氧氯普胺、环嗪、丙氯拉嗪、氟哌利多、昂丹司琼或地塞米松相当。此外,针灸联合药物治疗在不增加恶心发生率的情况下,进一步降低了呕吐发生率和止吐药物的使用率。针灸还被证明有助于加速胃肠道功能的恢复,因为它能有效缩短术后首次排气和排便的时间,提高患者对半流质饮食的耐受性。在儿科患者中,术前针灸被认为是减少术后至少持续 4h PONV 发生率的最佳干预措施。然而,在接受区域麻醉的剖宫产患者中,虽然穴位按压可能减少术中呕吐,但其对 PONV 的影响尚不确定。近年来,可穿戴 TEAS 简化了临床操作,降低了 PONV 的发生风险达 26%。值得注意的是,针灸的止吐作用与 PND 发生率的降低密切相关。

2. 机制探索 在化疗引起的恶心呕吐大鼠模型中,针灸也显示出显著的止吐效果。针灸刺激后,大鼠的高岭土摄入量减少,食物摄入量和体重增加,表明其止吐作用。此外,针灸还导致十二指肠 5-HT 水平升高,并抑制孤束核(nucleus of the solitary tract,NTS)的活动。研究发现,NTS 由初级运动皮质(M1)-臂旁核(parabrachial nuclei,PBN)支配,介导 EA 的吞咽保护作用。一项发表在 *Cell* 上的研究指出,释放 5-HT 的肠嗜铬细胞能够激活迷走神经和 Tac1$^+$ NTS 神经元,介导食物毒素引起的恶心和呕吐反应,显示出针灸对脑-肠轴的关键影响。此外,蜡样芽孢杆菌分泌的一种催吐毒素可以直接调节不同钙结合蛋白 1 阳性 NTS 神经元的迷走感觉神经元,诱导呕吐样行为。值得注意的是,EA 对 NTS 的影响因穴位和刺激频率而异。2Hz 频率 EA 刺激足三里穴表现出最显著的兴奋效应,而 100Hz 频率 EA 刺激则表现出最强的抑制效应。

PONV 的生物学机制涉及阿片类药物调节、内源性大麻素、多巴胺系统和 5-HT 信号转导。已知抗焦虑、抗炎及肠道菌群的调节可减少 PONV。因此,其他研究所揭示的相关机制也可能为针灸止吐的作用机制提供基础。

（六）缓解术后疼痛

术后疼痛影响 49%~74.3% 的患者，并增加 PND 的风险。优化术后镇痛策略有助于降低老年患者 PND 的发生率。然而，在高危患者中，使用大剂量阿片类药物可能使谵妄发生率高达 72%，特别是曲马多和哌替啶的使用。此外，研究表明，吗啡可延长老年大鼠术后记忆障碍时间，从 4d 延长至 2 个月以上。因此，平衡有效镇痛与药物使用至关重要，以优化术后疼痛管理和减少 PND 发生。

1. **临床表现** 自 1971 年针灸被引入围手术期疼痛管理以来，其镇痛效果获得了 WHO 和 NIH 的认可。针灸已被广泛用于缓解偏头痛、神经病理性疼痛、肌筋膜疼痛及术后疼痛。研究表明，针灸可显著减少阿片类药物的需求，并降低术后恶心呕吐的发生率，促进肠道功能恢复。

一项包含 13 项研究的荟萃分析显示，TEAS 相较于 MA 和 EA 在术后镇痛中的效果更佳，显著降低了术后疼痛评分和阿片类药物需求。另一项系统综述分析了 34 项关于 TEAS 在开腹手术后的应用，结果表明切口周围穴位刺激显著减轻了术后 4~48h 的静息和活动疼痛，且切口周围的浅表电刺激效果优于远端穴位刺激。此外，针对双侧耳穴及特定体穴的针灸已证明在剖宫产术后镇痛及促进早期活动中的安全性和有效性。针灸疗效还与治疗时间密切相关。术后 2h、24h、48h 和 72h 内的重复针灸治疗可显著降低视觉模拟评分法（visual analogue scale，VAS）的评分，并减少镇痛药物的使用。

2. **机制探索** 据报道，针灸可使疼痛减轻至少 20%，其机制主要集中于脊柱水平。功能影像学和实验研究表明，针灸通过调节丘脑、下丘脑、中缝背核及 PAG 等脑区，发挥镇痛效应。EA 足三里和三阴交穴位显著降低大鼠的痛觉反应，并抑制脊髓和大脑小胶质细胞的活化，恢复肠道菌群平衡，改善术后疼痛及谵妄样行为。值得注意的是，EA 通过降低小鼠内侧前额叶皮质（medial prefrontal cortex，mPFC），海马和 PAG 中的 TRPV1 和相关分子，以及增加杏仁核中的 TRPV1 和相关分子，以不同的方式调节上述核团。

针灸的镇痛机制还涉及多个神经调节通路。针灸通过激活阿片肽系统、内源性大麻素系统以及调节去甲肾上腺素的释放等途径，恢复脊髓及大脑中的疼痛抑制通路。此外，针灸通过 HMGB1/TLR4 信号通路调控炎症反应，进而影响线粒体功能。靶向内关穴的低频正中神经刺激通过激活下丘脑食欲素能神经元，然后通过腹外侧中脑导水管周围灰质（ventrolateral periaqueductal gray matter，vlPAG）的大麻素受体 1（cannabinoid 1 receptor，CB1R）依赖性级联反应释放促食欲素来诱导镇痛。

针灸对疼痛相关情绪过程的调节还涉及 DNA 甲基化的改变。例如，EA 通过去甲基化酶 1（ten eleven translocation，TET 1）的上调，从而减轻同源盒转录因子 1（Prospero Homeobox Protein 1，Prox1）的超甲基化，恢复齿状回腹侧的

神经发生，从而在慢性神经病理性疼痛小鼠中发挥长期抗抑郁作用。此外，EA 诱导的与疼痛相关的厌恶记忆的阻滞与岛叶皮质中 κ 阿片受体的激活和 GABA 能神经元的抑制有关。

针灸相对持久的镇痛作用可能归因于 DNA 甲基化的改变，因为它恢复了由神经病理性疼痛引起的 5-甲基胞嘧啶、甲基-胞嘧啶-磷酸鸟嘌呤结合蛋白 2（Methyl-CpG binding protein 2，MECP2）和 DNA 甲基转移酶家族酶的表达水平。提示其有可能减轻与慢性疼痛相关的合并症。

（七）其他共同机制

除了前述机制外，针灸的认知保护作用还涉及几个共同的分子过程，如氧化应激（oxidative stress，OS）、DNA 损伤和线粒体功能障碍，最终引发细胞死亡。

1. **氧化应激** 手术过程中不可避免地产生活性氧（reactive oxygen species，ROS），这些 ROS 通过损伤的血脑屏障（blood-brain barrier，BBB）进入大脑，激活小胶质细胞和血管内皮细胞，导致 ROS 增加、脂质过氧化、DNA 氧化损伤及神经元凋亡。血浆 8-异前列腺素 F2α 水平和尿 8-异前列腺素与肌酐比值的升高提示脂质过氧化作用增加，可能成为 PND 的预测指标。基于此，自由基清除剂依达拉奉对 PND 患者显示出保护作用。

临床研究表明，TEAS 可显著降低血浆中 ROS 的副产物丙二醛，并增强超氧化物歧化酶活性。EA 百会穴降低了大鼠海马组织中丙二醛和过氧化氢水平，同时通过增加过氧化氢酶和谷胱甘肽水平，减轻神经炎症和认知功能障碍。此外，EA 双侧足三里穴还能通过降低髓过氧化物酶水平保护肠道功能。

血红素加氧酶-1（heme oxygenase 1，HO-1）/核转录因子红系 2 相关因子 2（nuclear factor-erythroid 2-related factor 2，Nrf 2）/抗氧化响应元件（antioxidant response element，ARE）信号通路可能是针灸抗氧化应激作用的重要机制。例如，研究显示，EA 上调了与细胞氧化应激反应相关的 HO-1 蛋白和 mRNA 表达，随后激活 Nrf 2/ARE 信号通路，增强抗氧化基因的表达。同样，EA 激活 Kelch 样环氧氯丙烷相关蛋白 1（Kelch-like ECH-associated protein 1，Keap1）/Nrf2 抗氧化防御系统，引发下游 ARE 的激活，从而启动抗氧化、抗炎和免疫增强的基因转录。这种机制保护了细胞免受损伤。磷酸化细胞外调节蛋白激酶 1/2（extracellular regulated protein kinases 1/2，ERK1/2）可能是 EA 诱导 HO-1 表达的上游调节因子，因抑制 ERK1/2 可下调 HO-1 表达，并削弱 EA 的抗氧化作用。

2. **神经可塑性** 如前所述，PND 会阻碍细胞核的活动和神经连接，针灸可能通过影响神经可塑性过程（如神经发生、轴突发芽、轴突再生和突触可塑性）来改善这一问题。这些机制不仅引起短期功能改变，还可能导致长期结构改变。尽管神经发生在成人中相对少见，但研究表明手术和麻醉会损害神经干细胞的分化，显著减少新生神经元的数量，这种手术和麻醉的影响即使在 PND 28d 后仍然明显。

针灸,特别是在足三里和百会穴的长时间刺激,已被证实能促进神经发生。虽然具体机制尚不明确,但有假设认为针灸后的炎症平衡可能是其神经源性效应的基础。研究显示,抑制炎症性胱天蛋白酶能逆转对神经发生的抑制作用,而适度的炎症反应,包括特异性细胞死亡(如焦亡),最近被报道可促进细胞增殖。此外,针灸可上调多种神经营养因子,如脑源性神经营养因子(brain-derived neurotrophic factor,BDNF)、胶质细胞源性神经营养因子、碱性成纤维细胞生长因子(basic fibroblast growth factor,bFGF)和神经肽Y。

研究还表明,谵妄的发生与海马锥体神经元的突触可塑性密切相关,这一过程受CRH/NF-κB/BDNF通路和内源性大麻素系统的调控,这些通路亦能调节针灸对神经元功能的影响。针灸通过调节突触超微结构来影响突触可塑性,包括:①突触总数、密度、面积密度和每个突触的平均面积等接触面积指标的改变;②突触素(synapsin,SYN)等活性物质的浓度;③参与突触传递的亚细胞结构,如突触后致密区95(postsynaptic density-95,PSD-95);④突触间隙宽度和界面曲率等形态学特征。激活BDNF/TrkB/ERK信号通路、抑制Janus激酶2/信号转导及转录激活因子3(Janus kinase 2/signal transducer and activator of transcription 3,JAK2/STAT3)信号通路和糖原合成酶激酶3β(glycogen synthase kinase 3β,GSK-3β)通路可能有助于改善突触结构。因此,针灸还可促进长时程增强(long-term potentiation,LTP),这对于记忆巩固至关重要。

3. 神经细胞死亡　细胞死亡是神经损伤的最终结果,涉及神经炎症、兴奋-抑制失衡和过氧化等复杂的细胞内过程。典型的程序性细胞死亡(programmed cell death,PCD)包括Ⅰ型(凋亡)、Ⅱ型(自噬)和Ⅲ型(坏死),每种形式都涉及特定的分子信号通路和调控机制。针灸在预防上述PCD中表现出显著的神经保护作用。

凋亡分为内源性(线粒体途径)和外源性(死亡受体途径),其特征是一系列水解、胱天蛋白酶激活和信号转导过程。针灸通过调节线粒体和自噬功能障碍,以及一系列下游信号通路和上调神经营养因子的表达,抑制了帕金森病、脑缺血再灌注损伤、阿尔茨海默病等多种疾病中的凋亡,减轻了氧化应激和炎症反应。因此,研究表明,在PND模型中,针灸能减少细胞凋亡,提高细胞存活率。

有趣的是,针灸在调节自噬中发挥双重作用。在脑缺血再灌注损伤后,针灸足三里和曲池穴3d可抑制自噬以对抗细胞死亡,而针灸神庭和百会穴7d或更长时间可增强自噬以清除病理产物,表明在疾病的不同时期,针灸可通过自噬平衡细胞死亡。这一现象在颅脑损伤(traumatic brain injury,TBI)后得到进一步证实,针灸加速了TBI后第3天的自噬,并在TBI后第7天和第14天抑制了自噬。其机制涉及经典的PI3K/Akt/mTOR通路、雷帕霉素机制靶点复合物1-Unc-51样自噬激活激酶1复合体-Bcl-2相互作用蛋白1(mechanistic target of rapamycin complex 1-Unc-51 like auto-phagy activating kinase 1 complex-Bcl-2 interacting protein 1,mTORC1-ULK1 complex-Beclin1)通路和miR-34c-5p表达。在PND模型中,连续5d EA预刺激大椎和百会穴可显著减少海马区自噬体和自噬溶酶体数量,改善老龄大鼠术后认知功能,其机制可能与调控AMPK自噬通路有关。

铁死亡是一种由细胞内铁依赖的氧化损伤引起的细胞死亡形式,不需要胱天蛋白酶的参与,也与PND的发病机制有关。虽然铁死亡在PND方面的研究尚少,但针灸在神经病理性疼痛、抑郁、脑出血和呼吸系统疾病中均有抑制铁死亡的报道。最近的研究表明,针灸通过调节铁转运蛋白和转铁蛋白受体的表达,抑制了由七氟烷麻醉引起的骨折小鼠铁死亡反应,并且改善了POCD。

细胞焦亡是一种与先天免疫反应相关的PCD形式,依赖焦孔素家族蛋白形成质膜孔,常发生于麻醉和术后的神经元和胶质细胞中。针灸通过调控NLRP3/ASC/Caspase-1信号通路,抑制中枢神经系统疾病中的炎症反应和细胞焦亡,提示其在PND中的潜在作用。

三、结论

针灸通过保持中枢神经系统的稳态,特别是在调节神经炎症和自噬方面显示出强大和全面的缓解PND的益处。这种现象与"阴阳平衡"高度一致,表明不同的针灸方式可能是预防和治疗PND的最佳方法。但目前此领域的临床研究总体质量较低。样本量小、随机化程序不明确、盲法不充分和临床试验方案的异质性等问题可能会引入潜在偏倚。针对不同人群的大规模多中心研究,需要在手术患者术前评估的基础上规范针灸的应用,包括穴位的选择、应用时间、持续时间和详细参数。此外,针灸的分子和回路机制相对肤浅,尤其是在PND领域,严重阻碍了针灸的推广应用。因此,通过进一步推广针灸的应用和认知,可显著提高手术患者的安全性和舒适度。

(蔺凯　钟海星)

参 考 文 献

[1] GOTMARK F,CAFARO P,O'SULLIVAN J. Aging human populations:good for us,good for the earth[J]. Trends Ecol Evol,2018,33(11):851-862.

[2] WANG Q,WANG X,LI R. Does population aging reduce environmental pressures from urbanization in 156 countries?[J]. Sci Total Environ,2022,848:157330.

[3] ETZIONI D A,LIU J H,MAGGARD M A,et al. The aging population and its impact on the surgery workforce[J]. Ann Surg,2003,238(2):170-177.

[4] BELIVEAU M M,MULTACH M. Perioperative care for the elderly patient[J]. Med Clin North Am,2003,87(1):273-289.

[5] EVERED L,SILBERT B,KNOPMAN D S,et al. Recom-

mendations for the nomenclature of cognitive change associated with anaesthesia and surgery-2018[J]. Br J Anaesth,2018,121(5):1005-1012.

[6] THIELE R H,THEODORE D J,GAN T J. Outcome of organ dysfunction in the perioperative period[J]. Anesth Analg,2021,133(2):393-405.

[7] AUSTIN C A,O'GORMAN T,STERN E,et al. Association between postoperative delirium and long-term cognitive function after major nonemergent surgery[J]. JAMA Surg,2019,154(4):328-334.

[8] ZYWIEL M G,HURLEY R T,PERRUCCIO A V,et al. Health economic implications of perioperative delirium in older patients after surgery for a fragility hip fracture[J]. J Bone Joint Surg Am,2015,97(10):829-836.

[9] ZENILMAN M E. Delirium:an important postoperative complication[J]. JAMA,2017,317(1):77-78.

[10] SCHMITT E M,GALLAGHER J,ALBUQUERQUE A,et al. Perspectives on the delirium experience and its burden:common themes among older patients,their family caregivers,and nurses[J]. Gerontologist,2019,59(2):327-337.

[11] WU J,YIN Y,JIN M,et al. The risk factors for postoperative delirium in adult patients after hip fracture surgery:a systematic review and meta-analysis[J]. Int J Geriatr Psychiatry,2021,36(1):3-14.

[12] WANG L H,XU D J,WEI X J,et al. Electrolyte disorders and aging:risk factors for delirium in patients undergoing orthopedic surgeries[J]. BMC Psychiatry,2016,16(1):418.

[13] LIU J,YANG F,LUO S,et al. Incidence,predictors and outcomes of delirium in complicated type B aortic dissection patients after thoracic endovascular aortic repair[J]. Clin Interv Aging,2021,16:1581-1589.

[14] ZHANG Y,BAO H G,LV Y L,et al. Risk factors for early postoperative cognitive dysfunction after colorectal surgery[J]. BMC Anesthesiol,2019,19(1):6.

[15] BAEK W,KIM Y M,LEE H. Risk factors of postoperative delirium in older adult spine surgery patients:a meta-analysis[J]. AORN J,2020,112(6):650-661.

[16] YANG Y,ZHAO X,DONG T,et al. Risk factors for postoperative delirium following hip fracture repair in elderly patients:a systematic review and meta-analysis[J]. Aging Clin Exp Res,2017,29(2):115-126.

[17] ALDECOA C,BETTELLI G,BILOTTA F,et al. European Society of Anaesthesiology evidence-based and consensus-based guideline on postoperative delirium[J]. Eur J Anaesthesiol,2017,34(4):192-214.

[18] GUAN H L,LIU H,HU X Y,et al. Urinary albumin creatinine ratio associated with postoperative delirium in elderly patients undergoing elective non-cardiac surgery:a prospective observational study[J]. CNS Neurosci Ther,2022,28(4):521-530.

[19] ZHANG J,BI J J,GUO G J,et al. Abnormal composition of gut microbiota contributes to delirium-like behaviors after abdominal surgery in mice[J]. CNS Neurosci Ther,2019,25(6):685-696.

[20] SUN Y,FENG H,ZOU T,et al. Assessment of risk factors for postoperative cognitive dysfunction after coronary artery bypass surgery:a single-center retrospective cohort study[J]. Biosci Rep,2021,41(2):BSR20190719.

[21] CHAN M T,CHENG B C,LEE T M,et al. BIS-guided anesthesia decreases postoperative delirium and cognitive decline[J]. J Neurosurg Anesthesiol,2013,25(1):33-42.

[22] GROCOTT H P,MACKENSEN G B,GRIGORE A M,et al. Postoperative hyperthermia is associated with cognitive dysfunction after coronary artery bypass graft surgery[J]. Stroke,2002,33(2):537-541.

[23] XIAO H,RUN X,CAO X,et al. Temperature control can abolish anesthesia-induced tau hyperphosphorylation and partly reverse anesthesia-induced cognitive impairment in old mice[J]. Psychiatry Clin Neurosci,2013,67(7):493-500.

[24] UYSAL A I,ALTIPARMAK B,YASAR E,et al. The effects of early femoral nerve block intervention on preoperative pain management and incidence of postoperative delirium in geriatric patients undergoing trochanteric femur fracture surgery:a randomized controlled trial[J]. Ulus Travma Acil Cerrahi Derg,2020,26(1):109-114.

[25] ROBINSON T N,KOVAR A,CARMICHAEL H,et al. Postoperative delirium is associated with decreased recovery of ambulation one-month after surgery[J]. Am J Surg,2021,221(4):856-861.

[26] WANG X,HUA D,TANG X,et al. The role of perioperative sleep disturbance in postoperative neurocognitive disorders[J]. Nat Sci Sleep,2021,13:1395-1410.

[27] DUAN X,COBURN M,ROSSAINT R,et al. Efficacy of perioperative dexmedetomidine on postoperative delirium:systematic review and meta-analysis with trial sequential analysis of randomised controlled trials[J]. Br J Anaesth,2018,121(2):384-397.

[28] SUN Y,LIN D,WANG J,et al. Effect of tropisetron on prevention of emergence delirium in patients after noncardiac surgery:a trial protocol[J]. JAMA Netw Open,2020,3(10):e2013443.

[29] LI Y N,ZHANG Q,YIN C P,et al. Effects of nimodipine

on postoperative delirium in elderly under general anesthesia：a prospective，randomized，controlled clinical trial [J]. Medicine（Baltimore），2017,96（19）：e6849.

[30] WANG C M, ZHOU L Y. Melatonin and melatonergic agents for the prevention of postoperative delirium：a meta-analysis of randomized placebo-controlled trials[J]. Asian J Surg,2022,45（1）：27-32.

[31] NISHIGAKI A,KAWANO T,IWATA H,et al. Acute and long-term effects of haloperidol on surgery-induced neuroinflammation and cognitive deficits in aged rats[J]. J Anesth,2019,33（3）：416-425.

[32] SIDDIQI N,HARRISON J K,CLEGG A,et al. Interventions for preventing delirium in hospitalised non-ICU patients[J]. Cochrane Database Syst Rev,2016,3（3）：CD5563.

[33] O'GARA B P,MUELLER A,GASANGWA D V I,et al. Prevention of early postoperative decline：a randomized，controlled feasibility trial of perioperative cognitive training[J]. Anesth Analg,2020,130（3）：586-595.

[34] BLISS E S,WONG R H,HOWE P R,et al. Benefits of exercise training on cerebrovascular and cognitive function in ageing[J]. J Cereb Blood Flow metab,2021,41（3）：447-470.

[35] SINGLER K,THOMAS C.［Help：hospital elder life program：multimodal delirium prevention in elderly patients］[J]. Internist（Berl），2017,58（2）：125-131.

[36] ZHU S J,LI X,WEI Y W,et al. Acupoint catgut embedding improves learning and memory impairment in vascular dementia rats[J]. Ann Transl Med,2023,11（2）：108.

[37] ZHAO Y,ZHANG Z,QIN S,et al. Acupuncture for Parkinson's disease：efficacy evaluation and mechanisms in the dopaminergic neural circuit[J]. Neural Plast,2021,2021：9926445.

[38] DU K,YANG S,WANG J,et al. Acupuncture interventions for Alzheimer's disease and vascular cognitive disorders：a review of mechanisms[J]. Oxid Med Cell Longev,2022,2022：6080282.

[39] JIA Y,ZHANG X,YU J,et al. Acupuncture for patients with mild to moderate Alzheimer's disease：a randomized controlled trial［J］. BMC Complement Altern Med,2017,17（1）：556.

[40] YIN W,LV G,LI C,et al. Acupuncture therapy for Alzheimer's disease：the effectiveness and potential mechanisms[J]. Anat Rec（Hoboken），2021,304（11）：2397-2411.

[41] ZHU Y,XING J J,LI J,et al. History of acupuncture research[J]. Int Rev Neurobiol,2013,111：1-23.

[42] HO Y S,ZHAO F Y,YEUNG W F,et al. Application of acupuncture to attenuate immune responses and oxidative stress in postoperative cognitive dysfunction：what do we know so far？[J]. Oxid Med Cell Longev,2020,2020：9641904.

[43] BEDASO A,MEKONNEN N,DUKO B. Prevalence and factors associated with preoperative anxiety among patients undergoing surgery in low-income and middle-income countries：a systematic review and meta-analysis [J]. BMJ Open,2022,12（3）：e58187.

[44] FRASURE SMITH N,LESPERANCE F. Depression and anxiety as predictors of 2-year cardiac events in patients with stable coronary artery disease[J]. Arch Gen Psychiatry,2008,65（1）：62-71.

[45] YANG K L,DETROYER E,VAN GROOTVEN B,et al. Association between preoperative anxiety and postoperative delirium in older patients：a systematic review and meta-analysis[J]. BMC Geriatr,2023,23（1）：198.

[46] XIE W,YE F,YAN X,et al. Acupressure can reduce preoperative anxiety in adults with elective surgery：a systematic review and meta-analysis of randomized controlled trials[J]. Int J Nurs Stud,2023,145：104531.

[47] TONG Q Y,LIU R,ZHANG K,et al. Can acupuncture therapy reduce preoperative anxiety？a systematic review and meta-analysis[J]. J Integr Med,2021,19（1）：20-28.

[48] DU L,SONG X J,LI Z W,et al. Combined use of Shenmen（HT7）and Sanyinjiao（SP6）to improve the anxiety and depression in patients with insomnia：a randomized controlled trial[J]. Zhongguo Zhen Jiu,2022,42（1）：13-17.

[49] BOON K Y,SITI NIDZWANI M M,MOHTAR RASALI E,et al. Effects of Shen Men Auricular Acupressure on haemodynamics during laryngoscopy and intubation and preoperative anxiety[J]. Int Med J Malaysia,2022,21（1）：55-62.

[50] HUANG C,ZHANG P,DONG Y,et al. A meta-analysis on the efficacy of acupuncture as an adjuvant therapy for schizophrenia[J]. Neuropsychiatr Dis Treat,2023,19：2381-2400.

[51] HSU W T,HSU C M,HUNG S C,et al. Acupuncture improves sleep disorders and depression among patients with Parkinson's disease：a meta-analysis[J]. Healthcare（Basel），2023,11（14）：2042.

[52] YEO M,AHN S,JANG S Y,et al. Acupuncture attenuates comorbid anxiety-and depressive-like behaviors of atopic dermatitis through modulating neuroadaptation in the brain reward circuit in mice[J]. Biol Res,2022,55

（1）:28.

［53］ TU M,JIANG Y,YU J, et al. Acupuncture for treating chronic stable angina pectoris associated anxiety and depression: a systematic review and meta-analysis［J］. Complement Ther Clin Pract,2021,45:101484.

［54］ AMORIM D,BRITO I,CASEIRO A, et al. Electroacupuncture and acupuncture in the treatment of anxiety: a double-blinded randomized parallel clinical trial［J］. Complement Ther Clin Pract,2022,46:101541.

［55］ KIM H,KIM B H,KIM M K, et al. Alteration of resting-state functional connectivity network properties in patients with social anxiety disorder after virtual reality-based self-training［J］. Front Psychiatry, 2022, 13: 959696.

［56］ HUI K K,MARINA O,LIU J, et al. Acupuncture, the limbic system, and the anticorrelated networks of the brain［J］. Auton Neurosci,2010,157(1/2):81-90.

［57］ SI X,XIANG S,ZHANG L, et al. Acupuncture with deqi modulates the hemodynamic response and functional connectivity of the prefrontal-motor cortical network［J］. Front Neurosci,2021,15:693623.

［58］ SAKATANI K,FUJII M,TAKEMURA N, et al. Effects of acupuncture on anxiety levels and prefrontal cortex activity measured by near-infrared spectroscopy: a pilot study ［J］. Adv Exp Med Biol,2016,876:297-302.

［59］ WANG L,LUO X,QING X, et al. Symptom effects and central mechanism of acupuncture in patients with functional gastrointestinal disorders: a systematic review based on fMRI studies［J］. BMC Gastroenterol,2024,24 （1）:47.

［60］ KENWOOD M M,KALIN N H,BARBAS H. The prefrontal cortex,pathological anxiety, and anxiety disorders ［J］. Neuropsychopharmacology,2022,47(1):260-275.

［61］ HARE B D,DUMAN R S. Prefrontal cortex circuits in depression and anxiety: contribution of discrete neuronal populations and target regions ［J］. Mol Psychiatry, 2020,25(11):2742-2758.

［62］ LIU Y,JIA S,WANG J, et al. Endocannabinoid signaling regulates post-operative delirium through glutamatergic mediodorsal thalamus-prelimbic prefrontal cortical projection［J］. Front Aging Neurosci,2022,14:1036428.

［63］ HOBAN A E,STILLING R M,MOLONEY G M, et al. Microbial regulation of microRNA expression in the amygdala and prefrontal cortex［J］. Microbiome,2017,5 （1）:102.

［64］ ZHU B,ZHOU Y,ZHOU W, et al. Electroacupuncture modulates gut microbiota in mice: a potential target in postoperative cognitive dysfunction ［J］. Anat Rec

（Hoboken),2023,306(12):3131-3143.

［65］ LIN S S,ZHOU B,CHEN B J, et al. Electroacupuncture prevents astrocyte atrophy to alleviate depression［J］. Cell Death Dis,2023,14(5):343.

［66］ NEEDHAM B D,FUNABASHI M,ADAME M D, et al. A gut-derived metabolite alters brain activity and anxiety behavior in mice［J］. Nature, 2022, 602 (7898): 647-653.

［67］ ZHAO Z,KIM S C,LIU H, et al. Manual acupuncture at PC6 ameliorates acute restraint stress-induced anxiety in rats by normalizing amygdaloid noradrenergic response ［J］. Evid Based Complement Alternat Med,2017,2017: 4351723.

［68］ ZHU J,WANG C,WANG Y, et al. Electroacupuncture alleviates anxiety and modulates amygdala CRH/CRHR1 signaling in single prolonged stress mice［J］. Acupunct Med,2022,40(4):369-378.

［69］ LI J,YANG M,DAI Y, et al. Electroacupuncture regulates Rab5a-mediated NGF transduction to improve learning and memory ability in the early stage of AD mice［J］. CNS Neurosci Ther,2024,30(5):e14743.

［70］ SHEN J,HAO C,YUAN S, et al. Acupuncture alleviates CUMS-induced depression-like behaviors of rats by regulating oxidative stress, neuroinflammation and ferroptosis ［J］. Brain Res,2024,1826:148715.

［71］ WANG X R,SHI G X,YANG J W, et al. Acupuncture ameliorates cognitive impairment and hippocampus neuronal loss in experimental vascular dementia through Nrf2-mediated antioxidant response［J］. Free Radic Biol Med,2015,89:1077-1084.

［72］ DU S Q,WANG X R,ZHU W, et al. Acupuncture inhibits TXNIP-associated oxidative stress and inflammation to attenuate cognitive impairment in vascular dementia rats［J］. CNS Neurosci Ther,2018,24(1):39-46.

［73］ DING Y,LI L,WANG S, et al. Electroacupuncture promotes neurogenesis in the dentate gyrus and improves pattern separation in an early Alzheimer's disease mouse model［J］. Biol Res,2023,56(1):65.

［74］ WANG J M,WANG Y M,ZHU Y B, et al. Peripheral inflammation triggering central anxiety through the hippocampal glutamate metabolized receptor 1［J］. CNS Neurosci Ther,2024,30(4):e14723.

［75］ YAO H,WEI D,CAI D, et al. Effects of acupuncture on ANP and CNP in adrenal gland and CORT in plasma in rats with chronic emotional stress anxiety［J］. Zhongguo Zhen Jiu,2016,36(2):169-174.

［76］ AKERS J L,DUPNICK A C,HILLMAN E L, et al. Inadvertent perioperative hypothermia risks and postoperative complications:a retrospective study[J]. AORN J,2019,109(6):741-747.

[77] MENDONCA F T,FERREIRA J D S,GUILARDI V H F,et al. Prevalence of inadvertent perioperative hypothermia and associated factors:a cross-sectional study[J]. Ther Hypothermia Temp Manag,2021,11(4):208-215.

[78] LIN M T,LIU G G,SOONG J J,et al. Effects of stimulation of acupuncture loci Ta-Chuei (GB-14), Nei-Kuan (PC-6) and Tsu-San-Li (ST-36) on thermoregulatory function of normal adults[J]. Am J Chin Med,1979,7(4):324-332.

[79] CHOI W J,CHO Y Y,SUN S H. The effects of Sa-am acupuncture Simpo-jeongkyeok treatment on the blood pressure,pulse rate,and body temperature[J]. J Pharmacopuncture,2015,18(2):33-41.

[80] YEH B Y,HSU Y C,HUANG J Y,et al. Effect of electroacupuncture in postanesthetic shivering during regional anesthesia:a randomized controlled trial[J]. BMC Complement Altern Med,2012,12:233.

[81] HONG J H,KIM S J,HWANG M S. Comparison of effect of electroacupuncture and nefopam for prevention of postanesthetic shivering in patients undergoing urologic operation under spinal anesthesia[J]. Korean J Anesthesiol,2016,69(6):579-586.

[82] 梁汉生,李奕楠,冯艺. 经皮穴位电刺激的麻醉前预保温作用观察[J]. 针刺研究,2019,44(10):747-751.

[83] 方超,柯剑娟. 术前 TEAS 预保温策略对胸腔镜下肺叶切除术老年患者麻醉后恢复及术后认知功能的影响[J]. 重庆医学,2021,50(12):2083-2088.

[84] SESSLER D I. Perioperative thermoregulation and heat balance[J]. Lancet,2016,387(10038):2655-2664.

[85] ZENG W,YANG F,SHEN W L,et al. Interactions between central nervous system and peripheral metabolic organs[J]. Sci China Life Sci,2022,65(10):1929-1958.

[86] WANG R,ZHU L,GAO H,et al. Dorsomedial hypothalamus-raphe pallidus-cardiac sympathetic pathway mediates electroacupuncture intervention of stress-induced tachycardia[J]. J Neurophysiol,2024,131(4):589-597.

[87] JI R R,ZHANG Z W,ZHOU Y,et al. Induction of c-Fos expression in the rostral medulla of rats following electroacupuncture stimulation[J]. Int J Neurosci,1993,72(3/4):183-191.

[88] QI D B,LI W M. Effects of electroacupuncture on expression of c-Fos protein and N-methyl-D-aspartate receptor 1 in the rostral ventromedial medulla of rats with chronic visceral hyperalgesia[J]. Zhong Xi Yi Jie He Xue Bao,2012,10(4):416-423.

[89] LIU Y,YANG W,XUE J,et al. Neuroinflammation:the central enabler of postoperative cognitive dysfunction[J]. Biomed Pharmacother,2023,167:115582.

[90] LI Z,ZHU Y,KANG Y,et al. Neuroinflammation as the underlying mechanism of postoperative cognitive dysfunction and therapeutic strategies[J]. Front Cell Neurosci,2022,16:843069.

[91] WANG N,OU Y,QING W. Combined acupuncture and general anesthesia on immune and cognitive function in elderly patients following subtotal gastrectomy for gastric cancer[J]. Oncol Lett,2018,15(1):189-194.

[92] DING L,NING J,GUO Y,et al. The preventive effect of transcutaneous electrical acupoint stimulation on postoperative delirium in elderly patients with time factors:a randomized trial[J]. J Integr Complement Med,2022,28(8):689-696.

[93] LIU T,YIN C,LI Y,et al. Effects of transcutaneous electrical acupoint stimulation on postoperative cognitive decline in elderly patients:a pilot study[J]. Clin Interv Aging,2021,16:757-765.

[94] HE L,DUAN X,LI S,et al. Unveiling the role of astrocytes in postoperative cognitive dysfunction[J]. Ageing Res Rev,2024,95:102223.

[95] WANG M,LIU W,GE J,et al. The immunomodulatory mechanisms for acupuncture practice[J]. Front Immunol,2023,14:147718.

[96] FAN W,MAI L,ZHU X,et al. The role of microglia in perioperative neurocognitive disorders[J]. Front Cell Neurosci,2020,14:261.

[97] ZHAO J,WANG L,LI Y. Electroacupuncture alleviates the inflammatory response via effects on M1 and M2 macrophages after spinal cord injury[J]. Acupunct Med,2017,35(3):224-230.

[98] SILVA-MD DA,BOBINSKI F,SATO K L,et al. IL-10 cytokine released from M2 macrophages is crucial for analgesic and anti-inflammatory effects of acupuncture in a model of inflammatory muscle pain[J]. Mol Neurobiol,2015,51(1):19-31.

[99] XIE L,LIU Y,ZHANG N,et al. Electroacupuncture improves M2 microglia polarization and glia anti-inflammation of hippocampus in Alzheimer's disease[J]. Front Neurosci,2021,15:689629.

[100] WU Q,ZHENG Y,YU J,et al. Electroacupuncture alleviates neuropathic pain caused by SNL by promoting M2 microglia polarization through PD-L1[J]. Int Immunopharmacol,2023,123:110764.

[101] REN X,GAO X,LI Z,et al. Electroacupuncture amelio-

rates neuroinflammation by inhibiting TRPV4 channel in ischemic stroke[J]. CNS Neurosci Ther,2024,30 (2):e14618.

[102] HU X,DU L,LIU S,et al. A TRPV4-dependent neuro-immune axis in the spinal cord promotes neuropathic pain[J]. J Clin Invest,2023,133(5):e161507.

[103] ZHAO J,HE Z,WANG J. MicroRNA-124:a key player in microglia-mediated inflammation in neurological diseases[J]. Front Cell Neurosci,2021,15:771898.

[104] LIU L,QI W,WANG Y,et al. Circulating exosomal microRNA profiles in migraine patients receiving acupuncture treatment:a placebo-controlled clinical trial [J]. Front Mol Neurosci,2022,15:1098766.

[105] CHEN Y,SUN J X,CHEN W K,et al. miR-124/ VAMP3 is a novel therapeutic target for mitigation of surgical trauma-induced microglial activation[J]. Signal Transduct Target Ther,2019,4:427.

[106] LI X C,CHEN H,CHEN Y,et al. Spinal neuronal miR-124 inhibits microglial activation and contributes to preventive effect of electroacupuncture on chemotherapy-induced peripheral neuropathy in mice[J]. J Immunol, 2024,212(3):410-420.

[107] 张杰,刘小溪,张雪竹. 针刺调控 miR-10a 改善 VD 大鼠认知并减轻神经炎症的研究[J]. 天津中医药, 2023,40(4):467-473.

[108] CHEN L,DONG R,LU Y,et al. MicroRNA-146a protects against cognitive decline induced by surgical trauma by suppressing hippocampal neuroinflammation in mice[J]. Brain Behav Immun,2019,78:188-201.

[109] LI D,ZHAO Y,BAI P,et al. Baihui (DU20)-penetrating-Qubin (GB7) acupuncture regulates microglia polarization through miR-34a-5p/Klf4 signaling in intracerebral hemorrhage rats[J]. Exp Anim,2021,70(4): 469-478.

[110] WANG L,YANG J W,LIN L T,et al. Acupuncture attenuates inflammation in microglia of vascular dementia rats by inhibiting miR-93-mediated TLR4/MyD88/NF-kappaB signaling pathway[J]. Oxid Med Cell Longev, 2020,2020:8253904.

[111] LAI Z,SHAN W,LI J,et al. Appropriate exercise level attenuates gut dysbiosis and valeric acid increase to improve neuroplasticity and cognitive function after surgery in mice[J]. Mol Psychiatry,2021,26(12):7167-7187.

[112] JANG J H,YEOM M J,AHN S,et al. Acupuncture inhibits neuroinflammation and gut microbial dysbiosis in a mouse model of Parkinson's disease[J]. Brain Behav Immun,2020,89:641-655.

[113] LIU P R,CAO F,ZHANG Y,et al. Electroacupuncture reduces astrocyte number and oxidative stress in aged rats with surgery-induced cognitive dysfunction[J]. J Int Med Res,2019,47(8):3860-3873.

[114] CHANG X Y,CHEN K,CHENG T,et al. In vivo neuronal and astrocytic activation in somatosensory cortex by acupuncture stimuli[J]. Neural Regen Res,2022,17 (11):2526-2529.

[115] Q YE,LI J,REN W J,et al. Astrocyte activation in hindlimb somatosensory cortex contributes to electroacupuncture analgesia in acid-induced pain[J]. Front Neurol,2024,15:1348038.

[116] ZHAO Y,ZHANG Z,ZHANG J,et al. Electroacupuncture alleviates the depression-like behavior by regulating FGF2 and astrocytes in the hippocampus of rats with chronic unpredictable mild stress[J]. Brain Res Bull,2021,169:43-50.

[117] WANG L Y,WANG X P,LV J M,et al. NLRP3-GABA signaling pathway contributes to the pathogenesis of impulsive-like behaviors and cognitive deficits in aged mice[J]. J Neuroinflammation,2023,20(1):162.

[118] SUN L,YONG Y,WEI P,et al. Electroacupuncture ameliorates postoperative cognitive dysfunction and associated neuroinflammation via NLRP3 signal inhibition in aged mice[J]. CNS Neurosci Ther,2022,28(3): 390-400.

[119] TREVIZAN BAU P,MCALLEN R M. What is the vagal-adrenal axis? [J]. J Comp Neurol,2024,532(7): e25656.

[120] TORRES-ROSAS R,YEHIA G,PENA G,et al. Dopamine mediates vagal modulation of the immune system by electroacupuncture[J]. Nat Med,2014,20(3):291-295.

[121] LIU S,WANG Z F,SU Y S,et al. Somatotopic organization and intensity dependence in driving distinct NPY-expressing sympathetic pathways by electroacupuncture [J]. Neuron,2020,108(3):436-450.

[122] LIU S,WANG Z,SU Y,et al. A neuroanatomical basis for electroacupuncture to drive the vagal-adrenal axis [J]. Nature,2021,598(7882):641-645.

[123] NI H,REN J,WANG Q,et al. Electroacupuncture at ST36 ameliorates cognitive impairment and beta-amyloid pathology by inhibiting NLRP3 inflammasome activation in an Alzheimer's disease animal model[J]. Heliyon,2023,9(6):e16755.

[124] KAMADA N,SEO S U,CHEN G Y,et al. Role of the gut microbiota in immunity and inflammatory disease [J]. Nat Rev Immunol,2013,13(5):321-335.

[125] YANG X D,WANG L K,WU H Y,et al. Effects of prebiotic galacto-oligosaccharide on postoperative cognitive dysfunction and neuroinflammation through targeting of the gut-brain axis[J]. BMC Anesthesiol,2018,18(1): 177.

[126] CHUNCHAI T,THUNAPONG W,YASOM S,et al. Decreased microglial activation through gut-brain axis by prebiotics, probiotics, or synbiotics effectively restored cognitive function in obese-insulin resistant rats[J]. J Neuroinflammation,2018,15(1):11.

[127] PISTOLLATO F,SUMALLA C S,ELIO I,et al. Role of gut microbiota and nutrients in amyloid formation and pathogenesis of Alzheimer disease[J]. Nutr Rev,2016, 74(10):624-634.

[128] XU Z,LI R,ZHU C,et al. Effect of acupuncture treatment for weight loss on gut flora in patients with simple obesity[J]. Acupunct Med,2013,31(1):116-117.

[129] HE C,HUANG Z S,YU C C,et al. Preventive electroacupuncture ameliorates D-galactose-induced Alzheimer's disease-like inflammation and memory deficits, probably via modulating the microbiota-gut-brain axis [J]. Iran J Basic Med Sci,2021,24(3):341-348.

[130] QIU D,WANG X M,YANG J J,et al. Effect of intraoperative esketamine infusion on postoperative sleep disturbance after gynecological laparoscopy: a randomized clinical trial [J]. JAMA Netw Open, 2022, 5(12): e2244514.

[131] BUTRIS N,TANG E,PIVETTA B,et al. The prevalence and risk factors of sleep disturbances in surgical patients: a systematic review and meta-analysis [J]. Sleep Med Rev,2023,69:101786.

[132] RAMPES S,MA K,DIVECHA Y A,et al. Postoperative sleep disorders and their potential impacts on surgical outcomes[J]. J Biomed Res,2019,34(4):271-280.

[133] ZHAO F Y,SPENCER S J,KENNEDY G A,et al. Acupuncture for primary insomnia: effectiveness, safety, mechanisms and recommendations for clinical practice [J]. Sleep Med Rev,2024,74:101892.

[134] LIU Y,LI Y,LIU M,et al. Effects of acupuncture-point stimulation on perioperative sleep disorders: a systematic review with meta-analysis and trial sequential analysis[J]. Int J Clin Pract,2024,2024:6763996.

[135] WEI W,HUANG X,ZHU J. Effect of acupoint therapies on postoperative sleep quality: a narrative review [J]. Med Sci Monit,2023,29:e938920.

[136] 付同,侯宇,韩明明,等. 围术期经皮穴位电刺激对妇科腹腔镜手术患者术后恢复质量的影响[J]. 临床麻醉学杂志,2023,39(8):789-794.

[137] SONG B,CHANG Y,LI Y,et al. Effects of transcutaneous electrical acupoint stimulation on the postoperative sleep quality and pain of patients after video-assisted thoracoscopic surgery: a prospective, randomized controlled trial[J]. Nat Sci Sleep,2020,12:809-819.

[138] ZHANG M,ZHAO N,HE J H,et al. Effects of transcutaneous electrical acupoint stimulation on the postoperative sleep quality and inflammatory factors in frail elderly patients [J]. Zhongguo Zhen Jiu, 2023, 43(7): 751-755.

[139] CHEN T,ZHANG W W,CHU Y X,et al. Acupuncture for pain management: molecular mechanisms of action [J]. Am J Chin Med,2020,48(4):793-811.

[140] SHI F,CAO J,ZHOU D,et al. Revealing the clinical effect and biological mechanism of acupuncture in COPD: a review[J]. Biomed Pharmacother,2024,170: 115926.

[141] HOU Z,SUN Z,SUN S. Impacts of the repetitive transcranial acupuncture stimulation on the content of serum orexin A in patients with post-stroke insomnia[J]. Zhongguo Zhen Jiu,2018,38(10):1039-1042.

[142] JONES B E. Arousal and sleep circuits[J]. Neuropsychopharmacology,2020,45(1):6-20.

[143] VAN EGROO M, KOSHMANOVA E, VANDEWALLE G,et al. Importance of the locus coeruleus-norepinephrine system in sleep-wake regulation: implications for aging and Alzheimer's disease [J]. Sleep Med Rev, 2022,62:101592.

[144] LEE G,KIM W. The modulatory effect of acupuncture on the activity of locus coeruleus neuronal cells: a review[J]. Evid Based Complement Alternat Med,2017, 2017:9785345.

[145] CHEN Z,JIANG T,YIN X,et al. The increased functional connectivity between the locus coeruleus and supramarginal gyrus in insomnia disorder with acupuncture modulation [J]. Front Neurosci, 2023, 17: 1131916.

[146] LUO Y,LI Y,YUAN J. The regulation of the pedunculopontine tegmental nucleus in sleep-wake states[J]. Sleep Biol Rhythms,2024,22(1):5-11.

[147] WEN Y J,YANG W J,GUO C N,et al. Pontine control of rapid eye movement sleep and fear memory[J]. CNS Neurosci Ther,2023,29(6):1602-1614.

[148] CISSE Y,ISHIBASHI M,JOST J,et al. Discharge and role of GABA pontomesencephalic neurons in cortical activity and sleep-wake states examined by optogenetics and juxtacellular recordings in mice [J]. J Neurosci, 2020,40(31):5970-5989.

[149] ZHAO Y N,JIANG J B,TAO S Y, et al. GABAergic neurons in the rostromedial tegmental nucleus are essential for rapid eye movement sleep suppression[J]. Nat Commun,2022,13(1):7552.

[150] CAO J,TU Y,ORR S P,et al. Modulatory effects of actual and imagined acupuncture on the functional connectivity of the periaqueductal gray and ventral tegmental area[J]. Psychosom Med,2021,83(8):870-879.

[151] YU S,ORTIZ A,GOLLUB R L,et al. Acupuncture treatment modulates the connectivity of key regions of the descending pain modulation and reward systems in patients with chronic low back pain[J]. J Clin Med, 2020,9(6):1719.

[152] BILLS K B,OTTESON D Z,JONES G C,et al. Mechanical stimulation alters chronic ethanol-induced changes to VTA GABA neurons,NAc DA release and measures of withdrawal[J]. Int J Mol Sci,2022,23 (20):12630.

[153] 曹华,冯美果,侯帅,等. 电针神门、四神聪对卵巢摘除大鼠睡眠时相及脑脊液中 PGD2 系统的影响[J]. 针灸临床杂志,2020,36(5):71-75.

[154] CHANG S,FAN Y,LEE S M,et al. Acupuncture reduces cocaine psychomotor responses by activating the rostromedial tegmental nucleus[J]. Addict Biol,2021, 26(6):e13052.

[155] SEO S Y,MOON J Y,KANG S Y,et al. Acupuncture stimulation at HT7 as a non-pharmacological therapy for sleep disorder caused by caffeine administration in rats [J]. Acupunct Med,2021,39(6):691-699.

[156] WEI X R,WEI G W,ZHENG X N,et al. Effect of acupuncture stimulation of different acupoint combinations on sleep and expression of circadian clock and Bmal1 genes in hypothalamus of insomnia rats[J]. Zhen Ci Yan Jiu,2017,42(5):429-433.

[157] GUO B J,YU S Y,SHEN Z F,et al. Effect of acupuncture at points in heel vessel for circadian clock genes of Period1 and Period2 mRNAs in the suprachiasmatic nucleus in insomnia rats[J]. Zhen Ci Yan Jiu,2017,42 (6):507-509.

[158] LU X,ZHOU M,LIU N,et al. Synaptic protein phosphorylation networks are associated with electroacupuncture-induced circadian control in the suprachiasmatic nucleus[J]. Front Genet,2021,12:762557.

[159] KRANKE P,MEYBOHM P,DIEMUNSCH P,et al. Risk-adapted strategy or universal multimodal approach for PONV prophylaxis? [J]. Best Pract Res Clin Anaesthesiol,2020,34(4):721-734.

[160] LU Z,DONG H,WANG Q,et al. Perioperative acupuncture modulation:more than anaesthesia[J]. Br J Anaesth,2015,115(2):183-193.

[161] 张海钦,高昌俊. 睡眠评价工具在术后睡眠中的选择与应用[J]. 国际麻醉学与复苏杂志,2023,44 (10):1076-1080.

[162] MOREHEAD A,SALMON G. Efficacy of acupuncture/acupressure in the prevention and treatment of nausea and vomiting across multiple patient populations:implications for practice[J]. Nurs Clin North Am,2020,55 (4):571-580.

[163] KONG F,WANG Z,WANG N,et al. The clinical observation of acupuncture combined with antiemetic drugs in the prevention and treatment of CINV in breast cancer patients[J]. Front Oncol,2022,12:888651.

[164] ZHOU X,CAO S G,TAN X J,et al. Effects of transcutaneous electrical acupoint stimulation (TEAS) on postoperative recovery in patients with gastric cancer:a randomized controlled trial[J]. Cancer Manag Res, 2021,13:1449-1458.

[165] ZHANG Y,ZHANG C,YAN M,et al. The effectiveness of PC6 acupuncture in the prevention of postoperative nausea and vomiting in children:a systematic review and meta-analysis[J]. Paediatr Anaesth,2020,30(5): 552-563.

[166] GRIFFITHS J D,GYTE G M,POPHAM P A,et al. Interventions for preventing nausea and vomiting in women undergoing regional anaesthesia for caesarean section[J]. Cochrane Database Syst Rev,2021,5(5): CD7579.

[167] ZHANG F,YU X,XIAO H. Cardioprotection of electroacupuncture for enhanced recovery after surgery on patients undergoing heart valve replacement with cardiopulmonary bypass:a randomized control clinical trial [J]. Evid Based Complement Alternat Med, 2017, 2017:6243630.

[168] CUI Y,WANG L,SHI G,et al. Electroacupuncture alleviates cisplatin-induced nausea in rats[J]. Acupunct Med,2016,34(2):120-126.

[169] YAO L,YE Q,LIU Y,et al. Electroacupuncture improves swallowing function in a post-stroke dysphagia mouse model by activating the motor cortex inputs to the nucleus tractus solitarii through the parabrachial nuclei[J]. Nat Commun,2023,14(1):810.

[170] XIE Z,ZHANG X,ZHAO M,et al. The gut-to-brain axis for toxin-induced defensive responses [J]. Cell, 2022,185(23):4298-4316.

[171] FANG J F,DU J Y,SHAO X M,et al. Effect of electroacupuncture on the NTS is modulated primarily by

acupuncture point selection and stimulation frequency in normal rats[J]. BMC Complement Altern Med, 2017,17(1):182.

[172] HORN C C,WALLISCH W J,HOMANICS G E,et al. Pathophysiological and neurochemical mechanisms of postoperative nausea and vomiting[J]. Eur J Pharmacol,2014,722:55-66.

[173] ZHAO Y F,YANG H W,YANG T S,et al. TNF-alpha-mediated peripheral and central inflammation are associated with increased incidence of PND in acute postoperative pain[J]. BMC Anesthesiol,2021,21(1):79.

[174] AVIDAN M S,MAYBRIER H R,ABDALLAH A B,et al. Intraoperative ketamine for prevention of postoperative delirium or pain after major surgery in older adults: an international, multicentre, double-blind, randomised clinical trial[J]. Lancet,2017,390(10091):267-275.

[175] SUN Y,GAN T J,DUBOSE J W,et al. Acupuncture and related techniques for postoperative pain:a systematic review of randomized controlled trials[J]. Br J Anaesth,2008,101(2):151-160.

[176] SUN Y,GAN T J,DUBOSE J W,et al. Acupuncture and related techniques for postoperative pain:a systematic review of randomized controlled trials[J]. Br J Anaesth,2008,101(2):151-160.

[177] KRISTEK G,RADOS I,KRISTEK D,et al. Influence of postoperative analgesia on systemic inflammatory response and postoperative cognitive dysfunction after femoral fractures surgery:a randomized controlled trial[J]. Reg Anesth Pain Med,2019,44(1):59-68.

[178] LEUNG J M,SANDS L P,LIM E,et al. Does preoperative risk for delirium moderate the effects of postoperative pain and opiate use on postoperative delirium? [J]. Am J Geriatr Psychiatry,2013,21(10):946-956.

[179] SWART L M,VAN DER ZANDEN V,SPIES P E,et al. The comparative risk of delirium with different opioids:a systematic review[J]. Drugs Aging, 2017, 34 (6):437-443.

[180] MUSCAT S M,DEEMS N P,D'ANGELO H,et al. Postoperative cognitive dysfunction is made persistent with morphine treatment in aged rats[J]. Neurobiol Aging,2021,98:214-224.

[181] KELLY R B,WILLIS J. Acupuncture for pain[J]. Am Fam Physician,2019,100(2):89-96.

[182] SHAH S,GODHARDT L,SPOFFORD C. Acupuncture and postoperative pain reduction[J]. Curr Pain Headache Rep,2022,26(6):453-458.

[183] ALDAMLUJI N,BURGESS A,POGATZKI-ZAHN E,et al. PROSPECT guideline for tonsillectomy:systematic review and procedure-specific postoperative pain management recommendations[J]. Anaesthesia, 2021, 76 (7):947-961.

[184] WU M S,CHEN K H,CHEN I F,et al. The efficacy of acupuncture in post-operative pain management:a systematic review and meta-analysis[J]. PLoS One,2016, 11(3):e150367.

[185] ZHU J,XU Q,ZOU R,et al. Distal acupoint stimulation versus peri-incisional stimulation for postoperative pain in open abdominal surgery:a systematic review and implications for clinical practice[J]. BMC Complement Altern Med,2019,19(1):192.

[186] USICHENKO T I,HENKEL B J,KLAUSENITZ C, et al. Effectiveness of acupuncture for pain control after cesarean delivery:a randomized clinical trial[J]. JAMA Netw Open,2022,5(2):e220517.

[187] CHEN T,WANG K,XU J,et al. Electroacupuncture reduces postoperative pain and analgesic consumption in patients undergoing thoracic surgery: a randomized study[J]. Evid Based Complement Alternat Med, 2016,2016:2126416.

[188] HUANG C H,YEH M L,CHEN F P,et al. Low-level laser acupuncture reduces postoperative pain and morphine consumption in older patients with total knee arthroplasty:a randomized placebo-controlled trial[J]. J Integr Med,2022,20(4):321-328.

[189] GUO W,ZHANG J,FENG Y. Treatment of neuropathic pain by traditional Chinese medicine:an updated review on their effect and putative mechanisms of action[J]. Phytother Res,2024,38(6):2962-2992.

[190] DOU Z,SU N,ZHOU Z,et al. Modulation of visceral pain by brain nuclei and brain circuits and the role of acupuncture:a narrative review[J]. Front Neurosci, 2023,17:1243232.

[191] XU Y,ZHU X,CHEN Y,et al. Electroacupuncture alleviates mechanical allodynia and anxiety-like behaviors induced by chronic neuropathic pain via regulating rostral anterior cingulate cortex-dorsal raphe nucleus neural circuit[J]. CNS Neurosci Ther, 2023, 29 (12): 4043-4058.

[192] HUANG Z,TONG Z,SUN W. Effect of electroacupuncture on the discharges of pain-sensitive neurons in the hypothalamic dorsomedial nucleus of rats[J]. Zhen Ci Yan Jiu,1995,20(1):20-23.

[193] LIN Y W,CHOU A I,SU H,et al. Transient receptor potential V1 (TRPV1) modulates the therapeutic effects for comorbidity of pain and depression:the common molecular implication for electroacupuncture and

omega-3 polyunsaturated fatty acids [J]. Brain Behav Immun,2020,89:604-614.

[194] ZHOU M,ZHANG Q,HUO M,et al. The mechanistic basis for the effects of electroacupuncture on neuropathic pain within the central nervous system [J]. Biomed Pharmacother,2023,161:114516.

[195] XU W,XIAO Y,ZHAO M,et al. Effective treatment of knee osteoarthritis using a nano-enabled drug acupuncture technology in mice [J]. Adv Sci (Weinh),2023,10(28):e2302586.

[196] CHEN Y H,LEE H J,LEE M T,et al. Median nerve stimulation induces analgesia via orexin-initiated endocannabinoid disinhibition in the periaqueductal gray [J]. Proc Natl Acad Sci U S A, 2018, 115 (45): E10720-E10729.

[197] LI Y,LIU X,FU Q,et al. Electroacupuncture ameliorates depression-like behaviors comorbid to chronic neuropathic pain via Tet1-mediated restoration of adult neurogenesis [J]. Stem Cells,2023,41(4):384-399.

[198] XIAO S,SUN H,ZHU Y,et al. Electroacupuncture alleviates the relapse of pain-related aversive memory by activating KOR and inhibiting GABAergic neurons in the insular cortex [J]. Cereb Cortex, 2023, 33 (20): 10711-10721.

[199] JANG J H,SONG E M,DO Y H,et al. Acupuncture alleviates chronic pain and comorbid conditions in a mouse model of neuropathic pain: the involvement of DNA methylation in the prefrontal cortex [J]. Pain,2021,162 (2):514-530.

[200] SKVARC D R,BERK M,BYRNE L K,et al. Post-operative cognitive dysfunction: an exploration of the inflammatory hypothesis and novel therapies [J]. Neurosci Biobehav Rev,2018,84:116-133.

[201] ZHANG X,DONG H,LI N,et al. Activated brain mast cells contribute to postoperative cognitive dysfunction by evoking microglia activation and neuronal apoptosis [J]. J Neuroinflammation,2016,13(1):127.

[202] CHENG Q,WANG J,WU A,et al. Can urinary excretion rate of 8-isoprostane and malonaldehyde predict postoperative cognitive dysfunction in aging? [J]. Neurol Sci,2013,34(9):1665-1669.

[203] ZHENG Y B,RUAN G M,FU J X,et al. Postoperative plasma 8-iso-prostaglandin F2alpha levels are associated with delirium and cognitive dysfunction in elderly patients after hip fracture surgery [J]. Clin Chim Acta, 2016,455:149-153.

[204] YUAN Y,SHAO L,LUO X,et al. Use of edaravone to decrease perioperative neurocognitive disorders in elderly patients with hip replacement [J]. Chin Med J (Engl),2023,136(5):629-630.

[205] WANG B,PENG G,CHEN L,et al. Effect of transcutaneous electrical acupoint stimulation on remifentanil dosage during craniotomy aneurysm clipping: a prospective,randomized controlled study [J]. BMC Complement Med Ther,2023,23(1):453.

[206] ZHUANG X X,YANG L L,WANG L,et al. Effect of transcutaneous electrical acupoint stimulation on pulmonary function and oxidative stress response in lower extremity surgery patients using tourniquet [J]. Zhen Ci Yan Jiu,2019,44(8):594-598.

[207] HAN Y G,QIN X,ZHANG T,et al. Electroacupuncture prevents cognitive impairment induced by lipopolysaccharide via inhibition of oxidative stress and neuroinflammation [J]. Neurosci Lett,2018,683:190-195.

[208] WU J,LYU B,GAN T,et al. Electroacupuncture improves acute bowel injury recovery in rat models [J]. Exp Ther Med,2017,14(5):4655-4662.

[209] YU J B,SHI J,GONG L R,et al. Role of Nrf2/ARE pathway in protective effect of electroacupuncture against endotoxic shock-induced acute lung injury in rabbits [J]. PLoS One,2014,9(8):e104924.

[210] ABED D A,GOLDSTEIN M,ALBANYAN H,et al. Discovery of direct inhibitors of Keap1-Nrf2 protein-protein interaction as potential therapeutic and preventive agents [J]. Acta Pharm Sin B,2015,5(4):285-299.

[211] YANG W,SUN Z,YANG B,et al. Nrf2-knockout protects from intestinal injuries in C57BL/6J mice following abdominal irradiation with gamma rays [J]. Int J Mol Sci,2017,18(8):1656.

[212] 曾超,刘文兵,梁康,等.电针对脑缺血再灌注损伤小鼠脑组织氧化应激的影响[J].中华内分泌外科杂志,2020,14(6):471-475.

[213] ZHANG Y,YU J B,LUO X Q,et al. Effect of ERK1/2 signaling pathway in electro-acupuncture mediated up-regulation of heme oxygenase-1 in lungs of rabbits with endotoxic shock [J]. Med Sci Monit, 2014, 20: 1452-1460.

[214] QIN S,ZHANG Z,ZHAO Y,et al. The impact of acupuncture on neuroplasticity after ischemic stroke: a literature review and perspectives [J]. Front Cell Neurosci,2022,16:817732.

[215] WU W F,CHEN C,LIN J T,et al. Impaired synaptic plasticity and decreased glutamatergic neuron excitability induced by SIRT1/BDNF downregulation in the hippocampal CA1 region are involved in postoperative cog-

nitive dysfunction [J]. Cell Mol Biol Lett, 2024, 29 (1):79.

[216] LI X, WANG G, LI W, et al. Histone deacetylase 9 plays a role in sevoflurane-induced neuronal differentiation inhibition by inactivating cAMP-response element binding protein transcription and inhibiting the expression of neurotrophin-3 [J]. FASEB J, 2023, 37 (10): e23164.

[217] NAM M H, AHN K S, CHOI S H. Acupuncture: a potent therapeutic tool for inducing adult neurogenesis [J]. Neural Regen Res, 2015, 10 (1): 33-35.

[218] PEI W, MENG F, DENG Q, et al. Electroacupuncture promotes the survival and synaptic plasticity of hippocampal neurons and improvement of sleep deprivation-induced spatial memory impairment [J]. CNS Neurosci Ther, 2021, 27 (12): 1472-1482.

[219] KONG X, LYU W, LIN X, et al. Itaconate alleviates anesthesia/surgery-induced cognitive impairment by activating a Nrf2-dependent anti-neuroinflammation and neurogenesis via gut-brain axis [J]. J Neuroinflammation, 2024, 21 (1): 104.

[220] KOHMAN R A, RHODES J S. Neurogenesis, inflammation and behavior [J]. Brain Behav Immun, 2013, 27 (1): 22-32.

[221] MEHROTRA P, MASCHALIDI S, BOECKAERTS L, et al. Oxylipins and metabolites from pyroptotic cells act as promoters of tissue repair [J]. Nature, 2024, 631 (8019): 207-215.

[222] NAM M H, AHN K S, CHOI S H. Acupuncture stimulation induces neurogenesis in adult brain [J]. Int Rev Neurobiol, 2013, 111: 67-90.

[223] CURSANO S, BATTAGLIA C R, URRUTIA RUIZ C, et al. A CRHR1 antagonist prevents synaptic loss and memory deficits in a trauma-induced delirium-like syndrome [J]. Mol Psychiatry, 2021, 26 (8): 3778-3794.

[224] HAN J, KESNER P, METNA LAURENT M, et al. Acute cannabinoids impair working memory through astroglial CB1 receptor modulation of hippocampal LTD [J]. Cell, 2012, 148 (5): 1039-1050.

[225] JIA Y Z, LI H T, ZHANG G M, et al. Electroacupuncture alleviates orofacial allodynia and anxiety-like behaviors by regulating synaptic plasticity of the CA1 hippocampal region in a mouse model of trigeminal neuralgia [J]. Front Mol Neurosci, 2022, 15: 979483.

[226] LV T, WANG M, ZHENG H S, et al. Electroacupuncture alleviates PTSD-like behaviors by modulating hippocampal synaptic plasticity via Wnt/beta-catenin signaling pathway [J]. Brain Res Bull, 2023, 202: 110734.

[227] ZHOU C L, ZHAO L, SHI H Y, et al. Combined acupuncture and HuangDiSan treatment affects behavior and synaptophysin levels in the hippocampus of senescence-accelerated mouse prone 8 after neural stem cell transplantation [J]. Neural Regen Res, 2018, 13 (3): 541-548.

[228] CAI M, LEE J H, YANG E J. Electroacupuncture attenuates cognition impairment via anti-neuroinflammation in an Alzheimer's disease animal model [J]. J Neuroinflammation, 2019, 16 (1): 264.

[229] XIAO L Y, WANG X R, YANG Y, et al. Applications of acupuncture therapy in modulating plasticity of central nervous system [J]. Neuromodulation, 2018, 21 (8): 762-776.

[230] XIE G, SONG C, LIN X, et al. Electroacupuncture regulates hippocampal synaptic plasticity via inhibiting Janus-activated kinase 2/signal transducer and activator of transcription 3 signaling in cerebral ischemic rats [J]. J Stroke Cerebrovasc Dis, 2019, 28 (3): 792-799.

[231] YU C C, WANG Y, SHEN F, et al. High-frequency (50 Hz) electroacupuncture ameliorates cognitive impairment in rats with amyloid beta 1-42-induced Alzheimer's disease [J]. Neural Regen Res, 2018, 13 (10): 1833-1841.

[232] YANG J W, WANG X R, ZHANG M, et al. Acupuncture as a multifunctional neuroprotective therapy ameliorates cognitive impairment in a rat model of vascular dementia: a quantitative iTRAQ proteomics study [J]. CNS Neurosci Ther, 2018, 24 (12): 1264-1274.

[233] CHEN Y, LI X, YANG M, et al. Research progress on morphology and mechanism of programmed cell death [J]. Cell Death Dis, 2024, 15 (5): 327.

[234] LUO D, CHEN R, LIANG F X. Modulation of acupuncture on cell apoptosis and autophagy [J]. Evid Based Complement Alternat Med, 2017, 2017: 8268736.

[235] CHEN C, GAO R, LI M, et al. Extracellular RNAs-TLR3 signaling contributes to cognitive decline in a mouse model of postoperative cognitive dysfunction [J]. Brain Behav Immun, 2019, 80: 439-451.

[236] QIN J, MA Q, MA D. Low-dose sevoflurane attenuates cardiopulmonary bypass (CPB)-induced postoperative cognitive dysfunction (POCD) by regulating hippocampus apoptosis via PI3K/AKT pathway [J]. Curr Neurovasc Res, 2020, 17 (3): 232-240.

[237] ZHANG X, YANG Y, MA X, et al. Probiotics relieve perioperative postoperative cognitive dysfunction induced by cardiopulmonary bypass through the kynurenine metabolic pathway [J]. Sci Rep, 2024, 14 (1):

12822.

[238] SUN X,LIU H,SUN Z, et al. Acupuncture protects against cerebral ischemia-reperfusion injury via suppressing endoplasmic reticulum stress-mediated autophagy and apoptosis[J]. Mol Med,2020,26(1):105.

[239] YANG L,ZHOU D,CAO J,et al. Revealing the biological mechanism of acupuncture in alleviating excessive inflammatory responses and organ damage in sepsis: a systematic review [J]. Front Immunol, 2023, 14: 1242640.

[240] CAI W,SHEN W D. Anti-apoptotic mechanisms of acupuncture in neurological diseases:a review[J]. Am J Chin Med,2018,46(3):515-535.

[241] ZHANG Q,LI Y,YIN C, et al. Electro-acupuncture pretreatment ameliorates anesthesia and surgery-induced cognitive dysfunction via inhibiting mitochondrial injury and neuroapoptosis in aged rats[J]. Neurochem Res,2022,47(6):1751-1764.

[242] LIANG J,HAN S,YE C, et al. Minocycline attenuates sevoflurane-induced postoperative cognitive dysfunction in aged mice by suppressing hippocampal apoptosis and the Notch signaling pathway-mediated neuroinflammation[J]. Brain Sci,2023,13(3):512.

[243] WANG M M,ZHANG M,FENG Y S,et al. Electroacupuncture inhibits neuronal autophagy and apoptosis via the PI3K/AKT pathway following ischemic stroke[J]. Front Cell Neurosci,2020,14:134.

[244] LIU W,SHANG G,YANG S, et al. Electroacupuncture protects against ischemic stroke by reducing autophagosome formation and inhibiting autophagy through the mTORC1-ULK1 complex-Beclin1 pathway [J]. Int J Mol Med,2016,37(2):309-318.

[245] ZHONG X,CHEN B,LI Z, et al. Electroacupuncture ameliorates cognitive impairment through the inhibition of NLRP3 inflammasome activation by regulating melatonin-mediated mitophagy in stroke rats[J]. Neurochem Res,2022,47(7):1917-1930.

[246] WANG H L,LIU F L,LI R Q,et al. Electroacupuncture improves learning and memory functions in a rat cerebral ischemia/reperfusion injury model through PI3K/Akt signaling pathway activation [J]. Neural Regen Res,2021,16(6):1011-1016.

[247] ZHAO S,WANG S,CAO L, et al. Acupuncture promotes nerve repair through the benign regulation of mTOR-mediated neuronal autophagy in traumatic brain injury rats[J]. CNS Neurosci Ther,2023,29(1):458-470.

[248] LU X Y,LV Q Y,LI Q L,et al. Impact of acupuncture on ischemia/reperfusion injury:unraveling the role of miR-34c-5p and autophagy activation[J]. Brain Res Bull,2024,215:111031.

[249] NIU C,ZHU M,ZHANG J, et al. Electroacupuncture relieves postoperative cognitive dysfunction in elderly rats via regulating amp-activated protein kinase autophagy signaling[J]. Chin J Physiol,2022,65(2):87-92.

[250] WU J,YANG J J,CAO Y, et al. Iron overload contributes to general anaesthesia-induced neurotoxicity and cognitive deficits [J]. J Neuroinflammation, 2020, 17 (1):110.

[251] WAN K,JIA M,ZHANG H, et al. Electroacupuncture alleviates neuropathic pain by suppressing ferroptosis in dorsal root ganglion via SAT1/ALOX15 signaling[J]. Mol Neurobiol,2023,60(10):6121-6132.

[252] KONG Y,LI S,ZHANG M, et al. Acupuncture ameliorates neuronal cell death, inflammation, and ferroptosis and downregulated miR-23a-3p after intracerebral hemorrhage in rats[J]. J Mol Neurosci,2021,71(9):1863-1875.

[253] TANG W,QIN J,ZHOU Y, et al. Regulation of ferroptosis and ACSL4-15LO1 pathway contributed to the anti-asthma effect of acupuncture[J]. Int Immunopharmacol,2023,115:109670.

[254] ZHANG Y,ZHENG L,DENG H,et al. Electroacupuncture alleviates LPS-induced ARDS through α7 nicotinic acetylcholine receptor-mediated inhibition of ferroptosis [J]. Front Immunol,2022,13:832432.

[255] WANG W,GAO W,ZHANG L, et al. SNAP25 ameliorates postoperative cognitive dysfunction by facilitating PINK1-dependent mitophagy and impeding caspase-3/GSDME-dependent pyroptosis [J]. Exp Neurol, 2023, 367:114463.

[256] ZHOU Y,ZHANG Y,WANG H,et al. Microglial pyroptosis in hippocampus mediates sevolfurane-induced cognitive impairment in aged mice via ROS-NLRP3 inflammasome pathway[J]. Int Immunopharmacol,2023,116: 109725.

[257] SHEN J,XU J,WEN Y, et al. Carnosine ameliorates postoperative cognitive dysfunction of aged rats by limiting astrocytes pyroptosis[J]. Neurotherapeutics,2024, 21(4):e359.

[258] TANG B,LI Y,XU X,et al. Electroacupuncture ameliorates neuronal injury by NLRP3/ASC/Caspase-1 mediated pyroptosis in cerebral ischemia-reperfusion [J]. Mol Neurobiol,2024,61(4):2357-2366.

[259] ZHANG T,GUAN B,TAN S,et al. Bushen huoxue acupuncture inhibits NLRP1 inflammasome-mediated neuronal pyroptosis in SAMP8 mouse model of Alzheimer's disease[J]. Neuropsychiatr Dis Treat, 2021, 17: 339-346.

[260] CHEN Y, HAO C, CHEN W, et al. Anti-depressant effects of acupuncture:the insights from NLRP3 mediated pyroptosis and inflammation[J]. Neurosci Lett, 2022,785:136787.

64 围手术期使用艾司氯胺酮对术后谵妄影响的研究进展

术后谵妄(postoperative delirium,POD)是老年患者术后常见的严重神经系统并发症,一旦发生会导致住院时间延长,医疗费用增加,病死率升高。POD 的发病机制目前尚不明确,尚无有效的治疗手段,如何预防 POD 逐渐成为麻醉科医师围手术期关注的焦点。氯胺酮曾经广泛用于临床麻醉的诱导、维持以及术后镇痛,近年来研究证实其对包括抑郁在内的多种异常精神状态有积极治疗作用。艾司氯胺酮作为氯胺酮的右旋异构体,效能强、不良反应少,但其对 POD 的影响尚不明确。既往研究提示,围手术期使用小剂量艾司氯胺酮对术后谵妄可能有一定的预防作用。本文围绕这一问题进行综述,以期对临床合理使用此类药物提供依据,为临床预防 POD 提供参考。

一、POD 的概述

POD 是术后 7d 内急性发作的暂时性脑功能异常。其临床表现为急性起病伴病程波动、注意力不集中、思维混乱、意识水平改变、定向障碍、记忆损伤、感知紊乱、精神激昂或迟滞、睡眠-觉醒节律紊乱等。根据临床表现主要分低活动型、高活动型及混合型。低活动型约占 50%,以安静不动、沉默不语、运动迟缓、嗜睡和互动减少为特点;高活动型约占 25%,以躁动、攻击、幻觉和定向障碍为特点;混合型约占 25%,兼具高活动型和低活动型的部分特点。低活动型 POD 临床症状不典型常被忽略,故潜在发生率可能会更高,临床研究发现漏诊率高达 50%。另外,全身麻醉(简称全麻)苏醒后发生在手术室或麻醉恢复室的 POD 称为"苏醒期谵妄"。

POD 常见于老年手术患者,在各类手术中发生率有所不同。美国国家外科手术质量改进计划(American College of Surgeons National Surgical Quality Improvement Program,ACS NSQIP)显示,65 岁以上老年患者 POD 总体发生率为 12.0%。2011 年北京协和医院针对中国 POD 的调查显示,65 岁以上非心脏手术患者 POD 发生率为 6.1% ~ 57.1%,平均发病率为 11.1%,部分类型手术发生率高,如开颅手

术 57.1%、上腹部手术 18.1% 及开胸手术 16.3%。患者发生 POD 会延长住院时间、增加术后并发症和病死率,加重个人、家庭和社会负担。研究显示,只有 4% 的老年 POD 患者在出院时完全康复,高达 80% 的 POD 患者在术后 6 个月或更远期仍有认知损害。

术后认知功能的改变是一个连续的过程。2018 年,由多学科专家组成"围手术期认知命名工作组(the Perioperative Cognition Nomenclature Working Group)"对麻醉和手术相关的认知功能改变进行了规范命名,推荐使用"围手术期神经功能紊乱(perioperative neurocognitive disorder,PND)"来描述入院后至术后 12 个月期间发生的所有认知功能改变,并根据发病时间和严重程度分为①术前已经存在的认知功能障碍;②POD,发生在术后 7d;③神经认知恢复延迟(delayed neurocognitive recovery,DNR),是指术后 0~30d 内排除 POD 的情况下出现的认知功能减退;④术后认知功能障碍(postoperative cognitive dysfunction,POCD),是术后 30d 到 12 个月出现的轻度和中度神经认知障碍。以往研究提示,POD 可能是 POCD 的潜在危险因素,两者可能是同一疾病的连续状态。由于 POD 与 POCD 均可导致远期不良结局因此,POD 的诊断和治疗对于术后远期认知功能恢复也具有重要意义。

二、艾司氯胺酮在围手术期的应用概况

氯胺酮于 1970 年被美国食品药品监督管理局(Food and Drug Administration,FDA)批准用于全麻的诱导和维持。在随后几年中,氯胺酮被用于多种临床情况,包括术后镇痛、急性创伤的麻醉及减少术后炎症等。2000 年 Berman 等第 1 次通过临床试验证实了氯胺酮对抑郁症的治疗作用。2006 年的一项双盲随机临床试验进一步证实了氯胺酮对难治性重度抑郁症患者的疗效。至此,氯胺酮作为新型抗抑郁药重新进入大众视野。随着相关临床研究的深入,氯胺酮被誉为"整个精神疾病领域近半个世纪最重要的发现"。然而,由于麻醉剂量氯胺酮存在幻觉、噩梦、欣快

和兴奋躁动等精神类不良反应及成瘾风险，因此寻找其替代药具有重要意义。艾司氯胺酮是氯胺酮的右旋结构，其麻醉效力强、体内清除率高且不良反应发生率低。研究表明，在接受低剂量艾司氯胺酮治疗的抑郁症患者中，大多数患者的抑郁症状得到了迅速和持续改善。随后的研究证实了辅助性鼻内艾司氯胺酮治疗难治性抑郁症的疗效。2019年艾司氯胺酮被FDA批准用于治疗对两种或两种以上抗抑郁药物试验无效的抑郁症。

然而，作为一种全麻药物，艾司氯胺酮近年来在各类手术中的应用效果却不一致。临床试验表明，在脊柱手术中使用0.5mg/kg艾司氯胺酮作为麻醉诱导和维持药物，具有良好的安全性和可靠性，能够降低手术应激和炎症反应，促进术后认知功能恢复，且不良反应相对较少。另有研究报道，非心胸外科手术中使用小剂量艾司氯胺酮的术后精神类不良反应概率很小；亚麻醉剂量（0.2mg/kg）艾司氯胺酮复合咪达唑仑（0.02mg/kg）麻醉前给药还可降低髋关节置换老年患者POD的发生率。但麻醉剂量（>1mg/kg）的艾司氯胺酮对于围手术期的影响研究较少。

三、艾司氯胺酮对POD的影响

氯胺酮对于POD的研究最早始于2009年。时年，美国威斯康星大学Hudetz教授开展的随机对照研究表明，全麻诱导期静脉给予0.5mg/kg的氯胺酮能使冠状动脉旁路移植手术后的POD发生率从31%降低到3%，术后C反应蛋白（C-reactive protein，CRP）水平降低证明氯胺酮具有一定抗炎作用。2016年Rascón-Martínez等报道，术中使用0.3mg/kg的氯胺酮对老年患者眼科手术后认知状况更有利。然而，此后的研究发现，围手术期使用氯胺酮对于POD或认知功能的影响存在差异。例如在老年骨折手术中证实，静脉注射0.5mg/kg的氯胺酮并不会显著影响POCD的发生率。迄今为止最大规模的相关研究是2017年发表的一项多中心、双盲、对照试验。此研究观察了心脏和非心脏大手术的老年患者术中使用氯胺酮对POD的影响。在全麻诱导后，术前对673例患者随机分组，分别给予0.5mg/kg或1.0mg/kg的氯胺酮或同等剂量空白盐水，结果显示氯胺酮既不能有效预防POD，也无法减轻术后疼痛或减少阿片类药物的消耗量，且随剂量增加会出现幻觉和噩梦。2021年Hollinger等的研究同样指出，麻醉诱导前给予1mg/kg的氯胺酮并不能预防术后认知功能下降和POD的发生。

此后随着艾司氯胺酮的上市，更多的研究逐渐转为关注小剂量艾司氯胺酮对POD的作用。研究发现0.5mg/kg的艾司氯胺酮可以降低POD的发生率，联合丙泊酚进行麻醉诱导还可改善血流动力学、减轻手术应激及炎症反应，缩短麻醉时间，且不良反应相对较轻。全麻诱导期给予0.2mg/kg艾司氯胺酮可减少髋关节置换术的老龄患者POD的发生。择期行胃肠道肿瘤切除术的老年患者，全麻诱导期给予0.25mg/kg艾司氯胺酮，术中以0.125mg/（kg·h）的速度泵注至术毕前20min，可降低术后3d的DNR发生率，同时显著减少术中阿片类药物的总用量，减轻术后第3天疼痛的程度，但未降低POD的发生率。另一项研究将接受胃肠道肿瘤手术的老年患者分为低剂量组［麻醉诱导后静脉给予0.25mg/kg艾司氯胺酮、随后以0.125mg/（kg·h）的速度持续静脉泵注艾司氯胺酮至术后］，极低剂量组［以0.015mg/（kg·h）的速度持续静脉泵注艾司氯胺酮至术后48h］和空白对照组（等量0.9%氯化钠溶液），结果显示，极低剂量组患者POD的发生率更低。以上研究均提示，围手术期应用小剂量艾司氯胺酮可能对POD存在防治效应。相对而言，较高剂量艾司氯胺酮对POD的防治效果可能并不突出。研究发现，全麻诱导期静脉注射0.5mg/kg艾司氯胺酮，麻醉维持期以0.5mg/（kg·h）艾司氯胺酮持续静脉泵注，对体外循环下行心脏冠状动脉旁路移植手术的患者POD发生率影响不大，但可以使患者血流动力学更稳定，可减少术后舒芬太尼用量、缩短机械通气时间及住ICU时间，加速患者康复。

以上临床研究结果提示：与氯胺酮相比，围手术期应用小剂量艾司氯胺酮可能对POD和POCD更有利，然而目前仍缺乏直接的对比性研究。实际上，近期两项关于氯胺酮/艾司氯胺酮对术后认知功能障碍影响的荟萃分析，分别纳入了8项随机对照试验896例患者和14项随机对照试验1618例患者，结果表明氯胺酮/艾司氯胺酮不会降低POD的发生率。基于以上结果，《2023年中国老年患者术后谵妄防治专家共识》甚至提出：不推荐术中单独应用氯胺酮/艾司氯胺酮用于降低老年患者POD的发生风险。但实际上，逐一回顾以往发表的临床研究（表64-1），不难发现使用氯胺酮或艾司氯胺酮可能是影响结局的重要因素。此外，近年来的研究更注重使用低剂量艾司氯胺酮，这可能也是避免其不良反应及发挥其防治POD效果的重要因素。此外，给药时间、给药方式、手术类型和评价指标也会对结局造成不同程度的影响。因此未来仍需要针对不同影响因素设计相关研究，或开展大规模临床研究并进行分层分析，才能最终明确临床目前常用的艾司氯胺酮对于POD的影响。

表 64-1 氯胺酮/艾司氯胺酮对 POD 影响的相关特征

作者	年份	研究目的	手术类型	给药时间	给药方式	给药剂量	结论
Hudetz 等	2009	探讨氯胺酮对老年心脏手术患者 POD 发生率的影响	冠状动脉旁路移植术，瓣膜手术	麻醉诱导期	单次静脉给药	0.5mg/kg	氯胺酮能够降低 POD 发生率
Lee 等	2015	探讨氯胺酮对骨科手术术后认知功能障碍的影响	肩峰成形术，切开复位内固定术，脊柱手术，全髋关节置换术，全膝关节置换术	麻醉诱导前	单次静脉给药	0.5mg/kg	氯胺酮对术后认知功能障碍无影响
Rascon-Martinez 等	2016	探讨氯胺酮对老年眼科手术术后认知功能的影响	玻璃体切除或白内障手术	术中	持续静脉滴注	0.3mg/kg（总量）	氯胺酮可改善术后认知功能
Bornemann-Cimenti 等	2016	评估氯胺酮对术后疼痛及谵妄的影响	择期结肠及肝脏手术	麻醉诱导后至术后 48h	诱导期单次静脉给药和/或持续静脉泵注	低剂量：0.25mg/kg + 0.125mg/（kg·h）极低剂量：0.015mg/（kg·h）	低剂量氯胺酮增加 POD 发生率，极低剂量不影响 POD 发生率
Avidan 等	2017	探讨氯胺酮对 POD 的影响	各种类型的手术	麻醉诱导后至手术开始前	单次静脉给药	低剂量：0.5mg/kg 高剂量：1.0mg/kg	氯胺酮对谵妄、阿片类药物使用或疼痛无降低作用
Tu 等	2021	探讨丙泊酚联合艾司氯胺酮对老年患者术后认知功能的影响	经椎弓根螺钉固定，开窗椎间盘切除术，人工椎间盘置换术等	麻醉诱导期	单次静脉给药	0.5mg/kg	促进术后认知功能的恢复
Hollinger 等	2021	探讨氟哌啶醇与氯胺酮联用是否可以预防术后认知功能障碍和谵妄	普外科、骨科、血管科、妇科、心脏或胸外科手术	麻醉诱导前	单次静脉给药	氟哌啶醇：5μg/kg 氯胺酮：1mg/kg	不能预防术后脑功能障碍和谵妄
Ma 等	2023	探讨小剂量艾司氯胺酮对老年患者术后认知功能障碍的影响	胃切除术、结直肠切除术	麻醉诱导期及麻醉维持期	单次静脉给药及持续静脉泵注	0.25mg/kg+0.125mg/（kg·h）	艾司氯胺酮在一定程度上降低了术后神经认知功能恢复延迟的发生
任红等	2023	探讨小剂量艾司氯胺酮对老年髋关节置换术患者 POD 发生的影响	人工髋关节置换术	麻醉诱导期	单次静脉给药	0.2mg/kg	艾司氯胺酮可减少老年髋关节置换术患者 POD 的发生

四、艾司氯胺酮的其他围手术期作用

艾司氯胺酮作为 NMDA 受体拮抗剂，除了发挥麻醉和镇痛作用外，还对围手术期多个相关领域产生有益或不良的作用，例如对睡眠障碍、焦虑和抑郁具有一定防治效应，而对于术后精神状态异常则可能存在一定风险，而以上方面都有可能成为影响 POD 发生的关键因素。

（一）艾司氯胺酮的围手术期镇痛作用

疼痛作为 POD 的相关危险因素应予以重视。氯胺酮/艾司氯胺酮一直是临床效果显著的镇痛药物。作为围手术期多模式镇痛的手段之一，艾司氯胺酮在术后镇痛方面发挥了一定优势。全麻诱导后给予 0.1mg/kg 的艾司氯胺酮，术中以 0.1mg/（kg·h）的速度泵注至术毕，术后患者静脉自控镇痛以 0.015mg/（kg·h）速度泵至 48h，有助于减轻胸外科手术的术后急性和慢性疼痛。麻醉前 5min 开始以 0.3mg/（kg·h）的速度泵注艾司氯胺酮至 24h 结束，对腹腔镜胆囊切除术的患者术后镇痛是有利的，并能减少吗啡的消耗量，同时不增加术后躁动、幻觉等不良反应。然而大规模随机对照试验（randomized controlled trial, RCT）研究发现，全麻诱导后给予低剂量（0.5mg/kg）和高剂量（1.0mg/kg）的氯胺酮，均不能减少非心脏手术术后疼痛和阿片类药物的消耗量。因此，与艾司氯胺酮对 POD 的作用类似，艾司氯胺酮对术后疼痛和镇痛的影响尚未有一致结论，这可能与手术类型、麻醉方案、用药剂量、评估时间和方法都有关系。

（二）艾司氯胺酮的围手术期催眠、抗焦虑及抗抑郁作用

睡眠障碍作为 POD 的危险因素之一，应积极予以干预。既往研究表明，艾司氯胺酮是一种循环呼吸抑制较低的全麻药，有研究显示对术后睡眠障碍有积极作用。2022 年 Ebelr 等研究发现，与其他镇静剂相比，艾司氯胺酮引起的心肺抑制较少，是丙泊酚深度镇静的理想辅助药物。艾司氯胺酮有助于改善同时具有难治性抑郁症和焦虑症患者的临床症状，这为此类患者提供了额外的治疗选择。另有研究发现，艾司氯胺酮还能对缓解进行姑息性治疗患者的焦虑情绪具有一定的积极影响。有研究表明，单次服用艾司氯胺酮后，姑息性治疗患者的心理困扰会得到一定程度的改善，从而缓解了这些患者的焦虑症状。

（三）艾司氯胺酮的围手术期精神不良反应

氯胺酮具有精神类不良反应，包括幻觉、噩梦、欣快、兴奋躁动及情绪变化等。一项随机对照试验表明，随氯胺酮剂量增加，术后 3d 内幻觉和噩梦的发生率显著增高，提示氯胺酮的精神类不良反应具有剂量依赖性。相比氯胺酮，艾司氯胺酮的精神不良反应相对较少。另一项研究证实，接受鼻内艾司氯胺酮治疗的 57 例难治性抑郁症患者中有 14 例患者（25%）报道了短暂性分离症状，且这类症状也具有剂量依赖性。但在围手术期的研究则表明，亚麻醉剂量艾司氯胺酮的精神类不良反应并不多见。在比较小剂量艾司氯胺酮与阿芬太尼用于内镜逆行胰胆管造影手术麻醉的试验中，两组患者术后精神类不良反应发生率的差异无统计学意义；而接受妇科腹腔镜检查的患者持续输注 0.3mg/（kg·h）的艾司氯胺酮，术后噩梦的发生率与空白盐水相比无统计学意义。以上研究提示围手术期应用艾司氯胺酮，特别是当给予亚麻醉剂量时，其精神类不良反应尚无须引起特别注意。

五、艾司氯胺酮预防 POD 的机制

目前 POD 的发病机制以神经炎症假说为主。艾司氯胺酮具有抗炎作用，可抑制氧自由基刺激的炎症细胞的释放，减少白细胞分泌 IL、TNF-α 和其他细胞因子，从而减轻炎症反应。动物实验研究发现，艾司氯胺酮可抑制老龄小鼠大脑中 TLR4/NF-κB 信号通路，减少炎症因子产生，从而发挥神经保护作用。临床研究也发现，艾司氯胺酮可降低腹腔镜妇科手术患者术后 IL-6 水平、增加 IL-10 的释放，减轻围手术期患者炎症反应。任红等研究发现，艾司氯胺酮组患者手术结束及术后 1~3d 血液中 IL-6 和 TNF-α 水平显著低于常规麻醉组，而 IL-10 水平显著高于常规麻醉组，提示艾司氯胺酮可能是通过减轻髋关节置换术后老年患者全身炎性反应的方式降低 POD 的发生率；且艾司氯胺酮组患者手术结束及术 1d 血液中 S100β 水平显著低于常规麻醉患者，提示艾司氯胺酮还可减轻患者中枢神经损伤。

六、总结和展望

艾司氯胺酮作为常用的全麻药物，具有镇痛强、抗抑郁及稳定循环的作用，作为氯胺酮的右旋异构体，具有体内清除率高与不良反应发生率低的优点。近年来，艾司氯胺酮在各类手术中得到广泛应用。尽管有文献表明围手术期使用亚麻醉剂量艾司氯胺酮可预防 POD 的发生，但综合既往文献，艾司氯胺酮对于 POD 的影响尚未有一致结论。究其原因，认为艾司氯胺酮的给药剂量、时间和方式可能对其作用有不同的影响。①剂量：多篇文献证实小剂量艾司氯胺酮可降低 POD 的发生率，但多数文献认为高剂量的艾司氯胺酮不仅对 POD 无预防作用，反而会增加幻觉和噩梦等精神症状，提示其存在效果剂量依赖性；②给药时间：全麻诱导前、诱导后及手术开始后给药也会产生不一样的结果，手术开始后泵注极低剂量的艾司氯胺酮至术后，可能对 POD 的预防效果更好；③给药方式：术中静脉持续泵注与单次静脉给药的效果可能存在差异；④手术类型：心脏/非心脏手术后 POD 的发生率本身有一定差异，因此应该针对更细致的手术分型来观察艾司氯胺酮对 POD 的预防效果。此外，临床研究质量的高低、样本量的大小、对照的设置、评估方法的准确性和盲法的应用等，都会影响研究结果可信度。因此，未来仍需要开展大样本且高质量的 RCT 来证实艾司氯胺酮与 POD 的确切关系，进而更好地指导艾司氯胺酮的

临床应用,同时结合临床多方位提升 POD 的预防效果。

(杨谦梓 秦枭 罗艳)

参 考 文 献

[1] 中国老年医学学会麻醉学分会. 中国老年患者术后谵妄防治专家共识[J]. 国际麻醉学与复苏杂志,2023, 44(1):1-27.

[2] ALDECOA C,BETTELLI G,BILOTTA F,et al. European Society of Anaesthesiology evidence-based and consensus-based guideline on postoperative delirium[J]. Eur J Anaesthesiol,2017,34(4):192-214.

[3] AITKEN S J,BLYTH F M,NAGANATHAN V,et al. Incidence, prognostic factors and impact of postoperative delirium after major vascular surgery:a meta-analysis and systematic review[J]. Vasc Med,2017,22(5):387-397.

[4] NEUFELD K J,LEOUTSAKOS J M,SIEBER F E,et al. Outcomes of early delirium diagnosis after general anesthesia in the elderly[J]. Anesth Analg,2013,117(2): 471-478.

[5] BERIAN J R,ZHOU L,RUSSELL M M,et al. Postoperative delirium as a target for surgical quality improvement [J]. Ann Surg,2018,268(1):93-99.

[6] 谭刚,郭向阳,罗爱伦,等. 老年非心脏手术患者术后谵妄的流行病学调查[J]. 协和医学杂志,2011,2(4): 319-325.

[7] HUDETZ J A,PATTERSON K M,IQBAL Z,et al. Ketamine attenuates delirium after cardiac surgery with cardiopulmonary bypass[J]. J Cardiothorac Vasc Anesth, 2009,23(5):651-657.

[8] EVERED L,SILBERT B,KNOPMAN D S,et al. Recommendations for the nomenclature of cognitive change associated with anaesthesia and surgery-2018[J]. Br J Anaesth,2018,121(5):1005-1012.

[9] INOUYE S K,MARCANTONIO E R,KOSAR C M,et al. The short-term and long-term relationship between delirium and cognitive trajectory in older surgical patients[J]. Alzheimers Dement,2016,12(7):766-775.

[10] BORNEMANN-CIMENTI H,WEJBORA M,MICHAELI K,et al. The effects of minimal-dose versus low-dose S-ketamine on opioid consumption, hyperalgesia, and postoperative delirium:a triple-blinded, randomized, active-and placebo-controlled clinical trial[J]. Minerva Anestesiol,2016,82(10):1069-1076.

[11] KRYSTAL J H,CHARNEY D S,DUMAN R S. A new rapid-acting antidepressant[J]. Cell,2020,181(1):7.

[12] SINGH J B,FEDGCHIN M,DALY E,et al. Intravenous esketamine in adult treatment-resistant depression:a double-blind, double-randomization, placebo-controlled study[J]. Biol Psychiatry,2016,80(6):424-431.

[13] DALY E J,SINGH J B,FEDGCHIN M,et al. Efficacy and safety of intranasal esketamine adjunctive to oral antidepressant therapy in treatment-resistant depression:a randomized clinical trial[J]. JAMA Psychiatry,2018,75 (2):139-148.

[14] SAPKOTA A,KHURSHID H,QURESHI I A,et al. Efficacy and safety of intranasal esketamine in treatment-resistant depression in adults:a systematic review[J]. Cureus,2021,13(8):e17352.

[15] TU W,YUAN H,ZHANG S,et al. Influence of anesthetic induction of propofol combined with esketamine on perioperative stress and inflammatory responses and postoperative cognition of elderly surgical patients[J]. Am J Transl Res,2021,13(3):1701-1709.

[16] LEI Y,LIU H,XIA F,et al. Effects of esketamine on acute and chronic pain after thoracoscopy pulmonary surgery under general anesthesia:a multicenter-prospective, randomized, double-blind, and controlled trial[J]. Front Med (Lausanne),2021,8:693594.

[17] 杨子健,黄铭颖,刘湘钰,等. 艾司氯胺酮复合咪达唑仑对老年髋关节置换术后谵妄的影响及对 HT22 细胞的作用[J]. 实用医学杂志,2022,38(19):2395- 2399.

[18] RASCÓN-MARTÍNEZ D M,FRESÁN-ORELLANA A, OCHARÁN-HERNÁNDEZ M E,et al. The effects of ketamine on cognitive function in elderly patients undergoing ophthalmic surgery:a pilot study[J]. Anesth Analg, 2016,122(4):969-975.

[19] LEE K H,KIM J Y,KIM J W,et al. Influence of ketamine on early postoperative cognitive function after orthopedic surgery in elderly patients[J]. Anesth Pain Med,2015,5(5):e28844.

[20] AVIDAN M S,MAYBRIER H R,ABDALLAH A B,et al. Intraoperative ketamine for prevention of postoperative delirium or pain after major surgery in older adults:an international, multicentre, double-blind, randomised clinical trial[J]. Lancet,2017,390(10091):267-275.

[21] HOLLINGER A,RÜST C A,RIEGGER H,et al. Ketamine vs. haloperidol for prevention of cognitive dysfunction and postoperative delirium:a phase Ⅳ multicentre randomised placebo-controlled double-blind clinical trial [J]. J Clin Anesth,2021,68:110099.

[22] 任红,周广伟,付莉莉,等. 小剂量艾司氯胺酮对老龄髋关节置换术患者术后谵妄的影响[J]. 解放军医学院学报,2023,44(8):857-861.

[23] MA J,WANG F,WANG J,et al. The effect of low-dose esketamine on postoperative neurocognitive dysfunction

in elderly patients undergoing general anesthesia for gastrointestinal tumors: a randomized controlled trial[J]. Drug Des Devel Ther,2023,17:1945-1957.

[24] 孙艳斌,王文玺,安海燕,等.艾司氯胺酮对冠状动脉旁路移植手术患者血流动力学及术后谵妄发生率的影响[J].河北医学,2022,28(4):684-689.

[25] VIDERMAN D, AUBAKIROVA M, NABIDOLLAYEVA F,et al. Effect of ketamine on postoperative neurocognitive disorders: a systematic review and meta-analysis [J]. J Clin Med,2023,12(13):4314.

[26] LEI Y,LIU H, XIA F, et al. Effects of esketamine on acute and chronic pain after thoracoscopy pulmonary surgery under general anesthesia: a multicenter-prospective, randomized,double-blind,and controlled trial[J]. Front Med (Lausanne),2021,8:693594.

[27] MIZIARA L E,SIMONI R F,ESTEVES L O,et al. Efficacy of continuous S(+)-ketamine infusion for postoperative pain control: a randomized placebo-controlled trial [J]. Anesthesiol Res Pract,2016,2016:6918327.

[28] EBERL S,KOERS L,VAN HOOFT J, et al. The effectiveness of a low-dose esketamine versus an alfentanil adjunct to propofol sedation during endoscopic retrograde cholangiopancreatography:a randomised controlled multicentre trial[J]. Eur J Anaesthesiol,2020,37(5):394-401.

[29] FALK E,SCHLIEPER D,VAN CASTER P,et al. A rapid positive influence of S-ketamine on the anxiety of patients in palliative care: a retrospective pilot study[J]. BMC Palliat Care,2020,19(1):1.

[30] FALK E,SCHLIEPER D,VAN CASTER P,et al. A rapid positive influence of S-ketamine on the anxiety of patients in palliative care: a retrospective pilot study[J]. BMC Palliat Care,2020,19(1):1.

[31] QIU D,WANG X M,YANG J J,et al. Effect of intraoperative esketamine infusion on postoperative sleep disturbance after gynecological laparoscopy: a randomized clinical trial [J]. JAMA Netw Open, 2022, 5(12): e2244514.

[32] 王秀红.亚麻醉剂量艾司氯胺酮调控小胶质细胞TLR4/NF-κB通路对术后认知影响及机制研究[D].南昌:南昌大学医学部,2021.

65 长期意识障碍患者及氯胺酮促醒治疗的应用前景

随着急诊及重症治疗水平的提高,越来越多的重型颅脑损伤患者得以抢救,从昏迷发展为长期意识障碍(prolonged disorders of consciousness,pDoC)。据报道,我国现有pDoC患者50余万,每年新增7万~15万,总治疗费至少需300亿元~500亿元/年。目前pDoC患者的促醒治疗方法包括药理学(如金刚烷胺和唑吡坦等)、侵入性(如深部脑刺激和迷走神经刺激等)和非侵入性脑刺激(如经颅直流电刺激和经颅磁刺激等),其中仅有金刚烷胺及经颅直流电刺激的研究提供了Ⅱ类证据。因此,探索能够改善pDoC患者意识水平和功能恢复的促醒治疗手段极为重要。

Scott和Carhart-Harris提议对pDoC患者进行迷幻药(裸盖菇素)的研究性给药,以研究裸盖菇素调节意识的能力,作者推断裸盖菇素可能增加大脑复杂性并加速康复。这一提议引发了对于氯胺酮的新思考。氯胺酮是N-甲基-D-天冬氨酸(N-methyl-D-aspartate,NMDA)受体拮抗剂,因"分离麻醉"而闻名,具有良好的镇静、镇痛、轻度兴奋循环系统和抗炎等药理作用,除了用于临床麻醉以外,近年来在治疗神经精神类疾病上也取得了很大进展。本文针对既往氯胺酮/艾司氯胺酮的相关研究结果,旨在探讨其用于pDoC促醒治疗的可行性。

一、意识障碍的相关定义及神经生理学特征

意识障碍(disturbance of consciousness,DoC)是指各种严重脑损伤导致的意识丧失状态,当病程超过28d,即可诊断为长期意识障碍。脑外伤后pDoC是pDoC的首位病因,非外伤病因主要包括脑卒中和缺氧性脑病(如心肺复苏后或中毒等)。

(一)分类

1. 昏迷　昏迷(coma)表现为完全性意识丧失,无自发性睁眼,缺乏睡眠觉醒周期,对语言、声音等轻刺激无反应,对强烈疼痛刺激可能有逃避反应或无反应。

2. 植物状态/无反应性觉醒综合征　植物状态(vegetative state,VS),又称无反应性觉醒综合征(unresponsive

wakefulness syndrome,UWS),指存在脑干基本反射及睡眠觉醒周期,有自发睁眼或刺激睁眼,但无意识内容的状态。

3. 微意识状态　微意识状态(minimally conscious state MCS),指严重脑损伤后出现具有不连续和波动性的明确意识征象。根据是否具有语言处理能力,被分为MCS-和MCS+。

4. 脱离微意识状态　当患者能够进行功能性交流或正确使用两种不同物体时,即为脱离微意识状态(emerged minimally conscious state,eMCS)。

5. 认知-运动分离综合征　认知-运动分离综合征(cognitive-motor dissociation,CMD),指昏迷、VS或MCS-的患者,在应用功能磁共振成像(functional magnetic resonance imaging,fMRI)或脑电图(electroencephalogram,EEG)进行精神想象任务影像检查时表现出与任务活动相一致的大脑激活。

(二)意识障碍的神经生理学特征

意识是指个体对周围环境及自身状态的感知能力,主要包含两部分:觉醒和觉知。前者指意识水平,后者指意识内容。在神经解剖学层面,觉醒是由脑干上行网状激活系统(ascending reticular activating system,ARAS)介导的,大脑皮质的激活是通过促进感觉信息经网状丘脑皮质通路和丘脑外通路传导而产生的;觉知是高级的大脑皮质活动,取决于双侧大脑半球的完整性,并与特定皮质区域的活动有关。从神经生物学的角度来看,有意识的清醒状态与皮质丘脑系统的高能量需求和电活动有关。功能影像学检查证明pDoC患者脑代谢大量减少,其中外侧和内侧额顶联合皮质是代谢最低的区域;EEG记录显示,觉醒水平的提高与大脑皮质电活动频率的增加有关。然而,关于意识水平和意识内容如何相互作用是一个复杂的问题,尚待充分解释。

DoC发病机制目前尚未统一,其本质为局灶性或广泛性脑损伤导致脑功能改变,共同的病理生理机制是大脑皮质兴奋性突触的广泛失活。一般认为丘脑-皮质和皮质-皮质连接的破坏是主要原因。丘脑是参与感觉处理和信息整合的主要大脑结构,在整个大脑皮质中具有突出的反馈回路。由于皮质下(即觉醒控制)和皮质(即意识)区域之间

极其复杂的相互联系,丘脑被认为是整合完全意识所需的感觉和认知过程的中心区域。Schiff 于 2010 年提出的中央环路假说认为,丘脑与额叶、顶叶、枕叶和颞叶感觉皮质的连接是意识的基本环路,此环路完整性的破坏将导致 DoC。

二、意识障碍促醒治疗的研究进展

目前对于 pDoC 患者的促醒治疗方案主要包括药物治疗、神经调控治疗、高压氧治疗以及感觉刺激程序治疗。尽管针对 pDoC 患者治疗领域的研究发展迅速,但大多数临床试验都受到样本量小、缺乏安慰剂组和使用异质性结局测量的限制,以致很少有疗法具有强有力的证据支持其使用。

有关药物治疗,目前金刚烷胺(多巴胺激动剂和 NMDA 受体拮抗剂)、鞘内巴氯芬(GABA 受体激动剂)、唑吡坦(非苯二氮䓬类 GABA 受体激动剂)、咪达唑仑(苯二氮䓬类 GABA 受体激动剂)和齐科诺汀(钙通道阻滞剂)已被用于提高 DoC 患者的意识水平和功能恢复。研究发现药物会引起额顶叶皮质代谢增加,大脑电活动增加。然而仅有一项大型 II 类随机对照试验证明金刚烷胺可加速 pDoC 患者的意识恢复,被指南推荐使用。

神经调控治疗主要包括非侵入性脑刺激[经颅直流电刺激、经颅磁刺激(transcranial magnetic stimulation,TMS)、经皮耳迷走神经刺激和低强度聚焦超声脉冲等]及侵入性脑刺激(脊髓电刺激、脑深部电刺激和侵入性迷走神经刺激等)。主要是通过特定的设备,有针对性地调控神经环路,调节大脑皮质的兴奋性,达到促醒疗效。相较于药物,更多的随机对照试验在 pDoC 患者队列中使用了神经调控技术,尽管样本量相对较小,但对于 MCS 患者,经颅直流电刺激似乎是一种很有前途的治疗方法。

此外,高压氧治疗主要通过提高组织氧分压和氧气的弥散距离,改善大脑微循环,刺激 ARAS 和神经环路,发挥神经修复和促醒作用。感觉刺激程序治疗手段主要基于运动疗法、听觉训练及音乐疗法等,通过激活相关脑网络来增强执行功能,改善认知功能,促进大脑可塑性,提高 pDoC 患者的意识水平。

目前对于 pDoC 患者,各种治疗手段的促醒效果缺乏高等级证据。因此,探索促进 pDoC 患者苏醒的有效治疗方案及策略至关重要。鉴于 DoC 似乎与大脑复杂性测量值的降低密切相关,而迷幻药能够通过直接作用机制,增加脑网络的复杂性,Scott 和 Carhart-Harris 建议将迷幻药作为 pDoC 人群的可行治疗方法进行测试。由此,为论证氯胺酮治疗 pDoC 提供了参考。针对 pDoC 患者的神经生理学特性,整合氯胺酮的主要特征(NMDA 受体调节、神经可塑性作用、诱发兴奋性脑电活动和调节熵脑状态),氯胺酮有可能成为提高 pDoC 患者意识水平,促进其苏醒的治疗新方法。

三、氯胺酮用于意识障碍患者促醒治疗的神经学基础

(一)氯胺酮对神经可塑性的影响

意识的恢复是通过大脑的功能和/或结构变化发生的,即通过神经元的可塑性。在严重的脑损伤后,不同的大脑区域和回路可能会发生广泛的可塑性变化。越来越多的证据表明,氯胺酮共享与神经可塑性相关的关键下游神经生物学机制,包括调节兴奋性谷氨酸能传递、树突棘重塑和额叶皮质-边缘网络活动。氯胺酮可以通过其主要受体靶点上调谷氨酸释放和兴奋性神经元活动、脑源性神经营养因子(brain-derived neurotrophic factor,BDNF)和雷帕霉素机制靶点(mechanistic target of rapamycin,mTOR)信号转导、突触蛋白的表达以及额叶皮质结构的长期可塑性,主要是在前额叶皮质(prefrontal cortex,PFC)。

氯胺酮通过 NMDA 受体拮抗抑制性中间神经元(去抑制假说)和锥体神经元(直接抑制假说)。根据"去抑制"假说,亚麻醉剂量的氯胺酮优先阻断 GABA 能抑制性中间神经元上的 NMDA 受体,导致 PFC 中兴奋性锥体神经元的去抑制,增加谷氨酸释放,并持续激活 α-氨基-3-羟基-5-甲基-4-异噁唑受体(α-amino-3-hydroxy-5-methyl-4-isox-azolepropionic acid receptor,AMPAR)和关键突触信号通路。在"直接抑制"假说下,氯胺酮可在静息状态下直接拮抗锥体神经元上的 NMDA 受体,从而阻断环境或自发释放的谷氨酸对 NMDA 受体的强直性激活,进而减少对真核延伸因子 2(eukaryotic elongation factor 2,eEF2)介导的蛋白质合成的抑制,并参与类似的下游突触级联反应。

脑损伤后,BDNF 上调,其在调节学习、记忆和适应行为中涉及的突触效能方面起着关键作用。氯胺酮以剂量依赖性和区域特异性方式诱导啮齿动物 PFC 和海马(hippocampus,HPC)中 BDNF 翻译和释放的增加。当给予氯胺酮后,突触后 AMPAR 的持续激活会触发 BDNF 的活动依赖性突触释放,并激活其表面受体酪氨酸激酶受体 B(tropomyosin receptor kinase B,TrkB)以及两大下游信号级联,丝裂原活化蛋白激酶/细胞外信号调节激酶[mitogen-activated protein kinase(MAPK)/extracellular signal-regulated kinases(ERK),MEK]和蛋白激酶(protein kinase B,Akt),这两者都参与细胞存活和生长,并影响 mTOR 的激活。AMPAR、BDNF 和 mTOR 信号的持续激活会触发一种扩增机制,这种机制驱动基因表达、eEF2 介导的蛋白质合成以及兴奋性突触和谷氨酸信号相关神经可塑性基因/蛋白质的几个关键组分的亚细胞运输。

在啮齿动物中,氯胺酮及其代谢产物能够驱动大脑皮质结构的可塑性,包括增加树突复杂性、棘突数量/密度以及 PFC/HPC 的突触强度。此外,氯胺酮还能引起锥体神经元以外的结构可塑性,Cavalleri 等发现氯胺酮通 AMPAR 驱动的 BDNF 和 mTOR 信号转导增强小鼠中脑和人诱导性多

能干细胞(induced pluripotent stem cell,iPSC)衍生的多巴胺能神经元的结构可塑性。

长时程增强(long-term potentiation,LTP)和长时程抑制(long-term depression,LTD)是谷氨酸能突触可塑性的主要形式,涉及突触强度的活动依赖性变化,被认为是大脑学习和记忆的细胞基质。研究表明,缺血后 LTP 可能会对脑损伤后的可塑性重组产生影响。有关大鼠及人体的相关研究表明,低剂量氯胺酮能够增强基于 LTP 的神经可塑性,但Piazza M K 等却认为氯胺酮诱导的突触可塑性与 LTP无关。

虽然氯胺酮诱导的突触发生和神经可塑性的绝大多数已发表证据来自动物模型,但在人体研究中,通过神经影像学发现,氯胺酮以剂量依赖性方式使神经激活增加,并且能够增加 HPC 亚区总体积,这种影响主要发生在左侧 HPC中 CA1 区域,表明氯胺酮对 HPC 结构具有促神经可塑性作用,并强调了 HPC 作为氯胺酮作用机制关键区域的重要性。这些结果将有关氯胺酮对突触发生影响的研究结果从动物模型进一步转化为对人体的研究,为今后的研究方向提供了证据。

(二) 氯胺酮对脑网络连接的影响

pDoC 患者脑电活动可表现为大脑活动减慢(以慢波为主),功能连接中断,整体信息处理受损(网络整合)和局部信息处理增加(网络隔离)。借助基于中央环路假说与中央丘脑放电模式的脑电功率谱峰频率 ABCD 模型,能够更加明确 pDoC 意识恢复的过程。

早在 1965 年,对于氯胺酮(CI-581)的研究就建议用"解离性麻醉药"一词来描述这种药物产生的精神状态。氯胺酮作为抑制性中间神经元的 NMDA 受体拮抗剂,促进脑电图(Electroencephalogram,EEG)的异常兴奋活性和高频功率,一致的研究结果主要体现在 α 和 γ 频段,亚麻醉和麻醉剂量的氯胺酮都降低了 α 频段功率,并增加 γ 频段功率。有关氯胺酮脑电特征与意识的研究中提到,氯胺酮引起的EEG 变化提示皮质下起搏器可能位于间脑,此区域包含交感神经和副交感神经通路,以及调节情绪反应的系统和调节意识的网状结构,并位于与过滤、比较和匹配感觉信息有关的区域附近。

有关连通性的研究表明,氯胺酮能够减少啮齿动物和人类的反馈(自上而下)连接,并保留前馈(自下而上)连接;在皮质信息传递中断的情况下,丘脑皮质信息传递得以保留或增强。氯胺酮能够以剂量依赖性地增加各频段的相干性,这种相干性的增加可能反映了氯胺酮通过破坏锥体神经元的局部抑制调节输入来诱导皮质高度同步状态,这将允许来自皮质下结构的输入在整个皮质中产生广泛的同步振荡。值得注意的是,麻醉剂量的氯胺酮会产生相反的效果,降低啮齿动物所有频段的皮质相干性。在动物中,亚麻醉剂量的氯胺酮也被证明能够诱导 θ 和 γ 振荡之间的相位振幅耦合增加。

在首批氯胺酮功能连接研究中,Driesen 等评估了氯胺酮输注过程中的全局连接,研究表明氯胺酮在大脑中的每个体素中都产生了基于全局连接的急剧增加,表明整体的超连通性。氯胺酮对全脑功能连接的影响也通过涉及对中心性的图论分析进行了研究,Joules 等发现,氯胺酮导致连接从皮质中心转移到皮质下中心,基底神经节和小脑中的节点重量很大,这表明氯胺酮诱导了功能连接的大规模重组。虽然啮齿动物文献表明氯胺酮增加了 HPC-PFC 的功能连接,但基于人类的连接研究的结果并不一致。

Dai 等基于静息态 fMRI 数据,分析了氯胺酮给药前后对人类的全脑功能连接的影响,结果显示氯胺酮输注增强了额顶网络(frontoparietal network,FPN)、显著性网络(salience network,SN)、语言网络(language network,LN)和背侧注意网络(dorsal attention network,DAN)的网络间连接,降低了 FPN 和感觉运动网络(sensorimotor network,SEN)的网络内连接。其他研究表明,氯胺酮输注后默认网络(default mode network,DMN)功能连接减少。Bonhomme 等比较了健康志愿者逐步输注氯胺酮期间的静息状态网络连接,输注24h 后 DMN 内和 SN 内连接减少,DMN 与其他网络之间的反相关性受到抑制。Mueller 等报道健康个体中央执行网络(central executive network,CEN)和静息状态网络(如DMN 和 SN)之间的连接性增加。Zacharias 等在氯胺酮给药期间对 fMRI 和 EEG 进行了多模态研究,发现在健康志愿者中,内侧 PFC 的功能连接减少,顶叶内皮质的功能连接增加,伴随着 EEG 向 δ 波,θ 波和 γ 波的转变(α 功率降低)。由于数据收集时间的变化导致了氯胺酮时间动态的不同时期的捕获,以致在特定大脑区域的功能连接分析会产生不一致的结果,因此还需要进一步研究氯胺酮对于脑网络功能连接的影响。

(三) 氯胺酮对神经复杂性的影响

Carhart-Harris 等提出了"熵脑理论",认为意识状态是大脑熵的函数,就是说大脑中的熵(或无序活动)水平可以作为一个人意识体验"水平"的指标,可以索引意识的内容和意识水平。而这种意识形式的主要特征是系统紊乱的增加。此外,就意识状态而言,大脑复杂性在清醒期间是最高的,而在快速眼动睡眠、麻醉或 DoC 等意识降低的状态下复杂性较低。Massimini 及其同事通过使用扰动复杂性指数(perturbational complexity index,PCI),量化了 EEG 对TMS 的脉冲,可以在一系列状态下稳健地反应意识水平。PCI 方法的核心是使用 Lempel-Ziv 算法,实现量化 TMS 诱发 EEG 反应的复杂性。Lempel-Ziv 复杂性(Lempel-Ziv complexity,LZC)测量在没有 TMS 扰动时,也可以应用于自发大脑活动的 EEG 记录。在 DoC 中,基于 LZC 的自发 EEG值可靠地将 VS 与 MCS 患者区分开来,并且测量值随着患者的意识水平单调增加。

氯胺酮可增强信号多样性和大脑活动熵的测量。灵长类动物在睁眼时比闭眼时具有更高的熵和复杂性;氯胺酮麻醉状态下,排列香农熵(permutation Shannon entropy,PE)和排列 LZC 相对于基线状态明显更高。健康人群中,在亚麻醉剂量的氯胺酮作用下,自发 EEG 信号具有多样性,包括 LZC、振幅联合熵(amplitude coalition entropy,ACE)及同步联合熵(synchrony coalition entropy,SCE)均显著高于正常觉醒状态。Li D 等研究了健康志愿者在亚麻醉和麻醉剂量的氯胺酮诱导期间自发性高密度头皮 EEG 信号的时空复杂性,发现在亚麻醉和意识恢复期间,LZC 复杂性最高。有关精神类疾病的研究同样发现,氯胺酮能够增加 LZC 和多尺度熵(multiscale entropy,MSE),并且 LZC 的增加在整个大脑中广泛存在。

一项研究使用 PCI 的复杂性测量进行了分析,结果表明氯胺酮麻醉时的 PCI 始终高于丙泊酚或氙气麻醉,与清醒状态下的 PCI 相当。Schartner M M 等测量 3 种迷幻物质(裸盖菇素、氯胺酮和麦角酸二乙酰胺)诱导的意识状态改变期间来自人类的自发脑磁图(magnetoencephalography,MEG)信号的神经信号多样性。LZC 评分显示,3 种迷幻剂的信号多样性都明显增加,其中氯胺酮的影响最强。在捕捉整个迷幻状态的主观自我报告与 MEG 提取的测量之间的相关性中,氯胺酮在迷幻体验的主观评分和自发信号多样性之间的相关性最强(甚至高于裸盖菇素和麦角酸二乙酰胺)。

四、氯胺酮加速全身麻醉后苏醒与从意识障碍中恢复

全麻药物诱导的可逆性意识消失与脑损伤后 pDoC 的病理性意识丧失具有相似的神经生物学特征,已成为探索意识的一种途径。既往研究通过尝试操纵某些大脑区域和/或神经递质来促进觉醒,发现在异氟烷麻醉期间给予大鼠亚麻醉剂量的氯胺酮可增加麻醉深度,然而,氯胺酮也可能通过激活胆碱能系统来促进意识恢复。这种看似矛盾的现象提示,氯胺酮的作用可能依赖于多种神经递质系统的交互作用。研究团队后续对脑电数据的二次分析表明,氯胺酮使全身麻醉后意识恢复加速与高 γ 频段中功能性大脑连接的增加有关。氯胺酮因"分离麻醉"而闻名,低剂量的氯胺酮通过阻断抑制性中间神经元的输入可使下游兴奋性神经元不受抑制或更活跃。在丙泊酚静脉麻醉或吸入麻醉时输注氯胺酮,麻醉深度监测指数如脑电双频指数、中枢神经系统小波麻醉值、状态熵、边缘频率及麻醉指数等明显升高。近期,Duan W Y 等再次证实,艾司氯胺酮通过激活小鼠脑室旁丘脑谷氨酸能神经元加速从异氟烷全身麻醉中苏醒。然而,在人类研究中,手术期间给予氯胺酮/艾司氯胺酮对麻醉苏醒的影响却未能得到一致性结果。这种差异似乎与氯胺酮/艾司氯胺酮的剂量密切相关。

有关氯胺酮对于 pDoC 患者的研究,目前尚未有相关报道。检索相关的注册临床研究,有 4 项涉及探索氯胺酮/艾司氯胺酮用于 DoC 患者的影响,关注点包括给药后 DoC 患者行为学改变以及基于 EEG、fMRI 和正电子发射断层显像(positron emission tomography,PET)监测手段探索意识水平及大脑复杂性改变。上述研究仍在进行中,研究结果的公开将会提供新的循证医学证据,以进一步探索氯胺酮作为 DoC 患者促醒治疗的可行性。

五、总结与展望

近年来,氯胺酮在治疗神经精神疾病上已取得了很大进展,包括抑郁症、双相情感障碍、焦虑谱系障碍、物质使用障碍和饮食失调,以及用于慢性疼痛的管理。鉴于 pDoC 的神经生理学特性及氯胺酮的关键特征,氯胺酮亦可能成为治疗 pDoC 的新手段,但这充满探索性及未知性。值得注意的是,氯胺酮作为具有成瘾性的精神类药品,应用于 pDoC 患者促醒治疗存在伦理学方面的顾虑。在后续的研究中,需要制订更完善的研究方案,在保证患者安全的前提下,探索氯胺酮/艾司氯胺酮对 pDoC 意识水平的影响,进一步探究其作为促醒治疗手段的可能。

(梁艺 杨宛凝 王昕馨 菅敏钰 韩如泉)

参 考 文 献

[1] KONDZIELLA D,BENDER A,DISERENS K,et al. European academy of neurology guideline on the diagnosis of coma and other disorders of consciousness[J]. Eur J Neurol,2020,27(5):741-756.

[2] 中国医师协会神经修复专业委员会意识障碍与促醒学组. 慢性意识障碍诊断与治疗中国专家共识[J]. 中华神经医学杂志,2020,19:977-982.

[3] MASHOUR G A,LEE U,PAL D,et al. Consciousness and the dying brain[J]. Anesthesiology,2024,140(6):1221-1231.

[4] EDLOW B L,TAKAHASHI E,WU O,et al. Neuroanatomic connectivity of the human ascending arousal system critical to consciousness and its disorders[J]. J Neuropathol Exp Neurol,2012,71(6):531-546.

[5] LLINAS R R,STERIADE M. Bursting of thalamic neurons and states of vigilance[J]. J Neurophysiol,2006,95(6):3297-3308.

[6] GIACINO J T,FINS J J,LAUREYS S,et al. Disorders of consciousness after acquired brain injury:the state of the science[J]. Nat Rev Neurol,2014,10(2):99-114.

[7] EDLOW B L,CLAASSEN J,SCHIFF N D,et al. Recovery from disorders of consciousness:mechanisms, prognosis and emerging therapies[J]. Nat Rev Neurol,2021,17(3):135-156.

[8] WARD L M. The thalamic dynamic core theory of conscious experience[J]. Conscious Cogn,2011,20(2):464-486.

[9] SCHIFF N D. Recovery of consciousness after brain injury:a mesocircuit hypothesis[J]. Trends Neurosci,2010,

33(1):1-9.

[10] THIBAUT A,SCHIFF N,GIACINO J,et al. Therapeutic interventions in patients with prolonged disorders of consciousness[J]. Lancet Neurol,2019,18(6):600-614.

[11] MARINO M H. Pharmacology in treatment of patients with disorders of consciousness[J]. Phys Med Rehabil Clin N Am,2024,35(1):155-165.

[12] BARRA M E,EDLOW B L,BROPHY G M. Pharmacologic therapies to promote recovery of consciousness[J]. Semin Neurol,2022,42(3):335-347.

[13] GIACINO J T,WHYTE J,BAGIELLA E,et al. Placebo-controlled trial of amantadine for severe traumatic brain injury[J]. N Engl J Med,2012,366(9):819-826.

[14] PIEDADE G S,ASSUMPCAO DE MONACO B,GUEST J D,et al. Review of spinal cord stimulation for disorders of consciousness[J]. Curr Opin Neurol,2023,36(6):507-515.

[15] WU Y,XU Y Y,DENG H,et al. Spinal cord stimulation and deep brain stimulation for disorders of consciousness:a systematic review and individual patient data analysis of 608 cases[J]. Neurosurg Rev,2023,46(1):200.

[16] YANG Y,HE Q,DANG Y,et al. Long-term functional outcomes improved with deep brain stimulation in patients with disorders of consciousness[J]. Stroke Vasc Neurol,2023,8(5):368-378.

[17] THIBAUT A,BRUNO M A,LEDOUX D,et al. tDCS in patients with disorders of consciousness:sham-controlled randomized double-blind study[J]. Neurology,2014,82(13):1112-1118.

[18] SCOTT G,CARHART-HARRIS R L. Psychedelics as a treatment for disorders of consciousness[J]. Neurosci Conscious,2019,2019(1):niz003.

[19] CARDONE P,ALNAGGER N,ANNEN J,et al. Psychedelics and disorders of consciousness:the current landscape and the path forward[J]. Neurosci Conscious,2024,2024(1):niae025.

[20] BAGNATO S,BOCCAGNI C,SANT' ANGELO A,et al. Emerging from an unresponsive wakefulness syndrome:brain plasticity has to cross a threshold level[J]. Neurosci Biobehav Rev,2013,37(10 Pt 2):2721-2736.

[21] ALEKSANDROVA L R,PHILLIPS A G. Neuroplasticity as a convergent mechanism of ketamine and classical psychedelics[J]. Trends Pharmacol Sci,2021,42(11):929-942.

[22] GERHARD D M,POTHULA S,LIU R J,et al. GABA interneurons are the cellular trigger for ketamine's rapid antidepressant actions[J]. J Clin Invest,2020,130(3):1336-1349.

[23] MILLER O H,MORAN J T,HALL B J. Two cellular hypotheses explaining the initiation of ketamine's antidepressant actions:direct inhibition and disinhibition[J]. Neuropharmacology,2016,100:17-26.

[24] CASTREN E,MONTEGGIA L M. Brain-derived neurotrophic factor signaling in depression and antidepressant action[J]. Biol Psychiatry,2021,90(2):128-136.

[25] KIM J W,HERZ J,KAVALALI E T,et al. A key requirement for synaptic Reelin signaling in ketamine-mediated behavioral and synaptic action[J]. Proc Natl Acad Sci U S A,2021,118(20):e2103079118.

[26] DE GREGORIO D,AGUILAR-VALLES A,PRELLER K H,et al. Hallucinogens in mental health:preclinical and clinical studies on LSD, psilocybin, MDMA, and ketamine[J]. J Neurosci,2021,41(5):891-900.

[27] WU M,MINKOWICZ S,DUMRONGPRECHACHAN V,et al. Ketamine rapidly enhances glutamate-evoked dendritic spinogenesis in medial prefrontal cortex through dopaminergic mechanisms[J]. Biol Psychiatry,2021,89(11):1096-1105.

[28] RIBEIRO F C,COZACHENCO D,ARGYROUSI E K,et al. The ketamine metabolite (2R,6R)-hydroxynorketamine rescues hippocampal mRNA translation, synaptic plasticity and memory in mouse models of Alzheimer's disease[J]. Alzheimers Dement,2024,20(8):5398-5410.

[29] CAVALLERI L,MERLO PICH E,MILLAN M J,et al. Ketamine enhances structural plasticity in mouse mesencephalic and human iPSC-derived dopaminergic neurons via AMPAR-driven BDNF and mTOR signaling[J]. Mol Psychiatry,2018,23(4):812-823.

[30] DI FILIPPO M,TOZZI A,COSTA C,et al. Plasticity and repair in the post-ischemic brain[J]. Neuropharmacology,2008,55(3):353-362.

[31] SUMNER R L,MCMILLAN R,SPRIGGS M J,et al. Ketamine enhances visual sensory evoked potential long-term potentiation in patients with major depressive disorder[J]. Biol Psychiatry Cogn Neurosci Neuroimaging,2020,5(1):45-55.

[32] ALEKSANDROVA L R,WANG Y T,PHILLIPS A G. Ketamine and its metabolite, (2R,6R)-HNK, restore hippocampal LTP and long-term spatial memory in the Wistar-Kyoto rat model of depression[J]. Mol Brain,2020,13(1):92.

[33] PIAZZA M K,KAVALALI E T,MONTEGGIA L M. Ketamine induced synaptic plasticity operates independently of long-term potentiation[J]. Neuropsychopharmacology,

2024,49(11):1758-1766.

[34] HOFLICH A,HAHN A,KUBLBOCK M,et al. Ketamine-dependent neuronal activation in healthy volunteers[J]. Brain Struct Funct,2017,222(3):1533-1542.

[35] HOFLICH A,KRAUS C,PFEIFFER R M,et al. Translating the immediate effects of S-ketamine using hippocampal subfield analysis in healthy subjects-results of a randomized controlled trial[J]. Transl Psychiatry,2021,11(1):200.

[36] RIZKALLAH J,ANNEN J,MODOLO J,et al. Decreased integration of EEG source-space networks in disorders of consciousness[J]. Neuroimage Clin,2019,23:101841.

[37] MCMILLAN R, MUTHUKUMARASWAMY S D. The neurophysiology of ketamine:an integrative review[J]. Rev Neurosci,2020,31(5):457-503.

[38] VLISIDES P E,BEL-BAHAR T,NELSON A,et al. Subanaesthetic ketamine and altered states of consciousness in humans[J]. Br J Anaesth,2018,121(1):249-259.

[39] COLLIER B B. Ketamine and the conscious mind[J]. Anaesthesia,1972,27(2):120-134.

[40] SCHROEDER K E,IRWIN Z T,GAIDICA M,et al. Disruption of corticocortical information transfer during ketamine anesthesia in the primate brain[J]. Neuroimage, 2016,134:459-465.

[41] PAL D, HAMBRECHT-WIEDBUSCH V S, SILVERSTEIN B H, et al. Electroencephalographic coherence and cortical acetylcholine during ketamine-induced unconsciousness[J]. Br J Anaesth, 2015, 114(6):979-989.

[42] AHNAOU A,HUYSMANS H,BIERMANS R,et al. Ketamine:differential neurophysiological dynamics in functional networks in the rat brain[J]. Transl Psychiatry, 2017,7(9):e1237.

[43] DRIESEN N R,MCCARTHY G,BHAGWAGAR Z,et al. Relationship of resting brain hyperconnectivity and schizophrenia-like symptoms produced by the NMDA receptor antagonist ketamine in humans[J]. Mol Psychiatry,2013,18(11):1199-1204.

[44] JOULES R,DOYLE O M,SCHWARZ A J,et al. Ketamine induces a robust whole-brain connectivity pattern that can be differentially modulated by drugs of different mechanism and clinical profile[J]. Psychopharmacology (Berl),2015,232(21/22):4205-4218.

[45] GRIMM O, GASS N, WEBER-FAHR W, et al. Acute ketamine challenge increases resting state prefrontal-hippocampal connectivity in both humans and rats[J]. Psychopharmacology (Berl), 2015, 232 (21/22): 4231-4241.

[46] DAI R,LARKIN T E,HUANG Z,et al. Classical and non-classical psychedelic drugs induce common network changes in human cortex[J]. Neuroimage, 2023, 273: 120097.

[47] SCHEIDEGGER M,WALTER M,LEHMANN M,et al. Ketamine decreases resting state functional network connectivity in healthy subjects:implications for antidepressant drug action[J]. PLoS One,2012,7(9):e44799.

[48] BONHOMME V, VANHAUDENHUYSE A, DEMERTZI A, et al. Resting-state network-specific breakdown of functional connectivity during ketamine alteration of consciousness in volunteers[J]. Anesthesiology, 2016, 125(5):873-888.

[49] MUELLER F,MUSSO F,LONDON M,et al. Pharmacological fMRI:effects of subanesthetic ketamine on resting-state functional connectivity in the default mode network, salience network, dorsal attention network and executive control network[J]. Neuroimage Clin,2018,19:745-757.

[50] ZACHARIAS N,MUSSO F,MULLER F,et al. Ketamine effects on default mode network activity and vigilance:a randomized, placebo-controlled crossover simultaneous fMRI/EEG study[J]. Hum Brain Mapp,2020,41(1):107-119.

[51] CARHART-HARRIS R L,LEECH R,HELLYER P J,et al. The entropic brain:a theory of conscious states informed by neuroimaging research with psychedelic drugs[J]. Front Hum Neurosci,2014,8:20.

[52] CASALI A G, GOSSERIES O, ROSANOVA M, et al. A theoretically based index of consciousness independent of sensory processing and behavior[J]. Sci Transl Med, 2013,5(198):198ra105.

[53] SCHARTNER M M, PIGORINI A, GIBBS S A, et al. Global and local complexity of intracranial EEG decreases during NREM sleep[J]. Neurosci Conscious,2017, 2017(1):niw022.

[54] SITT J D,KING J R,EL KAROUI I,et al. Large scale screening of neural signatures of consciousness in patients in a vegetative or minimally conscious state[J]. Brain,2014,137(Pt 8):2258-2270.

[55] BANUSHI B,POLITO V. A comprehensive review of the current status of the cellular neurobiology of psychedelics [J]. Biology (Basel),2023,12(11):1380.

[56] FUENTES N,GARCIA A,GUEVARA R,et al. Complexity of brain dynamics as a correlate of consciousness in anaesthetized monkeys [J]. Neuroinformatics, 2022, 20(4):1041-1054.

[57] FARNES N,JUEL B E,NILSEN A S,et al. Increased

signal diversity/complexity of spontaneous EEG, but not evoked EEG responses, in ketamine-induced psychedelic state in humans [J]. PLoS One, 2020, 15 (11): e0242056.

[58] LI D, MASHOUR G A. Cortical dynamics during psychedelic and anesthetized states induced by ketamine [J]. Neuroimage, 2019, 196:32-40.

[59] MURPHY N, TAMMAN A J F, LIJFFIJT M, et al. Neural complexity EEG biomarkers of rapid and post-rapid ketamine effects in late-life treatment-resistant depression: a randomized control trial [J]. Neuropsychopharmacology, 2023, 48(11):1586-1593.

[60] RAJPAL H, MEDIANO P A M, ROSAS F E, et al. Psychedelics and schizophrenia: distinct alterations to Bayesian inference [J]. Neuroimage, 2022, 263:119624.

[61] SARASSO S, BOLY M, NAPOLITANI M, et al. Consciousness and complexity during unresponsiveness induced by propofol, xenon, and ketamine [J]. Curr Biol, 2015, 25(23):3099-3105.

[62] SCHARTNER M M, CARHART-HARRIS R L, BARRETT A B, et al. Increased spontaneous MEG signal diversity for psychoactive doses of ketamine, LSD and psilocybin [J]. Sci Rep, 2017, 7:46421.

[63] MASHOUR G A. Anesthesia and the neurobiology of consciousness [J]. Neuron, 2024, 112(10):1553-1567.

[64] JIANG Y, SLEIGH J. Consciousness and general anesthesia: challenges for measuring the depth of anesthesia [J]. Anesthesiology, 2024, 140(2):313-328.

[65] HAMBRECHT-WIEDBUSCH V S, LI D, MASHOUR G A. Paradoxical emergence: administration of subanesthetic ketamine during isoflurane anesthesia induces burst suppression but accelerates recovery [J]. Anesthesiology, 2017, 126(3):482-494.

[66] LI D, HAMBRECHT-WIEDBUSCH V S, MASHOUR G A. Accelerated recovery of consciousness after general anesthesia is associated with increased functional brain connectivity in the high-gamma bandwidth [J]. Front Syst Neurosci, 2017, 11:16.

[67] SCHULER S S, PETERSEN C L, WEST N C, et al. The effect of ketamine on depth of hypnosis indices during total intravenous anesthesia-a comparative study using a novel electroencephalography case replay system [J]. J Clin Monit Comput, 2021, 35(5):1027-1036.

[68] DUAN W Y, PENG K, QIN H M, et al. Esketamine accelerates emergence from isoflurane general anaesthesia by activating the paraventricular thalamus glutamatergic neurones in mice [J]. Br J Anaesth, 2024, 132(2):334-342.

[69] MASHOUR G A. Ketamine and the paradox of anaesthetic state transitions [J]. Br J Anaesth, 2024, 132(2):224-226.

[70] TIAN F, LEWIS L D, ZHOU D W, et al. Characterizing brain dynamics during ketamine-induced dissociation and subsequent interactions with propofol using human intracranial neurophysiology [J]. Nat Commun, 2023, 14(1):1748.

[71] FOO T Y, MOHD NOOR N, YAZID M B, et al. Ketamine-propofol (ketofol) for procedural sedation and analgesia in children: a systematic review and meta-analysis [J]. BMC Emerg Med, 2020, 20(1):81.

[72] JOHNSTON J N, KADRIU B, KRAUS C, et al. Ketamine in neuropsychiatric disorders: an update [J]. Neuropsychopharmacology, 2024, 49(1):23-40.

66 自主神经系统与围手术期睡眠障碍的研究进展

睡眠障碍会对人体造成多种不良影响。目前睡眠障碍的发生率明显升高，近期研究表明，一般人群中睡眠障碍的发生率高达56%，而在围手术期患者中睡眠障碍更加突出，术前睡眠障碍发生率竟高达79.1%。具体的发生率与手术类型以不同人群特征相关，其中骨科手术患者、肿瘤患者以及老年患者的睡眠障碍发生率较高。

一、概述

围手术期睡眠障碍受多种因素影响，包括年龄、疼痛、手术与麻醉等，但其具体发生机制尚不完全清楚。其中，睡眠与自主神经系统（autonomic nervous system，ANS）之间的相互作用是一个不可忽视的重要因素。ANS作为调节体内平衡和内脏功能的控制系统，在功能上主要分为交感神经和副交感神经。在不同睡眠阶段，ANS通过自主神经的变化来适应生理需求，并在睡眠功能中起着重要的调节作用。然而，睡眠障碍会导致自主神经失衡，这可能与围手术期睡眠障碍产生的危害密切相关。为了更全面地了解这一问题，本文将针对ANS在不同睡眠功能中所起的作用、睡眠障碍引起的自主神经失衡与围手术期睡眠障碍的危害，以及围手术期睡眠障碍的预防和治疗措施等进行综述，以期为相关领域的研究和临床实践提供有益的参考。

二、睡眠与自主神经系统

近年来，睡眠科学领域的研究取得了显著进展，尽管某些领域仍存争议，但在多个关键方面已形成了较为一致的见解。特别是关于睡眠与免疫系统、机体代谢、大脑能量管理与代谢废物清除，以及突触可塑性等方面的关系，研究者们普遍认同其重要性。在睡眠期间，自主神经系统相对活跃，协调各内脏功能，从呼吸循环到神经内分泌等，通过各种传入感受器和传出通路维持着睡眠期间的内稳态，这一过程揭示了睡眠与自主神经功能之间密不可分的联系。

（一）睡眠与免疫

大量证据表明免疫系统功能受到睡眠的调节，压力和睡眠不足常常预示着全身炎症的升高。睡眠可影响一些细胞因子的表达，例如白细胞介素-6（interleukin-6，IL-6）的全身水平具有昼夜变化的特征，夜间睡眠促进IL-6水平的增加，睡眠剥夺可使IL-6的分泌节律发生改变，导致夜间分泌IL-6减少，而白天过度分泌IL-6。多项研究表明睡眠不足可降低免疫诱导的抗体滴度，睡眠不足降低了机体对甲型和乙型流感病毒疫苗的抗体应答。有研究描述了传染病病程中的睡眠变化，证实了良好的睡眠降低其发病率和病死率，此结果表明睡眠确实有助于机体功能的恢复。当发生睡眠障碍时，交感神经活性在夜间增加，且持续到白天，并导致循环中去甲肾上腺素和肾上腺素增加。此外，睡眠障碍诱导心血管反应以及觉醒时交感肾上腺活动的显著增加，通过β肾上腺素能受体的去甲肾上腺素信号转导，激活NF-κB通路和促炎基因的表达，导致体内炎症细胞因子的增加。另有研究表明，睡眠剥夺或失眠后自然杀伤细胞活性下降与交感神经活性增加有关。综上，睡眠调节免疫的机制是通过自主神经影响细胞因子的产生和免疫细胞的活性，保证充足的睡眠将会降低围手术期并发症的发生，加速术后康复。

（二）睡眠与机体代谢

有研究表明，睡眠正常相比于睡眠不足时大脑及外周器官的基因表达情况有显著差异，睡眠时机体蛋白质合成增加，主要包括用于脂质转运的蛋白质、调节能量代谢的蛋白质以及参与胆固醇的合成、DNA的修复和抗氧化等重要生理过程的各种酶。睡眠时也存在着分解代谢，主要是通过泛素-蛋白酶体系统降解受损的或错误合成的蛋白质，这一过程对机体有着重要意义。此外，睡眠剥夺导致分子伴侣蛋白增加，这表明睡眠剥夺导致大脑内质网应激，激活未折叠蛋白反应，导致蛋白质翻译减少，对大脑和外周组织产生不利影响。睡眠期间，迷走神经活性增加，使胃泌素及胰岛素的释放增加从而促进糖原、脂肪和蛋白质的合成，调节温度影响各种酶的活性来影响胆固醇和还原型谷胱甘肽等合成，还可以通过调节肾上腺素等儿茶酚胺以及皮质醇分泌等参与调节物质代谢。睡眠时的机体代谢率低于静息时的基础代谢率，睡眠期间身体和大脑的温度调节在一个较低的水平,减少能量消耗,有利于能量储存。

(三)睡眠恢复大脑能量储存及促进代谢产物清除

睡眠可以恢复大脑能量储存,研究表明,清醒时大脑葡萄糖消耗大约是睡眠时的 2 倍,睡眠期间大量神经元处于无活动状态,导致动作电位突触传递能量需求下降。睡眠促进大脑代谢产物清除,从大脑中清除代谢产物可能是维持大脑功能的一个重要因素,虽然具体机制尚不清楚,但这一过程认为与类淋巴系统通路有关,此系统在睡眠时尤为活跃。在睡眠期间,大脑皮质活动减少,脑血容量降低,反射性增加脑脊液流入,促进代谢产物清除。同时,睡眠期间大脑的"清洁"过程也与自主神经系统有关,神经元在睡眠时帮助清除大脑中的废物,通过协调发出电信号来驱动清除工作,从而在大脑中产生节律波,推动脑脊液通过密集的脑组织,清洗脑组织。最近有一项研究,将功能磁共振成像(functional magnetic resonance imaging,fMRI)数据与整个睡眠觉醒周期的自主神经监测数据进行了比较,证实了自主神经调节脑血容量影响脑脊液流动,这项研究中提出至少有两种机制调节脑脊液流动,一种通过脑血管对大脑皮质电活动的反应介导,另一种与自主神经变化有关,由血管的交感神经控制和 CO_2 引起的脑血管舒张作用介导。睡眠期间大脑的清洁过程也与自主神经系统有关。

(四)睡眠与突触可塑性

越来越多研究表明,睡眠在突触可塑性中起着至关重要的作用。既往有研究全面概述了小鼠体内与突触相关的数千种蛋白质、蛋白质磷酸化及蛋白质转录的 mRNA 在 24h 内的变化情况。这些研究表明,突触蛋白质变化主要受睡眠-觉醒驱动;同时激酶(催化蛋白质磷酸化过程的酶)存在着动态变化,表明睡眠调节突触的可塑性。具体睡眠是如何调节突触可塑性,其机制尚不清楚,可能通过神经调节因子(如去甲肾上腺素下降和胆碱能增加等)和脑源性神经营养因子(brain-derived neurotrophic factor,BDNF)的改变调节突触可塑性。另一个因素是温度,睡眠期间的温度降低,冷诱导 RNA 结合蛋白和 RNA 结合基序蛋白 3 基因的表达上调,这些基因编码的蛋白质可能是突触结构重构所必需的。而自主神经系统调节神经调节因子,如去甲肾上腺素的水平,温度变化等适应不同睡眠阶段的生理需求,为突触可塑性提供了条件。

三、睡眠障碍引起的自主神经失衡与围手术期睡眠障碍危害

(一)睡眠障碍引起的自主神经失衡

无论是自发的还是继发于其他因素(如疼痛)睡眠障碍(包括失眠、睡眠不足及觉醒频繁等)可直接导致昼夜节律紊乱,昼夜节律紊乱又会引起自主神经功能失衡,即交感神经活性增加和迷走神经活性降低。研究显示慢性失眠参与者表现出交感神经压力反射功能受损和神经心血管对压力的反应性增强,证实了慢性失眠患者与心血管风险和过度

生理性觉醒的密切相关性,这些表明交感神经活动增加。失眠症患者经常描述一种广泛亢奋的感觉,即使在疲惫的情况下也无法入睡,此时进行脑功能成像和脑电图分析会显示出下丘脑和脑干唤醒网络的激活和高代谢水平,β 和 γ(与清醒状态下的皮质活动有关)活动增加,都支持了失眠的过度觉醒假说。过度觉醒假说的重点是下丘脑-垂体-肾上腺轴(hypothalamic-pituitary-adrenal axis,HPA axis)活动增加,儿茶酚胺分泌增多,从而使交感神经产生持久性兴奋,导致清醒和睡眠时皮质过度活动。研究表明,睡眠不足的患者也会出现自主神经失衡,在睡眠剥夺期间,心率变异性的高频成分降低,而低频成分增加,表明副交感神经活动减少,交感神经活动可能增加,儿茶酚胺水平升高,压力感受器敏感性下降。短期昼夜节律错位对健康成年人的心血管危险因素产生不利影响,昼夜节律失调使 24h 平均血压升高,且根据心率变异分析,昼夜节律失调使心脏迷走神经张力减少 8% ~ 15%,使 24h 尿肾上腺素排泄率减少 7%。综上,睡眠障碍时会导致自主神经失衡,副交感神经活性减少,而交感神经持续过度兴奋。

(二)自主神经失衡与围手术期睡眠障碍危害相关

围手术期睡眠障碍发生可能与多种因素有关,如入睡环境变化,术前紧张、焦虑、恐惧的心理状态,麻醉和手术,以及术后疼痛等。围手术期睡眠障碍会对患者产生很多危害,不但加重术后疼痛,还会增加术后脑功能障碍及心血管疾病的发生率,影响患者术后康复。

1. 对术后疼痛的影响 术后疼痛主要包括切口痛、内脏痛和炎性痛,切口痛与内脏痛均是各种伤害性刺激经传入神经纤维传至中枢产生疼痛,而导致炎性痛的主要机制是外周敏化和中枢敏化。睡眠障碍时加重切口痛与内脏痛,可能是睡眠障碍时机体疼痛敏感性增加,疼痛阈值下降,也可能与睡眠障碍和自主神经失衡促进组织损伤产生更多的炎症介质与化学物质,激活或敏化伤害性感受器有关。睡眠障碍相关的焦虑情绪也会对疼痛敏感性产生影响。有研究表明,睡眠不足时疼痛躯体感觉皮质活动增加,而与疼痛评估、整合、决策及镇痛调节相关的中枢包括扣带回、岛叶皮质以及皮质下区域(丘脑和伏隔核)活动减少,表明睡眠不足时疼痛加重可能是中枢的作用。研究显示睡眠不足时,大脑区域 5-羟色胺(5-hydroxytryptamine,5-HT)减少,阿片类物质合成减少,阿片 μ 受体以及 δ 受体亲和力下降等可影响下行疼痛抑制系统导致疼痛加重。此外,睡眠障碍导致的自主神经失衡还可影响内脏功能,而内脏功能变化也会引发内脏痛。本课题组对不同术前睡眠评分(pittsburgh sleep quality index,PSQI)的乳腺癌手术患者进行术后 24h、48h、72h 疼痛数字分级评分法(numerical rating scale,NRS)评分,发现术前 PSQI 与术后 NRS 评分显著正相关,这证实了术前睡眠质量对术后疼痛有直接影响,即术前睡眠质量较差的患者在术后会经历更严重的疼痛。

2. 增加术后脑功能障碍发生率 研究表明术前睡眠障碍与术后谵妄(postoperative delirium,POD)显著相关,是

POD 的主要预测因素,尤其在老年人中,住院前有慢性睡眠障碍的老年人发生 POD 的风险明显高于无睡眠障碍的老年人,且在医院时睡眠中断可能会进一步增加 POD 风险,而 POD 也是长期认知障碍的危险因素。一项动物实验表明,术前睡眠障碍可能加剧老年小鼠的术后认知障碍,其机制与加重手术引起的神经炎症与神经损伤等机制相关。术后脑功能障碍发生的具体机制仍不明确,主要与神经炎症、胆碱能系统功能障碍和大脑代谢产物如 β-淀粉样蛋白排出障碍,以及抑制突触可塑性等有关。睡眠障碍引起的自主神经失衡也可通过这些机制影响术后脑功能障碍的发生。如上文所述,睡眠障碍引起的交感/副交感神经失衡,可影响免疫功能并导致炎症增加,也可影响大脑代谢产物排出以及突触可塑性。

3. 增加心血管疾病的发生率　睡眠障碍与自主神经系统的持续兴奋状态有关,这种状态可导致围手术期血压波动和心律失常等心血管并发症。研究表明,慢性失眠患者存在交感神经系统活性增强的情况,这可能与心血管疾病的高发病率和有害心血管事件有关。此外,睡眠障碍还可能通过激活交感神经-肾上腺髓质系统而增加儿茶酚胺的分泌,引起心跳呼吸加快和血压上升,诱发心绞痛,甚至心律失常、高血压或心力衰竭等并发症的发生。睡眠障碍和心血管疾病(cardiovascular disease,CVD)具有双向关系,CVD 患者睡眠障碍发生率较高,反之亦然。慢性睡眠不足和睡眠质量差是 CVD 发展的危险因素,监测和治疗睡眠不足和睡眠障碍对于成人和儿童的心血管疾病的预防都很重要,改善睡眠可能有助于儿童和成人的体重调节和管理,并降低 CVD 风险。《健康中国行动(2019—2030)》将睡眠健康纳入主要行动指标,专家针对心血管疾病相关睡眠健康指标提出多项睡眠质量改善建议。自主神经功能障碍可能是睡眠问题和心血管疾病之间的联系,这种障碍一方面会影响大脑从清醒到睡眠的转换过程,同时也会影响睡眠周期;另一方面会因缺氧刺激身体的交感神经系统,使血管收缩,血压升高,同时迷走神经张力增加使心率降低。在围手术期,睡眠障碍患者的自主神经系统功能失调也可能导致血压和心率的波动,这可能会影响手术的稳定性和患者的恢复。本课题组通过临床研究发现,术前即存在睡眠障碍的乳腺癌患者,在手术过程中,其血流动力学参数的波动相较于没有睡眠障碍的患者而言,表现得更为显著和剧烈。

4. 影响术后胃肠功能恢复　睡眠障碍患者术后恢复正常胃肠蠕动时间明显延长,影响腹部手术患者的术后胃肠功能恢复,其机制可能是睡眠障碍引起的自主神经失衡直接导致胃肠肌电活动和分泌功能紊乱。

四、围手术期睡眠障碍的预防与治疗

(一)围手术期睡眠障碍的预防
围手术期睡眠障碍受年龄、性别、疼痛、手术创伤、麻醉药物与术中管理,以及病房环境等因素影响。临床上对于围手术期睡眠障碍的预防措施有:①采用多模式镇痛及个体化镇痛等模式为患者提供完善的围手术期镇痛;②在保证手术质量的前提下应尽量采用对患者损伤较小的手术方案,减轻炎症反应;③对术后易发生睡眠障碍的患者,可以减少对睡眠影响较大麻醉药物的使用,如可以通过神经阻滞减少阿片类药物使用,此外术中维持合适的麻醉深度,维持血流动力学平稳保证脑灌注;④尽量保持安静的病房环境,减少术后不必要的医疗行为,为患者提供良好的睡眠环境。

(二)围手术期睡眠障碍的治疗
围手术期睡眠障碍有多种治疗方法,每种方法都有其独特的优势和应用场景,但同时也伴随着一定的局限性。

1. 药物治疗　目前临床上治疗围手术期睡眠障碍的措施主要是药物治疗,包括苯二氮䓬类药物、褪黑素和抗抑郁药物等。这些药物能够快速缓解睡眠障碍症状,但其副作用(如依赖性、晨起宿醉感与认知功能下降等)及患者可能存在的排斥心理限制了其长期应用。

2. 中医药治疗　通过辨证论治,运用补虚泻实、调整脏腑阴阳的中药及针灸疗法,能够实现个体化治疗并减少副作用。针灸疗法选择神门、印堂和百会等穴位,对改善睡眠质量有积极作用。中医疗法还有经皮穴位电刺激、推拿按摩、拔罐或刮痧等方式。相较于传统针灸,经皮穴位电刺激具有无创、感染风险低及患者耐受性好的优点,近年来备受关注,通过电刺激特定穴位可调节神经传导,促进睡眠。然而,中医药治疗的效果可能因个体差异而异。

3. 其他疗法

(1)失眠认知行为治疗(cognitive behavioral therapy for insomnia,CBTI):作为非药物治疗的首选,CBTI 通过改变不良睡眠习惯及调整睡眠认知等方式,术前帮助患者建立健康的睡眠模式。其长期疗效显著,但需要患者积极参与和配合。

(2)星状神经节阻滞:通过阻滞星状神经节,影响自主神经系统,可能对改善睡眠障碍有一定作用,但操作复杂,需要专业医师进行。

(3)呼吸模式训练、声学刺激、经皮耳迷走神经刺激:这些新兴疗法通过调节呼吸、声音或神经传导来影响睡眠,具有一定的探索价值,但其疗效和安全性尚需要进一步验证。

(4)益生菌口服:近年来研究发现,肠道微生物与睡眠之间存在关联,益生菌可能通过调节肠道微生态来改善睡眠。

(5)催眠:作为一种心理治疗方法,催眠可通过引导患者进入深度放松状态,帮助解决睡眠障碍背后的心理问题。

综上所述,围手术期睡眠障碍的治疗需要综合考虑患者的具体情况,采用个体化、综合化的治疗方案。

五、展望

围手术期睡眠障碍直接影响着术后的康复。睡眠障碍引发自主神经失衡，调节自主神经平衡可作为预防和治疗围手术期睡眠障碍的潜在方法。前期研究结果表明，乳腺癌患者围手术期睡眠障碍发生率较高，尤其术前已经存在睡眠障碍的患者，加之术前的焦虑等因素，围手术期睡眠障碍发生率更高，由此也影响了患者术后的康复。目前，临床上对于睡眠障碍的患者的预防和治疗仍缺乏特异性方法，改善和纠正睡眠障碍也成为今后研究的热点课题。未来，随着医学研究的深入和技术的发展，会有更多安全有效的治疗方法涌现，为患者带来更好的治疗效果。

（熊红　马璨　李文志）

参 考 文 献

[1] STRANGES S, TIGBE W, GÓMEZ-OLIVÉ F X, et al. Sleep problems：an emerging global epidemic? findings from the INDEPTH WHO-SAGE study among more than 40,000 older adults from 8 countries across Africa and Asia[J]. Sleep,2012,35(8):1173-1181.

[2] LÉGER D, POURSAIN B, NEUBAUER D, et al. An international survey of sleeping problems in the general population[J]. Curr Med Res Opin,2008,24(1):307-317.

[3] LIN D, HUANG X, SUN Y, et al. Perioperative sleep disorder：a review[J]. Front Med (Lausanne),2021,8:640416.

[4] DOLSEN E A, CROSSWELL A D, PRATHER A A. Links between stress, sleep, and inflammation：are there sex differences? [J]. Curr Psychiatry Rep,2019,21(2):8.

[5] CULLEN T, THOMAS G, WADLEY A J. Sleep deprivation：cytokine and neuroendocrine effects on perception of effort[J]. Med Sci Sports Exerc,2020,52(4):909-918.

[6] SOBOLEWSKA-WŁODARCZYK A, WŁODARCZYK M, TALAR M, et al. The association of the quality of sleep with proinflammatory cytokine profile in inflammatory bowel disease patients[J]. Pharmacol Rep,2021,73(6):1660-1669.

[7] TAYLOR D J, KELLY K, KOHUT M L, et al. Is insomnia a risk factor for decreased influenza vaccine response? [J]. Behav Sleep Med,2017,15(4):270-287.

[8] IRWIN M R. Sleep and inflammation：partners in sickness and in health[J]. Nat Rev Immunol,2019,19(11):702-715.

[9] IRWIN M R, WANG M, RIBEIRO D, et al. Sleep loss activates cellular inflammatory signaling[J]. Biol Psychiatry,2008,64(6):538-540.

[10] DE LORENZO B H, DE OLIVEIRA MARCHIORO L, GRECO C R, et al. Sleep-deprivation reduces NK cell number and function mediated by β-adrenergic signalling[J]. Psychoneuroendocrinology,2015,57:134-143.

[11] ANAFI R C, KAYSER M S, RAIZEN D M. Exploring phylogeny to find the function of sleep[J]. Nat Rev Neurosci,2019,20(2):109-116.

[12] MAKHMUTOVA M, WEITZ J, TAMAYO A, et al. Pancreatic β-cells communicate with vagal sensory neurons[J]. Gastroenterology,2021,160(3):875-888.

[13] ANAFI R C, PELLEGRINO R, SHOCKLEY K R, et al. Sleep is not just for the brain：transcriptional responses to sleep in peripheral tissues[J]. BMC Genomics, 2013, 14:362.

[14] KAYABA M, PARK I, IWAYAMA K, et al. Energy metabolism differs between sleep stages and begins to increase prior to awakening[J]. Metabolism,2017,69:14-23.

[15] NEDERGAARD M. Neuroscience：garbage truck of the brain[J]. Science,2013,340(6140):1529-1530.

[16] XIE L, KANG H, XU Q, et al. Sleep drives metabolite clearance from the adult brain[J]. Science, 2013, 342(6156):373-377.

[17] FULTZ N E, BONMASSAR G, SETSOMPOP K, et al. Coupled electrophysiological,hemodynamic,and cerebrospinal fluid oscillations in human sleep[J]. Science, 2019,366(6465):628-631.

[18] JIANG-XIE L F, DRIEU A, BHASIIN K, et al. Neuronal dynamics direct cerebrospinal fluid perfusion and brain clearance[J]. Nature,2024,627(8002):157-164.

[19] PICCHIONI D, ÖZBAY P S, MANDELKOW H, et al. Autonomic arousals contribute to brain fluid pulsations during sleep[J]. Neuroimage,2022,249:118888.

[20] NOYA S B, COLAMEO D, BRÜNING F, et al. The forebrain synaptic transcriptome is organized by clocks but its proteome is driven by sleep[J]. Science, 2019, 366(6462):eaav2642.

[21] CIRELLI C, TONONI G. Linking the need to sleep with synaptic function[J]. Science, 2019, 366(6462):189-190.

[22] HOEKSTRA M M, EMMENEGGER Y, HUBBARD J, et al. Cold-inducible RNA-binding protein (CIRBP) adjusts clock-gene expression and REM-sleep recovery following sleep deprivation[J]. Elife,2019,8:e43400.

[23] 沈琦,谭兴,王伟忠. 昼夜节律紊乱导致自主神经功能失衡的研究进展[J]. 海军军医大学学报,2024,45(3):328-332.

[24] CARTER J R, GRIMALDI D, FONKOUE I T, et al. Assessment of sympathetic neural activity in chronic insomnia：evidence for elevated cardiovascular risk[J]. Sleep,

2018,41(6):zsy048.

[25] BOURDILLON N,JEANNERET F,NILCHIAN M,et al. Sleep deprivation deteriorates heart rate variability and photoplethysmography[J]. Front Neurosci, 2021, 15: 642548.

[26] MORRIS C J,PURVIS T E,HU K,et al. Circadian misalignment increases cardiovascular disease risk factors in humans[J]. Proc Natl Acad Sci U S A,2016,113(10): E1402-E1411.

[27] STROEMEL-SCHEDER C, KUNDERMANN B, LAUTENBACHER S. The effects of recovery sleep on pain perception:a systematic review[J]. Neurosci Biobehav Rev,2020,113:408-425.

[28] ALEXANDRE C,LATREMOLIERE A,FERREIRA A,et al. Decreased alertness due to sleep loss increases pain sensitivity in mice[J]. Nat Med,2017,23(6):768-774.

[29] KRAUSE A J,PRATHER A A,WAGER T D,et al. The pain of sleep loss:a brain characterization in humans [J]. J Neurosci,2019,39(12):2291-2300.

[30] FADAYOMI A B,IBALA R,BILOTTA F,et al. A systematic review and meta-analysis examining the impact of sleep disturbance on postoperative delirium[J]. Crit Care Med,2018,46(12):e1204-e1212.

[31] TODD O M,GELRICH L,MACLULLICH A M,et al. Sleep disruption at home as an independent risk factor for postoperative delirium[J]. J Am Geriatr Soc,2017, 65(5):949-957.

[32] NI P,DONG H,ZHOU Q,et al. Preoperative sleep disturbance exaggerates surgery-induced neuroinflammation and neuronal damage in aged mice[J]. Mediators Inflamm,2019,2019:8301725.

[33] BHUSHAN S,LI Y,HUANG X,et al. Progress of research in postoperative cognitive dysfunction in cardiac surgery patients:a review article[J]. Int J Surg,2021, 95:106163.

[34] WANG Q,WANG X,YANG C,et al. The role of sleep disorders in cardiovascular diseases:culprit or accomplice? [J]. Life Sci,2021,283:119851.

[35] MILLER M A,HOWARTH N E. Sleep and cardiovascular disease[J]. Emerg Top Life Sci,2023,7(5):457-466.

[36] 左惠娟,王锦纹,宋现涛. 心血管疾病相关睡眠健康指标及睡眠质量改善建议[J]. 心肺血管病杂志, 2024,43(4):415-419.

[37] 安淇,王咏丽,张霞,等. 睡眠障碍与心血管疾病及其危险因素的关系的研究进展[J]. 心血管康复医学杂志,2024,33(4):499-502.

[38] WANG Q,YU C. Negative role of sleep disturbance in the recovery of gastrointestinal postoperative patients [J]. Expert Rev Gastroenterol Hepatol, 2020, 14(4): 229-230.

[39] HUANG Y M,YANG C C,LAI C J,et al. Involvement of sympathetic function in the sleep-related change of gastric myoelectrical activity in rats[J]. J Sleep Res,2010, 19(1 Pt 2):192-200.

[40] 马驰远,刘向哲. 失眠症的中医治疗研究进展[J]. 中医研究,2020,33(4):71-74.

[41] LIU Y,LI Y,LIU M,et al. Effects of acupuncture-point stimulation on perioperative sleep disorders:a systematic review with meta-analysis and trial sequential analysis [J]. Int J Clin Pract,2024,2024:6763996.

[42] WANG J,LU F F,GE M M,et al. Transcutaneous electrical acupoint stimulation improves postoperative sleep quality in patients undergoing laparoscopic gastrointestinal tumor surgery:a prospective, randomized controlled trial[J]. Pain Ther,2023,12(3):707-722.

[43] ZHANG M,ZHAO N,HE J H,et al. Effects of transcutaneous electrical acupoint stimulation on the postoperative sleep quality and inflammatory factors in frail elderly patients[J]. Zhongguo Zhen Jiu,2023,43(7):751-755.

[44] YANG X,WU Q,WANG H,et al. Effects of ultrasound-guided stellate ganglion block on postoperative quality of recovery in patients undergoing breast cancer surgery:a randomized controlled clinical trial[J]. J Healthc Eng, 2022,2022:7628183.

[45] JERATH R,BEVERIDGE C,BARNES V A. Self-regulation of breathing as an adjunctive treatment of insomnia [J]. Front Psychiatry,2018,9:780.

[46] GRIMALDI D,PAPALAMBROS N A,REID K J,et al. Strengthening sleep-autonomic interaction via acoustic enhancement of slow oscillations[J]. Sleep, 2019, 42 (5):zsz036.

[47] WU X,ZHANG Y,LUO W T,et al. Brain functional mechanisms determining the efficacy of transcutaneous auricular vagus nerve stimulation in primary insomnia [J]. Front Neurosci,2021,15:609640.

[48] HO Y T,TSAI Y C,KUO T B J,et al. Effects of lactobacillus plantarum PS128 on depressive symptoms and sleep quality in self-reported insomniacs:a randomized, double-blind, placebo-controlled pilot trial[J]. Nutrients,2021,13(8):2820.

[49] BESEDOVSKY L,CORDI M,WIßLICEN L,et al. Hypnotic enhancement of slow-wave sleep increases sleep-associated hormone secretion and reduces sympathetic predominance in healthy humans[J]. Commun Biol,2022,5 (1):747.

67 术后睡眠障碍的研究新进展

术后睡眠障碍(postoperative sleep disorder,PSD)主要表现为患者术后启动与维持睡眠的功能发生异常,总睡眠时长减少、觉醒次数增加、睡眠质量下降与节律紊乱。临床中PSD发生非常普遍,全世界每年大手术约为3.18亿人次,而我国2022年卫生机构住院患者手术人次接近1亿,且呈逐年递增趋势。手术人群中PSD总体发生率为15%~72%,症状可持续至术后15d,未及时治疗将导致慢性睡眠障碍。近年来,PSD的发病率不断攀升,已成为日益严重的医学和社会问题。研究发现,40%以上的患者会在术前1d产生难以正常入睡的问题,这种状况会持续到术后数天。重要的是,PSD是影响患者早期康复和预后的重要危险因素,与术后阵发性低氧血症、痛觉敏化、认知功能障碍、免疫功能异常及心脑血管不良事件等并发症密切相关。长期的睡眠障碍与许多疾病密切相关,特别是在老年患者中,例如慢性疼痛或疼痛敏感性以及术后心血管事件。此外,由心理问题引起的睡眠剥夺可能通过神经炎症及神经递质活性(例如腺苷)的变化导致认知相关大脑区域的神经元凋亡和脑缺氧或低灌注损伤。本文对PSD的诊断、相关危险因素及预防措施进行综述。

一、正常睡眠结构

睡眠是一种自然反复的生理状态,并非所有生物均会出现睡眠,睡眠存在于具有神经元和神经胶质网络的生物体中。其特征是对外界刺激感减弱,各种自主有意识的主动行为短暂消失,减少与外界环境的相互作用。成人的睡眠时间在6~10h范围内,建议正常睡眠时间为8h。睡眠包括两种:非快速眼动(non-rapid eye movement,NREM)睡眠和快速眼动(rapid eye movement,REM)睡眠。NREM在整个睡眠时间中比例为75%~80%,分为3个阶段:N1、N2和N3,其中称为慢波睡眠(slow wave sleep,SWS)。当进入NREM睡眠时,会由浅入深,大约经过1~1.5h才会进入REM睡眠,而REM睡眠经过15min左右又会转变成NREM睡眠。这样的周期活动大约每晚进行4~6次直到清醒。这就是正常的睡眠规律。由于睡眠阶段的这些周期

性变化,SWS或N3偏向夜晚开始,而REM睡眠通常偏向夜晚结束。睡眠的特征对于特定的个体来说是相对稳定的;然而,睡眠持续时间和结构因年龄、个人习惯、睡眠时间表和环境限制而异。睡眠结构随着年龄的增长而变化。与年轻人相比,老年人的睡眠时间更短、起床频率更高及N3睡眠时间缩短,而且往往早起。

二、睡眠障碍的诊断

睡眠障碍的评估始于对主诉的病史记录。有用的辅助工具是完善的定量困倦问卷,如匹兹堡睡眠质量指数(Pittsburgh sleep quality index,PSQI)、理查兹-坎贝尔睡眠量表(Richards-Campbell sleep questionnaire,RCSQ)、艾普沃斯嗜睡量表(Epworth sleepiness scale,ESS)以及睡眠日志等。

PSQI不仅在全球范围内推荐使用,在我国也被广泛临床应用于失眠症状的主观测量。它包含7个组成部分:睡眠质量、入睡时间、睡眠时间、睡眠效率、睡眠障碍、催眠药物以及日间功能。每个组成部分评分在0~3分,累计总分在0~21分。PSQI总分越高表示个体的睡眠质量也越差。当评分在≥8时,表明此个体存在睡眠紊乱的情况。RCSQ量表评估夜间睡眠深度、入睡潜伏期、唤醒次数、睡眠效率和主观睡眠质量,上述5个项目记录的总体平均值越高代表睡眠质量越好。ESS是由Johns开发的一种对嗜睡进行主观定量测量的量表,它的评分标准是根据:①坐着读书;②看电视;③在公共场所静坐的;④连续乘车1h;⑤在下午躺下休息;⑥坐着与人交谈;⑦午饭后安静坐着,不喝酒;⑧在汽车里。这8种情境下的嗜睡程度进行评分,每个组成部分评分也在0~3分,通过研究发现,<8分表示睡眠质量良好,量表得分>10分表明可能因疲劳存在嗜睡现象,>12分则表明确实存在嗜睡。

多导睡眠监测是指患者在睡眠期间对其神经系统、呼吸和心血管等系统变化进行观察的过程。多导睡眠图(polysomnography,PSG)又被称为睡眠脑电图,它主要用于诊断相关睡眠问题,包括阻塞性睡眠呼吸暂停(obstructive sleep apnea,OSA)、中枢性睡眠呼吸暂停等。PSG 也能够帮助诊断其他睡眠疾病,例如发作性睡病、夜间癫痫和嗜睡症等睡眠障碍。PSG 结合问卷更能准确判断患者睡眠障碍。

活动记录仪可以用来评估睡眠-觉醒模式。它是一种类似于手表的记录运动或睡眠的小型设备。在 1995 年出版的《睡眠障碍临床评估中使用活动描记术的实践参数》的更新,标准委员会制定这些实践参数,并由美国睡眠医学会董事会审查和批准。研究发现,活动记录仪在失眠和昼夜节律性睡眠-觉醒障碍(circadian rhythm sleep-wake disorder,CRSWD)中有着重要作用。在临床睡眠医学中使用活动记录仪来诊断、监测和跟踪 CRSWD 以外的睡眠障碍时,还需要根据睡眠量表相结合来综合评价患者睡眠障碍。

三、睡眠障碍发生的相关因素

(一)年龄

褪黑素是一种由松果体产生的激素,它能够调节人体生物钟和睡眠觉醒周期。首先,随着年龄的增长,松果体的功能可能会受到影响,导致褪黑素的分泌减少,这可能会引发入睡困难和睡眠质量下降等问题。其次,随着年龄的增长,人们的睡眠结构也可能发生改变,可能导致深度睡眠和 REM 睡眠的比例减少。深度睡眠有助于身体的恢复和休息,而 REM 睡眠则与记忆和情绪调节有关。因此,睡眠结构的改变可能会影响患者的睡眠质量。最后,老年患者可能会存在较多的健康问题,例如疼痛、多次夜尿和呼吸问题,这些问题也可能会干扰睡眠。

(二)性别

围手术期睡眠障碍存在性别差异。Zhang 等发现,女性出现失眠的发病率约是男性的 1.4 倍。Smith 等研究,女性更容易感到压力,从而更易陷入抑郁状态。这种差异可能与社会经济因素、生理因素和心理因素有关。

(三)术前合并症

术前合并症患者更容易使 PSD 的风险增加。研究发现,术前肥胖患者的 PSD 发生率较高。术前患有严重的冠状动脉疾病也会严重影响睡眠质量。Yilmaz 等研究发现,用 PSQI 对多例冠状动脉搭桥术患者的术后睡眠质量进行了评估,结果表明术前有心肌梗死的患者术后睡眠质量明显较差。王智业等在冠心病研究中,患者在术后恢复阶段普遍患有睡眠障碍。所以,术前有合并症的患者是 PSD 的危险因素之一。

(四)围手术期精神疾病

围手术期精神疾病一般包括焦虑症、抑郁症及精神分裂症等。癌症患者因为怕手术或怕麻醉意外等心态,更容易患有焦虑、抑郁情绪,这些情绪是 PSD 的危险因素。另一方面,睡眠障碍也会一定程度上影响焦虑,而睡眠潜伏期和主观睡眠质量会影响抑郁。存在焦虑或抑郁情绪患者的

睡眠潜伏期延长和频繁觉醒,产生睡眠碎片化和睡眠效率低下。抑郁症患者一般表现为 REM 睡眠潜伏期减少和 REM 睡眠延长,导致 REM 睡眠的比例普遍增加。所以,睡眠障碍与精神疾病互相影响。

(五)疼痛

术后疼痛是机体受到创伤刺激后的一种反应,疼痛同样是围手术期引起睡眠障碍的危险因素。有一项研究表明,超过 40% 的患者术后会存在中度以上的术后疼痛,同时有超过 1/5 的患者没能及时缓解急性术后疼痛。睡眠不足和疼痛会相互影响并产生恶性循环。睡眠剥夺可能致使患者对痛觉过敏,加重慢性疼痛的严重程度,同样疼痛的持续时间也会导致睡眠剥夺。例如采用阿片类药物治疗剧烈疼痛时也会对睡眠产生负面影响。

(六)炎症反应

术后产生的炎症反应也可能会影响患者的睡眠质量。研究发现,围手术期引起的神经炎症会导致患者产生睡眠障碍。肿瘤坏死因子和白细胞介素等炎症介质与睡眠剥夺有关,这些介质在术后可能会被激活。围手术期引起的炎症反应会导致促炎细胞因子在外周血浆和中枢神经系统中上调,从而引起神经炎症,进而导致睡眠质量下降。

(七)环境因素

患者进入医院后因为环境发生变化导致睡眠习惯也发生改变,这种情况通常会致使患者的睡眠时间减少,睡眠结构改变。患者从自己熟悉的家中进入陌生的病房,需要一段时间来适应病室环境和较为短窄的病床,患者容易产生睡眠障碍。此外,病房内不同仪器的声音,如正常运行的监护仪、呼吸机以及同病室友的打鼾声、治疗推车和电话铃声等噪声,也会严重影响患者的睡眠质量。有相关研究发现,ICU 患者在晚上因受到噪声、疼痛的干扰和护理活动会有多达 60 次的中断睡眠。噪声已经成为术后影响患者睡眠障碍的主要危险因素之一,这是由于噪声会刺激人的交感神经系统,从而引发血管收缩、肌肉紧张及瞳孔增大等生理反应,影响到患者的睡眠质量。另外,和同一病房的其他患者交流也可能产生焦虑情绪,增加对噪声等刺激的敏感性,进而加重睡眠障碍。

(八)胃肠功能

围手术期中的术前禁食,术中的麻醉药物使用和对肠胃组织的损失,以及术后肠胃减压管刺激与电解质失衡都会影响到肠胃功能。肠胃功能改变主要表现为出现恶心呕吐、阵发性腹痛以及排气排便功能障碍等,改变了肠胃蠕动形式,使运动协调性降低。这些不良反应会加重患者焦虑、抑郁情绪,从而影响围手术期睡眠的质量。研究发现,女性患者、手术时间、手术方式以及使用阿片类药物是术后恶心呕吐(postoperative nausea and vomiting,PONV)的高风险因素。其中,女性患者被广泛认为是 PONV 的高发因素。在妇科手术操作中可诱发迷走神经条件反射,发生胃肠道不适,主要表现为 PONV,严重影响患者睡眠质量。

四、睡眠障碍对患者的影响

（一）睡眠障碍与疼痛

疼痛既是围手术期患者产生睡眠障碍的危险因素，同样也是睡眠不足的结果。但还不明确其作用机制，目前推测为围手术期短期睡眠剥夺可能会增加腰背根神经节1型钙通道的表达和活性，不利于患者术后疼痛的恢复。通过研究睡眠与疼痛之间的相互关系有利于预防慢性疼痛的发生，对患者的临床管理有着更为广泛的意义。

（二）睡眠障碍与认知功能

术后认知功能障碍（postoperative cognitive dysfunction，POCD）是老年患者术后并发症之一，常影响患者术后定向力、注意力、知觉和意识。有研究显示术后有65%的老年患者发生POCD。有研究显示ICU患者在睡眠中出现严重的碎裂、觉醒以及缺乏慢波和快速眼动睡眠，这种睡眠障碍可能是谵妄综合征发病的重要因素。睡眠不足可能会导致神经退行性变，引起神经炎症和破坏神经发生，特别是在海马区，学习和记忆的关键神经解剖学区域。睡眠破碎和缺氧增加是睡眠期间呼吸紊乱的两个后果，这可能会损害认知功能。Inouye等对老年人护理干预发现睡眠质量好的老年人POCD发生率降低。

（三）睡眠障碍与焦虑、抑郁

术后焦虑、抑郁可以加重患者术后疼痛。围手术期睡眠障碍的机制尚不清楚，因为各国的睡眠行为各不相同。持续的睡眠中断和睡眠障碍可能会演变为抑郁症。失眠和抑郁症之间也存在相互关系，抑郁症人群中失眠和睡眠障碍的发生率很高，失眠是抑郁症发展的有力预测指标。根据研究，大多数精神病患者都有某种睡眠障碍。术后心理健康障碍比例的增加通常伴随着较高的睡眠障碍率。睡眠障碍既是精神疾病的危险因素，也是临床表现。然而，它们的相互作用是复杂的，几乎没有文献来说明具体的作用机制。

（四）睡眠障碍与胃肠功能

手术可能导致患者出现昼夜节律紊乱，表现为睡眠-觉醒周期与昼夜周期不同步，从而引发一系列睡眠障碍。许多研究表明，昼夜节律的破坏会导致肠道微生物群的改变，伴随着肠道微生物群丰度的改变，导致人们担心这种诱导的肠道微生物群改变可能至少部分导致未来代谢综合征和胃肠道病理风险的增加。

五、麻醉相关因素对术后睡眠障碍的影响

（一）麻醉用药

1. 苯二氮䓬类药物　苯二氮䓬类药物属于临床精神类药物之一，具有抗焦虑、镇静和抗惊厥的作用，常用于治疗睡眠障碍。苯二氮䓬类药物主要作用于$GABA_A$受体产生镇静催眠作用，具有起效快、疗效好及不良反应少等特点。可用于治疗焦虑和失眠，同时具有肌肉松弛作用。尽管药物治疗仍然是失眠最常用的选择，但随着时间的推移，苯二氮䓬类药物已被证明会增加总睡眠时间，但它们会导致睡眠结构异常。它们可延长第二阶段NREM睡眠，减少SWS和REM睡眠，同时苯二氮䓬类受体激动剂等催眠药会产生副作用、依赖性和耐受性，通常无法治愈，需要多年的维持治疗。

2. 艾司氯胺酮　艾司氯胺酮是N-甲基-D-天冬氨酸受体（N-methyl-D-aspartate receptor，NMDAR）非竞争性拮抗剂，可通过抗抑郁、抗炎、镇痛以及与昼夜节律系统的相互作用，改善患者睡眠质量。艾司氯胺酮的作用机制主要通过阻断NMDAR的活性来发挥。NMDAR是一种离子通道受体，参与了神经递质谷氨酸的传递。艾司氯胺酮结合于NMDAR的苯环己哌啶位点，阻断了离子通道的开放，从而减少了谷氨酸的传递和神经元的兴奋性，这种非竞争性抑制作用导致了神经元活动的减弱，从而产生了镇痛和麻醉效果。付宝军等研究也显示，腹腔镜妇科手术患者在麻醉诱导前30min静脉注射艾司氯胺酮可以延长术后首次使用镇痛药物的时间，并减少镇痛药物的使用量。这可能是因为艾司氯胺酮通过抑制NMDAR的传导，阻断了伤害性信号向脊髓或背根节的传导，从而抑制了中枢疼痛敏化的过程。Qiu等在妇科腹腔镜手术中输注艾司氯胺酮可降低患者术后第1天和第3天睡眠障碍发生率。Zhang等在术中输注艾司氯胺酮可以加快胃肠肿瘤患者的排气时间，降低术后排气的原因可能是降低术后的炎症反应和减少术后恶心呕吐的发生。通过以上分析术中使用艾司氯胺酮有可能改善术后睡眠质量。

3. 右美托咪定　右美托咪定是一种高选择性α_2肾上腺受体激动剂，具有镇静、镇痛和抗焦虑作用。右美托咪定激活内源性睡眠促进途径从而产生镇静特性。有研究发现夜间注射右美托咪定可改善患者睡眠结构和睡眠效率。一项小样本随机试验显示，术中使用右美托咪定［0.2～0.7μg/(kg·h)］可以改善择期腹腔镜腹部手术患者的术后主观睡眠质量。这些研究表明，术中使用右美托咪定有可能降低大手术后严重睡眠障碍的发生率。

（二）麻醉方式

局部麻醉有助于缓解PSD。一项随机对照、双盲的多中心试验中，162例拟行腹部子宫切除术的妇女随机接受全身麻醉或脊髓麻醉，结果表明，相较于全身麻醉组，脊髓麻醉组患者在术后夜间睡眠方面的不良反应更少。在一项376例手术患者的队列研究中，区域麻醉（与全身麻醉相比）和较低的术后中枢呼吸暂停指数相关。一个可能的原因是区域麻醉减少了围手术期阿片类药物的消耗。其他研究也报道了阿片类药物对PSD发展的影响。然而，即使避免使用阿片类药物，疼痛得到了很好的控制，术后仍会出现睡眠障碍，这表明存在其他因素的影响。麻醉方法不同可能影响神经递质系统，如GABA/NMDA，抑制核心时钟基因PER2的表达，并干扰内源性褪黑素分泌，麻醉可能破坏昼夜节律并引起分子生物钟的变化，从而导致PSD。

六、围手术期用药对睡眠障碍的影响

（一）褪黑素

松果体合成和分泌的褪黑素是一种内源性激素,可以调节昼夜节律。手术可以使患者体内褪黑素分泌节律发生紊乱。围手术期应用褪黑素可以改善睡眠质量,无明显副作用。从睡眠障碍、抗焦虑、抗抑郁和抗炎/抗氧化作用等方面对褪黑素的镇痛作用进行了广泛研究。在一项随机临床研究中,褪黑素可以减少术后睡眠潜伏期和夜间觉醒的持续时间。在一项安慰剂对照随机试验中,口服褪黑素改善了 ICU 患者的睡眠质量。一些初步研究报告称,褪黑素合成过程中的昼夜节律紊乱可能会导致术后睡眠紊乱。褪黑素负责调节正常生理条件下的昼夜节律和睡眠-觉醒周期,褪黑素具有极低毒性的催眠作用。在 40 例精神分裂症和合并症失眠患者中,与安慰剂相比,立即释放褪黑素剂量为 3mg 可显著减少睡眠发作潜伏期,减少夜间觉醒次数,并增加睡眠持续时间。在一项涉及 100 例行腹腔镜胆囊切除术的患者的临床研究中,发现当术后 3d 在术前 45min 服用 6mg 褪黑素片或安慰剂时,褪黑素组在术后第 1 天和第 2 天的总睡眠时间增加,睡眠潜伏期减少,这表明褪黑素可以有效改善术后患者的睡眠质量。癌症手术围手术期睡前 60min 口服褪黑素 6mg,术后 2 周睡眠效率显著提高,睡眠后清醒度显著降低。所以褪黑激素可能通过改善睡眠和调节昼夜节律来改善患者的恢复质量。

（二）非苯二氮䓬类药物

1. 唑吡坦　唑吡坦是一种短效非苯二氮䓬类催眠药物,其主要作用是镇静。虽然已经证明其具有微弱的抗焦虑和抗惊厥作用,但与苯二氮䓬类药物相比,唑吡坦不太可能破坏睡眠结构,并可能改善睡眠障碍患者的 SWS 和 REM,使其更接近正常水平。有证据表明,使用镇静药可能会增加谵妄和意识模糊的风险,尤其是在老年人中。在术后 14d 内服用唑吡坦可以改善睡眠质量,降低疼痛评分,减少镇痛药的使用。

2. 右佐匹克隆　右佐匹克隆是第 3 代新型非苯二氮䓬类药物,包含单一手性中心,为外消旋佐匹克隆的 S 异构体,于 2004 年获得 FDA 批准,也是首个被 FDA 批准可用于短暂性和慢性失眠患者入睡和睡眠维持障碍的催眠药。右佐匹克隆通过作用 $GABA_A$ 受体复合物中苯二氮䓬受体的结合位点附近或变构偶联苯二氮䓬受体,从而导致细胞超极化并发挥镇静催眠作用。王俊等研究发现心血管介入手术的患者每晚服用 2mg 右佐匹克隆,睡眠质量普遍提高,并且没有发生不良反应。

七、干预措施

（一）音乐疗法、眼罩、耳塞

对于 ICU 的老年患者,单一音乐疗法在术后第 2 天主

观上改善了睡眠质量,在音乐治疗组中观察到唾液褪黑素升高,统计学结果为阳性,这表明音乐疗法可能会影响褪黑素和皮质醇的分泌。在开颅手术患者的研究表明围手术期眼罩和耳塞等噪声和光线隔离措施可以增加术后褪黑素的分泌,从而改善睡眠。此外,单床病房等环境因素也能改善围手术期疼痛和术后睡眠质量。

（二）术前门诊

术前麻醉门诊是一种在术前为患者提供麻醉相关信息和支持的服务。这种门诊可以帮助有严重疾病并发症的患者减轻压力和焦虑,并提供他们所需的情绪支持和安慰。与患者进行谈话是术前麻醉门诊的重要组成部分。在这个过程中,医师会与患者详细讨论手术和麻醉的潜在风险,解答患者可能有的疑问和担忧。通过与患者的沟通,医师可以帮助患者更好地理解手术过程和相关的麻醉措施,以及可能出现的并发症和风险。这种信息交流可以帮助患者建立对手术和麻醉的真实和准确的认知,从而减轻他们的焦虑和压力。总的来说,术前麻醉门诊通过与患者的谈话和情绪支持,帮助他们明确手术和麻醉的潜在风险,减轻焦虑和压力的发生率。这种综合的医疗服务可以提高患者的手术体验,增加他们对手术的理解和接受程度,并有助于促进术后康复和恢复。术前麻醉门诊已被证明可以减轻有严重疾病并发症的患者压力和焦虑。与患者的谈话使他们明确了手术和麻醉的潜在风险,麻醉门诊降低了术前焦虑的发生率,从而改善患者睡眠质量。

（三）认知行为疗法或短暂行为疗法

认知行为疗法(cognitive behavioral therapy, CBT)和短暂行为疗法(brief behavioural therapy, BBT)可以帮助患者识别睡眠障碍的习惯和行为,然后用促进睡眠的习惯和行动取代这些习惯和行为。这些方法的核心原理包括调节患者将床与睡眠联系起来(刺激控制),学习在尝试睡眠时创造放松状态(放松疗法),控制睡眠机会以提高睡眠效率(限制疗法),以及挑战围绕睡眠的负面思维模式(认知疗法)。经过培训的临床医师和心理健康专业人员可以在临床环境中实施这些疗法,可以帮助患者改善睡眠质量。

（四）穴位疗法

穴位疗法是中医最古老的医学疗法之一,并逐渐得到各地医务工作者的认可。各种穴位刺激方法,如经皮穴位电刺激疗法(transcutaneous electric acupoint stimulation, TEAS)、指压、针灸和电针,可以通过刺激相关穴位来改变大脑的局部电活动,抑制中枢神经系统,实现深度镇静,为改善影响术后睡眠质量的因素提供了新的思路和依据。

八、结论

睡眠障碍在手术患者中普遍存在,随着围手术期医疗保健的发展,睡眠质量引起了越来越多的关注。睡眠障碍可能有多种因素,包括年龄、性别、围手术期精神疾病、疼痛及炎症反应因素。鉴于围手术期患者睡眠障碍的高患病率

以及对预后的重大影响,优化患者的围手术期睡眠至关重要。术前咨询、术后早期睡眠调整和一些药物使用的多模式方法可能会改善手术患者的短暂睡眠障碍。患者的围手术期睡眠障碍是多因素的,并且与疼痛、焦虑和抑郁相互依赖。未来的研究需要充分了解睡眠障碍和疾病以及手术的机制,以制订准确有效的睡眠和疾病治疗方案。如果能够减少和预防患者全麻后的睡眠障碍,患者将能够在没有并发症的情况下更早出院,不仅可以节省医疗费用,还可以在保持患者生活质量的同时实现社会参与。

(李淑霞 谭宏宇)

参 考 文 献

[1] CHOUCHOU F, KHOURY S, CHAUNY J M, et al. Postoperative sleep disruptions: a potential catalyst of acute pain? [J]. Sleep Med Rev, 2014, 18(3): 273-282.

[2] YAREMCHUK K. Sleep disorders in the elderly[J]. Clin Geriatr Med, 2018, 34(2): 205-216.

[3] JAVAHERI S, BARBE F, CAMPOS-RODRIGUEZ F, et al. Sleep apnea: types, mechanisms, and clinical cardiovascular consequences[J]. J Am Coll Cardiol, 2017, 69 (7): 841-858.

[4] DE ALMONDES K M, COSTA M V, MALLOY-DINIZ L F, et al. The relationship between sleep complaints, depression, and executive functions in older adults[J]. Front Psychol, 2016, 7: 1547.

[5] LOPEZ R, BARATEAU L, DAUVILLIERS Y. Normal organization of sleep and its changes during life[J]. Rev Prat, 2019, 69(5): 537-545.

[6] 吴芳, 陈栅蓉, 李炎. 我国中老年人睡眠时间与抑郁的关联研究[J]. 湖北医药学院学报, 2023, 42(5): 551-554.

[7] MCNAMARA P, JOHNSON P, MCLAREN D, et al. REM and NREM sleep mentation[J]. Int Rev Neurobiol, 2010, 92: 69-86.

[8] FOLEY D J, MONJAN A A, BROWN S L, et al. Sleep complaints among elderly persons: an epidemiologic study of three communities[J]. Sleep, 1995, 18(6): 425-432.

[9] BUYSSE D J, ANCOLI-ISRAEL S, EDINGER J D, et al. Recommendations for a standard research assessment of insomnia[J]. Sleep, 2006, 29(9): 1155-1173.

[10] 陈丽霞, 纪代红, 裴菊红, 等. ICU 患者睡眠评估研究进展[J]. 中国护理管理, 2015, 15(12): 1522-1525.

[11] JOHNS M W. A new method for measuring daytime sleepiness: the Epworth sleepiness scale [J]. Sleep, 1991, 14(6): 540-545.

[12] JOHNS M W. Reliability and factor analysis of the Epworth sleepiness scale[J]. Sleep, 1992, 15(4): 376-381.

[13] RUNDO J V, DOWNEY R 3RD. Polysomnography[J]. Handb Clin Neurol, 2019, 160: 381-392.

[14] ERKENT I, ELIBOL B, SAKA E, et al. Sleep disorders and polysomnography findings in patients with autoimmune encephalitis[J]. Neurol Sci, 2023, 44(4): 1351-1360.

[15] LITTNER M, KUSHIDA C A, ANDERSON W M, et al. Practice parameters for the role of actigraphy in the study of sleep and circadian rhythms: an update for 2002[J]. Sleep, 2003, 26(3): 337-341.

[16] LIGUORI C, MOMBELLI S, FERNANDES M, et al. The evolving role of quantitative actigraphy in clinical sleep medicine[J]. Sleep Med Rev, 2023, 68: 101762.

[17] ROSENBERG-ADAMSEN S, KEHLET H, DODDS C, et al. Postoperative sleep disturbances: mechanisms and clinical implications[J]. Br J Anaesth, 1996, 76(4): 552-559.

[18] POZA J J, PUJOL M, ORTEGA-ALBAS J J, et al. Melatonin in sleep disorders[J]. Neurologia (Engl Ed), 2022, 37(7): 575-585.

[19] STERNICZUK R, RUSAK B, ROCKWOOD K. Sleep disturbance in older ICU patients[J]. Clin Interv Aging, 2014, 9: 969-977.

[20] ZHANG B, WING Y K. Sex differences in insomnia: a meta-analysis[J]. Sleep, 2006, 29(1): 85-93.

[21] SMITH D T, MOUZON D M, ELLIOTT M. Reviewing the assumptions about men's mental health: an exploration of the gender binary[J]. Am J Mens Health, 2018, 12 (1): 78-89.

[22] SUH S, CHO N, ZHANG J. Sex differences in insomnia: from epidemiology and etiology to intervention[J]. Curr Psychiatry Rep, 2018, 20(9): 69.

[23] DE JONG A, VERZILLI D, CHANQUES G, et al. Preoperative risk and perioperative management of obese patients[J]. Rev Mal Respir, 2019, 36(8): 985-1001.

[24] YILMAZ S, AKSOY E, DOGAN T, et al. Angina severity predicts worse sleep quality after coronary artery bypass grafting[J]. Perfusion, 2016, 31(6): 471-476.

[25] 王智业, 张瑞芬. 中医外治法治疗冠心病研究进展[J]. 光明中医, 2020, 35(16): 2603-2605.

[26] STUNDNER O, KIRKSEY M, CHIU Y L, et al. Demographics and perioperative outcome in patients with depression and anxiety undergoing total joint arthroplasty: a population-based study [J]. Psychosomatics, 2013, 54 (2): 149-157.

[27] QIU D, WANG X M, YANG J J, et al. Effect of intraoperative esketamine infusion on postoperative sleep disturbance after gynecological laparoscopy: a randomized

clinical trial[J]. JAMA Netw Open, 2022, 5（12）: e2244514.

[28] SHAPIRO S L, BOOTZIN R R, FIGUEREDO A J, et al. The efficacy of mindfulness-based stress reduction in the treatment of sleep disturbance in women with breast cancer: an exploratory study[J]. Psychosom Res, 2003, 54（1）: 85-91.

[29] PRICE S N, HAMANN H A, HALABY L, et al. Poor subjective sleep quality among patients with cancer and comorbid depression: an opportunity to inform screening and intervention[J]. Behav Sleep Med, 2023, 21（1）: 45-60.

[30] CHO O H, HWANG K H. Association between sleep quality, anxiety and depression among Korean breast cancer survivors[J]. Nurs Open, 2021, 8（3）: 1030-1037.

[31] VAN DER RIET J, TEN HAVE M, DE GRAAF R, et al. The relation between sleep problems and the onset and course of anxiety and mood disorders[J]. Tijdschr Psychiatr, 2023, 65（7）: 411-417.

[32] BARANWAL N, YU P K, SIEGEL N S. Sleep physiology, pathophysiology, and sleep hygiene[J]. Prog Cardiovasc Dis, 2023, 77: 59-69.

[33] DOLIN S J, CASHMAN J N, BLAND J M. Effectiveness of acute postoperative pain management: I. evidence from published data[J]. Br J Anaesth, 2002, 89: 409-423.

[34] KAPSIMALIS F, RICHARDSON G, OPP M R, et al. Cytokines and normal sleep[J]. Curr Opin Pulm Med, 2005, 11（6）: 481-484.

[35] KRUEGER J M. The role of cytokines in sleep regulation[J]. Curr Pharm Des, 2008, 14（32）: 3408-3416.

[36] BESEDOVSKY L, LANGE T, HAAK M. The sleep-immune crosstalk in health and disease[J]. Physiol Rev, 2019, 99（3）: 1325-1380.

[37] WANG X, HUA D, TANG X, et al. The role of perioperative sleep disturbance in postoperative neurocognitive disorders[J]. Nat Sci Sleep, 2021, 13: 1395-1410.

[38] PISANI M A, FRIESE R S, GEHLBACH B K, et al. Sleep in the intensive care unit[J]. Am J Respir Crit Care Med, 2015, 191（7）: 731-738.

[39] 林进, 王焕亮, 刘学军, 等. 术后睡眠障碍的影响因素及治疗进展[J]. 青岛大学学报（医学版）, 2019, 55（6）: 748-752.

[40] 陈松耀, 陈创奇. 加速康复外科对胃肠手术后胃肠功能的影响[J]. 消化肿瘤杂志（电子版）, 2017, 9（2）: 86-91.

[41] 李硕, 曾凡荣, 张云霄, 等. 围手术期管理对胃癌病人术后恶心呕吐影响因素分析[J]. 中国实用外科杂志, 2020, 40（2）: 224-229.

[42] 林国珍, 林芝兰. 妇科腹部手术后恶心呕吐的影响因素及对策分析[J]. 亚太传统医药, 2012, 8（11）: 89-91.

[43] LI Q, ZHU Z Y, LU J, et al. Sleep deprivation of rats increases postsurgical expression and activity of L-type calcium channel in the dorsal root ganglion and slows recovery from postsurgical pain[J]. Acta Neuropathol Commun, 2019, 7（1）: 217.

[44] RUDOLPH J L, MARCANTONIO E R. Review articles: postoperative delirium: acute change with long-term implications[J]. Anesth Analg, 2011, 112（5）: 1202-1211.

[45] INOUYE S K, BOGARDUS S T JR, CHARPENTIER P A, et al. A multicomponent intervention to prevent delirium in hospitalized older patients[J]. N Engl J Med, 1999, 340（9）: 669-676.

[46] MEERLO P, MISTLBERGER R E, JACOBS B L, et al. New neurons in the adult brain: the role of sleep and consequences of sleep loss[J]. Sleep Med Rev, 2009, 13（3）: 187-194.

[47] BAGLIONI C, NANOVSKA S, REGEN W, et al. Sleep and mental disorders: a meta-analysis of polysomnographic research[J]. Psychol Bull, 2016, 142（9）: 969-990.

[48] RHON D I, GREENLEE T A, MARCHANT B G, et al. Comorbidities in the first 2 years after arthroscopic hip surgery: Substantial increases in mental health disorders, chronic pain, substance abuse and cardiometabolic conditions[J]. Br J Sports Med, 2019, 53（9）: 547-553.

[49] FREEMAN D, SHEAVES B, GOODWIN G M, et al. The effects of improving sleep on mental health (OASIS): a randomised controlled trial with mediation analysis[J]. Lancet Psychiatry, 2017, 4（10）: 749-758.

[50] STELE T A, ST LOUIS E K, VIDENOVIC A, et al. Circadian rhythm sleep-wake disorders: a contemporary review of neurobiology, treatment, and dysregulation in neurodegenerative disease[J]. Neurotherapeutics, 2021, 18（1）: 53-74.

[51] MORTAS H, BILICI S, KARAKAN T. The circadian disruption of night work alters gut microbiota consistent with elevated risk for future metabolic and gastrointestinal pathology[J]. Chronobiol Int, 2020, 37（7）: 1067-1081.

[52] MOORE T A, BERGER A M, DIZONA P. Sleep aid use during and following breast cancer adjuvant chemotherapy[J]. Psychooncology, 2011, 20（3）: 321-325.

[53] OMVIK S, PALLESEN S, BJORVATN B, et al. Patient characteristics and predictors of sleep medication use[J]. Int Clin Psychopharmacol, 2010, 25（2）: 91-100.

[54] TASHJIAN R Z, BANERJEE R, BRADLEY M P, et al.

Zolpidem reduces postoperative pain,fatigue,and narcotic consumption following knee arthroscopy:a prospective randomized placebo-controlled double-blinded study[J]. Knee Surg,2006,19(2):105-111.

[55] EBERL S,KOERS L,VAN HOOFT J,et al. The effectiveness of a low-dose esketamine versus an alfentanil adjunct to propofol sedation during endoscopic retrograde cholangiopancreatography:a randomised controlled multicentre trial[J]. Eur J Anaesthesiol,2020,37(5):394-401.

[56] 付宝军,姜静静,黄玉琼,等.腹腔镜妇科手术患者超前注射艾司氯胺酮镇痛对瑞芬太尼诱发术后痛觉过敏的影响[J].广西医学,2021,43(24):2907-2913.

[57] ZHANG T,SONG N,LI S,et al. S-Ketamine improves slow wave sleep and the associated changes in serum protein among gynecological abdominal surgery patients: a randomized controlled trial[J]. Nat Sci Sleep,2023, 15:903-913.

[58] NELSON L E,LU J,GUO T,et al. The α2-adrenoceptor agonist dexmedetomidine converges on an endogenous sleep-promoting pathway to exert its sedative effects[J]. Anesthesiology,2003,98(2):428-436.

[59] ALEXOPOULOU C,KONDILI E,DIAMANTAKI E,et al. Effects of dexmedetomidine on sleep quality in critically ill patients:a pilot study[J]. Anesthesiology,2014, 121(4):801-807.

[60] SONG B,LI Y,TENG X,et al. The effect of intraoperative use of dexmedetomidine during the daytime operation vs the nighttime operation on postoperative sleep quality and pain under general anesthesia[J]. Nat Sci Sleep,2019,11:207-215.

[61] KJOLHEDE P,LANGSTROM P,NILSSON P,et al. The impact of quality of sleep on recovery from fast-track abdominal hysterectomy[J]. Clin Sleep Med,2012,8(4): 395-402.

[62] GoGENUR I. Postoperative circadian disturbances[J]. Dan Med Bull,2010,57(12):B4205.

[63] CRONIN A J,KEIFER J C,DAVIES M F,et al. Postoperative sleep disturbance:influences of opioids and pain in humans[J]. Sleep,2001,24(1):39-44.

[64] VIJ V,DAHIYA D,KAMAN L,et al. Efficacy of melatonin on sleep quality after laparoscopic cholecystectomy [J]. Indian J Pharmacol,2018,50(5):236-241.

[65] BOURNE R S,MILLS G H,MINELLI C. Melatonin therapy to improve nocturnal sleep in critically ill patients: encouraging results from a small randomised controlled trial[J]. Crit Care,2008,12(2):R52.

[66] CRONIN A J,KEIFER J C,DAVIES M F,et al. Melatonin secretion after surgery[J]. Lancet,2000,356 (9237):1244-1245.

[67] GÖGENUR I,MIDDLETON B,KRISTIANSEN V B,et al. Disturbances in melatonin and core body temperature circadian rhythms after minimal invasive surgery[J]. Acta Anaesthesiologica Scandinavica,2007,51(8):1099-1106.

[68] GGENUR I,OCAL U,ALTUNPINAR M S,et al. Disturbances in melatonin,cortisol and core body temperature rhythms after major surgery[J]. World J Surg, 2007,31(2):290-298.

[69] SEABRA M L,BIGNOTTO M,PINTO L R,et al. Randomized,double-blind clinical trial,controlled with placebo,of the toxicology of chronic melatonin treatment [J]. Pineal Res,2000,29(4):193-200.

[70] SURESH KUMAR P N,ANDRADE C,BHAKTA S G,et al. Melatonin in schizophrenic outpatients with insomnia: a double-blind,placebo-controlled study[J]. Clin Psychiatry,2007,68(2):237-241.

[71] MADSEN M T,HANSEN M V,ANDERSEN L T,et al. Effect of melatonin on sleep in the perioperative period after breast cancer surgery:a randomized,double-blind, placebo-controlled trial[J]. Clin Sleep Med,2016,12 (2):225-233.

[72] MONTI J M. Effect of zolpidem on sleep in insomniac patients[J]. Eur J Clin Pharmacol,1989,36(5):461-466.

[73] EISEN J,MACFARLANE J,SHAPIRO C M. ABC of sleep disorders. Psychotropic drugs and sleep[J]. BMJ, 1993,306(6888):1331-1334.

[74] 王耀振,卢泽原,王司允,等.右佐匹克隆的临床应用研究进展[J].实用药物与临床,2023,26(7):650-657.

[75] 王俊,邢秀琴,应勤丽,等.养血清脑颗粒联合右佐匹克隆治疗心血管介入术后睡眠障碍[J].西北药学杂志,2022,37(2):131-135.

[76] KIM J,CHOI D,YEO M S,et al. Effects of patient-directed interactive music therapy on sleep quality in postoperative elderly patients:a randomized-controlled trial [J]. Nat Sci Sleep,2020,12:791-800.

[77] ARK E,DOLGUN H,HANALIOGLU S,et al. Prospective randomized study on the effects of improved sleep quality after craniotomy on melatonin concentrations and inflammatory response in neurosurgical intensive care patients[J]. World Neurosurg,2020,140:e253-e259.

[78] RAGHAVAN G,SHYAM V,MURDOCH J A C. A survey

of anesthetic preference and preoperative anxiety in hip and knee arthroplasty patients: the utility of the outpatient preoperative anesthesia appointment[J]. Anesth, 2019,33(2):250-256.

[79] QASEEM A, KANSAGARA D, FORCIEA M A, et al. Management of chronic insomnia disorder in adults: a clinical practice guideline from the American College of Physicians[J]. Ann Intern Med, 2016, 165(2): 125-133.

68 老年患者围手术期睡眠障碍研究进展

随着老年患者行全身麻醉下手术的需求与日俱增,此类人群的围手术期并发症及其防治越来越引起重视。老年患者群体生理机能下降、自身合并基础疾病及常规服用药物,造成睡眠昼夜节律改变及睡眠质量下降。围手术期患者在主观、客观因素改变的基础上,经历手术炎症反应,进一步增加睡眠障碍的发生率。这种现象在老年患者群体中尤为常见,不利于预后。近年来,不断有研究提出针对围手术期患者睡眠障碍的干预措施,本文拟对此领域在老年患者群体中的研究及应用展开综述。

一、正常成人睡眠与老年患者围手术期睡眠特征

美国睡眠医学会将正常成人睡眠分为:非快速眼动(non-rapid eye movement,NREM)睡眠和快速眼动(rapid eye movemen,REM)睡眠,前者根据睡眠特点不同,可具体划分为 N1、N2 和 N3 阶段。N1 阶段又称为浅睡眠阶段,在正常成年人总睡眠时长中占比约为 5%;N2 阶段睡眠深度较前加深,脑电图出现睡眠纺锤波和 κ 复合波,约占夜间睡眠的 50%;N3 阶段为深度睡眠,以高振幅慢波(δ 波)为代表,通常占 20%~25%。REM 期以眼球快速运动和骨骼肌无力为特点,此时期根据昼夜节律分泌相关激素,促进机体发育,加强记忆巩固并促使精力恢复,时长约占夜间睡眠的 1/5。

随年龄增长,老年群体睡眠发生的变化表现为睡眠高峰提前,浅睡眠阶段占比增加、深睡眠阶段和快速眼动睡眠阶段占比减少及总睡眠时间逐渐减少,整体睡眠效率下降。据统计,N1 阶段约占老年人总睡眠时间的 18% 左右。正常老年群体睡眠特征的改变除与下丘脑视交叉上核分泌褪黑素节律改变有关外,还与社会与心理等因素关系密切。特定睡眠时期内分泌的激素水平及蛋白质代谢随上述睡眠时期的改变发生相应变化,导致老年群体罹患心血管系统及神经系统疾病风险增加,存在诸多危害。

除自身原发病及长期服用药物所带来的影响外,行全身麻醉下手术的老年患者机体经历麻醉药物代谢与手术炎症反应,进一步加剧睡眠障碍的发生。据统计,此群体围手术期出现睡眠障碍的比例约为 64%。除上述生理结构变化与医学因素外,围手术期住院所致的非医学方面如环境因素等,同样不利于老年患者群体睡眠健康,影响这个群体远期预后。

二、围手术期睡眠障碍产生的影响

围手术期睡眠障碍对老年患者群体产生的短期影响大致可以概括为三方面:增加疼痛感知、改变神经认知和干扰人体正常生理功能。睡眠障碍与疼痛感知二者互为因果:疼痛会导致患者睡眠时长不足、睡眠碎片化;睡眠障碍反之增加疼痛的发生风险。根据神经性疼痛的动物模型显示,这一现象可能与脑桥核-前基底核-初级体感皮质通路激活有关。睡眠障碍对神经认知也可产生一定影响,既往研究表明,围手术期睡眠障碍与术后谵妄发生率显著相关。一项前瞻性队列研究纳入 3 072 例 65 岁及以上在全身麻醉下进行择期手术的患者,根据夜间睡眠质量评分将受试者分为睡眠障碍组和无睡眠障碍组,观察术后谵妄发生率等指标,最终发现:共 791 例患者在术后当晚出现睡眠障碍;睡眠障碍组患者谵妄的发生风险明显高于非睡眠障碍组($OR=1.43,95\% \ CI=1.11\sim1.82$)。睡眠障碍对人体生理功能的影响主要集中在循环与内分泌系统:通过异常激活交感神经系统,导致血压升高,不利于循环系统维持稳态;睡眠缺乏也可导致机体代谢紊乱,增加胰岛素抵抗,导致围手术期风险升高。

长远来看,围手术期睡眠障碍延迟术后恢复并导致患者住院时间延长,对健康和整体生活质量都带来负面影响。因此,优化围手术期睡眠可以减轻疼痛感知、改善神经认知功能并使机体循环、内分泌系统生理功能趋于稳定,从各个方面保障老年患者围手术期安全、优化远期预后。

三、围手术期睡眠障碍干预措施

根据干预时间不同,目前针对围手术期患者睡眠障碍

的干预措施主要包括术前、术中及术后干预措施。

（一）术前与术后干预措施

根据方式不同，可以分为药物治疗和非药物治疗。临床上以苯二氮䓬受体激动剂为代表的药物治疗较为普遍应用，通过抑制中脑网状结构对大脑皮质的唤醒和抑制边缘系统神经元活动，减弱药物对网状结构的激活作用，从而达到抗失眠与抗焦虑的目的。然而已有指南指出，应避免将此类药物作为≥65周岁的老年患者一线用药，因这种药物可带来诸多不良反应如认知障碍、谵妄及跌倒风险等，总体来说对于改善老年患者睡眠障碍并无裨益。

除传统抗失眠药以外，目前在研的药物种类繁多，其中包括促食欲素受体拮抗剂和内源性大麻素受体激动剂等，通过分别作用于睡眠-觉醒通路中的不同受体以发挥积极作用，未来可期待此类药物带来的进一步疗效。非药物治疗如光照疗法和心理疗法等，临床治疗效果异质性较大，对于老年患者的治疗效果不确切，有待进一步考察与发掘。

（二）术中干预措施

1. 麻醉用药　已有多项研究证实全身麻醉药物可以对睡眠产生影响。不同种类的麻醉药物对术后睡眠的影响不尽相同：静脉麻醉药如丙泊酚和艾司氯胺酮等，通过改善睡眠结构与调节昼夜节律，可以一定程度上减少术后睡眠障碍的发生并改善睡眠剥夺相关认知功能障碍；而与之相反，以七氟烷为代表的吸入麻醉药对睡眠结构可造成一定破坏，不利于老年患者睡眠健康。镇静药右美托咪定通过阻断睡眠剥夺引起的补体激活，可避免发生睡眠缺失造成的认知缺陷。阿片类镇痛药对睡眠产生的影响与患者自身病情有关，有利于改善合并慢性疼痛患者的睡眠质量。综上，对于合并围手术期睡眠障碍的老年患者或高危人群，术中麻醉用药应考虑患者自身病情等基本情况，适度采用有利于改善术后睡眠质量的静脉麻醉药物及镇静药，以达到改善认知功能等远期预后的目的。

2. 星状神经节阻滞　星状神经节阻滞（stellate ganglion block，SGB）通过将局麻药注射到指定区域，阻断星状神经节神经传导，以调节所支配区域的自主神经功能，近年来被广泛应用于治疗神经及内分泌等系统疾病。SGB可以治疗失眠并改善术后认知功能障碍，这可能与这种疗法改善脑循环灌注、抑制TLR4/NF-κB信号通路释放炎症介质相关。将SGB应用于全身麻醉诱导后，可能有利于改善患者术后睡眠质量，目前这个领域内缺乏相关研究。

3. 迷走神经电刺激　迷走神经电刺激（vagus nerve stimulation，VNS）现已广泛用于各种神经及精神系统疾病的治疗，如难治性癫痫和重度抑郁症等。有研究发现VNS也可治疗失眠症，其机制可能与降低默认网络内部、默认网络与显著性网络、默认网络与枕叶皮质之间的功能连接有关。另有研究将年龄55~75岁的轻度认知功能障碍患者随机分配至阳性刺激组或阴性刺激组，主要结局指标显示，VNS可以改善轻度认知功能障碍患者的认知能力；次要结局包括匹兹堡睡眠质量指数、快速眼球运动睡眠障碍行为

筛查问卷和艾普沃斯嗜睡量表等均在干预后显著下降。目前正在招募的Vnstep随机对照研究（NCT06421051）旨在探索经皮耳迷走神经刺激对老年患者围手术期睡眠障碍的影响，研究结果可以为改善围手术期老年患者睡眠障碍提供新思路。

四、未来研究方向

近年来不断涌现的新研究为改善老年患者围手术期睡眠障碍提供了可能的解决途径。无论是新型超短效苯二氮䓬类镇静药瑞马唑仑的临床探索，还是针对高危人群预测模型的制订，均为解决目前这个领域内的难题铺垫了坚实基础。未来，应着重在临床实践中继续探索与完善干预方法；同时利用基础研究积极探索其内在机制，力求在围手术期对此类患者进行高效的干预措施，以达到早预防、早发现及早治疗的目的。

伴随老龄化社会进程的加快，老年患者围手术期睡眠障碍发病率预计在未来会呈现持续上升的趋势，这不但耗费大量财力，更不利于老年患者远期预后。此领域应扩大研究范围，兼顾基础与临床，继续探索围手术期全身麻醉药物对睡眠的影响机制，同时根据研究成果构建睡眠相关标志物，完善睡眠评估，对于高危患者制订合理的预防、监测与治疗手段。同时，加大术中干预措施的探索力度，多维度改善围手术期老年患者睡眠障碍，全面实现围手术期的安全保护。

（王恬园　陈奕玮　吴侑煊　于芸　韩如泉）

参 考 文 献

[1] BARANWAL N, YU P K, SIEGEL N S. Sleep physiology, pathophysiology, and sleep hygiene [J]. Prog Cardiovasc Dis, 2023, 77: 59-69.

[2] MOSER D, ANDERER P, GRUBER G, et al. Sleep classification according to AASM and Rechtschaffen & Kales: effects on sleep scoring parameters [J]. Sleep, 2009, 32 (2): 139-149.

[3] REITER R J, SHARMA R, CUCIELO M S, et al. Brain washing and neural health: role of age, sleep, and the cerebrospinal fluid melatonin rhythm [J]. Cell Mol Life Sci, 2023, 80 (4): 88.

[4] MORAWSKA M M, MOREIRA C G, GINDE V R, et al. Slow-wave sleep affects synucleinopathy and regulates proteostatic processes in mouse models of Parkinson's disease [J]. Sci Transl Med, 2021, 13 (623): eabe7099.

[5] WANG X, HUA D, TANG X, et al. The role of perioperative sleep disturbance in postoperative neurocognitive disorders [J]. Nat Sci Sleep, 2021, 13: 1395-1410.

[6] ZHOU H, LI M, ZHAO R, et al. A sleep-active basalocortical pathway crucial for generation and maintenance of

chronic pain[J]. Nat Neurosci,2023,26(3):458-469.

[7] WANG H, ZHANG L, ZHANG Z, et al. Perioperative sleep disturbances and postoperative delirium in adult patients:a systematic review and meta-analysis of clinical trials[J]. Front Psychiatry,2020,11:570362.

[8] OU-YANG C L, MA L B, WU X D, et al. Association of sleep quality on the night of operative day with postoperative delirium in elderly patients:a prospective cohort study [J]. Eur J Anaesthesiol,2024,41(3):226-233.

[9] GRIMALDI D, CARTER J R, VAN CAUTER E, et al. Adverse impact of sleep restriction and circadian misalignment on autonomic function in healthy young adults[J]. Hypertension,2016,68(1):243-250.

[10] CHEISSON G, JACQUEMINET S, COSSON E, et al. Perioperative management of adult diabetic patients:review of hyperglycaemia:definitions and pathophysiology [J]. Anaesth Crit Care Pain Med,2018,37 Suppl 1:S5-S8.

[11] FRIESE R S. Sleep and recovery from critical illness and injury:a review of theory,current practice,and future directions[J]. Crit Care Med,2008,36(3):697-705.

[12] POTTIE K, THOMPSON W, DAVIES S, et al. Deprescribing benzodiazepine receptor agonists:evidence-based clinical practice guideline[J]. Can Fam Physician,2018,64(5):339-351.

[13] REVELL V L, DELLA MONICA C, MENDIS J, et al. Effects of the selective orexin-2 receptor antagonist JNJ-48816274 on sleep initiated in the circadian wake maintenance zone:a randomised trial[J]. Neuropsychopharmacology,2022,47(3):719-727.

[14] KAUL M, ZEE P C, SAHNI A S. Effects of Cannabinoids on sleep and their therapeutic potential for sleep disorders[J]. Neurotherapeutics,2021,18(1):217-227.

[15] 孟雨萌,张遥迟,雷莉,等. 光照在睡眠障碍治疗中的应用[J]. 神经解剖学杂志,2024,40(2):251-256.

[16] LU Y, XIAO Y, TU Y, et al. Propofol-induced sleep ameliorates cognition impairment in sleep-deprived rats [J]. Sleep Breath,2023,27(1):181-190.

[17] QIU D, WANG X M, YANG J J, et al. Effect of intraoperative esketamine infusion on postoperative sleep disturbance after gynecological laparoscopy:a randomized clinical trial[J]. JAMA Netw Open, 2022, 5 (12): e2244514.

[18] ZHU J, CHEN C, WU J, et al. Effects of propofol and sevoflurane on social and anxiety-related behaviours in sleep-deprived rats[J]. Br J Anaesth, 2023, 131 (3): 531-541.

[19] JIA X, SONG Y, LI Z, et al. Melatonin regulates the circadian rhythm to ameliorate postoperative sleep disorder and neurobehavioral abnormalities in aged mice[J]. CNS Neurosci Ther,2024,30(3):e14436.

[20] ZHAI Q, ZHANG Y, YE M, et al. Reducing complement activation during sleep deprivation yields cognitive improvement by dexmedetomidine[J]. Br J Anaesth,2023, 131(3):542-555.

[21] CUTRUFELLO N J, IANUS V D, ROWLEY J A. Opioids and sleep[J]. Curr Opin Pulm Med,2020,26(6):634-641.

[22] LIU Y, ZHANG L, SUN Y, et al. Efficacy and safety of stellate ganglion block with different volumes of ropivacaine to improve sleep quality in patients with insomnia: a comparative study[J]. Eur Rev Med Pharmacol Sci, 2023,27(21):10233-10239.

[23] YU K, ZHANG X K, XIONG H C, et al. Stellate ganglion block alleviates postoperative cognitive dysfunction via inhibiting TLR4/NF-κB signaling pathway[J]. Neurosci Lett,2023,807:137259.

[24] ZHANG S, HE J K, MENG H, et al. Effects of transcutaneous auricular vagus nerve stimulation on brain functional connectivity of medial prefrontal cortex in patients with primary insomnia[J]. Anat Rec (Hoboken),2021, 304(11):2426-2435.

[25] WANG L, ZHANG J, GUO C, et al. The efficacy and safety of transcutaneous auricular vagus nerve stimulation in patients with mild cognitive impairment:a double blinded randomized clinical trial[J]. Brain Stimul,2022,15 (6):1405-1414.

[26] 姚文壮,张涵云,吕洁萍. 瑞马唑仑用于老年患者麻醉的研究进展[J]. 实用药物与临床,2023,26(11): 1052-1056.

[27] YANG S, ZHANG Q, XU Y, et al. Development and validation of nomogram prediction model for postoperative sleep disturbance in patients undergoing non-cardiac surgery:a prospective cohort study[J]. Nat Sci Sleep, 2021,13:1473-1483.

69 脓毒症休克时节约儿茶酚胺药物的研究进展

休克是一种细胞氧输送不足导致的急性循环衰竭。多种不同的病理生理学机制可导致休克发生，包括心源性因素、梗阻性、分布性因素（过敏性或脓毒症）和低血容量。在重症患者中，最常见休克类型是脓毒症休克（62%），其次为心源性休克（16%）和低血容量性休克（16%），而梗阻性休克和血管扩张性休克相对较少。

最常见的脓毒症休克的治疗主要取决于感染的控制和血流动力学的管理，其中低血压的处理是其重要方面，以保证足够的全身和微循环血流以及组织氧和。为了提高动脉血压，改善组织器官灌注，在补充血容量的前提下，常常使用血管加压药。其中，去甲肾上腺素被推荐为纠正脓毒症休克低血压的首选血管加压药，以达到平均动脉压（mean arterial pressure，MAP）≥65mmHg。这一血流动力学目标可能需要大剂量的血管加压药。研究证实，大剂量去甲肾上腺素与重症监护病房（intensive care unit，ICU）的死亡风险独立相关。使用儿茶酚胺类血管加压药抗休克治疗常伴随有许多不良事件，包括心律失常与血管过度收缩导致组织缺血；直接器官损伤也可能对免疫、代谢、产热和凝血途径产生多重影响。此外，一些患者被认定为对一线去甲肾上腺素治疗"无反应者"。由于大剂量儿茶酚胺类血管加压药存在这些风险，有人提出"节约儿茶酚胺药物"的概念，旨在联合应用儿茶酚胺类血管加压药与不同作用机制的非儿茶酚胺类药物，以减少儿茶酚胺类药物的使用时程和最大剂量以及不良反应，并最大限度地实现积极的血流动力学反应，恢复重要器官血流，从而改善脓毒症休克患者的短期和长期生存率。这种方案也被称为多模式治疗策略。虽然对"节约儿茶酚胺药物"的定义无一致性意见，但一般认为这些药物应在4h内将去甲肾上腺素剂量减少50%或以上，同时不降低患者的基线MAP。研究证实在脓毒症休克治疗中血管升压素（vasopressin，VP）、血管紧张素Ⅱ（angiotensin Ⅱ，Ang Ⅱ）、亚甲蓝及皮质类固醇等非儿茶酚胺类药物均具有节约儿茶酚胺类药物的效应。本文就脓毒症休克时节约儿茶酚胺药物的研究进展做一综述。

一、脓毒症休克的病理生理学机制

脓毒症休克的病理生理学机制十分复杂。研究表明，细胞功能失调、凝血功能紊乱、氧化还原反应失衡、免疫分子和免疫功能抑制以及神经系统功能等均参与了脓毒症休克的发生发展过程。脓毒症休克时，一方面发生毛细血管渗漏，导致血容量绝对不足，另一方面由于外周血管扩张，导致血容量和血管床容积失衡，因而存在血容量相对不足，因此脓毒症休克具有低血容量性休克的特性。脓毒症休克时由于循环中心肌抑制物质如心肌抑制因子（myocardial depressant factor，MDF）、TNF-α和IL-1,β肾上腺素能受体-环磷酸腺苷（cyclic adenylic acid，cAMP）信号转导障碍，心肌细胞内游离钙稳态调控失衡，缺血再灌注损伤和线粒体功能障碍等机制导致心肌舒张和收缩功能障碍，因此脓毒症休克也具有心源性休克的特征。脓毒症休克最重要的特征是外周血管明显扩张，是一种分布性休克，虽然心排血量正常或增加，但是组织仍然存在明显的低灌注；由于动静脉明显扩张，重要内脏器官血流明显减少，而微血管分流明显增加。研究证实一氧化氮（nitric oxide，NO）的过度产生、内皮源性超极化因子（endothelium-derived hyperpolarizing factor，EDHF）活动、血管平滑肌ATP敏感性钾通道（ATP-sensitive potassium channel，K_{ATP}）开放、血管加压受体（vasopressor receptors，VR）下调、血清精氨酸加压素耗竭等在脓毒症休克时外周血管扩张的发生发展中发挥重要作用。因此脓毒症休克是各种休克病理生理学机制的融合。

（一）NO介导的血管扩张作用

NO的过度生成在脓毒症休克的血管扩张和血管加压药耐受中发挥关键性作用。NO合成的增加是诱导型一氧化氮合酶（inducible nitric oxide synthase，iNOS）上调所致。NO是一种强力的血管舒张因子。在正常情况下，体内也可生成一定量的NO。NO合成是以L-精氨酸为底物，在一氧化氮合酶（nitric oxide synthase，NOS）催化下合成。NOS包括内皮细胞型NOS（endothelial nitric oxide synthase，eNOS）、神经型 NOS(neuronal nitric oxide synthase,nNOS)和 iNOS 三种类型,eNOS、nNOS 属于细胞固有型 NOS(cNOS),其表达依赖于细胞内钙离子激活,而 iNOS 表达不依赖于细胞内钙离子和钙调蛋白。在炎症细胞因子(包括 IL-1β、TNF-α 和 INF-γ)和细菌脂多糖的刺激下,内皮细胞、巨噬细胞、中性粒细胞、血管平滑肌细胞及心肌细胞等多种组织细胞可表达平时并不存在于体内的 iNOS,从而生成大量的 NO,导致外周血管扩张及血管反应性下降,毛细血管通透性增加,体循环阻力下降。有人认为 NO 的过量生成是休克时血管病理性扩张机制的最后共同通道。eNOS 似乎在 iNOS 诱导过程中起着促进作用。

iNOS 活性增加产生的 NO 激活可溶性鸟苷酸环化酶(soluble guanylyl cyclase,sGC),导致细胞内环鸟苷酸(cyclic guanosine monophosphate,cGMP)增加和血管平滑肌松弛。cGMP 增加和随后的细胞内钙(intracellular calcium,Ca^{2+}_i)浓度下降,通过 K_{ATP} 通道和大电导 Ca^{2+} 依赖性 K^+ 通道的联合激活导致血管扩张。同时,小电导 Ca^{2+} 依赖性 K^+ 通道的活性也增加,这也会导致平滑肌细胞超极化和血管扩张。通常情况下,这些通道在 Ca^{2+}_i 升高时开放,以减轻 Ca^{2+}_i 升高对血管收缩剂的影响,如血管平滑肌的 α 肾上腺素能受体兴奋作用。iNOS 和 sGC 以这种方式被持续激活,促使血管明显扩张,从而导致休克状态。

(二)内皮源性超极化因子

迄今为止,已经发现多种 EDHF,包括环二十碳三烯酸、K^+ 离子、间隙连接和过氧化氢(H_2O_2)。与上所述的 NO 介导途径一样,激活这些因子通过小电导 K^+ 通道引起 K^+ 传导增加、超极化和血管舒张。在 NO 介导反应受损的情况下,EDHF 被认为提供了另一种血管扩张途径。多项研究支持 EDHF 在微血管灌注管理中发挥重要作用,并证实 EDHF 在较小的阻力血管中的作用大于大动脉的作用。eNOS 衍生的活性氧簇,如 H_2O_2 是 EDHF 的来源之一,然而,在人体和动物模型中,超氧阴离子和 H_2O_2 的产生有多种酶促途径。

(三)K_{ATP} 通道活化与血管平滑肌超极化

K_{ATP} 通道活化能引起细胞内 K^+ 外流,从而导致细胞膜超极化、电压门控性 Ca^{2+} 通道失活、血管扩张和区域血流改善。细胞内乳酸和 H^+ 增加以及细胞内 ATP 减少能激活 K_{ATP} 通道,从而将其功能与细胞呼吸联系起来。在血管扩张性休克中,K_{ATP} 通道过度激活被认为是造成血管平滑肌血管加压药低反应性的部分原因。其他激活 K_{ATP} 通道的物质包括心房利尿钠肽、降钙素基因相关肽和腺苷,研究证实这些物质在脓毒症休克患者中均明显升高。尽管动物实验结果令人鼓舞,但迄今为止,在脓毒症休克患者应用 K_{ATP} 阻滞剂,如磺酰脲类格列本脲的治疗效果并不理想,既不能改善动脉血压,也不能提高血管加压药的敏感性。

(四)血管加压受体下调与低敏感性

随着脓毒症休克状态的延长,血管平滑肌对循环血管收缩剂的反应性逐渐减弱。这可能与在循环炎症介质作用下,受体下调和/或细胞内第二信使脱耦联,导致血管加压受体活性降低有关。临床和动物研究证实,脓毒症休克时有几种血管加压受体表达下调或活性降低。研究发现在 IL-1β、TNF-α 和 INF-γ 等几种细胞因子的作用下,血管紧张素受体亚型 1(angiotensin type 1 receptor,AT_1 受体)和亚型 2(angiotensin type 2 receptor,AT_2 受体)、$α_1$ 肾上腺素能受体和血管升压素受体 V_1 亚型(V_1R)的表达和/或功能均有所下降。尽管有证据支持细胞因子活动导致 V_1R 下调,但外源性给予血管升压素似乎具有夸大的升压效应。此外,在脓毒症休克时,循环中的内源性血管升压素相对缺乏,这也是造成这种状态下病理性血管扩张的主要原因。

(五)磷酸化过程障碍

实验研究表明,脓毒症早期可能发生肝衰竭。肝细胞功能减退的特点是肝线粒体供应 ATP 的能力有限,继而产生活性氧(reactive oxygen species,ROS)和线粒体自噬。细胞色素 C 氧化酶和 ATP 合成酶的耗竭和下调似乎是一致的,脓毒症期间,细胞色素 C 氧化酶和 ATP 合成酶的耗竭和下调共同作用可能是肝氧化磷酸化脱耦联的主要机制。其他机制包括质子传导改变和线粒体内膜渗漏,或质子泵化学计量的变化。因此提出了通过应用抗氧化剂、ROS 清除剂和膜稳定剂(环孢素或褪黑素)来减少线粒体功能障碍的治疗策略。

(六)脓毒症休克血管扩张的其他机制

硫化氢(hydrogen sulphide,H_2S)由 L-半胱氨酸经维生素 B_6 依赖性胱硫醚 β 合酶或胱硫醚 γ 裂解酶合成。H_2S 易扩散至血管平滑肌中,低浓度的 H_2S 可能具有细胞保护作用,但脓毒症时 H_2S 的浓度显著升高。高浓度的 H_2S 可通过包括抑制细胞色素 C 氧化酶、损害线粒体功能、激活 K_{ATP} 通道和抑制内皮血管紧张素转换酶活性等一系列氧依赖作用,从而促进血管扩张性休克的发展。

肾上腺髓质素(adrenomedullin,ADM)是一种多效性血管舒张素和一种心脏抑制剂,在脓毒症休克患者体内 ADM 水平升高与其病死率增加有关。阻滞 ADM 是改善脓毒症休克血流动力学和预后的推定策略。在小鼠盲肠结扎和穿孔脓毒症模型中发现抗 ADM 抗体能降低病死率、增加对去甲肾上腺素的反应性和改善肾功能。

研究证实激活瞬时受体电位香草酸亚型 4(transient receptor potential vanilloid 4,TRPV4)通道可诱导血管渗漏,并可能参与炎症级联反应,导致外周血管舒张。在小鼠内毒素和盲肠结扎穿孔(cecal ligation and puncture,CLP)脓毒症模型中发现,药理性抑制 TRPV4 信号可改善其预后。

二、脓毒症休克时儿茶酚胺类药物的应用

脓毒症和脓毒症休克的治疗目标是改善组织氧合和组织灌注,并针对致病微生物提供适当的抗菌药物治疗。其处理是基于四个主要原则(E-R-O-S 原则),即 E:早期识别

休克状态并识别感染源（Early identification of shock and source of infection）、R：快速建立组织再灌注（Rapid establishment of tissue reperfusion）、O：为衰竭的器官提供支持（Organ support for organ failure）和 S：通过适当的感染管理来控制问题的根源（Source control through appropriate infection management）。因此脓毒症休克的治疗主要包括三个方面：一是感染的管理，包括早期广谱高效抗生素的应用和感染源的控制；二是血流动力学管理，包括早期液体复苏和合理使用血管活性药物及强心药；三是宿主反应调节及其他辅助治疗。其中早期给予抗生素和血流动力学支持是脓毒症休克治疗的基石。

纠正血流动力学紊乱是脓毒症休克的治疗关键，其主要目标是改善组织器官的血流灌注，恢复细胞的功能与代谢。国际脓毒症和脓毒症休克管理指南（2021）仍推荐去甲肾上腺素作为纠正脓毒症休克低血压的首选（第一线）血管活性药物（如无法获得去甲肾上腺素，可使用肾上腺素或多巴胺替代）；而对于应用去甲肾上腺素后 MAP 水平仍不达标者，建议联合使用血管升压素，而不是一味上调去甲肾上腺素剂量［去甲肾上腺素剂量在 0.25～0.50μg/（kg·min）范围内时，通常可以考虑使用血管升压素］；对于尽管应用去甲肾上腺素和血管升压素，但 MAP 水平仍不达标者，建议加用肾上腺素。

去甲肾上腺素是一种有效的 α_1 与 β_1 肾上腺素能受体激动剂，可导致外周血管收缩，使外周阻力增加和收缩性增强，MAP 升高，而对心率的影响最小。在脓毒症休克治疗中，去甲肾上腺素能改善异常的血管扩张，增加组织器官灌注；改善心肌抑制，增加或不影响心排血量（cardiac output, CO），增加冠脉血流；提高肾灌注压，改善肾灌注；改善肠系膜血管低灌注状态。多巴胺对多巴胺受体、α_1 与 β_1 肾上腺素能受体的作用呈现剂量依赖性。在较低剂量时，多巴胺通过肾、内脏、大脑和冠状动脉床中的多巴胺受体活性引起血管扩张；在较高剂量下，多巴胺的 α 肾上腺素能受体活性占优势，导致血管收缩和全身血管阻力（systemic vascular resistance, SVR）增加；其 β_1 肾上腺素能受体活性可导致剂量依赖性心律失常。去甲肾上腺素作为血管收缩剂比多巴胺更有效。系统回顾和 meta 分析显示，与多巴胺比较，应用去甲肾上腺素导致的主要不良事件、心律失常风险以及病死率均较低。与其他血管活性药物（肾上腺素、去氧肾上腺素和血管升压素/特利加压素）比较，去甲肾上腺素虽未显示出任何生存获益，但在中心静脉压、尿量及血乳酸水平方面具有一定优势。

有关脓毒症休克患者血管活性药物的使用时机尚无定论。最近拯救脓毒症运动支持的 1h 集束化治疗策略，建议如果早期液体复苏不能恢复最小的 MAP，应在复苏后 1h 内启动血管活性药物。研究证实早期使用去甲肾上腺素，可以增加 CO，改善微循环和组织灌注，预防液体超负荷和改善预后。去甲肾上腺素可通过收缩静脉血管、增加张力容量（stressed volume）、降低血管内皮的通透性和减少血管外间隙液体的丢失而使全身静脉回流增加。在脓毒症休克早期，应用去甲肾上腺素能增加心脏收缩功能，即使是在左室射血分数较低（<45%）的患者中，增加左室后负荷也不会导致每搏输出量的减少；通过增加舒张压恢复冠状动脉灌注压力可能对心功能产生有利的影响，并能改善心室-动脉（ventriculo-arterial, V-A）偶联（心肌收缩力与心室后负荷的匹配关系）；此外去甲肾上腺素可通过提高低血压患者自身调节阈值以上的灌注压力改善局部和微循环血流。

最近研究表明，早期经外周静脉给予血管加压药并无明显的不良反应。一项包括 16 055 例患者的 meta 分析显示，与外周静脉输注血管加压药的直接相关局部不良事件发生率较低（1.8%）。建议临床医师不应等到建立中心静脉通路后再启动血管加压药物治疗。一旦确认严重低血压，即使患者仍有容量反应性，也应尽早考虑使用血管活性药物。

在一项倾向评分匹配研究中发现，与 1h 后开始使用血管加压药的患者相比，在复苏后 1h 内使用血管加压药的患者 24h 体液平衡和 28d 病死率明显较低。在一项包括 310 例患者的单中心研究中发现，与标准治疗比较，早期给予去甲肾上腺素能显著改善 6h 时的 MAP 和组织灌注，并减少肺水肿和心律失常事件的发生。在最近的脓毒症患者晶体液自由策略或血管加压药早期复苏（the crystalloid liberal or vasopressors early resuscitation in sepsis, CLOVERS）研究中，将患者随机分为限制性液体策略组（优先使用血管活性药物和较少的输液量）或自由液体策略组（在使用血管活性药物之前优先使用较多液体）进行 24h 观察，发现两组的 90d 病死率没有差异。然而，这项研究未对早期应用去甲肾上腺素进行单独试验，在随机分组时 1/5 的患者接受了血管活性药物治疗，而这一比例在限制性液体策略组中仅增加到 59%，自由液体策略组为 37%。因此，尽管迄今为止大部分数据至少表明这种方法是安全的，但从随机试验中尚无确凿证据显示早期应用去甲肾上腺素能够改善生存率。因此，去甲肾上腺素的使用时间应个体化。首先在严重低血压的患者应早期给予去甲肾上腺素。另一方面，对于动脉血管张力明显降低的患者［低舒张压≤40mmHg 或舒张休克指数（心率/舒张压）≥3］需要使用去甲肾上腺素。在低血压发生之前液体超负荷，或者可能会发生液体超负荷的患者（无尿患者，在低血压前接受了大量液体），或者液体超负荷可能特别有害的患者（例如 ARDS、左室或右室衰竭及腹腔内压增高）也应考虑早期给予去甲肾上腺素（图 69-1）。总之，在使用去甲肾上腺素的同时应根据生理需要和对前负荷反应的评估合理进行容量管理。

研究证实，大剂量去甲肾上腺素与 ICU 的死亡风险独立相关。大剂量去甲肾上腺素可能导致外周和内脏缺血、肺血管阻力增加、急性心肌梗死、耗氧量增加和高血糖。去甲肾上腺素也可导致心血管系统肾上腺素能受体下调以及免疫失调等非血流动力学效应。此外，去甲肾上腺素也可能与重症患者的 ICU 获得性虚弱有关。

肾上腺素是 α_1 与 β（β_1 或 β_2）肾上腺素能受体激动

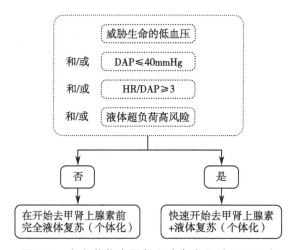

图69-1 如何优化去甲肾上腺素应用时机以及决定何时应用去甲肾上腺素的建议流程图

图69-1 如何优化去甲肾上腺素应用时机以及决定何时应用去甲肾上腺素的建议流程图

DAP:舒张压,HR/DAP:心率/舒张压。

剂,具有强大的 β_1 肾上腺素能受体活性和中等的 β_2 和 α_1 肾上腺素能受体活性。其作用呈现剂量依赖性效应。肾上腺素在低剂量时主要兴奋 β_1 肾上腺素能受体,从而增加 CO,降低 SVR,对 MAP 产生不同的影响;而在较高剂量时,肾上腺素主要兴奋 α_1 肾上腺素能受体,使 SVR 和 CO 增加,MAP 升高。研究证实,脓毒症休克时去甲肾上腺素和肾上腺素两者的病死率和血压恢复时间无明显差异,但应用肾上腺素者的心动过速、乳酸酸中毒和高血糖发生率明显较高,因此国际脓毒症和脓毒症休克管理指南(2021)建议肾上腺素作为脓毒症休克治疗的第三线药物。肾上腺素血管收缩机制与去甲肾上腺素一样,是作用于 α_1 肾上腺素能受体所致。当大剂量应用去甲肾上腺素时,由于其作用

的受体可能已经饱和、下调和快速减敏,肾上腺素的应用受到限制。因此,除非存在心肌功能障碍,否则肾上腺素可能不是治疗脓毒症休克的最佳药物。

在难治性脓毒症休克中,两种儿茶酚胺类药物联合治疗也可能适得其反,对相同的受体(例如 β 受体)产生刺激,并增加耗氧量。一项随机对照试验纳入了 330 例脓毒症休克患者,把给予肾上腺素与去甲肾上腺素联合多巴酚丁胺进行比较,发现肾上腺素组患者 28d 的存活率低于去甲肾上腺素联合多巴酚丁胺组,此外,在随机分组后最初几天,肾上腺素组的 pH 低于对照组,乳酸水平高于对照组。

总之,大剂量去甲肾上腺素或儿茶酚胺联合使用可能产生的有害影响,可能为在脓毒症休克治疗中寻找和使用节约儿茶酚胺类药物或非肾上腺素能血管加压药提供了合理的理由。

三、脓毒症休克时节约儿茶酚胺药物的应用

(一)血管升压素及其衍生物

血管升压素,也称抗利尿激素,是下丘脑视上核和室旁核产生的一种非肽类物质,由垂体后叶根据血浆渗透压、血压和血容量的变化而释放。血管升压素通过与特定受体如 V_{1a}、V_{1b} 和 V_2 受体结合发挥作用。V_{1a} 受体兴奋可导致血管平滑肌明显收缩;同时,V_{1a} 受体兴奋通过内皮细胞释放 NO 而引起肺血管和冠状动脉血管扩张;兴奋 V_{1b} 受体导致垂体释放促肾上腺皮质激素(adrenocorticotropic hormone, ACTH);兴奋 V_2 受体与水稳态机制(抗利尿作用)有关,通过 NO 导致血管扩张,并释放作用于肝脏水平的凝血因子(图69-2)。

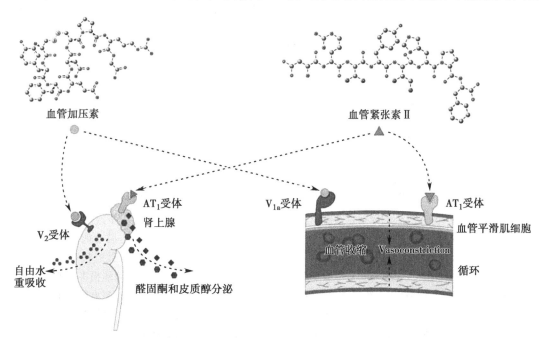

图69-2 血管升压素和血管紧张素 II 的作用机制

血管升压素与 V_{1a} 受体结合,而 Ang II 则与血管平滑肌细胞中的 AT_1 受体结合,导致血管收缩。

研究证实，在脓毒症休克时应用血管升压素的理由是基于以下几个方面（图69-3）：①脓毒症休克时血管升压素缺乏；②作为一种多模式策略，减少儿茶酚胺的剂量，即节约儿茶酚胺类药物的作用；③具有肾保护作用；④早期开始使用血管升压素。

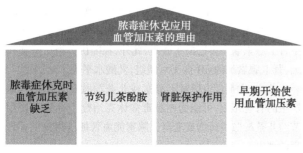

图69-3 脓毒症休克时应用血管升压素的理由

研究证实，脓毒症休克患者体内的血管升压素浓度通常低于其他类型的循环衰竭患者。脓毒症休克时血管升压素分泌呈现双相变化，早期升高，48~96h内明显降低，呈耗竭状态，这称之为"血管升压素相对缺乏（relative vasopressin deficiency）"，是由于血管升压素储存耗竭和合成与分泌损害所致。研究证实血管升压素缺乏是导致脓毒症休克低血压的原因之一。在脓毒症休克发生后长达7d内，血管升压素水平持续低下。感染越严重，血管升压素的浓度就越低。研究也发现脓毒症休克时 V_{1a} 受体的数量和/或亲和力下降。脓毒症休克时 V_{1a} 受体表达下调可能与促炎细胞因子作用有关。

血管升压素是一种 V_1 受体激动剂，可作为脓毒症休克的二线药物或减少儿茶酚胺药物的用量[推荐脓毒症休克时去甲肾上腺素 ≥ $0.25~0.50\mu g/(kg \cdot min)$ 加用]。研究证实使用血管升压素与减少儿茶酚胺的需求量和降低心房颤动风险有关。一项包括 10 项随机对照试验的系统综述发现，在脓毒症休克患者中，与单独使用去甲肾上腺素相比，血管升压素联合去甲肾上腺素者病死率降低，但对肾替代治疗、指端缺血或心律失常的风险无明显差异。在高动力型脓毒症休克和去甲肾上腺素剂量快速增加的患者中，早期使用血管升压素[去甲肾上腺素低于 $0.25\mu g/(kg \cdot min)$ 时]可以限制儿茶酚胺的暴露量。早期多模式血管加压药治疗可提高其安全性，即通过联合使用不同作用机制的药物，减少每一种药物的剂量，最大限度地提高安全性和有效性。在这种情况下，血管升压素不仅具有节约儿茶酚胺的作用，还能限制去甲肾上腺素导致的免疫麻痹作用。

在脓毒症休克患者中对外源性血管升压素敏感性增强可能有以下几方面的原因：①在循环中高水平儿茶酚胺时，肾上腺素能受体反应性减弱或下调，因此，尽管血浆中儿茶酚胺浓度增加，血管仍持续扩张。血管升压素与 V_1 受体和非儿茶酚胺受体结合，导致血管收缩，并增强血管对儿茶酚胺的反应能力。②血管升压素可阻断 K_{ATP} 通道并干扰 NO

信号传递，从而增强肾上腺素能药物在休克状态下对血管平滑肌的作用。③在酸中毒的情况下也可考虑使用血管升压素，因为与肾上腺素能受体相比，血管升压素受体的敏感性在酸性环境中往往更容易保留。

急性肾损伤（acute kidney injury，AKI）是脓毒症的常见并发症，病死率高达 70%。由于肾脏 V_{1a} 受体分布不均（肾小球出球小动脉的 V_1 受体密度高于出球小动脉），与去甲肾上腺素比较，血管升压素能维持更好的肾灌注。血管升压素的血管收缩作用主要作用于肾小球出球小动脉，对入球小动脉的作用极小，因此增加肾小球滤过率。一个小型临床研究显示，与去甲肾上腺素比较，输注血管升压素可增加尿量并改善肌酐清除率。Gordon 等对血管升压素和脓毒症休克试验（vasopressin and septic shock trial，VASST）进行了一项事后分析以评估血管升压素对 AKI 的影响，发现在风险、损伤、衰竭、丧失和终末期肾病（risk，injury，failure，loss，and end-stage kidney disease，RIFLE）分类被归类为危险的患者中，接受血管升压素治疗的患者进展到衰竭或丧失或需要透析的比例明显较低。在血管升压素与去甲肾上腺素作为脓毒症休克初始治疗（vasopressin versus Noradrenaline as Initial therapy for septic shock，VANISH）试验中，虽然肾损伤方面没有差异，但使用血管升压素降低了需要肾脏替代治疗（renal replacement therapy，RRT）的可能性。最近另一项 meta 分析对血管升压素联合儿茶酚胺类药物和单独使用儿茶酚胺类药物进行了比较，结果发现使用血管升压素联合儿茶酚胺类药物可降低 AKI 的发病率和对 RRT 的需求。以上结果均提示了血管升压素具有肾脏保护作用。

在脓毒症休克时，有关血管升压素输注的时机，目前认为宜早期开始输注。建议在脓毒症休克发生后 3~6h 内开始输注血管升压素。越来越多的证据表明，早期输注血管升压素可改善脓毒症休克患者的预后。VASST 研究表明血管升压素能降低脓毒症休克患者的病死率。一项单中心、前瞻性且开放性标签试验发现，与单独去甲肾上腺素比较，在给予去甲肾上腺素后 4h 内早期联合应用血管升压素，能更快达到和维持目标 MAP。最近一项研究对 1 500 余例脓毒症休克患者进行了调查，发现在血管升压素被引入作为二线治疗时，去甲肾上腺素剂量每增加 $10\mu g/min$，住院期间死亡概率增加 20.7%。这些研究结果表明，早期应用血管升压素对脓毒症休克患者是有益的。

然而，对于左室功能严重改变或外周灌注不良的患者，血管升压素可能使 CO 进一步改变。因此，建议对接受血管升压素治疗的患者进行心脏功能评估。然而，较高剂量（超过 0.04U/min）可能会导致冠状动脉、肠系膜或指端缺血。此外，过度的血管收缩可能损害心脏功能。

特利加压素（terlipressin）是血管升压素的类似物，是一种合成的三甘氨酰加压素。主要与 V_1 受体结合，增加细胞内 Ca^{2+} 浓度，介导血管收缩反应。与血管升压素相比，特利加压素具有更长的作用时间（4~6h）和更高的血管 V_{1a} 受体选择性。它作为一种前体药，由肝和肾缓慢降解为赖氨酸加压素。由于其有效半衰期长,特利加压素通常是大剂量快速推注给药(约每4~6h给药1mg)。然而,对于脓毒症休克患者来说,特利加压素的最佳给药方式尚无共识。在内毒素血症的实验模型中,持续输注特利加压素能改善心肌、肝和肾灌注。研究表明,特利加压素能用于儿茶酚胺药物抵抗的脓毒症休克患者,提升血管对儿茶酚胺药物的敏感性,降低儿茶酚胺的使用量。另一方面,有研究显示使用特利加压者并不能降低脓毒症休克患者的病死率,但不良事件明显增加(如指端缺血、腹泻及肠系膜缺血等)。Huang等在一项系统综述和meta分析中,共纳入9项研究包括850例患者,结果显示特利加压素组和儿茶酚胺组的病死率无明显差异,但在年龄<60岁的患者中,特利加压素组的病死率低于儿茶酚胺组,特利加压素可改善肾功能,与儿茶酚胺组相比,特利加压素组患者肌酐水平有所下降,总体不良事件两组无明显差异,但特利加压素组外周缺血更为常见。国际脓毒症和脓毒症休克管理指南(2021)不建议在脓毒症休克患者中使用特利加压素。

塞立加压素(selepressin)是另一种合成的血管升压素类似物,是一种高度选择性 V_{1a} 受体激动剂,通过刺激血管平滑肌导致血管收缩。它不具有典型的血管升压素 V_{1b} 和 V_2 受体效应,因此被认为是一种潜在的且有吸引力的非儿茶酚胺血管加压药。在羊脓毒模型中,与血管升压素和去甲肾上腺素相比,早期给予塞立加压素可改善血流动力学参数。Russell等在Ⅱa期临床试验表明,2.5ng/(kg·min)剂量的塞立加压素能够快速停用去甲肾上腺素,同时可维持足够的MAP。塞立加压素还可以改善液体平衡,缩短机械通气时间。脓毒症休克塞立加压素适应性临床(SEPSIS-ACT)试验,在纳入817例患者后,此试验因无效而停止。在仅用去甲肾上腺素患者中,与安慰剂比较,使用塞立加压素并不能减少机械通气时间、也不增加无血管升压药天数或降低关键次要终点(90d死亡率、RRT和不良反应率)。因此,目前的证据不支持在这些患者中使用塞立加压素。此药物目前也尚未获准用于临床。

(二)血管紧张素Ⅱ

与血管升压素一样,AngⅡ在血管内容量耗竭时产生。AngⅡ是肾-血管紧张素-醛固酮系统(renin angiotensin aldosterone system,RAAS)的主要产物。血管紧张素Ⅰ(angiotensin Ⅰ,AngⅠ)的前体血管紧张素原是一种由肝、肾和其他器官产生的 α_2 球蛋白,在肾低灌注状态下,通过生物反馈机制导致肾近球细胞合成和分泌肾素,在肾素的作用下血管紧张素原转化成10肽的 AngⅠ,后者经血管紧张素转换酶(angiotensin-converting enzyme,ACE)切去2个肽转化为AngⅡ。AngⅡ是一种对血流动力学具有明显影响的8肽激素。AngⅡ通过与特异性G蛋白偶联受体(G protein-coupled receptor,GPCR)结合即 AT_1 受体和 AT_2 受体起作用。大部分AngⅡ作用于 AT_1 受体,这些受体位于肾、心、垂体、肾上腺和血管平滑肌内皮。AngⅡ直接兴奋交感神经系统,并导致平滑肌细胞肌质网钙(Ca^{2+})的释放,从而导致血管

收缩。此外,AngⅡ导致醛固酮和皮质醇的释放,增加钠和水的重吸收,并增加血管升压素的释放。AngⅡ与复杂的自动调节系统之间的这些相互作用最终导致MAP升高。AngⅡ也作用于 AT_2 受体,激活缓激肽 B_2 受体与NOS,舒张血管,降低血压,促进细胞凋亡,能部分拮抗 AT_1 受体的作用。

RAAS的激活导致 AngⅡ和醛固酮的合成,这是脓毒症休克患者恢复动脉压的主要生理和适应性机制之一。脓毒症休克期间发生RAAS功能障碍。脓毒症休克时肾灌注明显减少导致肾素释放增加,从而增加血管紧张素原向 AngⅠ的转化,并增加 AngⅡ的合成。然而,脓毒症导致的内皮功能障碍能降低 ACE 的整体活性,导致 AngⅠ向 AngⅡ的转化减少,从而造成 AngⅡ的相对缺乏。这种转化率的降低导致 AngⅠ堆积,AngⅠ被分流到另一条代谢途径,降解为 Ang-(1-9) 和 Ang-(1-7),生成缓激肽,缓激肽通过增加血管通透性而进一步促使血压下降。因此,脓毒症休克中促使低血压发生有两种不同的机制:AngⅡ缺乏导致 AT_1 受体激动作用减弱和缓激肽导致血管通透性增加。在动物模型中,脓毒症激活缓激肽-胰激肽原酶系统,导致更多缓激肽产生和促使低血压的发生。

重要的是,研究证实低 ACE 表达和低 AngⅡ水平可预测脓毒症患者的病死率,其特异性和敏感性甚至高于 APACHE Ⅱ 评分和感染相关器官衰竭评分(sepsis-related organ failure assessment,SOFA)评分。此外,研究也发现作为 RAAS 功能障碍的标志物的肾素峰值水平是比乳酸峰值更好的 ICU 病死率指标。在这项研究中,存活者和非存活者的肾素水平明显不同,肾素水平超过正常值上限与 ICU 病死率相关。肾素是 AngⅡ和 RAAS 之间生物反馈回路的一个组成部分。当肾素水平升高时,反馈回路的功能失调、RAAS 功能障碍以及内源性 AngⅡ水平耗竭就可能发生。给予外源性 AngⅡ以恢复儿茶酚胺导致的内皮损伤和内源性 ACE 的生成以及使缓激肽生成的正常化,这为应用 AngⅡ提供了生理学依据。

AngⅡ是一种人工合成的内源性非肾上腺素能血管收缩剂,对 GPCR AT_1 受体具有高度亲和力。作为一种替代的血管加压药,AngⅡ通过 RAAS 直接收缩血管,增加交感神经活动和促进液体潴留,从而增加外周血管阻力,增加 CO,最终升高血压(见图69-2)。国际脓毒症和脓毒症休克管理指南(2021)指出,AngⅡ不是脓毒症休克治疗的一线药物,但可以作为额外的血管加压药来进行治疗。Chawla等在 AngⅡ治疗高心排血量休克(Angiotensin Ⅱ for the treatment of high-output shock,ATHOS)的初步研究表明,在去甲肾上腺素治疗中加入 AngⅡ可减少去甲肾上腺素剂量和儿茶酚胺输注的潜在不利影响,证实除去甲肾上腺素外,AngⅡ是治疗高心排血量休克安全的血管加压药。Khanna等在一项多中心随机双盲安慰剂对照研究(ATHOS-3)纳入321例患者,比较了 AngⅡ与安慰剂对患者 MAP 的影响,研究将使用超过 0.2μg/(kg·min)去甲肾上腺素当量剂量(norepinephrine equivalent dose,NED)的高心排血量休克患

者随机分为Ang Ⅱ组与安慰剂组,结果显示与安慰剂相比,接受Ang Ⅱ后达到血流动力学目标的患者比例明显升高,Ang Ⅱ在血管扩张性休克治疗中具有明确的升压作用,而且可降低儿茶酚胺类药物剂量,提示此药物在血管扩张性休克治疗中具有良好的应用价值。Smith等进行的一项多中心回顾性观察队列研究,主要结果是在开始Ang Ⅱ治疗后0和3h的MAP和去甲肾上腺素等效剂量的平均差异,这项研究共纳入162例患者,MAP增加和去甲肾上腺素等效剂量降低在0~3h具有统计学意义,达到MAP≥65mmHg的中位时间为16min,提示Ang Ⅱ是一种有效的血管加压药,可显著降低儿茶酚胺剂量。Wieruszewski等、Chow等及Zhong等的研究也进一步证实Ang Ⅱ治疗脓毒症休克的有效性。

数项研究对ATHOS-3资料进行了事后分析。Szerlip等研究发现与单独接受标准血管加压药的患者比较,接受Ang Ⅱ的APACHE Ⅱ评分超过30分的重症患者的28d病死率明显降低。Tumlin等研究表明需要RRT的急性肾损伤患者亚组Ang Ⅱ不仅可以提高生存率,而且到第7天,RRT停机率也有所改善。Wierusaewski等对ATHOS-3试验的探索性事后分析,根据研究开始时的NED将患者分为低剂量组[NED≤0.25μg/(kg·min)]和高剂量组[NED>0.25μg/(kg·min)],结果发现当升压药物剂量较低时[NED≤0.25μg/(kg·min)],即开始Ang Ⅱ治疗可以改善患者的血流动力学反应和28d生存率。研究的事后分析表明,从Ang Ⅱ治疗中获益最多的患者具有以下特征:①病情最严重且相对缺乏Ang Ⅱ;②基线时血清肾素浓度显著升高;③发生需要RRT的AKI。

Smith等在一项包括心源性休克、分布性休克和低血容量性休克患者的研究中,按照使用Ang Ⅱ之前的NED对患者进行分层,结果发现,NED<0.2μg/(kg·min)组和<0.3μg/(kg·min)组的患者在应用Ang Ⅱ第3小时NED明显降低,而NED<0.4μg/(kg·min)组和<0.5μg/(kg·min)组患者,到应用Ang Ⅱ第3小时NED降低幅度无统计学意义。此外,按照开始使用Ang Ⅱ之前血管加压药的种类对患者进行分层,结果发现,应用≤3种血管升压药的患者比应用>3种血管升压药的患者在相对NED降低方面更加明显。此研究结果与ATHOS-3的研究数据一致,表明Ang Ⅱ应在休克的早期,NED<0.3μg/(kg·min)之前使用,尤其是在NED<0.2μg/(kg·min)之前使用或许有更好的获益。Wierusaewski等在一项观察性研究中纳入270例患者,发现在NED=1μg/(kg·min)时加用Ang Ⅱ,30d病死率反而更高。以上研究均提示了在脓毒症休克病程早期使用Ang Ⅱ,在较低剂量的血管加压药治疗下[NED≥0.2μg/(kg·min)]加入Ang Ⅱ治疗可改善预后,使患者获益。

尽管有以上令人鼓舞的结果,但Ang Ⅱ目前尚未被推荐用于脓毒症休克患者,而常作为二线或三线药物应用于需要超常规剂量血管加压药来维持血压的极危重患者。Ang Ⅱ过度的血管加压活性可能产生潜在不良反应,其安全性仍不明确。然而,在ATHOS-3研究中,Ang Ⅱ组和安慰剂组的不良反应发生率相似,包括严重的不良反应,如缺血事件(指端、肠道和心肌)和心律失常。Busse等在纳入1124项研究包括31281例患者的系统综述中得出结论,Ang Ⅱ引起的不良反应罕见,最常见的不良反应是停药后的一过性头痛、胸部异常感觉和直立性症状;只有2例死亡与Ang Ⅱ用药有因果关系。最近对ATHOS-3研究的敏感性分析表明,在治疗开始后的30min内,48%的患者Ang Ⅱ剂量可以从20ng/(kg·min)降低到≤5ng/(kg·min);与接受大剂量Ang Ⅱ治疗的患者相比,这些患者的MAP反应较好,28d病死率较低,严重不良反应较少,提示小剂量Ang Ⅱ治疗脓毒症休克是安全有效的。

综上所述,在脓毒症休克患者中Ang Ⅱ可能产生有益作用,但仍有许多问题没有解决,Ang Ⅱ作为可供选择的血管加压药仍需要进一步的大型随机、前瞻和对照性的临床试验来验证其安全性及有效性。

(三)亚甲蓝

亚甲蓝,亦称美蓝、次甲蓝或甲烯蓝,是一种噻嗪染料,临床上最常用于治疗高铁血红蛋白血症以及氰化物中毒。动物模型及临床试验证实亚甲蓝能减少对儿茶酚胺的需求,增加MAP和SVR,在有效改善脓毒症休克治疗预后中具有一定功效。

NO作为一种强力的血管舒张因子,在血管张力调节和过度产生时,在休克的病理生理学中发挥重要作用。研究证实,NO的过度产生在脓毒症休克的发生中有非常重要意义。抑制NO和cGMP的过度产生和活性,可能在冠状动脉旁路移植、脓毒症休克、中毒及过敏性休克患者等发生难治性血管扩张性休克或血管麻痹的治疗中至关重要。亚甲蓝作为一种特异性的iNOS及其下游sGC的抑制剂,通过阻断铁血红素和抑制血管平滑细胞sGC,减轻cGMP介导的血管扩张作用,选择性抑制iNOS和直接清除NO等多种机制发挥间接血管收缩作用(图69-4)。

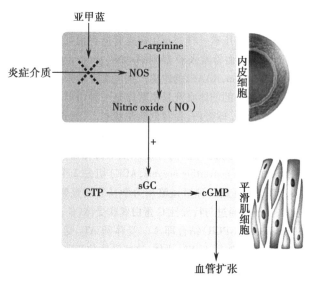

图69-4 NO生成和亚甲蓝的可能作用

几项随机对照试验以及其他观察性研究和病例报告，证实亚甲蓝能使脓毒症休克患者 MAP 明显升高，SVR 明显增加，并有节约儿茶酚胺类血管加压药的作用，而无明显不良影响。Kirov 等将 20 例脓毒症休克患者随机分为生理盐水组和亚甲蓝组，亚甲蓝组患者在静脉给予 2mg/kg 的亚甲蓝负荷剂量后，接着以 0.25mg/(kg·h)、0.5mg/(kg·h)、1mg/(kg·h) 和 2mg/(kg·h) 的速度增量输注，每一剂量持续 1h，结果显示亚甲蓝组患者 MAP 升高，血管加压药的需要量减少，但两组的生存率无明显差别。Memis 等将 30 例脓毒症患者随机分为接受生理盐水或以 0.5mg/(kg·h) 的速度输注亚甲蓝持续 6h，发现接受亚甲蓝的患者 MAP 短时间明显升高，但两组的血浆细胞因子水平和病死率无明显不同。

张雄峰等的一项 meta 分析表明，亚甲蓝可明显升高血管扩张性休克时血管麻痹或顽固性低血压患者的 MAP，降低血清乳酸水平且不增加死亡风险，是一种潜在且安全的血管收缩剂。Ballarin 等的研究纳入 3 项研究共包括 141 例患者，提示脓毒症和脓毒症休克患者应用亚甲蓝可缩短血管加压药停用时间、住 ICU 的时间和机械通气的天数。Fernando 等在亚甲蓝在脓毒症休克临床应用的系统综述和 meta 分析中纳入了 6 项随机对照试验，共 302 例患者，发现与安慰剂或不用亚甲蓝组比较，亚甲蓝可降低脓毒症休克患者的短期病死率和住院时间；与不用亚甲蓝组比较，亚甲蓝还能缩短使用血管升压药的持续时间，并增加 6h 时的 MAP，而不良事件方面两组无明显差异。因此上述研究均表明亚甲蓝可作为脓毒症休克的有效辅助治疗措施。

有关脓毒症休克时亚甲蓝的使用时间，Evora 等的研究提出了亚甲蓝在脓毒症中有效的可能"窗口期"。在第 1 个 8h 窗口，iNOS 活性增加，sGC 上调；在第 2 个 8h 窗口，sGC 表达缺失，iNOS 表达下调；在第 3 个 8h 窗口，sGC 和 iNOS 表达均上调。因此，将亚甲蓝作为脓毒症休克最后的抢救性治疗方案有悖于上述结果，当循环休克代谢不可逆时，亚甲蓝可能不起作用(第 2 窗口期)或起作用太晚(第 3 窗口期)，表现为高乳酸血症和难治性代谢性酸中毒。不将亚甲蓝作为脓毒症休克晚期抢救性治疗，而是作为早期使用的辅助治疗药物(第 1 窗口期)或许更为有用。Ibarra-Estrada 等的单中心随机对照试验证实在脓毒症休克患者中，24h 内开始使用亚甲蓝使血管升压药使用时间明显缩短，去甲肾上腺素剂量减少，28d 无血管加压药天数增加，并且缩短住 ICU 的时间和总住院时间，而无不良影响。

对于脓毒症休克患者亚甲蓝使用的最佳剂量尚无共识。一般认为，亚甲蓝的给药方案与治疗高铁血红蛋白血症一致(1~2mg/kg)。多数研究报道在脓毒症休克患者中，亚甲蓝均作为负荷剂量给药。研究证实 1~4mg/kg 的负荷剂量，在注射后开始以 0.25~1.00mg/(kg·h) 的速度持续输注似乎是安全的。鉴于使用 7mg/kg 剂量后患者内脏循环血流量减少的证据，应避免使用高剂量(4mg/kg)的亚甲蓝。

亚甲蓝有多种潜在的不良反应。在低剂量使用的情况下，亚甲蓝的毒性很小。最常见的不良反应是尿液变蓝(有时皮肤也变蓝)，恶心、呕吐和腹痛也会发生。报道的严重不良反应包括亚甲蓝输注外渗事件继发严重皮肤坏死及高剂量使用时引起高铁血红蛋白血症等。

总体而言，亚甲蓝的使用可改善脓毒症休克患者血管麻痹的主要病理生理学状态。证实可以减少儿茶酚胺的需求，并有望改善重症患者的预后。但目前关于亚甲蓝在脓毒症休克中的应用数据仍十分有限，在脓毒症休克中应用有利也有弊(表 69-1)，目前资料还不足以提议将亚甲蓝作为一线药物。今后需要更广泛的多中心研究以明确亚甲蓝在休克患者中的作用。

表 69-1　亚甲蓝在脓毒症休克中的应用

利	弊
作用机制与肾上腺素能药物不同(阻断 sGC 活性)	非选择性 NO 抑制剂治疗脓毒症休克的临床试验中性效应或病死率增加
有效提高血管张力和动脉压	其他药物也可以实现这一点
使其他血管升压药(去甲肾上腺素)剂量减少	缺乏证据表明这确实是一种有益的影响
易于应用与连续输注	给药的剂量和给药时间(与去甲肾上腺素有关的)没有明确的了解
维持心脏收缩力	心排血量和氧输送并没有增加
便宜	儿茶酚胺也便宜
广泛应用	没有明确的安全资料

(四) 羟钴胺

高剂量羟钴胺是治疗氰化物中毒的常规方法，用法为 15~30min 内静脉给予 5g。它是维生素 B_{12} 的活性形式之一，但也能以羟基取代氰化物分子，并与氰化物结合排出体外。研究证实脓毒症休克的低血压与 NO 和 H_2S 介导的血管扩张机制有关。脓毒症休克时 NO 和 H_2S 浓度过高与感染后严重炎症反应导致的不良后果有关。羟钴胺是一种有效的 NO 结合剂/清除剂，羟钴胺通过直接抑制 NO 和 NOS，阻止肌球蛋白去磷酸化,从而减轻血管扩张作用。羟钴胺除清除 NO 外,还能清除、结合和阻止 H_2S 的形成。羟钴胺与 H_2S 结合,改变钾离子通道并促进 H_2S 的排出。研究证实羟钴胺使脓毒症休克患者血流动力学状态明显改善,可能与其可独特地清除 NO 和 H_2S 这些内源性血管扩张物质有关(图 69-5,图 69-6)。

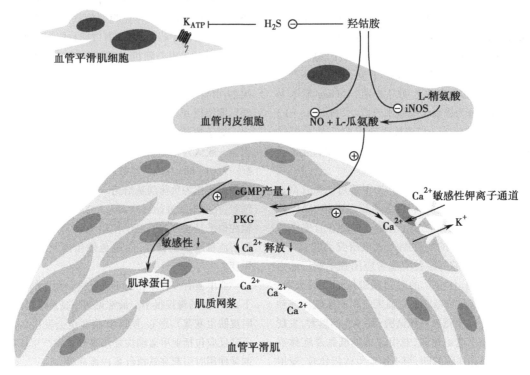

图 69-5　NO 介导的低血压病理生理和羟钴胺的作用机制

Ca^{2+}. 钙离子;cGMP. 环鸟苷酸;H_2S. 硫化氢;iNOS. 诱导型一氧化氮合酶;K^+. 钾离子;K_{ATP}. ATP 敏感性钾通道;PKG. 蛋白激酶 G。

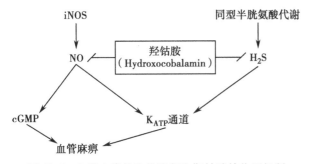

图 69-6　血管麻痹的生化途径和羟钴胺的作用机制

iNOS. 诱导型一氧化氮合酶;NO. 一氧化氮 . cGMP: 环鸟苷酸;K_{ATP}. ATP 敏感性钾通道;H_2S. 硫化氢。

早在 1951 年,在低血容量性休克犬模型中发现,输注大剂量维生素 B_{12} 能改善血流动力学,提高存活率。病例报告和系列病例指出,静脉注射羟钴胺能使血管扩张性休克患者的血压升高,这些研究多数是心脏手术后血管麻痹性休克患者。有关大剂量羟钴胺在脓毒症休克中的应用研究有限,仅有病例报告和小型系列研究显示羟钴胺被成功用于治疗难治性脓毒症休克。Sacco 等在一项单中心回顾性研究评估了羟钴胺对难治性脓毒症休克患者的 MAP 和血管加压药的需求影响,在 26 例难治性脓毒症休克患者静脉注射羟钴胺 5g,发现给予羟钴胺后 1h、6h 和 24h,MAP 均明显升高,在调整性别、年龄和合并症后,MAP 与基线相比仍具有统计学意义;给予羟钴胺 1h 后,患者所需的 NED 无变化,但在给药后 6h 和 24h,NED 明显减少,提示羟钴胺能在 24h 内为难治性脓毒症休克患者提供持续的血流动力学益处。Patel 等在一项 Ⅱ 期单中心、双盲、分组隐藏、安慰剂对照及平行组先导随机对照试验,比较静脉注射羟钴胺和安慰剂对成人脓毒症休克患者治疗效果,将 20 例患者随机分为羟钴胺(5g)组或安慰剂(生理盐水)组,结果显示与安慰剂组比较,羟钴胺组在随机分组与输注后期间以及随机分组和输注后 3h 间,血管加压药剂量大幅降低,血浆 H_2S 水平明显较低,而无严重不良事件,证实高剂量羟钴胺与血管加压药剂量减少和 H_2S 水平降低有关,提示在脓毒症休克患者中静脉给予高剂量羟钴胺的可行性。

(五)皮质类固醇

研究发现,在脓毒症休克中使用皮质类固醇可降低病死率、减少器官衰竭发生并增加无血管加压药的天数。此外,氢化可的松还能更快地纠正休克状态,缩短住 ICU 的时间。皮质类固醇在脓毒症休克中的作用机制包括减轻肾上腺功能相对不足以及钠潴留和减轻毛细血管渗漏。

重症疾病状态下,常发生肾上腺功能不全和组织皮质类固醇抵抗导致重症疾病相关的皮质类固醇不足（critical illness-related corticosteroid insufficiency，CIRCI），从而加剧和延长促炎症反应。对补液和血管活性药物反应差的低血压患者多伴有CIRCI，尤其是脓毒症患者。研究证实超过60%的脓毒症和脓毒症休克患者有不同程度的肾上腺功能不全，造成血管对去甲肾上腺素反应逐渐下降，最终出现难治性低血压。实验研究表明，皮质类固醇可恢复血管对升压药反应，可能通过非基因组抑制花生四烯酸级联反应和基因组抑制核转录因子NF-κB的核转位实现，能促进儿茶酚胺的生物合成和通过增加其受体的敏感性而增强血管升压素、AngⅡ和内皮素的血管收缩作用，此外皮质醇对促炎症介质，如TNF-α和IL-1β具有显著的抑制作用，这被证实与受体脱敏相关。

《国际脓毒症和脓毒症休克管理指南（2021）》推荐，对于成人脓毒症休克及持续需要血管加压药物的患者，建议静脉应用皮质类固醇；静脉使用氢化可的松，剂量为每天200mg，每6h静脉注射50mg或连续输注；建议至少在去甲肾上腺素或肾上腺素≥0.25μg/（kg·min）的剂量开始4h以后使用。最近，2024年重症医学指南也建议对成年脓毒症休克患者使用皮质类固醇，不推荐对成人脓毒症休克患者使用大剂量、短疗程应用皮质类固醇（氢化可的松当量>400mg/d，疗程<3d）。

2002年发表的一项试验首次显示，在脓毒症休克患者中使用皮质类固醇可降低病死率，此试验对氢化可的松50mg（静脉注射，每6h一次）加氟氢可的松50μg（口服，每天1次，连续7d）与安慰剂进行了对比评估。结果表明，氢化可的松组的28d病死率明显降低，停用血管加压药的时间明显缩短，而不良反应却无明显差异。值得注意的是，28d病死率降低只体现在继发性肾上腺功能不全者，而不是所有符合纳入标准的患者。如果考虑到整个研究人群，则没有观察到28d病死率的益处。Sprung等在脓毒症休克的皮质类固醇治疗（Corticosteroid Therapy of Septic Shock，CORTICUS）试验对499例脓毒症休克患者随机分为氢化可的松组（每6h静脉注射50mg，持续5天，随后逐渐减量）和安慰剂组进行了比较，主要结果是28d病死率，研究显示两组的28d病死率无差异，然而，与安慰剂比较，氢化可的松能缩短休克的逆转时间。Annane等在活化蛋白C和皮质类固醇治疗成人脓毒症休克（Activated Protein C and Corticosteroids for Human Septic Shock，APROCCHSS）试验回顾了氢化可的松50mg（静脉注射，每6h一次）加氟氢可的松50μg（口服，每天1次，连续7d）与安慰剂对比使用情况，与安慰剂相比，氢化可的松加氟氢可的松组的90d全因死亡率和180d全因死亡率均显著降低。在氢化可的松加氟氢可的松组中，还发现了更多的益处，包括无血管加压药的天数增加、器官衰竭发生率降低以及停用机械通气的时间缩短。这项试验也反映了2002年试验中发现的类似益处，即继发性肾上腺功能不全患者的病死率获益。同样Venkatesh等在脓毒症休克重症患者皮质类固醇辅助治疗（Ad-

junctive Corticosteroid Treatment in Critically Ill Patients with Septic Shock，ADRENAL）试验比较了脓毒症休克患者每天200mg、连续静脉输注7d氢化可的松和匹配的安慰剂，两组比较，氢化可的松能更快纠正休克，更快从ICU转出，但病死率没有差异。Rygard等对7 000余例脓毒症患者进行的系统性回顾得出的进一步数据显示，皮质类固醇治疗组的休克持续时间相差1.5d，机械通气持续时间更短，住ICU时间缩短。此外，另一包括12项随机对照试验的meta分析数据表明，皮质类固醇除了能缩短脓毒症休克患者的住ICU的时间外，还能小幅降低短期病死率。Pitre等在一项系统综述、配对分析和剂量反应meta分析中共纳入45项研究，包括9 563例患者，发现皮质类固醇可降低脓毒症休克患者病死率并提高休克逆转率，但也可能增加高血糖、高钠血症和神经肌肉无力的风险；剂量反应分析表明，氢化可的松或同等药物的最佳剂量约为260mg/d。

Teja等在氟氢可的松加氢化可的松与单用氢化可的松治疗脓毒症休克疗效比较的对随机试验的系统综述和meta分析中共纳入17项研究，包括7 688例患者，证实氟氢可的松加氢化可的松的全因病死率最低，其次为单用氢化可的松；与单用氢化可的松相比，氟氢可的松加氢化可的松可将全因死亡风险降低12%。

由于氟氢可的松在某些主要试验中应用，它仍然是脓毒症休克治疗的一种值得关注的药物。多数由间接对比研究组成的meta分析数据显示，脓毒症休克患者接受氟氢可的松加氢化可的松治疗与单用氢化可的松治疗相比，在随访病死率方面取得良好的结果，因此有必要进行进一步的直接对比研究。

尽管对于脓毒症休克患者开始使用皮质类固醇的时间没有明确的建议，但在脓毒症患者中，尽管进行了充分的液体复苏和血管活性药治疗，但仍应尽早开始使用皮质类固醇治疗，特别是在休克发生后24h内。一项回顾性队列研究发现，与休克发生后48h内相比，在休克发生后0~6h内使用氢化可的松可降低ICU的病死率，并建议在休克发生后12h内开始使用氢化可的松。最近的一项多中心的倾向得分加权观察性队列研究评估了脓毒症休克患者早期（血管加压药开始后≤12h）和晚期（血管加压药开始后>12h）开始使用低剂量皮质类固醇的情况，结果表明早期开始使用皮质类固醇与血管升压药停止时间缩短有关。《国际脓毒症和脓毒症休克管理指南（2021）》建议在开始使用血管加压药后≥4h，去甲肾上腺素或肾上腺素剂量≥0.25μg/（kg·min）时开始使用皮质类固醇。

（六）维生素C和维生素B₁

1. 维生素C 维生素C或抗坏血酸是一种重要的水溶性维生素，具有强烈的抗氧化性，是许多重要化学途径中必不可少的辅助因子，参与体内儿茶酚胺、血管升压素及胶原蛋白等物质的生物合成和代谢过程。维生素C不仅能抑制多种细胞因子及氧自由基的转录产生，而且能通过促进儿茶酚胺合成及增加肾上腺素能传递来促进血流动力学的稳定。维生素C还能增强肺上皮屏障功能,减少液体渗漏。此外,维生素C还具有免疫刺激作用,可以通过促进T淋巴细胞发育成熟及白细胞吞噬和趋化功能来改善脓毒症患者的免疫抑制作用。因此,从理论上讲,维生素C可以通过多种机制抑制过度炎症反应、逆转休克和恢复器官灌注,促进细胞代谢恢复,从而改善脓毒症休克患者的预后。

研究证实健康人血液循环中的维生素C水平为50~70μmol/L,低于23μmol/L提示维生素C缺乏,低于10μmol/L则是严重维生素C缺乏症。研究发现重症患者血浆维生素C水平降低达到70%。对脓毒症患者血浆维生素C水平进行监测后也发现,在未额外补充维生素C时,血浆维生素C平均水平为(17.9±2.4)μmol/L,提示患有脓毒症时体内维生素C水平降低,推测可能导致儿茶酚胺的合成受损,这也为补充维生素C治疗脓毒症休克提供了理论依据。研究显示,维生素C通过与α和β肾上腺素能受体结合调节α和β肾上腺素能受体活性,而增强肾上腺素的活性。此外,在血管通透性增加的动物模型中,维生素C能恢复血管内皮的完整性和毛细血管功能。

一项小型随机对照试验,需要血管加压药维持MAP>65mmHg的脓毒症休克患者28例,分为维生素C组(72h内每6h静脉给予维生素C 25mg/kg)或安慰剂组,主要结果为血管加压药的剂量和持续时间,次要结果为住ICU的时间和28d病死率。结果显示与安慰剂组比较,维生素C能降低去甲肾上腺素的平均剂量和使用持续时间,同时也改善28d病死率。在外科脓毒症休克患者中证实大剂量维生素C作为辅助治疗是有效和安全的。然而,近年来的一些临床研究发现,维生素C治疗脓毒症并不能改善患者预后,甚至可能提高脓毒症患者的病死率。

一项纳入11项随机对照试验的系统评价和meta分析研究,对静脉给予大剂量维生素C能否改善脓毒症休克患者的短期病死率进行评价。干预组接受静脉注射大剂量维生素C(≥1.5g或25mg/kg)每6h一次,结果显示脓毒症休克患者静脉注射大剂量维生素C能缩短血管加压药的使用时间和降低SOFA评分,但不能降低短期病死率。另一项meta分析纳入18项随机对照试验,研究结果同样显示静脉注射维生素C能改善SOFA并缩短血管加压药的使用时间,但未能降低脓毒症休克患者的病死率。因此目前已完成的多项随机对照试验无法为维生素C在脓毒症患者中的治疗提供明确且一致的证据,因此《脓毒症和脓毒症休克管理国际指南(2021)》并不推荐使用静脉注射维生素C治疗脓毒症或脓毒症休克,而且将其列为弱推荐、低质量证据。

2. 硫胺素 硫胺素或维生素B_1是一种水溶性维生素。硫胺素主要储存在肌肉组织中,血液中的硫胺素只占人体总储存量的1%。文献报道硫胺素会被转化为具有生物活性的形式——焦磷酸硫胺素,在体内发挥辅酶的作用。正常血清硫胺素水平在2.12~7.72μg/dl。由于肾脏替代疗法、营养状况、口服吸收减少以及代谢需求增加等原因,

重症患者通常会出现硫胺素缺乏症。由于硫胺素在神经膜的结构和功能中发挥作用,因此缺乏硫胺素会对神经系统造成影响。另外,硫胺素缺乏症还可能表现为心血管衰竭、氧化应激紊乱和反乙综合征。

作为丙酮酸脱氢酶和α-酮戊二酸脱氢酶的辅助因子,硫胺素在三羧酸循环中至关重要。在缺乏硫胺素的情况下,有氧代谢转变为无氧代谢,这可能会导致或加重乳酸酸中毒。脓毒症休克患者由于代谢需求增加和营养不良,可能特别容易缺乏硫胺素。一项回顾性队列研究发现,在脓毒症休克患者中,静脉补充硫胺素与改善乳酸清除率和降低28d病死率有关。Donnino等在一项随机对照试验中给予脓毒症休克患者硫胺素(200mg,每天2次,连续7d),发现与安慰剂组比较,硫胺素能明显降低硫胺素缺乏亚组24h乳酸水平和30d病死率,但在一般人群中,休克纠正时间、住ICU的时间、住院时间或病死率无明显差异。目前认为,硫胺素的益处不可能普遍存在。然而,它安全范围广,有利于硫胺素缺乏症患者。脓毒症休克患者硫胺素缺乏症普遍存在,使得硫胺素成为对常规血管升压药难治性休克治疗的有吸引力的辅助手段。

3. 维生素C、硫胺素和氢化可的松联合应用 多项研究评价了维生素C联合其他药物在脓毒症治疗中的作用,证实维生素C联合用药未能改善脓毒症患者的预后。维生素C、硫胺素和氢化可的松治疗脓毒症试验(Vitamin C, Thiamine, and Hydrocortisone Trial in Sepsis, VICTAS)是一项多中心、随机、双盲、自适应样本量且安慰剂对照研究,评价维生素C、维生素B_1和氢化可的松联合应用对脓毒症患者机械通气和血管升压药使用时间的影响,研究纳入入住ICU 24h内因脓毒症引起呼吸和/或心血管功能障碍的成年患者,干预组每6h静脉注射维生素C(1.5g)、维生素B_1(100mg)和氢化可的松(50mg),持续96h。结果显示,联合治疗并未减少脓毒症患者30d内机械通气和血管加压药的使用时间,也未改善患者生存率。一项系统综述和网络meta分析,比较维生素C、糖皮质激素及维生素B_1单独或联合治疗是否改善脓毒症患者的预后。这项研究纳入43项临床试验,共计10 257例患者,干预组包括维生素C(大剂量)+糖皮质激素+维生素B_1、维生素C(大剂量)+维生素B_1或糖皮质激素,数据分析发现,与对照组比较,维生素C联合用药不能降低患者的病死率及SOFA评分,也未能缩短血管加压药的使用时间和住ICU的时间。另一项meta分析同样发现,维生素C联合用药未能降低患者的病死率和急性肾损伤的发生率,也未缩短患者住ICU的时间。

(七)右美托咪定

右美托咪定是高选择性α_2肾上腺素能受体激动剂。α_2肾上腺素受体是G蛋白偶联受体之一,广泛表达于人体的心、脑、肾和肺等器官,具有抑制去甲肾上腺素释放、调节机体内源性儿茶酚胺、镇静及镇痛等生理功能。右美托咪定作用于蓝斑核发挥镇静、镇痛、抗焦虑、抑制交感神经兴奋性和器官保护作用。最近研究表明右美托咪定具有机体

免疫调节和神经保护等作用,具有明显的抗炎作用,能改善巨噬细胞功能和抗凋亡作用。

在高浓度的细胞因子、受体激动剂、内源性阿片肽和 NO 等刺激下,肾上腺素能受体数目减少,受体亲和力降低,导致肾上腺素能受体失敏,从而引起血管低反应性的发生。研究证实脓毒症休克时 α_1 肾上腺素能受体下调和失敏。研究表明在休克状态下,交感神经系统的过度兴奋和肾上腺素能受体脱敏在其发生发展中发挥重要作用。因此在脓毒症休克的治疗中,提出了一种降低交感神经系统活性的新治疗方法。通常作为抗高血压药的中枢性 α_2 受体激动剂,能减少中枢性交感神经输出,直接调节血管张力。动物实验证实脓毒症休克时降低儿茶酚胺释放伴随对外源性血管收缩剂的反应性增加。α_2 肾上腺素能受体激动剂如可乐定或右美托咪定直接作用于蓝斑,通过结合突触前 α_2 受体,对去甲肾上腺素分泌产生负反馈作用。研究表明持续静脉滴注右美托咪定可使健康者循环血浆儿茶酚胺水平降低 60% ~ 80%,且呈现剂量依赖性。实验研究发现,α_2 肾上腺素能受体激动剂通过降低中枢交感神经活性而发挥作用,同时恢复血管收缩剂如 α_1 肾上腺素能激动剂或 Ang Ⅱ 的反应性。通过减少交感神经输出,外周肾上腺素能受体的敏感性增高,同时减少促炎细胞因子的分泌而发挥作用。实验和临床研究均证实右美托咪定能明显降低脓毒症休克动物和患者对去甲肾上腺素的需求。

多项临床试验和 meta 分析表明,与其他镇静剂相比,右美托咪定的使用与谵妄和认知功能障碍的更少、更快脱机、缩短拔管时间以及病死率降低有关。Pandharipande 等研究表明,与劳拉西泮镇静组比较,在脓毒症患者中右美托咪定组的脑功能障碍发生率较低,机械通气时间较短,病死率较低,对血管活性药物的需求明显减少。Kawazoe 等研究结果显示尽管右美托咪定在整个人群中没有表现出生存优势,但在最严重的脓毒症亚组中,病死率显著降低。Pichot 等脓毒症休克病例,给予可乐定,在 3 ~ 6h 内 MAP 升高,去甲肾上腺素需求从 3.0 降低到 2.3μg/(kg·min)。Morelli 等的一项前瞻性、开放标签的交叉研究,对于 38 例需要去甲肾上腺素维持足够的 MAP 并需要使用丙泊酚和瑞芬太尼深度镇静(维持 RASS 评分-3~-4 分)的脓毒症休克患者,首先测定丙泊酚镇静期间的血流动力学、去甲肾上腺素剂量和镇静深度,然后用右美托咪定替代丙泊酚,在输注右美托咪定 4h 后再次测定,测定后将镇静切换回丙泊酚,8h 后再次测定,结果显示在脓毒症休克中,维持相同镇静水平时,从丙泊酚转换为右美托咪定能使儿茶酚胺需求减少,持续输注右美托咪定 4h 后,去甲肾上腺素的剂量明显降低,右美托咪定组的去甲肾上腺素的剂量明显低于丙泊酚组,证实在脓毒症休克患者,右美托咪定能明显减少对去甲肾上腺素的需求量。姚玲等在比较右美托咪定与咪达唑仑对脓毒症休克患者内源性血浆儿茶酚胺水平以及维持血压的外源性去甲肾上腺素用量影响的研究中发现,右美托咪定较咪达唑仑更能降低脓毒症休克患者血浆儿茶酚

胺水平,且并不增加外源性去甲肾上腺素用量,对脓毒症休克患者血流动力学影响也较咪达唑仑小。Cioccari 等的一项有关脓毒症休克患者血管活性药物用量研究的事后亚组分析显示,通过对原发病诊断、年龄、血压基线水平和基础病情况等多变量进行校正后发现,右美托咪定与维持目标 MAP 所需更低的血管升压药用量相关。

在脓毒症休克中,右美托咪定增加对去甲肾上腺素反应性的机制未完全清楚,可能是多因素作用的结果。一般认为,可能与以下 7 个方面有关:①右美托咪定能降低中枢交感传出,限制血管反应性的降低;②右美托咪定激动 α_2 受体,降低内源性儿茶酚胺的浓度,能抵消 α_1 受体的下调,使 α_1 受体逐渐上调,从而导致血管对血管活性药的反应性增加;③右美托咪定具有复杂的直接血管作用,能引起 α_{2A} 受体(主要与 NO 产生和血管扩张有关)向 α_1 和 α_{2B} 受体表达转化;④α_2 受体激动剂能激活磷脂酶 A,改善血管紧张素和儿茶酚胺的血管反应性;⑤α_2 受体激动剂能直接抑制 K_{ATP} Kir6.0 亚基,促使血管收缩药反应性升高;⑥右美托咪定通过胆碱能抗炎途径发挥抗炎作用,降低早期和后期细胞因子和黏附分子的表达,改善血管反应性;⑦α_2 受体激动剂可促进巨噬细胞的吞噬和杀菌活性、抗凋亡、减少 NO 的产生及增加乳酸清除率,降低血浆乳酸浓度以及减少血管渗漏。

综上所述,脓毒症休克时大剂量应用儿茶酚胺类药物明显增加儿茶酚胺相关的不良反应事件。研究证实,脓毒症休克时几种非儿茶酚胺类药物具有节约儿茶酚胺药物的作用,这些药物可能减少脓毒症休克时儿茶酚胺的用量,同时减轻与大剂量儿茶酚胺需求相关的潜在药物不良反应事件。它们或作用于 RAAS(Ang Ⅱ),或血管升压素系统(血管升压素或特利加压素)中的不同受体,或作用于 NOS 和 sGC 途径(亚甲蓝),或作用于重要的生化途径中潜在的不足(糖皮质激素和维生素 C 或维生素 B_1)。基于临床安全性和有效性,血管升压素和氢化可的松可能优于其他节约儿茶酚胺类药物血管升压药。脓毒症休克时节约茶酚胺类药物的临床应用还需要进一步研究。

(胡兴国　肖亚芬　郭曲练)

参 考 文 献

[1] PANNU A K. Circulatory shock in adults in emergency department[J]. Turk J Emerg Med, 2023, 23(3):139-148.

[2] ANGUS D C, VAN DER POLL T. Severe sepsis and septic shock[J]. N Engl J Med, 2013, 369(9):840-851.

[3] BUCKLEY M S, BARLETTA J F, SMITHBURGER P L, et al. Catecholamine vasopressor support sparing strategies in vasodilatory shock[J]. Pharmacotherapy, 2019, 39(3):382-398.

[4] LEONE M, EINAV S, ANTONUCCI E, et al. Multimodal strategy to counteract vasodilation in septic shock[J]. An-

aesth Crit Care Pain Med,2023,42(3):101193.

[5] AIBERTSON T E,CHENOWETH J A,LEWIS J C,et al. The pharmacotherapeutic options in patients with catecholamine-resistant vasodilatory shock[J]. Expert Rev Clin Pharmacol,2022,15(8):959-976.

[6] RUSSELL J A,RUSH B,BOYD J. Pathophysiology of septic shock[J]. Crit Care Clin,2018,34(1):43-61.

[7] ARINA P,SINGER M. Pathophysiology of sepsis[J]. Curr Opin Anaesthesiol,2021,34(2):77-84.

[8] LAURA E,ANDREW R,WALEED A,et al. Surviving sepsis campaign:international guidelines for management of sepsis and septic shock 2021[J]. Crit Care Med,2021, 49(11):e1063-e1143.

[9] ANTONUCCI E,GARCIA B,LEGRAND M. Hemodynamic support in sepsis[J]. Anesthesiology,2024,140(6): 1205-1220.

[10] RUSLAN M A,BAHARUDDIN K A,NOOR N M,et al. Norepinephrine in septic shock:a systematic review and meta-analysis[J]. West J Emerg Med,2021,22(2): 196-203.

[11] RUSSELL J A. Vasopressor therapy in critically ill patients with shock[J]. Intensive Care Med,2019,45 (11):1503-1517.

[12] DE BACKER D,HAJJAR L,MONNET X. Vasoconstriction in septic shock[J]. Intensive Care Med,2024,50 (3):459-462.

[13] WIERUSEWSKI P M,KHANNA A K. Vasopressor choice and timing in vasodilatory shock[J]. Crit Care, 2022,26(1):76.

[14] MONNET X,LAI C,OSPINA-TASCON G,et al. Evidence for a personalized early start of norepinephrine in septic shock[J]. Crit Care,2023,27(1):322.

[15] LEGRAND M,ZARBOCK A. Tips to optimize vasopressors use in the critically ill patient with hypotension[J]. Intensive Care Med,2022,48(6):736-739.

[16] HAMZAOUI O,GOURY A,TEBOUL J L. The eight unanswered and answered questions about the use of vasopressors in septic shock[J]. J Clin Med,2023,12(14): 4589.

[17] YE E,YE H,WANG S Y,et al. Initiation timing of vasopressor in patients with septic shock:a systematic review and meta-analysis[J]. Shock,2023,60(5):627-636.

[18] SHAPIRO N I,DOUGLAS I S,BROWER R G,et al. National heart,lung,and blood institute prevention early treatment of acute lung injury clinical trials network:early restrictive or liberal fluid management for sepsis induced hypotension[J]. N Engl J Med,2023,388(6): 499-510.

[19] SANCHEZ C S,PINSKY M R,SINHA S,et al. Fluids and early vasopressors in the management of septic shock:do we have the right answers yet? [J]. J Crit Care Med,2023,9(3):138-147.

[20] AI-HUSINAT L,ALSABBAH A,HMAID A A,et al. Norepinephrine may exacerbate septic acute kidney injury:a narrative review[J]. J Clin Med,2023,12(4): 1373.

[21] JIA L,WANG P,LI C,et al. The efficacy and safety of vasopressors for septic shock patients:a systemic review and network meta-analysis[J]. SHOCK,2023,60(6): 746-752.

[22] UKOR I F,WALLEY K R. Vasopressin in vasodilatory shock[J]. Crit Care Clin,2019,35(2):247-261.

[23] GARCÍA-ÁLVAREZ R,ARBOLEDA-SALAZAR R. Vasopressin in sepsis and other shock states:state of the art [J]. J Pers Med,2023,13(11):1548.

[24] HEAVNER M S,MCCURDY M T,MAZZEFFI M A,et al. Angiotensin II and vasopressin for vasodilatory shock: a critical appraisal of catecholamine-sparing strategies [J]. J Intensive Care Med,2021,36(6):635-645.

[25] SACHA G L,BAUER S R. Optimizing vasopressin use and initiation timing in septic shock:a narrative review [J]. Chest,2023,164(5):1216-1227.

[26] DEMISELLEL J,FAGEL N,RADERMACHER P,et al. Vasopressin and its analogues in shock states:a review [J]. Ann Intensive Care,2020,10(1):9.

[27] HUANG L L,ZHANG S,CHANG W,et al. Terlipressin for the treatment of septic shock in adults:a systematic review and meta-analysis[J]. BMC Anesthesiol,2020, 20(1):58.

[28] COLORETTI I,GENOVESE A,TEIXEIRA J P,et al. Angiotensin II therapy in refractory septic shock:which patient can benefit most? a narrative review[J]. J Anesth Analg Crit Care,2024,4(1):13.

[29] HEAVNER M S,McCURDY M T,MAZZEFFI M A,et al. Angiotensin II and vasopressin for vasodilatory shock: a critical appraisal of catecholamine-sparing strategies [J]. J Intensive Care Med,2021,36(6):635-645.

[30] WIERUSZEWSKI P M,BELLOMO R,BUSSE L W,et al. Initiating angiotensin II at lower vasopressor doses in vasodilatory shock:an exploratory post-hoc analysis of the ATHOS-3 clinical trial[J]. Crit Care,2023,27(1): 175.

[31] PICOD A,GARCIA B,LIER D V,et al. Impaired angiotensin II signaling in septic shock[J]. Ann Intensive Care,2024,14(1):89.

[32] SCHAICH C L,LEISMAN D E,GOLDBERG M B,et al.

Dysfunction of the renin-angiotensin-aldosterone system in human septic shock[J]. Peptides,2024,176:171201.

[33] PUNTILLO F,GIGLIO M,BRIENZA N,et al. Vasopressor-sparing action of methylene blue in severe sepsis and shock[J]. Adv Ther,2020,37(9):3692-3706.

[34] ARIAS-ORTIZ J,VINCENT J L. Administration of methylene blue in septic shock:pros and cons[J]. Crit Care,2024,28(1):46.

[35] IBARRA-ESTRADA M, KATTAN E, AGUILERA-GONZÁLEZ P,et al. Early adjunctive methylene blue in patients with septic shock:a randomized controlled trial [J]. Crit Care,2023,27(1):110.

[36] BALLARIN R S, LAZZARIN T, ZORNOFF L, et al. Methylene blue in sepsis and septic shock:a systematic review and meta-analysis[J]. Front Med (Lausanne),2024,11:1366062.

[37] BROKMEIER H M,SEELHAMMER T G,NEI S D,et al. Hydroxocobalamin for vasodilatory hypotension in shock:a systematic review with meta-analysis for comparison to methylene blue[J]. J Cardiothorac Vasc Anesth,2023,37(9):1757-1772.

[38] JOZWIAK M. Alternatives to norepinephrine in septic shock:which agents and when?[J]. J Intensive Med,2022,2(4):223-232.

[39] CHAUDHURI D,NEI A M,ROCHWERG B,et al. 2024 focused update:guidelines on use of corticosteroids in sepsis, acute respiratory distress syndrome, and community-acquired pneumonia[J]. Crit Care Med,2024,52(5):e219-e233.

[40] HAAN B J,BLACKMON S N,COBB A M,et al. Corticosteroids in critically ill patients:a narrative review[J]. Pharmacotherapy,2024,44(7):581-602.

[41] AMMAR M A,AMMAR A A,WIERUSZEWSKI P M,et al. Timing of vasoactive agents and corticosteroid initiation in septic shock[J]. Ann Intensive Care, 2022, 12

(1):47.

[42] LAI P C,LAI C H,LAI E C C,et al. Do we need to administer fludrocortisone in addition to hydrocortisone in adult patients with septic shock? an updated systematic review with Bayesian network meta-analysis of randomized controlled trials and an observational study with target trial emulation[J]. Crit Care Med, 2024, 52(4):e193-e202.

[43] BOSCH N A,TEJA B,LAW A C,et al. Comparative effectiveness of fludrocortisone and hydrocortisone vs hydrocortisone alone among patients with septic shock[J]. JAMA Intern Med,2023,183(5):451-459.

[44] NETHATHE G D, LIPMAN J, ANDERSON R, et al. Glucocorticoids with or without fludrocortisone in septic shock:a narrative review from a biochemical and molecular perspective[J]. Br J Anaesth,2024,132(1):53-65.

[45] ZENG Y,LIU Z,XU F,et al. Intravenous high-dose vitamin C monotherapy for sepsis and septic shock:a meta-analysis of randomized controlled trials[J]. Medicine (Baltimore),2023,102(42):e35648.

[46] LI W W,ZHAO R R,LIU S S,et al. High-dose vitamin C improves norepinephrine level in patients with septic shock:a single-center,prospective,randomized controlled trial[J]. Medicine (Baltimore), 2024, 103(15):e37838.

[47] LI L L,SHI X T,XIOG M,et al. Dexmedetomidine only regimen for long-term sedation is associated with reduced vasopressor requirements in septic shock patients:a retrospective cohort study from MIMIC-IV database[J]. Front Med (Lausanne),2023,10:1107251.

[48] HUANG X,HE C Y. The efficacy of dexmedetomidine for septic shock:a meta-analysis of randomized controlled trials[J]. Medicine (Baltimore), 2023, 102(35):e34414.

70 双硫仑在脓毒症治疗中的研究进展

脓毒症是宿主对感染的反应失调而致的危及生命的器官功能障碍。其病情发展迅速,可导致凝血功能异常、多器官功能障碍并最终危及患者生命。脓毒症因其复杂的病理生理学机制及多样的临床表现,使其监测与治疗依然面临极大挑战,是导致死亡和长期伤残的主要原因之一。双硫仑是一种在临床应用超过70年的药物,其最初被用于治疗酒精成瘾。最新研究发现,双硫仑在肿瘤、免疫性疾病及脓毒症等领域均有潜在治疗作用。本综述旨在探讨双硫仑对免疫系统以及脓毒症相关病理生理机制的影响,为开发更加高效前沿的治疗策略提供一定的理论基础与实验依据。

一、脓毒症的病理生理学

脓毒症的本质在于宿主对感染侵袭的免疫反应失衡,进而触发全身性炎症免疫反应与多器官功能障碍,最终导致休克乃至死亡。脓毒症的病理生理过程通常开始于机体识别微生物病原体相关分子模式(pathogen associated molecular pattern,PAMP)或机体内源性损伤相关分子模式(damage-associated molecular pattern,DAMP)。在这些关键信号分子被识别后,下游信号分子如Toll样受体与C型凝集素受体相继被激活,继而导致下游通路如NF-κB途径活化、补体系统全面动员以及炎症小体的形成与激活。这些信号通路的级联激活加剧脓毒症进程中的炎症反应,形成恶性循环,持续推动疾病的恶化。

在脓毒症的演进过程中,免疫系统扮演着"双刃剑"的角色。当病原体侵入机体时,免疫系统会迅速启动防御机制,大量释放炎症介质,同时也会激活凝血系统。病原体及其毒素可诱导TNF-α、IL-1及IL-6等炎症介质大量释放,进一步加剧体内炎症反应。随着感染的持续,免疫系统的过度活跃导致机体持续释放出一系列细胞因子,触发"细胞因子风暴",引发广泛的炎症与组织损伤,从而加速脓毒症的发展进程。同时,脓毒症还伴随着潜在的免疫抑制现象,这既是免疫系统过度应激后的一种自我保护机制,同时也会导致免疫细胞的耗竭与凋亡,进一步削弱机体的防御能力。这种受损的免疫状态不仅增加患者罹患继发感染的风险,还可能延长脓毒症的病程,使治疗过程变得更加困难。

脓毒症的另一个典型特征是广泛存在的异常凝血现象与血管内皮细胞的显著损伤。在大量炎症介质释放遍及全身的过程中,脓毒症不仅上调组织因子的表达水平,还加速凝血级联反应的进程。与此同时,内皮细胞的受损加剧血小板功能异常与凝血系统的过度激活,直接增加微血栓形成和触发弥散性血管内凝血的风险。

二、双硫仑

1951年,FDA批准双硫仑用于治疗酒精成瘾。近年研究揭示,双硫仑参与调控多种分子信号通路,尤其是与炎症反应紧密相关的途径。这使其在诸如肿瘤、心血管疾病及炎症性疾病等多种疾病中均具有治疗潜力。

(一)双硫仑的化学结构

双硫仑,即四乙基硫代氨基甲酰二硫化物,其化学式为 $C_{10}H_{20}N_2S_4$。此分子的核心结构是二硫键。当二硫键断裂后,会释放出具有生物学活性的巯基,从而发挥药理学特性。双硫仑会与乙醛脱氢酶特定部位的巯基结合,并使其氧化形成二硫键,使其失去生物学活性,从而阻碍乙醇代谢降解产物乙醛通过酶促反应转化为其后续代谢产物乙酸的过程。因此,当使用双硫仑后,乙醛在机体内广泛积聚,引发诸如面部潮红、头痛难耐及心动过速等一系列令人不适的生理反应,使酒精成瘾者在面对酒精诱惑时心生畏惧,从而减少酒精的摄入。

(二)双硫仑在体内的代谢途径

双硫仑具有很强的螯合能力,能与金属阳离子如铁、铜和锌等形成稳定的复合物。其生物转化的第一步是二硫键的断裂。在生理环境中,双硫仑的二硫键便会在还原环境下断裂,释放出硫醇衍生物,这些衍生物或许还会与机体内源性的蛋白质硫醇结合,形成混合二硫化物。双硫仑的下游主要代谢产物——二乙基二硫代氨基甲酸(diethyl dithiocarbamatre,DDC)则具有更多的代谢途径。它可以参与葡萄糖醛酸化途径,与葡萄糖醛酸通过结合反应,增强自身的亲水性,并通过肾排泄至体外。另一条分解代谢途径是非酶促降解,其中 DDC 在没有酶促作用的情况下自发分解。DDC 的代谢过程也可能通过甲基化和氧化进行,这些过程由生物系统中的特定酶介导。这些酶促反应进一步修饰 DDC,确保其全面分解代谢并促进其最终从体内消除。

（三）双硫仑的药物应用

近期研究揭示了双硫仑对于多种疾病的治疗潜力。当前,较多文献明确了双硫仑作为乙醛脱氢酶抑制剂在肿瘤治疗领域的作用。同时,它在阿尔茨海默病、肥胖、莱姆病及脓毒症等多种复杂病理条件下的应用前景也被广泛揭示。然而,尽管临床前及早期临床研究已初步揭示双硫仑的潜在治疗优势,仍需要通过更为严谨深入的研究来全面验证其有效性与安全性。此外,对于双硫仑可能引发的不良反应及其与其他药物的潜在相互作用,亦须保持高度警惕。

三、双硫仑在脓毒症中的作用

（一）双硫仑在免疫反应中的作用

1. 双硫仑在炎症反应中的作用 20 世纪末的一系列研究成果揭示了双硫仑在调节氧化应激过程中发挥的关键作用。随后的科学研究,证实了双硫仑在调控炎症反应方面的应用潜力。有研究指出,局部应用双硫仑能够有效缓解小鼠模型中的银屑病样皮炎症状,展现了其在皮肤炎症治疗中的前景。基于帕金森病小鼠模型的研究,双硫仑不仅可抑制神经炎症,还有效阻止多巴胺能神经元的退化,进而恢复小鼠的运动功能。此外,双硫仑能够抑制结肠巨噬细胞的活化,从而缓解溃疡性结肠炎小鼠的病情严重程度。双硫仑可以抑制狼疮性肾炎小鼠的肾损伤严重程度,减少蛋白尿,降低血清抗双链 DNA 水平,有效清除肾中的免疫复合物。此外,研究还发现双硫仑可改善新月体性肾小球肾炎大鼠模型的疾病严重程度。在小鼠巨细胞病毒肺炎模型中,双硫仑能够显著缓解肺损伤,提高小鼠生存率。同时,双硫仑还能抑制血管紧张素Ⅱ诱导的小鼠血管平滑肌炎症。双硫仑在软骨保护方面也展现出抗炎作用,能够抑制软骨细胞的炎症反应。综上所述,双硫仑在多种炎症性疾病中均具有潜在治疗价值。

2. 双硫仑在免疫细胞中的作用 双硫仑可通过调控多种免疫细胞的功能对免疫系统产生影响。双硫仑在缓解肾小球肾炎方面的作用被归因于其能有效抑制单核细胞向巨噬细胞的迁移过程,同时阻断巨噬细胞趋化并抑制单核细胞来源巨噬细胞的激活;同时,双硫仑还可抑制巨噬细胞伪足的形成能力,从而减轻炎症反应。在真菌性角膜炎的治疗中,双硫仑可通过减少巨噬细胞和中性粒细胞的募集,有效减轻宿主的免疫反应。

中性粒细胞捕获网(neutrophil extracellular traps，NET) 作为中性粒细胞的关键功能部分,其释放也受到双硫仑的调控。研究表明,双硫仑能够抑制 NET 的释放,进而减少多器官功能障碍的发生并降低脓毒症小鼠的病死率。此外,双硫仑在肌浆质网中可作为 Ca^{2+}-ATP 酶的激活剂,能够抑制对免疫球蛋白 E(immunoglobulin E，IgE) 依赖性嗜酸性粒细胞的激活。此外,双硫仑通过作用于免疫细胞发挥抗肿瘤作用。双硫仑-铜(DSF-Cu) 复合物可以促进树突状细胞的成熟,显著增强 T 细胞的细胞毒性,从而提升抗肿瘤免疫功能。

（二）双硫仑参与的炎症反应通路

脓毒症起始于模式识别受体对 PAMP 或 DAMP 的识别,在其复杂的下游信号网络中,双硫仑可与多个关键信号通路相互作用从而发挥其调节炎症反应的能力。双硫仑参与调控环鸟苷酸-腺苷酸合酶(cyclic guanosine monophosphate-adenosine monophosphate synthase；cyclic GMP-AMP synthase，cGAS) -干扰素基因刺激因子(stimulator of interferon gene，STING) 途径,此途径在调控炎症反应相关基因的表达中发挥着重要作用,对其活性的调控有助于平衡免疫反应。此外,双硫仑还可影响补体系统。补体系统由一系列血浆蛋白构成,在脓毒症期间若发生异常激活,会加剧组织损伤的严重程度,而双硫仑的干预可以抑制这一过程。在其下游的信号层级上,双硫仑对活性氧(reactive oxygen species，ROS) 和核苷酸结合寡聚结构域样受体(nucleotide-binding oligomerization domain-like receptor，NOD 样受体) 家族,以及核苷酸结合结构域富含亮氨酸重复序列和含热蛋白结构域受体 3(nucleotide-binding domain leucine-rich repeat and pyrin domain-containing receptor 3，NLRP3) 炎症小体产生显著影响。通过其抑制氧化应激的能力,双硫仑间接抑制 NLRP3 炎症小体的激活。因此,双硫仑的干预不仅减轻了炎症反应,还避免了因 NLRP3 炎症小体激活导致细胞焦亡所带来的进一步损伤。双硫仑对 ROS 水平的调节还可能影响坏死性凋亡和线粒体功能障碍等,从而减少脓毒症对细胞和系统的破坏。

1. 双硫仑在 NF-κB 信号通路中的作用 转录因子 NF-κB 在炎症信号通路中,尤其是脓毒症病理生理过程中发挥着重要作用。双硫仑及其与铜离子形成的 DSF-Cu 复合物可抑制 NF-κB 通路以及 TGF-β 信号通路的过度激活。它能抑制 NF-κB 亚基向细胞核的转位过程,进而有效抑制炎症基因的异常表达。此外,双硫仑及其复合物还被发现能促进受损或病变细胞的凋亡,为控制炎症级联反应提供另一条途径。双硫仑也参与抑制 TGF-β 介导的上皮-间质转化的过程,这一转化过程与乳腺癌细胞获得干细胞样特性紧密相关,是肿瘤恶性进展的关键步骤之一。通过干预细胞外信号调节激酶-核因子 κB-扭蛋白信号轴(Extracellular Signal-Regulated Kinase-Nuclear Factor κB-Snail Signaling Axis，ERK-NF-κB-Snail),双硫仑可影响肿瘤细胞的迁移与侵袭能力,还可能干扰其自我更新和耐药性的发展。鉴于当前的相关研究重心多集中于肿瘤学领域,在脓毒症背景下双硫仑对 NF-κB 通路的潜在抑制作用仍需要通过一系列实验加以验证。

2. 双硫仑在 GSDMD 介导的焦亡通路中的作用 细胞

焦亡在脓毒症的发病机制中同样具有重要作用,这一病理生理过程也同样起始于PAMP与DAMP对Toll样受体的激活,并导致下游炎症小体的组装与激活,促使胱天蛋白酶1(cysteine aspartic acid specific protease 1,Caspase-1)前体经过蛋白酶解作用,转变为具有生物学活性的Caspase-1,进而对促炎细胞因子L-1β及IL-18的前体进行切割,加速其释放与扩散,加剧炎症反应。与此同时,Caspase-1还介导GSDMD的特异性切割,GSDMD的N端片段被释放后迅速转位至质膜,并组装成具有破坏性的孔道结构,直接导致细胞膜破裂与细胞完整性的丧失,从而引发细胞焦亡。双硫仑能够特异性与人类GSDMD的Cys191残基结合,有效阻止GSDMD的N端片段在质膜上形成孔道,进而阻断细胞焦亡。因此,双硫仑有望成为调节细胞焦亡、减轻炎症反应及改善脓毒症预后的新型候选药物。

此外,最新研究同时揭示了双硫仑在器官保护方面的作用,这一益处被归因于其对GSDMD以及NET的抑制作用。另外,双硫仑可通过靶向胱天蛋白酶11-GSDMD途径阻断细胞焦亡的发生,进而缓解由缺血再灌注损伤引发的急性肾损伤。同时,双硫仑可通过调控NLRP3-Caspase-1-GSDMD途径来抑制NET形成,进而促进糖尿病足溃疡小鼠模型的愈合。

双硫仑在GSDMD介导的细胞焦亡过程中的调控作用为探索脓毒症等复杂疾病的治疗策略提供了新的线索。深入研究双硫仑调节细胞焦亡的具体途径与机制,不仅有望为脓毒症的治疗带来全新的干预手段,还可能为其他涉及免疫失调与细胞死亡的疾病提供治疗思路。

3. 双硫仑在Nrf2-ARE通路中的作用 核转录因子红系2相关因子2(nuclear factor-erythroid 2-related factor 2,Nrf2)与抗氧化响应元件(antioxidant response element,ARE)构成的信号通路,是机体应对氧化应激的关键通路,其中Nrf2发挥着重要作用。在氧化应激时,Nrf2与Kelch样环氧氯丙烷相关蛋白1(Kelch-like ECH-associated protein 1,Keap1)相分离,进而迁移至细胞核内,与ARE序列紧密结合,促进下游抗氧化酶与解毒蛋白基因的转录,从而保护细胞功能。当发生脓毒症时,ROS与各类炎症介质大量释放,对机体组织造成广泛损伤。因此,Nrf2-ARE信号通路成为提升细胞与组织韧性、抵御氧化应激风暴及削弱促炎反应的重要通路。近期研究揭示,双硫仑及其DSF-Cu复合物可通过促进p62的磷酸化,干扰Keap1与Nrf2之间的结合,使Nrf2的稳定性与转录活性得到显著增强。这一过程不仅激活了下游抗氧化防御基因的转录,还营造了一个有利于细胞自我修复与抵抗氧化侵害的微环境,有效减轻ROS诱导的炎症与组织损伤。双硫仑对Nrf2-ARE途径的调节,还与其在抑制氧化应激相关的细胞焦亡中的关键作用紧密相连。它可能通过调控GSK-3β-Nrf2-NLRP3这一信号通路,进一步抑制氧化应激,并强化机体的免疫功能。

(三)双硫仑在脓毒症中的作用

脓毒症的治疗策略是一个多维度、综合性的过程。双硫仑的主要治疗机制在于其对细胞氧化还原状态的调控,而氧化应激又是驱动细胞损伤与炎症级联反应的关键因素。通过激活并强化Nrf2-ARE抗氧化信号通路,双硫仑构建了一个强大的抗氧化防御体系,可有效抵御氧化损伤,为细胞在脓毒症环境下争取了宝贵的生存空间。在氧化应激水平相对较低时,双硫仑有助于细胞保持稳态,减少细胞损伤。另一方面,双硫仑对NF-κB信号通路的抑制作用则为脓毒症的治疗开辟了另一条潜在途径。鉴于NF-κB在调控促炎介质合成与释放中的重要地位,双硫仑通过抑制这条通路,能够显著削弱炎症反应,减轻炎症性组织损伤,从而缓解脓毒症患者的症状。

双硫仑还具有一定的抗菌特性,尽管这并非其主要功能,但这一附加属性为脓毒症的治疗提供了额外帮助。通过抑制特定病原体的增殖,双硫仑能够辅助抗生素治疗,更有效地管理病原体,减少其对机体的侵害。此外,实验还揭示了双硫仑在心脏保护方面的潜力。在脂多糖(lipopolysaccharide,LPS)诱导的心脏损伤动物模型中,双硫仑能够显著改善心脏功能,保护左心室功能,并有效阻止心肌细胞的凋亡。这一作用可能通过双重机制实现。一方面,双硫仑抑制氧化应激水平,减轻了其对心肌细胞的损害;另一方面,双硫仑抑制NLRP3炎症小体的激活,阻断了炎症反应的进一步放大。双硫仑还可通过阻止组织蛋白酶B从溶酶体向细胞质的异常转移,来抑制细胞焦亡的发生。这一过程不仅直接保护细胞的完整性,还通过灭活NLRP3炎症小体,进一步强化其免疫调节效果。

四、总结

作为一种以全身性炎症反应和潜在的多器官功能障碍为特征的复杂疾病,脓毒症的治疗策略一直是医学界的重大课题。双硫仑以其抑制氧化应激和炎症反应及附加的抗菌特性,在调节脓毒症的病理生理过程中发挥了重要作用。然而,从实验室的初步发现到临床实践的广泛应用,仍需要展开更多支持性研究。尽管体外实验与动物模型为了解双硫仑对脓毒症的治疗作用提供了初步了解,但它们仍难以完全模拟人体复杂的生理机制与疾病状态。因此,在实验研究的理想环境与脓毒症在临床中展现出的多样性和个体差异性之间依然存在着较大差距。

此外,实验设计的固有限制显著影响研究结果的普适性,特别是当这些研究聚焦于特定物种时,其模型往往难以直接映射至人类的病理生理状态。实验室条件下所采用的双硫仑浓度,往往远超人类可安全使用的剂量及耐受范围,这不禁让人对其在临床环境中的实际应用效果心存疑虑。加之,双硫仑在分子、细胞乃至全身层面与人类免疫系统之间的交互机制尚待研究,这为双硫仑的临床应用增添了不确定性。因此,应采取更为严谨的研究方法,包括与之相关的药代动力学研究及严格的对照试验,以全面揭示双硫仑的生物学效应及潜在风险。同时,药物安全性评估工作也是另一潜在研究方向，如探讨双硫仑与脓毒症治疗中常用的抗生素或血管加压药等药物之间的潜在相互作用，以及这些相互作用可能对患者安全造成的影响。鉴于肝功能障碍在脓毒症患者中的高发性，需要密切关注双硫仑可能引发的肝毒性及其他药物不良反应。

展望未来，双硫仑在脓毒症治疗领域的应用前景既充满挑战也孕育希望。未来的研究应致力于明确双硫仑的剂量-反应关系，并评估其临床安全性。初步研究的积极成果展现了曙光，但真正的突破还需要通过严谨的临床试验来验证。随着研究的不断深入，双硫仑有望成为脓毒症治疗领域的一颗新星，为这一复杂疾病的治疗带来变革。

（吴奇　薄禄龙）

参 考 文 献

［1］ SINGER M，DEUTSCHMAN C S，SEYMOUR C W，et al. The third international consensus definitions for sepsis and septic shock（sepsis-3）［J］. JAMA，2016，315（8）：801-810.

［2］ CICCHINELLI S，PIGNATARO G，GEMMA S，et al. PAMPs and DAMPs in sepsis：a review of their molecular features and potential clinical implications［J］. Int J Mol Sci，2024，25（2）：962.

［3］ ZHANG Y Y，NING B T. Signaling pathways and intervention therapies in sepsis［J］. Signal Transduct Target Ther，2021，6（1）：407.

［4］ TSANTES A G，PARASTATIDOU S，TSANTES E A，et al. Sepsis-induced coagulopathy：an update on pathophysiology，biomarkers，and current guidelines［J］. Life（Basel），2023，13（2）：350.

［5］ JARCZAK D，NIERHAUS A. Cytokine storm-definition，causes，and implications［J］. Int J Mol Sci，2022，23（19）：11740.

［6］ LIU D，HUANG S Y，SUN J H，et al. Sepsis-induced immunosuppression：mechanisms，diagnosis and current treatment options［J］. Mil Med Res，2022，9（1）：56.

［7］ LI Q，CHAO Y，LIU B，et al. Disulfiram loaded calcium phosphate nanoparticles for enhanced cancer immunotherapy［J］. Biomaterials，2022，291：121880.

［8］ WEI S，XIAO Z，HUANG J，et al. Disulfiram inhibits oxidative stress and NLRP3 inflammasome activation to prevent LPS-induced cardiac injury［J］. Int Immunopharmacol，2022，105：108545.

［9］ VALLARI R C，PIETRUSZKO R. Human aldehyde dehydrogenase：mechanism of inhibition of disulfiram［J］. Science，1982，216（4546）：637-639.

［10］ NAGY P. Kinetics and mechanisms of thiol：disulfide exchange covering direct substitution and thiol oxidation-mediated pathways［J］. Antioxid Redox Signal，2013，18（13）：1623-1641.

［11］ FAIMAN M D，JENSEN J C，LACOURSIERE R B. Elimination kinetics of disulfiram in alcoholics after single and repeated doses［J］. Clin Pharmacol Ther，1984，36（4）：520-526.

［12］ NAGENDRA S N，SHETTY K T，SUBHASH M N，et al. Role of glutathione reductase system in disulfiram conversion to diethyldithiocarbamate［J］. Life Sci，1991，49（1）：23-28.

［13］ ENEANYA D I，BIANCHINE J R，DURAN D O，et al. The actions of metabolic fate of disulfiram［J］. Annu Rev Pharmacol Toxicol，1981，21：575-596.

［14］ YOURICK J J，FAIMAN M D. Comparative aspects of disulfiram and its metabolites in the disulfiram-ethanol reaction in the rat［J］. Biochem Pharmacol，1989，38（3）：413-421.

［15］ PALANSKI B A，KHOSLA C. Cystamine and disulfiram inhibit human transglutaminase 2 via an oxidative mechanism［J］. Biochemistry，2018，57（24）：3359-3363.

［16］ NI Y L，CHIEN P J，HSIEH H C，et al. Disulfiram/copper suppresses cancer stem cell activity in differentiated thyroid cancer cells by inhibiting BMI1 expression［J］. Int J Mol Sci，2022，23（21）：13276.

［17］ REINHARDT S，STOYE N，LUDERER M，et al. Identification of disulfiram as a secretase-modulating compound with beneficial effects on Alzheimer's disease hallmarks［J］. Sci Rep，2018，8（1）：1329.

［18］ BERNIER M，MITCHELL S J，WAHL D，et al. Disulfiram treatment normalizes body weight in obese mice［J］. Cell metab，2020，32（2）：203-214.

［19］ GAO J，GONG Z，MONTESANO D，et al."Repurposing" disulfiram in the treatment of lyme disease and babesiosis：retrospective review of first 3 years' experience in one medical practice［J］. Antibiotics（Basel），2020，9（12）：868.

［20］ OU A T，ZHANG J X，FANG Y F，et al. Disulfiram-loaded lactoferrin nanoparticles for treating inflammatory diseases［J］. Acta Pharmacol Sin，2021，42（11）：1913-1920.

［21］ CVEK B. The promiscuity of disulfiram in medicinal research［J］. ACS Med Chem Lett，2023，14（12）：1610-1614.

［22］ LIAN N，CHEN Y，CHEN S，et al. Gasdermin D-mediated keratinocyte pyroptosis as a key step in psoriasis pathogenesis［J］. Cell Death Dis，2023，14（9）：595.

［23］ BAI Y，MIN R，CHEN P，et al. Disulfiram blocks inflammatory TLR4 signaling by targeting MD-2［J］. Proc Natl Acad Sci U S A，2023，120（31）：e2306399120.

［24］ ZHOU W,ZHANG H,HUANG L,et al. Disulfiram with Cu²⁺ alleviates dextran sulfate sodium-induced ulcerative colitis in mice［J］. Theranostics,2023,13（9）:2879-2895.

［25］ ZHUANG L,LUO X,WU S,et al. Disulfiram alleviates pristane-induced lupus via inhibiting GSDMD-mediated pyroptosis［J］. Cell Death Discov,2022,8(1):379.

［26］ TODA E,SAWADA A,TAKEUCHI K,et al. Inhibition of the chemokine signal regulator FROUNT by disulfiram ameliorates crescentic glomerulonephritis［J］. Kidney Int,2022,102(6):1276-1290.

［27］ HUANG X,SUN P,QIN Y,et al. Disulfiram attenuates MCMV-Induced pneumonia by inhibition of NF-κB/NLRP3 signaling pathway in immunocompromised mice［J］. Int Immunopharmacol,2022,103:108453.

［28］ LIAO F,WANG L,WU Z,et al. Disulfiram protects against abdominal aortic aneurysm by ameliorating vascular smooth muscle cells pyroptosis［J］. Cardiovasc Drugs Ther,2023,37(6):1-14.

［29］ LI C,LI L,LAN T. Co-treatment with disulfiram and glycyrrhizic acid suppresses the inflammatory response of chondrocytes［J］. J Orthop Surg Res,2021,16(1):132.

［30］ IKEBUKURO T,ARIMA T,KASAMATSU M,et al. Disulfiram ophthalmic solution inhibited macrophage infiltration by suppressing macrophage pseudopodia formation in a rat corneal alkali burn model［J］. Int J Mol Sci,2023,24(1):735.

［31］ YAN H,YANG H,WANG L,et al. Disulfiram inhibits IL-1β secretion and inflammatory cells recruitment in Aspergillus fumigatus keratitis［J］. Int Immunopharmacol,2022,102:108401.

［32］ SILVA C M S,WANDERLEY C W S,VERAS F P,et al. Gasdermin D inhibition prevents multiple organ dysfunction during sepsis by blocking NET formation［J］. Blood,2021,138(25):2702-2713.

［33］ SELNØ A T H,SUMBAYEV V V,GIBBS B F. IgE-dependent human basophil responses are inversely associated with the sarcoplasmic reticulum Ca²⁺-ATPase (SERCA)［J］. Front Immunol,2022,13:1052290.

［34］ WANG Q,ZHU T,MIAO N,et al. Disulfiram bolsters T-cell anti-tumor immunity through direct activation of LCK-mediated TCR signaling［J］. EMBO J,2022,41(16):e110636.

［35］ ZHANG Z D,SHI C R,LI F X,et al. Disulfiram ameliorates STING/MITA-dependent inflammation and autoimmunity by targeting RNF115［J］. Cell Mol Immunol,2024,21(3):275-291.

［36］ DENG W,YANG Z,YUE H,et al. Disulfiram suppresses NLRP3 inflammasome activation to treat peritoneal and gouty inflammation［J］. Free Radic Biol Med,2020,152:8-17.

［37］ LI Y,WANG L H,ZHANG H T,et al. Disulfiram combined with copper inhibits metastasis and epithelial-mesenchymal transition in hepatocellular carcinoma through the NF-κB and TGF-β pathways［J］. J Cell Mol Med,2018,22(1):439-451.

［38］ ZHU Y,LEI C,JIANG Q,et al. Dsf/Cu induces antitumor effect against diffuse large B-cell lymphoma through suppressing NF-κB/BCL6 pathways［J］. Cancer Cell Int,2022,22(1):236.

［39］ HAN D,WU G,CHANG C,et al. Disulfiram inhibits TGF-β-induced epithelial-mesenchymal transition and stem-like features in breast cancer via ERK/NF-κB/Snail pathway［J］. Oncotarget,2015,6(38):40907-40919.

［40］ YAO J,STERLING K,WANG Z,et al. The role of inflammasomes in human diseases and their potential as therapeutic targets［J］. Signal Transduct Target Ther,2024,9(1):10.

［41］ DEVANT P,KAGAN J C. Molecular mechanisms of gasdermin D pore-forming activity［J］. Nat Immunol,2023,24(7):1064-1075.

［42］ HU J J,LIU X,XIA S,et al. FDA-approved disulfiram inhibits pyroptosis by blocking gasdermin D pore formation［J］. Nature Immunology,2020,21(7):736-745.

［43］ CAI Q,SUN Z,XU S,et al. Disulfiram ameliorates ischemia/reperfusion-induced acute kidney injury by suppressing the caspase-11-GSDMD pathway［J］. Ren Fail,2022,44(1):1169-1181.

［44］ YANG S,FENG Y,CHEN L,et al. Disulfiram accelerates diabetic foot ulcer healing by blocking NET formation via suppressing the NLRP3/Caspase-1/GSDMD pathway［J］. Transl Res,2023,254:115-127.

［45］ LU M C,JI J A,JIANG Z Y,et al. The Keap1-Nrf2-ARE pathway as a potential preventive and therapeutic target: an update［J］. Med Res Rev,2016,36(5):924-963.

［46］ REN X,LI Y,ZHOU Y,et al. Overcoming the compensatory elevation of NRF2 renders hepatocellular carcinoma cells more vulnerable to disulfiram/copper-induced ferroptosis［J］. Redox Biol,2021,46:102122.

［47］ CHI F,ZHANG G,REN N,et al. The anti-alcoholism drug disulfiram effectively ameliorates ulcerative colitis through suppressing oxidative stresses-associated pyroptotic cell death and cellular inflammation in colonic cells［J］. Int Immunopharmacol,2022,111:109117.

［48］ WANG W,MCLEOD H L,CASSIDY J. Disulfiram-mediated inhibition of NF-κB activity enhances cytotoxicity of 5-fluorouracil in human colorectal cancer cell lines[J]. Int J Cancer,2003,104(4):504-511.

[49] HUANG W,ZHANG J,LIU S,et al. Disulfiram enhances the activity of polymyxin b against klebsiella pneumoniae by inhibiting lipid a modification[J]. Infect Drug Re-

sist,2022,15:295-306.

[50] LIU C,TANG J,LIU S,et al. Cathepsin B/NLRP3/GS-DMD axis-mediated macrophage pyroptosis induces inflammation and fibrosis in systemic sclerosis[J]. J Dermatol Sci,2022,108(3):127-137.

71 纳米技术在脓毒症治疗和诊断方面的进展

一、脓毒症的基本定义和纳米材料的潜在应用方向

自1991年美国胸科医师协会（American College of Chest Physicians，ACCP）和美国重症医学会（Society of Critical Care Medicine，SCCM）对全身炎症反应综合征（systemic inflammatory response syndrome，SIRS）、脓毒症、严重脓毒症和脓毒症休克进行初步定义以来，脓毒症的定义多年来一直在变化。在此之前，脓毒症被定义为由感染引起的SIRS。"严重"脓毒症与器官功能障碍、低灌注或低血压有关，而"脓毒症休克"则与尽管进行了充分的液体复苏但仍出现低血压有关。目前的定义承认脓毒症一词所隐含的严重性，即脓毒症是由入侵的病原体引发的，并导致机体做出不适当的反应。脓毒症与局部微生物感染不同，其伴随的机体反应是失调的、全身性的，并伴有非特异性的症状和体征。例如，发热是一种典型的临床反应，表明免疫应激反应的开始。同时，体温高热的症状在危重患者中很常见，但并不是一定表明存在感染。此外，极危重患者还会出现心动过速和白细胞减少，也可能是其他潜在病理情况所致。最常见的情况是，缺氧和血小板计数低但缺乏感染证据的患者有时会出现脓毒症诊断不足，而术后接受抗生素治疗的患者出现发热时则可能出现过度诊断。这种疾病的早期高炎症阶段是导致细胞因子风暴的一系列前提。先天性免疫反应和适应性免疫反应的早期激活参与了脓毒症的发生和发展。

目前脓毒症的诊断主要是基于症状和体液分析。除基于症状的诊断外，体液（特别是血液）培养是最确凿、最可靠的诊断手段，但24~48h的检测时间限制了其早期临床实用性。更多的证据证明，单一生物标志物表达具有复杂性和时间不稳定性，使得不适合完全依赖单一生物标志物作为脓毒症的诊断标准，尤其是在重症患者中。开发用于脓毒症诊断的生物标志物组合是一个新兴的研究领域，其可靠性优于单个生物标志物，然而，还需要进一步的研究来优化生物标志物的组合。同时，对于异质性的患者群体，纳米诊断方法有可能成为快速且灵敏的检测方法。因此，可以通过早期生物标志物分析对患者进行分层，从而有助于实施个性化药物治疗。

目前的指南为脓毒症的治疗和管理提供了一定的依据。然而，脓毒症的干预是多方面的，包括早期复苏、血管加压、通气支持、类固醇、血糖控制、抗凝药物和抗炎药物的使用等。

尽管使用了支持疗法并及时给药，但抗生素往往无效，对降低脓毒症病死率的作用也微乎其微。与脓毒症相关的免疫瘫痪使重症患者容易受到多药耐药（multiple drug resistance，MDR）微生物的二次感染，包括突破性感染。因此，除了抗生素治疗和标准的支持性治疗外，这些患者还需要特定的策略来恢复免疫反应的功能。这些辅助疗法可以通过防止免疫瘫痪或减轻炎症反应来帮助免疫系统。从体外血液净化技术到各种药理学方法（包括抑制促炎细胞因子、免疫调节和抗氧化活性）的有关研究显示临床前脓毒症模型中的潜在疗效，其中纳米材料展现出极大的潜力。

二、纳米技术在脓毒症诊断方面的应用

应用基于纳米技术的解决方案应对临床挑战正在兴起，为危重病的诊断和管理提供了一系列机会。纳米技术在应对微生物感染（包括由耐药性病原体引起的感染）方面已显示出潜力，从而可能彻底改变抗生素领域。脓毒症的诊断通常基于测量生物或化学反应的生物传感器。生物传感器是根据生物样本中分析物的浓度产生相应信号的装置。一般来说，生物传感器由分析物、生物受体、信号转换器和显示面板等不同部件组成。生物传感器能够利用少量样本测量各种体液中的细微改变。基于纳米技术的生物传感器提供了一种新的诊断方法，可提高生物标志物的敏感性，缩短处理时间，且无需过高的专业技能要求。脓毒症的生物标志物通常用于诊断、预后、监测、替代和分层目的。一小部分生物标志物已成功用于脓毒症的临床诊断，其中包括C反应蛋白（C-reactive protein，CRP）、降钙素原（procalcitonin,PCT)和白细胞介素-6(interleukin-6,IL-6)。纳米材料在检测各种生物标志物方面的进步和应用为新型生物传感器的开发提供了新的范例,这种传感器能够监测不同生物标本(如全血、血浆、血清、细胞质或任何其他介质)中任何生物标志物的水平。用于脓毒症诊断的各种分析设备包括不同类型的生物传感器,如电化学传感器、免疫传感器及杂项纳米传感器等。

(一)电化学传感器

电化学检测方法已广泛应用于便携式生物传感器设备中,它由化学(分子)识别系统和物理化学传感器组成,其中电化学传感器将化学反应转化为分析信号。电化学生物传感器应用因其灵敏度、选择性和可重复性,更常用于检测各种生物标志物。CRP 是一种常见的脓毒症生物标志物,在炎症过程中会因感染或细胞因子(尤其是 IL-6)刺激而释放。CRP 在炎症中的确切作用尚不清楚,但它可能与细菌成分结合,使巨噬细胞能够清除细菌。健康人的 CRP 水平低于 10mg/L。据报道,CRP 在组织损伤后 4~6h 内开始升高,并在 24~48h 内达到峰值,其水平可较基线升高百倍以上。CRP 与感染的严重程度有很好的相关性,因此有助于脓毒症患者的早期诊断。Ibupoto 等首次通过简单的物理吸附方法制备了具有单克隆抗 C 反应蛋白克隆 CRP-8(抗体)功能的氧化锌(ZnO)纳米管,用于检测 CRP。ZnO 具有与众不同的特性,如等电点(isoelectric point,IEP)高达 9.5,可使低等电点的生物大分子(如 CRP)与 ZnO 表面结合;在正常的 pH(pH 为 7.4)下具有较高的抗溶解性;极性较强,具有约 60% 的离子键特性。ZnO 纳米材料在电化学生物传感器中的应用得益于其较高的 IEP,可增强与固定抗体的牢固结合,其压电特性有助于沿着 CRP 诱导的带电环境产生电压。此外,与传统块状 ZnO 器件相比,纳米尺寸的 ZnO 纳米管传感器因其更小的尺寸、更大的比表面积、简便的抗体固定方法以及分析物的快速扩散特性,展现出更快的响应速度、更高的灵敏度、更强的选择性和更好的重复性。基于抗体固定 ZnO 纳米管的传感器线性检测范围为 $1.0 \times 10^{-5} \sim 1.0 \times 100$mg/L。此外,Gupta 等报道了使用基于碳纳米纤维的生物传感器平台进行高灵敏度、选择性、简便、低成本和无标记的电化学传感。他们开发了用于检测 CRP 的功能化碳纳米纤维尖端表面和探针(抗 CRP)固定装置,结果表明可在 90pmol/L 或 11ng/ml 的临床相关范围内检测 CRP。

(二)免疫传感器

免疫传感器是一种利用特异性抗体(单克隆抗体、多克隆抗体和重组抗体)抗原反应的分析装置,为测定免疫试剂提供了一种灵敏度高、选择性强的工具,可成功应用于脓毒症生物标志物。免疫传感器与抗体的亲和力强、解离常数低、信号放大、灵敏度高、制作简单、成本低及可重复性和可靠性高,因此在疾病诊断中应用免疫传感器是一种极具吸引力的选择。使用传统抗体检测临床相关抗原的传统免疫传感器面临着灵敏度低和操作条件差等挑战。新兴的

纳米技术在利用增强电化学信号强度的免疫测定法检测生物标志物方面大有可为。纳米抗体被称为单域抗原结合片段,具有体积小、可溶性、稳定性、严格的单体行为和抗原特异性等显著优势,有利于开发生物传感器、了解生物过程以及产生治疗疾病的创新疗法。

肿瘤坏死因子-α(tumor necrosis factor-α,TNF-α)也是一种有效的细胞因子生物标志物,它作为炎症和免疫的内源性介质,也参与了多种病理和生理过程。由于 TNF-α 在生物样本中的出现率非常低,因此高灵敏度的 TNF-α 检测方法至关重要。因此,Wang 等开发了一种灵敏的生物传感器,利用聚鸟嘌呤功能化硅纳米抗体的双信号放大和鸟嘌呤的催化氧化来检测 TNF-α。聚鸟嘌呤功能化二氧化硅是利用传统偶联试剂将聚鸟嘌呤共价结合到二氧化硅表面制备的,检测 TNF-α 的双重信号放大则是通过免疫反应完成的。

(三)杂项纳米传感器

对脓毒症所涉及的病理生理变化更深入的了解和认识为脓毒症的早期诊断带来了新的机遇。诊断工具和新兴技术的最新进展结合不同的纳米粒子,提供了快速、高选择性和高灵敏度的检测方法。除上述电化学生物传感器和免疫传感器外,其他利用光学和磁共振特性原理与纳米粒子相结合的诊断方法也已见诸报道。同时,这些检测方法检测范围广泛,从蛋白质生物标志物到病原体。Mocan 等报道了不同的光学纳米传感器,通过各种方法有效检测病原菌。有一系列文章介绍了基于 T2 磁共振的技术与纳米粒子相结合,用于检测临床样本中的真菌种类(念珠菌),并在临床研究中进行了评估。Hu 等报道了使用免疫荧光纳米球[含有(332±8)CdSe/ZnS 量子点]检测 CRP,这种光学检测方法的稳定期更长(6 个月);而 Kitayama 和 Takeuchi 报道了通过将聚(2-甲基丙烯酰氧乙基磷酸胆碱)接枝到金纳米粒子上检测 CRP。此外,还开发了基于超顺磁性氧化铁纳米颗粒(fluorescently labeled superparamagnetic iron oxide nanoparticle,SPION)的生物传感器平台,利用核磁共振成像中使用的造影剂检测细胞摄取过程的变化。

三、负载抗生素的纳米载体

脓毒症的临床治疗指南强烈建议迅速使用广谱抗生素,如碳青霉烯类或广谱 β-内酰胺酶抑制剂复方制剂。尽管碳青霉烯类具有广谱抗菌活性和良好的安全性,但它也有一些局限性,如新出现的耐药性、循环半衰期短和用药量大。据报道,作为应对碳青霉烯类耐药性和提高疗效的一种策略,碳青霉烯类药物负载的金纳米粒子可将碳青霉烯类药物的最低抑菌浓度显著降低,降低幅度可达原来的 1/4~1/3。Abdelkader 等也报道了类似的研究结果,采用离子凝胶法将时间依赖性抗生素美洛培南封装到壳聚糖(chitosan,CS)纳米结构中,对耐药病原体具有抗菌效力,并改

善了脓毒症动物模型的药代动力学。这种抗菌效力的提高可归因于 CS 的多阳离子性质,它能增强与带负电荷的细菌细胞壁和细胞质膜的相互作用,从而促进药物向细菌细胞的渗透。在 CS 纳米粒子中加入美洛培南后,血液中的细菌计数(常用单位为 CFU/ml)和载药纳米粒子分散体在 48h 内的存活率(100%)均有统计学意义的显著降低,明显高于未经处理的对照组($P<0.05$)。

然而,万古霉素等抗生素的活性部分取决于给药浓度;适当的药效学目标、组织渗透性的改善和最佳的临床效果都取决于谷浓度。提高局部药效的另一种策略是针对感染部位给予抗生素,这也可以减少与抗生素相关的全身不良反应。Hussain 等在金黄色葡萄球菌上鉴定出环状 9 氨基酸肽 CARGGLKSC(CARG),并在小鼠金黄色葡萄球菌肺部感染模型中的研究发现其能增强金黄色葡萄球菌感染组织中与 CARG 共轭的万古霉素负载纳米颗粒的抗菌活性,并减少所需的总体全身用量,从而将副作用降至最低。CARG 在体外能特异性与金黄色葡萄球菌结合,而不与假单胞菌结合;在金黄色葡萄球菌感染的小鼠肺部和皮肤中选择性积聚,而在未感染组织和假单胞菌感染组织中则不会积聚;并且显著增强了静脉注射的负载万古霉素的携带此肽的多孔硅纳米颗粒在金黄色葡萄球菌感染的小鼠肺组织中的积聚。与等剂量的未靶向万古霉素纳米颗粒或游离万古霉素相比,靶向纳米颗粒在体内更有效地抑制金黄色葡萄球菌感染。携带靶向感染组织的肽类物质并负载抗生素的纳米粒子的治疗性递送,或许有助于对抗难以治疗的感染,然而这种病原体特异性靶向机制仍不清楚。

四、基于纳米技术的抗氧化剂

为了应对病原体的入侵,宿主会启动包括炎症在内的防御机制,活化的炎症和免疫细胞也会增加活性氧(reactive oxygen species,ROS)的产生,从而促进病原体的清除,但过量的 ROS 释放(如脓毒症中所见)会导致氧化应激。氧化应激是氧化剂或 ROS 水平与内源性抗氧化剂之间的失衡。促炎标志物会诱导 ROS 的产生,包括参与脓毒症发病机制的强效羟自由基、一氧化氮、超氧化物、过氧化氢、过亚硝酸盐和次氯酸。它们对内皮细胞有深远影响,从而促进血管通透性,加重低血压并降低血浆胶体渗透压。ROS 还会影响脓毒症细胞的耗氧量,导致"细胞病理缺氧",从而加速导致多器官衰竭的进程。此外,过度炎症和持续氧化应激会引发线粒体的变化,导致线粒体功能障碍,从而导致 ROS 生成过多和细胞能量衰竭。线粒体活性氧(mitochondrion reactive oxygen species,mtROS)的过度产生进一步成为信号分子,引发炎症细胞因子的上调。炎症、氧化应激和线粒体功能障碍共同导致了脓毒症的不良后果。ROS 还可调节 NF-κB、Nrf-2 和激活蛋白-1(activator protein-1,AP-1)等转录因子的释放,这些转录因子在核定位后可诱导多个表达炎症蛋白的基因活化,因此靶向 ROS 可能是脓毒症

治疗中一个有吸引力的目标。

一些关于抗氧化化合物(包括维生素、矿物质和内源性自由基清除剂,如褪黑素)的报道显示,在临床前和临床研究中,抗氧化化合物对改善氧化应激和脓毒症结果有好处。褪黑素通过抑制 NF-κB 和 NLRP3 炎症小体的活化而产生保护作用,因而备受关注,但由于其半衰期短($t_{1/2} < 30$min)和生物利用率低,在治疗应用中存在局限性。Volti 等评估了两种不同的褪黑素纳米载体的全身治疗方法,它们分别由聚乳酸-羟基乙酸共聚物纳米粒 A[poly(lactic-co-glycolic acid) nanoparticles A,PLGA(NP-A)]和聚乳酸-羟基乙酸共聚物-聚乙二醇纳米粒 B[poly(lactic-co-glycolic acid)-polyethylene glycol nanoparticles B,PLGA-PEG(NP-B)]制备而成。对于 NP-B,聚乙二醇(polyethylene glycol,PEG)的表面修饰具有亲水性和非离子性,可防止巨噬细胞摄取,从而延长循环时间。脓毒症实验动物模型被用来测量血红素加氧酶-1(heme oxygenase 1,HO-1),HO-1 在所有器官中都无处不在,在氧化应激时会增加表达。聚乳酸-羟基乙酸共聚物-聚乙二醇纳米粒[poly(lactic-co-glycolic acid)-polyethylene glycol nanoparticle,PLGA-PEG NP]尺寸较小,($83.8+1.1$)nm,为球形,均匀且表面光滑,对褪黑素具有较高的包封效率。与 NP-A、游离褪黑素或载体相比,NP-B 褪黑素 NP 制剂能显著影响 HO-1 蛋白,降低心、肺和肝中脂质过氧化氢(lipid hydroperoxide,LOOH)的水平。因此,此研究证实了褪黑素的抗氧化功效,以及其在脓毒症中与特定给药系统的应用。

重要的是,除了氧化应激引起的全身性紊乱外,脓毒症中 ROS 的过度产生对肝细胞也有重大影响,可导致脓毒症诱发的急性肝损伤。在脓毒症早期,中性粒细胞被招募到肝脏,它们的抗菌作用会产生 ROS,从而诱导促炎细胞因子和趋化因子的产生。然而,过量产生的 ROS 会导致一系列连锁反应,引起脓毒症肝脏中的细胞毒性、凋亡或坏死。因此,药物在损伤部位(如肝)的最大蓄积量可能会比全身分布更有效。这可以解释抗氧化药物在临床试验中失败的原因,尽管它们在临床前研究中取得了可喜的成果。刺激响应式给药系统可根据特定的微环境按需给药和定向释放。Chen 等利用 PEG 和聚硫化丙烯(polypropylene sulfide,PPS)组成的嵌段共聚物(127nm)甲氧基聚乙二醇-聚丙硫醚嵌段共聚物纳米颗粒(methoxy Poly(ethylene glycol)-block-Poly(propylene sulfide) nanoparticles,mPEG-b-PPS-NPs),探索了 ROS 响应型褪黑素聚合物球形 NP,这种球形 NP 经过氧化转化,可按需给药,缓解脓毒症引起的肝损伤。此外,在本研究中,腹腔给药的药物会进行首关代谢,因此会有最大量的药物沉积在肝中,而且纳米级的尺寸有助于药物在肝细胞线粒体中积聚,产生最大的 ROS 负荷。研究结果揭示了载药 PPS-NP 对 ROS 的敏感性。在氧化应激条件下,一旦暴露于 ROS,聚合物的疏水性硫化物分子就会转化为亲水性更强的硫醚和砜,从而加速纳米粒子的解体。与 Volti 等先前描述的报道相比,本研究的结果还

表明,在 ROS 响应型给药系统中,在过度产生 ROS 的靶点释放受控褪黑素的效果更佳。因此,所提出的按需给药系统有可能将抗氧化剂输送到受 ROS 影响的组织或部位。

五、未来展望和结论

脓毒症是一种涉及复杂病理生理学的疾病,会导致危及生命的器官功能障碍。随着人们对脓毒症有了更深入的了解,脓毒症的定义也得到了更新,并被视为全球健康的优先事项。值得注意的是,脓毒症治疗面临的一个主要临床挑战是抗生素耐药性的不断增加,在某些情况下,患者没有任何治疗选择。目前,基于纳米技术的方法被视为一种有吸引力的治疗策略,可用于克服与脓毒症治疗相关的挑战,这是因为纳米技术本身具有克服细菌耐药性和药代动力学优化的能力。

及早诊断,从而及早开始适当的治疗,对于改善脓毒症的治疗效果至关重要。然而,由于缺乏脓毒症的特异性体征和症状,脓毒症的诊断往往基于临床经验和患者病史。所报道的研究表明,基于纳米粒子的生物传感器为诊断各种生物标志物和检测传染性病原体提供了一种快速、特异和灵敏的方法。此外,Lee 等最近的一项研究表明,可将纳米传感器的双重方法结合起来进行 ROS 检测;然而,在检测多种生物标志物时,仍无法确定不同纳米传感器机制的组合。由于 CRP 和 PCT 等常用生物标志物在创伤、手术和中暑等其他疾病中的表达会发生改变,因此依赖单一生物标志物来检测脓毒症具有挑战性。值得注意的是,临床研究已在检测生物标志物组合方面做出了努力,这些生物标志物组合在区分细菌和非细菌相关炎症、器官功能障碍、休克和院内死亡率方面显示出更高的诊断准确性。这些报道进一步推动了利用纳米颗粒开发生物标志物的工作,以提高检测时间和准确性。除此之外,一些新出现的脓毒症生物标志物也正在进行验证,包括柠檬酸化组蛋白 H3(citrus histone H3,CitH3)、髓样细胞触发受体 1(triggering receptors expressed on myeloid cells 1,TREM-1)、可溶性尿激酶型纤溶酶原激活物受体(soluble urokinase-type plasminogen activator receptor,su-PAR)、前肾上腺髓质素(pro-adrenomedullin,pro-ADM)和前胰蛋白酶,这些生物标志物已显示出一定的预后和诊断价值。根据对报道数据的评估结果,预计基于纳米技术对这些新兴生物标志物的诊断可以达到更低的检测限。

重要的是,由于了解到脓毒症涉及失调的宿主免疫和炎症反应,因此增加了对纳米制剂辅助疗法(如抗炎、抗氧化、抗毒素和血液净化疗法)的评估研究。在所有疗法中,抗炎药物的纳米制剂已在多项临床前和临床研究中得到评估。然而,由于多种信号通路的参与和串扰,针对特定促炎细胞因子的药物将无法达到预期效果,因此需要采用针对多种通路或细胞因子产生的核心生物分子的方法。因此,

将诊断和体外血液消毒与新开发的纳米系统相结合,可以开创脓毒症诊断和管理的新纪元。

总之,脓毒症是一种以免疫和炎症反应失控为特征的疾病,其诊断和治疗面临着诸多挑战。许多基于纳米粒子的诊断和治疗方法已在各种体外和体内脓毒症模型中进行了评估,结果令人鼓舞。除了抗生素的纳米制剂外,还对辅助疗法及其纳米制剂的靶向输送进行了评估,这些疗法在脓毒症中也发挥了一定的作用。

(王元琳 于泳浩)

参 考 文 献

[1] SARTELLI M,KLUGER Y,ANSALONI L,et al. Raising concerns about the Sepsis-3 definitions [J]. World J Emerg Surg,2018,13:6.

[2] VINCENT J L. The clinical challenge of sepsis identification and monitoring [J]. PLoS Med, 2016, 13 (5): e1002022.

[3] RHEE C,CHIOTOS K,COSGROVE S E,et al. Infectious Diseases Society of America position paper:recommended revisions to the national severe sepsis and septic shock early management bundle (SEP-1) sepsis quality measure [J]. Clin Infect Dis,2020,72(4):541-552.

[4] CAVAILLON J M,SINGER M,SKIRECKI T. Sepsis therapies:learning from 30 years of failure of translational research to propose new leads[J]. EMBO Mol Med,2020, 12(4):e10128.

[5] CARRIGAN S D,SCOTT G,TABRIZIAN M. Toward resolving the challenges of sepsis diagnosis[J]. Clin Chem, 2004,50(8):1301-1314.

[6] LAZĂR A,GEORGESCU A M,VITIN A,et al. Precision medicine and its role in the treatment of sepsis:a personalised view[J]. J Crit Care Med (Targu Mures),2019,5 (3):90-96.

[7] BUSANI S,ROAT E,SERAFINI G,et al. The role of adjunctive therapies in septic shock by gram negativ MDR/ XDR infections [J]. Can J Infect Dis Med Microbiol, 2017,2017:2808203.

[8] YANG L,LOU X,HAO S,et al. Macrophage-targeted nanomedicine for sepsis:diagnosis and therapy[J]. Curr Pharm Des,2023,29(26):2036-2049.

[9] ZHU X,RADOVIC-MORENO A F,WU J,et al. Nanomedicine in the management of microbial infection-overview and perspectives[J]. Nano Today,2014,9(4):478-498.

[10] LI Y E,LEE I C. The current trends of biosensors in tissue engineering[J]. Biosensors (Basel),2020,10(8): 88.

[11] CHEN Y,LIANG J,TAN X,et al. Constructing DNAzyme-driven three-dimensional DNA nanomachine-mediated paper-based photoelectrochemical device for ultrasensitive detection of miR-486-5p[J]. Biosens Bioelectron,2023, 241:115671.

[12] SAMRAJ R S,ZINGARELLI B,WONG H R. Role of biomarkers in sepsis care[J]. Shock,2013,40(5):358-365.

[13] TUERDIMAIMAITI D,ABUDUAINI B,KANG S,et al. Genome-wide identification and functional analysis of dysregulated alternative splicing profiles in sepsis[J]. J Inflamm(Lond),2023,20(1):31.

[14] XIAO Y,ZHANG T,ZHANG H. Recent advances in the peptide-based biosensor designs[J]. Colloids Surf B Biointerfaces,2023,231:113559.

[15] PEPYS M B,HIRSCHFIELD G M. C-reactive protein:a critical update[J]. J Clin Invest,2003,111(12):1805-1812.

[16] PÓVOA P,COELHO L,ALMEIDA E,et al. C-reactive protein as a marker of infection in critically ill patients [J]. Clin Microbiol Infect,2005,11(2):101-108.

[17] IBUPOTO Z H,JAMAL N,KHUN K,et al. Development of a disposable potentiometric antibody immobilized ZnO nanotubes based sensor for the detection of C-reactive protein[J]. Sensor Actuat B-chem,2012,166:809-814.

[18] SHUKLA P,DWIVEDI P,GUPTA P K,et al. Optimization of novel tocopheryl acetate nanoemulsions for parenteral delivery of curcumin for therapeutic intervention of sepsis[J]. Expert Opin Drug Deliv,2014,11(11):1697-1712.

[19] WANG J,LIU G,ENGELHARD M H,et al. Sensitive immunoassay of a biomarker tumor necrosis factor-alpha based on poly(guanine)-functionalized silica nanoparticle label[J]. Anal Chem,2006,78(19):6974-6979.

[20] MOCAN T,MATEA C T,POP T,et al. Development of nanoparticle-based optical sensors for pathogenic bacterial detection[J]. J Nanobiotechnology,2017,15(1):25.

[21] MYLONAKIS E,CLANCY C J,OSTROSKY-ZEICHNER L,et al. T2 magnetic resonance assay for the rapid diagnosis of candidemia in whole blood:a clinical trial[J]. Clin Infect Dis,2015,60(6):892-899.

[22] NEELY L A,AUDEH M,PHUNG N A,et al. T2 magnetic resonance enables nanoparticle-mediated rapid detection of candidemia in whole blood[J]. Sci Transl Med,2013,5(182):182ra154.

[23] KITAYAMA Y,TAKEUCHI T. Localized surface plasmon resonance nanosensing of C-reactive protein with poly(2-methacryloyloxyethyl phosphorylcholine)-grafted gold nanoparticles prepared by surface-initiated atom transfer radical polymerization[J]. Anal Chem,2014,86(11):5587-5594.

[24] WONG R,SHOU J,WANG Y. Probing sepsis and sepsis-like conditions using untargeted SPIO nanoparticles [J]. Annu Int Conf IEEE Eng Med Biol Soc,2010, 2010:3053-3056.

[25] RHODES A,EVANS L E,ALHAZZANI W,et al. Surviving sepsis campaign:international guidelines for management of sepsis and septic shock:2016[J]. Intensive Care Med,2017,43(3):304-377.

[26] SHAKER M A,SHAABAN M I. Formulation of carbapenems loaded gold nanoparticles to combat multi-antibiotic bacterial resistance:In vitro antibacterial study[J]. Int J Pharm,2017,525(1):71-84.

[27] ABDELKADER A,EL-MOKHTAR M A,ABDELKADER O,et al. Ultrahigh antibacterial efficacy of meropenem-loaded chitosan nanoparticles in a septic animal model[J]. Carbohydr Polym,2017,174:1041-1050.

[28] HUSSAIN S,JOO J,KANG J,et al. Antibiotic-loaded nanoparticles targeted to the site of infection enhance antibacterial efficacy[J]. Nat Biomed Eng,2018,2(2):95-103.

[29] LI Y,LUO X,YANG M,et al. Alleviation of oxidative stress during hemodialysis sessions by hemodialysis membrane innovation:a multidisciplinary perspective [J]. Blood Purif,2023,52(11/12):905-916.

[30] PRAUCHNER C A. Oxidative stress in sepsis:pathophysiological implications justifying antioxidant co-therapy[J]. Burns,2017,43(3):471-485.

[31] NAIK E,DIXIT V M. Mitochondrial reactive oxygen species drive proinflammatory cytokine production[J]. J Exp Med,2011,208(3):417-420.

[32] WANG D,YIN Y,YAO Y. Advances in sepsis-associated liver dysfunction[J]. Burns Trauma,2014,2(3):97-105.

[33] CHEN G,DENG H,SONG X,et al. Reactive oxygen species-responsive polymeric nanoparticles for alleviating sepsis-induced acute liver injury in mice[J]. Biomaterials,2017,144:30-41.

[34] SINGER M,DEUTSCHMAN C S,SEYMOUR C W,et al. The third international consensus dfinitions for sepsis and septic shock(sepsis-3)[J]. Jama,2016,315(8):801-810.

[35] KOFOED K,ANDERSEN O,KRONBORG G,et al. Use of plasma C-reactive protein, procalcitonin, neutrophils,

macrophage migration inhibitory factor, soluble urokinase-type plasminogen activator receptor, and soluble triggering receptor expressed on myeloid cells-1 in combination to diagnose infections: a prospective study[J]. Crit Care,2007,11(2):R38.

[36] SHAPIRO N I,TRZECIAK S,HOLLANDER J E,et al. A prospective,multicenter derivation of a biomarker panel to assess risk of organ dysfunction,shock,and death in emergency department patients with suspected sepsis [J]. Crit Care Med,2009,37(1):96-104.

72 肠道菌群与脓毒症的关系及其治疗策略的研究进展

脓毒症是由宿主对感染反应失调引起的危及生命的器官功能障碍，是住院患者常见的死亡原因，其在全球重症监护病房（intensive care unit，ICU）中的死亡率接近 25%。当前研究表明，肠道可能是脓毒症和多脏器功能障碍综合征的重要促发因素之一。随着 16S rRNA 和宏基因组测序等技术的发展，越来越多的证据显示，肠道菌群在脓毒症的病理生理中扮演着重要角色。脓毒症期间，肠道菌群会发生显著变化，表现为菌群多样性急剧下降、共生菌的丧失以及潜在致病菌（如肠球菌和葡萄球菌等）的过度生长。这些变化不仅影响炎症反应，还可能增加肠道屏障的通透性，使病原体易位到体循环和远端器官。尽管已有研究将肠道菌群的变化与脓毒症的临床结果相关联，但肠道菌群在脓毒症中的保护机制仍未完全明确，更重要的是，目前尚未有针对肠道菌群的诊断测试或治疗方法被应用于脓毒症的临床管理。因此，本综述旨在总结脓毒症与肠道菌群相关的最新进展，以帮助人们更深入地理解肠道菌群在脓毒症进展中的作用，这对改善脓毒症的临床管理和治疗策略具有重要意义。

一、脓毒症时肠道菌群的改变

脓毒症显著影响患者肠道菌群的多样性，这一现象可能源于疾病本身的生理损害以及临床医疗干预的影响。通常情况下，脓毒症患者在入院后的肠道菌群多样性会迅速下降，随着住院时间的延长，这种下降变得更加明显。其中，抗生素的使用被认为是最具破坏性的因素之一。根据一项针对全球 1 265 个 ICU 的前瞻性研究显示，约 75% 的住院患者在任意一天内会接受抗生素治疗，而脓毒症患者通常需要使用两种或两种以上的抗菌药物进行治疗。此外，缺氧性损伤、全身炎症反应、肠道动力障碍、肠上皮完整性破坏、肠管腔内 pH 变化、血管加压药物治疗、质子泵抑制剂、阿片类药物的使用以及肠外或肠内营养等因素，均可能对肠道菌群产生破坏性影响。这些内源性和医源性变化将导致肠道菌群组成的显著改变。多项研究通过测序技术探讨脓毒症患者的肠道菌群组成，发现与健康对照组相比，

脓毒症患者的肠道菌群发生了显著变化。脓毒症患者的肠道中，某些细菌属占主导地位，包括多种致病性和耐药性菌种，如梭菌属和肠球菌属；而代表健康肠道微生物群的重要细菌属，如粪杆菌属、普雷沃氏菌属、布劳特氏菌属以及瘤胃球菌科的含量则明显减少。几项前瞻性队列研究发现，脓毒症患者肠道菌群多样性下降与包括需氧革兰氏阴性菌在内的潜在致病菌相对丰度较高之间存在关联。最早研究危重患者肠道菌群变化的研究表明，全身炎症反应综合征患者的专性厌氧菌丰度较低，其肠道微生物中潜在病原体，如葡萄球菌和假单胞菌的含量则较高。正如预期，这些患者中有相当一部分正在接受抗生素治疗，这使得脓毒症与观察到的肠道菌群变化之间的关系变得复杂。

二、肠道菌群对脓毒症的影响

（一）肠道菌群破坏与脓毒症临床结局的关联

在脓毒症期间，肠道菌群的破坏性生态状态（即病理性微生物群）可能导致免疫抑制，显著影响患者住院治疗后期的临床结果。脓毒症引起的肠道菌群变化可能增加患者的发病率和病死率。对 500 例 ICU 患者的粪便样本研究显示，肠道菌群诱导的粪便 pH 变化与脓毒症发病率及随后的死亡风险显著相关。同时，通过深度测序技术发现，肠道厚壁菌门与拟杆菌门的比例变化及微生物多样性降低与重症患者的生存率密切相关。多项临床前模型提示，抗生素对肠道菌群的破坏可能增加血液感染和重症风险。一项涵盖超过 1 万例患者的研究证实，肠道菌群失调与脓毒症进展之间存在明显的纵向剂量-反应关系。近期感染住院，尤其是因艰难梭菌感染住院，与随后因严重脓毒症再住院的风险增加相关。然而，这项研究未进行微生物分析，因此尚不清楚肠道稳态紊乱如何导致脓毒症的具体机制。此外，2019 年一项对 200 多例早产儿的前瞻性队列研究发现，新生儿肠道微生物群的细菌多样性和厌氧细菌定植增加可预防脓毒症。两项大型流行病学研究表明，肠道菌群的破坏是脓毒症的危险因素，尽管这两项研究未具体描述纳入患者的肠道菌群的特点，但均探讨了艰难梭菌感染和广谱

抗生素对脓毒症发展的影响。第一项研究显示，因艰难梭菌感染住院的患者发生严重脓毒症的风险比因其他感染性原因住院的患者高出 70%；第二项涉及 1 200 多万例患者的研究发现，接受与艰难梭菌感染相关抗生素治疗的患者，因严重脓毒症或感染性休克再住院的概率比未接受抗生素治疗的患者高出 65%。在接受与艰难梭菌感染相关性较低的抗生素（例如第一代和第二代头孢菌素及大环内酯类药物）的患者中，这种关联减弱。因此，这些研究表明肠道微生物群破坏与后续脓毒症发展之间存在显著相关性。

（二）肠道菌群对免疫反应改变

肠道菌群在新生儿免疫发育中的重要性始于出生时的肠道菌群定植。研究发现，无菌小鼠的骨髓髓系前体发育受限，导致脾髓系细胞数量减少，从而增加了对大肠杆菌、单核细胞增生李斯特菌和金黄色葡萄球菌引起的脓毒症的易感性。肠道微生物的再定植能够改善免疫功能，降低脓毒症的易感性。新生儿期的肠道微生物差异直接影响脓毒症的免疫反应，其中 α-多样性较高的小鼠脓毒症存活率显著提升，这一现象是由一种以 CD4$^+$T 细胞反应增加为特征的独特免疫表型所介导。除了影响 T 细胞应答，肠道微生物还对体液免疫产生影响。肠道微生物能够直接产生免疫球蛋白 A（immunoglobulin A，IgA），并对脓毒症具有保护作用。在健康小鼠中，某些革兰氏阴性共生细菌能够从肠道转移并诱导机体产生保护性 IgG，这些 IgG 通过直接包裹细菌，增强了吞噬细胞对大肠杆菌和沙门氏菌等全身感染的杀灭能力，从而提高了对全身感染的抵抗力。研究表明，小鼠肠道最初被表达脂多糖的革兰氏阴性细菌定植，这些细菌通过 Toll 样受体 4（Toll-like receptor 4，TLR4）激活信号通路，促进中性粒细胞从骨髓招募至血液，有效清除血源性病原体。

促炎性和抗炎性细胞因子在宿主对肠道微生物组成变化的免疫反应中发挥着关键作用。调节性 T 细胞（regulatory T cell，Treg）产生的 IL-10 在防止过度炎症和维持肠道稳态方面具有重要作用。研究显示，鼠李糖乳杆菌和罗伊氏乳杆菌能够诱导 Treg 产生 IL-10。此外，IL-17A 由辅助性 T 细胞 17（helper T cell 17，Th17）细胞产生，是先天和适应性免疫反应的重要介质，但其过量产生可能导致组织损伤。一些拟杆菌属的细菌，如脆弱芽孢杆菌，有助于 Treg 从 CD4$^+$T 细胞分化，从而减少 IL-17A 的产生，而普雷沃氏菌则与 CD4$^+$T 细胞中 IL-17A 的增加相关。IL-22 由 Th17 细胞和先天淋巴样细胞 3 型（ILC3）产生，参与防御细胞外病原体，并与上皮细胞的再生和修复相关。常见的人类肠道细菌 *muciniphila* 能够诱导 ILC3 细胞产生 IL-22。γ 干扰素（interferon-γ，IFN-γ）是 Th1 细胞的经典反应产物，与细胞内病原体的保护性免疫密切相关。补充乳杆菌可增强 T 淋巴细胞、巨噬细胞和树突状细胞的 IFN-γ 产生，而 IL-12 则是 CD4$^+$T 细胞向 Th1 表型极化的关键因素，某些乳酸菌菌株也与 IL-12 产量的增加相关。

综上所述，肠道菌群通过调节多种细胞因子的产生，直

接或间接影响宿主的免疫反应，尽管目前对于不同微生物组成对细胞因子及炎症反应的影响尚要需进一步研究和阐明。

三、微生物代谢产物与免疫系统

（一）短链脂肪酸及其抗炎作用

短链脂肪酸（short-chain fatty acid，SCFA）主要包括乙酸、丙酸和丁酸，是肠道微生物，尤其是厌氧菌对膳食纤维发酵的产物，具有调节宿主免疫反应和维持肠道稳态的重要功能。研究表明，SCFA 通过调节肠道环境的 pH、血流和肠蠕动，影响宿主的免疫反应、线粒体功能及 ATP 生成。例如，产生丁酸盐的拟杆菌和梭状芽孢杆菌的减少会导致线粒体能量生产能力下降。丁酸盐能够抑制由革兰阴性细菌的脂多糖和免疫介导的细胞因子诱导的促炎介质，并通过抑制 NF-κB 信号途径发挥抗炎作用。此外，SCFA 还可以通过激活 G 蛋白偶联受体（如 GPR41 和 GPR43）和抑制组蛋白脱乙酰酶（histone deacetylase，HDAC），调节免疫细胞的功能和基因表达。丁酸能够促进 Treg 的分化和功能，从而抑制过度的免疫反应。除了直接抑制炎症反应外，SCFA 还能提高免疫细胞的趋化性，促进细胞因子及活性氧（reactive oxygen species，ROS）的释放，增强免疫细胞在炎症部位的活性和迁移。在一项针对 89 例重症脓毒症患者的研究中，发现脓毒症患者粪便样本中的丙酸、丁酸、乙酸和二异丁酸浓度明显低于对照组，研究认为 SCFA 在维持肠道功能及其抗炎作用方面的关键作用提示，维持 SCFA 的浓度可能对脓毒症患者的治疗有效。此外，还有研究评估了丁酸盐对肠损伤和脓毒症模型小鼠的愈合作用，结果显示，与对照组相比，接受丁酸钠治疗的小鼠促炎细胞因子的表达减少，肠道渗漏和通透性降低，紧密连接相关蛋白［如闭锁小带蛋白 1（Zonula Occludens-1，ZO-1）和闭合蛋白 1（claudin-1）］的表达增加，这些效应与 NF-κB 信号通路中 p65 核易位的减少有关。

（二）其他代谢产物的免疫调节功能

除了 SCFA，肠道菌群还产生其他具有免疫调节功能的代谢物。例如，肠道菌群代谢物色氨酸产生的吲哚及其衍生物可以通过激活芳烃受体（aryl hydrocarbon receptor，AhR）来调节免疫反应和维持肠道屏障功能，促进肠上皮的完整性及对微生物的防御，激活肠杯状细胞的增殖，并促进抗菌肽及黏蛋白的分泌。吲哚及其衍生物还能促进抗炎巨噬细胞、Treg 及产生 IL-22 的 ILC3 的分化和功能，IL-22 在维持肠道上皮细胞的完整性和调节共生微生物群的平衡方面起着至关重要的作用。在小鼠模型中，ILC3 诱导岩藻糖基化，这一重要的糖基化机制可能依赖于共生细菌。肠道岩藻糖基化的缺失与对鼠伤寒沙门菌感染的易感性增加相关，表明 ILC3 在调节肠道微环境、保护肠道免受致病菌感染方面发挥着重要作用。多胺如腐胺存在于许多细胞中，参与基因转录、翻译、细胞增殖和死亡等过程，对宿主细胞

功能至关重要。肠上皮细胞依靠多胺分子维持高增殖率，并在其发育和维持上发挥重要作用。此外，次级胆汁酸也是肠道菌群代谢胆汁酸的产物，研究表明其可以通过与法尼酯 X 受体(farnesoid X receptor，FXR)和 G 蛋白偶联受体 Ⅱ 型 G 蛋白偶联受体 5(type Ⅱ G protein-coupled receptor 5，TGR5)相互作用，调节肠道和全身的炎症反应。这些代谢产物通过多种信号通路和机制，共同参与调节宿主的免疫反应和炎症状态，进一步强调了肠道菌群在维持宿主健康中的关键作用。

四、治疗策略

关于肠道菌群在脓毒症中的作用的研究日渐增加，但在日常脓毒症管理中，通过改变肠道菌群进行治疗的措施仍然相对较少。目前有几种潜在的预防和治疗策略可以调节肠道菌群。首先，可以通过选择性消化道去污(selective digestive decontamination，SDD)来消除潜在的致病菌；其次，通过补充有益细菌或微生物衍生的代谢物，最常用的方法是使用益生菌；最后，还可以通过粪菌移植(fecal microbiota transplantation，FMT)部分恢复肠道菌群的生物多样性。

(一) 选择性消化道去污

SDD 是一种旨在减少危重病患者体内潜在致病微生物负担的治疗策略。这种方法通过使用特定的抗生素和益生菌，选择性地去除消化道内的有害菌群，同时保持有益菌群的生态平衡。SDD 主要适用于需要机械通气的 ICU 患者。研究表明，SDD 能有效降低呼吸道感染和死亡率，提高危重患者的预后。根据一项涉及 41 项试验和 11 004 例参与者的荟萃分析，联合使用局部和全身预防性抗生素与 SDD 能够显著降低呼吸道感染的发生率(风险比 = 0.43，95% 置信区间 = 0.35 ~ 0.53)及死亡率(风险比 = 0.84，95% 置信区间 = 0.73 ~ 0.96)。然而，此荟萃分析并未区分抗生素耐药发生率高低的 ICU 患者，因此 SDD 在抗生素耐药患者中的益处尚未得到充分验证。尽管存在对 SDD 可能促进抗生素耐药的担忧，SDD 在许多国家的 ICU 中仍然仅限于偶尔使用。一项纳入 64 项研究的荟萃分析(涵盖 47 项随机对照试验和 35 项涉及抗生素耐药性数据的研究)显示，与对照组相比，接受 SDD 治疗的患者没有明显增加细菌定植或感染的发生率。此外，在一项为期 21 年的单中心研究中，抗生素的使用与 ICU 中抗生素耐药微生物的发病率增加无显著关联。相反，一项在 6 个欧洲国家和 13 个 ICU 进行的整群随机交叉试验结果显示，SDD 与机械通气患者的直肠第三代头孢菌素和碳青霉烯类耐药革兰氏阴性菌的根除率和获得率显著降低。因此，尽管对 SDD 促进抗生素耐药性存在担忧，但目前的证据似乎并不支持这一风险。关于 SDD 对抗生素耐药性的影响仍存在争议，未来需要进一步研究以评估其长期安全性和效果。

(二) 益生菌

益生菌在调节免疫系统和维持肠道健康方面发挥着重要作用，其机制涉及多种细胞因子的调节。益生菌通过抑制 IL-10 的分泌，降低促炎细胞因子的表达，同时促进 IgA 的分泌和增强中性粒细胞的功能，从而改善和增强宿主的先天免疫系统。此外，益生菌能够通过降低腔内 pH、抗菌特性以及与病原体竞争营养和黏附表面，增强肠道内的定植抗性。具体而言，某些乳杆菌和双歧杆菌的菌株能够产生具有免疫调节作用的胞外多糖，并通过营养竞争、群体感应拮抗剂及直接抑制病原体的物质，减少病原体的定植。同时，益生菌通过生成黏蛋白和紧密连接蛋白来增强肠道屏障功能。联合服用益生菌和高纤维饮食可以增加丁酸盐和黏液的产生，从而改善 Treg 细胞的功能并增强肠上皮屏障的作用。一项对 100 例患有严重脓毒症的儿童进行的研究发现，使用含有多种益生菌(如副干酪乳杆菌、植物乳杆菌、嗜酸乳杆菌、德氏乳杆菌、长双歧杆菌、短芽孢杆菌、婴儿芽孢杆菌及唾液链球菌)的制剂后，在给药第 7 天，促炎因子如 TNF-α、IL-6、IL-7 和 IL-12 显著降低，而抗炎因子 IL-10 则显著升高。此外，一项荟萃分析评估了益生菌在预防胃肠手术或术后脓毒症的效果，纳入了 15 项随机对照试验，共计 1 201 例患者，结果显示，给予益生菌可使手术后脓毒症的风险降低 38%。在 2017 年，一项针对印度农村 4 500 多例健康新生儿的随机对照试验表明，合成益生菌(即益生菌与其代谢所需不可消化化合物结合，如植物乳杆菌与低聚果糖的组合)可将新生儿脓毒症的死亡率降低 40%。对于成人患者，一项涵盖 2 972 例危重成人患者的 30 项试验的荟萃分析发现，尽管益生菌治疗对死亡率或 ICU 住院时间没有显著影响，但与总体感染发生率的降低存在一定相关性。

然而，在某些情况下，益生菌的应用可能未能达到预期的临床效果，甚至可能带来风险。已有研究表明，益生菌干预对脓毒症患者的临床结果影响有限，这可能与 ICU 患者肠道菌群的个体差异及益生菌群落的种类多样性有关。此外，使用益生菌对危重患者安全性的担忧进一步限制了益生菌在脓毒症治疗中的实际应用。早期研究发现，益生菌的应用与脓毒症、真菌血症及难辨梭菌感染的高风险相关，尤其是在免疫功能低下、危重或高龄患者中。最近一项研究结合了 22 174 例 ICU 患者的流行病学数据，其中 522 例接受益生菌鼠李糖乳杆菌并进行全基因组测序，结果表明益生菌给药与脓毒症存在因果关系。因此，免疫功能低下的个体或高龄、危重或有严重肠漏的患者使用益生菌可能导致脓毒症的风险增加。

当前市场上的商业益生菌主要以乳杆菌和双歧杆菌为主，而更广泛的共生菌株和非传统益生菌可能在临床上展现出潜在的益处，这被认为是"下一代益生菌"。一些研究者认为，益生菌在临床使用效果上的差异可能源于菌株之间的差异性。研究显示，从 20 个人类供体中分离出的 273 株毛螺菌具有显著的遗传和功能多样性，这种多样性可能影响丁酸盐的产生和抗生素的表达。其他几种下一代益生菌在临床前研究中表现出良好的前景，例如人体内的一种名为 akkermansia 的益生菌与小鼠脓毒症存活率的提高相关，且有研究表明 akkermansia 可引导 T 细胞分化，从而改善脓毒症的结局，对维护整体健康发挥积极作用。益生菌的"联合体"，即益生菌群，理论上能够产生特定的协同效应，例如某种益生菌联合体能够降解氨苄西林，从而减少抗生素治疗小鼠中耐万古霉素肠球菌的定植，进而降低随后的菌血症发生风险。

尽管益生菌在恢复肠道微生态和增强免疫功能方面展现出潜在益处，但其在脓毒症患者中的应用仍存在待解决的问题。首先，目前尚无充分证据证明益生菌在脓毒症患者中的使用是完全安全的；其次，对于脓毒症时使用何种菌株或菌株组合尚不清晰；最后，益生菌治疗的持续时间和剂量也需要进一步明确。综上所述，尽管益生菌的应用在多个方面具备潜力，但在脓毒症患者中使用须谨慎态度，并需要更多的机制研究和临床试验以制订相应的安全使用指南，综合考虑患者的个体差异和具体临床情况，以降低潜在风险。

（三）粪菌移植

FMT 是一种旨在通过将健康供体的粪菌移植到患者的肠道中，以重建和恢复其肠道菌群的方法。FMT 能够改善宿主的先天免疫和适应性免疫，同时增强肠道细胞的完整性，从而提高宿主对感染的控制能力，这在脓毒症的治疗中具有重要意义。作为一种治疗策略，FMT 在复发性艰难梭菌感染（Clostridium difficile infection，CDI）中显示出独特的疗效，且相较于万古霉素，FMT 的治疗效果更佳。有研究表明，在 CDI 患者中，口服或结肠给予 FMT 均显示出良好的治疗效果，治疗 12 周后，分别有 96.2% 和 96.1% 的患者实现了治愈。与 SDD 和益生菌补充相比，FMT 具有多个优点，因为它不仅转移了大量共生细菌，还包括其他微生物（如病毒和真菌）及其代谢物，这有助于平衡已被损害的肠道微生物群。关于 FMT 在脓毒症中作用的研究指出，FMT 通过恢复产生丁酸盐的细菌、增强肠道屏障功能、促进先天免疫反应以及清除病原体，从而改善肠屏障功能障碍。在小鼠实验中，研究发现接种来自 1 例死于脓毒症患者的 4 种病原菌（粪肠球菌、产氧克雷伯菌、黏质沙雷菌和白念珠菌）与全身免疫抑制和致死性脓毒症相关，而 FMT 能够对抗这些免疫抑制效应，提高小鼠的存活率。然而，目前关于 FMT 在临床脓毒症患者中的应用的研究主要集中于个案报告。一些案例显示，FMT 成功恢复了已被破坏的肠道菌群，并有效治疗脓毒症。这些初步结果提示，通过 FMT 重新定植肠道菌群可能在脓毒症期间有助于平衡生态失调，并诱导肠道屏障恢复，从而潜在地改善脓毒症预后。然而，尚无大规模临床试验研究 FMT 对脓毒症患者的影响，这可能与实施过程中面临的技术挑战以及对患者安全的担忧有关。尤其是在存在基础疾病的脓毒症患者中，含有活微生物的 FMT 可能存在一定的安全隐患，因为此类患者的肠道环境可能存在炎症反应、通透性增加、免疫反应异常及肠道屏障功能受损。尽管 FMT 是一种颇具吸引力的治疗选择，但在某些情况下可能导致严重并发症甚至死亡。例如，有研究报道了两例耐药大肠杆菌通过 FMT 传播引起的脓毒症。这一事件突显了对 FMT 供体粪便谨慎筛查的必要性，

除了对供体粪便进行包括耐多药微生物在内的广泛病原体检测外，还需要对供体进行严格筛查，以降低潜在的 FMT 并发症风险。

五、总结与展望

肠道菌群在脓毒症的发生与发展中扮演着重要角色，越来越多的研究表明，肠道菌群的失调可能与脓毒症的严重程度和患者的预后密切相关。正常的肠道菌群能够通过维持肠道屏障功能、调节免疫反应以及产生相关代谢产物等机制，发挥保护宿主的作用。而在脓毒症患者中，肠道菌群的多样性减少和有害菌的过度生长，可能导致炎症反应的失调和器官功能的进一步衰竭。因此，针对肠道菌群的干预措施，如 SDD、益生菌、FMT 和饮食调节等，展现出在脓毒症治疗中的潜力，值得进一步探索与开发。然而，尽管已有研究初步证实这些干预措施的有效性，仍需要面对许多挑战。首先，不同个体的肠道菌群构成具有显著差异，这为干预措施的个性化提出了要求；其次，现有的研究多集中于动物实验、个案报告以及小规模的临床试验，缺乏大规模、随机对照试验的数据支持。因此，未来的研究应致力于揭示肠道菌群与脓毒症之间的因果关系，明确肠道菌群及其代谢产物在脓毒症中的作用机理，并探索更为有效的干预策略。随着肠道微生物组分析技术的进步，通过大规模、系统性的临床研究可能发掘出特定菌群及其代谢产物在脓毒症中的生物标志物，以便更有效地监测脓毒症的进展及治疗效果。综上所述，肠道菌群在脓毒症的研究中展现出重要性和广阔的应用前景。随着对肠道微生物生态系统认识的深入，未来的研究将为脓毒症的管理和治疗提供新的思路和依据。

（王昌理　王嘉锋　邓小明）

参 考 文 献

[1] HAAK B W, WIERSINGA W J. The role of the gut micro-biota in sepsis [J]. Lancet Gastroenterol Hepatol, 2017, 2 (2):135-143.

[2] KESKEY R, CONE J T, DEFAZIO J R, et al. The use of fecal microbiota transplant in sepsis [J]. Transl Res, 2020, 226:12-25.

[3] KLINGENSMITH N J, COOPERSMITH C M. Gut micro-biome in sepsis [J]. Surg Infect (Larchmt), 2023, 24 (3):250-257.

[4] FAY K T, FORD M L, COOPERSMITH C M. The intesti-nal microenvironment in sepsis [J]. Biochim Biophys Acta Mol Basis Dis, 2017, 1863:2574-2583.

[5] KULLBERG R, WIERSINGA W J, HAAK B W. Gut mi-crobiota and sepsis: from pathogenesis to novel treatments [J]. Curr Opin Gastroenterol, 2021, 37(6):578-585.

[6] HAAK B W, PRESCOTT H C, WIERSINGA W J. Thera-peutic potential of the gut microbiota in the prevention and

treatment of sepsis［J］. Front Immunol,2018,9:2042.

［7］ ADELMAN M W,WOODWORTH M H,LANGELIER C, et al. The gut microbiome's role in the development,maintenance,and outcomes of sepsis［J］. Crit Care,2020,24 (1):278.

［8］ CHANCHAROENTHANA W, KAMOLRATANAKUL S, SCHULTZ M J,et al. The leaky gut and the gut microbiome in sepsis:targets in research and treatment［J］. Clin Sci (Lond),2023,137(8):645-662.

［9］ NABIZADEH E, SADEGHI J, AHANGARZADEH REZAEE M, et al. Interaction between altered gut microbiota and sepsis:a hypothesis or an authentic fact? ［J］. J Intensive Care Med,2023,38(1):121-131.

［10］ NIU M,CHEN P. Crosstalk between gut microbiota and sepsis［J］. Burns Trauma,2021,9:tkab036.

［11］ DUESS J W,SAMPAH M E,LOPEZ C M,et al. Necrotizing enterocolitis,gut microbes,and sepsis［J］. Gut Microbes,2023,15(1):2221470.

［12］ SUN S,WANG D,DONG D,et al. Altered intestinal microbiome and metabolome correspond to the clinical outcome of sepsis［J］. Crit Care,2023,27(1):127.

［13］ YANG S,GUO J,KONG Z,et al. Causal effects of gut microbiota on sepsis and sepsis-related death:insights from genome-wide Mendelian randomization, single-cell RNA,bulk RNA sequencing,and network pharmacology ［J］. J Transl Med,2024,22(1):10.

［14］ ZHANG Z,CHENG L,NING D. Gut microbiota and sepsis:bidirectional Mendelian study and mediation analysis ［J］. Front Immunol,2023,14:1234924.

［15］ ZHAO J,PAN X,HAO D,et al. Causal associations of gut microbiota and metabolites on sepsis:a two-sample Mendelian randomization study ［J］. Front Immunol, 2023,14:1190230.

［16］ MUÑOZ K A,ULRICH R J,VASAN A K,et al. A gramnegative-selective antibiotic that spares the gut microbiome［J］. Nature,2024,630(8016):429-436.

［17］ LI J,CHEN Y,LI R,et al. Gut microbial metabolite hyodeoxycholic acid targets the TLR4/MD2 complex to attenuate inflammation and protect against sepsis ［J］. Mol Ther,2023,31(4):1017-1032.

［18］ EL MANOUNI EL HASSANI S, NIEMARKT H J, BERKHOUT D,et al. Profound pathogen-specific alterations in intestinal microbiota composition precede lateonset sepsis in preterm infants:a longitudinal, multicenter,case-control study［J］. Clin Infect Dis,2021,73 (1):e224-e232.

［19］ SCHULTHESS J,PANDEY S,CAPITANI M,et al. The short chain fatty acid butyrate imprints an antimicrobial program in macrophages［J］. Immunity, 2019, 50 (2):
432-445.

［20］ DICKSON R P,SINGER B H,NEWSTEAD M W,et al. Enrichment of the lung microbiome with gut bacteria in sepsis and the acute respiratory distress syndrome［J］. Nat Microbiol,2016,1(10):16113.

［21］ LI Q,WANG C,TANG C,et al. Successful treatment of severe sepsis and diarrhea after vagotomy utilizing fecal microbiota transplantation:a case report［J］. Crit Care, 2015,19(1):37.

［22］ PRICE R,MACLENNAN G,GLEN J. Selective digestive or oropharyngeal decontamination and topical oropharyngeal chlorhexidine for prevention of death in general intensive care:systematic review and network meta-analysis［J］. BMJ,2014,348:g2197.

［23］ DE SMET A M,KLUYTMANS J A,COOPER B S,et al. Decontamination of the digestive tract and oropharynx in ICU patients［J］. N Engl J Med,2009,360(1):20-31.

［24］ UBEDA C,TAUR Y,JENQ R R,et al. Vancomycin-resistant Enterococcus domination of intestinal microbiota is enabled by antibiotic treatment in mice and precedes bloodstream invasion in humans［J］. J Clin Invest,2010, 120(12):4332-4341.

［25］ FOX A C,MCCONNELL K W,YOSEPH B P,et al. The endogenous bacteria alter gut epithelial apoptosis and decrease mortality following Pseudomonas aeruginosa pneumonia［J］. Shock,2012,38(5):508-514.

［26］ DE VOS W M,DE VOS E A. Role of the intestinal microbiome in health and disease:from correlation to causation［J］. Nutr Rev,2012,70 Suppl 1:S45-S56.

［27］ OJIMA M, MOTOOKA D, SHIMIZU K, et al. Metagenomic analysis reveals dynamic changes of whole gut microbiota in the acute phase of intensive care unit patients［J］. Dig Dis Sci,2016,61(6):1628-1634.

［28］ DICKSON R P. The microbiome and critical illness［J］. Lancet Respir Med,2016,4(1):59-72.

［29］ LUAN F,ZHOU Y,MA X,et al. Gut microbiota composition and changes in patients with sepsis:potential markers for predicting survival ［J］. BMC Microbiol, 2024,24(1):45.

［30］ MAGNAN C,LANCRY T,SALIPANTE F,et al. Role of gut microbiota and bacterial translocation in acute intestinal injury and mortality in patients admitted in ICU for septic shock［J］. Front Cell Infect Microbiol,2023,13: 1330900.

［31］ WANG Y,FLOREZ I D,MORGAN R L,et al. Probiotics, prebiotics, lactoferrin, and combination products for prevention of mortality and morbidity in preterm infants: a systematic review and network meta-analysis［J］. JAMA Pediatr,2023,177(11):1158-1167.

73 术后新发心房颤动的研究进展

心房颤动(atrial fibrillation,AF)简称房颤,是指规则有序的心房电活动丧失,代之以快速无序的颤动波,是严重的心房电活动紊乱。房颤是最常见的持续性心律失常。术后新发房颤是指既往无房颤病史的患者,在术后短期内(通常指术后 30d 内)新发生的房颤。研究证实术后新发房颤是外科手术患者术后常见的并发症之一,根据手术类型的不同其发病率为 1%~65%。术后新发房颤不但与住院时间延长、并发症风险升高及住院病死率增加相关,而且与术后远期卒中发病率和病死率增加相关。随着接受手术的老年患者增加,以及术后房颤发病率随年龄增长而增加,预计手术患者术后新发房颤的发病率将随着时间的推移而升高。因此,正确评估、有效预防和合理管理术后新发房颤,对保证手术患者围手术期安全和改善远期预后具有重要意义。本文就有关术后新发房颤的研究进展做简要介绍。

一、术后新发房颤的流行病学

随着全球人口老龄化以及诸多慢性疾病患者生存率的提高,房颤发病率和患病率呈上升趋势。据报道目前美国房颤的发病率估计在 300 万~600 万,到 2050 年,发病率预计将增加到 1 210 万。在我国也是一样的,目前估计约有 1 200 万房颤患者。

术后房颤是一种常见的临床相关并发症。它通常具有以下临床特征:①发病率差异很大,取决于患者的临床情况和手术类型;②术后房颤常发生术后第 2~4 天;③多数无症状,但有些患者可能会出现血流动力学不稳定、症状明显或难以控制的心室率;④住院时间延长,住院费用增加,术后预后差;⑤术后远期卒中发病率和病死率增加。

研究发现术后房颤的发病率为 1%~65%,其发病率与手术类型有关。通常手术侵入性强或手术部位邻近心脏的患者术后新发房颤的发病率较高。研究表明心脏手术后房颤的发病率为 20%~65%,非心脏胸外科手术后为 10%~30%,非心脏非胸部手术后为 0.5%~15%,其中腹部手术在非心脏非胸部手术中风险最高。接受其他大型非心脏手术的患者大约 3% 在住院期间发生有临床意义的术后房颤。

二、术后新发房颤的风险因素

围手术期有许多因素容易诱发术后新发房颤发生,并促使阵发性和慢性房颤患者的心室率增快。在多数情况下,与许多潜在的机制和因素有关。Kanji 等对 139 例围手术期新发房颤患者进行研究发现,73% 的患者至少有一个可改变的风险因素,45% 的患者有两个或更多风险因素。术后房颤的风险因素大致可分为患者相关风险因素和手术相关风险因素(表 73-1)。

表 73-1　术后房颤的患者和手术相关风险因素

患者相关的风险因素	手术相关风险因素
年龄(老年患者风险增加)	低血容量和容量过负荷
种族(非洲裔美国人的风险较低)	低氧血症
有房颤病史	术中低血压
充血性心力衰竭	应用儿茶酚胺和非儿茶酚胺血管加压药
缺血性心脏病	创伤
高血压	疼痛
慢性肾功能衰竭	手术类型
脓毒症	低血糖症
哮喘	电解质紊乱(主要是低钾血症和低镁血症)贫血
心脏瓣膜病	
阻塞性睡眠呼吸暂停	

(一)术后房颤的患者相关风险因素

虽然有多种患者相关风险因素易诱发术后房颤的发生,但年龄的增长是最重要的因素。房颤的发病率随着年龄的增长而增加。在衰老的心脏中心房纤维化更为常见,是房颤发生的基础。种族也影响术后新发房颤的发生,非裔美国人发生的风险较低。正如预期的那样,有阵发性房颤病史的患者发生术后房颤的风险增加,据保守估计,发生术后房颤的患者中 27%~67% 的在术前有阵发性房颤病史。

患者的其他合并症,包括原有的充血性心力衰竭、术前射血分数(ejection fraction,EF)降低(<55%)、缺血性心脏

病、高血压、慢性肾功能衰竭、脓毒症、休克、哮喘、甲状腺疾病和瓣膜病都与术后房颤发生有关。阻塞性睡眠呼吸暂停是房颤的独立风险因素，与此相关的夜间低氧血症可诱发住院患者新发房颤的发生。

（二）术后房颤的手术相关风险因素

低血容量、术中低血压、贫血、创伤和疼痛均能增加交感神经活动和儿茶酚胺释放，导致心率增快和心律失常发生。手术应激本身也能不均匀地缩短心房的折返时间，使房性心律失常持续存在。手术期间的代谢紊乱，如低血糖、低钾血症和低镁血症，也会诱发房颤的发生。此外，低氧血症导致肺动脉血管收缩，从而使右室压力增加和右房伸展。心肌缺血本身可能导致心房传导改变。手术期间或术后过多的液体负荷使血管内容量增加并拉伸右心房，也容易导致房颤的发生。术后房颤的发生与手术类型有关，心脏手术、胸腔手术、腹部手术和大血管手术发生术后房颤的风险较高。

三、术后新发房颤的病理生理学

术后新发房颤的确切病理生理学机制尚未完全明确。目前认为心房原有病理因素（如高龄、高血压导致的心房重构、纤维化及心电传导异常等）、手术操作诱发因素（如炎症反应、心尖切开及体外循环等）和术后瞬时因素［如交感神经激活（疼痛或内源性/外源性儿茶酚胺药物）、炎症反应及氧化应激］之间相互作用，促进折返和触发活动，导致术后房颤的发生（图73-1）。研究证实心房结构改变、心包积液和炎症、缝隙连接脱耦联、心房周围脂肪组织代谢活动、心肌缺血、离子通道改变、自主神经调控以及肺静脉区的折返和异位活动等与术后新发房颤的发生有关（图73-2）。

在施行心胸手术的患者中，直接的心脏操作、术后心室顿抑期间心房压力升高以及局部炎症（伴有或不伴有心包炎）可能导致心房折返，这些都是引起术后房颤的最可能原因。然而，非心胸手术术后房颤的发生可能是多因素所致，可能与诱发因素、先前存在合并症基质以及手术风险因素之间复杂的相互作用有关。发生术后房颤的患者可能已经具备这种心律失常的电生理基础。

研究证实有多种因素可能诱发术后房颤，包括肾上腺素能刺激和全身性炎症反应，这些都是自主神经激活的触发因素。交感神经张力增加可能继发于疼痛、戒断、贫血、缺氧、低血糖、甲状腺功能亢进、容量状态变化或手术本身，这些是术后房颤的主要诱因。围手术期使用儿茶酚胺类药物对心脏的直接刺激作用可能是手术患者的另一个因素。此外，多种因素可使术后心肌电传导发生改变，包括全身炎症反应导致的活性氧的释放、心肌缺血、缺氧以及继发于高血容量的心肌牵张。电解质紊乱如术中因液体转移而加重的低钾血症，由于细胞静息电位、自主性和兴奋性的变化，也与术后房颤风险增加有关（图73-3）。

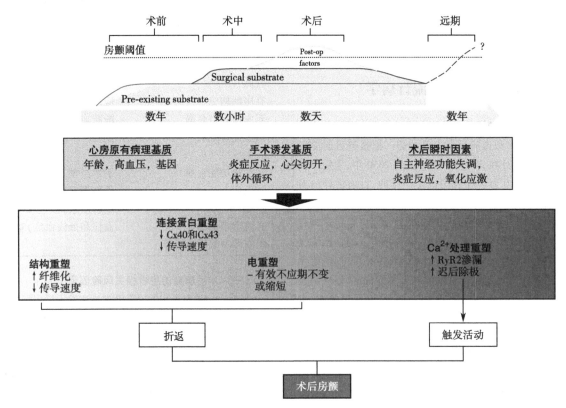

图73-1　术后房颤的机制

心房原有病理基质、手术诱发基质和术后瞬时因素相互作用，促进折返和触发活动，导致术后房颤发生。

Cx. 连接蛋白；RyR2. 2 型 Ryanodine 受体。

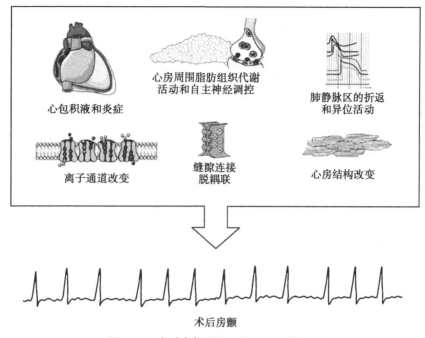

术后房颤

图 73-2　术后房颤的主要病理生理学机制

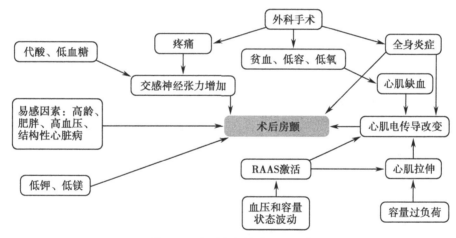

图 73-3　术后房颤的病理生理学
RAAS:肾素-血管紧张素-醛固酮系统。

四、术后新发房颤对预后的影响

Bhave 等对美国 375 家医院近 37 万例非心脏手术患者的研究发现,术后新发房颤患者的病死率更高、住院时间更长及住院费用更高。发生术后房颤的患者术后短期发病率和病死率同样较高。Winkel 等在施行血管手术患者中发现,术后房颤 30d 内心肌缺血更常见,术后新发房颤与 30d 内心血管事件相关,并且术后 1 年内发生心血管事件的风险更高。一项围手术期缺血评估(perioperative ischemic evaluation,POISE)试验分析表明,术后新发房颤患者术后 30d 内发生卒中风险较高。Koshy 等在纳入 14 项研究共 3 536 291 例接受非心脏手术患者的 meta 分析发现,围手术

期新发房颤与术后 30d 内卒中风险升高相关。AlTurki 等在一项纳入 28 项研究共包括 2 612 816 例患者的 meta 分析也显示术后新发房颤与术后 1 个月内的卒中风险升高相关。

研究证实术后新发房颤与术后远期不良预后相关。Gialdini 等在一项大规模回顾性队列研究中发现,非心脏手术患者中术后新发房颤的发病率为 0.78%,其出院后 1 年累计脑梗死发病率为 1.47%,而未发生房颤患者仅 0.36%,并且术后新发房颤患者与卒中风险升高相关。非心脏手术后术后房颤比心脏手术后房颤与卒中的相关性更强。Butt 等在研究中经过中位时间为 3.2 年的随访,发现非心脏手术后术后新发房颤患者出现血栓栓塞事件的比例高达 13.0%,术后新发房颤患者与无术后新发房颤患者相比,前

者血栓栓塞风险、因房颤再住院风险及死亡风险均显著升高。Conen 等发现在接受非心脏手术后新发房颤患者 1 年的卒中风险、死亡风险及心肌梗死风险均较未发生者高。Albini 等一项纳入 8 项研究共 3 718 587 例患者的 meta 分析提示,发生术后新发房颤的患者远期卒中风险升高约 4 倍。

五、术后新发房颤的预测因素

一些风险评分可以在术前对术后房颤风险进行分层。研究证实房颤卒中风险 CHADS-VASc 评分(Congestive heart failure, Hypertension, Age ≥ 75years, Diabetes mellitus, Stroke/TIA/Thromboembolism, Vascular disease, Age 65-74 years, Score)、基因组流行病学老龄化研究房颤评分即 CHARGE-AF(Congestive heart failure, Hypertension, Age, Renal insufficiency, Gender, Electrocardiographic findings, Atrial Fibrillation)评分和美国胸外科医师协会(Society of Thoracic Surgeons, STS)风险评分可预测心脏手术后的术后房颤,但准确性有限。Mariscako 等在研究中使用"术后心房颤动(postoperative atrial fibrillation, POAF)评分"(见表 73-2)。将心脏手术患者发生术后房颤和其他并发症的风险分为低风险(0 分)、中风险(1~2 分)和高风险(≥3 分),发现低、中和高风险患者术后心房颤动的发病率分别是 13.2%、19.5%~29.9% 和 42.5%。同样,心房颤动卒中风险 CHA2DS2-VASc 评分也能预测肺部手术后心房颤动。Lee 等分析了 525 例接受肺叶切除的患者,其中术后新发心房颤动患者 82 例(15.6%),多因素回归分析提示 CHA2DS2-VASc 评分≥5 分是术后新发心房颤动的独立相关因素。Passman 等通过对 856 例因恶性肿瘤接受非心脏胸科手术患者进行分析显示,147 例(17.2%)发生术后新发心房颤动,其中男性、高龄、术前心率≥72 次/min 是术后发生心房颤动的独立预测因素,因此提出了一个非心脏胸外科手术后新发心房颤动风险预测模型,此风险预测模型评分由男性(1 分)、年龄[<55 岁(0 分)、55~74 岁(3 分)和≥75 岁(4 分)]和心率(≥72 次/min)[<72 次/min(0 分)和≥72 次/min(1 分)]组成,将发生术后心房颤动的风险分为极低风险(0 分)到极高风险(6 分),极低风险和极高风险患者术后心房颤动的发病率分别为 0% 和 54.6%。Alonso-Coello 等的研究纳入了 8 351 例接受非心脏外科手术患者,发现手术类型和年龄是围手术期新发心房颤动的独立预测因素,提出预测的积分:年龄≥85 岁(4 分)、75~84 岁(3 分)、65~74 岁(2 分)、胸腔手术(3 分)、大血管手术(2 分)及腹部手术(1 分);分数累计后,积分为 0~1 分、2 分、3~4 分和 5~6 分的术后新发心房颤动发病率分别为 0.5%、1.0%、3.1% 和 5.3%。目前正在研究相关生物标志物以改进术前对术后心房颤动风险分层,包括外周血 miR-483-5p、脑钠肽和炎症标志物(C 反应蛋白及 IL-6)等。

表 73-2　术后心房颤动评分表

项目	评分标准	分数
年龄	<60 岁	0 分
	60~69 岁	1 分
	70~79 岁	2 分
	≥80 岁	3 分
慢性阻塞性肺疾病	是	1 分
eGFR	<15ml/(min·1.73m^2)	1 分
急诊手术	是	1 分
术前 IABP	是	1 分
LVEF	<30%	1 分
心脏瓣膜手术	是	1 分

估算肾小球滤过率(estimated glomerular filtration rate, eGFR);主动脉内球囊反搏(Intra-aortic balloon pump, IABP);左心室射血分数(left ventricular ejection fraction, LVEF)

六、术后新发心房颤动的预防策略

由于术后新发心房颤动难以预测,表 73-1 中描述的任何术后心房颤动的临床风险因素都是可能的干预目标。在可能的情况下,积极处理患者相关风险因素并避免围手术期交感神经刺激的触发因素,不仅可以降低术后新发心房颤动的可能性,还可以避免原有阵发性和慢性心房颤动患者心室率增快。术前预防术后新发心房颤动的措施包括(图 73-4):①识别高危患者;②优化血流动力学和代谢状态;③必要时药物预防。研究证实 β 受体阻滞剂、抗心律失常药物(antiarrhythmic drugs, AAD)、镁、他汀类、多不饱和脂肪酸、类固醇和秋水仙碱等多种药物具有预防术后新发心房颤动的作用。

研究表明 β 受体阻滞剂与胺碘酮能降低心脏手术后术后新发心房颤动的发病率,而对住院时间、卒中发病率或病死率无明显影响。一项 Cochrane meta 分析支持在心脏手术后使用静脉给予镁剂预防术后新发心房颤动的发生。相关指南建议在没有禁忌证的情况下,使用 β 受体阻滞剂预防术后心房颤动;对于有 β 受体阻滞剂禁忌证或发生术后心房颤动的极高危患者建议使用胺碘酮。

总体而言,支持在非心脏手术患者中常规使用药物预防术后心房颤动的资料有限。Oesterle 等在一项 meta 分析中纳入 21 项随机对照试验,包括 11 608 例患者,涉及用于预防非心脏手术后术后心房颤动的药物,发现与对照组比较,胺碘酮、β 受体阻滞剂和他汀类药物能使术后心房颤动发病率明显降低。值得注意的是,在纳入本分析的 21 项试验中,有 19 项涉及胸外科患者,因此可能不适用于施行非

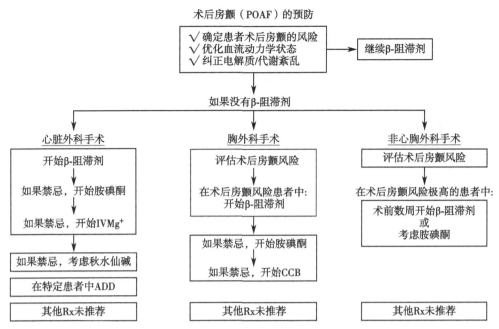

术后房颤（POAF）的预防

√ 确定患者术后房颤的风险
√ 优化血流动力学状态
√ 纠正电解质/代谢紊乱 → 继续β-阻滞剂

如果没有β-阻滞剂

心脏外科手术
开始β-阻滞剂
如果禁忌，开始胺碘酮
如果禁忌，开始IVMg⁺
如果禁忌，考虑秋水仙碱
在特定患者中ADD
其他Rx未推荐

胸外科手术
评估术后房颤风险
在术后房颤风险患者中：
开始β-阻滞剂
如果禁忌，开始胺碘酮
如果禁忌，开始CCB
其他Rx未推荐

非心胸外科手术
评估术后房颤风险
在术后房颤风险极高的患者中：
术前数周开始β-阻滞剂
或
考虑胺碘酮
其他Rx未推荐

图 73-4 心脏、胸腔和非心胸手术的术后心房颤动的预防原则
ADD. 抗心律失常药物；CCB. 钙通道阻滞剂。

心脏非胸外科手术的患者。鉴于胺碘酮和β受体阻滞剂等药物可能的副作用，目前，药物预防应根据患者的具体情况以评估个体患者的风险收益比为基础。

尽管有关预防术后新发心房颤动的围手术期干预措施的文献较少，但一般认为包括围手术期应避免交感神经刺激、避免血容量过负荷或过低、及时补充电解质和避免低氧血症等方面。

术中维持血流动力学稳定，对于降低术后心房颤动的发生具有重要意义。研究证实术中低血压可能诱发心房颤动的发生。Polanczyk 等对 4 181 例患者的一项研究显示，术中低血压（收缩压下降>30% 或收缩压<90mmHg）与术后需要治疗的持续性室上性心律失常密切相关。Walsh 等对 33 000 例患者的研究发现，平均动脉压（mean artery pressure，MAP）<55mmHg 的持续时间与心肌损伤的增加有关。因此，术中维持血流动力学稳定并及时处理低血压对降低术后新发心房颤动的发生具有一定意义。在处理低血压时，血管加压药的选择也影响术后新发心房颤动的发生。与儿茶酚胺类血管加压药（如去甲肾上腺素）比较，血管升压素在脓毒症手术和非手术患者中的心房颤动发病率较低。血管紧张素Ⅱ是一种无明显β肾上腺素能受体激动作用的非儿茶酚胺类血管加压药，推测不易诱发心房颤动的发生。因此，对于发生术后心房颤动高风险患者，早期使用非儿茶酚胺类血管加压药（如血管升压素和血管紧张素Ⅱ）可以限制或减少儿茶酚胺类血管加压药的剂量。去氧肾上腺素可诱导反射性心动过缓，有效抑制局灶性心房颤动，并可能对心室率增快的心房颤动患者的心室率控制有

一定帮助。

术中麻醉管理应避免交感神经刺激和副交感神经拮抗，这样有助于预防术后心房颤动的发生。有研究发现在非心脏胸外科手术中，与单纯全身麻醉相比，联合胸段硬膜外麻醉或椎旁神经阻滞或左侧星状神经节阻滞可降低术后心房颤动的发病率。在非心脏手术中，挥发性麻醉药与全凭静脉麻醉的术后心房颤动发病率无明显区别。在一项多中心随机对照研究中，与全凭静脉麻醉相比，挥发性麻醉药对冠状动脉手术患者心肌的保护效果更佳。然而，另一项针对非心脏手术的研究发现，与全凭静脉麻醉相比，挥发性麻醉药对心肌的保护作用并不明显。要确定挥发性麻醉药是否能在非心脏手术中提供心脏保护作用，还需要进行更多的研究。挥发性麻醉药地氟烷和静脉麻醉药氯胺酮可增加交感神经活动和具有潜在的致心律失常作用，因此在高风险患者中应避免使用。阿托品和格隆溴铵等抗胆碱能药物会导致心动过速，并可能诱发心律失常，因此在高风险患者中建议使用舒更葡糖钠拮抗神经肌肉阻滞剂作用，以减少心血管不良事件的发生。应及时评估和处理术中代谢异常（如酸中毒、低镁血症及低钾血症等），这些代谢紊乱可能进一步加重心律失常的风险。同时，需密切监测心肌缺血情况，并采取相应措施进行处理，以进一步降低心律失常的风险。如果新近置入了中心静脉导管，则应确认导管位置，因为导管尖端刺激会诱发心房颤动。如果手术麻醉过程中发生新发心房颤动，应积极分析原因和处理。术中新发心房颤动患者管理的一般方法见图 73-5。

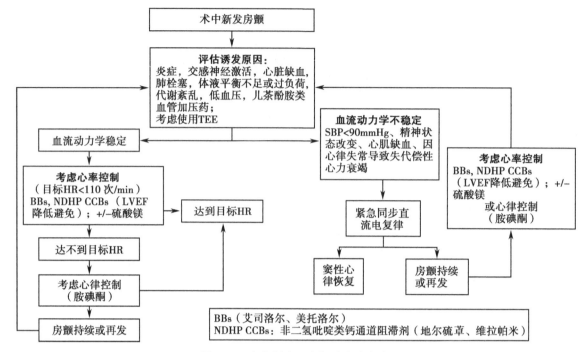

图73-5 术中新发心房颤动治疗方案

TEE:经食管超声心动图;SBP:收缩压;HR:心率;BBs:β受体阻滞剂;NDHP CCBs:非二氢吡啶类钙通道阻滞剂;LVEF:左室射血分数。

七、术后新发心房颤动的治疗策略

术后新发心房颤动患者的临床治疗面临着独特的挑战和机遇。对于术后新发心房颤动患者应评估(图73-6):①心律失常的处理策略;②血栓栓塞的风险或全身抗凝必要性。术后新发心房颤动的处理原则是稳定血流动力学,缓解症状和降低短期内及长期血栓栓塞的风险。治疗的主

要目标是确保足够的终末器官灌注,同时最大限度地减少并发症,尤其是血栓栓塞事件;次要目标包括识别和优化可能导致心房颤动的合并症。

术后新发心房颤动的治疗首先在于维持血流动力学稳定。对于伴有血流动力学不稳定的心房颤动,选择紧急直流电复律,也可酌情先静脉应用具有控制心室率作用的抗心律失常药物减慢心室率,同时积极处理可逆性诱因,期待在较短时间内血流动力学有所好转,若疗效不好,行紧急电

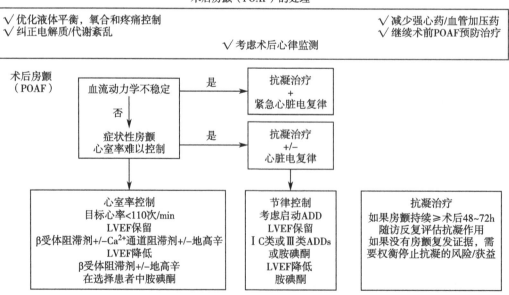

图73-6 术后心房颤动的临床治疗原则

ADD. 抗心律失常药物;LVEF. 左室射血分数。

复律。对于血流动力学稳定的术后新发心房颤动的处理，包括以下三方面：①及早查明术后新发心房颤动可能的病因或诱因并积极处理；②控制心室率或节律控制，以减轻心房颤动相关症状及改善心输出量；③抗凝与防治卒中等血栓栓塞风险。待患者病情相对稳定后，遵循心房颤动优化临床路径（atrial fibrillation better care pathway，ABC）。

（一）心室率控制与节律控制

术后新发心房颤动的治疗包括心室率控制、电复律和抗心律失常药物的应用等。施行心脏手术患者并发术后心房颤动时，如血流动力学不稳定需要立即进行电复律并恢复窦性心律。对于血流动力学稳定的患者，可通过控制心室率或节律来治疗术后新发心房颤动。对于左室射血分数（left ventricular ejection fraction，LVEF）保留的患者，建议使用 β 受体阻滞剂、非二氢吡啶类 Ca^{2+} 通道阻滞剂或地高辛控制心室率，对于 LVEF 降低的患者，建议使用 β 受体阻滞剂或地高辛。在尝试药物心脏复律时，LVEF 正常的患者应首选 IC 类或Ⅲ类抗心律失常药物，而 LVEF 降低的患者则应使用胺碘酮。

以前，支持控制心室率或节律的证据非常有限，而且主要来自观察性研究。Lee 等研究证实节律控制可能缩短住院时间。然而，Gillinov 等在心胸外科试验网络（Cardiothoracic Surgical Trials Network，CTSN）对 523 例心脏手术［冠状动脉旁路移植术（coronary artery bypass grafting，CABG）、瓣膜手术或两者同时］后发生术后新发心房颤动的患者进行了一项随机对照试验，比较了心室率控制与节律控制的效果，结果发现无论是仅控制心室率还是控制节律的方法，都没有证据证明其优越性。在这项研究中，主要使用 β 受体阻滞剂控制心室率（目标心率<100 次/min），而控制节律使用胺碘酮（负荷量 3g 和每日维持量 200mg），并在必要时进行心脏电复律。在 60d 随访结束时，两种方法在住院时间、存活率或严重不良事件方面均无明显差异。值得注意的是，在两组患者中，1/4 的患者出现治疗偏差，由于不能有效控制心室率或者胺碘酮的副作用而难以继续使用这些药物。还需要注意的是，多数患者在出院时和 60d 后均处于窦性心律状态（94% 的患者心室率控制状态，98% 的患者节律控制状态），这表明在多数患者中术后心房颤动具有短暂性（但远期复发率较高）。因此，目前处理血流动力学稳定的术后心房颤动可以采用心室率或节律控制策略。

术后新发心房颤动的心室率控制应以患者的血流动力学稳定和病情改善为目标，其后心室率控制的最佳目标需要全面评估心房颤动的类型、年龄、症状、基础疾病及心脏功能等，可选择严格心室率控制（静息心率<80 次/min）或宽松心室率控制（静息心率<110 次/min）。理论上，心室率较慢时由于心室充盈时间延长可获得更稳定的血流动力学状态，罹患心动过速相关心肌病的风险减少。然而，在某些情况下，通常需要较高的心率来维持身体活动的生理需求

并防止心力衰竭的发展。此外，严格的心室率控制往往需要更大剂量的相关负性频率的药物应用，在术后新发心房颤动状态下较大剂量负性频率的药物可能会带来负性肌力和低血压的影响。因此术后新发心房颤动时心室率控制目标为心率<110 次/min。约 2/3 的阵发性心房颤动可在心房颤动发作 48h 内自行转复窦性心律，对于新发心房颤动且血流动力学稳定者可选择延迟复律策略。

（二）抗凝治疗

在已确诊心房颤动的非卧床患者使用全身口服抗凝药得到了大量随机对照试验数据的支持。相比之下，使用口服抗凝药预防术后新发心房颤动患者卒中尚存争议，支持其使用的证据不一。根据目前的欧洲心脏病学会（European Society of Cardiology，ESC）指南，在患者知情的情况下，非心脏手术（Ⅱa 类推荐，B 级证据）和心脏手术（Ⅱb 类推荐，B 级证据）患者并发术后新发心房颤动后长期口服抗凝药预防卒中是合理的。同样，美国现行指南也建议对发生术后新发心房颤动患者进行抗凝治疗（建议等级Ⅱa，证据等级 B）。

有关心脏手术后发生术后新发心房颤动的患者是否口服抗凝治疗仍存在争论。Lin 等的研究显示心脏手术后并发术后新发心房颤动的患者口服抗凝治疗后卒中发生率明显增加。而且，许多术后新发心房颤动患者在后续治疗中发展为持久性心房颤动。在一项观察性研究中，50% 的术后心房颤动患者发展为晚期心房颤动，其中 18% 的患者发展为持久性心房颤动。一些观察性数据显示，口服抗凝治疗的患者卒中发病率较低。在一项包括 10 000 余例患者（其中心脏手术后出现术后心房颤动患者 2 108 例）的研究中发现口服抗凝药与卒中风险降低有关。然而，对美国胸外科医师协会成人心脏手术数据库中的 38 936 例术后心房颤动患者进行分析发现，出院抗凝治疗与病死率增加之间存在相关性。而且，CHA2DS2-VASc 评分为 2~4 分或≥5 分的术后心房颤动患者，抗凝治疗并无明显益处。鉴于这些不同的数据，术后心房颤动后口服抗凝药是有益还是有害目前仍不清楚。图 73-7 总结了围手术期新发心房颤动的抗凝启动策略。表 73-3 总结了目前欧洲心脏病学会（ESC）和美国心脏病学会/美国心脏协会/美国胸科医师协会/美国心律学会（ACC/AHA/ACCP/HRS）指南对术后心房颤动管理的建议目前欧洲和美国指南对术后心房颤动管理的建议。

术后新发心房颤动是一种常见的术后并发症，对手术患者急性期及远期预后有明显的影响。针对术后新发心房颤动本身的处理原则与普通心房颤动类似，除纠正及治疗可逆的诱因及病因外，应根据不同的心律失常严重程度采取个体化的心室率控制和节律控制策略。对于持续时间较长且血栓栓塞事件风险较高的术后新发心房颤动，在术后给予抗凝治疗是合理的；然而是否应该长期抗凝，目前尚存争议，有待进一步研究。

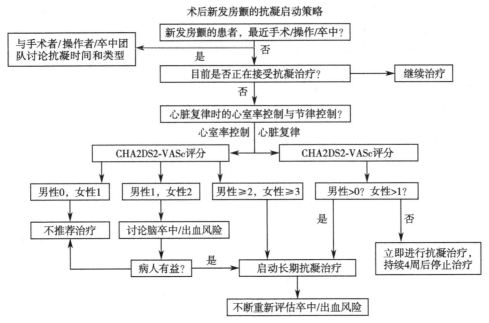

图 73-7　术后新发心房颤动的抗凝启动策略

表 73-3　目前欧洲和美国指南对术后心房颤动管理的建议

建议	推荐级别	证据等级
术后心房颤动的预防		
欧洲 2020 ESC 指南		
心脏手术:围手术期使用胺碘酮或 β 受体阻滞剂预防术后心房颤动	I	A
非心脏手术:不应常规使用 β 受体阻滞剂预防术后心房颤动	III	B
美国 2023 ACC/AHA/ACCP/HRS 指南		
心脏手术:术后心房颤动高危患者,预防性应用短效 β 受体阻滞剂或胺碘酮,可以降低术后心房颤动发生率	IIa	B-R
心脏手术:对于接受 CABG、主动脉瓣或升主动脉瘤手术的患者,同时进行左后心包切开术,可以降低术后心房颤动的发生率	IIa	B-R
术后心房颤动的治疗		
美国 2023 ACC/AHA/ACCP/HRS 指南		
心脏手术:除非有禁忌证或无效,建议使用 β 受体阻滞剂控制心室率 在 β 受体阻滞剂禁忌或无效时,建议使用非二氢吡啶类钙通道阻滞剂	I	A B-R
心脏手术:对于血流动力学稳定的术后心房颤动患者,可使用心室率控制(目标心率<100 次/min)和/或心律控制药物作为初始治疗。根据患者症状、心律失常对血流动力学的影响以及医师的偏好选择治疗策略	I	B-R
心脏手术:术后心房颤动且耐受性差的患者,建议采用直流电心脏电复律联合抗心律失常药物治疗,对于心房颤动已持续超过 48h 且未接受抗凝治疗的患者,在心脏电复律前应考虑通过影像学检查排除左心耳血栓的可能性	I	B-R
心脏手术:术后心房颤动的患者,除非出现并发症,否则在术后 60d 内,在认为对手术出血安全的情况下应进行抗凝治疗,并在此时重新评估是否需要更长期的抗凝治疗	IIa	B-NR

续表

建议	推荐级别	证据等级
心脏手术:术后出现心房颤动并接受心率控制策略治疗的患者,在30~60d的随访中应进行心律评估,如果心房颤动不能自主恢复为窦性心律,可考虑在适当的抗凝时间后进行心脏电复律	Ⅱa	C-LD
卒中预防		
欧洲 2020 ESC 指南		
非心脏手术:考虑到口服抗凝药治疗的预期净临床益处和患者的知情偏好,应考虑对有卒中风险的术后心房颤动患者进行长期口服抗凝药治疗,以预防血栓栓塞事件的发生	Ⅱa	B
心脏手术:考虑到口服抗凝药治疗的预期净临床获益和患者的知情偏好,对于有卒中风险的术后心房颤动患者,可考虑使用长期口服抗凝药治疗来预防血栓栓塞事件	Ⅱb	B
美国 2023 ACC/AHA/ACCP/HRS 指南		
按照非手术患者的建议,对发生术后心房颤动的患者使用抗血栓药物是合理的	Ⅱa	B

(胡兴国 印建军 郭曲练)

参 考 文 献

[1] MCCUSKER R J,WHEELWRIGHT J,SMITH T J,et al. Diagnosis and treatment of new-onset perioperative atrial fibrillation[J]. Adv Anesth,2023(1),41:179-201.

[2] HIGUCHI S,KABEYA Y,MATSUSHITA K,et al. Perioperative atrial fibrillation in noncardiac surgeries for malignancies and one-year recurrence[J]. Can J Cardiol,2019,35(11):1449-1456.

[3] CONEN D,ALONSO-COELLO P,DOUKETIS J,et al. Risk of stroke and other adverse outcomes in patients with perioperative atrial fibrillation 1 year after non-cardiac surgery[J]. Eur Heart J,2020,41(5):645-651.

[4] LIN M H,KAMEL H,SINGER D E,et al. Perioperative/postoperative atrial fibrillation and risk of subsequent stroke and/or mortality[J]. Stroke,2019,50(6):1364-1371.

[5] 中华医学会心血管病学会,中国生物医学工程学会心律分会.心房颤动诊断和治疗中国指南[J].中华心血管病杂志,2023,51(6):572-618.

[6] 中国医疗保健国际交流促进会急诊医学分会,中华医学会急诊医学分会,国家老年医学中心,等.急性心房颤动中国急诊管理指南(2024)[J].中国急救医学,2024,44(8):645-667.

[7] PECHA S,KIRCHHOF P,REISSMANN B. Perioperative arrhythmias[J]. Dtsch Arztebl Int,2023,120(33/34):564-574.

[8] KARAMCHANDANI K,KHANNA A K,BOSE S,et al. Atrial fibrillation:current evidence and management strategies during the perioperative period[J]. Anesth Analg,2020,130(1):2-13.

[9] HAYASHI T,SANO Y,TANAKA K,et al. Predictors of postoperative atrial fibrillation after lung resection[J]. Curr Probl Surg,2024,61(8):101502.

[10] HAN Y,GUO C,ZHU Q,et al. Risk factors and prognosis of perioperative atrial fibrillation in elderly patients undergoing VATS lung surgery:a retrospective cohort study[J]. Vasc Health Risk Manag,2024,20:289-299.

[11] GAUDINO M,DI FRANCO A,RONG L Q,et al. Postoperative atrial fibrillation:from mechanisms to treatment[J]. Eur Heart J,2023,44(12):1020-1039.

[12] AGUILAR M,DOBREV D,NATTEL S. Postoperative atrial fibrillation:features, mechanisms, and clinical management[J]. Card Electrophysiol Clin,2021,13(1):123-132.

[13] DOBREV D,AGUILAR M,HEIJMAN J,et al. Postoperative atrial fibrillation:mechanisms, manifestations and management[J]. Nat Rev Cardiol,2019,16(7):417-436.

[14] JIANG S,LIAO,CHEN Y,et al. Exploring postoperative atrial fibrillation after non-cardiac surgery:mechanisms, risk factors,and prevention strategies[J]. Front Cardiovasc Med,2023,10:1273547.

[15] ALBINI A,MALAVASI V L,VITOLO M,et al. Long-term outcomes of postoperative atrial fibrillation following non-cardiac surgery:a systematic review and metanalysis[J]. Eur J Intern Med,2021,85:27-33.

[16] TAS A,FOSBØL E L,BUTT J H,et al. Perioperative at-

rial fibrillation and one-year clinical outcomes in patients following major emergency abdominal surgery[J]. Am J Cardiol,2023,207:59-68.

[17] HUYNH J T,HEALEY J S,UM K J,et al. Association between perioperative atrial fibrillation and long-term risks of stroke and death in non-cardiac surgery:systematic review and meta-analysis[J]. CJC Open, 2021, (5):666-674.

[18] DIALLO E H,BROUILLARD P,RAYMOND J M,et al. Predictors and impact of postoperative atrial fibrillation following thoracic surgery:a state-of-the-art review[J]. Anaesthesia,2023,78(4):491-500.

[19] LEE C T,STRAUSS D M,STONE L E,et al. Preoperative CHA2DS2-VASc score predicts postoperative atrial fibrillation after lobectomy[J]. Thorac Cardiovasc Surg, 2019,67(2):125-130.

[20] THET M S,HLWAR K E,THET K S,et al. Preoperative B-type natriuretic peptides to predict postoperative atrial fibrillation in cardiac surgery:a systematic review and meta-analysis[J]. Heart Lung Circ, 2024, 33(1):23-32.

[21] RAFAQAT S,RAFAQAT S,LIAZ H. The role of biochemical cardiac markers in atrial fibrillation[J]. J Innov Card Rhythm Manag,2023,14(10):5611-5621.

[22] JOSHI K K,TIRU M,CHIN T,et al. Postoperative atrial fibrillation in patients undergoing non-cardiac non-thoracic surgery:a practical approach for the hospitalist [J]. Hosp Pract (1995),2015,43(4):235-244.

[23] MEENASHI SUNDARAM D,VASAVADA A M,RAVINDRA C,et al. The management of postoperative atrial fibrillation (POAF):a systematic review[J]. Cureus, 2023,15(8):e42880.

[24] SUERO O R,ALI A K,BARRON L R,et al. Postopera-tive atrial fibrillation (POAF) after cardiac surgery: clinical practice review[J]. J Thorac Dis,2024,16(2): 1503-1520.

[25] LIU J,HUANG Y,MA W,et al. Prediction, prevention and management of new-onset perioperative atrial fibrillation and flutter in patients undergoing non-cardiac thoracic surgery[J]. Minerva Anestesiol,2022,88(6):490-498.

[26] JOGLAR J A,CHUNG M K,ARMBRUSTER A L,et al. 2023 ACC/AHA/ACCP/HRS guideline for the diagnosis and management of atrial fibrillation:a report of the American College of Cardiology/American Heart Association Joint Committee on Clinical Practice Guidelines [J]. Circulation,2024,149(1):e1-e156.

[27] HINDRICKS G,POTPARA T,DAGRES N,et al. 2020 ESC Guidelines for the diagnosis and management of atrial fibrillation developed in collaboration with the European Association for Cardio-Thoracic Surgery (EACTS): the task force for the diagnosis and management of atrial fibrillation of the European Society of Cardiology (ESC) developed with the special contribution of the European Heart Rhythm Association (EHRA) of the ESC[J]. Eur Heart J,2021,42(5):373-498.

[28] WANG M K,HEO R,MEYRE P B,et al. Anticoagulation use in perioperative atrial fibrillation after non-cardiac surgery:a systematic review and meta-analysis[J]. Swiss Med Wkly,2023,153:40056.

[29] MUEHLSCHLEGEL J D,BURRAGE P S,NAGI J Y,et al. Society of Cardiovascular Anesthesiologists/European Association of Cardiothoracic Anaesthetists practice advisory for the management of perioperative atrial fibrillation in patients undergoing cardiac surgery[J]. Anesth Analg,2019,128(1):33-42.

74 右美托咪定对术后急性肾损伤的预防作用

一、前言

急性肾损伤(acute kidney injury,AKI)在住院患者中发生率高达 10%~15%,在重症监护病房(intensive care unit,ICU)的患者中其发生率甚至超过了 50%。AKI 是一种肾功能急剧下降的综合征,主要表现为血肌酐(serum creatinine,Scr)增加以及尿量减少。AKI 并不是一种单独疾病,无法从肾活检组织中识别这种病理改变。以前研究者根据肾脏解剖结构(肾前、肾性及肾后性)进行分类,现在越来越多的研究者认为 AKI 是一种特殊诱因下的综合征,因此现在更倾向于根据引起 AKI 的诱因进行分类,例如药物性 AKI、脓毒症性 AKI 及术后 AKI 等。术后急性肾损伤(postoperative acute kidney injury,PO-AKI)是术后并发症的常见类型,在高危患者中发生率高达 20%~40%。PO-AKI 常常与其他严重并发症(包括心力衰竭、肝衰竭和脓毒症等)共同发生,因此 PO-AKI 与不良预后及死亡密切相关。早期预防以及诊断 PO-AKI 对于患者原发疾病的治疗以及改善预后至关重要。

二、PO-AKI 的诊断

2002 年急性透析质量指导组正式提出了诊断 AKI 的共识,即高危、损伤、功能衰竭、功能丧失及终末期肾病(risk,injury,failure,loss and end-stage renal disease,RIFLE)分级。7d 内 Scr 相对于基础值升高>50% 或肾小球滤过率(glomerular filtration rate,GFR)下降>50% 或尿量<0.5ml/(kg·h)且持续>12h 诊断为 AKI。2007 年急性肾损伤网络(AKI Network,AKIN)专家组在 RIFLE 标准的基础上对 AKI 的诊断进行了修订。RIFLE 分级中的高危、损伤和功能衰竭分别对应 AKIN 标准的 1、2、3 期。AKIN 专家组认为 RIFLE 分级中的功能丧失及终末期肾病是 AKI 的结果,因此在 AKI 诊断中去除了这两个阶段。AKIN 标准仅将 Scr 和尿量作为诊断依据。2012 年改善全球肾脏病预后组织(Kidney Disease Improving Global Outcomes,KDIGO)指南进行了更正,制定了 KDIGO 标准。KDIGO 标准将 AKI 分成了 3 级。KDIGO 标准是临床主要的诊断标准并应用至今,其具体诊断及分级标准见表 74-1。

表 74-1 根据 KDIGO 标准的 AKI 诊断及分级

分级	Scr	尿量
1	48h 内升高≥26.5μmol/L(0.3mg/dl)或 7d 内升高至基础值 1.50~1.99 倍	<0.5ml/(kg·h)持续 6~12h
2	7d 内升高至基础值 2.00~2.99 倍	<0.5ml/(kg·h)持续≥12h
3	7d 内升高至基础值≥3.00 倍或 Scr≥353.6μmol/L(4mg/dl)或需要肾脏替代治疗	<0.3ml/(kg·h)持续≥24h,或无尿持续≥12h

专家共识推荐 PO-AKI 定义为术后 7d 内满足 KDIGO 制定的 AKI 诊断标准。KDIGO 标准根据尿量及 Scr 指标来诊断 AKI,但这两个指标在围手术期用于 PO-AKI 的诊断时受到很多因素干扰。围手术期 Scr 水平受到容量状态以及肌肉损伤的影响。围手术期由于出血或补液等因素易发生容量剧烈波动。容量不足以及容量过负荷将导致 Scr 水平假性增高或下降。肌肉损伤会导致 Scr 假性增高。少尿在术中较常见,与术中短暂血管内容量减少、相对或绝对低血压以及手术相关神经内分泌相关。研究表明术中少尿对 PO-AKI 的阳性预测值仅为 25.5%。虽然根据 KDIGO 诊断标准诊断 AKI 受到围手术期很多因素的干扰,但目前并没有更好的替代方法,因此此标准仍被广泛应用。为了改善 KDIGO 标准在围手术期诊断 PO-AKI 存在的不足,越来越多的研究致力于肾损伤生物标志物的探索。

目前认为可作为早期识别 AKI 的生物学标志物包括反映肾小球滤过功能的血清半胱氨酸蛋白酶抑制剂 C；反映肾小管组织损伤的肾损伤分子-1（kidney injury molecule-1，KIM-1）、中性粒细胞明胶酶相关脂质运载蛋白（neutrophil gelatinase-associated lipid carrier protein，NGAL）等；反映肾小管功能受损的尿 β2 微球蛋白（β2-mocroglobulin，β2-MG）等；反映肾脏应激性损伤的胰岛素样生长因子结合蛋白 7（insulin growth factor binding protein 7，IGFBP7）、金属蛋白酶组织抑制因子 2（tissue inhibitor of metalloproteinase 2，TIMP2）等。虽然许多研究报道了 AKI 生物学标志物的临床价值，但由于检测费用昂贵、技术难度大、诊断阈值在不同研究中心差异较大及缺乏与结局相关的证据等因素，AKI 生物学标志物目前仅应用于研究中，并未取代原有 AKI 诊断标准应用于临床实践。

三、PO-AKI 的流行病学特点

心脏手术总体 PO-AKI 的发生率高达 20%~70%。不同心脏手术 PO-AKI 发生率存在一定的差异。冠状动脉旁路移植术 PO-AKI 的发生率低于瓣膜手术及全主动脉弓置换手术。心脏手术 PO-AKI 相关院内死亡率高达 10.7%，1~5 年内死亡率高达 30%。PO-AKI 的持续时间是心脏手术后死亡率的重要预测因素。发生 PO-AKI 的患者中肾功能好转的患者死亡率低于持续肾功能异常的患者，然后发生 PO-AKI 的患者即使肾功能恢复，其死亡率仍高于那些没有发生 PO-AKI 的患者。

非心脏手术中，PO-AKI 的发生率与手术类型以及手术紧急程度密切相关。与择期手术相比，急诊手术 PO-AKI 的发生率更高。非心脏手术中 PO-AKI 的常见手术类型为腹部手术（6.8%~35%）、泌尿系手术（14.2%~20%）和血管手术（10%~17%）。由于缺乏术后相关的数据支撑，门诊手术及日间手术 PO-AKI 的发生率尚不清楚。非心脏手术中 PO-AKI 的诊断通常通过 Scr 进行诊断，很少通过尿量减少进行诊断，一方面由于获取尿量的方法并不规范，另一方面由于短暂的少尿对于预后的影响存在争议。研究表明非心脏 PO-AKI 的发生与包括急性冠脉综合征、心律失常以及肺炎在内的术后多系统并发症相关。此外，发生 PO-AKI 的患者死亡率也更高，一项回顾性研究表明大型腹部手术发生 PO-AKI 的患者出院后死亡率明显高于未发生 PO-AKI 的患者（47.2% vs 20.5%，P<0.001）。虽然非心脏手术 PO-AKI 的程度常常较轻微，但 PO-AKI 与死亡率的关系却十分密切。

四、PO-AKI 的发生机制

临床实践中 PO-AKI 是由多种因素共同作用导致，机制较为复杂。然而，动物实验中的 AKI 模型常常是单因素模型，包括缺血再灌注 AKI 模型、肾毒性 AKI 模型及脓毒症 AKI 模型等，目前仍无能模拟临床场景中 PO-AKI 的理想动物模型。引起 PO-AKI 的共同通路主要为低灌注造成的肾脏氧供需失衡，炎症或免疫反应造成的肾组织损伤以及机械性梗阻。心脏手术以及非心脏手术发生 PO-AKI 的具体机制各不相同。

（一）心脏手术 PO-AKI 的发生机制

心肺转流（cardiopulmonary bypass，CPB）期间虽然保证了心排血量，但不同于生理状态下的脉冲式灌注，CPB 为持续性灌注。CPB 期间，肾灌注与平均动脉压（mean artery pressure，MAP）和泵速成正比，表明肾脏正常的自我调节功能在 CPB 期间受损。一项比较高 CPB 灌注压（MAP>60mmHg）与对照组［MAP=（47±5）mmHg］的研究表明，两组对于术后 AKI 并无明显差异，目前对于这种持续性灌注状态的目标压力值仍不清楚。CPB 期间，肾脏血管收缩并导致血液重新分配，但 GFR 及肾脏氧耗量保持不变，这种氧供需失衡可能解释了 CPB 持续时间、血液稀释程度和低血压都与 PO-AKI 密切相关。CPB 复温期为肾脏易受缺氧损伤的阶段，在复温期，肾髓质的氧耗量随温度升高和增加，将加重氧供需失衡。此外，从 CPB 状态恢复生理状态后容易发生再灌注损伤。心脏手术期间及术后低心排状态均会引起肾脏低灌注，从而导致肾前性 AKI。

心脏手术通过多个途径诱发全身性瀑布样炎症反应及氧化应激反应。全身血液和体外循环机器接触会诱发明显炎症反应，此外，主动脉阻断及开放造成的肾脏再灌注损伤与血制品的输注等因素也会诱发炎症反应。炎症反应会导致肾脏内皮一氧化氮系统功能障碍，而这一功能对于肾脏氧供非常重要。血液与 CPB 机器接触时，不可避免地发生一定程度的溶血。溶血会造成游离血红蛋白以及游离铁增加，游离血红蛋白以及游离铁通过芬顿（Fenton）反应和哈伯-韦斯（Haber-Weiss）反应造成活性氧自由基产物增多。CPB 及主动脉阻断期间会产生微栓塞，造成机械性梗阻引起肾脏缺血。

（二）非心脏手术 PO-AKI 的发生机制

非心脏手术中，出血以及体液丢失造成的围手术期低血容量、手术操作引起的腹内压增加、麻醉药物造成的心排血量下降与外周血管扩张以及微栓塞会造成肾灌注下降，从而引起肾脏的氧供需失衡，肾毒性药物使用、大型手术所造成的炎症及氧化应激反应和手术操作造成的机械性损伤则直接导致肾组织的直接损伤。非心脏手术导致的 PO-AKI 的相关因素较多，且常常缺乏手术特异性。此手术类型中导致 PO-AKI 的因素也常常是导致其他类型 AKI 的因素，但不同因素的重要性以及严重程度可能会有所不同。目前关于非心脏手术后 PO-AKI 的研究尚处于起步阶段。

五、PO-AKI 的危险因素

不仅仅术中因素导致了 PO-AKI 的发生，术前患者的合并症造成的肾脏易损性以及术后一些因素造成的肾损伤加重，也同样诱发了 PO-AKI 的发生。本文从术前、术中以及术后不同时段对 PO-AKI 的高危因素进行了总结（表74-2）。

表 74-2　心脏手术及非心脏手术 PO-AKI 的危险因素

分类	心脏手术	非心脏手术
术前因素	高龄、女性、高 BMI、蛋白尿、高血压、糖尿病、慢性肾病、慢性阻塞性肺疾病、左心功能不全、贫血	高龄、男性、高 BMI、贫血、肾功能不全、糖尿病、心功能不全、脓毒症、肝脏疾病、外周血管疾病、挤压伤
术中因素	CPB 的持续时间长、CPB 期间贫血、输血、栓塞事件、血液稀释	出血或者液体大量丢失造成的低血容量状态、腹内压增加、全身麻醉、心排血量降低、血管扩张、肾毒性药物使用、栓塞事件
术后因素	术后二次手术、术后组织低灌注、术后多系统并发症（例如脑出血、感染、心肌梗死和恶性心律失常）、肾毒性药物	肾毒性药物、急性肺损伤、长时间机械通气

BMI. 体重指数；CPB. 体外循环。

（一）心脏手术 PO-AKI 的高危因素

心脏手术前患者存在高龄、女性、高 BMI、蛋白尿、高血压、糖尿病、慢性肾病、慢性阻塞性肺疾病、左心功能不全和贫血等因素则容易发生 PO-AKI。高血压和糖尿病在接受心脏手术治疗的患者中较为普遍。高血压会导致肾动脉血管的自主调节性血管收缩，这可能损害自主调节机制，并在灌注压力不足时使肾脏易损性增高。糖尿病与血管病变和肾病的发生密切相关，这主要由组织缺氧、炎症、内皮损伤和其他机制引起的。蛋白尿是肾小管间质损伤的标志，而近曲小管中滤过的蛋白质再吸收与炎症介质的上调有关。术中高危因素包括 CPB 的持续时间长、CPB 期间贫血、输血、栓塞事件、血液稀释及肾毒性药物使用。术后高危因素包括术后二次手术、术后组织低灌注、术后多系统并发症（例如脑出血、感染、心肌梗死、恶性心律失常和急性肺损伤）及肾毒性药物使用则是发生 PO-AKI 的术后高危因素。

（二）非心脏手术 PO-AKI 的高危因素

非心脏手术中，患者存在高龄、男性、高 BMI、肾功能不全、糖尿病、心功能不全、贫血、脓毒症、肝脏疾病、外周血管疾病及挤压伤等危险因素会增加 PO-AKI 发生率。术中出血或者液体大量丢失造成的低血容量状态、腹内压增加、全身麻醉、心排血量降低、血管扩张、肾毒性药物使用和栓塞事件为 PO-AKI 的高危因素。术后暴露于肾毒性药物、急性肺损伤和长时间机械通气则是加重肾损伤的术后因素。

六、右美托咪定的肾保护性作用机制

右美托咪定可增加肾灌注，改善肾脏的氧供。此外，它还可以减轻围手术期炎症反应、氧化应激等因素对肾组织造成的损伤。这些机制共同作用，减少了急性肾损伤的发生风险，从而发挥出肾保护性作用（图 74-1）。

（一）增加肾灌注

右美托咪定可激动 α₂ 肾上腺素受体，抑制突触前神经末梢释放去甲肾上腺素，通过降低儿茶酚胺的水平，减弱交感活性，从而抑制肾小动脉收缩。右美托咪定还可促进一氧化氮介导的肾血管舒张，并抑制内皮素-1 介导的肾血管

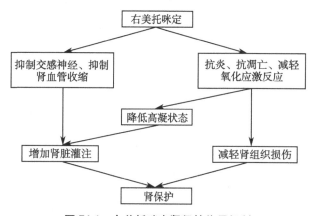

图 74-1　右美托咪定肾保护作用机制

收缩。此外，右美托咪定可激活肾毛细血管以及肾小管 α_2 肾上腺素受体抑制肾素的分泌，并促进水、钠排出，从而引起 GFR 以及尿量的增加。

（二）减轻肾组织损伤

右美托咪定通过抑制 TLR4/NF-κB、JAK2-STAT3 和 NF-κB/COX-2 通路以及下调内质网应激（endoplasmic reticulum stress，ER stress）通路发挥出抗炎的作用。右美托咪定通过激活 PI3K-Akt 信号通路、Bax/细胞色素 C/胱天蛋白酶信号通路、ERK1/2 信号通路以及抑制 TLR4/NF-κB 信号通路发挥出抗凋亡的作用。右美托咪定可通过促进 Keap1/Nrf2/ARE/HO-1 途径来减少氧化应激反应。在小鼠缺血再灌注肾损伤模型中，无论在缺血再灌注损伤前还是损伤后给予右美托咪定均可激活 PI3K-Akt 信号通路并抑制 TLR4 信号通路发挥肾保护作用。在小鼠脓毒症相关性肾损伤模型中，右美托咪定通过抑制炎症因子肿瘤坏死因子-α（tumor necrosis factor-α，TNF-α）及单核细胞趋化蛋白-1（monocyte chemoattractant protein-1，MCP-1）产生肾保护性作用。在顺铂诱导的急性肾损伤（AKI）小鼠模型中，右美托咪定通过抑制炎症反应和减轻凋亡，发挥了肾保护性作用。临床研究也发现右美托咪定可降低包括 TNF-α，IL-1β 在内的血浆炎症因子水平。

（三）其他

在缺血再灌注损伤的情况下，许多炎症因子刺激内皮

细胞释放炎症介质及促凝物质,从而激活凝血系统,导致高凝状态。随后引起肾小球形成弥漫性微栓塞,降低 GFR,右美托咪定通过抑制炎症反应可减弱这种高凝状态,此外右美托咪定通过抑制交感神经兴奋性增加肾血流,从而加快血液流动,降低红细胞聚集风险,降低这种高凝状态引起的肾损伤。

七、右美托咪定的肾保护性作用在临床研究中的进展

基于右美托咪定在动物实验中的肾保护作用研究结果,近年来越来越多的临床研究针对右美托咪定对 PO-AKI 的预防作用进行探索。系统评价表明右美托咪定在心脏手术中可预防 PO-AKI,证据质量高。目前右美托咪定已被列入心脏术后 AKI 专家共识预防措施列表。右美托咪定在非心脏手术中的肾保护作用目前仍不清楚。

(一)心脏手术

在心脏手术中,术后 AKI 发生率高达 20% ~ 70%,术后发生 AKI 的患者死亡率升高约 60%。右美托咪定在心脏手术中通常没有使用负荷剂量,而是术中持续以 0.1 ~ 0.8μg/(kg·h)的速度泵注,这样的使用方式在心脏手术中较为安全,并未导致低血压和心动过缓的发生。大部分研究中右美托咪定通常从诱导前或后开始使用直到手术结束。少部分研究中右美托咪定的使用从术中持续到术后 24h,这可能由于心脏手术后仍需保留气管导管保持机械通气,因此右美托咪定使用持续到术后并不影响临床管理。

已有多个研究探索了右美托咪定在心脏手术中的肾保护性作用。有研究表明右美托咪定可明显降低术后 AKI 的发生率,然而也有研究表明右美托咪定干预后心脏术后 AKI 率更高,但无统计学意义,大部分研究虽然在数值上显示右美托咪定使用后 PO-AKI 发生率更低但没有统计学差异。一项系统评价及 meta 分析纳入了 4 项队列研究以及 3 项随机对照研究(randomized controlled trial,RCT),汇总数据表明使用右美托咪定可降低术后 AKI 发生率,但证据质量低。随着越来越多的 RCT 探究了右美托咪定对心脏手术 PO-AKI 的预防,一项系统评价及 meta 分析进行了文献更新,只纳入了 RCT 研究,汇总数据表明,围手术期使用右美托咪定可降低心脏手术 PO-AKI 发生率,证据质量高。

(二)非心脏手术

在大型非心脏手术中,AKI 的发生率为 6.1% ~ 22.4%。非心脏手术 PO-AKI 由于发生率比心脏手术低而未受到充分重视。然而研究表明非心脏手术中,尤其是腹部手术中,PO-AKI 与 30d 死亡率关系更加紧密。近年来,非心脏手术 PO-AKI 引起了越来越多的关注,2021 年提出了非心脏手术 PO-AKI 的专家共识并对推荐意见进行了分级。

目前关于右美托咪定对非心脏手术 PO-AKI 的预防作用的探究尚处于起步阶段,相关研究数量较少,大多数研究均为近几年才开展的。目前在非心脏手术中开展的研究纳入手术类型包括腹部手术、胸科手术、骨关节手术以及泌尿系手术。大部分研究仅在数值上显示使用右美托咪的患者术后 AKI 发生率更低但无统计学意义,有少量的研究表明右美托咪定与术后 AKI 明显相关。Hu 等在 2022 年纳入了 4 篇 RCT 研究以及 2 篇队列研究进行了系统评价及 meta 分析,RCT 研究的汇总结果与回顾性研究的汇总结果不一致,回顾性研究汇总结果表明右美托咪定可明显降低非心脏手术 PO-AKI,而 RCT 研究汇总结果仅在数值上显示右美托咪定组 PO-AKI 发生率更低,但无统计学意义。关于右美托咪定对预后的影响,并无足够的数据支撑相关的汇总结果。因为非心脏手术相关文献数量有限且质量有待进一步提高,因此并未能像心脏手术那样得出右美托咪定能降低术后 AKI 的明确结论,目前右美托咪定并没有被纳入到非心脏手术 AKI 预防的专家共识中。

八、总结与展望

综上所述,PO-AKI 是一种复杂的临床综合征,其与患者预后密切相关,对 PO-AKI 的预防是一个深具研究潜力的领域。右美托咪定可以改善肾灌注、减轻炎症反应、氧化应激反应及减轻凋亡,具有预防 PO-AKI 的前景。尽管当前证据支持右美托咪定在心脏手术中应用以预防 PO-AKI,但右美托咪定对非心脏手术 PO-AKI 的预防作用还需要更多的高质量临床研究进行探索,为 PO-AKI 提供可行的防治措施,对改善患者的预后及转归具有积极的意义。

(刘海贝 罗蓉 张文胜)

参 考 文 献

[1] BAUERLE J D, GRENZ A, KIM J H, et al. Adenosine generation and signaling during acute kidney injury[J]. J Am Soc Nephrol,2011,22(1):14-20.

[2] ROMAGNOLI S, RICCI Z, RONCO C. Perioperative acute kidney injury:prevention, early recognition, and supportive measures[J]. Nephron,2018,140(2):105-110.

[3] GUMBERT S D, KORK F, JACKSON M L, et al. Perioperative acute kidney injury[J]. Anesthesiology,2020,132(1):180-204.

[4] GOMEZ H, INCE C, DE BACKER D, et al. A unified theory of sepsis-induced acute kidney injury:inflammation, microcirculatory dysfunction, bioenergetics, and the tubular cell adaptation to injury[J]. Shock,2014,41(1):3-11.

[5] RONCO C, BELLOMO R, KELLUM J A. Acute kidney injury[J]. Lancet(London,England),2019,394(10212):1949-1964.

[6] BELLOMO R, RONCO C, KELLUM J A, et al. Acute renal failure:definition, outcome measures, animal models, fluid therapy and information technology needs:the second

international consensus conference of the acute dialysis quality initiative (ADQI) group[J]. Crit Care, 2004, 8 (4):R204-R212.

[7] MEHTA R L, KELLUM J A, SHAH S V, et al. Acute kidney injury network: report of an initiative to improve outcomes in acute kidney injury[J]. Crit care (London, England) England, 2007, 11(2):R31.

[8] NADIM M K, FORNI L G, BIHORAC A, et al. Cardiac and vascular surgery-associated acute kidney injury: the 20th international consensus conference of the ADQI (Acute Disease Quality Initiative) group[J]. J Am Heart Assoc, 2018, 7(11):1-23.

[9] BJORNSSON T D. Use of serum creatinine concentrations to determine renal function [J]. Clin Pharmacokinet, 1979, 4(3):200-222.

[10] MYLES P S, MCILROY D R, BELLOMO R, et al. Importance of intraoperative oliguria during major abdominal surgery: findings of the restrictive versus liberal fluid therapy in major abdominal surgery trial[J]. Br J Anaesth, 2019, 122(6):726-733.

[11] HU J, CHEN R, LIU S, et al. Global incidence and outcomes of adult patients with acute kidney injury after cardiac surgery: a systematic review and meta-analysis [J]. J Cardiothorac Vasc Anesth, 2016, 30(1):82-89.

[12] CORREDOR C, THOMSON R, AL-SUBAIE N. Long-term consequences of acute kidney injury after cardiac surgery: a systematic review and meta-analysis [J]. J Cardiothorac Vasc Anesth, 2016, 30(1):69-75.

[13] PROWLE J R, FORNI L G, BELL M, et al. Postoperative acute kidney injury in adult non-cardiac surgery: joint consensus report of the acute disease quality initiative and perioperative quality initiative [J]. Nat Rev Nephrol, 2021, 17(9):605-618.

[14] LONG T E, HELGASON D, HELGADOTTIR S, et al. Acute kidney injury after abdominal surgery: incidence, risk factors, and outcome[J]. Anesth Analg, 2016, 122 (6):1912-1920.

[15] GAMEIRO J, FONSECA J A, MARQUES F, et al. Management of acute kidney injury following major abdominal surgery: a contemporary review [J]. J Clin Med, 2020, 9(8):2679.

[16] O'CONNOR M E, HEWSON R W, KIRWAN C J, et al. Acute kidney injury and mortality 1 year after major non-cardiac surgery[J]. Br J Surg, 2017, 104(7):868-876.

[17] ROSSOUW E, CHETTY S. Acute kidney injury after major non-cardiac surgery: incidence and risk factors[J]. S Afr Med J, 2023, 113(3):135-140.

[18] ROMAGNOLI S, RICCI Z. Postoperative acute kidney injury[J]. Minerva Anestesiol, 2015, 81(6):684-696.

[19] GAMEIRO J, FONSECA J A, NEVES M, et al. Acute kidney injury in major abdominal surgery: incidence, risk factors, pathogenesis and outcomes [J]. Ann Intensive Care, 2018, 8(1):22.

[20] BAO N, DAI D. Dexmedetomidine protects against ischemia and reperfusion-induced kidney injury in rats[J]. Mediators Inflamm, 2020, 2020:2120971.

[21] BAYRAM A, ERKAN G N, TALIH G, et al. The alpha-2 receptor agonist dexmedetomidine attenuates vancomycin-induced acute kidney injury[J]. Bratisl Lek Listy, 2019, 120(6):429-433.

[22] WANG Z, WU J, HU Z, et al. Dexmedetomidine alleviates lipopolysaccharide-induced acute kidney injury by inhibiting P75NTR-mediated oxidative stress and apoptosis[J]. Oxid Med Cell Longev, 2020, 2020:5454210.

[23] KANDLER K, NILSSON J C, OTAURAI P, et al. Higher arterial pressure during cardiopulmonary bypass may not reduce the risk of acute kidney injury[J]. Journal of cardiothoracic surgery, 2019, 14(1):107.

[24] LE DORZE M, LEGRAND M, PAYEN D, et al. The role of the microcirculation in acute kidney injury[J]. Curr Opin Crit Care, 2009, 15(6):503-508.

[25] HAASE M, BELLOMO R, HAASE-FIELITZ A. Novel biomarkers, oxidative stress, and the role of labile iron toxicity in cardiopulmonary bypass-associated acute kidney injury[J]. J Am Coll Cardiol, 2010, 55(19):2024-2033.

[26] YAN T K, LI X L, XUE Y, et al. Acute kidney injury induced by allergic conditions-associated renal cholesterol crystal embolism[J]. Nefrologia, 2012, 32(6):856-857.

[27] CHRONOPOULOS A, CRUZ D N, RONCO C. Hospital-acquired acute kidney injury in the elderly[J]. Nat Rev Nephrol, 2010, 6(3):141-149.

[28] KARKOUTI K, WIJEYSUNDERA D N, YAU T M, et al. Acute kidney injury after cardiac surgery: focus on modifiable risk factors[J]. Circulation, 2009, 119(4):495-502.

[29] BIDANI A K, GRIFFIN K A. Pathophysiology of hypertensive renal damage: implications for therapy[J]. Hypertension, 2004, 44(5):595-601.

[30] CHERUKU S R, RAPHAEL J, NEYRA J A, et al. Acute kidney injury after cardiac surgery: prediction, prevention, and management [J]. Anesthesiology, 2023, 139 (6):880-898.

[31] JUST I A, ALBORZI F, GODDE M, et al. Cardiac surgery-related acute kidney injury risk factors, clinical course, management suggestions[J]. J Cardiothorac Vasc

Anesth,2022,36(2):444-451.

[32] YUAN S M. Acute kidney injury after cardiac surgery: risk factors and novel biomarkers[J]. Braz J Cardiovasc Surg,2019,34(3):352-360.

[33] HSING C H,LIN C F,SO E,et al. α2-Adrenoceptor agonist dexmedetomidine protects septic acute kidney injury through increasing BMP-7 and inhibiting HDAC2 and HDAC5[J]. Am J Physiol Renal Physiol, 2012, 303 (10):F1443-F1453.

[34] GELLAI M,RUFFOLO R R J. Renal effects of selective alpha-1 and alpha-2 adrenoceptor agonists in conscious, normotensive rats[J]. J Pharmacol Exp Ther,1987,240 (3):723-728.

[35] YAO H,CHI X,JIN Y,et al. Dexmedetomidine inhibits TLR4/NF-κB activation and reduces acute kidney injury after orthotopic autologous liver transplantation in rats [J]. Sci Rep,2015,5:16849.

[36] SI Y,BAO H,HAN L,et al. Dexmedetomidine protects against renal ischemia and reperfusion injury by inhibiting the JAK/STAT signaling activation[J]. J Transl Med,2013,11:141.

[37] PAN W,LIN L,ZHANG N,et al. Neuroprotective effects of dexmedetomidine against hypoxia-induced nervous system injury are related to inhibition of NF-κB/COX-2 pathways[J]. Cell Mol Neurobiol, 2016, 36(7):1179-1188.

[38] YE R D. Regulation of nuclear factor kappaB activation by G-protein-coupled receptors [J]. J Leukoc Biol, 2001,70(6):839-848.

[39] EASON M G,KUROSE H,HOLT B D,et al. Simultaneous coupling of alpha 2-adrenergic receptors to two G-proteins with opposing effects:subtype-selective coupling of alpha 2C10, alpha 2C4, and alpha 2C2 adrenergic receptors to Gi and Gs[J]. J Biol Chem,1992,267(22): 15795-15801.

[40] POHJANOKSA K,JANSSON C C,LUOMALA K,et al. Alpha2-adrenoceptor regulation of adenylyl cyclase in CHO cells: dependence on receptor density, receptor subtype and current activity of adenylyl cyclase[J]. Eur J Pharmacol,1997,335(1):53-63.

[41] WANG Y,WU S,YU X,et al. Dexmedetomidine protects rat liver against ischemia-reperfusion injury partly by the A2A-adrenoceptor subtype and the mechanism is associated with the TLR4/NF-κB pathway[J]. Int J Mol Sci, 2016,17(7):995.

[42] CHEN Z,SHAO D H,MAO Z M,et al. Effect of dexmedetomidine on blood coagulation in patients undergoing radical gastrectomy under general anesthesia:a prospective, randomized controlled clinical trial[J]. Medicine (Baltimore),2018,97(27):e11444.

[43] GU J,SUN P,ZHAO H,et al. Dexmedetomidine provides renoprotection against ischemia-reperfusion injury in mice[J]. Crit Care,2011,15(3):R153.

[44] LIANG H,LIU H Z,WANG H B,et al. Dexmedetomidine protects against cisplatin-induced acute kidney injury in mice through regulating apoptosis and inflammation [J]. Inflamm Res,2017,66(5):399-411.

[45] AMMAR A S,MAHMOUD K M,KASEMY Z A,et al. Cardiac and renal protective effects of dexmedetomidine in cardiac surgeries:a randomized controlled trial[J]. Saudi J Anaesth,2016,10(4):395-401.

[46] BORTHWICK E, FERGUSON A. Perioperative acute kidney injury:risk factors, recognition, management, and outcomes[J]. BMJ,2010,341:c3365.

[47] PENG K,LI D,APPLEGATE R L 2ND,et al. Effect of dexmedetomidine on cardiac surgery-associated acute kidney injury:a meta-analysis with trial sequential analysis of randomized controlled trials [J]. J Cardiothorac Vasc Anesth,2020,34(3):603-613.

[48] SOLIMAN R, ZOHRY G. The myocardial protective effect of dexmedetomidine in high-risk patients undergoing aortic vascular surgery[J]. Ann Card Anaesth,2016, 19(4):606-613.

[49] SHIBA A, UCHINO S, FUJII T, et al. Association between intraoperative oliguria and acute kidney injury after major noncardiac surgery[J]. Anesth Analg, 2018, 127(5):1229-1235.

[50] ZHU H,REN A,ZHOU K,et al. Impact of dexmedetomidine infusion on postoperative acute kidney injury in elderly patients undergoing major joint replacement:a retrospective cohort study[J]. Drug Des Devel Ther, 2020, 14:4695-4701.

75 肠道菌群与慢性疼痛的研究进展

肠道菌群是指定居在胃肠道内数以万计的微生物,包括细菌、古菌、真菌、原生动物和病毒。这些微生物与其遗传物质和代谢产物统称为肠道微生物组。肠道菌群构成了机体内最复杂、最丰富的微生态系统,在维持机体健康方面发挥着重要作用。近年来,大量研究阐明了肠道菌群可以通过肠道-器官轴与机体的其他部位建立联系,其中"脑-肠轴"备受关注,即肠道菌群与大脑通过免疫、内分泌及神经通路相互作用。肠道菌群及其代谢物的紊乱可能会导致代谢功能障碍、消化系统疾病、心血管疾病以及各种神经精神疾病等多种疾病。

国际疼痛学会(International Association for the Study of Pain,IASP)将疼痛定义为与实际或潜在的组织损伤相关的不愉快感觉和情绪体验。慢性疼痛是指在组织愈合的预期时间之后持续或间歇性出现的长期疼痛,通常持续3个月或更长时间。慢性疼痛是全球重大的公共卫生问题,在美国,根据疾病预防控制中心的数据,2019—2021年期间,约有21%的成年人患有慢性疼痛。慢性疼痛对患者的机体功能、心理健康以及生活质量造成严重影响,也给家庭和社会带来巨大的经济负担。吗啡等阿片类药物具有良好的镇痛作用,一直被广泛应用于治疗中重度慢性疼痛,但长期反复使用会导致耐受、药物成瘾、痛觉过敏、恶心呕吐、呼吸抑制以及免疫抑制等多种副作用出现。此外,手术和认知行为疗法等方式被用于缓解疼痛,但效果有限。尽管已有许多研究探索吗啡耐受的机制,但仍未找到有效的治疗方法。因此,明确慢性疼痛机制对寻找慢性疼痛管理的新策略至关重要。

近年来,越来越多的研究发现肠道菌群参与调控神经病理性疼痛、内脏痛、炎性痛和吗啡耐受等多种疼痛病症。本综述围绕肠道菌群在慢性疼痛的发生发展中的作用和具体机制进行探讨,旨在为慢性疼痛的防治提供新的方向和思路。

一、肠道菌群与慢性疼痛

(一)肠道菌群与神经病理性疼痛

根据 IASP 的定义,神经病理性疼痛是由躯体感觉神经系统的病变或疾病引起的疼痛,通常由糖尿病、化疗、带状疱疹、创伤和脊髓损伤等所致。神经病理性疼痛患者主要表现出自发性疼痛、痛觉过敏(对通常会引起疼痛的刺激更为敏感)和痛觉超敏(通常不会引起疼痛的刺激也可诱发疼痛)等症状。

尽管目前对神经病理性疼痛的机制尚未完全了解,但许多新的研究发现肠道菌群在这个疾病的发展过程中扮演着重要角色。一些研究表明,在坐骨神经慢性压迫损伤(chronic constriction injury,CCI)、奥沙利铂(oxaliplatin,OXA)治疗以及链脲佐菌素(streptozotocin,STZ)诱导糖尿病的神经病理性疼痛模型中,利用抗生素鸡尾酒处理消耗小鼠肠道菌群或无菌(germ-free,GF)小鼠,可以减轻小鼠的热痛觉过敏或机械痛觉超敏。此外,通过将无特定病原体(specific pathogen free,SPF)小鼠的菌群移植到 GF 小鼠中重建菌群,可以使 OXA 或紫杉醇诱导的神经病理性疼痛小鼠的疼痛恢复。在 CCI 或 STZ 处理诱导的神经病理性疼痛小鼠模型中,肠道菌群减少可能是通过阻止脊髓中小胶质细胞和星形胶质细胞的激活来缓解疼痛的。而在 OXA 化疗诱导的神经病理性疼痛中,脂多糖(lipopolysaccharide,LPS)激活 Toll 样受体 4(Toll-like receptor 4,TLR4)使背根神经节(dorsal root ganglia,DRG)中白细胞介素-6(interleukin-6,IL-6)和肿瘤坏死因子-α(tumor necrosis factor-α,TNF-α)等细胞因子的表达增加,从而使 DRG 中的神经元敏化。抗生素鸡尾酒处理和 GF 小鼠实验显示 DRG 中巨噬细胞浸润和炎症因子减少,从而减轻疼痛。在一项关于伊立替康诱导神经病理性疼痛的研究中发现,伊立替康可以增加肠壁通透性并进一步通过 LPS-TLR4 通路激活脊髓中的星形胶质细胞从而诱导疼痛的发生。TLR4 基因敲除小鼠的实验结果表明,这一机制可以被干预以减轻伊立替康导致的肠壁通透性增加和疼痛程度。此外,在患有严重远端神经性疼痛的人类免疫缺陷病毒(human immunodeficiency virus,HIV)感染者中观察到肠道菌群多样性减少,并且菌群多样性与疼痛的严重程度成负相关。

已有研究报道了益生菌制剂对神经病理性疼痛具有调控作用。益生菌制剂 DSF(De Simone Formulation®)可以通过调节炎症信号减轻紫杉醇诱导的神经病理性疼痛，另一种口服益生菌制剂 SLAB51 可以维持小鼠的肠壁完整性和预防紫杉醇诱导的神经病变。此外，用来自正常大鼠的粪便进行粪菌移植（fecal microbiota transplantation，FMT）治疗，可以通过干预星形胶质细胞和 TLR4/p38 MAPK 通路减轻紫杉醇诱导的大鼠周围神经病变。然而，在一项关于 CCI 诱导的大鼠神经病理性疼痛模型的研究中，发现口服益生菌罗伊氏乳杆菌 LR06 或双歧杆菌 BL5b 均未能缓解疼痛。总的来说，尽管存在一些差异，可能是由于实验动物不同、神经病理性模型不同或益生菌制剂不同等因素引起的，但肠道菌群在神经病理性疼痛中的调节作用已被广泛认可，并为新的治疗方法提供了潜在的靶点。

（二）肠道菌群与内脏痛

内脏痛是机体内脏器官的疼痛，常见于功能性胃肠病（functional gastrointestinal disorders，FGID）和炎症性肠病（inflammatory bowel disease，IBD），如肠易激综合征（irritable bowel syndrome，IBS）。触发慢性内脏痛的因素包括压力、饮食、心理共病障碍如焦虑或抑郁以及脑-肠轴紊乱等。内脏痛信号主要通过内脏初级传入神经传导，这些神经元位于背根神经节，其轴突连接着内脏器官和脊髓。在脊髓中，痛觉传递受到来自下丘脑和中脑下降通路的调节。

研究表明肠道微生物可以调节胃肠道疾病的疼痛，如 IBS。有临床证据表明，IBS 患者和非 IBS 患者的肠道菌群组成存在显著差异。使用抗生素鸡尾酒处理改变肠道菌群组成与 IBS 的风险增加有关，同样的，GF 小鼠相较于对照组表现出更高的内脏敏感性。这些证据表明，肠道菌群是正常内脏痛觉所必需的。

在一项 2,4-二硝基苯磺酸（2,4-dinitrobenzene sulfonic acid，DNBS）直肠给药诱导大鼠结肠炎的研究中，使用抗生素处理消耗菌群，将 DNBS 处理的供体大鼠的粪菌移植到受体大鼠中可诱导持久的内脏高敏感性，而来自健康供体大鼠的粪菌移植则可以改善 DNBS 诱导的内脏高敏感性。此研究还发现 DNBS 诱导的肠道炎症与肠神经胶质细胞和脑-肠轴（结肠肠肌丛、背根神经节和导水管周围灰区）星形胶质细胞中瞬时受体电位香草酸受体 1（transient receptor potential vanilloid 1，TRPV1）和 S100 钙结合蛋白 β（S100 calcium binding protein β，S100β）的过表达有关。在另一项 DNBS 诱导小鼠结肠炎的研究中，与对照组相比，炎症后小鼠的粪便中产短链脂肪酸（short-chain fatty acid，SCFA）的菌种和乙酸盐/丁酸盐增加。

在结直肠扩张诱发内脏痛的小鼠模型中，抗生素干预导致菌群失衡与内脏超敏反应有关，而使用益生菌副干酪乳酪杆菌（Lactobacillus paracasei）NCC2461 治疗可以预防内脏超敏反应的发生。此外，一项荟萃分析表明，鼠李糖乳杆菌 GG（Lactobacillus rhamnosus GG，LGG）可以在一定程度上提高儿童腹痛相关功能性胃肠道疾病的治疗成功率。婴儿双歧杆菌 M-63、前列腺双歧杆菌 M-16V 和 longum BB536 组成的益生菌混合物可以缓解 IBS 患儿的腹痛症状。在溃

疡性结肠炎小鼠模型中，植物乳杆菌 SC-5 和橄榄油提取物酪醇合生元组合治疗以肠道微生物群依赖的方式缓解结肠炎症，改善结肠屏障的完整性。

（三）肠道菌群与炎性痛

炎性痛通常是由炎症介质的释放引起的。例如，白细胞介素-1β（interleukin-1β，IL-1β）能够激活致痛物质前列腺素，进而刺激神经末梢，导致疼痛感觉。在一项研究中，通过给小鼠注射一系列炎症因子［角叉菜胶、LPS、IL-1β、TNF-α 和趋化因子 CXC 配体 1（chemokine CXC ligand 1，CXCL1）］诱导炎性痛。实验结果显示，GF 小鼠的疼痛敏感性较 SPF 小鼠更低，且 GF 小鼠的痛觉减退伴随着 IL-10 的表达增加，抗 IL-10 抗体可以逆转这种效应。另一项研究发现，在给予新生大鼠 LPS 诱导炎性痛的模型中，广谱抗生素鸡尾酒治疗可以减轻大鼠的机械痛。然而，在弗氏完全佐剂（Freund's complete adjuvant，FCA）诱导的炎性痛大鼠中，口服罗伊氏乳杆菌 LR06 或双歧杆菌 BL5b 既不能缓解小胶质细胞激活也无法减轻大鼠的机械痛或热痛。因此，未来的研究还需要进一步探究肠道微生物在调节炎性痛中的具体作用和机制。

二、肠道菌群与吗啡耐受

吗啡等阿片类药物是目前临床上治疗慢性疼痛最有效且应用最广泛的镇痛药物。2016 年多镇痛药共识会议（Polyanalgesic Consensus Conference，PACC）指南推荐吗啡作为癌症相关和非癌症相关病因的局部和弥漫性慢性疼痛的一线鞘内单药治疗。阿片类药物通过损害肠道蠕动、肠道屏障功能和微生物组成，从而影响胃肠道稳态。随着"脑-肠轴"概念的提出，肠道菌群在一系列研究中被证明是参与调控吗啡耐受的关键因素。

研究表明，阿片类药物可以引起菌群失调。例如，吗啡的使用可导致内毒素相关的致病菌如变形杆菌增加，同时降低乳杆菌和双歧杆菌等潜在有益菌。此外，阿片类药物还可能通过引起代谢组学变化而影响肠道微生物组的功能。Wang 等的研究指出，吗啡使用会导致致病菌粪球菌增加，脱氧胆酸（deoxycholic acid，DCA）的相对丰度降低，以及磷脂酰乙醇胺（phosphatidylethanolamine，PE）增加。PE 是细胞膜的主要成分，其丰度增加可能意味着细胞损伤加剧。Banerjee 等的研究发现，吗啡给药降低了与胆汁酸（bile acid，BA）代谢相关菌群的丰度，进而引起胆汁酸代谢失调。BA 因其抗菌活性而参与肠道黏膜防御，其中 DCA 是抗菌活性最强的游离 BA。肠道微生物产生的其他代谢物如 SCFA 是肠道微生物通过膳食纤维发酵产生的脂质，其不仅为肠上皮细胞提供能量，还能增强肠屏障功能。Cruz-Lebron 等发现，在接受美沙酮维持治疗的个体粪便中，SCFA 减少以及产 SCFA 的双歧杆菌和嗜黏蛋白阿克曼菌的相对丰度降低。口服补充丁酸盐（SCFA 的一种）可以预防慢性吗啡和紫杉醇诱导的伤害性超敏反应，并调节 DRG 中神经元

的兴奋性。此外,另一项研究证明了 SCFA 在介导吗啡的奖赏机制中可能具有潜在作用。肠道菌群的代谢产物,包括 SCFA 和神经递质如 5-羟色胺 (5-hydroxytryptamine, 5-HT) 等可以进入体循环穿过血脑屏障 (blood brain barrier, BBB) 作用于大脑,在微生物-肠-脑轴中发挥关键作用。

Toll 样受体 (Toll-like receptor, TLR) 是一类模式识别受体,已被证实是吗啡耐受的重要参与者,也被证明可以调节 BBB 的通透性。吗啡可以直接与小胶质细胞上的 TLR4 结合,产生类似于 LPS 的作用,进而激活神经炎症,影响吗啡的镇痛效果。研究发现,慢性吗啡耐受导致肠上皮细胞和循环免疫细胞的 TLR2 和 TLR4 的表达增加,并以 TLR 依赖的方式诱导肠道通透性改变和肠道菌群移位,进而导致炎性因子 IL-1β、IL-6 和 TNF-α 水平升高。在广谱抗生素处理或 GF 小鼠中,吗啡耐受性降低,并预防了慢性吗啡导致的肠道通透性增加和炎性因子的释放。抗生素中万古霉素可以清除革兰氏阳性菌,其延缓慢性吗啡耐受发展的效果最好。此外,补充益生菌 VSL#3 有助于改善肠道菌群组成,并缓解吗啡耐受和降低炎症因子水平。另外,在抗生素处理的小鼠和 GF 小鼠中,观察到小胶质细胞的形态和发育受损,这提示健康的肠道菌群对于小胶质细胞的发育和稳态是不可或缺的。通过膳食补充 SCFA 可以在一定程度上恢复小胶质细胞的稳态。DRG 作为伤害性感受的第一级传入神经元,也参与了吗啡耐受的形成。口服万古霉素可以减轻慢性吗啡诱导的 DRG 神经元的兴奋性。

三、总结

肠道菌群及其代谢物通过内分泌、免疫以及神经等通路参与调控神经病理性疼痛和吗啡耐受等多种慢性疼痛疾病。这些关于肠道菌群与慢性疼痛的研究为慢性疼痛的管理和防治提供了一个新的视角。抗生素、粪菌移植和益生菌等疗法可能是有前景且安全低价的治疗方法。然而,目前大多数研究采用 16S rRNA 测序来了解菌群的变化和特征,且主要是临床前研究。未来还需要利用多组学的方法来深入阐明肠道菌群与慢性疼痛之间的关系,以及进一步的临床研究来验证调节肠道菌群的疗效。

(曹薇 邹望远)

参考文献

[1] DINAN T G,CRYAN J F. Gut instincts:microbiota as a key regulator of brain development,ageing and neurodegeneration[J]. J Physiol,2017,595(2):489-503.

[2] HEINTZ-BUSCHART A,WILMES P. Human gut microbiome:function matters [J]. Trends Microbiol, 2018, 26 (7):563-574.

[3] MAYER E A,TILLISCH K,GUPTA A. Gut/brain axis and the microbiota[J]. J Clin Invest,2015,125(3):926-938.

[4] AHLAWAT S,ASHA,SHARMA K K. Gut-organ axis:a microbial outreach and networking[J]. Lett Appl Microbiol,2021,72(6):636-668.

[5] CARABOTTI M,SCIROCCO A,MASELLI M A,et al. The gut-brain axis:interactions between enteric microbiota, central and enteric nervous systems[J]. Ann Gastroenterol,2015,28(2):203-209.

[6] LOZUPONE C A,STOMBAUGH J I,GORDON J I,et al. Diversity,stability and resilience of the human gut microbiota[J]. Nature,2012,489(7415):220-230.

[7] TILG H,KASER A. Gut microbiome, obesity, and metabolic dysfunction[J]. J Clin Invest,2011,121(6):2126-2132.

[8] SHARON G,SAMPSON T R,GESCHWIND D H,et al. The central nervous system and the gut microbiome[J]. Cell,2016,167(4):915-932.

[9] NOUVENNE A,TICINESI A,TANA C,et al. Digestive disorders and intestinal microbiota [J]. Acta Biomed, 2018,89(Suppl 9):47-51.

[10] RAJA S N,CARR D B,COHEN M,et al. The revised international association for the study of pain definition of pain:concepts, challenges, and compromises[J]. Pain, 2020,161(9):1976-1982.

[11] RIKARD S M,STRAHAN A E,SCHMIT K M,et al. Chronic pain among adults:United States, 2019-2021 [J]. MMWR Morb Mortal Wkly Rep, 2023, 72 (15): 379-385.

[12] CLAUW D J,ESSEX M N,PITMAN V,et al. Reframing chronic pain as a disease,not a symptom:rationale and implications for pain management [J]. Postgrad Med, 2019,131(3):185-198.

[13] COLVIN L A,BULL F,HALES T G. Perioperative opioid analgesia-when is enough too much? a review of opioid-induced tolerance and hyperalgesia [J]. Lancet, 2019,393(10180):1558-1568.

[14] VOLKOW N,BENVENISTE H,MCLELLAN A T. Use and misuse of opioids in chronic pain[J]. Annu Rev Med,2018,69:451-465.

[15] JUCH J N S,MAAS E T,OSTELO R,et al. Effect of radiofrequency denervation on pain intensity among patients with chronic low back pain:the mint randomized clinical trials[J]. Jama,2017,318(1):68-81.

[16] BUSHNELL M C,CEKO M,LOW L A. Cognitive and emotional control of pain and its disruption in chronic pain[J]. Nat Rev Neurosci,2013,14(7):502-511.

[17] COLLOCA L,LUDMAN T,BOUHASSIRA D,et al. Neuropathic pain[J]. Nat Rev Dis Primers,2017,3:17002.

[18] FINNERUP N B,KUNER R,JENSEN T S. Neuropathic

pain:from mechanisms to treatment[J]. Physiol Rev, 2021,101(1):259-301.

[19] MA P,MO R,LIAO H,et al. Gut microbiota depletion by antibiotics ameliorates somatic neuropathic pain induced by nerve injury, chemotherapy, and diabetes in mice[J]. J Neuroinflammation,2022,19(1):169.

[20] SHEN S,LIM G,YOU Z,et al. Gut microbiota is critical for the induction of chemotherapy-induced pain[J]. Nat Neurosci,2017,20(9):1213-1216.

[21] DING W,YOU Z,CHEN Q,et al. Gut microbiota influences neuropathic pain through modulating proinflammatory and anti-inflammatory T cells[J]. Anesth Analg, 2021,132(4):1146-1155.

[22] RAMAKRISHNA C,CORLETO J,RUEGGER P M,et al. Dominant role of the gut microbiota in chemotherapy induced neuropathic pain[J]. Sci Rep, 2019,9(1): 20324.

[23] WARDILL H R,GIBSON R J,VAN SEBILLE Y Z,et al. Irinotecan-induced gastrointestinal dysfunction and pain are mediated by common TLR4-dependent mechanisms[J]. Mol Cancer Ther,2016,15(6):1376-1386.

[24] ELLIS R J,HEATON R K,GIANELLA S,et al. Reduced gut microbiome diversity in people with HIV who have distal neuropathic pain[J]. J Pain,2022,23(2):318-325.

[25] CASTELLI V,PALUMBO P,D'ANGELO M,et al. Probiotic DSF counteracts chemotherapy induced neuropathic pain[J]. Oncotarget,2018,9(46):27998-28008.

[26] CUOZZO M, CASTELLI V, AVAGLIANO C, et al. Effects of chronic oral probiotic treatment in paclitaxel-induced neuropathic pain[J]. Biomedicines, 2021, 9 (4):3 46.

[27] SHI H,CHEN M,ZHENG C,et al. Fecal microbiota transplantation alleviated paclitaxel-induced peripheral neuropathy by interfering with astrocytes and TLR4/p38 MAPK pathway in rats[J]. J Pain Res,2023,16:2419-2432.

[28] HUANG J,ZHANG C,WANG J,et al. Oral Lactobacillus reuteri LR06 or Bifidobacterium BL5b supplement do not produce analgesic effects on neuropathic and inflammatory pain in rats[J]. Brain Behav,2019,9(4):e01260.

[29] MOLONEY R D,JOHNSON A C,O'MAHONY S M,et al. Stress and the microbiota-gut-brain axis in visceral pain:relevance to irritable bowel syndrome[J]. CNS Neurosci Ther,2016,22(2):102-117.

[30] SHIN A,KASHYAP P C. Multi-omics for biomarker approaches in the diagnostic evaluation and management of abdominal pain and irritable bowel syndrome:what lies ahead[J]. Gut Microbes,2023,15(1):2195792.

[31] AGUILERA-LIZARRAGA J,FLORENS M V,VIOLA M F,et al. Local immune response to food antigens drives meal-induced abdominal pain [J]. Nature, 2021, 590 (7844):151-156.

[32] BROOKES S J,SPENCER N J,COSTA M,et al. Extrinsic primary afferent signalling in the gut[J]. Nat Rev Gastroenterol Hepatol,2013,10(5):286-296.

[33] SENGUPTA J N. Visceral pain: the neurophysiological mechanism[J]. Handb Exp Pharmacol,2009(194):31-74.

[34] KASSINEN A,KROGIUS-KURIKKA L,MÄKIVUOKKO H,et al. The fecal microbiota of irritable bowel syndrome patients differs significantly from that of healthy subjects [J]. Gastroenterology,2007,133(1):24-33.

[35] RAJILIĆ-STOJANOVIĆ M,BIAGI E,HEILIG H G,et al. Global and deep molecular analysis of microbiota signatures in fecal samples from patients with irritable bowel syndrome[J]. Gastroenterology,2011,141(5):1792-1801.

[36] MAMIEVA Z,POLUEKTOVA E,SVISTUSHKIN V,et al. Antibiotics, gut microbiota, and irritable bowel syndrome:what are the relations? [J]. World J Gastroenterol,2022,28(12):1204-1219.

[37] LUCZYNSKI P,TRAMULLAS M,VIOLA M,et al. Microbiota regulates visceral pain in the mouse[J]. Elife, 2017,6:e25887.

[38] LUCARINI E,SEGUELLA L,VINCENZI M,et al. Role of enteric glia as bridging element between gut inflammation and visceral pain consolidation during acute colitis in rats[J]. Biomedicines,2021,9(11):1671.

[39] ESQUERRE N,BASSO L,DEFAYE M,et al. Colitis-induced microbial perturbation promotes postinflammatory visceral hypersensitivity[J]. Cell Mol Gastroenterol Hepatol,2020,10(2):225-244.

[40] VERDÚ E F,BERCIK P,VERMA-GANDHU M,et al. Specific probiotic therapy attenuates antibiotic induced visceral hypersensitivity in mice[J]. Gut,2006,55(2):182-190.

[41] HORVATH A,DZIECHCIARZ P,SZAJEWSKA H. Meta-analysis:Lactobacillus rhamnosus GG for abdominal pain-related functional gastrointestinal disorders in childhood[J]. Aliment Pharmacol Ther,2011,33(12):1302-1310.

[42] GIANNETTI E,MAGLIONE M,ALESSANDRELLA A, et al. A mixture of 3 bifidobacteria decreases abdominal pain and improves the quality of life in children with irritable bowel syndrome:a multicenter,randomized,double-

blind,placebo-controlled,crossover trial[J]. J Clin Gastroenterol,2017,51(1):e5-e10.

[43] YU F,HU X,REN H,et al. Protective effect of synbiotic combination of Lactobacillus plantarum SC-5 and olive oil extract tyrosol in a murine model of ulcerative colitis [J]. J Transl Med,2024,22(1):308.

[44] FERREIRA S H,LORENZETTI B B,BRISTOW A F,et al. Interleukin-1 beta as a potent hyperalgesic agent antagonized by a tripeptide analogue[J]. Nature,1988,334 (6184):698-700.

[45] AMARAL F A,SACHS D,COSTA V V,et al. Commensal microbiota is fundamental for the development of inflammatory pain[J]. Proc Natl Acad Sci U S A,2008, 105(6):2193-2197.

[46] YAN S,KENTNER A C. Mechanical allodynia corresponds to Oprm1 downregulation within the descending pain network of male and female rats exposed to neonatal immune challenge[J]. Brain Behav Immun,2017,63: 148-159.

[47] DEER T R,POPE J E,HANES M C,et al. Intrathecal therapy for chronic pain:a review of morphine and ziconotide as firstline options[J]. Pain Med,2019,20(4): 784-798.

[48] AKBARALI H I,DEWEY W L. Gastrointestinal motility,dysbiosis and opioid-induced tolerance:is there a link? [J]. Nat Rev Gastroenterol Hepatol,2019,16 (6):323-324.

[49] JALODIA R,ABU Y F,OPPENHEIMER M R,et al. Opioid use,gut dysbiosis,inflammation,and the nervous system[J]. J Neuroimmune Pharmacol,2022,17(1/2): 76-93.

[50] BANERJEE S,SINDBERG G,WANG F,et al. Opioid-induced gut microbial disruption and bile dysregulation leads to gut barrier compromise and sustained systemic inflammation[J]. Mucosal Immunol,2016,9(6):1418-1428.

[51] WANG F,MENG J,ZHANG L,et al. Morphine induces changes in the gut microbiome and metabolome in a morphine dependence model[J]. Sci Rep,2018,8(1): 3596.

[52] ZHANG L,MENG J,BAN Y,et al. Morphine tolerance is attenuated in germfree mice and reversed by probiotics, implicating the role of gut microbiome[J]. Proc Natl Acad Sci U S A,2019,116(27):13523-13532.

[53] KANG M,MISCHEL R A,BHAVE S,et al. The effect of gut microbiome on tolerance to morphine mediated antinociception in mice[J]. Sci Rep,2017,7:42658.

[54] WATANABE M,FUKIYA S,YOKOTA A. Comprehensive evaluation of the bactericidal activities of free bile acids in the large intestine of humans and rodents[J]. J Lipid Res,2017,58(6):1143-1152.

[55] KELLY C J,ZHENG L,CAMPBELL E L,et al. Crosstalk between microbiota-derived short-chain fatty acids and intestinal epithelial hif augments tissue barrier function[J]. Cell Host Microbe,2015,17(5):662-671.

[56] CRUZ-LEBRÓ N A,JOHNSON R,MAZAHERY C,et al. Chronic opioid use modulates human enteric microbiota and intestinal barrier integrity [J]. Gut Microbes, 2021,13(1):1946368.

[57] JESSUP D,WOODS K,THAKKER S,et al. Short-chain fatty acid,butyrate prevents morphine-and paclitaxel-induced nociceptive hypersensitivity[J]. Sci Rep,2023,13 (1):17805.

[58] HOFFORD R S,MERVOSH N L,EUSTON T J,et al. Alterations in microbiome composition and metabolic by-products drive behavioral and transcriptional responses to morphine [J]. Neuropsychopharmacology, 2021, 46 (12):2062-2072.

[59] DALILE B,VAN OUDENHOVE L,VERVLIET B,et al. The role of short-chain fatty acids in microbiota-gut-brain communication [J]. Nat Rev Gastroenterol Hepatol, 2019,16(8):461-478.

[60] YANO J M,YU K,DONALDSON G P,et al. Indigenous bacteria from the gut microbiota regulate host serotonin biosynthesis[J]. Cell,2015,161(2):264-276.

[61] HENNESSY E J,PARKER A E,O'NEILL L A. Targeting Toll-like receptors:emerging therapeutics? [J]. Nat Rev Drug Discov,2010,9(4):293-307.

[62] WANG H,HUANG M,WANG W,et al. Microglial TLR4-induced TAK1 phosphorylation and NLRP3 activation mediates neuroinflammation and contributes to chronic morphine-induced antinociceptive tolerance[J]. Pharmacol Res,2021,165:105482.

[63] WANG X,LORAM L C,RAMOS K,et al. Morphine activates neuroinflammation in a manner parallel to endotoxin[J]. Proc Natl Acad Sci U S A,2012,109(16):6325-6330.

[64] JOHNSON R H,KHO D T,SJ O C,et al. The functional and inflammatory response of brain endothelial cells to Toll-Like Receptor agonists[J]. Sci Rep,2018,8(1): 10102.

[65] MENG J,YU H,MA J,et al. Morphine induces bacterial translocation in mice by compromising intestinal barrier function in a TLR-dependent manner[J]. PLoS One, 2013,8(1):e54040.

[66] ERNY D,HRABĚ DE ANGELIS A L,JAITIN D,et al.

Host microbiota constantly control maturation and function of microglia in the CNS[J]. Nat Neurosci,2015,18(7):965-977.

[67] LEE K,VUONG H E,NUSBAUM D J,et al. The gut microbiota mediates reward and sensory responses associated with regimen-selective morphine dependence [J]. Neuropsychopharmacology,2018,43(13):2606-2614.

[68] CORDER G,TAWFIK V L,WANG D,et al. Loss of μ opioid receptor signaling in nociceptors,but not microglia,abrogates morphine tolerance without disrupting analgesia[J]. Nat Med,2017,23(2):164-173.

[69] MISCHEL R A,DEWEY W L,AKBARALI H I. Tolerance tomorphine-induced inhibition of TTX-R sodium channels in dorsal root ganglia neurons is modulated by gut-derived mediators[J]. iScience,2018,2:193-209.

76 胸科手术后同侧肩痛特点及管理治疗研究进展

一、引言

"疼痛"是五大生命体征之一，由于胸科手术的复杂性，导致术后并发症较多，其中，疼痛是胸外科手术最常见且最困扰患者的并发症之一。疼痛不仅影响患者的术后恢复，导致肺不张、痰潴留和肺部感染，还可能导致长期的慢性疼痛问题，严重影响患者的生活质量。

在众多术后疼痛类型中，胸科手术后同侧肩痛（ipsilateral shoulder pain，ISP）是一种常见的疼痛综合征，通常难以管理，即使是在有足够的硬膜外镇痛的患者中，术后 ISP 的发生率仍高达 21%~97%。ISP 会影响患者术后早期呼吸、运动功能及物理治疗或导致肩部功能障碍等，延缓术后加速康复。

因此，胸外科手术后 ISP 的良好管理对患者预后尤为重要，但目前人们对胸科手术后疼痛的关注主要集中在切口疼痛，对 ISP 的重视程度还不够，本文旨在系统综述胸科手术后 ISP 的特点及其管理和治疗的最新进展，为今后的临床管理和研究方向提供参考。

二、疼痛的特点

（一）疼痛出现及持续时间

ISP 可早在术后 1h 发病，一般情况下，疼痛会在最初几天后消退或减轻，严重者可持续长达 3~4d，并在一部分患者中成为慢性疼痛。

（二）疼痛部位及性质

疼痛的部位主要集中在手术同侧的肩部及其周围区域。具体来说，疼痛可能出现在肩峰、肩胛骨内侧缘、肩后侧、锁骨外侧 1/3、三角肌区以及肩后上区域等部位。

ISP 通常被描述为中等强度的钝痛或锐痛，有研究者认为其与运动无关，但也有研究认为 ISP 会因运动而加重。

三、病因

目前为止胸科手术后 ISP 的病因尚未明确，但其被认为是多因素的，包括躯体途径（肌肉骨骼疼痛）和内脏途径（牵涉性疼痛），以下是一些已知的可能导致 ISP 的机制。

（一）膈神经刺激

膈神经刺激被认为是胸科手术后同侧肩痛的主要原因之一。膈神经为颈丛的分支，主要由颈 3、4、5 神经的前支组成。其运动纤维支配膈肌的运动，膈肌是呼吸的核心启动肌，主要通过肌肉的收缩和舒张完成呼吸运动；其次，膈肌与运动功能密切相关，它是构成核心稳定系统的主要肌肉，维持躯干的稳定性。其感觉纤维传导膈肌的本体感觉，分布于中央部胸膜、心包及膈肌下面的部分腹膜。膈神经与胸长、肩胛上、肩胛下和肩胛背神经之间有交通支，因此，在手术过程中，尤其是在胸腔镜或开胸手术中，机械刺激或牵拉心包、纵隔和膈膜；心包或膈胸膜面破裂或胸腔引流液刺激胸膜面时，信号通过感觉纤维传入中枢，中枢整合后经过传出神经到达效应器，患者在感受相应脏器不适的同时可能出现肩胛背部区域放射痛。

Scauwn 等在 2001 年首次进行了一项随机安慰剂对照试验以验证膈神经与开胸手术后 ISP 之间的关系，在麻醉诱导前，患者被随机分为利多卡因组和生理盐水组，两组患者分别关胸前在膈肌水平的外周脂肪垫注射相同剂量的利多卡因或生理盐水，实验结果得出利多卡因组患者术后前 3h 的 ISP 发生率（33%）显著低于生理盐水组（85%），此外，疼痛视觉模拟评分法（visual analogue scale，VAS）的评分也显著降低。Blichfeldt-Eckhardt 等随后的一项随机对照试验结果也显示，胸外科手术中行膈神经阻滞与安慰剂组患者相比，术后前 6h 出现肩关节疼痛的发生率明显降低（23% vs 68%）。此外，斜角肌间沟臂丛神经、星状神经节、肩胛上神经阻滞降低了术后 ISP 的发生率也能证明 ISP 与膈神经相关，因为这些阻滞都有一个共同的副作用：膈神经阻滞。还有研究表示，使用膈神经刺激装置时，会发生 ISP，而切除膈神经的患者似乎没有出现 ISP，这一发现更加强有力地证实了 ISP 与膈神经相关。

（二）主支气管离断

Burgess 等在 1993 年的研究中发现，行肺叶或全肺切除术的患者术后更容易发生 ISP，这些手术的共同点是都对主支气管进行了操作,所以他们首次提出了 ISP 可能与主要支气管离断有关的假说,但并没有进行进一步的试验来验证。后面其他研究的结果也并不支持这一理论,因为未进行气管操作的肺段切除术也发生了术后肩痛。因此,认为肺叶或全肺切除术的患者容易发生 ISP 更有可能与开胸入路和手术时间长有关。

(三)肩关节周围肌肉、韧带拉伤

在胸外科手术中,患者为侧卧位,术侧上肢在肩部屈曲 90°并向前旋转,这时可以观察到肩胛骨向头侧缩回,使外科医师能很好地识别所有的肋骨并提供合适的肋间隙。在肋骨伸展过程中,肩胛骨受到旋转力的作用,使肩锁关节和喙锁关节牵张,这时肩胛骨平面的解剖和功能方向将有可能被改变,使其很容易被拉伤。并且手术时肩胛骨的活动引起韧带和肌肉的劳损,以及在肋骨收缩时韧带被牵开,尤其当体位不当时,肩关节或胸后韧带受到的压力更大。此外,术前定位操作不当引起的肌肉劳损也被认为是 ISP 的原因之一。

(四)胸管引起的胸膜刺激

胸腔引流管引起的胸膜刺激已被认为是胸外科术后 ISP 的原因之一。有研究者发现,在手术结束时留下两个胸腔引流管的患者比只留下一个胸腔引流管的患者经历更多的 ISP,并且在第一根胸腔引流管拔除时,这种差异消失。然而,Pennefather 等发现从胸膜内经基底胸引流管给予布比卡因并不能有效缓解 ISP 的疼痛。

(五)肋间神经痛

在胸科手术中,特别是涉及肋骨的切开或分离时,肋间神经可能受到直接损伤或牵拉,从而引起疼痛。肋间神经损伤不仅导致手术部位的疼痛,还可能引起放射至同侧肩部的疼痛。

四、风险因素

(一)手术入路

开胸手术是 ISP 的危险因素之一。Bunchungmongkol 等的一项 205 例患者的大样本量研究显示,开胸患者的 ISP 发生率(58.7%)明显高于电视胸腔镜外科手术(video-assisted thoracic surgery,VATS)患者(20.9%),且疼痛程度更重,开胸手术是发生 ISP 的独立危险因素。但开胸组主要是全肺切除术和肺叶切除术,而 VATS 组主要是小的肺切除术和活检。众所周知,这些手术在手术时长上有很大差距。因此,开胸手术后增加 ISP 的风险可能主要与手术时长相关。

(二)手术体位及时长

体位不当和手术时间大于 2h 也是胸科手术后 ISP 的风险因素之一,例如长时间处于侧卧位而导致肩关节囊和韧带过度劳损,手术时间的延长和患者体位的不当可通过对肩袖肌肉施加压力而增加 ISP 的风险。

(三)其他因素

其他因素如手术方式、手臂放置位置、胸椎硬膜外置入低于 T$_5$ 水平和高 BMI 也被认为是 ISP 的风险因素。

五、目前治疗方案及相关问题

ISP 作为胸外科手术的并发症之一,由于病因尚未明确,通常难于管理,目前尚无治疗金标准。既往认为胸段硬膜外镇痛是肺切除术后切口镇痛的金标准,但其对 ISP 往往无效。目前临床常用的治疗方法包括药物治疗和神经阻滞。

(一)药物治疗

阿片类药物是术后镇痛的常用药物,主要通过特异性激动中枢神经系统的阿片受体产生镇痛作用。但 ISP 对静脉注射阿片类药物相对耐药,并且会增加硬膜外输注率。此外,阿片类药物是呼吸抑制剂,而胸外科患者多数肺储备能力下降减少或往往患有慢性呼吸系统疾病,因此,不建议胸外科术后患者使用阿片类药物镇痛。

非甾体抗炎药(nonsteroidal anti-inflammatory drug,NSAID)是一类不含有甾体结构的药物,包括选择性和非选择性环氧合酶抑制剂,具有抗炎、解热及镇痛的作用。其主要通过抑制环氧合酶,从而抑制前列腺素合成来达到抗炎镇痛的效果。与阿片类药物相比,NSAID 不良反应发生率更低。既往研究报道静脉注射酮咯酸和使用吲哚美辛栓剂可有效缓解胸科手术后 ISP。选择性环氧合酶 COX-2 抑制剂帕瑞昔布是第三代 NSAID,可产生有效的镇痛及抗炎作用,减少镇痛需求,同时胃肠道损伤等不良反应比传统非甾体抗炎药少。Pipanmekaporn 等的研究报道,与安慰剂组相比,术前 30min 及术后 12h、48h 静脉注射 40mg 帕瑞昔布降低了 32% 的 ISP 风险,疼痛程度也显著下降。然而,NSAID 虽然可能有效,但都存在血小板抑制、潜在肾毒性和清除率变化等缺点,是已知的急性肾功能衰竭的一个重要触发因素,对于进行胸外科手术的老年和虚弱的癌症患者来说,NSAID 不是理想的选择。

对乙酰氨基酚是常用的解热镇痛药,与 NSAID 不同,对乙酰氨基酚无外周环氧合酶抑制作用,抗炎作用弱。主要通过中枢发挥镇痛和解热作用,并且不损伤胃黏膜,对血小板功能也不产生影响。有研究报道预先或术后补救性给予对乙酰氨基酚可减少早期胸科手术后 ISP,对高危患者来说,对乙酰氨基酚可能是一种可行的 NSAID 替代方案。

普瑞巴林作为 γ-氨基丁酸(gamma-aminobutyric acid,GABA)的衍生物,具有与加巴喷丁相似的抗惊厥和抗焦虑特性,并且可以通过与神经突触前 Ca^{2+} 通道结合,抑制神经递质的释放而发挥镇痛作用。最初用于辅助治疗癫痫,也被用于治疗慢性神经性疼痛,主要用于糖尿病性神经病或带状疱疹后神经痛患者,目前已有研究报道将其用于神经性疼痛的治疗,Lmai 等在胸外科手术后第 1 天常规给予患者普瑞巴林,2h 后给予 NSAID,结果显示,与单独给予

NSAID 相比,患者术后第 2 天肩痛 VAS 评分明显降低,但会导致嗜睡、头晕、共济失调、头痛和周围水肿等不良反应。

(二)神经阻滞

1. 膈神经阻滞 膈神经主要负责控制膈肌的运动,膈神经阻滞(phrenic nerve block,PNB)通过注射局部麻醉药物到膈神经周围阻断膈神经的钠离子通道,抑制神经冲动的传导,达到麻醉和镇痛的效果,临床上常用于治疗顽固性呃逆。近年来,胸外科手术的 ISP 可能是因为膈神经刺激这一机制的提出而逐渐明确,越来越多的学者将 PNB 用于胸外科手术后 ISP 的治疗。

目前临床上常用于治疗胸外科手术后 ISP 的主要方法膈神经浸润(phrenic nerve infiltration,PNI)。PNI 通常是外科医师在手术结束后肺扩张前,将 10ml 低浓度局麻药直视下注入膈神经附近膈神经水平的脂肪垫,脂肪垫可以作为局部麻醉药的储藏库,避免神经内注射和神经损伤,并且已经被证明能有效降低胸外科手术后 ISP 发生率。Krishnamoorthy 等还指出,膈神经浸润可减轻切口部位的疼痛。

然而,PNI 只能在手术过程中单次操作,故其镇痛时间有限。而 ISP 可能持续数天,甚至在一部分患者中可能成为慢性疼痛,因此镇痛时长也是同样重要的。局麻药联合地塞米松等辅助剂或使用脂质体布比卡因可以延长神经阻滞时间,或者术前直接在超声引导下进行 PNB 联合置入膈神经导管亦可有效延长镇痛时长。

目前报道的 PNB 入路包括颈入路和横膈膜入路。肩胛上或斜角肌间臂丛神经阻滞已被报道为膈神经的颈入路。据报道,这些入路会产生肩部肌肉的运动阻滞,并且在一些患者中不能通过超声确认膈神经。相反,横膈膜入路不会引起上肢运动阻滞,所有患者均可确认膈神经。然而,横膈膜入路不能充分接近心包和纵隔,这是肺切除术中受累的部位。还有学者提出,在横膈膜的水平上许多来自心包和纵隔的感觉纤维已经离开膈神经,成为胸膜壁层和纵隔层的小分支,因此,以靠近头侧的膈神经作为阻滞靶点可能更有效。基于此理论,Blichfeldt-Eckhardt 等在超声引导下行锁骨上 PNB,他们认为近端锁骨上入路可以阻断所有感觉纤维,而对臂丛的影响很小。试验结果显示与安慰剂组相比,实验组术后 ISP 绝对风险降低 44%,并且疼痛数字分级评分法(numerical rating scale,NRS)评分在术后 36h 内均较低(0~1 分),镇痛效果较以往报道的膈神经浸润好。Kuroiwa 等也在 2021 年首次在奇静脉水平的膈神经周围浸润局麻药,研究结果显示,奇静脉水平 PNB 对 VATS 术后 ISP 发生率无显著影响(对照组 46.5%,PNB 组 33.3%,$P = 0.215$),但 ISP 严重程度低于对照组。作者认为可能的原因是 PNB 在这个部位可能不是"麻醉"阻滞,而是"镇痛"阻滞,因为当被定义为"镇痛"阻滞时,PNB 显著降低了ISP 的发生率(16.7% vs 46.5%)。而且,没有出现肩关节的肌肉运动麻痹。

PNB 的主要缺点是膈肌麻痹,膈神经支配膈肌的运动,膈肌是呼吸的核心启动肌,主要通过肌肉的收缩和舒张完成呼吸运动。当膈肌麻痹时,呼吸运动减弱或困难,对通气产生有害影响。其次,膈肌和腹肌通过同时收缩来增加腹压,从而协助咳嗽和喷嚏等运动,当膈肌麻痹时,患者会出现咳嗽、排痰无力,影响早期预后。Krishnamoorthy 等研究发现,与安慰剂相比,PNB 后患者峰值流量测量值更低,但他们认为,胸外科手术患者往往伴有肺部慢性疾病,术前基线峰值流量较低。因此,不能确定是由于慢性肺部疾病导致术后峰值流量减少,还是使用膈神经浸润导致膈肌功能暂时停止。但 Blichfeldt 等报道了 PNB 与安慰剂在用力呼气量和用力肺活量上无显著差异。另外一项研究也表明,与安慰剂相比,PNB 导致患者术后的呼吸峰流速(peak expiratory flow rate,PEFR)测量值更低,并且未观察到严重的并发症。没有研究表明膈功能下降与临床显著的呼吸系统并发症之间有明确的关系,或许将来还需要大量的试验来进行验证。

2. 肩胛上神经阻滞 肩胛上神经与膈神经 C_5 神经根处同源,支配着冈上肌和冈下肌的运动神经和 70% 的肩部感觉神经,并传递手术过程中韧带和肩部过度拉伤或定位不当引起的疼痛。因此,肩胛上神经阻滞(suprascapular nerve block,SSB)被广泛用于难治性肩痛的治疗。肌间沟臂丛神经阻滞被认为是肩关节手术镇痛金标准,但是 SSB 也能提供不劣于肩胛间阻滞(interscalene block,ISB)的镇痛效果,并且有效降低膈肌麻痹和呼吸功能障碍的风险。

然而,SSB 在胸外科手术后 ISP 治疗的有效性仍然存在争议。

根据人们对 ISP 特点及机制的研究,可将疼痛分为肌肉骨骼疼痛和牵涉性疼痛两类。PNB 主要侧重或参与 ISP 的内脏成分的管理,而 SSB 旨在缓解躯体成分或肌肉骨骼的 ISP。争议产生的主要原因可能是由于研究者未将患者 ISP 的种类进行识别和区分。

在 Saha 等的一项 178 例开胸患者的研究中,他们术后立即对开胸术后 ISP 患者疼痛部位进行体格检查,如果触诊或运动时疼痛加剧,疼痛可归因于肌肉骨骼起源,反之则为手术本身引起的牵涉性疼痛,然后对肌肉骨骼疼痛患者行 SSB。结果显示,在 92 例 ISP 患者中,有 34 例(37%)的患者为肌肉骨骼性疼痛,这些患者通过 SSB 治疗,85.3% 的患者认为疼痛得到了非常满意的缓解。因此,他们认为既往对 SSB 不满意的研究可能是因为患者的 ISP 为手术本身引起的牵涉性疼痛或肌肉骨骼疼痛同时合并牵涉性疼痛。

但 Elfokery 的一项 135 例胸科手术患者的研究结果显示,开胸手术后 SSB 组中 ISP 的发生率(64.4%)与对照组(66.75%)并无显著差异,但对术后 PEFR 的抑制作用低于 PNI 组。2016 年的一项关于 SSB 治疗术后急性肩痛的 meta 分析结果显示,与安慰剂相比,肩部手术组接受 SSB 治疗的患者肩部疼痛减轻,而在接受开胸和腹腔镜手术的患者中,其有效性尚不确定,不推荐用于非肩部手术后肩痛的治疗。最近的一篇 meta 分析结果也显示,SSB 组 ISP 的发生率和严重程度与安慰剂组无显著差异。有趣的是,作者发现在开胸后 48 和 72h 内,SSB 在降低 ISP 发生率和严重程度方面甚至比安慰剂更差,所以他们认为 SSB 是 ISP 管理中最差的干预措施。然而,这些文献都有一个共同点:他们都没有对出现 ISP 的患者进一步区分疼痛的类型,而是对所有 ISP 患者均进行 SSB。

目前程序特异性术后疼痛管理(procedure specific postoperative pain management,PROSPECT)指南尚不推荐 SNB 治疗开胸术后的 ISP。但如果能明确患者 ISP 属于肌肉骨骼性疼痛,对这部分患者来说,SNB 或许能比 PNI 或 PNB 更好地起到镇痛作用。但目前尚无明确证据,需要更多的研究来证实。此外,这种方法需要在患者出现疼痛后再进行阻滞,与术前或术中阻滞相比,患者不可避免地经历一段疼痛时间,对于患者自身来说可能是一种不好的体验。

3. 斜角肌肌间沟臂丛神经阻滞 斜角肌肌间沟臂丛阻滞(interscalene brachial plexus block,ISBPB)已被证明可为肩关节手术提供良好的镇痛效果,并已成为数十年来使用的标准区域麻醉技术。近年来,也有不少文献报道将 ISBPB 用于胸外科手术后 ISP 的治疗,其发生率较对照组明显下降。

然而,相关研究报道称 ISBPB 的膈神经麻痹发生率高达 100%,这可能导致肺活量减少 25%。根据对人类尸体的研究,Studner 等指出在斜角肌肌间沟中注射 5ml 局部麻醉药,有 50% 的概率会扩散到膈神经。然而在一项前瞻性随机对照试验中,行 ISBPB 治疗后 ISP 的改善率为 88.3%,远高于潜在的局部麻醉药扩散到膈神经的发生率(13% ~ 50%)。

针对 ISBPB 的膈神经阻滞这一副作用,已有多项研究提出,低于 10ml 的局麻药量行 ISBPB 术后膈神经阻滞发生率为 13% ~ 45%,并且很少导致额外的肺功能损害。此外,在超声引入之前,人们为了提高 ISBPB 成功率,通常使用大剂量局麻药。尽管不断改进,临床上常用的局麻药剂量还是 20 ~ 30ml,这是膈神经麻痹的主要原因。Mitta 等的一项对 45 例肩部手术患者的随机对照研究中,麻醉科医师在手术开始时,在超声引导下使用多次注射技术,以达到能顺利完成手术的阻滞的效果。研究结果得出:0.5% 罗哌卡因用于上臂手术 ISBPB 麻醉时,90% 患者最小有效体积(minimum effective volume for 90% of patients,MEV90)为 8.64ml,阻滞起效和镇痛持续时间无临床恶化。并且相关不良事件的发生率显著降低,膈神经麻痹的发生率低至 20%,也没有观察到有临床意义的术后肺部并发症。也有研究认为,ISBPB 术后膈神经麻痹发生率的高波动与评估膈神经功能的不同方法以及向斜角肌肌间沟注射局麻药的不同解剖位置有关。

但如上文所述,胸外科手术后 ISP 分为肌肉骨骼疼痛和牵涉性疼痛,从这一角度而言,ISBPB 应该是治疗 ISP 的最佳神经阻滞方式。因为它不仅通过阻滞臂丛神经缓解了肌肉骨骼性疼痛,同时还能通过膈神经阻滞这一副作用缓解了内脏牵涉性疼痛。

除膈神经麻痹外,ISBPB 还会导致运动阻滞,Keith 等的 1 篇病例报告显示,开胸手术患者在使用 ISBPB 治疗 ISP 后,疼痛得到了很好的缓解,但是手臂完全运动无力可长达 5h,并且 24h 后感觉和运动才完全恢复。值得注意的是,臂丛神经分为上、中和下干。人们普遍认为肩神经支配来自 C_5 和 C_6 神经根,当神经丛向远端发展时,这两个神经根合并成为上干。传统的 ISPBP 不可预测地阻滞了"下"臂神经丛(中和下干,或 C_7、C_8 和 T_1 神经根),而对这些结构的阻滞对于肩部镇痛是不必要的。

最近有研究提出 $C_{5 \sim 6}$ 单根神经的精准阻滞可以满足肩关节镜手术的术后镇痛要求,并且阻滞后患肢前臂及手部活动不受限,麻木感更加局限,患者满意度更高。并且由于神经根更靠近斜角肌的内侧边界,前斜角肌可能作为一个屏障,阻止局麻药在膈神经出现和下降的前斜角肌前边界的外侧和浅表扩散。但他们均没有报道膈神经阻滞或膈肌麻痹的发生率,可以通过膈肌超声测量膈肌移动度或膈肌增厚率进行评估和诊断。遗憾的是,目前尚没有研究将其应用于胸外科手术后 ISP 的治疗,未来还需要更多的研究来证明其有效性及益处。

此外,星状神经节阻滞、蝶腭神经节阻滞和经皮神经电刺激也被认为可以用于胸外科手术后 ISP 的治疗。

六、未来展望

由于目前人们对胸外科手术后 ISP 的重视程度不够,临床上需要进行更多的研究来进一步明确其发病机制,探讨更有效的治疗及预防方法。

(赵雨菲　方育　黄洁)

参 考 文 献

[1] KRISHNAMOORTHY B,CRITCHLEY W R,SOON S Y, et al. A randomized study comparing the incidence of postoperative pain after phrenic nerve infiltration vs non-phrenic nerve infiltration during thoracotomy[J]. Semin Thorac Cardiovasc Surg,2019,31(3):583-592.

[2] BLICHFELDT-ECKHARDT M R,TOFT P. Treatment of ipsilateral shoulder pain after thoracic surgery-time for comparative studies?[J]. J Thorac Dis,2019,11(Suppl 3):S417-S419.

[3] SAYED A A S A,VIJAYAKUMAR L S,CHATTERJEE A,et al. Incidence and risk factors of ipsilateral shoulder pain in patients after thoracic surgeries[J]. Indian J Anaesth,2023,67(Suppl 1):S53-S59.

[4] BARAK M,ZISER A,KATZ Y. Thoracic epidural local anesthetics are ineffective in alleviating post-thoracotomy ipsilateral shoulder pain[J]. J Cardiothorac Vasc Anesth,2004,18(4):458-460.

[5] HODGE A,RAPCHUK I L,GURUNATHAN U. Postoperative pain management and the incidence of ipsilateral shoulder pain after thoracic surgery at an Australian tertia-

ry-care hospital: a prospective audit[J]. J Cardiothorac Vasc Anesth,2021,35(2):555-562.

[6] SCAWN N D,PENNEFATHER S H,SOORAE A,et al. Ipsilateral shoulder pain after thoracotomy with epidural analgesia:the influence of phrenic nerve infiltration with lidocaine[J]. Anesth Analg,2001,93(2):260-264.

[7] DANELLI G,BERTI M,CASATI A,et al. Ipsilateral shoulder pain after thoracotomy surgery:a prospective, randomized,double-blind,placebo-controlled evaluation of the efficacy of infiltrating the phrenic nerve with 0.2% wt/vol ropivacaine[J]. Eur J Anaesthesiol,2007,24(7): 596-601.

[8] BAMGBADE O A,DORJE P,ADHIKARY G S. The dual etiology of ipsilateral shoulder pain after thoracic surgery [J]. J Clin Anesth,2007,19(4):296-298.

[9] PIPANMEKAPORN T,LEURCHARUSMEE P,PUNJAS-AWADWONG Y,et al. Efficacy of phrenic nerve block and suprascapular nerve block in amelioration of ipsilateral shoulder pain after thoracic surgery:a systematic review and network meta-analysis [J]. Medicina (Kaunas), 2023,59(2):275.

[10] MARTINEZ-BARENYS C,BUSQUETS J,DE CASTRO P E,et al. Randomized double-blind comparison of phrenic nerve infiltration and suprascapular nerve block for ipsilateral shoulder pain after thoracic surgery[J]. Eur J Cardiothorac Surg,2011,40(1):106-112.

[11] MACDOUGALL P. Postthoracotomy shoulder pain:diagnosis and management [J]. Curr Opin Anaesthesiol, 2008,21(1):12-15.

[12] IIDA H,SUMI K,YAMAGUCHI S,et al. A case of cervicogenic ipsilateral shoulder pain after thoracic surgery [J]. J Cardiothorac Vasc Anesth,2009,23(6):853-854.

[13] KHIDR A M,SENTURK M,EL-TAHAN M R. Impact of regional analgesia techniques on the long-term clinical outcomes following thoracic surgery[J]. Saudi J Anaesth,2021,15(3):335-340.

[14] BUNCHUNGMONGKOL N,PIPANMEKAPORN T, PAIBOONWORACHAT S,et al. Incidence and risk factors associated with ipsilateral shoulder pain after thoracic surgery[J]. J Cardiothorac Vasc Anesth,2014,28 (4):979-982.

[15] YOUSEFSHAHI F,PREDESCU O,COLIZZA M,et al. Postthoracotomy ipsilateral shoulder pain:a literature review on characteristics and treatment[J]. Pain Res Manag,2016,2016:3652726.

[16] SARRANTEAS T,ALEVIZOU A,SIDIROPOULOU T,et al. Ultrasound-guided interscalene brachial plexus nerve block with an ultralow volume of local anesthetic for post-thoracotomy shoulder girdle pain[J]. J Cardiothorac Vasc Anesth,2018,32(1):312-317.

[17] MAC T B,GIRARD F,CHOUINARD P,et al. Acetaminophen decreases early post-thoracotomy ipsilateral shoulder pain in patients with thoracic epidural analgesia:a double-blind placebo-controlled study[J]. J Cardiothorac Vasc Anesth,2005,19(4):475-478.

[18] PENNEFATHER S H,AKROFI M E,KENDALL J B,et al. Double-blind comparison of intrapleural saline and 0.25% bupivacaine for ipsilateral shoulder pain after thoracotomy in patients receiving thoracic epidural analgesia[J]. Br J Anaesth,2005,94(2):234-238.

[19] GARNER L,COATS R R. Ipsilateral stellate ganglion block effective for treating shoulder pain after thoracotomy[J]. Anesth Analg,1994,78(6):1195-1196.

[20] LE-WENDLING L,IHNATSENKA B,MAURER A J,et al. Efficacy of phrenic nerve catheter in ipsilateral shoulder pain after thoracic surgery [J]. Cureus, 2021, 13 (2):e13330.

[21] KIMURA KUROIWA K,SHIKO Y,KAWASAKI Y,et al. Phrenic nerve block at the azygos vein level versus sham block for ipsilateral shoulder pain after video-assisted thoracoscopic surgery:a randomized controlled trial [J]. Anesth Analg,2021,132(6):1594-1602.

[22] BLICHFELDT-ECKHARDT M R,LAURSEN C B,BERG H,et al. A randomised,controlled,double-blind trial of ultrasound-guided phrenic nerve block to prevent shoulder pain after thoracic surgery [J]. Anaesthesia, 2016, 71 (12):1441-1448.

[23] WOO J H,KIM Y J,KIM K C,et al. The effect of interscalene block on ipsilateral shoulder pain and pulmonary function in patients undergoing lung lobectomy:a randomized controlled trial [J]. Medicine (Baltimore), 2018,97(24):e11034.

[24] SAHA S,BRISH E L,LOWRY A M,et al. In select patients,ipsilateral post-thoracotomy shoulder pain relieved by suprascapular nerve block[J]. Am J Ther,2011,18 (4):309-312.

[25] MORELOT-PANZINI C,LE PIMPEC-BARTHES F,MENEAUX F,et al. Referred shoulder pain (C4 dermatome) can adversely impact diaphragm pacing with intramuscular electrodes [J]. Eur Respir J, 2015, 45 (6): 1751-1754.

[26] BURGESS F W,ANDERSON D M,COLONNA D,et al. Ipsilateral shoulder pain following thoracic surgery[J]. Anesthesiology,1993,78(2):365-368.

[27] HAN H,ORTOLEVA J P,SEKHAR P M. Ipsilateral

shoulder pain after thoracic surgery:chip on our shoulder [J]. J Cardiothorac Vasc Anesth,2021, 35（2）:563-564.

［28］ BLICHFELDT-ECKHARDT M R,ANDERSEN C,ØRDING H,et al. Shoulder pain after thoracic surgery:type and time course,a prospective cohort study［J］. J Cardiothorac Vasc Anesth,2017,31(1):147-151.

［29］ OHMORI A,IRANAMI H,FUJII K,et al. Myofascial involvement of supra-and infraspinatus muscles contributes to ipsilateral shoulder pain after muscle-sparing thoracotomy and video-assisted thoracic surgery［J］. J Cardiothorac Vasc Anesth,2013,27(6):1310-1314.

［30］ REN D,ZHANG B,XU J,et al. Effect of upper arm position changes on the occurrence of ipsilateral shoulder pain after single-operator port thoracoscopy［J］. Front Surg,2022,9:823259.

［31］ GALVAING G,BUSSIÈRES J,SIMARD S,et al. Impact of surgical positioning on the occurrence of postoperative ipsilateral shoulder pain after lung resection by video-assisted thoracoscopy:a randomized trial［J］. J Cardiothorac Vasc Anesth,2024,38(5):1190-1197.

［32］ BANDO T,KONDO K,ONISHI C, et al. The development of the arm fixation method to prevent ipsilateral shoulder pain in patients undergoing lung resection［J］. J Perianesth Nurs,2021,36(5):507-513.

［33］ MISIOŁEK H,KARPE J,COPIK M, et al. Ipsilateral shoulder pain after thoracic surgery procedures under general and regional anesthesia:a retrospective observational study［J］. Kardiochir Torakochirurgia Pol, 2014, 11(1):44-47.

［34］ FAYAZ M K,ABEL R J,PUGH S C,et al. Opioid-sparing effects of diclofenac and paracetamol lead to improved outcomes after cardiac surgery［J］. J Cardiothorac Vasc Anesth,2004,18(6):742-747.

［35］ HYLLSTED M,JONES S,PEDERSEN J L,et al. Comparative effect of paracetamol,nsaids or their combination in postoperative pain management:a qualitative review［J］. Br J Anaesth,2002,88(2):199-214.

［36］ PIPANMEKAPORN T,PUNJASAWADWONG Y,CHARULUXANANAN S,et al. The effectiveness of intravenous parecoxib on the incidence of ipsilateral shoulder pain after thoracotomy:a randomized,double-blind,placebo-controlled trial［J］. J Cardiothorac Vasc Anesth, 2018,32(1):302-308.

［37］ WHELTON A. Nephrotoxicity of nonsteroidal anti-inflammatory drugs:physiologic foundations and clinical implications［J］. Am J Med,1999,106(5B):13S-24S.

［38］ TÖLLE T,FREYNHAGEN R,VERSAVEL M,et al. pre-gabalin for relief of neuropathic pain associated with diabetic neuropathy:a randomized,double-blind study［J］. Eur J Pain,2008,12(2):203-213.

［39］ IMAI Y,IMAI K,KIMURA T,et al. Evaluation of postoperative pregabalin for attenuation of postoperative shoulder pain after thoracotomy in patients with lung cancer,a preliminary result［J］. Gen Thorac Cardiovasc Surg,2015,63(2):99-104.

［40］ EHRET C J,ALMODALLAL Y,LE-RADEMACHER J G,et al. Hiccups in patients with cancer:a multi-site, single-institution study of etiology, severity, complications, interventions, and outcomes［J］. BMC Cancer, 2022,22(1):659.

［41］ PATOLI D,CHAN R C,TUNG A,et al. Successful left phrenic nerve block for intractable hiccups in a patient with LVAD-induced diaphragmatic irritation［J］. J Cardiothorac Vasc Anesth,2022,36(8 Pt A):2544-2547.

［42］ ELFOKERY B M,TAWFIC S A, ABDELRAHMAN A M,et al. Comparative study on the analgesic effect of acute ipsilateral shoulder pain after open thoracotomy between preoperative ultrasound guided suprascapular nerve block (SNB) and intraoperative phrenic nerve infiltration (PNI) in cancer lung patients［J］. J Egypt Natl Canc Inst,2018,30(1):27-31.

［43］ KIM Y,YOO S,KIM S H,et al. Comparison between low-volume local anesthetic with intravenous dexamethasone and conventional volume without dexamethasone for superior trunk block after arthroscopic shoulder surgery: a randomized controlled non-inferiority trial［J］. Reg Anesth Pain Med,2024,49(8):558-564.

［44］ XU L,TSUI B C H,HORN J L. Prolonged phrenic nerve blockade with liposomal bupivacaine［J］. Anesthesiology,2022,136(4):525-527.

［45］ CHANG K V,WU W T,HUNG C Y,et al. Comparative effectiveness of suprascapular nerve block in the relief of acute post-operative shoulder pain:a systematic review and meta-analysis［J］. Pain Physician,2016,19(7):445-456.

［46］ LIM Y C,KOO Z K,HO V W,et al. Randomized, controlled trial comparing respiratory and analgesic effects of interscalene,anterior suprascapular,and posterior suprascapular nerve blocks for arthroscopic shoulder surgery ［J］. Korean J Anesthesiol,2020,73(5):408-416.

［47］ TAN N,AGNEW N M,SCAWN N D,et al. Suprascapular nerve block for ipsilateral shoulder pain after thoracotomy with thoracic epidural analgesia:a double-blind comparison of 0. 5% bupivacaine and 0. 9% saline［J］. Anesth Analg,2002,94(1):199-202.

[48] KEITH C,ARORA H,KUMAR P A. Ultrasound-guided interscalene block for postthoracotomy ipsilateral shoulder pain[J]. J Clin Anesth,2008,20(7):546-548.

[49] MITTAL K,JANWEJA S,PRATEEK,et al. The estimation of minimum effective volume of 0. 5% ropivacaine in ultrasound-guided interscalene brachial plexus nerve block:a clinical trial[J]. J Anaesthesiol Clin Pharmacol,2019,35(1):41-46.

[50] URMEY W F,TALTS K H,SHARROCK N E. One hundred percent incidence of hemidiaphragmatic paresis associated with interscalene brachial plexus anesthesia as diagnosed by ultrasonography[J]. Anesth Analg, 1991, 72(4):498-503.

[51] STUNDNER O,MEISSNITZER M,BRUMMETT C M,et al. Comparison of tissue distribution, phrenic nerve involvement, and epidural spread in standard-vs low-volume ultrasound-guided interscalene plexus block using contrast magnetic resonance imaging:a randomized,controlled trial[J]. Br J Anaesth,2016,116(3):405-412.

[52] KIM H,HAN J U,LEE W,et al. Effects of local anesthetic volume (standard versus low) on incidence of hemidiaphragmatic paralysis and analgesic quality for ultrasound-guided superior trunk block after arthroscopic shoulder surgery [J]. Anesth Analg, 2021, 133 (5): 1303-1310.

[53] RIAZI S,CARMICHAEL N,AWAD I,et al. Effect of local anaesthetic volume (20 vs 5 ml) on the efficacy and respiratory consequences of ultrasound-guided interscalene brachial plexus block[J]. Br J Anaesth,2008, 101(4):549-556.

[54] BARAK M,IAROSHEVSKI D,POPPA E, et al. Low-volume interscalene brachial plexus block for post-thoracotomy shoulder pain[J]. J Cardiothorac Vasc Anesth, 2007,21(4):554-557.

[55] TRAN D Q, ELGUETA M F, ALISTE J, et al. Diaphragm-sparing nerve blocks for shoulder surgery[J]. Reg Anesth Pain Med,2017,42(1):32-38.

[56] LEE J H,CHO S H,KIM S H,et al. Ropivacaine for ultrasound-guided interscalene block:5 ml provides similar analgesia but less phrenic nerve paralysis than 10 ml [J]. Can J Anaesth,2011,58(11):1001-1006.

[57] MARHOFER P, HARROP-GRIFFITHS W, WILLSCHKE H,et al. Fifteen years of ultrasound guidance in regional anaesthesia:part 2-recent developments in block techniques[J]. Br J Anaesth,2010,104(6):673-683.

[58] DOBIE K H,SHI Y,SHOTWELL M S,et al. New technique targeting the C5 nerve root proximal to the traditional interscalene sonoanatomical approach is analgesic for outpatient arthroscopic shoulder surgery[J]. J Clin Anesth,2016,34:79-84.

[59] DENG Y, LI Y, YAO Y, et al. C5-6 Nerve root block technique for postoperative analgesia of shoulder arthroscope:a randomized controlled trial[J]. Beijing Da Xue Xue Bao Yi Xue Ban,2019,51(1):177-181.

[60] KOT BAIXAULI P, RODRIGUEZ GIMILLO P, BALDO GOSALVEZ J,et al. Usefulness of diaphragmatic ultrasound in the early diagnosis of phrenic nerve palsy after shoulder surgery in the prevention of post-operative respiratory complications[J]. Rev Esp Anestesiol Reanim (Engl Ed),2018,65(10):593-596.

[61] GRANT G J,ECHEVARRIA G C,LAX J,et al. Sphenopalatine ganglion block to treat shoulder tip pain after thoracic surgery:report of 2 cases[J]. A A Pract,2018, 11(4):90-92.

[62] ESTEBAN GONZÁLEZ P, NOVOA N M, VARELA G. Transcutaneous electrical nerve stimulation reduces postthoracotomy ipsilateral shoulder pain. a prospective randomized study[J]. Arch Bronconeumol,2015,51(12): 621-626.

77 聚焦超声在神经病理性疼痛治疗的研究进展

一、神经病理性疼痛

神经病理性疼痛（neuropathic pain，NP）是一种慢性继发性疼痛疾病，是由于中枢或周围神经系统原发性和继发性受到损伤或功能障碍而造成的疼痛。具有神经病性特征的慢性疼痛的患病率估计在 7%～10%，神经病理性疼痛的状况被分为中枢或外周神经疾病的两大类：中枢神经性疼痛的病症包括由脊髓或脑损伤引起的疼痛、脑卒中后疼痛和与多发性硬化相关的疼痛；周围神经病性疼痛包括三叉神经痛、周围神经损伤、疼痛性多发性神经病、带状疱疹后神经痛和疼痛性神经根病。神经病理性疼痛机制复杂且目前尚未完全阐明，炎症细胞的激活、外周和中枢敏化及氧化应激等多因素都参与其中。

由于神经病理性疼痛的病因复杂，临床上的治疗现状并不能够令人满意，现有的临床药物很难充分有效地缓解疼痛，严重影响患者的生活质量。神经病理性疼痛目前的治疗方式主要有药物治疗、介入治疗及心理治疗。药物治疗包括阿片类药物、N-甲基-D-天冬氨酸（N-methyl-D-as-partate，NMDA）受体拮抗剂、抗惊厥药、抗抑郁药、降钙素和麻醉药等，对临床相关结果的长期有效性尚不清楚，且不良反应较多。对于单独使用药物治疗或与非药物治疗联合使用药物治疗效果不佳的神经病理性疼痛患者，通常考虑采用介入治疗，但有效性通常是有限的。同时也没有足够的证据证明心理干预对慢性神经病理性疼痛的有效性和安全性。因此深入了解神经病理性疼痛并根据其疼痛机制开发新的、更安全和更有效的治疗方法至关重要。

二、聚焦超声的治疗机制

超声技术自问世以来一直被用作成像和诊断工具，如今，聚焦超声（focused ultrasound，FU）以其独特的机械效应和热效应可为超声在临床领域的治疗应用提供基础。热效应包括由于超声波的吸收而导致的目标组织的物理加热。

在较低的沉积能量剂量（<55℃）下，诱导的高温可导致细胞渗透性增加，从而更好地促进药物的传递。在较高的沉积能量剂量（≥55℃）下，凝固性坏死会导致组织细胞死亡。机械效应包括辐射力、压力增加以及声空化。声空化指的是聚焦超声诱导组织中形成含气的气泡振荡和破裂的过程，可以增加组织细胞渗透性，有利于物质的细胞间转运，因此聚焦超声技术具有用于神经调节治疗的潜力。神经调节是慢性疼痛的潜在治疗选择，包括侵入性中枢（深部脑刺激、运动皮质刺激和脊髓刺激）和外周（背根神经节刺激）干预，非侵入性中枢（经颅磁刺激和经颅直流刺激）和外周（经皮神经电刺激、神经肌肉电刺激和外周神经刺激）技术。

聚焦超声用于神经调节的安全性，在动物实验中的大量研究已经证明了聚焦超声的安全性。超声波的功率较低，因此产生的热量都会在增加组织温度之前消散，因此热效应并不会造成严重损伤。当聚焦超声用于血脑屏障（blood brain barrier，BBB）开放的主要风险是惯性空化，即空化微泡的快速破裂，它可以产生足够猛烈的冲击波来损伤组织。当然，空化发生的概率会随着较高的超声功率和较低的超声频率而增加，所以在中枢神经系统应用低强度聚焦超声（low intensity focused ultrasound，LIFU）应用相对更加安全。

三、聚焦超声的应用潜力

（一）聚焦超声作用于中枢靶向给药

聚焦超声是一种非侵入性方法，其中聚焦超声在高度靶向的大脑区域中空化微泡的膨胀和收缩引起血管的机械刺激，导致短暂的、可逆的血脑屏障瞬时开放，促进了循环系统中输送的药物向大脑的移动。但是屏障被打开的确切机制是未知的，可能原因是在低超声压力下，空化微泡振荡微流并在血管中产生剪切应力使细胞间紧密连接打开。这就意味着可以将镇痛药有针对性地输送到疼痛网络中的特定位置，因此通过聚焦超声开放血脑屏障靶向输送镇痛药可能成为未来治疗神经病理性疼痛的新方向。

（二）聚焦超声用于神经调节

聚焦超声可能对神经元功能产生可逆的调节效应，超声波可以调节可兴奋组织的电活动，从而影响神经元的兴奋性，例如包括疼痛相关的 K2P 家族离子通道等，以及部分电压敏感性离子通道，如 Na$^+$、K$^+$ 和 Ca^{2+} 等，均有聚焦超声调制下出现离子通道开放或者失活或者受体下游分子活性改变。可能机制：超声波可以在细胞膜的脂质双层上施加机械力从而影响膜电容的变化产生驱动电流，膜脂双层中的离子通道打开或机械敏感离子通道的激活等。

（三）聚焦超声作用于中枢神经系统治疗

聚焦超声具有调节中枢神经系统治疗神经疼痛的潜力，而且同时具备无创性与靶向性。研究表明，LIFU 可以通过抑制钙调蛋白依赖性蛋白激酶 IV-钾氯协同转运蛋白 2（calmodulin-dependent protein kinase IV - potassium chloride cotransporter 2，CaMKIV-KCC）的激活路径，增加 KCC 的表达来，有效缓解选择性神经损伤模型大鼠的神经痛，并且下调脊髓内突触重塑相关蛋白如微管相关蛋白 2（microtubule-associated protein 2，MAP2）的表达，调节脊髓内的神经重塑。也有研究发现，丘脑被精确引导 LIFU 处理后，热痛敏感性显著减弱。但是由于中枢神经系统的特殊性，此类临床研究及报道相对有限。

（四）聚焦超声作用于外周神经的治疗

已有研究发现，LIFU 能够减少脂多糖诱导的炎症，降低 TNF-α、IL-1α 和 IL-1β 水平，从而产生抗炎作用。炎症可能造成神经元功能障碍或死亡，进而导致神经病理性疼痛，故控制炎症过程对于治疗神经病理性疼痛至关重要。不仅如此，低强度脉冲超声还有促进神经再生和改善手术或创伤后的作用，可能是得益于神经营养因子产生的增加、施万细胞的活化以及刺激细胞活化和细胞有丝分裂信号通路激活。而且，LIFU 可以通过促进修复施万细胞，增加损伤部位远端轴突的数量、直径或髓鞘形成以改善功能结果，并在神经损伤后全面增强周围神经再生。调节背根神经节（dorsal root ganglia，DRG）也有望成为临床上新的、被选择的治疗方式，聚焦超声能够降低背根神经节和脊髓背角中促炎因子的表达。研究将侵入性聚焦超声应用于腓总神经损伤后小鼠第 5 腰椎的背根神经节，治疗后的大鼠后，单次治疗后疼痛的机械阈值降低，两次作用后疼痛的机械阈值增加。这提示治疗效果可能与聚焦超声的疗程有关。

四、当前面临的局限性

聚焦超声的临床应用依然面临着许多的局限性：①当目标靶点靠近颅骨时，相同数量的能量到达焦点，它只能穿过颅骨表面的较小区域，从而导致更大的强度和更多的颅骨加热；②过高的能量效应造成局部空化有可能导致细胞损伤或局部出血；③深度是一个因素，较深的结构（例如>10cm）导致声波在穿过身体时衰减更多，并且在设定的能量剂量时传递效率降低；④组织和致密结构障碍物之间的反射界面可能是导致目标区域治疗不足的另一个因素；⑤输送路径应避免充气器官，因为它们可能通过焦点位移和声波调制抑制了聚焦超声的效应。

五、结语

近二十年来，聚焦超声作为一种神经调控手段，以其新颖性、无创性及靶向性，在神经病理性疼痛治疗领域迅速发展。然而，目前聚焦超声治疗神经病理性疼痛的研究集中在动物模型上，针对人类的研究相对有限，尽管取得了很多进展，仍需要进一步的基础研究和临床试验来证实其治疗的安全性和有效性。同时深入探索治疗靶点效应机制和参数安全调控，将有助于推动聚焦超声成为神经病理性疼痛或其他神经系统疾病的治疗手段。此外，进一步研究神经病理性疼痛的发病机制，寻找关键治疗靶点，与聚焦超声技术相结合，才能从根本上缓解神经痛患者症状，提高患者生活质量。

（赵天祺 胡晶 杨薇 葛衡江 冯敏）

参 考 文 献

［1］ SZOK D，TAJTI J，NYÁRI A，et al. Therapeutic approaches for peripheral and central neuropathic pain［J］. Behav Neurol，2019，2019：8685954.

［2］ COLLOCA L，LUDMAN T，BOUHASSIRA D，et al. Neuropathic pain［J］. Nat Rev Dis Primers，2017，3：17002.

［3］ SCHOLZ J，FINNERUP N B，ATTAL N，et al. The IASP classification of chronic pain for ICD-11：chronic neuropathic pain［J］. Pain，2019，160（1）：53-59.

［4］ NEBLETT R，COHEN H，CHOI Y，et al. The Central Sensitization Inventory（CSI）：establishing clinically significant values for identifying central sensitivity syndromes in an outpatient chronic pain sample［J］. J Pain，2013，14（5）：438-445.

［5］ ELLIS A，BENNETT D L. Neuroinflammation and the generation of neuropathic pain［J］. Br J Anaesth，2013，111（1）：26-37.

［6］ BITTAR A，JUN J，LA J H，et al. Reactive oxygen species affect spinal cell type-specific synaptic plasticity in a model of neuropathic pain［J］. Pain，2017，158（11）：2137-2146.

［7］ PERGOLIZZI J V JR，GHARIBO C，MAGNUSSON P. Pharmacotherapeutic management of trigeminal neuropathic pain：an update［J］. Expert Opin Pharmacother，2022，23（10）：1155-1164.

［8］ BARON R，DICKENSON A H，CALVO M. Maximizing treatment efficacy through patient stratification in neuropathic pain trials［J］. Nat Rev Neurol，2023，19（1）：53-64.

［9］CAVALLI E,MAMMANA S,NICOLETTI F,et al. The neuropathic pain:an overview of the current treatment and future therapeutic approaches［J］. Int J Immunopathol Pharmacol,2019,33:2058738419838383.

［10］DWORKIN R H,O'CONNOR A B,KENT J,et al. Interventional management of neuropathic pain:NeuPSIG recommendations［J］. Pain,2013,154(11):2249-2261.

［11］ECCLESTON C,HEARN L,WILLIAMS A C. Psychological therapies for the management of chronic neuropathic pain in adults［J］. Cochrane Database Syst Rev,2015,(10):CD011259.

［12］PÉREZ-NERI I,GONZÁLEZ-AGUILAR A,SANDOVAL H,et al. Therapeutic potential of ultrasound neuromodulation in decreasing neuropathic pain:clinical and experimental evidence［J］. Curr Neuropharmacol,2021,19(3):334-348.

［13］BADER K B,VLAISAVLJEVICH E,MAXWELL A D. For whom the bubble grows:physical principles of bubble nucleation and dynamics in histotripsy ultrasound therapy［J］. Ultrasound Med Biol,2019,45(5):1056-1080.

［14］BACHU V S,KEDDA J,SUK I. High-intensity focused ultrasound:a review of mechanisms and clinical applications［J］. Ann Biomed Eng,2021,49(9):1975-1991.

［15］PACHECO-BARRIOS K,MENG X,FREGNI F. Neuromodulation techniques in phantom limb pain:a systematic review and meta-analysis［J］. Pain Med,2020,21(10):2310-2322.

［16］DOWNS M E,BUCH A,SIERRA C,et al. Long-term safety of repeated blood-brain barrier opening via focused ultrasound with microbubbles in non-human primates performing a cognitive task［J］. PLoS One,2015,10(5):e0125911.

［17］SHIN J,KONG C,CHO J S. Focused ultrasound-mediated noninvasive blood-brain barrier modulation:preclinical examination of efficacy and safety in various sonication parameters［J］. Neurosurg Focus,2018,44(2):E15.

［18］BURGESS A,SHAH K,HOUGH O,et al. Focused ultrasound-mediated drug delivery through the blood-brain barrier［J］. Expert Rev Neurother,2015,15(5):477-491.

［19］KUBANEK J,SHUKLA P,DAS A. Ultrasound elicits behavioral responses through mechanical effects on neurons and ion channels in a simple nervous system［J］. J Neurosci,2018,38(12):3081-3091.

［20］KUBANEK J,SHI J,MARSH J. Ultrasound modulates ion channel currents［J］. Sci Rep,2016,6:24170.

［21］SORUM B,RIETMEIJER R A,GOPAKUMAR K. Ultrasound activates mechanosensitive TRAAK K⁺ channels through the lipid membrane［J］. Proc Natl Acad Sci U S A,2021,118(6):e2006980118.

［22］应育娟,黄燕,郑元义. 超声神经调控钾通道治疗疼痛的研究进展［J］. 临床超声医学杂志,2021,23(2):145-148.

［23］TODD N,MCDANNOLD N,BORSOOK D. Targeted manipulation of pain neural networks:the potential of focused ultrasound for treatment of chronic pain［J］. Neurosci Biobehav Rev,2020,115:238-250.

［24］BLACKMORE J,SHRIVASTAVA S,SALLET J. Ultrasound neuromodulation:a review of results,mechanisms and safety［J］. Ultrasound Med Biol,2019,45(7):1509-1536.

［25］LIAO Y H,WANG B,CHEN M X,et al. LIFU alleviates neuropathic pain by improving the KCC2 expression and inhibiting the CaMKIV-KCC2 pathway in the L4-L5 section of the spinal cord［J］. Neural Plast,2021,2021:6659668.

［26］王彬,刘垚,廖烨晖,等. 聚焦式低强度脉冲超声治疗对大鼠坐骨神经损伤后神经病理性疼痛的影响［J］. 中国康复医学杂志,2022,37(1):14-20.

［27］BADRAN B W,CAULFIELD K A,STOMBERG-FIRESTEIN S. Sonication of the anterior thalamus with MRI-Guided transcranial focused ultrasound(tFUS)alters pain thresholds in healthy adults:a double-blind,sham-controlled study［J］. Brain Stimul,2020,13(6):1805-1812.

［28］JIANG X,SAVCHENKO O,LI Y,et al. A review of low-intensity pulsed ultrasound for therapeutic applications［J］. IEEE Trans Biomed Eng,2019,66(10):2704-2718.

［29］HUNG C H,CHIU C C,LIU C C. Local application of ultrasound attenuates neuropathic allodynia and proinflammatory cytokines in rats after thoracotomy［J］. Reg Anesth Pain Med,2018,43(2):193-199.

［30］PENG D Y,REED-MALDONADO A B,LIN G T. Low-intensity pulsed ultrasound for regenerating peripheral nerves:potential for penile nerve［J］. Asian J Androl,2020,22(4):335-341.

［31］ACHETA J,STEPHENS B S Z,BELIN S. Therapeutic low-intensity ultrasound for peripheral nerve regeneration:a Schwann cell perspective［J］. Front Cell Neurosci,2022,15:812588.

［32］YOUN Y,HELLMAN A,WALLING I. High-intensity ultrasound treatment for vincristine-induced neuropathic pain［J］. Neurosurgery,2018,83(5):1068-1075.

[33] PRABHALA T, HELLMAN A, WALLING I. External focused ultrasound treatment for neuropathic pain induced by common peroneal nerve injury[J]. Neurosci Lett, 2018,684:145-151.

[34] BEISTEINER R, HALLETT M, LOZANO A M. Ultrasound neuromodulation as a new brain therapy[J]. Adv Sci (Weinh),2023,10(14):e2205634.

[35] ENDO M, LIN P P. Surgical margins in the management of extremity soft tissue sarcoma[J]. Chin Clin Oncol, 2018,7(4):37.

[36] HOSSEINI S H, ZHENG X, VAEZY S. Effects of gas pockets on high-intensity focused ultrasound field[J]. IEEE Trans Ultrason Ferroelectr Freq Control,2011,58 (6):1203-1210.

78 带状疱疹后神经痛的中医针刺治疗

带状疱疹（herpes zoster，HZ）是一种由水痘-带状疱疹病毒（varicella-zoster virus，VZV）激活引起的疾病。免疫力低下的人群是此病的高发人群，尤其是老年人。VZV 在第一次感染人体后，临床表现为水痘，不过也可以隐匿性感染，没有任何症状。随后潜伏在人体脊髓背根神经节、肠道神经元及颅脑感觉神经节中。据报道，相关并发症发生在约 25% 的 HZ 患者中，其中，最为人们熟知的就是带状疱疹后神经痛（postherpetic neuralgia，PHN）。在国内，PHN 被定义为皮损愈合后持续至少 1 个月的疼痛。国际上，HZ 皮疹出现后持续至少 3 个月的疼痛，可定义为 PHN。

一、PHN 发病机制

目前医学界对 PHN 发病机制的分析有以下几种，主要包括两个方面：刺激小直径纤维机制和炎症反应损害神经机制。首先，带状疱疹患者的大直径纤维脱髓鞘丧失了基本的抑制传入神经中央神经元的作用，从而使得位于感觉缺失区域的小直径纤维可以形成自发性刺激，导致患者持续产生疼痛，进而引发 PHN。其次，由 VZV 感染引发的炎症反应可对患者的神经形成损害，来源于炎症反应的异常刺激不断经过患者的初级传入性感受器输入神经系统，导致 HZ 患者的脊髓背侧角与背根神经节均产生明显异常异位电位，并由此引发等距放电（持续作用），最终造成中枢敏化伴痛觉过敏，为带状疱疹患者带来持续性的疼痛。此外，Devor 等首先提出了异位起搏点理论，此假说指出周围神经自发性痛和触觉特异的疼痛是由于受损神经纤维中的异位强烈反应所致，表皮上的 C 类纤维因感觉末梢消失而产生对热刺激反应迟钝，而触觉的敏感则是由于中枢在接受疼痛刺激时增加了由正常皮质中的 Aβ 类纤维传递的感觉反应所引起。

二、PHN 的中医针刺治疗

中国传统医学认为，PHN 发病机理为阴虚血少、肝气郁结和气阴两虚。中医学里面的针灸疗法有清热解毒、疏

肝行气和通络止痛等功效，临床上推荐使用中医针灸对 PHN 进行治疗。祖国医学的针法众多，针刺治疗 PHN 以"通"为法，以益气、活血、祛瘀、止痛和养血为主，病变局部的阿是穴多为临床选穴目标，同时以辨证取穴。中医针刺治疗 PHN 有效的方法分述如下。

（一）揿针刺法

PHN 患者的特征性症状是疼痛、触痛及麻木等，在中医内属于皮部的范畴。揿针通过浅刺患者皮部，激发人体的卫气功能。中医理论提出，人体皮肤是卫气留存的部位，针刺治疗可以达到驱邪外出的目的。此外，揿针的刺激量较小，研究发现通过揿针针刺能使体内血清素等止痛物质含量增加，可以产生具有类似吗啡作用的肽类物质，从而引起内源性阿片效应，并且抑制前列腺素等致痛物质，从而达到减缓疼痛的效果。临床上，杨羽等通过辨证分型，给予不同证型的 100 例带状疱疹患者抗病毒药物口服配合揿针针刺治疗，实践发现揿针围刺缩短了患者的疼痛开始缓解时间，降低患者疼痛强度方面效果显著。揿针针刺效应是以神经、内分泌及免疫系统为主，它能直接和间接刺激神经末梢，参与机体免疫调控从而促进疾病快速恢复缩短疾病病程。揿针围刺治疗 PHN 标本兼治、疗程短、刺激小、疗效好以及患者接受度高。

（二）腕踝针

腕踝针是属于中医针刺疗法中浅刺法的一种，针刺的目标是患者四肢的腕部以及踝部，在各项病症尤其是 PHN 的应用中效果显著。中医认为腕踝针在身体的分区是人体经络系统中的十二皮部，腕踝针经过刺激人体皮肤，可达到治疗皮部疾病的目的。西医研究发现，在患者皮下结缔组织层埋下腕踝针，可以影响体内镇痛因子的释放和影响痛阈值，还可以改善患处局部血液循环，同时刺激皮下毛细血管，进而达到镇痛的目的。温雅婷等对 50 例 PHN 患者，于带状疱疹疼痛区域相对应的腕踝部进行腕踝针治疗，与常规抗病毒联合抗癫痫药加巴喷丁治疗进行对比，发现腕踝针可以有效降低 PHN 患者疼痛评分和改善焦虑抑郁情绪状态，并且对于 PHN 有一定的预防作用。梅群丽等利用腕踝针联合针刺夹脊穴治疗 PHN，提示腕踝针能够降低患者

疼痛度,不仅改善患者睡眠质量,还可以提高患者生活质量。腕踝针属安全、无痛、有效和患者依从性高,且减少了口服镇痛药物的使用量,也从侧面证明了腕踝针治疗 PHN 是有较好效果的。

(三)梅花针

梅花针是针刺穴位后叩击患者皮部,经络刺激,调整患者脏腑阴阳,以开腠理和泻邪毒达到从肌肤表面祛除邪气的目的。西医研究发现,梅花针叩刺不仅可以使患处的血液循环丰富起来,改善患处局部新陈代谢,而且降低了 TNF 和 IL-6 等炎症因子,同时兴奋了人体的神经系统,最终取得镇痛目的。胡欢欢随机选择了 60 例带状疱疹患者,利用梅花针联合拔罐治疗 PHN,发现梅花针配合火罐可有效达到"借火助阳""以热引热"之功,畅气机,补正化瘀,以达镇痛之功。有研究发现,梅花针联合针刺放血,可以降低患者的痛感,减少患者住院治疗时间。黄德才等选取 200 例 PHN 患者,利用梅花针联合普瑞巴林治疗 PHN,与单纯普瑞巴林治疗相比较,普瑞巴林与梅花针叩刺联合治疗 PHN 患者,在降低患者视觉模拟评分法(visual analogue scale,VAS)评分和匹兹堡睡眠质量指数(Pittsburgh sleep quality index,PSQI)评分很有优势,并且 PHN 疼痛治疗总有效率也显著提高。

(四)火针

贺普仁教授认为,火针疗法具有独特的补虚泻实功效。对于热证,火针可通过"以热引热""火郁发之"的原理,借助火力的温热刺激,引动火热毒邪外出,从而达到清热解毒的作用。对于虚证,火针则通过温热之力鼓舞正气,温壮阳气,激发经气,调节脏腑功能,从而起到扶正助阳的效果。火针治疗是临床治疗 PHN 的常用方法之一。陈苑珠等通过检索国内众多数据库进行数据分析发现,相对西药治疗带状疱疹,无论从临床症状改善与疼痛评分,还是从后期随访 PHN 的发生率来说,火针治疗带状疱疹的疗效好于西药组,火针具有更加显著的临床疗效。Zhang Y 等使用火针联合拔罐治疗带状疱疹的患者,得出火针可以显著降低患者的 VAS 评分,且患者体内 P 物质和内啡肽等炎症物质也随着火针治疗的疗程而降低的结论。

(五)耳针

耳针是根据生物全息理论形成的。调节脏腑组织功能、疾病诊断及治疗疼痛是耳针疗法的三大功能。乔卓君等在治疗 PHN 时利用同等营养神经和抗病毒药物的基础上,试验组加用耳穴按压治疗,研究结果表明中西医结合治疗 PHN 使得患者的治愈率与数字分级评分法(numerical rating scale,NRS)评分降低情况都得到很大的改善,并且 PHN 的发生率也较纯药物治疗明显降低。耳针治疗法在治疗带状疱疹急性期中有显著疗效,建议临床推广。龚松凯等利用耳针对 70 例 PHN 患者进行治疗,发现相对于药物基础治疗,耳穴贴压可缩短患者的疼痛缓解时间,且缓解神经痛的效果良好。不仅改善患者睡眠治疗,还可以减少患者焦虑状态。

(六)电针

电针疗法是将毫针通电后,利用电流增强针感,达到治疗疼痛的一种新型针灸治疗手段,可有解痉和止痛等作用。李佩佩等采用电针联合口服中成药治疗急性期带状疱疹患者,此研究得出的结论是在加快急性疱疹吸收、缓解疱疹区域疼痛、修复损伤的神经及减少住院日期这 4 方面,电针治疗具有自身的优势。尹红等经过研究观察,与单一方案抗病毒西药治疗相对比,西药联合电针治疗带状疱疹,可以提高患者自身免疫力水平,不仅能显著提高患者的临床治愈率,还能有效缓解带状疱疹后遗神经痛(PHN),并改善患者的生活质量。电针对疼痛类疾病具有显著疗效,主要的原理为通过提高机体痛阈、调节神经功能、改善血液循环、修复组织损伤及抑制炎性因子等多通路和多环节发挥治疗作用。

(七)温针灸

温针灸是针刺与艾灸两者相互结合的一种方法。这种方法即在留针治疗的过程中,将艾绒点燃后置于针柄上,热力通过金属针体逐渐传入穴位。王容根据患者皮疹的位置选择相应的夹脊穴,在此穴进行温针灸,结合梅花针敲击,放血治疗。前后一共有 32 例患者接受这种联合治疗,治愈率 50% 以上,疼痛控制的有效率为 100%。杨继维同样使用针灸治疗 PHN,研究发现温针灸联合梅花针叩刺,不仅能开泻淤毒,还能使药物及温热刺激直接作用于机体。温灸针通过热量辅助,由内至外逼邪外出,且通过经络系统作用于脏腑,有利于患者康复。

三、展望

中国已经进入了老龄化社会,随着人类社会的进一步发展,人们寿命也一直在延长。所以,PHN 在临床上会越来越常见。PHN 的治疗作为世界性的难题,人们越来越急迫地需要一种简单的、有效的且规范化的治疗方法。中医的针刺方法作为 PHN 的中医传统有效的治疗方法,操作简单、效果立竿见影且经济实惠,将为临床医师治疗 PHN 提供一种新的选择。

(蓝林森 蓝智轩 蒋宗滨)

参 考 文 献

[1] MOLERO GARCÍA J M, MORENO GUILLÉN S, RODRÍGUEZ-ARTALEJO F J, et al. Status of herpes zoster and herpes zoster vaccines in 2023: a position paper [J]. Rev Esp Quimioter, 2023, 36(3): 223-235.

[2] SAFONOVA E, YAWN B P, WELTE T, et al. Risk factors for herpes zoster: should people with asthma or COPD be vaccinated? [J]. Respir Res, 2023, 24(1): 35.

[3] PARAMESWARAN G I, DRYE A F, WATTENGEL B A, et al. Increased myocardial infarction risk following herpes zoster infection [J]. Open Forum Infect Dis, 2023, 10

(4):ofad137.

[4] DWORKIN R H,O'CONNOR A B,KENT J,et al. Interventional management of neuropathic pain:NeuPSIG recommendations[J]. Pain,2013,154(11):2249-2261.

[5] 带状疱疹后神经痛诊疗共识编写专家组.带状疱疹后神经痛诊疗中国专家共识[J].中国疼痛医学杂志,2016,22(3):161-167.

[6] OU M,CHEN J,YANG S,et al. Rodent models of postherpetic neuralgia:how far have we reached? [J]. Front Immunol,2023,14:1026269.

[7] ZHANG Q,HUANG Z S,HU Q Q,et al. Quality of life and risk factors in patients with herpes zoster[J]. Zhonghua Yi Xue Za Zhi,2022,102(42):3395-3400.

[8] ADAM O,MUSA A,KAMER A,et al. Active circulation of varicella zoster virus among different age groups in Sudan[J]. Epidemiol Infect,2022,151:e10.

[9] CAMPBELL J N,MEYER R A. Mechanisms of neuropathic pain[J]. Neuron,2006,52(1):77-92.

[10] DEVOR M. Rethinking the causes of pain in herpes zoster and postherpetic neuralgia:the ectopic pacemaker hypothesis[J]. Pain Rep,2018,3(6):e702.

[11] 蒋雨徽,李怡帆,樊碧发.中医外治法治疗带状疱疹后神经痛的网状 meta 分析[J].中日友好医院学报,2022,36(2):109-111.

[12] 陈春香.针灸治疗带状疱疹后遗神经痛疗效观察[J].中医学报,2011,26(8):1015-1016.

[13] 韩丙禹,王琳.火针联合中药治疗带状疱疹后遗神经痛 43 例临床观察[J].中国民族民间医药杂志,2018,27(21):90-92.

[14] 景中坤,邱玲.浅刺针法治疗带状疱疹后遗神经痛机制探讨[J].河南中医,2018,38(4):619-622.

[15] 王艳琴,金珊,方向,等.电针联合芍药甘草汤治疗血虚肝旺型老年带状疱疹后神经痛的疗效观察[J].现代医学与健康研究(电子版),2022,6(23):102-105.

[16] RUENGWONGROJ P,MUENGTAWEEPONGSA S,PATUMANOND J,et al. Effectiveness of press needle treatment and electroacupuncture in patients with postherpetic neuralgia:a matched propensity score analysis[J]. Complement Ther Clin Pract,2020,40:101202.

[17] HUANG Y,GAO M,LI Q,et al. Ultrasound-guided dry needling for trigger point inactivation in the treatment of postherpetic neuralgia mixed with myofascial pain syndrome:a prospective and controlled clinical study[J]. Pain Res Manag,2022,2022:2984942.

[18] 杨羽,黎官印,何启敏,等.清铃揿针疗法治疗带状疱疹急性期临床研究[J].四川医学,2020,41(2):163-166.

[19] 涂祈国,阙彬,何杰,等.揿针疗法联合脉冲射频术治

疗老年人带状疱疹后遗神经痛的疗效观察[J].全科医学临床与教育,2023,21(2):131-133.

[20] PEI W,ZENG J,LU L,et al. Is acupuncture an effective postherpetic neuralgia treatment? a systematic review and meta-analysis[J]. J Pain Res,2019,12:2155-2165.

[21] 曾玉娥,郑晓彤,潘艳东,等.腕踝针治疗疼痛的临床应用进展[J].临床医学工程,2021,28(1):127-128.

[22] 苟明琴,陈纯涛,黄蜀,等.腕踝针对带状疱疹镇痛机理探析[J].中医临床研究,2018,10(6):78.

[23] CHEN M,XU Y,FU X,et al. Wrist-ankle acupuncture for the treatment of acute orthopedic pain after surgery:a meta-analysis[J]. J Orthop Surg Res,2023,18(1):106.

[24] 温雅婷,王禹毅,林茂,等.腕踝针辅治带状疱疹后神经痛临床研究[J].实用中医药杂志,2022,38(8):1321-1323.

[25] 梅群丽,张微,宋祖琪,等.腕踝针联合针刺夹脊穴治疗带状疱疹后遗神经痛的疗效及对 VAS 评分影响[J].四川中医,2020,38(9):198-200.

[26] HAN X R,YUE W,CHEN H C,et al. Treatment duration of wrist-ankle acupuncture for relieving post-thyroidectomy pain:a randomized controlled trial[J]. J Integr Med,2023,21(2):168-175.

[27] 胡欢欢.梅花针刺络拔罐结合中药治疗带状疱疹后遗神经痛效果观察[J].实用中医药杂志,2023,39(1):17-19.

[28] 胡亚才,刘佳琳.针刺联合梅花针叩刺治疗带状疱疹后遗神经痛的临床观察[J].内蒙古中医药,2022,41(1):89-90.

[29] SONG H Y. Thin cotton moxibustion combined with plum-blossom needle in treatment of herpes zoster:a controlled trial[J]. World J Acupunct-Moxibust,2016,26(1):14-18.

[30] 黄德才,张娇娇.梅花针叩刺联合普瑞巴林治疗带状疱疹后遗神经痛患者的效果[J].中国民康医学,2021,33(22):119-120.

[31] 贺普仁.火针的机理及临床应用[J].中国中医药现代远程教育,2004,2(10):20-24.

[32] 陈苑珠,王柳均,周秀华,等.火针联合常规药物治疗带状疱疹后遗神经痛的临床效果[J].中国社区医师,2023,39(6):78-80.

[33] ZHANG Y,LIANG Z,LI S,et al. Fire needle plus cupping for acute herpes zoster:study protocol for a randomized controlled trial[J]. Trials,2020,21(1):701.

[34] LOVATO A,POSTIGLIONE M,GAGLIARDI G,et al. Needle contact test in auricular acupuncture for shoulder pain and where effective auricular acupoints identified are positioned on the map:a controlled study[J]. Eur J

Transl Myol,2023,33(1):11113.

[35] 郑秋枫.梅花针、耳针和中药辨证施治治疗带状疱疹的临床观察[J].中国医药指南,2018,16(13):226-227.

[36] ZHANG Z,JIANG Y,FANG Y,et al. Effectiveness and safety of ear acupuncture for ankylosing spondylitis:a protocol for systematic review and meta-analysis [J]. Medicine (Baltimore),2022,101(51):e32310.

[37] 乔卓君,苗茂.针灸治疗带状疱疹的临床研究进展[J].内蒙古中医药,2018,37(1):94-96.

[38] 陶雅文,席强,郭义,等.传统电针仪存在的问题及发展方向[J].上海针灸杂志,2023,42(4):415-419.

[39] 于勇刚,左甲,杨改琴,等.电针治疗带状疱疹后神经痛的机制研究进展[J].上海针灸杂志,2022,41(9):949-953.

[40] 李佩佩,郭佳娜.电针围刺疗法联合龙胆泻肝汤加减治疗带状疱疹急性期疼痛的临床观察[J].中国中医急症,2018,27(10):1807-1809.

[41] 尹红.电针夹脊穴配合调制中频电治疗老年带状疱疹后遗神经痛的临床疗效观察[J].反射疗法与康复医学,2022,3(2):7-9.

[42] 黄文城,祁向争.涌泉温针灸临证心得[J].中国民间疗法,2023,31(3):91-93.

[43] 李龙,刘君伟,王铎,等.温针灸对兔膝骨关节炎软骨组织中 NLRP3、IL-1β 和 IL-18 表达的影响[J].宁夏医科大学学报,2023,45(1):85-91.

[44] 王容.温针灸配合拔罐治疗带状疱疹 32 例[J].实用中医药杂志,2012,28(6):499.

[45] 刘华宇.毫火针点刺联合温和灸对带状疱疹后遗神经痛患者疼痛的影响[J].中国民间疗法,2019,27(17):21-22.

[46] ISAGULYAN E,TKACHENKO V,SEMENOV D,et al. The effectiveness of various types of electrical stimulation of the spinal cord for chronic pain in patients with postherpetic neuralgia:a literature review[J]. Pain Res Manag,2023,2023:6015680.

79 疼痛轨迹在疼痛管理中的应用

一、引言

疼痛是一种复杂而多维的体验,对个人的生活质量有重大影响。国际疼痛研究协会将疼痛定义为"与实际或潜在组织损伤相关或类似于实际或潜在组织损伤的不愉快的感觉和情绪体验",强调了疼痛的主观性以及生理和心理因素在疼痛感知中的错综复杂的相互作用。传统的疼痛评估方法通常依赖于静态测量,比如采用即时疼痛强度评级或捕捉固定回忆期内疼痛体验的问卷或者量表,比如数字分级评分法(numerical rating scale,NRS)或视觉模拟评分法(visual analogue scale,VAS)。这些方法通常根据患者的某一特定时间点的疼痛程度来调整用药,而无法展现疼痛随时间变化的动态轨迹,也没有重点关注疼痛随时间变化的趋势,无法反映疼痛随着时间的推移及对各种因素的反应而发生的波动趋势。

近年来,疼痛轨迹已成为理解和管理疼痛的有前途的工具。疼痛轨迹是指患者个体疼痛水平随时间动态变化的纵向表现,提供了一个分析疼痛随时间变化过程的框架,使得对疼痛进展和缓解模式有新的认识。疼痛轨迹通过分析疼痛随时间的动态变化,帮助识别患者群体中的不同亚群,并根据其疼痛轨迹进行分类,有助于增强对疼痛机制的理解,并提供更个性化和有效的疼痛管理策略。

二、疼痛轨迹概述

(一)疼痛轨迹的起源与发展

疼痛轨迹的概念源于更广泛的纵向数据分析领域。此领域的早期工作可以追溯到 20 世纪 90 年代,Nagin 等研究人员开发了基于群体的轨迹建模技术。这些方法最初应用于发展心理学和犯罪学,以研究随时间变化的行为模式。在 21 世纪初,轨迹建模在疼痛研究中逐步应用。比如 Von Korff 和 Miglioretti 于 2005 年提出了一种根据慢性疼痛的持续性和严重程度对其进行分类的方法,为后续研究各种疼痛状况下的疼痛轨迹奠定了基础。随后,这个领域发展迅速,研究人员将疼痛轨迹应用于各种疼痛状况,包括慢性腰痛、术后疼痛以及癌症相关疼痛。这些研究揭示了疼痛体验的异质性,以及识别随时间推移遵循相似疼痛轨迹的不同患者亚群的潜力。

(二)疼痛轨迹简介

疼痛轨迹是一种统计方法,用于记录疼痛程度随着年龄或时间的推移而变化,旨在识别遵循相似疼痛轨迹的不同模式或个体亚群。如图 79-1 所示,与基于样本均值的测量相比,疼痛轨迹建模能够更准确地表征和理解个体内部和个体间的变异性,以及随时间推移的健康结果模式。这些疼痛轨迹的基本原理是,疼痛体验在个体之间并不统一,并且会随着时间的推移遵循不同的模式。疼痛可以从几天(例如急性术后疼痛)到几年(例如慢性疼痛状况)不等。疼痛轨迹在分析疼痛强度的同时,捕捉了疼痛随时间变化的总体趋势,并能识别疼痛波动和稳定性的模式。疼痛轨迹为每个患者构建了一个纵向的疼痛轨迹,提供了更为详尽和全面的疼痛变化信息,而非单一的总结性评级。在疼痛轨迹中,可以根据疼痛严重程度的不同轨迹(即随时间变化的疼痛强度得分)对患者进行重新分组,形成不同的疼痛轨迹的潜在类别,这些类别便可以作为因变量来识别影响健康轨迹的预测因子,或作为自变量来探索它们对未来健康结果的影响,发挥预测作用。

(三)疼痛轨迹的方法

疼痛轨迹建模的方法很多,包括增长混合模型(growth mixture model,GMM)、组轨迹模型(group-based trajectory model,GBTM)、潜类别分析(latent class growth analysis,LCGA)和潜转换分析等模式,其中最常用的是 GMM、GBTM 和 LCGA。

1. GMM　GMM 引入了随机效应,允许组内轨迹的个体差异,这使得模型能够更好地捕捉个体间的异质性。GMM 在捕捉复杂数据结构方面具有优势,适用于数据维度较高的情形。但是 GMM 的模型复杂度较高,参数估计较为复杂,计算成本较大。此外,由于其灵活性,模型的结果对初始参数设置较为敏感,可能导致不同的模型收敛到不同的解。因此 GMM 适用于需要详细刻画个体差异的研

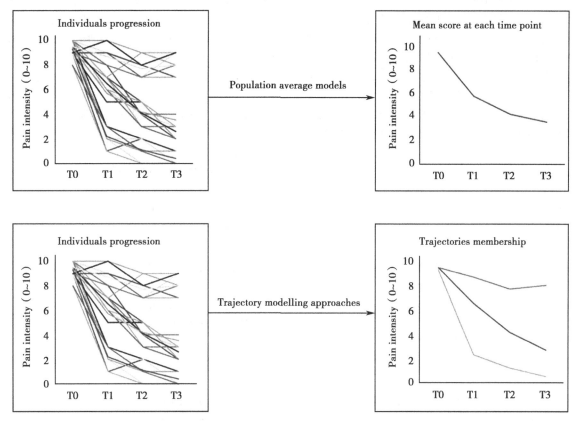

图 79-1　疼痛轨迹建模方法：总体平均模型（上）和轨迹建模方法（下）

究，尤其是在研究对象较为复杂且个体间异质性显著的情况下。

2. GBTM　也被称为潜类别增长模型（latent class growth model，LCGM），是 GMM 的简化版，GBTM 假设同一轨迹类别中的所有个体都表现出相同的行为，而 GMM 允许存在潜在类别内部存在随机效应。GBTM 能够有效地识别不同的疼痛轨迹组，并且对数据分布的假设较为灵活（如正态或泊松等），适用于大多数纵向数据集。GBTM 的另一大优势是其解释性强，模型结果可以直观地反映不同组别的特征。然而 GBTM 通常假设组内的个体轨迹是相似的，这可能会掩盖个体之间的异质性。此外，GBTM 对模型中轨迹组数的选择比较敏感，不同组数的选择可能导致结果的差异。因此 GBTM 适用于需要识别多个潜在轨迹组的研究，尤其是在研究中期望通过群体分类来制订不同的管理策略时非常有用。

3. LCGA　LCGA 的优点在于其计算效率较高，并且不要求数据的正态分布。与 GBTM 相比，LCGA 更适合于简单的模型，不需要考虑随机效应。但是 LCGA 忽略了组内个体的异质性，假设同一组内的所有个体轨迹是完全相同的，这可能不适用于数据较为复杂的情形。因此，LCGA 适合于初步探索研究或当数据样本较小时使用，因为它在计算上更为简便且易于实施。

GMM 和 GBTM 都是用于分析纵向数据的统计方法，它们通过识别和分类不同的增长轨迹来帮助理解个体疼痛的变化模式。GMM 能够识别不同的增长轨迹，而 GBTM 则进一步将个体分配到不同的轨迹组中，提供更为明确的分类。LCGA 则是一种假设每个轨迹组的个体具有相同增长模式的模型，通常用于与前述两种方法进行比较。

（四）疼痛轨迹的优势

与传统的疼痛评估方法相比，疼痛轨迹具有多种优势。

1. 动态评估　与静态疼痛强度测量不同，疼痛轨迹可以捕捉疼痛体验的时间动态，从而更全面地描绘出个人的疼痛历程。这种动态方法更贴近疼痛体验的现实，而疼痛体验会随着时间的推移而发生显著波动。

2. 个性化治疗潜力　识别不同轨迹组后，疼痛轨迹能够促进更加个性化的疼痛管理。比如可以根据不同人的不同疼痛轨迹，采取不同的干预措施。这与精准医疗的理念一致，即通过根据患者的轨迹组进行个性化干预，可能显著提高治疗效果。

3. 预测潜力　疼痛轨迹可以帮助识别与不同疼痛过程相关的因素，从而可能为高风险个体提供早期干预。例如，通过识别术后疼痛可能发展为慢性疼痛的患者，可以更好地指导预防性疼痛管理策略的制订。

4. 结果评估　疼痛轨迹可通过检查疼痛轨迹随时间的变化来评估疼痛管理策略的有效性。相比于简单的事前事后疼痛程度比较，疼痛轨迹提供了更细致的治疗结果评估方法，能够更好地识别治疗的长期影响。

(五) 疼痛轨迹的局限性

疼痛轨迹的局限性主要体现在以下几个方面。

1. 数据要求较高 疼痛轨迹通常需要具有多个时间点的纵向数据,才能更准确地反映疼痛的变化并捕捉其细微波动。测量次数太少可能会错过重要的波动,而测量频率太高会给患者带来负担,并可能引入测量伪影。

2. 模型复杂性 疼痛轨迹中使用的统计方法可能很复杂,限制临床应用。此外,这种复杂性还可能增加对轨迹结果的解释和传达结果的难度,特别是对于患者和非专业医疗保健提供者。

3. 可推广性 在一个人群中确定的轨迹组不一定适用于其他人群或疼痛状况。样本特征、疼痛状况和测量方法等因素都会影响已确定的轨迹,这意味着在推广这些结果时需要谨慎。

4. 缺乏多维度评估 疼痛轨迹主要通过随时间跟踪疼痛强度的变化来评估疼痛的发展。它通常基于单一维度(如疼痛强度和频率)的数据,而不是综合考虑疼痛的多维度特征,特别是神经病理性疼痛往往需要综合考虑疼痛性质、自发性疼痛、感觉异常、痛觉敏感及日常生活能力,多维度评估疼痛的特征及对机体的影响。这些维度在当前的疼痛轨迹中可能没有得到充分的考虑。

因此,目前对通过疼痛轨迹进行个体化治疗仍有一定争议。比如对腰痛而言,支持分组治疗的观点认为,针对不同患者特征进行分组可以进行更好的个性化治疗,从而提升治疗效果。随着研究方法的改进,这种分组方法被认为是有助于提高腰痛治疗效果的,并符合个性化医疗的趋势。此外,分组治疗得到了临床医师和患者的广泛认可。相反,反对分组治疗的观点则认为,现有的分组研究普遍存在方法学问题,许多研究的质量较低,难以得出可靠的结论。此外,由于非特异性腰痛的生物学原因尚不明确,基于分组的治疗难以有效地解释和实现。此外,分组分析可能会限制某些患者的治疗选择,存在误导临床实践的风险。因此,尽管分组治疗在理论上具有潜在优势,但当前的研究仍然不足以支持其广泛应用于临床实践。

尽管存在这些局限性,疼痛轨迹在疼痛研究和临床实践中继续受到关注,为理解和管理复杂的疼痛现象提供了一种有希望的方法。随着这个领域的发展,解决这些局限性对于改进模型和扩大其临床效用至关重要。

三、疼痛轨迹在不同类型疼痛中的应用

(一) 急性疼痛

在疼痛轨迹的研究中,急性疼痛是一个重要的领域。急性疼痛通常由组织损伤或手术引起,疼痛轨迹可以帮助更好地理解疼痛的变化规律。通过分析患者在术后或急性疼痛事件后的疼痛变化模式,疼痛轨迹能够帮助临床医师识别高风险患者,并制订更为精准的疼痛管理策略。

研究表明,不同手术和治疗方法对疼痛轨迹的影响各不相同。例如,术后急性疼痛轨迹与术后 30d 持续疼痛的风险密切相关,而 1 年后的疼痛与急性疼痛轨迹的关系则不显著。脊柱融合术后患者的疼痛轨迹显示,较高的术后疼痛水平与长期慢性疼痛的风险增加相关。类似的,急性下腰痛患者的疼痛轨迹也显现出早期管理的重要性。在肾细胞癌手术和膝关节置换术后,研究进一步证明了术后早期疼痛管理的重要性,特别是在识别和管理高风险轨迹患者方面。

此外,心理因素如创伤后应激障碍、愤怒和睡眠问题在急性疼痛的持续或恶化中起着重要作用,这些因素对术后长期健康结局具有显著影响。研究还发现,通过个性化的区域麻醉和术后镇痛管理,可以显著改善患者的疼痛轨迹,从而提高术后康复效果。

上述研究表明,疼痛轨迹结合多种自变量(包括生物、心理和社会因素),并详细考虑治疗数据(如术后镇痛管理)的影响,为急性疼痛的个性化管理提供了强有力的支持。疼痛轨迹不仅可以用于预测术后疼痛的恢复轨迹,还可以帮助临床医师制订更具针对性的治疗方案,从而改善患者的术后体验和长期康复结果。

(二) 慢性疼痛

疼痛轨迹在慢性疼痛的研究中同样具有广泛的应用前景。研究表明,疼痛轨迹在预测慢性疼痛的发生及其严重程度方面具有重要作用。例如,术前疼痛强度、心理健康状况(如焦虑和抑郁)及生活质量均被证实是疼痛轨迹的重要预测因素。特别是在慢性术后疼痛的研究中,通过术前评估这些因素,可以识别出高风险患者,并采取更积极的干预措施以防止疼痛的持续恶化。对于慢性肌肉骨骼疼痛患者,长期的医疗利用轨迹分析揭示了健康状况、焦虑水平和社会经济因素对疼痛发展的显著影响,这为临床医师提供了重要的参考依据,帮助他们在患者初始诊断阶段即制订出更具针对性的治疗方案。

疼痛轨迹在临床中的应用还体现在个体化治疗的设计与评估上。通过识别患者的疼痛轨迹,临床医师可以更准确地预测治疗效果,并根据患者的具体情况调整治疗方案。在一项针对儿童慢性疼痛的研究中,治疗后的疼痛轨迹分析显示,基线睡眠质量差的患者更容易出现治疗效果不佳的情况。这种对轨迹的细致分析不仅有助于评估当前治疗的有效性,还能在治疗过程中及时调整策略以提高长期治疗的效果。

此外,疼痛轨迹对于患者的长期预后也具有重要的预测意义。持续疼痛与加速的认知衰退及痴呆风险之间的关联已经在多项研究中得到证实。这一发现强调了疼痛管理不仅是为了缓解疼痛本身,还关乎患者的整体健康和生活质量。早期识别那些可能会发展为不良疼痛轨迹的患者,使得临床干预更加积极有效,从而在一定程度上预防或延缓认知功能的退化。这在老年患者中尤为重要,因为他们更容易受到疼痛和认知衰退的双重困扰。

总之,疼痛轨迹的应用在慢性疼痛的预测、临床干预和预后评估中具有重要价值。它不仅帮助临床医师识别高风险患者，还为个性化治疗提供了科学依据，并为长期预后的评估提供了有效工具。未来的研究应继续深入探索疼痛轨迹的形成机制，并将其应用于更广泛的临床实践中，以进一步优化慢性疼痛的管理策略。

（三）癌症相关疼痛

2023 年，美国国立综合癌症网络临床实践指南强调阿片类药物减量应慎重，并首次将疼痛轨迹纳入癌痛评估范围，在"全面疼痛评估"新增：评估疼痛轨迹。将"一般原则"的第 2 项修改为：基于疼痛诊断、共病状况、安全性、潜在的药物相互作用、预估疼痛轨迹、药物可及性与经济毒性，选择最合适的药物镇痛方案。在阿片类药物减量原则中，新增：在考虑减少阿片类药物的剂量时，应回顾预期的疼痛轨迹与治疗/疼痛管理的目标。通过严格假设及使用简单的统计模型，测量 3 次疼痛就足以为患者创建疼痛轨迹。癌痛轨迹作为癌症疼痛管理中的一项重要研究方法，为个体化癌痛管理提供了科学依据。

研究表明，疼痛轨迹在预测癌痛的发生、严重程度以及对患者生活质量的影响方面具有重要作用。比如在肺癌手术后的患者中，疼痛轨迹可分为两类：一类患者的疼痛在术后 1 个月显著增加，然后逐渐恢复至接近基线水平；另一类患者的疼痛则在整个随访期间保持较高水平。这一发现提示，不同的患者群体在术后疼痛管理上可能需要采用不同的策略以提高治疗效果。此外，术前疼痛强度、心理健康状况及社会经济因素也是影响疼痛轨迹的重要预测因素。比如乳腺癌患者在术前的疼痛预期和心理困扰与术后持续性疼痛之间存在密切关联。心理社会脆弱性高的患者更容易经历持续性疼痛，这表明心理因素在癌痛管理中不容忽视。同时，社会经济地位较低的癌症患者更容易经历高频率的疼痛暴发，这为临床医师提供了制订个性化疼痛管理计划的重要依据。

疼痛轨迹的分析为癌痛管理中的个体化治疗设计提供了科学依据。疼痛轨迹分析使临床医师能够更准确地预测治疗效果，并根据患者情况及时调整方案。比如通过对青少年和年轻成人癌症患者的疼痛轨迹分析，发现心理困扰和身体症状是预测疼痛持续性的关键因素。针对这些高风险患者，早期的心理干预和症状管理能够有效减少疼痛的发生。在癌痛管理中，基于疼痛轨迹的个性化治疗设计不仅有助于缓解疼痛，还能提高患者的整体生活质量。

总之，癌痛轨迹的研究在癌症疼痛的预测、管理和预后评估中发挥着重要作用。它不仅帮助临床医师识别高风险患者，还为个性化治疗和长期疼痛管理提供了科学依据。未来的研究应继续深入探索癌痛轨迹的形成机制，并进一步扩展其在不同癌症类型和患者群体中的应用，从而优化癌痛的管理策略，改善患者的长期预后。

（四）神经病理性疼痛

同样的，疼痛轨迹在神经病理性疼痛的研究和应用中展示出了重要价值。研究表明，术前存在的神经病理性疼痛症状、患者的心理健康状况以及术后早期的疼痛表现是疼痛轨迹的重要预测因素。例如，在胸廓切开术后，量化感觉测试显示，术前已有神经病理性疼痛症状的患者在术后 6 个月内更容易发展为慢性神经病理性疼痛。此外，术后 1 个月内的睡眠障碍和 3 个月内的动态机械性异常痛觉也是重要的预测因素，这些早期症状的存在预示着患者未来的疼痛可能会持续甚至加重。通过对这些因素的评估，临床医师可以在术前和术后早期就识别出高风险神经病理性疼痛患者，并采取积极的干预措施以减少慢性疼痛的发生。

疼痛轨迹在个体化治疗的设计与评估中同样具有重要应用。对于经历过手术的患者，术后疼痛的轨迹分析可以帮助临床医师更好地理解治疗效果，并根据患者的具体情况调整治疗策略。例如，针对难治性慢性疼痛的研究发现，氯胺酮治疗可以有效减少患者的疼痛强度，但不同类型的疼痛轨迹呈现出不同的治疗效果。神经病理性疼痛患者的疼痛轨迹通常显示出明显的改善，这表明氯胺酮在这些患者中更为有效。此外，通过分析截肢术后患者的术前疼痛素描图，可以预测他们在接受靶向肌肉神经重建手术后的疼痛改善情况。那些术前描绘放射性疼痛的患者术后疼痛改善较差，而局部疼痛患者则表现出更好的恢复趋势。这些分析结果为个体化治疗方案的设计提供了重要参考，使临床治疗更具针对性和有效性。

此外，疼痛轨迹在患者长期预后的评估中也具有显著意义。研究显示，术后疼痛轨迹可以预测患者的长期健康状况，尤其是在神经病理性疼痛的慢性化过程中，疼痛的持续性与患者生活质量、心理健康以及整体功能的下降密切相关。例如，在膝关节置换术后，疼痛轨迹的研究表明，早期术后疼痛强度较高的患者在术后 3 个月时更容易出现严重的持续性疼痛，这些患者通常表现出更高的神经病理性疼痛风险。同样，在带状疱疹患者中，抛物线型的疼痛轨迹与带状疱疹后神经痛的高发病率相关，这进一步强调了疼痛轨迹对长期预后评估的重要性。

总之，神经病理性疼痛在疼痛轨迹的研究中扮演着至关重要的角色。通过对术前和术后疼痛轨迹的深入分析，临床医师可以更早期地识别出神经病理性疼痛的高风险患者，制订个性化的治疗方案，并有效评估长期预后。这不仅有助于提高治疗效果，减轻患者的痛苦，还为未来疼痛管理策略的优化提供了科学依据。在未来的研究中，应进一步探索疼痛轨迹与神经病理性疼痛之间的复杂关系，并将其应用于更广泛的临床实践中，以全面提升神经病理性疼痛的管理水平。

四、未来研究方向

尽管疼痛轨迹在理解和管理疼痛方面取得了显著进展，但仍有许多领域值得进一步探索，以提升疼痛轨迹的临床效用和科学价值。以下是未来研究可能的几个方向。

（一）个体化预测模型与多维轨迹的综合分析

随着精准医疗的发展，开发基于轨迹模型的个体化疼痛预测工具显得尤为重要。这些工具可以实时更新患者的疼痛轨迹，并根据个体特征（如基因、病史和生活习惯等）预测未来的疼痛走向。未来的研究应着重于多维轨迹建模技术的发展，以整合来自多个维度的数据，例如疼痛强度、生理指标、情绪状态和生活质量等。这种综合分析不仅可以更全面地捕捉疼痛的复杂性，还可以揭示各维度之间的动态交互作用。通过GBTM的多轨迹建模功能，研究人员可以识别出不同类型患者的多维轨迹模式，这将有助于制订更加个性化的管理策略。联合轨迹建模可以在这一领域发挥关键作用，通过同时分析多个相关的纵向数据，进一步增强预测的准确性和临床实用性。

（二）与机器学习的结合

轨迹建模技术与机器学习的结合是另一个值得关注的研究方向。利用机器学习算法处理大规模的纵向数据，可以自动识别复杂的疼痛模式和轨迹组。未来的研究可以探索如何将GBTM与机器学习技术相结合，以处理更大规模的疼痛数据集，并提高疼痛轨迹的预测能力。这种结合还可以帮助发现潜在的影响因素。例如，中国学者通过将机器学习与疼痛轨迹结合，发现老年人存在两种虚弱轨迹：一种是稳定增长的虚弱轨迹，另一种是快速增长的虚弱轨迹。随机森林算法在区分这两种轨迹方面表现最佳，而日常生活活动、婚姻状况、体重和认知功能被识别为最重要的预测因子。

（三）应对非随机退出和缺失数据的改进

纵向研究中的非随机退出和数据缺失仍然是轨迹模型面临的主要挑战之一。如何有效处理非随机退出和缺失数据以减少由此带来的偏差，确保疼痛轨迹的准确性，是未来研究的关键方向。研究人员需要开发更加合理的方法来处理这些问题，以提高疼痛轨迹的可靠性和解释力。

（四）实时轨迹监测和干预

随着人工智能、可穿戴设备和移动健康技术的发展，实时监测患者的疼痛轨迹并进行及时干预已成为可能。未来的研究应探索如何利用这些技术进行实时分析和管理疼痛轨迹。通过GBTM的实时预测功能，可以动态调整治疗方案，以适应患者的即时需求。这种方法不仅可以提供更及时的治疗干预，还可以增强患者对治疗的参与感和满意度。

五、总结

疼痛轨迹作为一种新兴的研究方法，在疼痛管理领域展现出巨大潜力。疼痛轨迹通过捕捉疼痛体验的动态变化，为临床医师提供了更全面、个性化的疼痛评估工具。与传统的静态疼痛评估相比，这种方法能更好地反映患者的真实疼痛体验，有助于制订更精准的治疗策略。

然而，疼痛轨迹也面临一些挑战，如数据收集的复杂性、模型解释的困难以及结果推广的局限性。未来研究应关注个体化预测模型的开发、多维轨迹的综合分析和与机器学习的结合，以及如何应对非随机退出和缺失数据等问题。此外，随着技术的进步，实时轨迹监测和干预也将成为一个重要的研究方向。

总的来说，疼痛轨迹有望推动疼痛管理向更精准、个性化的方向发展。尽管仍存在一些争议和挑战，但随着研究的深入和技术的进步，疼痛轨迹有望在未来的疼痛管理中发挥更加重要的作用。

（王柳　雷新宇　蒋宗滨）

参 考 文 献

[1] RAJA S N, CARR D B, COHEN M, et al. The revised international association for the study of pain definition of pain: concepts, challenges, and compromises[J]. Pain, 2020, 161(9): 1976-1982.

[2] PATEL K V, AMTMANN D, JENSEN M P, et al. Clinical outcome assessment in clinical trials of chronic pain treatments[J]. Pain Rep, 2021, 6(1): e784.

[3] MISTA C A, INTELANGELO L, BIURRUN MANRESA J. Personalized pain management: the relationship between clinical relevance and reliability of measurements[J]. Eur J Pain, 2023, 27(9): 1056-1064.

[4] CHAPMAN C R, DONALDSON G W, DAVIS J J, et al. Improving individual measurement of postoperative pain: the pain trajectory[J]. J Pain, 2011, 12(2): 257-262.

[5] DOWSEY M M, SMITH A J, CHOONG P F M. Latent class growth analysis predicts long term pain and function trajectories in total knee arthroplasty: a study of 689 patients[J]. Osteoarthr Cartil, 2015, 23(12): 2141-2149.

[6] NAGIN D S, LAND K C. Age, criminal careers, and population heterogeneity: specification and estimation of a nonparametric, mixed Poisson model[J]. Criminology, 1993, 31(3): 327-362.

[7] VON KORFF M, MIGLIORETTI D L. A prognostic approach to defining chronic pain[J]. Pain, 2005, 117(3): 304-313.

[8] DUNN K M, CAMPBELL P, JORDAN K P. Long-term trajectories of back pain: cohort study with 7-year follow-up[J]. BMJ Open, 2013, 3(12): e003838.

[9] ALTHAUS A, ARRÁNZ BECKER O, NEUGEBAUER E. Distinguishing between pain intensity and pain resolution: using acute post-surgical pain trajectories to predict chronic post-surgical pain[J]. Eur J Pain, 2014, 18(4): 513-521.

[10] SHI Q, SMITH T G, MICHONSKI J D, et al. Symptom burden in cancer survivors 1 year after diagnosis: a report from the American Cancer Society's Studies of Cancer Survivors[J]. Cancer, 2011, 117(12): 2779-2790.

[11] NAGIN D S,JONES B L,ELMER J. Recent advances in group-based trajectory modeling for clinical research [J]. Annu Rev Clin Psychol,2024,20(1):285-305.

[12] NGUENA NGUEFACK H L,PAGÉ M G,KATZ J,et al. Trajectory modelling techniques useful to epidemiological research:a comparative narrative review of approaches [J]. Clin Epidemiol,2020,12:1205-1222.

[13] VERKLEIJ S P,HOEKSTRA T,ROZENDAAL R M,et al. Defining discriminative pain trajectories in hip osteoarthritis over a 2-year time period[J]. Ann Rheum Dis, 2012,71(9):1517-1523.

[14] CHAPMAN C R,DAVIS J,DONALDSON G W,et al. Postoperative pain trajectories in chronic pain patients undergoing surgery:the effects of chronic opioid pharmacotherapy on acute pain[J]. The Journal of Pain,2011, 12(12):1240-1246.

[15] VAN DER NEST G,LIMA PASSOS V,CANDEL M,et al. An overview of mixture modelling for latent evolutions in longitudinal data:modelling approaches, fit statistics and software [J]. Adv Life Course Res, 2020, 43: 100323.

[16] BERLIN K S,PARRA G R,WILLIAMS N A. An introduction to latent variable mixture modeling (part 2): longitudinal latent class growth analysis and growth mixture models[J]. J Pediatr Psychol,2014,39(2):188-203.

[17] NAGIN D S,JONES B L,PASSOS V L,et al. Group-based multi-trajectory modeling[J]. Stat Methods Med Res,2018,27(7):2015-2023.

[18] 蒋宗滨,赵鹏,吕旌,等. 神经病理性疼痛诊断与疗效评定中国量表的制定与验证[J]. 中华疼痛学杂志, 2022,18(4):466-475.

[19] SARAGIOTTO B T,MAHER C G,HANCOCK M J,et al. Subgrouping patients with nonspecific low back pain: hope or hype? [J]. J Orthop Sports Phys Ther,2017,47 (2):44-48.

[20] MOLGAARD NIELSEN A,HESTBAEK L,VACH W,et al. Latent class analysis derived subgroups of low back pain patients:do they have prognostic capacity? [J]. BMC Musculoskelet Disord,2017,18(1):345.

[21] OCAY D D,LI M M J,INGELMO P,et al. Predicting acute postoperative pain trajectories and long-term outcomes of adolescents after spinal fusion surgery[J]. Pain Res Manag,2020,2020:9874739.

[22] LECOMPTE P,BENITEZ D,MOYANO J,et al. Defining trajectories of acute pain in surgical patients short title: acute pain follow-up[J]. Rev Assoc Med Bras (1992), 2019,65(6):825-829.

[23] TSAI H J,CHANG W K,YEN F Y,et al. Influential factors and personalized prediction model of acute pain trajectories after surgery for renal cell carcinoma[J]. J Pers Med,2022,12(3):360.

[24] DAOUST R,PAQUET J,COURNOYER A,et al. Relationship between acute pain trajectories after an emergency department visit and chronic pain:a Canadian prospective cohort study [J]. BMJ Open, 2020, 10 (12): e040390.

[25] BURNS J W,JANSSEN I,LILLIS T,et al. The transition from acute to persistent pain:the identification of distinct trajectories among women presenting to an emergency department[J]. Pain,2020,161(11):2511-2519.

[26] THOMAS M J,YU D,NICHOLLS E,et al. Short-term recovery trajectories of acute flares in knee pain:a UK-Netherlands multicenter prospective cohort analysis[J]. Arthritis Care Res (Hoboken), 2020, 72 (12): 1687-1692.

[27] MARIANO E R,EL-BOGHDADLY K,ILFELD B M. Using postoperative pain trajectories to define the role of regional analgesia in personalised pain medicine[J]. Anaesthesia,2021,76(2):165-169.

[28] LIU C W,PAGE M G,WEINRIB A,et al. Predictors of one year chronic post-surgical pain trajectories following thoracic surgery[J]. J Anesth,2021,35(4):505-514.

[29] SIEBERG C B,KLAJN J,WONG C,et al. Predictors and trajectories of chronic postoperative pain following hip preservation surgery [J]. J Hip Preserv Surg, 2017, 4 (1):45-53.

[30] HUMBERG C,RAU L M,CLAUS B B,et al. Risk of unfavorable trajectories of chronic pain severity-results of a longitudinal study in school children[J]. J Pain,2024: 104528.

[31] STEYAERT A,DE KOCK M. Chronic postsurgical pain [J]. Curr Opin Anaesthesiol,2012,25(5):584-588.

[32] MOSE S,KENT P,SMITH A,et al. Trajectories of musculoskeletal healthcare utilization of people with chronic musculoskeletal pain:a population-based cohort study [J]. Clin Epidemiol,2021,13:825-843.

[33] PALERMO T M,LAW E F,KIM A,et al. Baseline sleep disturbances modify outcome trajectories in adolescents with chronic pain receiving internet-delivered psychological treatment[J]. J Pain,2022,23(7):1245-1255.

[34] WHITLOCK E L,DIAZ-RAMIREZ L G,GLYMOUR M M,et al. Association between persistent pain and memory decline and dementia in a longitudinal cohort of elders [J]. JAMA Intern Med,2017,177(8):1146-1153.

[35] GJEILO K H,OKSHOLM T,FOLLESTAD T,et al. Traj-

ectories of pain in patients undergoing lung cancer surgery: a longitudinal prospective study[J]. J Pain Symptom Manage, 2020, 59(4): 818-828.

[36] SIPILÄ R M, HAASIO L, MERETOJA T J, et al. Does expecting more pain make it more intense? factors associated with the first week pain trajectories after breast cancer surgery[J]. Pain, 2017, 158(5): 922-930.

[37] MEGHANI S H, QUINN R, ROBINSON A, et al. Trajectories and predictors of high-occurrence pain flares in ambulatory cancer patients on opioids[J]. JNCI Cancer Spectr, 2024, 8(1): pkae003.

[38] JAMES R J E, WALSH D A, FERGUSON E. General and disease-specific pain trajectories as predictors of social and political outcomes in arthritis and cancer[J]. BMC Med, 2018, 16(1): 51.

[39] DARABOS K, LI Y, O'HAGAN B, et al. Trajectories of pain severity and interference among adolescent and young adults with cancer: a microlongitudinal study[J]. Clin J Pain, 2022, 38(7): 443-450.

[40] GANDHI W, POMARES F B, NASO L, et al. Neuropathic pain after thoracotomy: tracking signs and symptoms before and at monthly intervals following surgery[J]. Eur J Pain, 2020, 24(7): 1269-1289.

[41] CORRIGER A, VOUTE M, LAMBERT C, et al. Ketamine for refractory chronic pain: a 1-year follow-up study[J]. Pain, 2022, 163(4): 690-701.

[42] RAASVELD F V, HAO D, GOMEZ-ESLAVA B, et al. Predictive value of preoperative pain sketches in lower extremity amputees undergoing secondary targeted muscle reinnervation for treatment of neuropathic pain[J]. J Am Coll Surg, 2024, 239(6): 588-599.

[43] LAVAND'HOMME P M, GROSU I, FRANCE M N, et al. Pain trajectories identify patients at risk of persistent pain after knee arthroplasty: an observational study[J]. Clin Orthop Relat Res, 2014, 472(5): 1409-1415.

[44] LIU Y, LIU H, BIAN Q, et al. Parabolic changes in pain scores among partial herpes zoster patients: a retrospective study[J]. J Pain Res, 2024, 17: 2191-2201.

[45] BURCKHARDT P, NAGIN D S, PADMAN R. Multi-trajectory models of chronic kidney disease progression[J]. AMIA Annu Symp Proc, 2016, 2016: 1737-1746.

[46] WU Y, JIA M, XIANG C, et al. Latent trajectories of frailty and risk prediction models among geriatric community dwellers: an interpretable machine learning perspective[J]. BMC Geriatr, 2022, 22(1): 900.

[47] RAY J V, SULLIVAN C J, LOUGHRAN T A, et al. The impact of missing risk factor data on semiparametric group-based trajectory models[J]. J Dev Life Course Criminol, 2018, 4: 276-296.

80 脊髓电刺激非感觉异常刺激模式的作用机制与临床应用

慢性疼痛在临床管理中极具挑战,神经调控技术已经成为一种重要的管理策略。脊髓电刺激疗法(spinal cord stimulation,SCS)是治疗难治性慢性疼痛的有效方法。全球每年植入40 000多个刺激系统,传统的SCS刺激模式有强直低频电刺激和高密度电刺激,这些模式工作时通常会引起明显的感觉异常,如酥麻感、电流波动感及刺痛感等。目前已开发出新的非感觉异常(paraesthesia-free)刺激模式,即高频电刺激(high frequency spinal cord stimulation,HF-SCS)与爆发电刺激(burst spinal cord stimulation,B-SCS)。传统SCS作用机制及临床疗效已经有大量的基础与临床研究,而人们对非感觉异常刺激模式作用机制知之甚少,主要是通过各种神经成像技术来探索其可能发挥的疼痛效应。为了更好地理解新型刺激模式的作用机制,从而为临床应用提供依据,本文对于非感觉异常电刺激的作用机制及临床应用进行综述。

一、强直性脊髓电刺激与非感觉异常脊髓电刺激

强直性常规电刺激(tonic conventional stimulation)也被称为低频电刺激(low-frequency),主要特征是低频(40~60Hz)和高振幅(3.6~10mA),脉宽设置一般为300~600μs。持续低频刺激引起的刺痛感被称为感觉异常(paraesthesia),令患者体验感欠佳。因此人们对刺激编程模式进行了探索,开发出HF-SCS和B-SCS模式。HF-SCS脉冲特点为短脉宽(30μs)、高频(10kHz)和低振幅(1~5mA)。B-SCS模式由40Hz的5个突发脉冲(单个脉宽1μs,间隔1μs,突发频率500Hz或1 000Hz)组成(图80-1)。HF-SCS和B-SCS刺激不会产生感觉异常,但机制尚未明了。

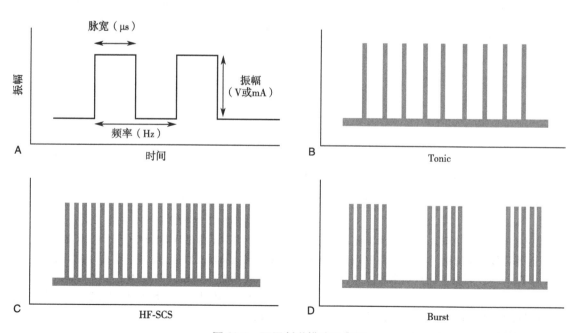

图80-1 不同刺激模式示意图
A. 描述波形参数(频率、脉宽和振幅);B. 传统强直性SCS,刺激频率以稳定速率发生;C. 高频刺激通常指频率超过1 000Hz;D. 突发刺激的刺激簇示意图。

二、脑电图研究

SCS 具有节段效应和脊髓上行效应已经成为共识。通过神经成像技术探索 SCS 脊髓上行机制已经成为目前研究热点。由于高时间分辨率,脑电图(electroencephalography, EEG)是研究 SCS 引起脑节律变化的理想技术。

(一)慢性疼痛 EEG 变化

一项系统性综述结果显示,与正常人群相比,慢性神经痛患者的 EEG 多个波段存在变化。θ 波段功率谱密度(power spectrum density, PSD)显著增加,主峰频率(domimant peak frequency, DPF)在 θ 波段向较低频率位移。θ 波段 PSD 的增加可能与疼痛强度成正相关。结果在 α 和 β 波段尚存在争议。α 波段中 PSD 似乎增加,但功率谱(spectrum power, SP)降低,额叶 SP 与疼痛强度成正相关,中央皮质区域 SP 疼痛强度成负相关。在 β 波段,3 项研究结果显示 PSD 和 SP 增加,2 项研究结果显示降低。但有研究显示在非神经痛患者中,低 β 波段活动减少和/或高 β 波段活动增加与疼痛相关。δ 和 γ 波段没有发现实质性变化。总体而言,神经性疼痛可能与 DPF 在 θ 到低 β 波段范围(4~15Hz)中向较低频率位移相关,在高 β 波段范围(20~30Hz)向高频率位移相关。PSD 可能在 θ 波段和高 β 波段增加。SCS 引起的 α 波段和 θ 波段频谱转换以及空间分布变化可能在抑制疼痛中发挥作用。

脊髓电刺激对脑电图的影响:

(1)SCS 可以降低 θ 波段功率,HF-SCS 可以增加 α 波段功率,临床研究显示,SCS 处理后可降低坐骨神经慢性压迫损伤(chronic constriction injury, CCI)大鼠增加的 θ 波段功率。

(2)高频脊髓电刺激平均 PSD 明显高于低频电刺激,把电刺激连接到分析仪显示额部和颞部信息流增加。

(3)B-SCS 模式较传统的强直性脊髓电刺激(tonic spinal cord stimulation, Tonic-SCS)模式显著增加 α1 波段扣带回、前额叶皮质以及 S1 功率。两者均能激活膝前前扣带皮质和下顶叶皮质。

(二)EEG 对不同 SCS 作用机制的可能解释

1. 传递疼痛信号的解剖学通路　疼痛信号由至少 3 条通路处理,包括 2 条上行疼痛诱发通路和 1 条下行疼痛抑制通路(图 80-2)。上行的内侧疼痛通路由 C 纤维激活,并与丘脑内侧核和腹后外侧核相连,最后分别到达前扣带回和岛叶。内侧通路负责疼痛动机和情感成分。外侧通路由 C、Aδ 和 Aβ 纤维激活,与丘脑腹后外侧核相连,最终到达体感皮质。外侧通路负责疼痛辨别和感觉成分。下行抑制系统涉及前扣带皮质,并与中脑导水管周围灰质相连。

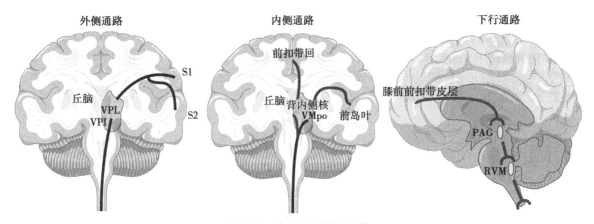

图 80-2　疼痛信号转导通路

S1. 初级躯体感觉皮质;S2. 次级躯体感觉皮质;VPL. 丘脑腹后外侧核;VPI. 腹后下核;PAG. 中脑导水管周围灰质;RVM. 延髓头端腹内侧区;VMpo. 腹后内侧核后核。

2. 不同刺激模式电刺激可能通过不同机制调控疼痛信号

(1)通过比较不同脑区低 α 波段活动发现,B-SCS 刺激可能调控疼痛信号 3 条通路,包括涉及疼痛情感维度的内侧通路,而 Tonic-SCS 刺激可能只更多影响外侧和下行通路。

(2)通过比较全脑 SP 发现,高频刺激 SCS 可能通过兴奋方式发挥镇痛效应,更多通过脊髓上机制发挥镇痛效应,而 Tonic-SCS 刺激具有抑制作用。

3. 脊髓电刺激通过改善丘脑皮质节律紊乱发挥镇痛效应　丘脑皮质节律紊乱模型认为,异常的伤害性输入在丘脑中以 θ 频率产生突发活动并传递到皮质。慢性疼痛动物模型 EEG 研究也描述了从 α 功率向 θ 功率的转变。Telkes 等发现 HF-SCS 下 S1 区域相对 α 功率较高、α/θ 峰值功率比增强,峰值频率由 θ 向 α 转换。Buentjen 等发现所有刺激模式都降低了 θ 和低 α 波段(6~10Hz)的活动,上述研究提示 SCS 可能促进了丘脑皮质节律的正常化。

三、功能磁共振研究

功能磁共振成像(functional magnetic resonance imaging,fMRI)有助于阐明 SCS 对感觉信息在脊髓上水平处理过程进而揭示镇痛机制。

（一）SCS 干预慢性疼痛的 fMRI 研究

目前基于 fMRI 的研究结果表明 SCS 可能通过以下几个方面发挥镇痛效应。

1. 逆转慢性疼痛患者大脑结构变化　SCS 可诱导不同皮质灰质、白质以及海马等结构体积变化。Groote 等发现 SCS 处理后楔前叶体积减小，楔前叶主要收集躯体感觉信息，因此作者认为楔前叶体积减小可以作为 SCS 治疗效果的生物标志物。海马参与疼痛的情境和情绪处理，在调节疼痛中起着关键作用。慢性腰痛患者经手术干预后海马体积减小。基于此，SCS 处理后海马体减小可能意味着海马功能的正常化。

2. 影响不同脑区网络功能连接　功能连接分析结果显示 SCS 可影响显著性网络、额顶叶和中央执行网络特定区域的功能连接，同时边缘网络和默认网络（default mode network,DMN）功能也发生改变。背外侧前额叶皮质是中央执行网络关键区域之一，右前岛叶作为显著性网络主要输出，投射至中央执行网络。Groote 等发现 SCS 干预后背外侧前额叶皮质与右前岛叶功能连接显著增强，且与较长的睡眠时间成正相关。SCS 干预后躯体感觉区与边缘区之间功能连接降低，边缘网络在处理疼痛情绪中发挥作用，这个结果意味着患者疼痛相关的情绪处理减少，因此 SCS 可能通过调控患者情绪而产生镇痛效果。

3. 通过情绪/奖励/动机环路介导镇痛效应　临床前研究显示，SCS 不仅激活与疼痛认知-情绪相关脑区（前扣带皮质、杏仁核和岛叶皮质），而且激活与奖励系统相关的区域（伏隔核和尾壳核）。另一项临床前研究也证实有害刺激可引起尾壳核血氧水平依赖（blood oxygenation level dependent,BOLD）反应幅度的降低，而 SCS 处理后可升高 BOLD 幅度，作者认为潜在机制可能是调控了皮质-基底节-丘脑回路。跨网络功能联系分析显示，腰椎手术失败综合征（failed back surgery syndrome,FBSS）患者纹状体网络和其他网络之间功能连接降低，表明 FBSS 患者显著变化主要涉及情绪/动机/奖励功能相关网络。经历 SCS 管理之后的患者显示其功能连接模式逐渐恢复至健康对照组人群。

4. SCS 发挥镇痛效应可能涉及的其他脑区　对带状疱疹患者进行短时程 SCS 治疗后，眶额叶皮质动态低频振幅（amplitude of low frequency fluctuations,ALEF）降低。眶额叶皮质（orbitofrontal cortex,OFC）在多个层面参与疼痛处理并影响决策。作者认为 OFC 活性降低会减轻带状疱疹后神经痛患者的疼痛。SCS 还可能通过激活初级运动皮质、次级躯体感觉皮质干扰神经性疼痛。

（二）基于 fMRI 对 Tonic-SCS 模式和非感觉异常模式作用机制的可能解释

1. 再次揭示对疼痛传导通路影响不同。

2. 非感觉异常神经调控模式更多干预了情绪/奖励环路。

四、非感觉异常刺激模式发挥镇痛效应的细胞及分子机制

Chakravarthy 等回顾了爆发式脊髓电刺激（burst spinal cord stimulation,Burst-SCS）临床前研究，强调 Burst-SCS 潜在机制可能与模拟了神经系统自然放电模式相关。多数研究支持选择性激活抑制性中间神经元以及非同步放电作为 HF-SCS 不产生感觉异常的证据。

1. 对脊髓背角中神经元进行差异调节　选择性激活抑制性神经元，调控脊髓背角神经环路，是非感觉异常刺激模式的调控基础。

2. 调节脊髓水平炎症平衡　HF-SCS 在脊髓水平可下调炎症基因表达，抑制小胶质细胞活化，倾向于将炎症平衡转变为抗炎状态。

3. 在分子水平，HF-SCS 可抑制促分裂原活化的蛋白激酶（mitogen-activated protein kinase,MAPK）信号通路，增加谷氨酸转运体活性，恢复溶酶体功能以及自噬通量发挥镇痛效应。

4. 神经电生理研究显示 SCS 产生同步峰电位是产生感觉异常的原因，而 HF-SCS 导致轴突同步放电显著少于 SCS。

五、非感觉异常刺激模式的临床研究

目前，非感觉异常刺激模式临床研究主要在集中在以下领域：慢性腰背痛、糖尿病周围神经病变及难治性心绞痛。

（一）慢性腰背痛

高质量随机对照研究表明，HF-SCS 在慢性腰背痛中能够发挥持久、良好的镇痛效果，同时改善生活质量及降低阿片类药物使用。一项大型观察性研究回顾了全球数据库中 1 660 例慢性躯干和/或肢体疼痛患者的 10kHz HF-SCS 疗效，结果显示在 12 个月随访中超过 70% 患者对治疗有反应，功能、睡眠以及生活质量得到改善。10kHz HF-SCS 治疗慢性腰背痛的疗效已经存在 I 级证据，并得到真实世界临床经验的支持。治疗的初始益处随着时间的推移而减少被称为"脊髓电刺激失败综合征"（failed SCS syndrome,FSCSS）。当传统 SCS 治疗腰背痛患者失败时，10kHz HF-SCS 可以作为挽救措施。随机对照试验（randomized controlled trial,RCT）研究显示，以数字分级评分法（numerical rating scale,NRS）和奥斯沃斯特里功能障碍指数（Oswestry disability index,ODI）等为主要观察指标时，Burst-SCS 优于传统药物治疗。单臂试验也显示 Burst-SCS 能够改善躯干四肢慢性疼痛患者疼痛以及情绪。对患者的偏好分析结果也显示，非感觉异常模式优于传统 SCS，更能得到患者青睐。

此外，单臂试验结果还显示 HF-SCS 能够降低颈部和

上肢疼痛强度,以及减少镇痛药物使用剂量。

(二) 糖尿病周围神经病变

高质量证据表明 10kHz SCS 可降低疼痛评分,改善生活质量和睡眠质量,改善下肢神经功能。SENZA 是一项前瞻性、多中心、随机对照试验,主要比较 10kHz SCS 和传统药物治疗的疗效,6 个月随访结果显示,10kHz 组 95 例患者中有 75 例(79%)达到主要终点(疼痛缓解超过 50%),传统药物治疗组 94 例患者有 5 例(5%)达到主要终点。对 142 例使用 10kHz SCS 的患者进行了 24 个月的随访,与基线相比疼痛缓解 79.9%,90.1% 的受试者得到 ≥50% 疼痛缓解,受试者睡眠质量和生活质量明显提高,65.7% 的受试者表现出具有临床意义的神经功能改善。一项荟萃分析对 10kHz SCS 和低频 SCS 疗效进行了比较,结果显示 10kHz SCS 可以提供更好的疼痛缓解和反应率。基于以上确凿的临床证据,全球糖尿病教育峰会专家小组关于难治性痛性糖尿病神经病变患者治疗的共识中建议,SCS 是一种有效、安全和持久的治疗选择,特别是 10kHz SCS 显示出很强的临床疗效。

(三) 难治性心绞痛

难治性心绞痛是指在冠状动脉疾病存在的情况下,由临床确定的可逆性心肌缺血引起的慢性疾病,无法通过药物治疗、血管成形术或冠状动脉旁路手术的组合得到充分控制。荟萃分析显示,非感觉异常电刺激可降低难治性心绞痛发作频率与疼痛强度,减少硝酸甘油使用量,增加运动时间。

六、相关不良事件及患者满意度

目前关于 HF-SCS 和 B-SCS 模式术后并发症发生率准确数据有限。传统经皮脊髓电刺激植入手术侵袭性低,很少存在严重风险,总体并发症发生率在 30% ~ 40%。D'Souza 等通过制造商和用户设施设备体验数据库(manufacturer and user facility device experience,MAUDE)检索了与 10kHz SCS 相关并发症发生情况,大多数归类于手术相关并发症(72.6%),在手术相关并发症中发生率最高的是非椎管内感染(52.9%)(图 80-3)。这与传统 SCS 并发症的报道不一致,传统 SCS 与设备相关的并发症发生率超过感染或血肿等并发症,最常见的并发症为电极移位并丧失疗效(8.5% ~ 21%)。作者分析可能是因为 MAUDE 数据库对电极移位报告不足造成。而手术相关并发症中发生率最高的是非椎管内感染,这意味着通过遵循抗生素预防指南与遵守无菌原则,大多数并发症是可以预防的。因此,有理由相信非感觉异常刺激模式较为安全。

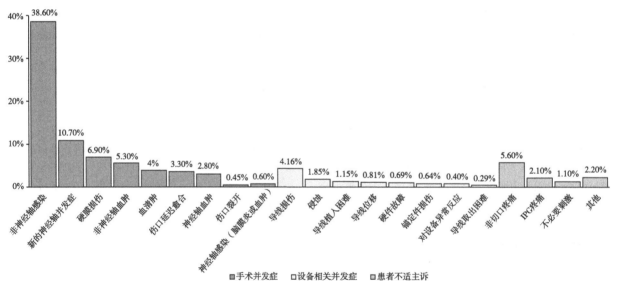

图 80-3 10kHz 脊髓电刺激相关并发症发生率

相对于传统 SCS,非感觉异常刺激模式提高了患者满意度。一项研究对 10 391 例植入 10kHz SCS 设备的患者调查结果显示,超过 70% 的患者愿意重复接受 SCS 治疗以达到相同的结果。在既往有过 SCS 经验的患者亚组($n=1\,205$),3/4 的患者认为 HF-SCS 比传统 SCS 拥有更好的体验感。

七、总结

与传统 SCS 相比,非感觉异常刺激模式 SCS 提高了患者满意度。神经成像技术强调了非感觉异常模式可能更多影响内侧疼痛信号转导通路,有效改善疼痛情绪维度,影响奖励机制,因而能更有效地缓解疼痛。高质量的证据支持非感觉异常刺激模式 SCS 在慢性腰背部疼痛及糖尿病周围神经痛中的应用有良好的效果。非感觉异常脊髓电刺激另一优势是可以对受试者进行致盲,有利于开展 RCT 研究。未来可以结合光遗传学等实验手段进一步明确电刺激对神经环路的调控作用。

(岳侃 蓝智轩 蒋宗滨)

参 考 文 献

[1] RANJAN M,KUMAR P,KONRAD P,et al. Finding optimal neuromodulation for chronic pain：waves，bursts，and beyond［J］. Neurol India，2020，68（Supplement）：S218-S223.

[2] MUSSIGMANN T,BARDEL B,LEFAUCHEUR J P. Resting-state electroencephalography（EEG）biomarkers of chronic neuropathic pain：a systematic review［J］. Neuroimage，2022，258：119351.

[3] VANNESTE S,OST J,VAN HAVENBERGH T,et al. Resting state electrical brain activity and connectivity in fibromyalgia［J］. PLoS One，2017，12（6）：e0178516.

[4] TELKES L,HANCU M,PANICCIOLI S,et al. Differences in EEG patterns between tonic and high frequency spinal cord stimulation in chronic pain patients［J］. Clin Neurophysiol，2020，131（8）：1731-1740.

[5] BUENTJEN L,VICHEVA P,CHANDER B S,et al. Spatial filtering of electroencephalography reduces artifacts and enhances signals related to spinal cord stimulation（SCS）［J］. Neuromodulation，2021，24（8）：1317-1326.

[6] GOUDMAN L,LINDEROTH B,NAGELS G,et al. Cortical mapping in conventional and high dose spinal cord stimulation：an exploratory power spectrum and functional connectivity analysis with electroencephalography［J］. Neuromodulation，2020，23（1）：74-81.

[7] DE RIDDER D,VANNESTE S. Burst and tonic spinal cord stimulation：different and common brain mechanisms［J］. Neuromodulation，2016，19（1）：47-59.

[8] WITJES B,OTTENHEYM L A,HUYGEN F,et al. A review of effects of spinal cord stimulation on spectral features in resting-state electroencephalography［J］. Neuromodulation，2023，26（1）：35-42.

[9] DE GROOTE S,GOUDMAN L,VAN SCHUERBEEK P,et al. Effects of spinal cord stimulation on voxel-based brain morphometry in patients with failed back surgery syndrome［J］. Clin Neurophysiol，2020，131（11）：2578-2587.

[10] DE GROOTE S,GOUDMAN L,LINDEROTH B,et al. A regions of interest voxel-based morphometry study of the human brain during high-frequency spinal cord stimulation in patients with failed back surgery syndrome［J］. Pain Pract，2020，20（8）：878-888.

[11] DE GROOTE S,GOUDMAN L,PEETERS R,et al. Magnetic resonance imaging exploration of the human brain during 10 kHz spinal cord stimulation for failed back surgery syndrome：a resting state functional magnetic resonance imaging study［J］. Neuromodulation，2020，23（1）：46-55.

[12] MEUWISSEN K P V,VAN DER TOORN A,GU J W,et al. Active recharge burst and tonic spinal cord stimulation engage different supraspinal mechanisms：a functional magnetic resonance imaging study in peripherally injured chronic neuropathic rats［J］. Pain Pract，2020，20（5）：510-521.

[13] SABER M,SCHWABE D,PARK H J,et al. Tonic，burst，and burst-cycle spinal cord stimulation lead to differential brain activation patterns as detected by functional magnetic resonance imaging［J］. Neuromodulation，2022，25（1）：53-63.

[14] PAHAPILL P A,CHEN G,AROCHO-QUINONES E V，et al. Functional connectivity and structural analysis of trial spinal cord stimulation responders in failed back surgery syndrome［J］. PLoS One，2020，15（2）：e0228306.

[15] PAHAPILL P A,CHEN G,AROCHO-QUINONES E V，et al. Functional connectivity magnetic resonance imaging sequences in patients with postsurgical persistent spinal pain syndrome type 2 with implanted spinal cord stimulation systems：a safety，feasibility，and validity study［J］. Neuromodulation，2023，26（5）：1009-1014.

[16] BU C,REN H,LV Q,et al. Alteration of static and dynamic intrinsic brain activity induced by short-term spinal cord stimulation in postherpetic neuralgia patients［J］. Front Neurosci，2023，17：1254514.

[17] CHAKRAVARTHY K,KENT A R,RAZA A,et al. Burst spinal cord stimulation：review of preclinical studies and comments on clinical outcomes［J］. Neuromodulation，2018，21（5）：431-439.

[18] LEE K Y,BAE C,LEE D,et al. Low-intensity，kilohertz frequency spinal cord stimulation differently affects excitatory and inhibitory neurons in the rodent superficial dorsal horn［J］. Neuroscience，2020，428：132-139.

[19] WANG D,LEE K Y,KAGAN Z B,et al. Frequency-dependent neural modulation of dorsal horn neurons by kilohertz spinal cord stimulation in rats［J］. Biomedicines，2024，12（6）：1346.

[20] LEE K Y,LEE D,WANG D,et al. Simultaneous 10 kHz and 40 Hz spinal cord stimulation increases dorsal horn inhibitory interneuron activity［J］. Neurosci Lett，2022，782：136705.

[21] KUO S W,ZHANG T,ESTELLER R,et al. In vivo measurements reveal that both low-and high-frequency spinal cord stimulation heterogeneously modulate superficial dorsal horn neurons［J］. Neuroscience，2023，520：119-131.

[22] LI S, YE F, FARBER J P, et al. Dependence of c-fos expression on amplitude of high-frequency spinal cord stimulation in a rodent model[J]. Neuromodulation, 2019, 22(2):172-178.

[23] YU J, WONG S, LIN Z, et al. High-frequency spinal stimulation suppresses microglial Kaiso-P2X7 receptor axis-induced inflammation to alleviate neuropathic pain in rats[J]. Ann Neurol, 2024, 95(5):966-983.

[24] FANG K, LU P, CHENG W, et al. Kilohertz high-frequency electrical stimulation ameliorate hyperalgesia by modulating transient receptor potential vanilloid-1 and N-methyl-D-aspartate receptor-2B signaling pathways in chronic constriction injury of sciatic nerve mice[J]. Mol Pain, 2024, 20:17448069231225810.

[25] DE GEUS T J, FRANKEN G, JOOSTEN E A. Conventional, high frequency and differential targeted multiplexed spinal cord stimulation in experimental painful diabetic peripheral neuropathy: pain behavior and role of the central inflammatory balance[J]. Mol Pain, 2023, 19:17448069231193368.

[26] LIAO W T, TSENG C C, WU C H, et al. Early high-frequency spinal cord stimulation treatment inhibited the activation of spinal mitogen-activated protein kinases and ameliorated spared nerve injury-induced neuropathic pain in rats[J]. Neurosci Lett, 2020, 721:134763.

[27] LIAO W T, TSENG C C, CHIA W T, et al. High-frequency spinal cord stimulation treatment attenuates the increase in spinal glutamate release and spinal miniature excitatory postsynaptic currents in rats with spared nerve injury-induced neuropathic pain[J]. Brain Res Bull, 2020, 164:307-313.

[28] WANG Z B, LIU Y D, WANG S, et al. High-frequency spinal cord stimulation produces long-lasting analgesic effects by restoring lysosomal function and autophagic flux in the spinal dorsal horn[J]. Neural Regen Res, 2022, 17(2):370-377.

[29] SAGALAJEV B, ZHANG T, ABDOLLAHI N, et al. Absence of paresthesia during high-rate spinal cord stimulation reveals importance of synchrony for sensations evoked by electrical stimulation[J]. Neuron, 2024, 112 (3):404-420.

[30] KAPURAL L, JAMESON J, JOHNSON C, et al. Treatment of nonsurgical refractory back pain with high-frequency spinal cord stimulation at 10 kHz: 12-month results of a pragmatic, multicenter, randomized controlled trial[J]. J Neurosurg Spine, 2022, 37(2):188-199.

[31] PATEL N P, JAMESON J, JOHNSON C, et al. Durable responses at 24 months with high-frequency spinal cord stimulation for nonsurgical refractory back pain[J]. J Neurosurg Spine, 2024, 40(2):229-239.

[32] STAUSS T, EL MAJDOUB F, SAYED D, et al. A multicenter real-world review of 10 kHz SCS outcomes for treatment of chronic trunk and/or limb pain[J]. Ann Clin Transl Neurol, 2019, 6(3):496-507.

[33] SAYED D, KALLEWAARD J W, ROTTE A, et al. Pain relief and improvement in quality of life with 10 kHz SCS therapy: summary of clinical evidence[J]. CNS Neurosci Ther, 2020, 26(4):403-415.

[34] RIGOARD P, OUNAJIM A, GOUDMAN L, et al. The challenge of converting "failed spinal cord stimulation syndrome" back to clinical success, using SCS reprogramming as salvage therapy, through neurostimulation adapters combined with 3D-computerized pain mapping assessment: a real life retrospective study[J]. J Clin Med, 2022, 11(1):272.

[35] KAPURAL L, SAYED D, KIM B, et al. Retrospective assessment of salvage to 10 kHz spinal cord stimulation (SCS) in patients who failed traditional SCS therapy: rescue study[J]. J Pain Res, 2020, 13:2861-2867.

[36] DEER T, GILLIGAN C, FALOWSKI S, et al. Treatment of refractory low back pain using passive recharge burst in patients without options for corrective surgery: findings and results from the DISTINCT study, a prospective randomized multicenter controlled trial[J]. Neuromodulation, 2023, 26(7):1387-1399.

[37] DEER T R, FALOWSKI S M, MOORE G A, et al. Passive recharge burst spinal cord stimulation provides sustainable improvements in pain and psychosocial function: 2-year results from the triumph study[J]. Spine (Phila Pa 1976), 2022, 47(7):548-556.

[38] PEETERS J B, RAFTOPOULOS C. Tonic, burst, high-density, and 10-kHz high-frequency spinal cord stimulation: efficiency and patients' preferences in a failed back surgery syndrome predominant population. review of literature[J]. World Neurosurg, 2020, 144:e331-e340.

[39] SAYED D, SALMON J, KHAN T W, et al. Retrospective analysis of real-world outcomes of 10 kHz SCS in patients with upper limb and neck pain[J]. J Pain Res, 2020, 13:1441-1448.

[40] AMIRDELFAN K, VALLEJO R, BENYAMIN R, et al. High-frequency spinal cord stimulation at 10 kHz for the treatment of combined neck and arm pain: results from a prospective multicenter study[J]. Neurosurgery, 2020, 87(2):176-185.

[41] PETERSEN E A, STAUSS T G, SCOWCROFT J A, et al. Effect of high-frequency (10-kHz) spinal cord stimu-

lation in patients with painful diabetic neuropathy:a randomized clinical trial[J]. JAMA Neurol,2021,78(6):687-698.

[42] KISSOON N R, LEMAHIEU A M, STOLTENBERG A D,et al. Quantitative assessment of painful diabetic peripheral neuropathy after high-frequency spinal cord stimulation:a pilot study[J]. Pain Med,2023,24(Supplement 2):S41-S47.

[43] PETERSEN E A,STAUSS T G, SCOWCROFT J A, et al. Long-term efficacy of high-frequency (10 kHz) spinal cord stimulation for the treatment of painful diabetic neuropathy:24-month results of a randomized controlled trial[J]. Diabetes Res Clin Pract,2023,203:110865.

[44] HOELZER B C,EDGAR D,LU S P,et al. Indirect comparison of 10 kHz spinal cord stimulation (SCS) versus traditional low-frequency SCS for the treatment of painful diabetic neuropathy:a systematic review of randomized controlled trials[J]. Biomedicines,2022,10(10):2630.

[45] BOULTON A J M, JENSEN T S, LUECKE T, et al. Where does spinal cord stimulation fit into the international guidelines for refractory painful diabetic neuropathy? a consensus statement [J]. Diabetes Res Clin Pract,2023,206 Suppl 1:110763.

[46] PAN X,BAO H,SI Y,et al. Spinal cord stimulation for refractory angina pectoris:a systematic review and meta-analysis[J]. Clin J Pain,2017,33(6):543-551.

[47] KOUSHIK S S, RAGHAVAN J, SARANATHAN S, et al. Complications of spinal cord stimulators-a comprehensive review article[J]. Curr Pain Headache Rep,2024,28(1):1-9.

[48] D'SOUZA R S, OLATOYE O O, BUTLER C S, et al. Adverse events associated with 10-kHz dorsal column spinal cord stimulation:a 5-year analysis of the manufacturer and user facility device experience (MAUDE) database[J]. Clin J Pain,2022,38(5):320-327.

[49] DOMBOVY-JOHNSON M L, D'SOUZA R S, HA C T, et al. Incidence and risk factors for spinal cord stimulator lead migration with or without loss of efficacy:a retrospective review of 91 consecutive thoracic lead implants [J]. Neuromodulation,2022,25(5):731-737.

[50] HAGEDORN J M, TATE J, BHARARA M. Patient-reported satisfaction with using a rechargeable 10 kHz spinal cord stimulation device[J]. J Pain Res,2023,16:47-53.

81 神经病理性角膜痛治疗的研究进展

神经病理性角膜痛（neuropathic corneal pain，NCP）是2017年起眼科领域开始备受关注的且定义不明确的疾病，不仅会导致眼睛干涩、疼痛、瘙痒、灼烧、刺激及疲乏等不适症状，同时会增加患者罹患焦虑和抑郁等疾病的风险，从多方面影响患者的生活质量，给社会带来了极大的医疗与经济负担。角膜痛发生的神经通路由中枢和/或外周神经系统参与，涉及疱疹病毒性眼病、角膜手术损伤、糖尿病神经损伤及干眼症等病因，可能发生中枢、外周敏化等病理生理学改变，其症状与体征不完全相符也导致了诊断和治疗的困难，目前尚无单一的治疗方法或药物能达到令人满意的疗效。本文就近年NCP的治疗进展进行简要综述，以期为NCP患者疼痛的最佳治疗方式的选择提供参考依据。

一、神经病理性角膜痛的发病机制

NCP由多种中枢和外周机制的复杂相互作用引起，其复杂的病理生理学改变尚待进一步研究，所涉及的神经生物学过程在处理伤害性刺激过程具有一定的相似性，二者在外周神经损伤及伤害性感觉传入后均产生一些相同的刺激症状，包括但不限于瘙痒和疼痛。干眼症致NCP患者角膜基底下神经丛形态上常出现异常变化，如角膜神经新生、增厚、神经丛密度降低、形态弯曲及角膜边缘串珠样改变。这种角膜痛觉症状（重）与临床体征（轻）不相符的现象提示，神经病理性疼痛调控机制可能参与其中。既往研究认为眼表不适的感觉可能由相同的中枢神经系统初级传入神经编码，但二者仍有不同，深入研究其重叠的基本病理生理学改变及分子生物学机制，有助于加深对疾病的理解和精确治疗方案的选择。

二、神经病理性角膜痛的治疗方法

（一）眼表缓解症状的药物治疗

对眼表进行药物干预是NCP最基本的治疗方法，不管是何种类型的角膜痛，都推荐适度使用眼表药物如人工泪液或乳液型泪液来润滑眼球表面。眼表药物可以稀释炎症介质，降低泪膜的高渗透性，还有助于其他药物更好地扩散。外用脂质补充剂，如蓖麻油或矿物油，以及基于乳液的润滑剂也可提高泪膜的稳定性。加巴喷丁也可以作为眼药水局部滴用，一项兔眼部动物模型显示，加巴喷丁具有一定的镇痛效果还具有促进分泌调节的作用，会刺激神经系统并直接激活PKA/CREB通路。

近来有报道神经激肽-1（neurokinin-1，NK-1）受体拮抗剂福沙匹坦可以用于治疗NCP，福沙匹坦可以显著抑制角膜疼痛、炎症和新生血管形成，此作用的机制主要涉及P物质（substance P，SP），SP是一种由角膜神经释放的神经肽，是角膜中神经炎症形成的主要介质，在眼表疼痛和神经炎症中起关键作用，并且可促进血管生成、淋巴管生成和白细胞募集/激活，SP通过NK-1发挥作用，引起痛敏发生。临床病例发现使用10mg/ml福沙匹坦对眼表无毒且具有镇痛作用。

（二）抗炎症治疗

过度的炎症可能会导致角膜神经支配的丧失，在开始治疗时限制炎症是成功治疗神经性角膜病变患者的关键。NCP患者通常还需要长期使用抗炎药物来缓解症状，减轻炎症环境，打破慢性炎症循环，防止反复发作。治疗方法包括局部和全身使用抗炎药物，局部使用环孢素可明显改善疼痛及减少角膜中的炎症介质，并促进角膜基质神经的正常再生。此外环孢素可调节T细胞，通过减少眼部表面炎症和增加泪液分泌来治疗干眼症角膜不适。环孢素可以明显降低角膜热感受器对冷刺激的超敏反应，另外环孢素可以激活IL-6信号通路影响神经纤维再生。在泪液缺乏时，环孢素可以逆转或改善神经末梢形状改变，并且环孢素作为一种免疫调节剂，可影响角膜损伤后的神经再支配。

他克莫司是一种钙神经蛋白抑制剂和免疫抑制剂，与环孢素类似，可以有效抗炎。另外有研究表明，IL-1通过促进白细胞活化和迁移，与眼表炎症的调节密切相关。阿那白滞素（anakinra）是一种人类IL-1受体拮抗剂，在减轻角膜表面炎症和上皮细胞病变方面具有显著疗效。使用2.5%浓度的阿那白滞素，每日3次给药，持续3~6个月，可以用于眼表治疗无效的角膜痛患者。局部使用阿奇霉素是一种潜在有效且耐受性良好的抗炎治疗方法，阿奇霉素具有抗炎、抑制促炎细胞因子和对抗革兰氏阴性微生物的作用，停药治疗数天后，仍能在眼表保持治疗药物水。1%阿奇霉素外用具有免疫调节和抗炎作用，睡前涂抹在眼睑上可改善许多患者的症状。利非司特是另一种可用的抗炎药物，它能抑制淋巴细胞功能相关抗原-1和细胞间黏附分子-1之间的相互作用，从而阻断树突状细胞的迁移，减轻眼表炎症。

局部皮质类固醇也是抗炎治疗的主要方法，皮质类固醇可以抑制细胞因子、前列腺素和白三烯的合成，抑制白细胞迁移，尤其在初期可迅速缓解症状。

还可以使用口服药物疗法，多西环素是一种抗菌药，可抑制基质金属蛋白酶，在治疗眼部红斑痤疮和提高泪膜稳定性方面具有重要价值，口服多西环素的剂量为100mg，每天1或2次，持续2~3个月。此外，口服抗生素如四环素和阿奇霉素也已用于角膜的抗炎治疗。

外用非甾体抗炎药双氯芬酸可用于治疗眼表疼痛，其原理是双氯芬酸能够打开钾通道，降低前列腺素E2和P物质的浓度。局部使用双氯芬酸可减轻角膜神经元的超敏反应，这也是双氯芬酸具有抗过敏和抗疼痛作用的原因。

（三）神经再生性疗法

神经营养因子，特别是神经生长因子（nerve growth factor, NGF）对角膜神经再生的基因表达方面发挥着重要的调节作用，对NCP的影响至关重要。此类药物中最典型的是自体血清滴眼液，是促进神经再生的有效药物，含有多种促上皮细胞和神经细胞生长因子，如表皮生长因子（epidermal growth factor, EGF）、NGF和胰岛素样生长因子（insulin-like growth factor, IGF）等，其他还包括脐带血清滴眼液和富血小板血浆，都在治疗干眼症方面显示出良好的效果。自体血清滴眼液常用浓度为20%，临床研究证实50%浓度的治疗效果显著优于20%的浓度，20%的自体血滴眼液平均连续使用3.6个月可以显著改善角膜疼痛症状，血液制剂中多种成分协同发挥作用，有利于改善角膜微环境，促进角膜神经修复，自体血清泪液还可以减轻角膜细胞释放促炎分子和维持角膜健康。还可以同时使用低剂量类固醇和自体血清眼药水，类固醇可减少眼表炎症负荷，防止炎症复发，从而保护神经系统，促进角膜神经的再生。富血小板血浆与血清泪液在角膜疼痛中具有类似的作用，含有许多生物活性化合物，如血小板衍生生长因子和血小板生长因子等。这些药物已被证明可促进上皮愈合、增加神经密度、减少神经迂曲变形及增加神经数量，可以改善角膜细胞动力学。NGF可以通过抑制反应性星形细胞和小胶质细胞增多减轻疼痛的发生，但是其安全性有待进一步考察，且价格偏高，目前无法广泛应用。

（四）系统性疼痛药物治疗

对于出现中枢性痛觉敏化的角膜痛患者，局部用药无效，镇痛药物可明显缓解角膜疼痛，但是有关NCP的全身药物临床治疗数据却很少，难治性的外周症状和中枢神经性疼痛需要采用加巴喷丁和普瑞巴林等神经抑制剂进行全身药物治疗，角膜神经或鼻内神经刺激等手术治疗疗效尚待验证。加巴喷丁和普瑞巴林，虽然两者最初作为抗惊厥药开发和使用，但现在已经作为治疗糖尿病神经病变、带状疱疹后神经痛和中枢神经痛引起的神经病理性疼痛的一线治疗药物。通过与电压依赖性钙通道结合，导致流入神经元的钙离子减少，从而维持整个中枢神经系统的稳态。加巴喷丁不仅能减轻神经性疼痛，还可以改善睡眠质量和焦虑、抑郁等情绪。既往的临床研究显示NCP患者中加用加巴喷丁后患者的眼痛症状评分显著改善。加巴喷丁最常见的剂量限制性副作用包括镇静、嗜睡和头晕。

阿片类药物，如曲马多可以与μ阿片受体结合以及抑制5-羟色胺和去甲肾上腺素的再摄取。对中度至重度疼痛有效，副作用包括恶心、呕吐、便秘、镇静和依赖性等。当第一线药物无法取得满意疗效时，阿片类药物只能作为第二线药物使用。

（五）其他药物

三环类抗抑郁药（阿米替林和去甲替林等）、抗癫痫药（卡马西平和奥卡西平等）和选择性血清素再摄取抑制剂（度洛西汀等），这些药物都是Na$^+$通道阻滞剂，也可用于NCP的患者。

三环类抗抑郁药（tricyclic antidepressant, TCA）通过抑制突触前对血清素和去甲肾上腺素的再摄取，以及阻断胆碱能、肾上腺素能、组胺能和钠通道发挥药效。阿米替林、去甲替林、地昔帕明以及丙米嗪和去甲丙米嗪等药物都属于TCA类药物。国际疼痛学会（International Association for the Study of Pain, IASP）神经病理性疼痛小组建议使用二级胺类TCA药物，如去甲替林和丙米嗪作为神经病理性疼痛的一线治疗选择。只有在无法使用二级胺类药物的情况下，才建议使用三级胺类药物。阿米替林通过与α-亚基S6片段中的特定氨基酸残基结合实现抑制电压门控Na$^+$通道，阿米替林也可能参与抑制角膜冷热感受器的超敏反应发挥镇痛作用。研究证实，去甲替林可显著降低NCP患者的疼痛，副作用常见的包括口干、眼干、过度镇静、尿潴留、便秘、正性低血压和视力模糊。

卡马西平是一类抗癫痫药物，曾用于治疗三叉神经痛，小剂量即可缓解角膜疼痛，通常的有效剂量范围为800~1 600mg，每天分2~4次服用。一旦出现反应可减量至最小有效剂量。同类的抗癫痫药物奥卡西平，既往用于治疗疼痛性糖尿病神经病变，可影响电压门控钠通道，在泪液缺乏的干眼症小鼠模型中，局部使用奥卡西平已证实可显著降低小鼠的冷觉超敏反应。

上述药物无效或耐受性不佳时，美西律可作为二线疗法的替代药物使用。美西律是一种口服局部麻醉药，在结构上与利多卡因相似，可以用于缓解各种原因引起的神经性疼痛，副作用包括恶心、睡眠障碍、头痛、颤抖、头晕和疲倦等，应避免长期使用。

（六）辅助性疗法

除药物治疗外,还可以采用一些辅助疗法来缓解和治疗 NCP。

1. 针灸　针灸可以缓解局部疼痛,减少患者对药物的需求。针灸可刺激内源性阿片受体,刺激神经肽的基因表达。

2. 经颅磁刺激疗法　对针灸治疗无效的患者还可以尝试经颅磁刺激治疗,作为一种非侵入性的方法,能使大脑神经元去极化或超极化。一项荟萃分析评估了经颅磁刺激治疗对各种神经病理性疼痛状态的镇痛效果,发现其在抑制中枢神经疼痛方面比抑制外周神经病理性疼痛更有效。

3. "振荡器疗法"　其原理是干扰疼痛信号的传递,将非疼痛信息与疼痛信号混入神经纤维,从而干扰疼痛信号的传递,混淆神经系统感知疼痛的能力,是治疗 NCP 的新疗法。

4. 神经调节疗法　NCP 与中枢脑区的痛觉敏化有关,通过人体神经系统进行刺激或给药治疗疼痛,包括植入式和非植入式设备,这些设备可提供电、化学或其他制剂,将调节剂(如电、光或化学信号)集中输送到神经系统的目标区域,可逆地改变大脑和神经纤维的活动,改善神经功能。

5. 有氧运动　有氧运动可以通过抑制疼痛通路改变中枢对疼痛体验的感知。运动有助于增加脑源性神经营养因子,从而促进神经可塑性和神经恢复。建议患者参加每周至少 3~5 次 30~45min 的有氧运动。

6. 营养干预策略　如亚麻籽油、鱼油、核桃和大豆等食物富含 ω-3 脂肪酸,增加 ω-3 脂肪酸与 ω-6 脂肪酸的比例,可调节体内炎症。可以每天食用 1 000mg 的鱼油或亚麻籽油。麸质会导致神经元炎症,无麸质饮食会减轻神经性角膜疼痛,可以对患者进行麸质敏感性检测,如检测结果为阳性,应禁食麸质类食品。

7. 其他　佩戴护目镜也可以增加湿度,防止眼表水分蒸发。治疗任何后睑缘炎和睑板腺功能障碍引起的角膜痛,可采用热敷及睑板按摩治疗。对于药物治疗无效的病例,可以采用睑板腺导管内探查术、热脉动装置和强脉冲光疗法等。

（七）新型药物

1. PL265　角膜痛小鼠模型中实验发现一种脑啡肽酶降解抑制剂,PL265 可减轻角膜痛,这种镇痛作用可以被碘甲烷纳洛酮拮抗,表明外周角膜阿片受体参与其中。

2. 脑啡肽　局部使用 μ 阿片选择性受体激动剂脑啡肽可有效地改善角膜超敏反应,并减轻伴随炎症的睫状神经自发活动。

3. 唾液吗啡(opiorphin)　此药可调节阿片类信号通路,具有有效的镇痛特性,能够减慢慢性角膜疼痛。

三、小结

NCP 的评估、诊断和治疗管理对患者和医师来说仍然

具有一定的挑战性。目前,还没有明确的 NCP 诊断标准,患者的症状与严重程度差异很大,与可观察/可测量的体征不完全相符,因此,提高对 NCP 患者的筛查、诊断和治疗对提高患者诊断率及改善患者生活质量具有重要意义。目前 NCP 还没有治愈的方法,主要治疗手段还是对症治疗,必须因人而异、全面考虑到患者的个体因素,采取循序渐进的管理方法。角膜痛的症状可能在治疗开始后的 4~6 周内不会得到明显改善,需要患者有较好的依从性来配合尝试治疗方案。可以采用多模式和多学科方法,包括稳定眼表、抗炎、药物治疗合并症和神经再生,并且通过有效的管理和改变生活方式(如运动和营养干预策略)来提高生活质量,为进一步提高治疗效果,将神经病学、精神病学、风湿免疫学和替代医学有机结合,进行跨学科的多学科联合疗法可能是 NCP 的有效解决方案。

（徐睿　韩园　李文献）

参 考 文 献

[1] GARCÍA-LÓPEZ C, GÓMEZ-HUERTAS C, SÁNCHEZ-GONZÁLEZ J M, et al. Opioids and ocular surface pathology: a literature review of new treatments horizons[J]. J Clin Med, 2022, 11(5): 1424.

[2] GOYAL S, HAMRAH P. Understanding neuropathic corneal pain: gaps and current therapeutic approaches[J]. Semin Ophthalmol, 2016, 31(1/2): 59-70.

[3] DIECKMANN G, BORSOOK D, MOULTON E. Neuropathic corneal pain and dry eye: a continuum of nociception[J]. Br J Ophthalmol, 2022, 106(8): 1039-1043.

[4] QIAO J, YAN X. Emerging treatment options for meibomian gland dysfunction[J]. Clin Ophthalmol, 2013, 7: 1797-1803.

[5] CAMMALLERI M, AMATO R, OLIVIERI M, et al. Effects of topical gabapentin on ocular pain and tear secretion[J]. Front Pharmacol, 2021, 12: 671238.

[6] SINGH R B, NADERI A, CHO W, et al. Modulating the tachykinin: role of substance P and neurokinin receptor expression in ocular surface disorders[J]. Ocul Surf, 2022, 25: 142-153.

[7] LASAGNI VITAR R M, RAMA P, FERRARI G. The two-faced effects of nerves and neuropeptides in corneal diseases[J]. Prog Retin Eye Res, 2022, 86: 100974.

[8] SUANNO G, PEDERZOLLI M, LASAGNI VITAR R M, et al. Topical fosaprepitant for the treatment of ocular pain and inflammation[J]. Am J Ophthalmol Case Rep, 2023, 32: 101964.

[9] LIPSKY W. Topical ophthalmic cyclosporine: pharmacology and clinical uses[J]. Surv Ophthalmol, 2010, 55(2): 189.

[10] GYENES A, TAPASZTÓ Z, QUIRCE S, et al. Cyclospo-

rine a decreases dryness-induced hyperexcitability of corneal cold-sensitive nerve terminals[J]. Int J Mol Sci, 2023,24(16):13025.

[11] MOSCOVICI B K, HOLZCHUH R, SAKASSEGAWA-NAVES F E,et al. Treatment of Sjögren's syndrome dry eye using 0.03% tacrolimus eye drop:prospective double-blind randomized study[J]. Cont Lens Anterior Eye, 2015,38(5):373-378.

[12] AMPARO F,DASTJERDI M H,OKANOBO A, et al. Topical interleukin 1 receptor antagonist for treatment of dry eye disease:a randomized clinical trial[J]. JAMA Ophthalmol,2013,131(6):715-723.

[13] AKPEK E K,WIRTA D L,DOWNING J E,et al. Efficacy and safety of a water-free topical cyclosporine,0.1%, solution for the treatment of moderate to severe dry eye disease:the essence-2 randomized clinical trial[J]. JAMA Ophthalmol,2023,141(5):459-466.

[14] FOULKS G N,BORCHMAN D,YAPPERT M,et al. Topical azithromycin therapy for meibomian gland dysfunction:clinical response and lipid alterations[J]. Cornea, 2010,29(7):781-788.

[15] GONG Q,ZHANG S,JIANG L,et al. The effect of nerve growth factor on corneal nerve regeneration and dry eye after LASIK[J]. Exp Eye Res,2021,203:108428.

[16] NOBLE B A,LOH R S,MACLENNAN S,et al. Comparison of autologous serum eye drops with conventional therapy in a randomised controlled crossover trial for ocular surface disease[J]. Br J Ophthalmol,2004,88(5): 647-652.

[17] WATSON S L,LE D T. Corneal neuropathic pain:a review to inform clinical practice[J]. Eye (Lond),2024, 38(12):2350-2358.

[18] WANG M,YENNAM S,PFLUGFELDER S. Initial experiences using plasma rich in growth factors to treat keratoneuralgia[J]. Front Med (Lausanne),2022,9: 946828.

[19] AGGARWAL S,COLON C,KHEIRKHAH A,et al. Efficacy of autologous serum tears for treatment of neuropathic corneal pain[J]. Ocul Surf,2019,17(3):532-539.

[20] NWANKWO A,KOYYALAGUNTA D,HUH B,et al. A comprehensive review of the typical and atypical side effects of gabapentin[J]. Pain Pract,2024,24(8): 1051-1058.

[21] RUSCIANO D. Molecular mechanisms and therapeutic potential of gabapentin with a focus on topical formulations to treat ocular surface diseases[J]. Pharmaceuticals (Basel),2024,17(5):623.

[22] MASUOKA T,GALLAR J,BELMONTE C. Inhibitory effect of amitriptyline on the impulse activity of cold thermoreceptor terminals of intact and tear-deficient guinea pig corneas[J]. J Ocul Pharmacol Ther,2018,34 (1/2):195-203.

[23] OZMEN M C,DIECKMANN G,COX S M,et al. Efficacy and tolerability of nortriptyline in the management of neuropathic corneal pain[J]. Ocul Surf,2020,18(4): 814-820.

[24] FAKIH D,MIGEON T,MOREAU N,et al. Transient receptor potential channels:important players in ocular pain and dry eye disease[J]. Pharmaceutics,2022,14 (9):1859.

[25] ZHOROV B S. Molecular modeling of cardiac sodium channel with mexiletine[J]. Membranes (Basel),2022, 12(12):1252.

[26] LEFAUCHEUR J P,ALEMAN A,BAEKEN C,et al. Evidence-based guidelines on the therapeutic use of repetitive transcranial magnetic stimulation (rTMS):an update (2014-2018)[J]. Clin Neurophysiol,2020,131(2): 474-528.

[27] KARAKUS S,RAJABALEE N,TUNC U,et al. Scrambler therapy as a novel treatment for unilateral ocular neuropathic pain[J]. Ocul Surf,2024,34:122-123.

[28] NAIR A. Scrambler therapy:an opioid-sparing,non-invasive modality for chronic pain in patients[J]. Saudi J Anaesth,2022,16(4):525-526.

[29] BADR M,ELKHAWAGA H,FAWAZ K,et al. Effects of multimodal physical therapy on pain,disability,h-reflex, and diffusion tensor imaging parameters in patients with lumbosacral radiculopathy due to lumbar disc herniation: a preliminary trial[J]. Cureus,2024,16(6):e63501.

[30] REAUX-LE GOAZIGO A,PORAS H,BEN-DHAOU C, et al. Dual enkephalinase inhibitor PL265:a novel topical treatment to alleviate corneal pain and inflammation [J]. Pain,2019,160(2):307-321.

[31] OZDOGAN S,SONMEZ C,YOLCU D,et al. Tear opiorphin levels in ocular pain caused by corneal foreign body [J]. Cornea,2020,39(11):1377-1380.

[32] EBRAHIMIADIB N,YOUSEFSHAHI F,ABDI P,et al. Ocular neuropathic pain:an overview focusing on ocular surface pains[J]. Clin Ophthalmol,2020,14:2843-2854.

[33] DIECKMANN G,GOYAL S,HAMRAH P. Neuropathic corneal pain:approaches for management[J]. Ophthalmology,2017,124(11S):S34-S47.

82 脊柱手术术后慢性疼痛的研究进展

一、定义与诊断

疼痛是患者就医最常见的原因之一。尽管脑梗死、心肌梗死及癌症等疾病的死亡率高，但严重的慢性疼痛对生活质量有着更大的负面影响，更是当今医疗卫生工作的重中之重。术后慢性疼痛（chronic postsurgical pain，CPSP）是发生在手术切开或相关区域的疼痛，其持续时间比大部分受伤组织完全愈合的时间长一个月。因此，人们将术后慢性疼痛的发病时间设定在3~6个月之间。使用"术后慢性疼痛"而不是"持续性术后疼痛"（persistent postoperative pain，PPP），因为人们目前已经研究发现慢性疼痛并不总是术后急性疼痛的延长和持续。相反，在某些情况下，术后慢性疼痛发生在一段无痛间隔之后。

随着人们对CPSP的不断研究与探索，目前人们对CPSP的定义并不相同，其争议点主要集中于导致术后疼痛的其他原因如术后疾病复发或术前已经存在的疼痛综合征等是否包括于CPSP的类别之中。国际疾病分类第11次修订将CPSP定义为术后手术相关区域内出现或增加的疼痛，持续到愈合过程（即至少3个月）之后，并且没有更好的其他原因解释，如感染、恶性肿瘤或先前存在的疼痛状况。而脊柱手术是CPSP发生的常见手术类型，多发生于治疗腰椎管狭窄和腰椎间盘突出症术后。脊柱手术后的慢性疼痛通常被称为"背部手术失败综合征"。它主要局限于手术发生的背部区域，或者投射到一条或两条腿上，表现为神经根性疼痛。

二、流行病学

当前研究认为CPSP是一种术后并发症，几乎每一种外科手术后都有可能发生。甚至在黑色素瘤切除术（CPSP发病率9%）这样的小干预措施之后也可能发生。大量研究调查了CPSP的患病率，研究相互之间的异质性较大。在最近的研究中，CPSP的患病率在成人中仍在0~85%之间，在儿童中约为20%。患病率的广泛差异主要是由于研究方法及对CPSP定义的争议及衡量标准的不同，且大多研究报道的是单一机构或国家收集的数据发生率，因此目前依旧很难确定CPSP最真实的发病率和患病率。目前CPSP在几乎所有类型的手术后都有报道，在胸部、乳房、腹股沟疝气以及腰椎和髋关节或膝关节置换手术后的患病率很高（>20%）。

退行性腰椎疾病是世界上老龄化人群中慢性腰痛的主要原因，在普通人群中的患病率从20%到25%不等，在60岁以上的人中增加到45%以上。自20世纪90年代以来，退行性疾病的手术率一直在稳步上升，脊柱融合手术几乎占到了脊柱手术相关医疗保险的一半。随手术率的迅速上升，尽管手术方式不断改善，但仍有高达40%的人有残留的慢性疼痛和功能障碍。因此脊柱手术也是CPSP的高发生率手术类型。研究表明在接受腰椎手术的所有患者中，10%~40%（平均20%）会出现某种形式的慢性疼痛，需要再次进行腰椎手术以及到疼痛相关的医师处就诊或需要其他外科干预措施。据报道，在接受椎管狭窄和腰椎间盘突出症手术的患者中，有13%的患者术后出现较为严重的慢性下腰痛，脊柱手术后慢性疼痛的患者通常存在一定程度的残疾，其患者的生活质量也比其他慢性疼痛患者更差。脊柱手术后的慢性疼痛也可发生在儿童和青少年中，最常见的是特发性脊柱侧弯或脊柱后凸手术后的脊柱融合，其患病率估计为38%~53%，其中11%~15%为出现术后严重的慢性疼痛。脊柱相关手术CPSP的高发生率，也源于脊柱手术其自身的独特性。相比一般的骨科手术而言。脊柱相关手术操作复杂，组织创伤大，术后恢复时间长，常伴有术后难以控制的急性疼痛。因此进一步了解其术后疼痛的特性，对于识别术后高危患者及减轻患者痛苦和医疗负担都至关重要。

三、潜在机制

当前CPSP的发生机制是许多研究的关注对象，主要在动物模型中，各种理论依据更是层出不穷，但在人类身上的明确依据却很少，因此当前对于CPSP的发生机制仍是不明确的。当前大多数报道认为导致 CPSP 的基本原因在于围手术期对神经和组织的损伤而产生的炎症和免疫反应而导致外周(外周神经系统)和中枢(脊髓和大脑)神经敏感化。围手术期的神经和组织损伤可能是 CPSP 发生的原因。但这些损伤并不总是由直接创伤引起的,可以继发于因长时间回缩、使用止血带或紧绷腰带以及瘢痕组织所造成的缺血性损伤等。而术后疼痛的严重程度和持续时间可能取决于损伤的机制和程度。

脊柱手术是损伤较大的外科手术之一。脊柱手术术后疼痛的原因有很多,其中包括:腰椎间盘突出症残留或复发,术后脊神经持续受压,关节活动度改变及不稳定,术后肌筋膜疼痛、瘢痕组织(纤维化)和椎旁肌损伤等。研究认为脊柱手术创伤大,涉及广泛的剥离和松解、椎管减压、椎体的融合复位,手术切口更是可以延伸至数个皮区,导致外周伤害性感受器激活从而引起切口疼痛,此外围手术期韧带、肌肉、椎间盘、小关节以及神经根等深部组织受损所造成的疼痛可能更加严重,导致神经过敏并释放炎症介质。但随着人们对 CPSP 的研究推进,目前有研究认为有时 CPSP 患者的疼痛也可能与手术本身无关。近些年来,CPSP 开始被认为是超越手术领域的多系统疾病。其中患者的心理状态和所处的社会环境更是所关注的重点领域。有研究表明围手术期焦虑、抑郁等因素都在 CPSP 的发生中扮演着重要角色。

四、术后慢性疼痛危险因素

现有文献表明,脊柱手术后出现慢性疼痛的危险因素似乎与其他类型的手术相似。而了解脊柱手术 CPSP 的危险因素更是对筛查 CPSP 高危风险患者有着重要作用,是减少 CPSP 发生及减轻 CPSP 疼痛程度的第一步。

(一)肥胖

肥胖是一个全球性的健康问题,与多种疾病的高发病率、高病死率息息相关。与正常体重人群相比,肥胖人群患有脊柱相关疾病风险更大,如腰椎管狭窄、腰椎间盘突出以及脊柱滑脱等。而在相关的手术治疗后,一项研究肥胖人群腰椎手术后治疗效果的综述中表明肥胖患者在随访时有更多的背部疼痛(以 BMI 30 为分界)。但研究多为回顾性研究,结论的偏倚较大。另一项 meta 分析研究结果显示在后路腰椎融合手术中肥胖患者失血更多、手术时间更长、并发症更多及住院时间更长,但他们的背部和腿部疼痛和功能结果与非肥胖患者相似。

(二)焦虑、抑郁

目前研究认为 CPSP 的病因基于生物-心理社会模型,因此躯体、心理和社会因素均与 CPSP 的发展有关,多项研究表明社会心理因素在其中有着重要作用。一项综述基于这些研究,将 6 个术前与患者相关的因素认为是脊柱手术后持续疼痛的危险因素:焦虑、抑郁、疼痛灾难化、疼痛敏感性、术前阿片类药物使用和性别。

虽然在两项大型系统综述中表明焦虑是脊柱手术后疼痛展和不良结局的主要预测因子,但两项前瞻性研究均尚未发现焦虑与腰椎手术后持续疼痛发展之间的任何关系。而 2022 年的一项研究则显示腰椎狭窄手术不满意的患者在术后 6 个月报道了更严重的术后疼痛及更低的生活质量,而术前焦虑与不佳的手术效果相关。不仅仅是焦虑,术前抑郁也是有关术后持续疼痛的研究热点之一,一些研究认为抑郁是脊柱手术后持续疼痛发展的积极预测因素。一项对 401 例接受脊柱手术患者的前瞻性研究发现,基线抑郁与术后 1 年、2 年更严重的症状和更差的功能相关,而焦虑则未发现其相关性,但基线抑郁和焦虑结合在一起则与研究期间临床上相关症状严重程度的增加有关。相似的,在一项涉及 96 例患者的前瞻性队列研究中的回归分析中发现术前抑郁评分高与术后 2 年残疾和症状严重程度之间存在独立的关联。抑郁负担(术前、3 个月和 6 个月抑郁评分的总和)与 2 年的残疾、症状严重程度和行走能力差之间有很强的独立相关性。但抑郁与术后疼痛的关系仍需要进一步研究,在一项包括 101 例患者的前瞻性研究中则发现,术前抑郁评分较高的患者术后恢复质量较低,但术前的抑郁评分未发现与术后阿片类药物使用增加有关。而在另一项前瞻性研究中则显示术前抑郁和躯体意识的增强与腰椎间盘摘除术后残疾和生活质量的改善程度密切相关,但与疼痛缓解的程度无关。

(三)疼痛灾难化、疼痛敏感性

疼痛灾难化被认为是对预期或实际疼痛刺激的不良、夸大和非理性的负面反应。当前疼痛灾难化也被认为是脊柱手术术后持续疼痛的预测因素。一项前瞻性研究中显示疼痛灾难化评分越高的患者脊柱手术术后最大疼痛评分越高,疼痛灾难化对于调节术后疼痛有着重要指导作用。相同的,一项系统性回顾中表明较低的疼痛灾难化与术后 3 个月疼痛正相关。因此通过术前的筛查,能对脊柱手术术后恢复有一定的预测以及导向作用。但也有研究认为仅仅是术前的疼痛灾难化评分似乎不足以评估术后长期的恢复情况,疼痛灾难化的动态表现可能更有意义。

增强的疼痛敏感性反应则反映了疼痛处理的变化,并有可能解释慢性术后疼痛结果的变异性。一项前瞻性观察性队列研究调查了疼痛敏感性和疼痛灾害化是否与腰椎手术后的持续性疼痛和残疾有关。研究结果表明在考虑疼痛灾难化后,疼痛敏感性可以预测手术后持续性背部强度。相似的,另一项包含 60 例患者的前瞻性研究则得出术前疼痛敏感性评估可预测脊柱手术术后镇痛需求,有助于术后恢复,因此疼痛阈值较低的患者应在术前接受咨询,并在围手术期接受更好的镇痛治疗。这些发现均表明了疼痛敏感性和疼痛灾难化可能是脊柱手术术后早期识别慢性疼痛问题风险个体的有效指标。

(四)术前阿片类药物使用

脊柱相关疾病术前常伴有较为明显的疼痛,许多患者术前存在阿片类药物使用的情况。而术前阿片类药物使用也被认为是脊柱手术术后疼痛的危险因素之一。一项探究脊柱手术术前阿片类药物使用和术后临床结局的系统性综述表明,术前阿片类药物的使用与术后长期阿片类药物的使用、住院时间、医疗费用、手术翻修的风险以及其他几种负面结果相关。一项对 1 286 例因腰椎间盘突出行手术治疗的回顾性队列研究发现,与术前短期服用阿片类药物(< 14d)或术前未服用阿片类药物的患者相比,术前使用阿片类药物 90d 以上的患者脊柱手术后持续性疼痛和术后阿片类药物的使用的发生率更高。

(五)术后急性疼痛、术前慢性疼痛

大型脊柱手术可能会造成严重的术后疼痛,许多腰椎手术患者术后经历中到重度的背部疼痛。研究表明慢性术后疼痛的风险增加与高强度和持续性的术后疼痛有关。而在一项有关术前疼痛与脊柱手术术后临床结局的前瞻性研究则表明无论术前疼痛的严重程度如何,接受手术治疗的患者术后在身体功能、心理功能、疼痛和残疾结果方面均有显著改善,术前疼痛较轻的患者显示出更好的身体、心理功能,更少的疼痛和残疾。

(六)椎旁肌形态

目前有关术前椎旁肌形态与脊柱手术 CPSP 关系的研究依旧较少。椎旁肌退行性变的明显特征是肌肉萎缩和脂肪浸润增加,而椎旁肌损伤更是脊柱手术术后疼痛的重要原因之一。在一项 meta 分析中,术前较高的多裂肌脂肪浸润与腰椎手术后持续的腰背痛有关。其他椎旁肌证据较少。

五、术后非阿片类镇痛药物应用

当前研究表明 CPSP 与术后早期持续性、高强度的疼痛有关,但不幸的是,术后有 20% ~ 30% 的患者存在中度到重度术后急性疼痛。因此如何减轻术后急性疼痛对减少 CPSP 的发生有着重要意义。当前阿片类药物仍然是脊柱手术术后疼痛的主要管理方法,而阿片类药物的副作用也是常见的,包括恶心呕吐、便秘、尿潴留和呼吸抑制等。现对阿片类药物副作用及多模式镇痛的关注,目前已经认识到非阿片类药物是脊柱手术术后疼痛管理多模式方案的关键组成部分。

(一)非甾体抗炎药

非甾体抗炎药(nonsteroidal anti-inflammatory drug, NSAID)通过抑制环加氧酶活性从而阻止前列腺素产生而产生抗炎与镇痛作用,在围手术期有公认的镇痛作用,常见的药物包括对乙酰氨基酚、吲哚美辛、布洛芬以及塞来昔布等。但目前 NSAID 用于脊柱手术术后的镇痛仍存在一定的争议。一项随机对照试验的 meta 分析显示 NSAID 可有效用于腰椎手术后的术后镇痛,但研究类型、NSAID 剂量和手术类型均可能会影响其疗效,有待进一步研究。而另一些研究则表明环氧合酶在骨愈合中有着重要作用,在脊柱手术围手术期应用 NSAID 可能会延迟骨愈合。因此需要进一步的研究来证明 NSAID 应用于脊柱手术中的安全性。

(二)抗惊厥药物

加巴喷丁是第二代抗惊厥药物,抑制中枢神经系统电压依赖性钙通道的 α2δ 亚基并阻止痛觉过敏和中枢敏化的发生,通过减少 Ca^{2+} 内流,从而减少谷氨酸盐、去甲肾上腺素和 P 物质等兴奋性神经递质释放。在围手术期应用加巴喷丁在多种外科手术中都有研究,其中也包括脊柱相关手术,但目前其应用于脊柱相关手术的研究仍较少。一项前瞻性的随机对照试验得出术前口服加巴喷丁可降低脊柱手术患者术后早期的疼痛评分和术后吗啡用量,同时减少一些与吗啡相关的副作用。另一项相似的临床研究中表明,在青少年脊柱侧凸后路脊柱融合手术前后将加巴喷丁作为多模式疼痛管理方案的一部分,可以显著减少了术后阿片类药物的使用和疼痛评分。但目前最佳的应用剂量仍待更多的临床研究来进一步确定。

(三)糖皮质激素

地塞米松是一种长效的合成糖皮质激素,不受盐皮质激素的影响,可以通过多种机制减轻疼痛,抑制前列腺素(prostaglandin, PG)的合成和相关的炎症,因此其对骨痛等涉及 PG 释放的疼痛综合征是有益的。同时它可降低毛细血管的通透性,使在水肿加重有害刺激的情况下有效,例如脊髓受压导致的背痛。一项回顾性研究表明后路脊柱融合术后短期应用地塞米松与术后阿片类药物减少 40% 相关,而伤口并发症并没有增加。相似的研究还有很多,且大部分研究中并没有报道与皮质醇相关的并发症。

(四)N-甲基-D-天冬氨酸受体拮抗剂

氯胺酮属于 N-甲基-D-天冬氨酸(N-methyl-D-aspartate, NMDA)受体拮抗剂,NMDA 受体在疼痛敏感化中起重要作用,因此预先给予氯胺酮可能通过阻止神经元回路的敏感化来防止急性和慢性疼痛的发展。但目前临床上氯胺酮用于围手术期辅助镇痛治疗的效果和机制仍不明确。一项研究在脊柱手术术中术后输注低剂量氯胺酮对术后疼痛影响的研究表明输注低剂量氯胺酮似乎不能改善脊柱手术术后疼痛。而另一项研究则表明在慢性阿片类药物依赖患者腰椎手术中予以氯胺酮可以减少阿片类药物的使用并改善术后 1 年的疼痛情况。因此对于氯胺酮用于镇痛治疗的安全性和有效性仍需要进一步研究。

六、结论与展望

脊柱手术是世界上最常见的手术之一,脊柱手术术后患者可能会持续存在慢性疼痛,尽管手术方式不断改善,但仍有高达 40% 的人有残留的慢性疼痛和功能障碍,其高发生率为个人和社会都带来沉重的负担。因此探索 CPSP 发生的机制及其围手术期的高危因素至关重要,可以从源头预防或减轻 CPSP 发生。同时在如今倡导少阿片类药物及多模式镇痛的背景下,探究更多的有效且安全的非阿片类镇痛药物意义重大,对此进行进一步的探索是很有必要。

(郭洁 刘苏)

参 考 文 献

[1] LI Q,DAI W,CHEN X,et al. Publication trends and hot spots in chronic postsurgical pain (CPSP) research:a 10-year bibliometric analysis[J]. J Pain Res,2021,14:2239-2247.

[2] GLARE P,AUBREY K R,MYLES P S. Transition from acute to chronic pain after surgery[J]. Lancet,2019,393 (10180):1537-1546.

[3] GEIL D,THOMAS C,ZIMMER A,et al. Chronified pain following operative procedures[J]. Dtsch Arztebl Int, 2019,116(15):261-266.

[4] WERNER M U,KONGSGAARD U E. I:defining persistent post-surgical pain:is an update required? [J]. Br J Anaesth,2014,113(1):1-4.

[5] TREEDE R D,RIEF W,BARKE A,et al. Chronic pain as a symptom or a disease:the IASP classification of chronic pain for the international classification of diseases (ICD-11)[J]. Pain,2019,160(1):19-27.

[6] SCHUG S A,LAVAND' HOMME P,BARKE A,et al. The IASP classification of chronic pain for ICD-11:chronic postsurgical or posttraumatic pain[J]. Pain,2019,160 (1):45-52.

[7] GERBERSHAGEN H J. Transition from acute to chronic postsurgical pain. Physiology,risk factors and prevention [J]. Schmerz,2013,27(1):81-93.

[8] SEGELCKE D,ROSENBERGER D C,POGATZKI-ZAHN E M. Prognostic models for chronic postsurgical pain-current developments,trends,and challenges[J]. Curr Opin Anaesthesiol,2023,36(5):580-588.

[9] KIM H S,WU P H,JANG I T. Lumbar degenerative disease part 1:anatomy and pathophysiology of intervertebral discogenic pain and radiofrequency ablation of basivertebral and sinuvertebral nerve treatment for chronic discogenic back pain:a prospective case series and review of literature[J]. Int J Mol Sci,2020,21(4):1483.

[10] ARCHER K R,SEEBACH C L,MATHIS S L,et al. Early postoperative fear of movement predicts pain,disability,and physical health six months after spinal surgery for degenerative conditions[J]. Spine J,2014,14(5):759-767.

[11] MANCA A,ELDABE S,BUCHSER E,et al. Relationship between health-related quality of life,pain,and functional disability in neuropathic pain patients with failed back surgery syndrome[J]. Value Health,2010, 13(1):95-102.

[12] CHIDAMBARAN V,DING L,MOORE D L,et al. Predicting the pain continuum after adolescent idiopathic scoliosis surgery:a prospective cohort study[J]. Eur J Pain,2017,21(7):1252-1265.

[13] 陈群生,夏炳江. 脊柱手术患者术后慢性疼痛的危险因素及对策分析[J]. 浙江创伤外科,2023,28(11): 2058-2061.

[14] RICHEBÉ P,CAPDEVILA X,RIVAT C. Persistent postsurgical pain:pathophysiology and preventative pharmacologic considerations [J]. Anesthesiology, 2018, 129 (3):590-607.

[15] TERKAWI A S,OTTESTAD E,ALTIRKAWI O K,et al. Transitional pain medicine:new era,new opportunities, and new journey[J]. Anesthesiol Clin,2023,41(2): 383-394.

[16] WEIR S,SAMNALIEV M,KUO T C,et al. The incidence and healthcare costs of persistent postoperative pain following lumbar spine surgery in the UK:a cohort study using the clinical practice research datalink (CPRD) and hospital episode statistics (HES)[J]. BMJ Open,2017,7(9):e017585.

[17] 刘春芳,魏根,张忆平,等. 后入路腰椎手术后镇痛的研究进展[J]. 国际麻醉学与复苏杂志,2021,42(6): 654-658.

[18] RASHIQ S,DICK B D. Post-surgical pain syndromes:a review for the non-pain specialist[J]. Can J Anaesth, 2014,61(2):123-130.

[19] SIEBERG C B,LUNDE C E,WONG C,et al. Pilot investigation of somatosensory functioning and pain catastrophizing in pediatric spinal fusion surgery[J]. Pain Manag Nurs,2023,24(1):27-34.

[20] ANGADI S P,RAMACHANDRAN K,SHETTY A P,et al. Preoperative pain sensitivity predicts postoperative pain severity and analgesics requirement in lumbar fusion surgery:a prospective observational study[J]. Spine J,2023,23(9):1306-1313.

[21] COFANO F,PERNA G D,BONGIOVANNI D,et al. Obesity and spine surgery:a qualitative review about outcomes and complications. Is it time for new perspectives on future researches? [J]. Global Spine J, 2022, 12 (6):1214-1230.

[22] GHOBRIAL J,GADJRADJ P,HARHANGI B,et al. Outcome of non-instrumented lumbar spinal surgery in obese patients:a systematic review[J]. Br J Neurosurg,2022, 36(4):447-456.

[23] XU Y Z,WANG Y T,FAN P,et al. Complications and outcomes of open posterior lumbar spinal fusion surgery in obese patients:a meta-analysis[J]. Br J Neurosurg, 2022,36(4):427-435.

[24] YOON J P,SON H S,LEE J,et al. Multimodal manage-

ment strategies for chronic pain after spinal surgery: a comprehensive review[J]. Anesth Pain Med (Seoul), 2024,19(1):12-23.

[25] COSTELLOE C, BURNS S, YONG R J, et al. An analysis of predictors of persistent postoperative pain in spine surgery[J]. Curr Pain Headache Rep, 2020, 24(4):11.

[26] YAMAMOTO Y, KAWAKAMI M, MINETAMA M, et al. Psychological predictors of satisfaction after lumbar surgery for lumbar spinal stenosis[J]. Asian Spine J, 2022, 16(2):270-278.

[27] MORALES A, EL CHAMAA A, MEHTA S, et al. Depression as a prognostic factor for lumbar spinal stenosis outcomes: a systematic review[J]. Eur Spine J, 2024, 33(3):851-871.

[28] HELD U, BURGSTALLER J M, DEFORTH M, et al. Association between depression and anxiety on symptom and function after surgery for lumbar spinal stenosis[J]. Sci Rep, 2022, 12(1):2821.

[29] SINIKALLIO S, AALTO T, AIRAKSINEN O, et al. Depression is associated with a poorer outcome of lumbar spinal stenosis surgery: a two-year prospective follow-up study[J]. Spine (Phila Pa 1976), 2011, 36(8):677-682.

[30] DUNN L K, DURIEUX M E, FERNÁNDEZ L G, et al. Influence of catastrophizing, anxiety, and depression on in-hospital opioid consumption, pain, and quality of recovery after adult spine surgery[J]. J Neurosurg Spine, 2018, 28(1):119-126.

[31] CHAICHANA K L, MUKHERJEE D, ADOGWA O, et al. Correlation of preoperative depression and somatic perception scales with postoperative disability and quality of life after lumbar discectomy[J]. J Neurosurg Spine, 2011, 14(2):261-267.

[32] HALICKA M, DUARTE R, CATHERALL S, et al. Predictors of pain and disability outcomes following spinal surgery for chronic low back and radicular pain: a systematic review[J]. Clin J Pain, 2022, 38(5):368-380.

[33] GIORDANO N A, KANE A, JANNACE K C, et al. Discrete and dynamic postoperative pain catastrophizing trajectories across 6 months: a prospective observational study[J]. Arch Phys Med Rehabil, 2020, 101(10):1754-1762.

[34] CORONADO R A, GEORGE S Z, DEVIN C J, et al. Pain sensitivity and pain catastrophizing are associated with persistent pain and disability after lumbar spine surgery[J]. Arch Phys Med Rehabil, 2015, 96(10):1763-1770.

[35] YERNENI K, NICHOLS N, ABECASSIS Z A, et al. Pre-operative opioid use and clinical outcomes in spine surgery: a systematic review[J]. Neurosurgery, 2020, 86(6):E490-E507.

[36] O'DONNELL J A, ANDERSON J T, HAAS A R, et al. Preoperative opioid use is a predictor of poor return to work in workers' compensation patients after lumbar diskectomy[J]. Spine (Phila Pa 1976), 2018, 43(8):594-602.

[37] MACRAE W A. Chronic pain after surgery[J]. Br J Anaesth, 2001, 87(1):88-98.

[38] JACOB K C, PATEL M R, COLLINS A P, et al. The effect of the severity of preoperative leg pain on patient-reported outcomes, minimum clinically important difference achievement, and patient satisfaction after minimally invasive transforaminal lumbar interbody fusion[J]. World Neurosurg, 2022, 167:e1196-e1207.

[39] HAN G, WU H, DAI J, et al. Does paraspinal muscle morphometry predict functional status and re-operation after lumbar spinal surgery? a systematic review and meta-analysis[J]. Eur Radiol, 2023, 33(8):5269-5281.

[40] PRABHAKAR N K, CHADWICK A L, NWANESHIUDU C, et al. Management of postoperative pain in patients following spine surgery: a narrative review[J]. Int J Gen Med, 2022, 15:4535-4549.

[41] LUO M, YANG G, DAI H, et al. The impact of perioperative nonsteroidal anti-inflammatory drugs on the postoperative outcomes of spinal surgery: a meta-analysis of 23 randomized controlled trials[J]. Neurosurg Rev, 2024, 47(1):140.

[42] SIMON A M, MANIGRASSO M B, O'CONNOR J P. Cyclo-oxygenase 2 function is essential for bone fracture healing[J]. J Bone Miner Res, 2002, 17(6):963-976.

[43] HO K Y, GAN T J, HABIB A S. Gabapentin and postoperative pain: a systematic review of randomized controlled trials[J]. Pain, 2006, 126(1/2/3):91-101.

[44] TURAN A, KARAMANLIOĞLU B, MEMIŞ D, et al. Analgesic effects of gabapentin after spinal surgery[J]. Anesthesiology, 2004, 100(4):935-938.

[45] ANDERSON D E, DULETZKE N T, PEDIGO E B, et al. Multimodal pain control in adolescent posterior spinal fusion patients: a double-blind, randomized controlled trial to validate the effect of gabapentin on postoperative pain control, opioid use, and patient satisfaction[J]. Spine Deform, 2020, 8(2):177-185.

[46] RIVKIN A, RIVKIN M A. Perioperative nonopioid agents for pain control in spinal surgery[J]. Am J Health Syst Pharm, 2014, 71(21):1845-1857.

[47] FLETCHER N D, RUSKA T, AUSTIN T M, et al. Postop-

erative dexamethasone following posterior spinal fusion for adolescent idiopathic scoliosis[J]. J Bone Joint Surg Am,2020,102(20):1807-1813.

[48] SCHWARTZMAN R J, ALEXANDER G M, GROTHUSEN J R. The use of ketamine in complex regional pain syndrome:possible mechanisms[J]. Expert Rev Neurother,2011,11(5):719-734.

[49] SUBRAMANIAM K, AKHOURI V, GLAZER P A, et al. Intra-and postoperative very low dose intravenous ket-amine infusion does not increase pain relief after major spine surgery in patients with preoperative narcotic analgesic intake[J]. Pain Med,2011,12(8):1276-1283.

[50] NIELSEN R V, FOMSGAARD J S, NIKOLAJSEN L, et al. Intraoperative S-ketamine for the reduction of opioid consumption and pain one year after spine surgery:a randomized clinical trial of opioid-dependent patients[J]. Eur J Pain,2019,23(3):455-460.

83 围手术期静脉输注利多卡因用于术后镇痛的研究进展

术后疼痛是外科手术最常见的并发症之一。研究表明，80%以上的患者存在不同程度的术后疼痛，65%的患者术后发生了中重度疼痛。有效的疼痛管理可以缩短患者住院时间，降低并发症的发生率，改善术后短期及长期预后。临床工作中，传统的阿片类药物仍然是围手术期镇痛管理的主要手段。然而在围手术期人群中，阿片类药物的大量和长期使用与许多不良反应有关，包括恶心呕吐、胃肠麻痹、呼吸抑制、痛觉过敏、急性阿片类药物耐受和成瘾。21世纪初美国阿片类药物过量致死的报道急剧增加，阿片类药物滥用已成为公众健康面临的严峻挑战。近年来，加速术后康复（enhanced recovery after surgery，ERAS）理念发展迅速，它是指围手术期采用一系列有循证医学支持的优化措施，以有效降低患者机体应激反应，达到快速康复的目的。其中，良好的术后镇痛是 ERAS 的重要组成部分。越来越多的临床证据推荐围手术期采用多模式镇痛，以减少阿片类药物的使用和随后的不良事件。由于对阿片类药物流行的警惕和 ERAS 理念的发展，使用非阿片类药物辅助镇痛逐渐重新成了研究的焦点。

利多卡因是一种经典的酰胺类局部麻醉药和 I b 类抗心律失常药物。研究发现，除了局部麻醉和抗心律失常作用，静脉输注利多卡因还能产生一定的镇痛作用，却没有呼吸抑制等阿片类药物的不良反应，可以加速患者的术后恢复过程。尽管已经积累了一定的临床试验数据和专家共识建议，然而围手术期静脉输注利多卡因的镇痛效果仍存在一定争议，这可能与研究的目标人群、手术类型、利多卡因输注策略和围手术期镇痛管理策略有关。因此，本文将从静脉输注利多卡因的可能镇痛机制、临床镇痛作用以及围手术期的输注策略和安全性进行详细阐述，以期为围手术期静脉输注利多卡因用于术后镇痛提供更多的参考。

一、利多卡因概述

利多卡因是一种酰胺类局部麻醉药，静脉注射后立即起效（约 45~90s），持续 10~20min。治疗血药浓度为 1.5~5μg/ml，中毒血药浓度为 5μg/ml 以上。持续静滴 3~4h 后达稳态血药浓度。利多卡因主要在肝脏（约 95%）代谢，生成具有药理活性的代谢物单乙基甘氨酰二甲苯胺（mono-ethylglycinexylidide，MEGX），然后再生成甘氨酰二甲苯胺（glycinexylidide，GX）、2,6-二甲醚和 N-乙基甘氨酸（N-eth-ylglycine，EG）等。利多卡因及其代谢物最终主要由肾脏排出。大多数患者的消除半衰期在 90~120min。在肝功能不全或心力衰竭的患者中，这可能会延长。利多卡因于 1942年首次合成，1948 年在瑞典获准供人使用。1951 年，Gilbert 等首次提出静脉输注利多卡因具有镇痛效果。随后，越来越多关于静脉输注利多卡因镇痛作用的临床研究出现。

二、静脉输注利多卡因的术后镇痛作用

（一）术后急性疼痛

术后急性疼痛是指术后即刻发生的内脏痛或躯体痛，通常在术后 3~7d 内缓解，一般不超过 1 个月。处理不当的急性术后疼痛不仅导致患者术后并发症的风险增加，身体功能和生活质量受损，恢复时间延长，还可能进展为慢性疼痛。研究显示，接受利多卡因输注的患者术后疼痛评分较低，术后镇痛需求和术中麻醉需求减少，胃肠功能恢复更快，住院时间缩短。已有多种手术的 ERAS 指南对采用围手术期利多卡因输注进行多模式镇痛给出参考意见（表83-1），目前的证据主要推荐在腹盆部手术中应用。

1. 在腹部手术中的应用　围手术期静脉输注利多卡因对腹部手术，尤其是腹腔镜手术的患者具有明显优势。结直肠手术、食管切除术和胃十二指肠切除术等消化道手术的围手术期管理指南均推荐使用利多卡因输注。最新姜春玲教授团队也发现，围手术期长时间利多卡因输注可减少肝切除术后 48h 中重度运动诱发疼痛和术后肺部并发症的发生率。除了与安慰剂进行比较，腹部手术中静脉输注利多卡因与围手术期其他镇痛方式的比较总结如下（表83-2），与腹部手术疼痛管理的公认标准——硬膜外镇痛相比，Casas-Arroyave 和 Sun 等研究均证实围手术期利多卡因输注可以提供非劣性的术后镇痛。进一步展现了静脉输注利多卡因在多模式镇痛领域的广阔前景。

表 83-1　各种手术 ERAS 指南中对围手术期利多卡因输注的推荐意见

手术类型	推荐意见	证据质量	推荐等级
择期结直肠手术(2018)	①可减少术后阿片类药物的消耗,但是否能降低术后肠梗阻的风险尚不清楚;②推荐负荷剂量 0~1.5mg/kg,术中维持剂量 1.5~3mg/(kg·h);③毒性反应少见,但仍建议术后持续心电图监测	中等	强
食管切除术(2019)	①可能在食管切除术后镇痛中起作用;②为避免局麻药中毒,接受硬膜外或椎旁神经阻滞的患者慎用	中等	弱
胃切除术(2014)	具有镇痛、抗炎和抗痛觉的特性,推荐使用	中等	弱
胰十二指肠切除术(2019)	可减少术中和术后阿片类药物的使用,有抗炎作用,也可以促进术后肠道功能恢复	无	无
减重手术(2022)	利多卡因作为无阿片麻醉的一部分时,可能比传统的阿片类药物麻醉具有更好的抗炎作用,因此可能更有益处	无	无
择期腹、盆腔手术(2022)	对开放和微创手术均有镇痛效果,并能持续到输注完成后;建议输注期间连续监测心电图	无	无
复杂脊柱手术(2021)	现有证据矛盾,不推荐在复杂脊柱手术中使用	无	无

表 83-2　腹部手术围手术期静脉输注利多卡因与其他镇痛方式的比较

其他镇痛方式	手术类型	年份	研究类型	结论
硬膜外镇痛	腹部大手术	2023	RCT	静脉注射利多卡因对于腹部大手术后 24h 的急性疼痛控制不逊于胸段硬膜外镇痛
硬膜外镇痛	腹部大手术	2022	回顾性研究	①利多卡因组在术后第 2 天及以后的疼痛评分并不逊于硬膜外镇痛;②利多卡因组在阿片类药物消耗方面优于硬膜外镇痛;③利多卡因组有助于减少阿片类药物副作用及促进胃肠道功能恢复
腰方肌神经阻滞	腹腔镜结直肠手术	2018	RCT	与利多卡因组相比,腰方肌神经阻滞并没有提供更好的术后镇痛效果
腹横肌平面阻滞	肾移植手术	2021	RCT	在肾移植术后 24h 内,持续输注利多卡因与超声引导的单侧单次腹横肌平面阻滞相比,可以提供非劣性的术后镇痛
腹腔内注射利多卡因	腹部手术	2024	meta 分析	腹部手术后腹腔注射利多卡因具有更好的镇痛效果,疼痛评分更低。然而,静脉注射利多卡因更有利于腹部手术后胃肠道的恢复

RCT. 随机对照试验。

2. 在其他手术中的应用

(1) 妇科手术:围手术期利多卡因输注可以提高妇科手术的镇痛效果。Qin 等纳入 6 项随机对照试验行 meta 分析,表明静脉注射利多卡因能够减少妇科手术后的急性疼痛,以及术中和术后 24h 阿片类药物和麻醉药物的消耗量。另外,最新临床研究显示,利多卡因联合艾司氯胺酮的无阿片化管理可以提供与常规阿片类药物相近的镇痛效果,且没有明显不良反应。2022 年中低收入国家择期腹盆腔手术 ERAS 管理指南同样推荐围手术期静脉输注利多卡因。

(2) 骨科手术:围手术期静脉输注利多卡因在关节外科和脊柱外科的镇痛有效性存在较大的争议。Martin 等研究显示,全髋关节置换术中输注利多卡因对术后镇痛改善不明显。Nallbani 等的研究却表明,围手术期利多卡因输注可以显著改善全膝关节置换及四肢骨折手术后的静息及运动疼痛评分。一项早期的 meta 分析表明,术中静脉输注利多卡因可减少腰椎手术阿片类药物的消耗和术后疼痛的严重程度,并缩短患者住院时间。然而,最近 Dewinter 等的随机对照试验研究结果显示,静脉输注利多卡因不能改善后路脊柱关节融合术后吗啡消耗、术后恢复及生活质量。鉴于现有证据的矛盾性,以及均为小样本、单中心研究,未来还需要更严谨的临床试验进行验证。

(3)甲状腺手术:目前已有几项临床研究显示,全身应用利多卡因可以减少甲状腺术后 24h 疼痛评分及补充镇痛。然而,Choi 等表明,利多卡因输注不能减轻机器人辅助甲状腺切除术后 2d 的急性疼痛或提高恢复质量评分,但可以减少术后 3 个月的慢性疼痛和感觉减退,这可能与手术入路不同有关。

(4)耳鼻喉科手术:Albazee 等序贯分析结果表明,围手术期利多卡因输注显著改善了功能性鼻内镜鼻窦手术(functional endoscopic sinus surgery,FESS)的手术视野,缩短了患者麻醉恢复室(postanesthesia care unit,PACU)停留时间,但对术后疼痛没有改善。由于纳入研究在疼痛评分上存在较大异质性,证据等级很低。因此未来仍需更多临床研究验证利多卡因对耳鼻喉科手术的镇痛效果。

(5)神经外科手术:Peng 等研究表明术中输注利多卡因可以显著减少幕上肿瘤手术后急性疼痛患者,这或许与利多卡因的抗炎作用有关。

(6)内镜检查:已有多项研究表明在胃肠道内窥镜和阴道镜检查中,使用静脉注射利多卡因可以辅助镇静,减少丙泊酚的使用并减轻患者术后疼痛,有效改善患者的检查体验,优化内镜检查期间的镇静过程。

(二)术后慢性疼痛

术后慢性疼痛(chronic postsurgical pain,CPSP)是指术后发生于手术切口或相关部位且持续至少 3 个月的疼痛。持续存在的 CPSP 不仅降低患者的生活质量,诱发心理健康问题(例如抑郁或焦虑),加重医疗保健系统的经济负担,还可能造成术后阿片类药物持续使用,从而导致成瘾或阿片耐受等一系列问题。CPSP 的发病率约 5% ~ 58%,因手术类型而异,在截肢、开胸、乳房切除术和腹股沟疝修补术中发病率最高。一项纳入了乳房手术、甲状腺手术及开放性肾切除术的荟萃分析表明,静脉输注利多卡因能有效预防 CPSP 的发生(OR = 0.29,95% CI = 0.18 ~ 0.48)。然而,最新一项关于乳腺手术的荟萃分析显示,围手术期输注利多卡因并不能降低乳腺癌患者术后 3 个月和 6 个月慢性疼痛的发生率。因此,围手术期输注利多卡因对 CPSP 的预防作用仍存在争议,这可能与手术类型及利多卡因输注策略等有关,未来还需要更多高质量研究进一步探索。

三、静脉输注利多卡因可能的镇痛机制

目前静脉输注利多卡因的镇痛机制尚不明确,其围手术期镇痛作用可能等与抑制传入神经元异位放电、减轻炎症反应以及抑制 G 蛋白偶联受体(G protein-coupled receptor,GPCR)信号转导多因素有关。

1. 抑制传入神经元异位放电 众所周知,电压门控钠通道(voltage-gated sodium channel,Na_v)是神经细胞兴奋性产生及传导的分子基础。研究表明,Na_v 在神经性和炎性伤害感受中都起着关键作用。利多卡因可以阻断 Na_v 可逆性阻断动作电位的传播,而这也是利多卡因作为局麻药的主要作用机制。已有多项研究证实,静脉应用利多卡因可以通过阻断 Na_v 从而抑制受损周围神经、背根神经节和背角细胞的异位放电活动。其中,$Na_v 1.8$ 通道对利多卡因最为敏感。这可能是解释临床上利多卡因预防慢性疼痛的机制之一。

2. 减轻炎症反应 炎症在术后疼痛的病理生理学中起着关键作用。一旦手术应激造成组织损伤,炎症细胞就会在相应部位增殖并产生大量炎症介质,从而引发炎症性疼痛。除此以外,TNF、IL-1β 和 IL-6 等促炎细胞因子还可以导致外周或中枢敏化,参与慢性疼痛的形成。体内和体外研究显示,利多卡因具有强大的抗伤害和抗炎作用,它可以抑制白细胞活化、黏附和迁移。还能减少中性粒细胞黏附、抑制超氧阴离子的释放以及阻断炎症介质(如白细胞介素、IFN-γ、皮质醇、高迁移率组蛋白 B1、TNF-α 和 TGF-β)的释放。

3. 抑制 G 蛋白偶联受体信号转导 GPCR 是最大的膜信号蛋白家族,参与了包括疼痛在内的多种信号转导过程,主要有阿片类受体、毒蕈碱能受体、代谢性谷氨酸能受体、$GABA_B$ 受体和前列腺素受体等。20 世纪 90 年代,首次发现了利多卡因干扰毒蕈碱、血栓素 A2(thromboxane A2,TXA2)和溶血磷脂信号转导,并证实主要是通过 $G_{\alpha q}$ 亚基作用于不同的 GPCR。接着越来越多研究发现利多卡因对其他 G 蛋白偶联信号级联反应的抑制作用,例如以浓度依赖的方式抑制 NMDAR 的激活及抑制神经末梢谷氨酸释放等。

四、静脉输注利多卡因的临床策略与安全性

(一)临床策略

1. 输注剂量和速度 目前大多数研究中,围手术期利多卡因输注的首次剂量为 1.5 ~ 2.0mg/kg,随后以 1.5 ~ 3.0mg/(kg·h)或 2~3mg/min 的速度维持输注。在此策略下,利多卡因血浆浓度约在 0.5~5μg/ml 的范围内,与硬膜外给药的浓度相近,能发挥良好的镇痛效果。为了维持一个稳定安全的血浆浓度,Hsu 等根据利多卡因药代动力学为 48h 输注设计的方案为:首次推注 1mg/kg,第 1 小时以 3mg/(kg·h)输注,第 2 小时以 1.5mg/(kg·h),随后 22h 以 0.7mg/(kg·h),最后 24~48h 维持 0.6mg/(kg·h)。最新关于静脉输注利多卡因的共识建议,负荷剂量不超过 1.5mg/kg,随后速度不超过 1.5mg/(kg·h)。

2. 输注时间 目前临床研究中利多卡因的输注时间从术后直接停药到术后 24h 不等。最近有项 meta 分析显示,结直肠手术患者围手术期长时间输注利多卡因(>24h)可以减少术后 24h 静息和运动时的疼痛视觉模拟评分法

（visual analogue scale，VAS）评分，而短时间的利多卡因输注（<24h）显示没有益处，表明静脉输注利多卡因的镇痛效果可能需要长时间输注。这或许与利多卡因对 M1 和 M3 受体信号转导具有时间依赖性有关。然而，Khan 等的 meta 分析报道，将输注时间延长至患者送入 PACU 之后没有明显益处。随着输注时间的延长，由于酶饱和及与其他利多卡因活性代谢物［单乙基甘氨酰二甲苯胺（monoglycinyl ethyl xylocaine，MGEX）］的竞争性结合，会导致利多卡因的清除率相对变慢。Hsu 等的临床试验表明，在连续输注 24h 后对清除率的影响最大。2021 年发表的关于静脉输注利多卡因的共识也建议，为避免潜在毒性，输注利多卡因不应超过 24h。最有可能的是，仅在围手术期给药是足够的，因为利多卡因对炎症反应的调节作用主要发生在手术期间。

（二）安全性

研究表明，利多卡因的血浆浓度高于 $5\mu g/ml$ 时会逐渐引起口周感觉异常、复视、头晕、耳鸣、肌肉痉挛和癫痫发作等一系列心血管或中枢神经系统中毒的逐渐症状。在全身麻醉下，心血管毒性是局麻药中毒唯一可检测的体征（心动过缓与 QRS 间距变宽等）。2018 年 Weibel 等发表的 Cochrane 系统综述中，68 项临床研究有 50 项提供了不良事件的信息。其中 23 项没有报告不良事件，其余 27 项研究也仅描述了轻微的不良反应，如嗜睡、头晕、口周麻木、耳鸣和心动过缓。表 83-3 总结了一些临床研究中不同输注策略下的平均利多卡因血浆浓度，均未超过毒性浓度。同样表明围手术期利多卡因输注用于术后镇痛是相对安全的。但值得注意的是，利多卡因在不同患者人群中的药代动力学存在差异，即使是低剂量的输注仍有发生严重不良事件的可能。因此，麻醉科医师应在完善的监护措施下静脉输注利多卡因，并且备好 20% 的脂质乳剂，警惕局麻药中毒的发生。

表 83-3 临床研究不同输注策略下的平均利多卡因血浆浓度

研究	手术类型	负荷剂量/ $(mg \cdot kg^{-1})$	术中维持剂量/ $(mg \cdot kg^{-1} \cdot h^{-1})$	术后维持剂量/ $(mg \cdot kg^{-1} \cdot h^{-1})$	停止输注时间	采样时间和平均血浆浓度/ $(\mu g \cdot kg^{-1})$
Matthew 等，2018	开放性结直肠手术	1.5	1.0	1.0	首次输注后 48h	给药后 1h:1.6
Xu 等，2023	肝切除术	1.5	1.5	0.3~1.5	术后 72h	术前静推后:1.5 手术结束时:1.9 术后 24h:1.1
Dewinte 等，2016	日间腹腔镜手术	1.5	1.5	1.5	PACU 观察 30min 后	停止输注:2.5
Kaba 等，2007	腹腔镜结肠切除术	1.5	2.0	1.33	术后 24h	术前静推后:1.6 手术结束时:2.4 术后 24h:2.7
Bryson 等，2010	子宫切除术	1.5	3.0	0	手术结束	术前静推后 1h:2.6

五、小结

综上，围手术期静脉输注利多卡因可以减轻术后疼痛强度，减少阿片类药物的消耗，加速患者恢复。是一种有效、便捷、经济且相对安全的补充镇痛方式。它在腹部手术中的临床疗效尤其明显，而在其他类型手术中的益处尚不确定。未来需要更多高质量研究对其适宜的手术类型、患者类型、输注策略以及可能的镇痛机制进行深入探索，为临床使用提供更科学可靠的理论依据。

（张钰崎　郭曲练　邹望远）

参 考 文 献

［1］ GAN T J，HABIB A S，MILLER T E，et al. Incidence，patient satisfaction，and perceptions of post-surgical pain：results from a US national survey［J］. Curr Med Res Opin，2014，30（1）：149-160.

［2］ RUDD R A，SETH P，DAVID F，et al. Increases in drug and opioid-involved overdose deaths：United States，2010-2015［J］. MMWR Morb Mortal Wkly Rep，2016，65（50/51）：1445-1452.

［3］ GILBERT C R，HANSON I R，BROWN A B，et al. Intravenous use of xylocaine［J］. Curr Res Anesth Analg，1951，30（6）：301-313.

［4］ 中华医学会麻醉学分会. 成人手术后疼痛处理专家共识［J］. 临床麻醉学杂志，2017，33（9）：911-917.

［5］ GUSTAFSSON U O，SCOTT M J，HUBNER M，et al. Guidelines for perioperative care in elective colorectal surgery：enhanced recovery after surgery（ERAS®）society recommendations：2018［J］. World J Surg，2019，43（3）：659-695.

［6］ LOW D E，ALLUM W，DE MANZONI G，et al. Guidelines

for perioperative care in esophagectomy: enhanced recovery after surgery (ERAS®) society recommendations[J]. World J Surg, 2019, 43(2): 299-330.

[7] MORTENSEN K, NILSSON M, SLIM K, et al. Consensus guidelines for enhanced recovery after gastrectomy: enhanced recovery after surgery (ERAS®) society recommendations[J]. Br J Surg, 2014, 101(10): 1209-1229.

[8] MELLOUL E, LASSEN K, ROULIN D, et al. Guidelines for perioperative care for pancreatoduodenectomy: enhanced recovery after surgery (ERAS®) recommendations 2019[J]. World J Surg, 2020, 44(7): 2056-2084.

[9] STENBERG E, DOS REIS FALCÃO L F, O'KANE M, et al. Guidelines for perioperative care in bariatric surgery: enhanced recovery after surgery (ERAS®) society recommendations: a 2021 update[J]. World J Surg, 2022, 46(4): 729-751.

[10] OODIT R, BICCARD B M, PANIERI E, et al. Guidelines for perioperative care in elective abdominal and pelvic surgery at primary and secondary hospitals in low-middle-income countries (LMIC's): enhanced recovery after surgery (ERAS®) society recommendation[J]. World J Surg, 2022, 46(8): 1826-1843.

[11] WAELKENS P, ALSABBAGH E, SAUTER A, et al. Pain management after complex spine surgery: a systematic review and procedure-specific postoperative pain management recommendations[J]. Eur J Anaesthesiol, 2021, 38(9): 985-994.

[12] WEIBEL S, JOKINEN J, PACE N L, et al. Efficacy and safety of intravenous lidocaine for postoperative analgesia and recovery after surgery: a systematic review with trial sequential analysis[J]. Br J Anaesth, 2016, 116(6): 770-783.

[13] XU Y, YE M, LIU F, et al. Efficacy of prolonged intravenous lidocaine infusion for postoperative movement-evoked pain following hepatectomy: a double-blinded, randomised, placebo-controlled trial[J]. Br J Anaesth, 2023, 131(1): 113-121.

[14] CASAS-ARROYAVE F D, OSORNO-UPEGUI S C, ZAMUDIO-BURBANO M A. Therapeutic efficacy of intravenous lidocaine infusion compared with thoracic epidural analgesia in major abdominal surgery: a noninferiority randomised clinical trial[J]. Br J Anaesth, 2023, 131(5): 947-954.

[15] SUN J, WANG S, WANG J, et al. Effect of intravenous infusion of lidocaine compared with ultrasound-guided transverse abdominal plane block on the quality of postoperative recovery in patients undergoing laparoscopic

bariatric surgery[J]. Drug Des Devel Ther, 2022, 16: 739-748.

[16] DEWINTER G, COPPENS S, VAN DE VELDE M, et al. Quadratus lumborum block versus perioperative intravenous lidocaine for postoperative pain control in patients undergoing laparoscopic colorectal surgery: a prospective, randomized, double-blind controlled clinical trial[J]. Ann Surg, 2018, 268(5): 769-775.

[17] HANSON N A, STRUNK J, SAUNDERS G, et al. Comparison of continuous intravenous lidocaine versus transversus abdominis plane block for kidney transplant surgery: a randomized, non-inferiority trial[J]. Reg Anesth Pain Med, 2021, 46(11): 955-959.

[18] BI Y, DIAO M, TAO Y, et al. A systematic review and meta-analysis of the analgesic effects of lidocaine administered intravenously or intraperitoneally post-abdominal surgery[J]. Pain Physician, 2024, 27(3): E317-E326.

[19] QIN G C, HU Y, CHA N H, et al. Intravenous lidocaine on postoperative pain and opioid consumption during gynecological surgery: a meta-analysis of randomized controlled trials[J]. Minerva Obstet Gynecol, 2024, 76(2): 181-187.

[20] HU Y, ZHANG Q Y, QIN G C, et al. Balanced opioid-free anesthesia with lidocaine and esketamine versus balanced anesthesia with sufentanil for gynecological endoscopic surgery: a randomized controlled trial[J]. Sci Rep, 2024, 14(1): 11759.

[21] MARTIN F, CHERIF K, GENTILI M E, et al. Lack of impact of intravenous lidocaine on analgesia, functional recovery, and nociceptive pain threshold after total hip arthroplasty[J]. Anesthesiology, 2008, 109(1): 118-123.

[22] NALLBANI R, KOMONI E, SADA F, et al. Intravenous lidocaine for postoperative analgesia in 90 patients after total knee arthroplasty and limb fractures[J]. Med Sci Monit, 2022, 28: e935852.

[23] KIM K T, CHO D C, SUNG J K, et al. Intraoperative systemic infusion of lidocaine reduces postoperative pain after lumbar surgery: a double-blinded, randomized, placebo-controlled clinical trial[J]. Spine J, 2014, 14(8): 1559-1566.

[24] DEWINTER G, MOENS P, FIEUWS S, et al. Systemic lidocaine fails to improve postoperative morphine consumption, postoperative recovery and quality of life in patients undergoing posterior spinal arthrodesis: a double-blind, randomized, placebo-controlled trial[J]. Br J Anaesth, 2017, 118(4): 576-585.

[25] SHU T, XU S, JU X, et al. Effects of systemic lidocaine

versus dexmedetomidine on the recovery quality and analgesia after thyroid cancer surgery: a randomized controlled trial[J]. Pain Ther,2022,11(4):1403-1414.

[26] KIM M H,KIM M S,LEE J H,et al. Intravenously administered lidocaine and magnesium during thyroid surgery in female patients for better quality of recovery after anesthesia[J]. Anesth Analg,2018,127(3):635-641.

[27] CHOI K W,NAM K H,LEE J R,et al. The effects of intravenous lidocaine infusions on the quality of recovery and chronic pain after robotic thyroidectomy: a randomized,double-blinded,controlled study[J]. World J Surg, 2017,41(5):1305-1312.

[28] ALBAZEE E,ALSUBAIE H M,ALKANDERY M,et al. Efficacy of perioperative lidocaine infusion on surgical field quality during functional endoscopic sinus surgery: a systematic review and meta-analysis with trial sequential analysis[J]. Eur Arch Otorhinolaryngol,2024,281 (6):2819-2831.

[29] PENG Y,ZHANG W,KASS I S,et al. Lidocaine reduces acute postoperative pain after supratentorial tumor surgery in the PACU: a secondary finding from a randomized,controlled trial[J]. J Neurosurg Anesthesiol,2016, 28(4):309-315.

[30] WU F,ZHAN L,XU W,et al. Effect of intravenous lidocaine on outcomes in patients receiving propofol for gastrointestinal endoscopic procedures: an updated systematic review and meta-analysis[J]. Eur J Clin Pharmacol, 2024,80(1):39-52.

[31] LI M,KE W,ZHUANG S. Effect of intravenous lidocaine on propofol consumption in elderly patients undergoing colonoscopy: a double-blinded, randomized, controlled trial[J]. BMC Anesthesiol,2022,22(1):61.

[32] TOPDAĞI Y E,TOPDAGI YILMAZ E P,AYDIN M E, et al. Does intravenous lidocaine added to nonsteroidal anti-inflammatory drugs reduce pain during colposcopy? a prospective randomized double-blind study [J]. Ginekol Pol,2021,92(12):844-849.

[33] GLARE P,AUBREY K R,MYLES P S. Transition from acute to chronic pain after surgery[J]. Lancet,2019,393 (10180):1537-1546.

[34] BANSAL N,ANG S,CHEN L C. Prevalence and determinants of chronic pain and persistent opioid use after surgery: a review of systematic reviews[J]. Br J Pain, 2024,18(1):95-103.

[35] PERGOLIZZI J V JR,LEQUANG J A,MAGNUSSON P, et al. Identifying risk factors for chronic postsurgical pain and preventive measures: a comprehensive update[J]. Expert Rev Neurother,2023,23(12):1297-1310.

[36] BAILEY M,CORCORAN T,SCHUG S,et al. Perioperative lidocaine infusions for the prevention of chronic postsurgical pain: a systematic review and meta-analysis of efficacy and safety[J]. Pain, 2018, 159(9):1696-1704.

[37] HUSSAIN N,BRULL R,WEBER L,et al. The analgesic effectiveness of perioperative lidocaine infusions for acute and chronic persistent postsurgical pain in patients undergoing breast cancer surgery: a systematic review and meta-analysis[J]. Br J Anaesth, 2024, 132(3): 575-587.

[38] CARDOSO F C,LEWIS R J. Sodium channels and pain: from toxins to therapies[J]. Br J Pharmacol, 2018, 175 (12):2138-2157.

[39] XIAO W H,BENNETT G J. C-fiber spontaneous discharge evoked by chronic inflammation is suppressed by a long-term infusion of lidocaine yielding nanogram per milliliter plasma levels[J]. Pain, 2008, 137(1):218-228.

[40] JI R R,NACKLEY A,HUH Y,et al. Neuroinflammation and central sensitization in chronic and widespread pain [J]. Anesthesiology,2018,129(2):343-366.

[41] HOLLMANN M W,GROSS A,JELACIN N,et al. Local anesthetic effects on priming and activation of human neutrophils[J]. Anesthesiology,2001,95(1):113-122.

[42] HERMANNS H,HOLLMANN M W,STEVENS M F,et al. Molecular mechanisms of action of systemic lidocaine in acute and chronic pain: a narrative review[J]. Br J Anaesth,2019,123(3):335-349.

[43] NIETGEN G W,CHAN C K,DURIEUX M E. Inhibition of lysophosphatidate signaling by lidocaine and bupivacaine[J]. Anesthesiology,1997,86(5):1112-1119.

[44] SHONO A,SAKURA S,SAITO Y,et al. Comparison of 1% and 2% lidocaine epidural anaesthesia combined with sevoflurane general anaesthesia utilizing a constant bispectral index[J]. Br J Anaesth, 2003, 91(6):825-829.

[45] HSU Y W,SOMMA J,NEWMAN M F,et al. Population pharmacokinetics of lidocaine administered during and after cardiac surgery[J]. J Cardiothorac Vasc Anesth, 2011,25(6):931-936.

[46] FOO I,MACFARLANE A J R,SRIVASTAVA D,et al. The use of intravenous lidocaine for postoperative pain and recovery: international consensus statement on efficacy and safety[J]. Anaesthesia,2021,76(2):238-250.

[47] YANG W,YAN S,YU F,et al. Appropriate duration of perioperative intravenous administration of lidocaine to provide satisfactory analgesia for adult patients undergo-

ing colorectal surgery：a meta-analysis of randomized controlled trials［J］. Anesth Analg,2023,136(3):494-506.

［48］ PICARDI S,STEVENS M F,HAHNENKAMP K,et al. Time-dependent modulation of muscarinic m1/m3 receptor signalling by local anaesthetics［J］. Br J Anaesth, 2014,112(2):370-379.

［49］ KHAN J S,YOUSUF M,VICTOR J C,et al. An estimation for an appropriate end time for an intraoperative intravenous lidocaine infusion in bowel surgery：a comparative meta-analysis［J］. J Clin Anesth,2016,28:95-104.

［50］ HO M L J,KERR S J,STEVENS J. Intravenous lidocaine infusions for 48 hours in open colorectal surgery：a prospective, randomized, double-blinded, placebo-controlled trial［J］. Korean J Anesthesiol,2018,71(1):57-65.

［51］ DEWINTER G B, TEUNKENS A, VERMEULEN K, et al. Systemic lidocaine fails to improve postoperative pain, but reduces time to discharge readiness in patients undergoing laparoscopic sterilization in day-case surgery：a double-blind, randomized, placebo-controlled trial［J］. Reg Anesth Pain Med,2016,41(3):362-367.

［52］ KABA A,LAURENT S R,DETROZ B J,et al. Intravenous lidocaine infusion facilitates acute rehabilitation after laparoscopic colectomy［J］. Anesthesiology, 2007, 106(1):11-18.

［53］ BRYSON G L,CHARAPOV I,KROLCZYK G,et al. Intravenous lidocaine does not reduce length of hospital stay following abdominal hysterectomy［J］. Can J Anaesth,2010,57(8):759-766.

84 磷酸二酯酶抑制剂在持续性术后疼痛治疗中的可能性

持续性术后疼痛（persistent postoperative pain，PPP）是术后的主要并发症。临床前和临床研究均显示围手术期的神经炎症、神经损伤以及阿片类药物应用会导致长期突触可塑性增强，引起中枢敏化，是 PPP 发生的关键因素。磷酸二酯酶（phosphodiesterase，PDE）参与调控神经炎症、突触可塑性和阿片类药物药理作用等关键过程。本文综述 PDE 在术后持续疼痛中的作用及相关机制。

一、持续性术后疼痛

国际疼痛协会（International Association for the Study of Pain，IASP）将疼痛定义为一种不愉快的主观感受和情绪体验，它与实际存在的或潜在的组织损伤相关。全球每年有近3.13 亿人次接受外科手术，多达 20%~56% 的患者在术后会出现急性剧痛，且术后急性剧痛时间每增加 10%，术后 12 个月慢性疼痛时间则会增加 30%，每年影响数百万患者术后康复和生活质量，是医疗保健系统的重大负担，带来法律和医疗经济问题。持续性术后疼痛是术后急性疼痛向慢性疼痛的转变，即术后疼痛慢性化。术后急性痛患者约 10%~50% 会发展为 PPP，其中 2%~10% 可能发展为严重的慢性痛。神经炎症和突触可塑性增加是这种转变的关键机制，手术引起的组织损伤和神经炎症反应会激活外周和中枢神经系统中枢敏化，最终导致慢性疼痛。围手术期有效镇痛管理对预防 CPSP 至关重要，多模式镇痛策略包括药物、物理治疗和心理干预的组合可以减少 PPP 的发生率，从而降低严重慢性痛的发展风险。然而，近几年麻醉科医师逐渐意识到围手术期阿片类药物的使用可能造成阿片相关痛觉过敏（opioid-induced hyperalgesia，OIH），这不仅可能加重 PPP，还可能增加严重慢性痛的发生风险。近年来研究发现 PDE 可能参与调节神经炎症和胶质细胞功能、突触可塑性以及拮抗阿片类药物药理等机制，提示 PDE 可能是 PPP 的重要调控靶标。

二、磷酸二酯酶家族概述

1968 年，Naunyn 等首次揭示 PDE 在氢氯噻嗪诱导的大鼠肾脏利尿作用中的调节作用；1970 年，研究首次确认 PDE 的同工酶存在，并随后在哺乳动物中鉴定出包括 PDE1 到 PDE11 的 11 个亚型。这些亚型通过水解环磷酸腺苷（cyclic adenosine monophosphate，cAMP）和/或环磷酸鸟苷（cyclic guanosine monophosphate，cGMP）来调节细胞内信号转导。临床上 PDE5 抑制剂西地那非（sildenafil）已应用于肺动脉高压和心力衰竭的治疗；PDE4 抑制剂如罗氟司特（roflumilast）已获批用于慢性阻塞性肺疾病（chronic obstructive pulmonary disease，COPD）的治疗；PDE3 抑制剂西洛他唑（cilostazol）已获批用于重度抑郁症患者的治疗，均证实靶向 PDE 在多系统疾病中具有强大治疗潜能。PDE 通过调节 cAMP 和 cGMP 细胞内第二信使在中枢神经系统中参与认知功能、情绪调节、神经保护及疼痛感知等生理过程，了解 PDE 在外周神经组织和脑组织的器官特异性表达特性，更有助于开发缓解 PPP 的 PDE 抑制剂。

PDE1 在皮质、海马和纹状体中均有表达，参与记忆和学习过程；PDE2、PDE3 表达于神经细胞中，参与调控神经递质和突触可塑性；PDE5 主要表达于血管平滑肌细胞，同时在神经细胞中也有表达；PDE9 主要在神经系统中表达，尤其在纹状体和端脑中，参与突触可塑性以及运动调节；PDE10 主要表达于纹状体中，可能作为精神分裂治疗靶点；PDE6、PDE7、PDE8 以及 PDE11 在神经系统中则研究甚少，它们在神经功能中的具体作用仍然是未来探索的重要领域。靶向 PDE4 的抑制剂被认为是 PDE 家族中最具潜能的治疗神经系统疾病的靶点。PDE4 是一种特异性水解 cAMP 的酶，其中 PDE4B 亚型通过与其他突触调节蛋白相互作用，调节神经递质释放、突触可塑性和记忆形成，尤其在海马中的长时程增强（long-term potential，LTP）过程中发挥关键作用。PDE4B 还通过调控 α-氨基-3-羟基-5-甲基-4-异噁唑受体（α-amino-3-hydroxy-5-methyl-4-isox-azolepropionic acid receptor，AMPAR）和 N-甲基-D-天冬氨酸受体（N-methyl-D-aspartate receptor，NMDAR），影响学习、记忆和疼痛感知。PDE4 抑制剂如咯利普兰（rolipram）可以增强 LTP 并潜在改善神经功能，显示出 PDE 抑制剂在神经病理学中的治疗潜力。

三、磷酸二酯酶抑制剂影响持续性术后疼痛的机制

PPP 的相关机制主要涉及神经炎症和中枢敏化。大量证据证明神经胶质细胞、小胶质细胞、星形胶质细胞和少突胶质细胞在慢性疼痛中的作用。围手术期组织损伤和阿片类药物激活神经元和神经胶质细胞，随之发生的神经元-神经胶质细胞相互作用进一步促进神经元过度激活，增强疼痛信号的传递，引起疼痛超敏反应，并在疼痛的发生和维持中发挥关键作用。突触可塑性引发的 LTP 会导致神经元对疼痛信号的过度反应和增强，从而进一步推动中枢敏化的发展，通常表现为神经元的兴奋性增加和痛觉过敏。初级传入纤维反应的增加以及背角神经元和感受野区域的自发活动和兴奋性的增加，通过 NMDAR 介导的突触后钙离子流入，导致突触可塑性改变，使得中枢伤害感受系统对疼痛信号的响应更为敏感，导致痛觉过敏以及外周和中枢敏化，从而促进 PPP。

（一）PDE 抑制剂通过调控小胶质细胞影响 PPP

PDE4 在小胶质细胞中的表达对于调控炎症反应至关重要，特别是 PDE4B，被认为是调节炎症反应的关键酶。在正常情况下，神经元分泌的免疫调节蛋白（如分形趋化因子）维持小胶质细胞的静息状态（M0），从而避免过度的炎症反应。手术创伤和围手术期药物的应用引起分形趋化因子[趋化因子（C-X3-C 基序）配体 1（chemokine（C-X3-C motif）ligand 1，CX3CL1）]上调，促使小胶质细胞向促炎状态（M1）转变并产生炎症因子和清除细胞碎片的能力增强。M1 样小胶质细胞对后续的微小刺激或损伤反应过度，通过过量产生 TNF-α、IL-26、IL-1β，并产生诱导型一氧化氮合酶进一步加剧神经炎症。PDE4 抑制剂如咯利普兰已被证明可以抑制 TNF-α、IL-1β 和 IL-6 等炎性介质的释放，减少炎症反应，从而减轻神经病理性疼痛。Kumar 等首次发现咯利普兰具有镇痛和抗炎作用，多项研究证实咯利普兰镇痛机制与 PDE4B 调节神经炎性因子相关。鞘内注射 PDE4B 特异性干扰小 RNA 也可以缓解神经病理性疼痛，抑制神经炎性因子以及神经胶质细胞活化。miR-23a 通过下调 PDE4B 表达并抑制小胶质细胞向 M1 型活化病减轻糖尿病神经病理性疼痛。研究还表明，大鼠坐骨神经结扎术后引起慢性机械痛伴随脊髓 PDE4B 和 PDE4D mRNA 表达显著上调，提示 PDE4B 上调与术后慢性痛相关。PDE4B 抑制剂咯利普兰可以减轻脊髓神经结扎术引起的、乙醇引起的以及化疗引起的慢性痛。被激活 M2 型小胶质细胞可通过分泌抗炎分子（如 IL-10、精氨酸酶和 TGF-β）促进组织修复和神经元存活，小胶质细胞从 M1 型向 M2 型的转变也被认为是缓解 PPP 的新型治疗策略。PDE4 抑制剂罗氟司特证实通过上调脊髓损伤大鼠 cAMP 水平，可以抑制 M1 型小胶质细胞活化比率和减少神经炎症因子 TNF-α、IL-1β 和 IL-6 的表达，上调 M2 型小胶质细胞活化比率以及促进 IL-10 表

达水平，从而改善脊髓损伤后慢性痛。

（二）PDE 抑制剂通过调控星形胶质细胞影响 PPP

星形胶质细胞通过间隙连接蛋白（主要是 CX43）与神经元直接通信，释放谷氨酸、促炎因子和趋化因子，从而增强脊髓疼痛回路的兴奋传递，这对疼痛的维持和慢性化起着至关重要的作用。研究显示 CX43 介导的信号转导可导致大鼠脊髓背角的 CXCL12 上调，引发骨癌性痛觉过敏和慢性骨癌痛。PDE4 抑制剂咯利普兰鞘内注射可通过抑制脊髓星形胶质细胞的 c-Jun 氨基端激酶（c-Jun N-terminal kinase，JNK）/CXCL12 信号通路来缓解骨癌痛，并通过上调 cAMP 下调星形胶质细胞 CX43 表达，从而减轻炎症反应。此外，咯利普兰通过调节脊髓和海马区域的星形胶质细胞功能，改善术后慢性痛。PDE4B 和 PDE4D 协同增加内皮和星形胶质细胞组织型纤溶酶原激活物（tissue-type plasminogen activator，tPA）因子的释放，而 tPA 激活可能通过 IL-1β/胞外信号调节激酶（extracellular signal-regulated kinase，ERK）信号诱发术后慢性痛。非特异性 PDE 抑制剂普罗潘非林（propentofylline）还能通过提高 cAMP 和 cGMP 的水平，促进星形胶质细胞的分化及谷氨酸摄取能力的增强，同时防止星形胶质细胞受到小胶质细胞分泌的细胞因子（如 IL-1β）的二次激活，从而减轻术后慢性痛的严重程度和持续时间。

（三）PDE 抑制剂通过调控少突胶质细胞影响 PPP

少突胶质细胞在髓鞘的形成和维持中起着关键，少突胶质细胞标志物神经/胶质细胞抗原 2（nerve/glia antigen 2，NG2）、少突胶质细胞转录因子 2（oligodendrocyte transcription factor 2，Oligo2）和血小板衍生生长因子受体 α（platelet-derived growth factor receptor-α，PDGFRa）表达增加，反映其在慢性疼痛中的持续激活。PDE4 抑制剂可促进少突胶质细胞分化，促进髓鞘再生。PDE 抑制剂在促进少突胶质细胞功能恢复和减少神经病理性疼痛方面展现出潜在的治疗效果。除了 PDE4，其他 PDE 亚型如 PDE1 和 PDE10 在胶质细胞中的功能也逐渐受到关注。研究表明，在神经病理性疼痛的模型中，PDE4 和 PDE10 可以促进少突胶质细胞的分化，促进髓鞘再生，影响疼痛信号的传递。此外，PDE4D 还通过抑制信号通路，减少由少突胶质细胞衍生的 IL-33 引发的痛觉过敏反应。PDE1 在神经胶质与神经元的相互作用中发挥调节作用。

（四）PDE 抑制剂通过调控神经可塑性影响 PPP

围手术期组织损伤引发的疼痛信号传入脊髓背角时会引发一系列神经化学反应，其中最显著的是谷氨酸的释放，谷氨酸通过激活突触后膜现有的 NMDAR 和 AMPAR，尤其是 NMDAR，导致钙离子大量内流，触发钙信号通路。钙信号通路的激活启动了一系列的信号级联，涉及多种钙依赖性酶和信号分子，引发突触可塑性变化，使神经元过度兴奋。这种兴奋性不仅增强了突触前神经递质的释放，还增加了突触后 AMPAR 和 NMDAR 的数量和敏感性，进一步促进了疼痛信号的传递和持续性。而胶质细胞和神经元相互

沟通和作用则进一步增强神经元间 MAPK 信号通路（包括 ERK、JNK 和 p38）在中枢敏化中发挥了关键作用，通过调控基因表达维持疼痛信号的传递。此外，蛋白激酶 C（protein kinase C，PKC）和 PDE 信号通路通过调节 cAMP 和 cGMP 水平，也对突触可塑性和中枢敏化起到重要的调控作用。Ahmed 等首次发现 PDE4B3 表达水平上调与海马 LTP 诱导相关。PDE4B3 转录水平在 LTP 后 2h 短暂迅速上调，蛋白表达水平在 LTP 诱导后 6h 达峰值，8h 迅速下调，且定位在海马 CA1 区神经元细胞体和树突。海马 CA1 区神经元的 PDE4B2 表达在翻译和转录水平呈现出与 PDE4B1/3 相似的空间时间变化，并局限于突触区细胞体和树突内，突触后膜表达则无差异。PDE4 抑制剂咯利普兰的应用可以将早期 LTP 和早期 LTD 转换为更持久的晚期 LTP 以及晚期 LTD。PDE4B 与其他突触调控相关蛋白相互作用，在突触后参与调节突触功能，包括 AMPAR 和 NMDAR 功能。PDE4B 通过与精神分裂症断裂基因 1（disrupted-in-schizrenia 1，DISC1）相互作用。DISC 位于树突棘中，在 PSD 中特别丰富，在突触早期发育中发挥作用，与神经元增殖、细胞迁移和神经棘突延伸相关。PDE4B-DISC1 通过影响海马 CA1 区 PKA 激活调节 R-LTP，通过影响 cAMP 反应元件结合蛋白（cAMP response element binding protein，CREB）激活调节 L-LTP。PDE4B-DISC1 相互作用损害海马 CA1 区突触后膜 PKA/GluA1 和 PKA/CREB 信号通路，从而影响 AMPAR 功能。整体看来，这些分子机制的共同作用导致了兴奋性突触的 LTP，使得疼痛信号在没有外界刺激的情况下也能持续，最终导致慢性疼痛的形成和维持，因此有理由认为靶向 PDE 是潜在的治疗靶点。

（五）PDE 抑制剂通过调控阿片类药物药理影响 PPP

PDE4B 被认为参与大脑阿片系统的调控，PDE4B 在哺乳动物大脑皮质中情绪奖励系统相关脑区的表达可诱发焦虑、抑郁以及精神分裂。PDE4 抑制剂咯利普兰长期治疗具有抗焦虑作用。有多项研究支持 PDE4B 在抑郁症病因学中发挥作用。PDE4D 缺陷的小鼠表现出抗抑郁样特征。阿片系统和情绪奖励系统在大脑皮质中高度交互，提示 PDE4B 对阿片系统调控的可能性。Mamiya 等发现 1mg/kg 咯利普兰不影响吗啡镇痛效应，同等剂量咯利普兰可阻断吗啡耐受的发生。Kimura 等发现 0.3mg/kg 咯利普兰静脉注射可以缓解阿片类药物呼吸抑制而不影响镇痛效应。Laura 等通过全基因组关联分析筛选出 PDE4B 可作为大麻成瘾治疗靶点。PDE4B 还被认为是尼古丁成瘾的治疗靶点。丝裂原活化蛋白激酶信号通路 MAPK 在 OIH 中起重要作用，而 MAPK 是细胞内的一种丝氨酸/苏氨酸蛋白激酶信号通路，是细胞内最为主要的信号转导系统，主要包括 JNK 家族、ERK 和磷脂肌醇信号通路 PKC 等。研究报道 PDE3A、PDE4 和 PDE10A 直接参与调控 MAPK 信号通路。PDE-4 抑制剂罗氟司特通过激活丝裂原活化蛋白激酶/细胞外信号调节激酶［mitogen-activated protein kinase（MAPK）/extracellular signal-regulated kinases（ERK），

MEK］通路减轻认知功能障碍，PDE-5 抑制剂西地那非通过 ERK 磷酸化途径促进心肌保护，PDE1 和 PDE4 通过修饰影响 PKA 和 ERK 的磷酸化，调节 cAMP 信号转导。

四、总结

围手术期疼痛管理是一个复杂的多学科问题，以 PDE4 亚型为主的 PDE 抑制剂作为新型镇痛靶点展示了良好的应用前景。通过调控神经炎症以及神经胶质细胞与神经元相互作用引起中枢敏化的关键机制，PDE 抑制剂在 PPP 的预防和治疗中具有潜在的临床应用价值。未来的研究应集中于探索 PDE 抑制剂的具体作用机制及其在不同 PPP 类型中的应用效果，为临床疼痛管理提供新的策略。

（高晓薇　宋宗斌　王锷）

参 考 文 献

[1] KEHLET H, JENSEN T S, WOOLF C J. Persistent postsurgical pain: risk factors and prevention [J]. Lancet, 2006, 367(9522): 1618-1625.

[2] RICHEBÉ P, CAPDEVILA X, RIVAT C. Persistent postsurgical pain: pathophysiology and preventative pharmacologic considerations [J]. Anesthesiology, 2018, 129(3): 590-607.

[3] COLVIN L A, BULL F, HALES T G. Perioperative opioid analgesia-when is enough too much? a review of opioid-induced tolerance and hyperalgesia [J]. Lancet, 2019, 393(10180): 1558-1568.

[4] PEARSE D D, HUGHES Z A. PDE4B as a microglia target to reduce neuroinflammation [J]. Glia, 2016, 64(10): 1698-1709.

[5] MENNITI F S, FARACI W S, SCHMIDT C J. Phosphodiesterases in the CNS: targets for drug development [J]. Nat Rev Drug Discov, 2006, 5(8): 660-670.

[6] CRAIN S M, SHEN K F. Low doses of cyclic AMP-phosphodiesterase inhibitors rapidly evoke opioid receptor-mediated thermal hyperalgesia in naïve mice which is converted to prominent analgesia by cotreatment with ultra-low-dose naltrexone [J]. Brain Res, 2008, 1231: 16-24.

[7] RAJA S N, CARR D B, COHEN M, et al. The revised international association for the study of pain definition of pain: concepts, challenges, and compromises [J]. Pain, 2020, 161(9): 1976-1982.

[8] WEISER T G, HAYNES A B, MOLINA G, et al. Estimate of the global volume of surgery in 2012: an assessment supporting improved health outcomes [J]. Lancet, 2015, 385 Suppl 2: S11.

[9] POGATZKI-ZAHN E M, SEGELCKE D, SCHUG S A. Postoperative pain-from mechanisms to treatment [J].

Pain Rep,2017,2(2):e588.

[10] IBOR P J,SÁNCHEZ-MAGRO I,VILLORIA J,et al. Mixed pain can be discerned in the primary care and orthopedics settings in spain:a large cross-sectional study [J]. Clin J Pain,2017,33(12):1100-1108.

[11] FREYNHAGEN R,PARADA H A,CALDERON-OSPINA C A,et al. Current understanding of the mixed pain concept:a brief narrative review[J]. Curr Med Res Opin,2019,35(6):1011-1018.

[12] FERNANDEZ-FAIREN M,CALDERÓN-OSPINA C A, CHEN J,et al. A Latin American consensus meeting on the essentials of mixed pain[J]. Curr Med Res Opin, 2023,39(3):451-466.

[13] SENFT G,MUNSKE K,SCHULTZ G,et al. Influence of hydrochlorothiazide and other sulfamoyl diuretics on the activity of 3',5'-AMP phosphodiesterase in rat kidney [J]. Naunyn Schmiedebergs Arch Exp Pathol Pharmakol,1968,259(4):344-359.

[14] BEAVO J A,ROGERS N L,CROFFORD O B,et al. Effects of xanthine derivatives on lipolysis and on adenosine 3',5'-monophosphate phosphodiesterase activity [J]. Mol Pharmacol,1970,6(6):597-603.

[15] BAILLIE G S,TEJEDA G S,KELLY M P. Therapeutic targeting of 3',5'-cyclic nucleotide phosphodiesterases: inhibition and beyond[J]. Nat Rev Drug Discov,2019, 18(10):770-796.

[16] GHOFRANI H A,GALIÈ N,GRIMMINGER F,et al. Riociguat for the treatment of pulmonary arterial hypertension[J]. N Engl J Med,2013,369(4):330-340.

[17] CALVERLEY P M,RABE K F,GOEHRING U M,et al. Roflumilast in symptomatic chronic obstructive pulmonary disease:two randomised clinical trials[J]. Lancet, 2009,374(9691):685-694.

[18] MAURICE D H,KE H,AHMAD F,et al. Advances in targeting cyclic nucleotide phosphodiesterases[J]. Nat Rev Drug Discov,2014,13(4):290-314.

[19] LAKICS V,KARRAN E H,BOESS F G. Quantitative comparison of phosphodiesterase mRNA distribution in human brain and peripheral tissues[J]. Neuropharmacology,2010,59(6):367-374.

[20] LUGNIER C. Cyclic nucleotide phosphodiesterase (PDE) superfamily:a new target for the development of specific therapeutic agents[J]. Pharmacol Ther,2006,109(3):366-398.

[21] FRANCIS S H,BLOUNT M A,CORBIN J D. Mammalian cyclic nucleotide phosphodiesterases:molecular mechanisms and physiological functions[J]. Physiol Rev, 2011,91(2):651-690.

[22] PUZZO D,STANISZEWSKI A,DENG S X,et al. Phosphodiesterase 5 inhibition improves synaptic function, memory,and amyloid-beta load in an Alzheimer's disease mouse model[J]. J Neurosci,2009,29(25):8075-8086.

[23] BENDER A T,BEAVO J A. Cyclic nucleotide phosphodiesterases:molecular regulation to clinical use[J]. Pharmacol Rev,2006,58(3):488-520.

[24] SIUCIAK J A,MCCARTHY S A,CHAPIN D S,et al. Genetic deletion of the striatum-enriched phosphodiesterase PDE10A:evidence for altered striatal function[J]. Neuropharmacology,2006,51(2):374-385.

[25] BLOKLAND A,HECKMAN P,VANMIERLO T,et al. Phosphodiesterase type 4 inhibition in CNS diseases[J]. Trends Pharmacol Sci,2019,40(12):971-985.

[26] BRADSHAW N J,OGAWA F,ANTOLIN-FONTES B,et al. DISC1,PDE4B,and NDE1 at the centrosome and synapse[J]. Biochem Biophys Res Commun,2008,377 (4):1091-1096.

[27] TROPEA D,HARDINGHAM N,MILLAR K,et al. Mechanisms underlying the role of DISC1 in synaptic plasticity[J]. J Physiol,2018,596(14):2747-2771.

[28] AHMED T,FREY J U. Expression of the specific type IV phosphodiesterase gene PDE4B3 during different phases of long-term potentiation in single hippocampal slices of rats in vitro[J]. Neuroscience,2003,117(3):627-638.

[29] AHMED T,FREY S,FREY J U. Regulation of the phosphodiesterase PDE4B3-isotype during long-term potentiation in the area dentata in vivo[J]. Neuroscience, 2004,124(4):857-867.

[30] NAVAKKODE S,SAJIKUMAR S,FREY J U. The type IV-specific phosphodiesterase inhibitor rolipram and its effect on hippocampal long-term potentiation and synaptic tagging[J]. J Neurosci,2004,24(35):7740-7744.

[31] NAVAKKODE S,SAJIKUMAR S,FREY J U. Mitogen-activated protein kinase-mediated reinforcement of hippocampal early long-term depression by the type IV-specific phosphodiesterase inhibitor rolipram and its effect on synaptic tagging[J]. J Neurosci,2005,25(46): 10664-10670.

[32] JI R R,CHAMESSIAN A,ZHANG Y Q. Pain regulation by non-neuronal cells and inflammation[J]. Science, 2016,354(6312):572-577.

[33] JI R R,NACKLEY A,HUH Y,et al. Neuroinflammation and central sensitization in chronic and widespread pain [J]. Anesthesiology,2018,129(2):343-366.

[34] LATREMOLIERE A,WOOLF C J. Central sensitization:

a generator of pain hypersensitivity by central neural plasticity[J]. J Pain,2009,10(9):895-926.

[35] WOOLF C J. Central sensitization: implications for the diagnosis and treatment of pain[J]. Pain,2011,152(3 Suppl):S2-S15.

[36] HANISCH U K, KETTENMANN H. Microglia: active sensor and versatile effector cells in the normal and pathologic brain[J]. Nat Neurosci, 2007, 10 (11): 1387-1394.

[37] LOANE D J,KUMAR A. Microglia in the TBI brain:the good,the bad, and the dysregulated[J]. Exp Neurol, 2016,275 Pt 3:316-327.

[38] RANSOHOFF R M,EL KHOURY J. Microglia in health and disease[J]. Cold Spring Harb Perspect Biol,2015,8 (1):a020560.

[39] CHO S H,CHEN J A,SAYED F,et al. SIRT1 deficiency in microglia contributes to cognitive decline in aging and neurodegeneration via epigenetic regulation of IL-1β [J]. J Neurosci,2015,35(2):807-818.

[40] TANSEY M G,GOLDBERG M S. Neuroinflammation in Parkinson's disease:its role in neuronal death and implications for therapeutic intervention [J]. Neurobiol Dis,2010,37(3):510-518.

[41] OONO M,OKADO-MATSUMOTO A,SHODAI A,et al. Transglutaminase 2 accelerates neuroinflammation in amyotrophic lateral sclerosis through interaction with misfolded superoxide dismutase 1[J]. J Neurochem,2014, 128(3):403-418.

[42] WITCHER K G, EIFERMAN D S, GODBOUT J P. Priming the inflammatory pump of the CNS after traumatic brain injury[J]. Trends Neurosci,2015,38(10):609-620.

[43] GERTIG U,HANISCH U K. Microglial diversity by responses and responders[J]. Front Cell Neurosci,2014, 8:101.

[44] JI R R,SUTER M R. p38 MAPK,microglial signaling, and neuropathic pain[J]. Mol Pain,2007,3:33.

[45] INOUE K,TSUDA M. Microglia in neuropathic pain:cellular and molecular mechanisms and therapeutic potential[J]. Nat Rev Neurosci,2018,19(3):138-152.

[46] KUMAR A,JAIN N K,KULKARNI S K. Analgesic and anti-inflammatory effects of phosphodiesterase inhibitors [J]. Indian J Exp Biol,2000,38(1):26-30.

[47] MEGAT S,HUGEL S,JOURNÉE S H,et al. Antiallodynic action of phosphodiesterase inhibitors in a mouse model of peripheral nerve injury[J]. Neuropharmacology,2022,205:108909.

[48] KIM H K,HWANG S H,OH E,et al. Rilopram,a selec-tive phosphodiesterase 4 inhibitor, ameliorates mechanical hyperalgesia in a rat model of chemotherapy-induced neuropathic pain through inhibition of inflammatory cytokines in the dorsal root ganglion[J]. Front Pharmacol, 2017,8:885.

[49] ZHANG F F,WANG H,ZHOU Y M,et al. Inhibition of phosphodiesterase-4 in the spinal dorsal horn ameliorates neuropathic pain via cAMP-cytokine-Cx43 signaling in mice[J]. CNS Neurosci Ther,2022,28(5):749-760.

[50] JI Q,DI Y,HE X,et al. Intrathecal injection of phosphodiesterase 4B-specific siRNA attenuates neuropathic pain in rats with L5 spinal nerve ligation[J]. Mol Med Rep,2016,13(2):1914-1922.

[51] ZHANG X,XIA L,XIE A,et al. Low concentration of Bupivacaine ameliorates painful diabetic neuropathy by mediating miR-23a/PDE4B axis in microglia[J]. Eur J Pharmacol,2021,891:173719.

[52] KIM S H,PARK B N,KIM S W. The effect of phosphodiesterase-4-specific inhibitor in the rat model of spinal nerve ligation[J]. J Korean Neurosurg Soc, 2011, 50 (2):109-113.

[53] HAN K H,KIM S H,JEONG I C,et al. Electrophysiological and behavioral changes by phosphodiesterase 4 inhibitor in a rat model of alcoholic neuropathy[J]. J Korean Neurosurg Soc,2012,52(1):32-36.

[54] KIM H K,KWON J Y,YOO C,et al. The analgesic effect of rolipram, a phosphodiesterase 4 inhibitor, on chemotherapy-induced neuropathic pain in rats [J]. Anesth Analg,2015,121(3):822-828.

[55] RAWJI K S,YONG V W. The benefits and detriments of macrophages/microglia in models of multiple sclerosis [J]. Clin Dev Immunol,2013,2013:948976.

[56] ATTA A A,IBRAHIM W W,MOHAMED A F,et al. Microglia polarization in nociplastic pain:mechanisms and perspectives[J]. Inflammopharmacology,2023,31(3): 1053-1067.

[57] MORADI K,GOLBAKHSH M,HAGHIGHI F,et al. Inhibition of phosphodiesterase IV enzyme improves locomotor and sensory complications of spinal cord injury via altering microglial activity:introduction of Roflumilast as an alternative therapy[J]. Int Immunopharmacol,2020, 86:106743.

[58] FREITAS-ANDRADE M,WANG N,BECHBERGER J F,et al. Targeting MAPK phosphorylation of Connexin43 provides neuroprotection in stroke[J]. J Exp Med,2019, 216(4):916-935.

[59] TONKIN R S,MAO Y,O'CARROLL S J,et al. Gap junction proteins and their role in spinal cord injury[J].

Front Mol Neurosci,2014,7:102.

［60］ EPIFANTSEVA I, SHAW R M. Intracellular trafficking pathways of Cx43 gap junction channels［J］. Biochim Biophys Acta Biomembr,2018,1860(1):40-47.

［61］ HANG L H,LI S N,LUO H,et al. Connexin 43 mediates CXCL12 production from spinal dorsal horn to maintain bone cancer pain in rats［J］. Neurochem Res,2016,41(5):1200-1208.

［62］ GUO C H,BAI L,WU H H,et al. The analgesic effect of rolipram is associated with the inhibition of the activation of the spinal astrocytic JNK/CCL2 pathway in bone cancer pain［J］. Int J Mol Med, 2016, 38 (5): 1433-1442.

［63］ CHRISTIANSEN S H, SELIGE J, DUNKERN T, et al. Combined anti-inflammatory effects of β2-adrenergic agonists and PDE4 inhibitors on astrocytes by upregulation of intracellular cAMP［J］. Neurochem Int,2011,59(6):837-846.

［64］ COPELAND J G, COPELAND H, GUSTAFSON M, et al. Experience with more than 100 total artificial heart implants［J］. J Thorac Cardiovasc Surg,2012,143(3):727-734.

［65］ BERTA T,LIU Y C,XU Z Z,et al. Tissue plasminogen activator contributes to morphine tolerance and induces mechanical allodynia via astrocytic IL-1β and ERK signaling in the spinal cord of mice［J］. Neuroscience,2013,247:376-385.

［66］ KOZAI T, YAMANAKA H, DAI Y, et al. Tissue type plasminogen activator induced in rat dorsal horn astrocytes contributes to mechanical hypersensitivity following dorsal root injury［J］. Glia,2007,55(6):595-603.

［67］ SCHUBERT P,MORINO T,MIYAZAKI H,et al. Cascading glia reactions: a common pathomechanism and its differentiated control by cyclic nucleotide signaling［J］. Ann N Y Acad Sci,2000,903:24-33.

［68］ SYED Y A,BAER A,HOFER M P,et al. Inhibition of phosphodiesterase-4 promotes oligodendrocyte precursor cell differentiation and enhances CNS remyelination［J］. EMBO Mol Med,2013,5(12):1918-1934.

［69］ SUN X,LIU Y,LIU B,et al. Rolipram promotes remyelination possibly via MEK-ERK signal pathway in cuprizone-induced demyelination mouse［J］. Exp Neurol, 2012,237(2):304-311.

［70］ GWAK Y S, HULSEBOSCH C E. GABA and central neuropathic pain following spinal cord injury［J］. Neuropharmacology,2011,60(5):799-808.

［71］ ESIN R G, SAFINA D R, KHAKIMOVA A R, et al. Neuroinflammation and neuropathology［J］. Zh Nevrol Psikhiatr Im S S Korsakova,2021,121(4):107-112.

［72］ LI H,FAN C,FENG C,et al. Inhibition of phosphodiesterase-4 attenuates murine ulcerative colitis through interference with mucosal immunity［J］. Br J Pharmacol, 2019,176(13):2209-2226.

［73］ ZANG J,WU Y,SU X,et al. Inhibition of PDE1-B by Vinpocetine regulates microglial exosomes and polarization through enhancing autophagic flux for neuroprotection against ischemic stroke［J］. Front Cell Dev Biol, 2020,8:616590.

［74］ GLARE P,AUBREY K R,MYLES P S. Transition from acute to chronic pain after surgery［J］. Lancet,2019,393(10180):1537-1546.

［75］ YABUKI Y,OHIZUMI Y,YOKOSUKA A,et al. Nobiletin treatment improves motor and cognitive deficits seen in MPTP-induced Parkinson model mice［J］. Neuroscience,2014,259:126-141.

［76］ DAHAN A, VAN DER SCHRIER R, SMITH T, et al. Averting opioid-induced respiratory depression without affecting analgesia［J］. Anesthesiology, 2018, 128 (5): 1027-1037.

［77］ O'DONNELL J M. Antidepressant-like effects of rolipram and other inhibitors of cyclic adenosine monophosphate phosphodiesterase on behavior maintained by differential reinforcement of low response rate［J］. J Pharmacol Exp Ther,1993,264(3):1168-1178.

［78］ TAKAHASHI M, TERWILLIGER R, LANE C, et al. Chronic antidepressant administration increases the expression of cAMP-specific phosphodiesterase 4A and 4B isoforms［J］. J Neurosci,1999,19(2):610-618.

［79］ NUMATA S,UENO S,IGA J,et al. Positive association of the PDE4B (phosphodiesterase 4B) gene with schizophrenia in the Japanese population［J］. J Psychiatr Res, 2008,43(1):7-12.

［80］ ZHANG H T,HUANG Y,JIN S L,et al. Antidepressant-like profile and reduced sensitivity to rolipram in mice deficient in the PDE4D phosphodiesterase enzyme［J］. Neuropsychopharmacology,2002,27(4):587-595.

［81］ MAMIYA T,NODA Y,REN X,et al. Involvement of cyclic AMP systems in morphine physical dependence in mice: prevention of development of morphine dependence by rolipram, a phosphodiesterase 4 inhibitor［J］. Br J Pharmacol,2001,132(5):1111-1117.

［82］ KIMURA S, OHI Y, HAJI A. Blockade of phosphodiesterase 4 reverses morphine-induced ventilatory disturbance without loss of analgesia［J］. Life Sci,2015,127:32-38.

［83］ GRECO L A,REAY W R,DAYAS C V,et al. Exploring

opportunities for drug repurposing and precision medicine in cannabis use disorder using genetics[J]. Addict Biol,2023,28(8):e13313.

[84] SHARP B M,JIANG Q,KIM P, et al. Inactivation of phosphodiesterase-4B gene in rat nucleus accumbens shell by CRISPR/Cas9 or positive allosteric modulation of the protein affects the motivation to chronically self-administer nicotine[J]. Sci Rep,2024,14(1):2562.

[85] DENG M,CHEN S R,CHEN H, et al. Mitogen-activated protein kinase signaling mediates opioid-induced presynaptic NMDA receptor activation and analgesic tolerance [J]. J Neurochem,2019,148(2):275-290.

[86] SHEN C L,CASTRO L,FANG C Y, et al. Bioactive compounds for neuropathic pain:an update on preclinical studies and future perspectives[J]. J Nutr Biochem, 2022,104:108979.

[87] SANNA M D,GHELARDINI C,GALEOTTI N. Regionally selective activation of ERK and JNK in morphine paradoxical hyperalgesia:a step toward improving opioid pain therapy[J]. Neuropharmacology,2014,86:67-77.

[88] BEGUM N, SHEN W, MANGANIELLO V. Role of PDE3A in regulation of cell cycle progression in mouse vascular smooth muscle cells and oocytes:implications in cardiovascular diseases and infertility[J]. Curr Opin Pharmacol,2011,11(6):725-729.

[89] KORHONEN R,HÖMMÖ T,KERÄNEN T, et al. Attenuation of TNF production and experimentally induced inflammation by PDE4 inhibitor rolipram is mediated by MAPK phosphatase-1[J]. Br J Pharmacol, 2013, 169 (7):1525-1536.

[90] BORNEMAN R M, GAVIN E, MUSIYENKO A, et al. Phosphodiesterase 10A (PDE10A) as a novel target to suppress β-catenin and RAS signaling in epithelial ovarian cancer[J]. J Ovarian Res,2022,15(1):120.

[91] LIU P,WANG J,PENG S, et al. Suppression of phosphodiesterase IV enzyme by roflumilast ameliorates cognitive dysfunction in aged rats after sevoflurane anaesthesia via PKA-CREB and MEK/ERK pathways[J]. Eur J Neurosci,2022,56(4):4317-4332.

[92] DAS A,XI L,KUKREJA R C. Protein kinase G-dependent cardioprotective mechanism of phosphodiesterase-5 inhibition involves phosphorylation of ERK and GSK3beta [J]. J Biol Chem,2008,283(43):29572-29585.

[93] PINTO C S,RAMAN A,REIF G A, et al. Phosphodiesterase isoform regulation of cell proliferation and fluid secretion in autosomal dominant polycystic kidney disease [J]. J Am Soc Nephrol,2016,27(4):1124-1134.

85 迷走神经刺激的现状和未来

一、前言

迷走神经(vagus nerve,VN)是人体的第 X 对脑神经,也是最长、分布最广、最复杂的神经,其末梢分支控制着几乎所有的内脏器官,可达结肠远端 1/3。"Vagus"一词在拉丁语中是"流浪、游走"的意思,很形象地说明了迷走神经的特性,它在人体全身游荡,参与调节自主神经、免疫、心血管、胃肠道、呼吸和内分泌系统,仿佛是大脑与其他器官的"接线员"。

迷走神经刺激(vagus nerve stimulation,VNS)技术的起源最早可以追溯到 19 世纪晚期,美国神经科医师 James Corning 将 VNS 用于急性癫痫发作患者的治疗,虽然当时这项技术尚不成熟并未取得预期的良好效果,但却将这一概念引入,从而有了随后的探索和发展。1997 年,美国食品药品监督管理局(Food and Drug Administration,FDA)批准了第一个用于治疗难治性癫痫的植入式 VNS 设备。随后,FDA 又批准了将 VNS 用于抑郁症、偏头痛和丛集性头痛,以及用于腹部肥胖症,目前,这一项技术已广泛应用于临床各疾病。

二、迷走神经刺激方法

传统的 VNS 通过手术将螺旋状的电极缠绕在左颈部内的迷走神经主干上,利用刺激器刺激迷走神经而达到治疗疾病的目的(图 85-1)。然而,这种传统方法创伤大,电极植入和长时间留置可能会导致切口周围血肿和伤口周围局部感染,不确定的副作用和高昂的价格阻碍了其临床广泛应用。因此,研究者们开始尝试无创的方法达到相同的治疗效果。迄今为止,已开发两类无创迷走神经电刺激(non-invasive vagal nerve stimulation,nVNS)设备,一种是经皮刺激迷走神经耳支(transauricular vagal nerve stimulation,taVNS),另一种设备是经皮刺激迷走神经颈支(percutaneous vagal nerve stimulation,pVNS)。通过监测大脑的功能磁共振成像已经证实,nVNS 的反应区域与同时期接受中枢迷

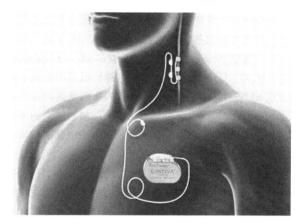

图 85-1　传统有创迷走神经刺激

走神经刺激的投射区域一致。nVNS 设备大大提高了迷走神经刺激的临床适用性。

三、VNS 的作用机制

(一) VNS 调节神经递质水平

nVNS 的治疗机制由单胺能、γ-氨基丁酸(gamma-aminobutyric acid,GABA)能以及胆碱能神经递质在中枢神经系统中的浓度变化所介导,这些递质会诱导大脑皮质的神经可塑性变化。多项研究表明,VNS 可以促进蓝斑核(locus coeruleus,LC)和基底外侧杏仁核(basolateral amygdaloid,BLA)中去甲肾上腺素(norepinephrine,NE)的释放,并显著增加前额叶皮质(prefrontal cortex,PFC)和海马的细胞外 NE 水平。最近的啮齿动物模型研究结果表明,nVNS 对三叉神经痛觉的抑制可能部分通过激活三叉神经脊髓核抑制神经元上的 5-羟色胺能受体介导,从而导致 GABA 释放和 GABA 受体激活。一项评估 GABA 介导的 taVNS 机制的研究采用经颅磁刺激,并证明在左耳屏内侧接受 taVNS 1h 后,10 例健康参与者的皮质兴奋性显著降低(相对于假刺激)通过短间隔皮质内抑制的增加来测量。

(二) VNS 抑制炎性反应

许多疾病的病理生理学进展都与神经炎症反应过度有

关。VNS 阻碍促炎细胞因子的产生，如 TNF、IL-1β、IL-6 和 IL-18。迷走神经传出纤维通过肠道神经元激活外周巨噬细胞 α7 烟碱型乙酰胆碱受体（alpha7 nicotinic acetylcholine receptor，α7nAChR），从而调节全身促炎细胞因子的释放。Li 等进行了一项动物实验，研究发现对成年雄性大鼠使用 α7nAchR 拮抗剂进行预处理，然后进行 taVNS 治疗，结果显示 α7nAChR 的抑制减弱了有益的神经保护作用以及 a7nAChR、p-JAK2 和 p-STAT3，表明 VNS 可以通过 α7nAChR/JAK2 抗炎途径抑制炎症。在脑缺血动物模型中，taVNS 促进乙酰胆碱的分泌，抑制 IL-1β、IL-6 和 TNF-α 的分泌，并减少缺血性半影和运动皮质中的连接蛋白 43 磷酸化。

（三）VNS 保护血脑屏障

血脑屏障在维持中枢神经系统的内稳态和保证正常神经元功能的方面发挥至关重要的作用。2018 年的一项动物实验对接受 90min 大脑中动脉闭塞（middle cerebral artery occlusion，MCAO）的大鼠在颈部迷走神经覆盖的皮肤上进行 5 次 nVNS 治疗，对照组大鼠的股四头肌受到同样的刺激，研究发现，nVNS 治疗可显著降低大脑损伤区血脑屏障转移率，降低缺血半球反应性星形胶质细胞中基质金属蛋白酶（matrix metalloproteinase，MMP）-2/9 的表达。MMP-2/9 过表达后将会通过降解紧密连接（tight junction，TJ）蛋白从而破坏血脑屏障完整性，因此，VNS 治疗可以降低受损血管周围 MMP-2/9 表达水平，保护血脑屏障，从而减轻脑损伤。

（四）VNS 诱导血管生成

脑卒中半暗带的微血管密度增加与脑梗死患者的生存时间延长相关，因此增强血管生成是促进脑梗死后功能恢复的策略之一。先前有研究表明 taVNS 可以诱导大鼠脑缺血再灌注损伤模型的血管生成并且改善神经功能。随后有研究发现一种配体调节的核转录因子过氧化物酶体增殖物激活受体 γ（peroxisome proliferator-activated receptor，PPARγ），在脑血管结构和功能的调节中起着至关重要的作用。Sanna 等进一步研究发现，脑缺血再灌注的大鼠在接受 taVNS 治疗后，进一步上调缺血皮质中 PPARγ 的表达。此外，taVNS 治疗的大鼠表现出更好的神经行为恢复、神经损伤减轻、梗死面积减少及血管新生增加。而在 PPARγ 沉默后，taVNS 的有益作用被削弱。综上所述 PPARγ 是 taVNS 诱导的血管生成和脑缺血再灌注损伤神经保护的潜在介质。

（五）VNS 调节下丘脑-垂体-肾上腺轴活性

下丘脑-垂体-肾上腺轴（hypothalamic-pituitary-adrenal axis，HPA axis）是人体主要的应激反应系统，是人体最重要的神经内分泌轴之一，并且一直以来都与抑郁症的病理机制密切相关。Li 等进行了一项动物实验，结果显示，在慢性不可预测轻度应激大鼠模型中，检测到大鼠血清中促肾上腺皮质激素（adrenocorticotropic hormone，ACTH）和皮质酮（corticosterone，CORT）的含量升高，而在接受 taVNS 治疗后

的大鼠体内 ACTH 和 CORT 含量明显降低，表明 taVNS 可以下调 HPA 轴的亢进，从而改善抑郁症状。

四、无创迷走神经刺激的临床应用

（一）nVNS 在神经系统疾病中的应用

1. 癫痫　VNS 最早应用于癫痫治疗。Stefan 等进行的一项治疗癫痫的初步研究表明，taVNS 适用于减少癫痫发作频率，是一种安全且耐受性较好的方法。在随后的研究中，Bauer 等提出，高频和低频刺激组的反应率（癫痫发作减少≥50%）分别为 27.0% 和 25.6%。其他一些研究表明，taVNS 治疗可使平均癫痫发作频率降低约 40%。据此推论，taVNS 与 VNS 作用相似，能抑制癫痫的发作，是一种无创、安全、经济且有效的治疗难治性癫痫的方法。

2. 帕金森病　帕金森病（Parkinson disease，PD）是神经系统中最常见的退行性疾病之一，与脑内胆碱能递质失衡有关。动物研究模型已证实，VNS 能作用于蓝斑去甲肾上腺素能（locus coeruleus norepinephrine，LC-NE）和黑质多巴胺能（substantia nigra dopamine，SN-DA）神经元，并减少 α 突触核蛋白的表达，显著增加 PD 模型大鼠的运动能力。Lench 等招募了 30 例患有轻中度特发性 PD 的受试者，观察到一部分受试者的运动迟缓和震颤得到改善。最近的一项前瞻性随机对照研究发现，PD 患者在 taVNS 治疗后以更快的速度行走，且步长变异性显著降低，表明 PD 患者的步态稳定性得到改善。taVNS 在 PD 治疗中仍然具有很好潜力，在未来的研究中应进一步针对 taVNS 治疗刺激方案进行探索，并探索以患者为中心的居家治疗方案。

3. 阿尔茨海默病　由于目前阿尔茨海默病（Alzheimer disease，AD）的治疗效果有限，新兴的 VNS 引起了越来越多的关注。Kaczmarczyk 等报道说，taVNS 可以诱导 AD 小鼠模型中小胶质细胞表型的转变，导致神经保护作用。这一发现强调了 nVNS 治疗 AD 的潜力。最近一项临床试验发现，与假手术相比，nVNS 刺激组的蒙特利尔认知评估基础量表（Montreal cognitive assessment basic，MoCA-B）和华山版听觉词语学习测验（auditory verbal learning test-Huashan version，AVLT-H）均有所改善，taVNS 可能是预防或延缓 AD 发作的有效方法。Murphy 等的研究发现 TaVNS 可以改变轻度认知障碍（mild cognitive impairment，MCI）和 AD 患者受损和逐渐恶化的大脑网络的活性，这对 AD 人群中无创治疗干预的发展具有重要意义。

4. 卒中　Lindemann 等在脑梗死大鼠模型中发现，左侧 nVNS 明显缩小脑梗死的面积并改善了大鼠的神经功能，且研究发现，作用效果与有创 VNS 相似。多项临床研究显示，nVNS 显著改善脑卒中患者的运动功能障碍。Arsava 等使用颈部的手持式刺激仪对急性卒中患者进行治疗，并未出现严重不良事件，表明 nVNS 在急性卒中的情况下可能是安全可行的。Wang 等的一项研究纳入 40 例亚急性卒中患者，在进行任务导向训练的同时接受 nVNS，观察

到 nVNS 可显著提高富尔-迈耶评估（Fugl-Meyer assessment，FMA）评分。Baig 等的另一项研究纳入了上肢残废的脑卒中患者（$n=13$），在康复的同时接受 taVNS 治疗。观察到 Fugl-Meyer 上肢运动功能评定量表（Fugl-Meyer assessment-upper extremity，FMA-UE）评分和感觉恢复的实质性变化。

（二）nVNS 在心血管系统疾病中的应用

1. 心力衰竭 VNS 对心力衰竭（heart failure，HF）治疗的潜力也逐渐被发掘。Couceiro 等共纳入了 43 例门诊评估心力衰竭且射血分数 <50% 的患者，其中 22 例患者接受 taVNS 干预，观察动态心电图心率变异性［正常窦性心搏间期的标准差（standard deviation of normal-to-normal Intervals，SDNN）和相邻正常心搏间期差值的均方根（root mean square of successive differences，rMSSD）］，结果显示 taVNS 组保持了更好的 rMSSD，并实现了更好的 SDNN，这项研究表明，在射血分数降低的心力衰竭（heart failure with reduced ejection fraction，HFrEF）患者中，当比较使用 taVNS 进行刺激时，相较于假手术组，干预组的心率变异性指数有所改善。可见使用 VNS 是改善心力衰竭的可行选择。

2. 心搏骤停 先前的一项临床前研究，评估 VNS 是否可以用于促进诱导性心搏骤停大鼠的复苏尝试，研究发现，在啮齿类动物中，VNS 与心肺复苏术联合使用时，自主循环恢复（restoration of spontaneous circulation，ROSC）的成功率为 90.91%，而单独心肺复苏术的成功率为 83.33%。结果还表明，VNS 通过预防独立于 VNS 预期的心脏减慢机制的心律失常而缩短了心肺复苏术的持续时间，这些在动物模型中显示的结果，提示在人类身上也可能出现类似的结果，为今后的临床研究提供证据。

（三）nVNS 在消化系统疾病中的应用

肠易激综合征（irritable bowel syndrome，IBS）IBS 是一种以反复发作的腹痛或腹部不适伴排便习惯改变为特征，而无器质性病变的常见功能性肠病。IBS 的症状可反复或间歇发作，影响了人群的生活质量，而 IBS 的病因和发病机制尚未完全阐明，可能涉及许多因素，因此对于 IBS 的治疗也是需要引起重视的。Shi 等发现无创 taVNS 可改善炎症综合征患者的便秘和腹痛症状。这项研究的结果显示 4 周的 taVNS 治疗显著改善了便秘（增加了每周完全自发排便次数和大便形式，并减少了泻药的剂量）和腹痛（降低了腹痛 VAS 评分和抗痉挛药物的使用）的主要症状，从而改善了整体 IBS 症状和生活质量。研究还发现其可能的机制是 taVNS 降低了血清 TNF-α 和 IL-6 水平以及血浆 5-HT 水平，表明炎症和细胞因子失衡可能是 IBS 的潜在病因。

（四）nVNS 在其他疾病中的新进展

近年来，神经调节疗法被广泛应用于意识障碍（disturbance of consciousness，DoC），这些治疗包括经颅直流电刺激、重复经颅磁刺激、经颅聚焦超声脉冲和 nVNS。VNS 可能通过降低神经元细胞凋亡、调节神经递质、减轻神经炎症反应、降低血脑屏障通透性、改善脑灌注、降低颅内压、减轻脑水肿及影响脑电活动等机制治疗 DoC。Yu 等研究了 taVNS 治疗 DoC 患者的疗效及脑血流动力学变化，结果显示听觉功能的保留可能是 taVNS 对 DoC 患者反应的优先关键因素，taVNS 可能通过激活显著性网络、边缘系统和内感受系统来缓解对听觉刺激有反应的意识障碍（RtAS DoC）。Sharon 等报道，taVNS 可以诱导大脑觉醒，包括短暂的瞳孔扩张和枕叶 α 振荡的减少。这表明 taVNS 能可靠地诱导瞳孔和脑电图唤醒标记，从而支持 taVNS 升高去甲肾上腺素和其他促进唤醒的神经调节信号转导，并模仿侵入性 VNS 的假设。由此，nVNS 可能是未来治疗 DoC 的一种潜在技术。

先前的一项基础研究发现 taVNS 不仅能显著升高 Zucker 糖尿病肥胖大鼠血清胰岛素含量，低强度的 taVNS 还能显著降低大鼠空腹血糖，且具有明显的时间窗效应，而高强度 taVNS 作用不明显。随后的临床研究显示，taVNS 可明显降低糖耐量受损患者空腹血糖及糖化血红蛋白，并改善胰岛素抵抗状态，为 taVNS 调节血糖提供有力的临床证据。

美国顶尖神经调控技术企业 electroCore 在 2024 年 6 月宣布，他们用于作战部队士兵使用的迷走神经刺激系统 TAC-STIM 正式上市。TAC-STIM 作为一种神经调控设备，可以加快士兵的学习速度，改善情绪和认知能力。利用 electroCore 的专利技术提供精确有效的迷走神经刺激，帮助作战人员和操作人员学习新任务，提高战备状态，并在各种高压作战环境中减轻疲劳，已广泛应用于美军各作战部队。

五、前景展望

综上所述，迷走神经电刺激不再局限于最初的癫痫治疗，其广泛应用于临床各系统疾病。同时新发展的无创迷走神经刺激技术因为其安全、无创、操作简便等特点，在临床上具有很好的发展和推广前景。然而同时，nVNS 也面临进一步优化和解决的问题：nVNS 作为一项新技术，刺激参数有待进行进一步的优化，如刺激频率、强度，刺激时间及次数等；nVNS 需要进一步明确其在各项疾病中的具体作用机制；可以探索以患者为中心的家用刺激设备。因此未来需要努力探索 nVNS 在围手术期的应用，并为这些适应证提供可靠的理论基础和数据支撑。积极优化刺激方案，提升刺激设备，从而更好地制订以患者为中心的个体化治疗计划。

（侯璇　韩如泉）

参 考 文 献

[1] FAHY B G. Intraoperative and perioperative complications with a vagus nerve stimulation device[J]. J Clin Anesth, 2010,22(3):213-222.

[2] FRANGOS E,ELLRICH J,KOMISARUK B R. Non-inva-

sive access to the vagus nerve central projections via electrical stimulation of the external ear: fMRI evidence in humans[J]. Brain Stimul,2015,8(3):624-636.

[3] VAN LEUSDEN J W, SELLARO R, COLZATO L S. Transcutaneous vagal nerve stimulation (tVNS): a new neuromodulation tool in healthy humans? [J]. Front Psychol,2015,6:102.

[4] CORNELISON L E, WOODMAN S E, DURHAM P L. Inhibition of trigeminal nociception by non-invasive vagus nerve stimulation:investigating the role of GABAergic and serotonergic pathways in a model of episodic migraine [J]. Front Neurol,2020,11:146.

[5] CAPONE F, ASSENZA G, DI PINO G, et al. The effect of transcutaneous vagus nerve stimulation on cortical excitability[J]. J Neural Transm (Vienna),2015,122(5): 679-685.

[6] NEREN D, JOHNSON M D, LEGON W, et al. Vagus nerve stimulation and other neuromodulation methods for treatment of traumatic brain injury[J]. Neurocrit Care, 2016,24(2):308-319.

[7] YANG L Y, BHASKAR K, THOMPSON J, et al. Non-invasive vagus nerve stimulation reduced neuron-derived IL-1β and neuroinflammation in acute ischemic rat brain [J]. Brain Hemorrh,2022,3(2):45-56.

[8] BONAZ B, SINNIGER V, PELLISSIER S. Anti-inflammatory properties of the vagus nerve: potential therapeutic implications of vagus nerve stimulation[J]. J Physiol, 2016,594(20):5781-5790.

[9] LI J, ZHANG Q, LI S, et al. α7nAchR mediates transcutaneous auricular vagus nerve stimulation-induced neuroprotection in a rat model of ischemic stroke by enhancing axonal plasticity[J]. Neurosci Lett,2020,730:135031.

[10] DE MELO P S, PARENTE J, REBELLO-SANCHEZ I, et al. Understanding the neuroplastic effects of auricular vagus nerve stimulation in animal models of stroke: a systematic review and meta-analysis[J]. Neurorehabil Neural Repair,2023,37(8):564-576.

[11] YANG Y, YANG L Y, ORBAN L, et al. Non-invasive vagus nerve stimulation reduces blood-brain barrier disruption in a rat model of ischemic stroke[J]. Brain Stimul, 2018,11(4):689-698.

[12] LIU J, JIN X, LIU K J, et al. Matrix metalloproteinase-2-mediated occludin degradation and caveolin-1-mediated claudin-5 redistribution contribute to blood-brain barrier damage in early ischemic stroke stage[J]. J Neurosci, 2012,32(9):3044-3057.

[13] HATAKEYAMA M, NINOMIYA I, KANAZAWA M. Angiogenesis and neuronal remodeling after ischemic stroke [J]. Neural Regen Res,2020,15(1):16-19.

[14] MA J, ZHANG L, HE G, et al. Transcutaneous auricular vagus nerve stimulation regulates expression of growth differentiation factor 11 and activin-like kinase 5 in cerebral ischemia/reperfusion rats[J]. J Neurol Sci, 2016, 369:27-35.

[15] CAI W, YANG T, LIU H, et al. Peroxisome proliferator-activated receptor γ (PPARγ): a master gatekeeper in CNS injury and repair[J]. Prog Neurobiol, 2018, 163-164:27-58.

[16] JURUENA M F, BOCHAROVA M, AGUSTINI B, et al. Atypical depression and non-atypical depression:is HPA axis function a biomarker? a systematic review[J]. J Affect Disord,2018,233:45-67.

[17] LI S, WANG Y, GAO G, et al. Transcutaneous auricular vagus nerve stimulation at 20 Hz improves depression-like behaviors and down-regulates the hyperactivity of HPA axis in chronic unpredictable mild stress model rats [J]. Front Neurosci,2020,14:680.

[18] STEFAN H, KREISELMEYER G, KERLING F, et al. Transcutaneous vagus nerve stimulation (t-VNS) in pharmacoresistant epilepsies: a proof of concept trial [J]. Epilepsia,2012,53(7):e115-e118.

[19] BAUER S, BAIER H, BAUMGARTNER C, et al. Transcutaneous vagus nerve stimulation (tVNS) for treatment of drug-resistant epilepsy: a randomized, double-blind clinical trial (cMPsE02)[J]. Brain Stimul, 2016, 9 (3):356-363.

[20] YANG H, SHI W, FAN J, et al. Transcutaneous auricular vagus nerve stimulation (ta-VNS) for treatment of drug-resistant epilepsy: a randomized, double-blind clinical trial[J]. Neurotherapeutics,2023,20(3):870-880.

[21] FARMER A D, STRZELCZYK A, FINISGUERRA A, et al. International consensus based review and recommendations for minimum reporting standards in research on transcutaneous vagus nerve stimulation (version 2020) [J]. Front Hum Neurosci,2020,14:568051.

[22] FERNÁNDEZ-HERNANDO D, FERNÁNDEZ-DE-LAS-PEÑAS C, MACHADO-MARTÍN A, et al. Effects of non-invasive neuromodulation of the vagus nerve for management of tinnitus: a systematic review with meta-analysis [J]. J Clin Med,2023,12(11):3673.

[23] LENCH D H, TURNER T H, MCLEOD C, et al. Multi-session transcutaneous auricular vagus nerve stimulation for Parkinson's disease: evaluating feasibility, safety, and preliminary efficacy[J]. Front Neurol, 2023, 14: 1210103.

[24] ZHANG H, CAO X Y, WANG L N, et al. Transcutaneous

auricular vagus nerve stimulation improves gait and cortical activity in Parkinson's disease：a pilot randomized study［J］. CNS Neurosci Ther, 2023, 29（12）：3889-3900.

［25］ KACZMARCZYK R, TEJERA D, SIMON B J, et al. Microglia modulation through external vagus nerve stimulation in a murine model of Alzheimer's disease［J］. J Neurochem, 2018, 146：76-85.

［26］ WANG L, ZHANG J, GUO C, et al. The efficacy and safety of transcutaneous auricular vagus nerve stimulation in patients with mild cognitive impairment：a double blinded randomized clinical trial［J］. Brain Stimul, 2022, 15（6）：1405-1414.

［27］ MURPHY A J, O'NEAL A G, COHEN R A, et al. The effects of transcutaneous vagus nerve stimulation on functional connectivity within semantic and hippocampal networks in mild cognitive impairment［J］. Neurotherapeutics, 2023, 20（2）：419-430.

［28］ LINDEMANN J, RAKERS C, MATUSKOVA H, et al. Vagus nerve stimulation reduces spreading depolarization burden and cortical infarct volume in a rat model of stroke［J］. PLoS One, 2020, 15（7）：e0236444.

［29］ ARSAVA E M, TOPCUOGLU M A, AY I, et al. Assessment of safety and feasibility of non-invasive vagus nerve stimulation for treatment of acute stroke［J］. Brain Stimul, 2022, 15（6）：1467-1474.

［30］ WANG M H, WANG Y X, XIE M, et al. Transcutaneous auricular vagus nerve stimulation with task-oriented training improves upper extremity function in patients with subacute stroke：a randomized clinical trial［J］. Front Neurosci, 2024, 18：1346634.

［31］ BAIG S S, FALIDAS K, LAUD P J, et al. Transcutaneous auricular vagus nerve stimulation with upper limb repetitive task practice may improve sensory recovery in chronic stroke［J］. J Stroke Cerebrovasc Dis, 2019, 28（12）：104348.

［32］ COUCEIRO S M, SANT'ANNA L B, SANT'ANNA M B, et al. Auricular vagal neuromodulation and its application in patients with heart failure and reduced ejection fraction［J］. Arq Bras Cardiol, 2023, 120（5）：e20220581.

［33］ SUN P, WANG J, ZHAO S, et al. Improved outcomes of cardiopulmonary resuscitation in rats treated with vagus nerve stimulation and its potential mechanism［J］. Shock, 2018, 49（6）：698-703.

［34］ SHI X, HU Y, ZHANG B, et al. Ameliorating effects and mechanisms of transcutaneous auricular vagal nerve stimulation on abdominal pain and constipation［J］. JCI Insight, 2021, 6（14）：e150052.

［35］ 康君伟, 董晓阳, 汤运梁, 等. 迷走神经电刺激治疗慢性意识障碍的临床疗效及潜在机制研究进展［J］. 中国康复医学杂志, 2022, 37（8）：1137-1141.

［36］ YU Y, YANG Y, GAN S, et al. Cerebral hemodynamic correlates of transcutaneous auricular vagal nerve stimulation in consciousness restoration：an open-label pilot study［J］. Front Neurol, 2021, 12：684791.

［37］ SHARON O, FAHOUM F, NIR Y. Transcutaneous vagus nerve stimulation in humans induces pupil dilation and attenuates alpha oscillations［J］. J Neurosci, 2021, 41（2）：320-330.

［38］ 张煜, 郑姮, 辛陈, 等. 褪黑素介导的经皮耳迷走神经电刺激降糖效应机制［J］. 针刺研究, 2023, 48（8）：812-817.

［39］ HUANG F, DONG J, KONG J, et al. Effect of transcutaneous auricular vagus nerve stimulation on impaired glucose tolerance：a pilot randomized study［J］. BMC Complement Altern Med, 2014, 14：203.

86 成人心脏手术围手术期抑郁的研究进展

全球每年进行超过 200 万例心脏手术,包括冠状动脉旁路移植术、瓣置换手术与起搏器植入手术等,是心脏病患者重要的治疗方式,能有效降低心脏病患者病死率。对于接受心脏手术的患者来说,手术一方面延长生存期,提高了生活质量,但同时也使其面临巨大的精神压力。抑郁常表现为情绪低落、兴趣缺乏、睡眠障碍和注意力不集中等,分为轻度、中度和重度,严重抑郁障碍患者有自杀危险,其终身患病率为 2%~21%。近年来研究发现,心脏手术患者出现抑郁症状的比例明显高于一般人群,是影响患者预后的重要因素。然而,关于其发病机制及影响因素尚不明确。因此,努力寻找病因、探明疾病潜在机制并发现有效的治疗措施以促进心脏手术患者的康复极为重要。

一、心脏手术患者抑郁的发病情况及影响因素

在心脏手术人群中,不同类型手术抑郁的发生情况存在差异:17%~44% 的冠心病患者患有严重的抑郁症,近 27% 接受冠状动脉旁路移植术(coronary artery bypass grafting,GABA)的患者在术后患有抑郁症;进行二尖瓣置换术的患者抑郁发生率为术前 33%,术后 7d28%,术后 6 个月 14%;而接受过机械主动脉瓣假体植入术的患者比接受心脏移植的患者具有更高的焦虑和抑郁评分。目前,针对不同手术类型围手术期抑郁的研究是不足的。心脏手术围手术期抑郁的发生与多种因素有关(表 86-1)。

1. 人口学特征 抑郁的发生在心脏手术患者中体现出明显的性别差异,女性患者抑郁发生率比男性患者高 3%~6%。年龄也是抑郁发生的重要影响因素,研究发现,<65 岁的患者术前更易出现抑郁症状。

2. 既往病史 英国一项大型人群队列研究表明抑郁症发作史及心脏病家族史等均是心脏手术患者抑郁发作的重要危险因素,心脏病家族史与抑郁症风险增加 20% 相关。

3. 手术相关因素 另一项研究显示接受主动脉瓣置换术者,84% 的患者能听到瓣膜声音,此噪声的干扰与抑郁

表 86-1 心脏手术患者围手术期抑郁的影响因素

影响因素	名称	具体因素
人口学特征	性别	女性
	年龄	≤65 岁
既往病史	心脏病史	
	抑郁发作史	
手术相关因素	机械瓣置换术	噪声干扰
	术前住院时间延长	≥3d
并发症因素	术前谵妄	增加术后 6~9 个月抑郁风险
环境因素	天气	气温、风速、湿度及大气压
		女性抑郁加重

成中度正相关。另外,患者术前住院时间延长(≥3d)也是抑郁发展的决定性因素。

4. 并发症因素 有研究者发现,心脏手术后的谵妄与术后 6~9 个月焦虑和抑郁增加具有一定相关性。

5. 环境因素 有研究结果证实,在接受心脏直视手术的患者中,心身疾病与一些天气变化有关,包括气温、风速、相对湿度及大气压。

患者围手术期抑郁的影响因素复杂多样,未来需要开展前瞻性研究,以验证何种因素可以作为心脏手术抑郁发展易感性的可靠筛查证据。

二、心脏手术抑郁的发生机制

关于心脏手术抑郁发生机制尚不清楚,目前的研究主要集中在以下几个方面。

(一)自主神经系统功能失调

与非抑郁症患者相比,抑郁症患者自主神经系统(autonomic nerves system,ANS)失调的特征表现为心率变异性

(heart rate variability,HRV)降低。HRV 是指心跳节律的变化程度,是一种反映 ANS 调节心脏功能的指标。高 HRV 通常表明 ANS 功能良好,对生理和心理应激源有反应;相反,低 HRV 可能表示交感神经系统过度激活,或迷走神经张力不足。Dao 等研究表明,合并抑郁症的冠心病患者术后表现为低 HRV。Patron 等研究显示心脏术后抑郁患者 ANS 失调不是交感神经过度活跃而是迷走神经功能抑制所致。这提示 ANS 失调可能是心脏手术与抑郁之间的连接桥梁。

（二）炎症反应

心脏手术患者因手术创伤、体外循环、低温及缺血再灌注损伤等引起机体复杂的炎症反应。研究发现,抑郁患者体内白细胞介素-6(interleukin-6,IL-6)、C 反应蛋白(C-reactive protein,CRP)及 γ 干扰素(interferon-γ,IFN-γ)等炎症介质显著升高。值得注意的是,心脏手术患者术前 CPR 升高与术前抑郁相关,并持续到术后;同时,IFN-γ 早期升高也与患者术后 12 个月抑郁相关。此外,在应激和促炎状态下,色氨酸优先转化为犬尿酸原,表现为血浆犬尿酸原(kynurenine)与色氨酸(tryptophan)比值(K/T 比值)升高。这种促炎状态可能通过犬尿酸原途径影响血清素能神经传递,并导致抑郁症。另一项研究观察到冠心病抑郁患者的 K/T 比值升高,进一步支持了炎症在心脏手术患者抑郁的病理生理中发挥重要作用。

（三）下丘脑-垂体-肾上腺轴功能紊乱

下丘脑-垂体-肾上腺轴(hypothalamic-pituitary-adrenal axis,HPA axis)负责调节哺乳动物的应激反应、免疫和代谢功能等。HPA 轴为负反馈调节,当其失调时,负反馈环会因糖皮质激素受体敏感性降低而受到损害,导致 HPA 轴过度活跃和皮质醇进一步分泌。HPA 轴功能失调常见于重度抑郁症,患者血浆皮质醇分泌增多。高皮质醇血症与冠状动脉粥样硬化的斑块体积增加有关,加速冠心病的病情进展。Poole 等的研究证明,CABG 手术后 2 个月测量的皮质醇斜率较陡,与 12 个月后抑郁概率降低相关。以上提示,HPA 轴在心脏手术抑郁发生发展中可能扮演重要角色。

综上所述,心脏手术抑郁的发生可能涉及 ANS 功能失调、炎症反应和 HPA 轴紊乱等多个方面。这些机制之间可能存在复杂的相互作用,共同参与抑郁的发生和发展。深入了解这些机制,有助于开发更有针对性的预防和治疗策略。

三、围手术期抑郁对预后的影响

与非抑郁患者相比,围手术期抑郁会增加心脏手术患者术后并发症、病死率及延长住院时间等。Drudi 等进行的一项前瞻性队列研究表明,接受主动脉瓣置换术(aortic valve replacement surgery,TAVR 或 SAVR)治疗后,表现为持续性抑郁症状的患者,术后 1 年的病死率将升高 3 倍。Foss-Nieradko 等研究显示,冠状动脉旁路移植术后的慢性抑郁患者在随后 2 年内的死亡、心肌梗死或重做 CABG 手术的比例为 19.3%,复发性心绞痛发生率为 45%,因心律失常、心力衰竭或其他心脏原因住院的比例为 54.8%;以上事件在无抑郁患者分别为 5.9%、16.4% 及 31.3%;同时,慢性抑郁症患者的住院率也高于偶发抑郁症患者(54.8% vs 31.9%)。另一项研究显示,心脏术后 12 个月抑郁焦虑患者将会使用更昂贵的医疗服务,且再入院率、住院时间及急诊科就诊率等均高于非抑郁患者。除了上述严重后果,抑郁导致的其他术后不良结局还包括增加患者术后疼痛强度以及影响接受心内直视手术患者的心肺健康水平。

抑郁对心脏手术患者预后产生严重的消极作用,因此,关注心脏手术患者围手术期抑郁情况,及时发现并采取积极的治疗措施,有利于改善患者生存质量。

四、心脏手术抑郁的诊断方法

准确诊断心脏手术围手术期抑郁,对及时干预和改善预后至关重要,目前临床上主要通过量表测量,常用量表如表 86-2 所示。冠心病患者首选患者健康问卷(patient health questionnaire,PHQ-9)作为诊断量表,PHQ-9 包括 9 个测试项目,此量表是根据美国精神协会出版的《精神疾病诊断与统计手册》中的主要抑郁指标设计完成,用于评估患者最近两周的实际感受。医院焦虑抑郁量表(hospital anxiety and depression scale,HADS)包括 14 个项目,分为焦虑量表和抑郁量表两个部分,主要用于临床环境中对非精神科患者的焦虑与抑郁进行初始筛查,在 Botzet 等的研究中,推荐 HADS 作为冠状动脉旁路移植术患者的抑郁筛查工具。

表 86-2　心脏手术患者围手术期抑郁诊断量表

名称	缩写	抑郁评分
患者健康问卷	PHQ-9	≥10 分抑郁
医院焦虑抑郁量表	HADS	≥8 分可能抑郁;≥11 分抑郁
抑郁症流行病学研究中心量表	CES-D	>16 分抑郁
汉密尔顿抑郁量表	HAMD	≥8 分可能抑郁;>20 分抑郁
贝克抑郁问卷	BDI	>10 分抑郁
心脏抑郁量表	CDS	≥95 分抑郁

除了量表评估,一些生物标志物也可能有助于诊断术后抑郁,例如血清炎症因子水平如 CRP、IL-6 和 HRV 指标等。然而,这些指标的特异性和敏感性还需要进一步研究验证。目前,生物标志物主要用于辅助诊断和研究,尚未广泛应用于临床实践。鉴于心脏术后抑郁的复杂性,单一诊断方法可能难以全面反映患者状况。

因此,临床实践中通常采用多种方法相结合的综合评估策略。例如,可以先使用 PHQ-9 或 HADS 进行初步筛查,对于阳性结果再进行更详细的临床访谈和评估。同时,结合患者的临床表现、既往病史和社会心理因素,综合分析做出最终诊断。

五、心脏手术抑郁的干预手段

针对心脏手术患者围手术期抑郁目前尚无完全有效的治疗方法,临床上主要通过早期识别诊断,采用多学科联合治疗的措施改善患者生存质量,主要的干预措施包括非药物治疗和药物治疗两大类(表 86-3)。

表 86-3　心脏手术患者围手术期抑郁的干预措施

非药物治疗	药物治疗
心脏康复治疗	认知行为疗法
电子健康干预	生物行为干预:呼吸锻炼
出院教育	经典药物治疗:选择性血清素再摄取抑制剂 选择性去甲肾上腺素再摄取抑制剂
	麻醉药物治疗:艾司氯胺酮、右美托咪定
	其他药物治疗:他汀类药物、地塞米松

(一)非药物治疗

首先心脏康复治疗、电子健康干预和出院教育等措施对减轻抑郁是有效的,可以有效减轻患者心理负担。Zhang 等研究表明,心脏康复治疗能有效改善心功能不全患者术后的焦虑抑郁,缓解其负面情绪。其次,认知行为疗法(cognitive behavior therapy,CBT)是一种有效的心理疗法,在治疗抑郁症方面的效果显著。有研究显示 CBT 能极大改善慢性心力衰竭合并抑郁症患者的抑郁指标。生物行为干预也是治疗抑郁的一种方式,Patron 等发现增加窦性心律失常的生物干预训练可以减轻心脏手术后患者的抑郁症状。

(二)药物治疗

1. 经典药物治疗　临床上最常用的抗抑郁药包括选择性血清素再摄取抑制剂(selective serotonin reuptake inhibitor,SSRI),选择性去甲肾上腺素再摄取抑制剂(selec-tive norepinephrine reuptake inhibitor,SNRI)以及三环类抗抑郁药,对心脏手术患者最常用的是 SSRI 和 SNRI,三环类抗抑郁药因考虑其心脏毒性,如引起心律失常及急性心肌梗死等而应避免使用。Sepehripour 等的一项回顾性研究证明,使用 SSRI 治疗心脏手术患者抑郁症是安全的,在改善抑郁症状的同时,不会引起术后出血与死亡率的增加。

2. 麻醉药物　艾司氯胺酮是氯胺酮的 S-对映体,麻醉和镇痛效果是 R-氯胺酮的 4 倍,且较少出现精神不良反应。另外,艾司氯胺酮还具有快速抗抑郁作用,目前已被批准用于难治性抑郁症的治疗。但研究发现艾司氯胺酮在治疗抑郁症时可能出现以下副作用:头晕(67%)、恶心(37.5%)、注意力障碍(29.2%)和疲劳(29.2%),因此,在使用此药时应注意关注患者不良情况的发生。

右美托咪定是心脏手术围手术期广泛使用的药物。多项研究表明,右美托咪定可以降低心脏手术术后谵妄的发生率,尽管其他一些研究报道了阴性结果。目前尚不清楚右美托咪定是否可以缓解围手术期抑郁症,但据最近的一项 meta 分析报道,它与产后抑郁症的减轻有关。因此,右美托咪定可能是预防心脏手术围手术期抑郁的另一种有希望的选择。Choi 等正在进行的一项随机对照试验,研究右美托咪定在术后神经认知功能障碍中的作用,并用 PHQ-9 作为抑郁量表,这项研究估计样本量为 2 400 例,预计将于 2026 年 3 月完成。这项研究将为右美托咪定用于预防心脏手术围手术期抑郁提供有力证据。

3. 其他药物治疗　他汀类药物因其心脏保护特性而被经常使用,同时还存在一定的抗抑郁作用。他汀类药物一方面通过有效降低低密度脂蛋白胆固醇(low-density lipoprotein cholesterin,LDL-C)浓度,减少动脉粥样硬化斑块体积,降低心血管不良事件的发生率,被广泛用于冠心病的治疗;另一方面,可能通过抗炎、抗氧化和降脂特性发挥抗抑郁作用,对重度抑郁患者具有良好的治疗效果。其次,有研究指出,单次大剂量使用地塞米松对心脏手术和术后重症监护病房住院后精神病理的发展具有持久的保护作用。然而,地塞米松用于心脏手术抑郁治疗效果还需进一步探究。

六、结论

心脏手术围手术期抑郁是一个复杂的临床问题,涉及多种生理、心理和社会因素。本文综述了心脏手术围手术期抑郁的发病情况、影响因素、潜在机制、诊断方法及干预措施。总的来说,心脏手术患者抑郁的发生率远高于一般人群,影响因素复杂多样,可能与自主神经系统功能失调、炎症反应、HPA 轴紊乱等因素有关。目前的诊断方法主要依赖量表评估,辅以临床访谈和综合评估。干预措施包括非药物治疗和药物治疗,应根据患者具体情况制订个体化方案。

(胡琴　王嘉锋)

参 考 文 献

[1] ZILLA P, YACOUB M, ZÜHLKE L, et al. Global unmet needs in cardiac surgery[J]. Glob Heart, 2018, 13(4): 293-303.

[2] GUTIÉRREZ-ROJAS L, PORRAS-SEGOVIA A, DUNNE H, et al. Prevalence and correlates of major depressive disorder: a systematic review[J]. Braz J Psychiatry, 2020, 42(6): 657-672.

[3] DRUDI L M, ADES M, TURKDOGAN S, et al. Association of depression with mortality in older adults undergoing transcatheter or surgical aortic valve replacement[J]. JAMA Cardiol, 2018, 3(3): 191-197.

[4] ILORI E O, ERECHUKWU C, OBITULATA-UGWU V O, et al. Burden and predictors of depression in populations with coronary heart disease[J]. Cureus, 2024, 16(6): e62068.

[5] FADAYOMI A B, IBALA R, BILOTTA F, et al. A systematic review and meta-analysis examining the impact of sleep disturbance on postoperative delirium[J]. Crit Care Med, 2018, 46(12): e1204-e1212.

[6] HEILMANN C, KAPS J, HARTMANN A, et al. Mental health status of patients with mechanical aortic valves, with ventricular assist devices and after heart transplantation[J]. Interact Cardiovasc Thorac Surg, 2016, 23(2): 321-325.

[7] PATRON E, MESSEROTTI BENVENUTI S, PALOMBA D. Preoperative and perioperative predictors of reactive and persistent depression after cardiac surgery: a three-month follow-up study[J]. Psychosomatics, 2014, 55(3): 261-271.

[8] NAVARRO-GARCÍA M A, MARÍN-FERNÁNDEZ B, DE CARLOS-ALEGRE V, et al. Preoperative mood disorders in patients undergoing cardiac surgery: risk factors and postoperative morbidity in the intensive care unit[J]. Rev Esp Cardiol, 2011, 64(11): 1005-1010.

[9] KHANDAKER G M, ZUBER V, REES J M B, et al. Shared mechanisms between coronary heart disease and depression: findings from a large UK general population-based cohort[J]. Mol Psychiatry, 2020, 25(7): 1477-1486.

[10] DEHLI L N, NOREKVÅL T M, HAAVERSTAD R, et al. The association between perception of noise from a mechanical heart valve and symptoms of anxiety and depression[J]. Eur J Cardiovasc Nurs, 2024, 23(4): 391-399.

[11] NGUYEN Q, UMINSKI K, HIEBERT B M, et al. Midterm outcomes after postoperative delirium on cognition and mood in patients after cardiac surgery[J]. J Thorac Cardiovasc Surg, 2018, 155(2): 660-667.

[12] VENCLOVIENE J, BERESNEVAITE M, CERKAUS-KAITE S, et al. The effects of weather on depressive symptoms in patients after cardiac surgery[J]. Psychol Health Med, 2023, 28(3): 682-692.

[13] KOGA N, KOMATSU Y, SHINOZAKI R, et al. Simultaneous monitoring of activity and heart rate variability in depressed patients: a pilot study using a wearable monitor for 3 consecutive days[J]. Neuropsychopharmacol Rep, 2022, 42(4): 457-467.

[14] SHAFFER F, GINSBERG J P. An overview of heart rate variability metrics and norms[J]. Front Public Health, 2017, 5: 258.

[15] DAO T K, YOUSSEF N A, GOPALDAS R R, et al. Autonomic cardiovascular dysregulation as a potential mechanism underlying depression and coronary artery bypass grafting surgery outcomes[J]. J Cardiothorac Surg, 2010, 5: 36.

[16] PATRON E, MESSEROTTI BENVENUTI S, FAVRETTO G, et al. Association between depression and heart rate variability in patients after cardiac surgery: a pilot study[J]. J Psychosom Res, 2012, 73(1): 42-46.

[17] BANERJEE D, FENG J, SELLKE F W. Strategies to attenuate maladaptive inflammatory response associated with cardiopulmonary bypass[J]. Front Surg, 2024, 11: 1224068.

[18] CHEN Y, XIA X, ZHOU Z, et al. Interleukin-6 is correlated with amygdala volume and depression severity in adolescents and young adults with first-episode major depressive disorder[J]. Brain Imaging Behav, 2024, 18(4): 773-782.

[19] STEPTOE A, POOLE L, RONALDSON A, et al. Depression 1 year after CABG is predicted by acute inflammatory responses[J]. J Am Coll Cardiol, 2015, 65(16): 1710-1711.

[20] YANG L, WANG J, ZHANG L, et al. Preoperative high-sensitivity C-reactive protein predicts depression in patients undergoing coronary artery bypass surgery: a single-center prospective observational study[J]. J Thorac Cardiovasc Surg, 2012, 144(2): 500-505.

[21] SCHRöCKSNADEL K, WIRLEITNER B, WINKLER C, et al. Monitoring tryptophan metabolism in chronic immune activation[J]. Clin Chim Acta, 2006, 364(1/2): 82-90.

[22] BAUMGARTNER R, FORTEZA M J, KETELHUTH D F J. The interplay between cytokines and the Kynurenine pathway in inflammation and atherosclerosis[J]. Cyto-

kine,2019,122:154148.

[23] WIRLEITNER B,RUDZITE V,NEURAUTER G,et al. Immune activation and degradation of tryptophan in coronary heart disease[J]. Eur J Clin Invest,2003,33(7): 550-554.

[24] PARIANTE C M,LIGHTMAN S L. The HPA axis in major depression: classical theories and new developments[J]. Trends Neurosci,2008,31(9):464-468.

[25] CHERIAN K,SCHATZBERG A F,KELLER J. HPA axis in psychotic major depression and schizophrenia spectrum disorders: cortisol, clinical symptomatology, and cognition[J]. Schizophr Res,2019,213:72-79.

[26] NEARY N M,BOOKER O J,ABEL B S,et al. Hypercortisolism is associated with increased coronary arterial atherosclerosis: analysis of noninvasive coronary angiography using multidetector computerized tomography[J]. J Clin Endocrinol Metab,2013,98(5):2045-2052.

[27] POOLE L,KIDD T,RONALDSON A,et al. Depression 12-months after coronary artery bypass graft is predicted by cortisol slope over the day[J]. Psychoneuroendocrinology,2016,71:155-158.

[28] FOSS-NIERADKO B,STEPNOWSKA M,PIOTROWICZ R. Effect of the dynamics of depression symptoms on outcomes after coronary artery bypass grafting[J]. Kardiol Pol,2012,70(6):591-597.

[29] CURCIO N,PHILPOT L,BENNETT M,et al. Anxiety, depression,and healthcare utilization 1-year after cardiac surgery[J]. Am J Surg,2019,218(2):335-341.

[30] GOHARI J,GROSMAN-RIMON L,ARAZI M,et al. Clinical factors and pre-surgical depression scores predict pain intensity in cardiac surgery patients[J]. BMC Anesthesiol,2022,22(1):204.

[31] YUENYONGCHAIWAT K, BURANAPUNTALUG S, PONGPANIT K,et al. Anxiety and depression symptomatology related to inspiratory muscle strength and functional capacity in preoperative cardiac surgery patients:a preliminary cross-sectional study[J]. Indian J Psychol Med,2020,42(6):549-554.

[32] LICHTMAN J H,BIGGER J T JR,BLUMENTHAL J A, et al. Depression and coronary heart disease: recommendations for screening, referral, and treatment: a science advisory from the American Heart Association Prevention Committee of the Council on Cardiovascular Nursing, Council on Clinical Cardiology,Council on Epidemiology and Prevention,and Interdisciplinary Council on Quality of Care and Outcomes Research:endorsed by the American Psychiatric Association[J]. Circulation, 2008, 118 (17):1768-1775.

[33] BOTZET K, DALYANOGLU H, SCHÄFER R, et al. Anxiety and depression in patients undergoing mitral valve surgery: a prospective clinical study[J]. Thorac Cardiovasc Surg,2018,66(7):530-536.

[34] ZHANG W,ZHU G,LI B,et al. Effect of cardiac rehabilitation therapy on depressed patients with cardiac insufficiency after cardiac surgery [J]. Open Med (Wars),2023,18(1):20230821.

[35] NI R,LIU M,HUANG S,et al. Effects of eHealth interventions on quality of life and psychological outcomes in cardiac surgery patients: systematic review and meta-analysis[J]. J Med Internet Res,2022,24(8):e40090.

[36] YAMAN AKTAS Y,GOK UǦUR H,ORAK O S. Discharge education intervention to reduce anxiety and depression in cardiac surgery patients:a randomized controlled study[J]. J Perianesth Nurs,2020,35(2):185-192.

[37] SOLEIMANI H,NASROLLAHIZADEH A,HAJIQASEMI M,et al. Comparative analysis of treatment options for chronic heart failure and depression:a systematic review and Bayesian network meta-analysis[J]. Heart Fail Rev, 2024,29(4):841-852.

[38] PATRON E,MESSEROTTI BENVENUTI S,FAVRETTO G,et al. Biofeedback assisted control of respiratory sinus arrhythmia as a biobehavioral intervention for depressive symptoms in patients after cardiac surgery:a preliminary study [J]. Appl Psychophysiol Biofeedback, 2013, 38 (1):1-9.

[39] KAHL K G,STAPEL B,CORRELL C U. Psychological and psychopharmacological interventions in psychocardiology[J]. Front Psychiatry,2022,13:831359.

[40] SEPEHRIPOUR A H,ECKERSLEY M,JISKANI A,et al. Selective serotonin reuptake inhibitor use and outcomes following cardiac surgery-a systematic review[J]. J Thorac Dis,2018,10(2):1112-1120.

[41] HASHIMOTO K. Molecular mechanisms of the rapid-acting and long-lasting antidepressant actions of (R)-ketamine[J]. Biochem Pharmacol,2020,177:113935.

[42] MORRISON R L,FEDGCHIN M,SINGH J,et al. Effect of intranasal esketamine on cognitive functioning in healthy participants: a randomized, double-blind, placebo-controlled study [J]. Psychopharmacology (Berl), 2018,235(4):1107-1119.

[43] SU X,MENG Z T,WU X H,et al. Dexmedetomidine for prevention of delirium in elderly patients after non-cardiac surgery: a randomised, double-blind, placebo-controlled trial[J]. Lancet,2016,388(10054):1893-1902.

[44] TURAN A,DUNCAN A,LEUNG S,et al. Dexmedetomi-

dine for reduction of atrial fibrillation and delirium after cardiac surgery（DECADE）:a randomised placebo-controlled trial［J］. Lancet,2020,396(10245):177-185.

［45］ XU S,ZHOU Y,WANG S, et al. Perioperative intravenous infusion of dexmedetomidine for alleviating postpartum depression after cesarean section:a meta-analysis and systematic review［J］. Eur J Obstet Gynecol Reprod Biol,2024,296:333-341.

［46］ CHOI S,JERATH A,JONES P,et al. Cognitive outcomes after DEXmedetomidine sedation in cardiac surgery:CODEX randomised controlled trial protocol［J］. BMJ Open,2021,11(4):e046851.

［47］ GENCER B,MARSTON N A, IM K,et al. Efficacy and safety of lowering LDL cholesterol in older patients:a systematic review and meta-analysis of randomised controlled trials［J］. Lancet, 2020, 396（10263）: 1637-1643.

［48］ KÖHLER-FORSBERG O,OTTE C,GOLD S M,et al. Statins in the treatment of depression:hype or hope?［J］. Pharmacol Ther,2020,215:107625.

［49］ KOK L,HILLEGERS M H,VELDHUIJZEN D S,et al. Genetic variation in the glucocorticoid receptor and psychopathology after dexamethasone administration in cardiac surgery patients［J］. J Psychiatr Res,2018,103:167-172.

87 氯胺酮及其对映异构体抗抑郁作用的研究进展

抑郁症作为全球最为常见的精神疾病之一，影响超过3亿人，每年有近80万人因此自杀身亡，成为全球性公共卫生问题。在我国约有20%的人受其影响，并呈现年轻化趋势。尽管传统抗抑郁药物广泛使用，但其治疗反应迟缓且对重症患者效果不佳，甚至可能增加自杀风险。因此，亟须研发能够快速、持续发挥作用的新型药物。

氯胺酮（ketamine）因其快速、持久的抗抑郁效果，在麻醉药抗抑郁中脱颖而出，尤其在治疗难治性抑郁（treatment-refractory depression，TRD）和重型抑郁障碍（major depressive disorder，MDD）患者方面表现显著。研究表明，亚麻醉剂量的氯胺酮及其异构体对治疗抑郁症或躁狂症等神经精神疾病具有潜力，能有效缓解焦虑、快感缺失和自杀意念，为患者尤其是自杀倾向者提供宝贵缓冲时间。随着进一步研究的展开，氯胺酮及其异构体的抗抑郁效果受到广泛关注，推动了相关领域的深入探索。基于临床证据，FDA于2019年正式批准了一种名为"S-氯胺酮（S-ketamine）"的快速抗抑郁药物（商品名：Spravato™）。这种药以鼻喷剂形式呈现，能在3~4h内显现抗抑郁效果，有效缓解患者的抑郁症状及自杀意念，为这些患者带来了治疗上的希望。其主要成分是右旋氯胺酮，也称艾司氯胺酮。氯胺酮作为一种能缓解抑郁症状的麻醉药物，尤其是在TRD患者方面效果显著。然而，其可能引发的类似精神病的副作用以及滥用风险亦不容忽视。本文就近年氯胺酮及其对映异构体在临床抗抑郁方面的应用进行综述，以期为抗抑郁药物的进一步发展与应用提供有力的理论支撑与实验依据。

一、氯胺酮及其对映异构体的药理特性

氯胺酮（即R,S-氯胺酮）属于苯环己哌啶类药物，由Stevens于1962年合成。这种药物为白色晶体状，由等量S-氯胺酮和R-氯胺酮对映异构体构成的消旋体。氯胺酮的分子量小（238kD），解离常数pKa（7.5）接近生理pH，且具有较高的脂溶性。作为一种兼具高度水溶性和脂溶性的药物，氯胺酮能够迅速穿越血脑屏障。此药主要在肝脏微粒体酶作用下，先后经N-去甲基化和羟基化反应形成代谢产物，随后与水溶性葡萄糖醛酸衍生物结合，并通过尿液排出体外。S-氯胺酮和R-氯胺酮是氯胺酮代谢途径中的两个最重要初级代谢产物。

自20世纪60年代起，氯胺酮因其具有与吗啡相当的镇痛效果，对呼吸循环系统影响小，以及苏醒迅速等特性，且相较于其他麻醉药物，更接近理想的静脉麻醉药标准，因此在临床麻醉领域得到了广泛应用，特别是在休克、小儿麻醉以及需要保持呼吸功能的场合中，其优势尤为显著。在20世纪90年代末，一次临床试验中，研究人员意外地发现，使用亚麻醉剂量的氯胺酮能够迅速缓解抑郁症患者的症状，这一发现随后激发了对氯胺酮快速抗抑郁作用机制的深入研究热潮。

氯胺酮，作为一种非竞争性N-甲基-D-天冬氨酸（N-methyl-D-aspartate，NMDA）受体拮抗剂，在抗抑郁治疗中展现出了超越传统药物的迅速而持久的效果。其作用机制涉及阻断NMDA受体的阳离子内流，特别是在γ-氨基丁酸中间神经元上，促进了谷氨酸的释放，进而增强了突触可塑性和突触致密物蛋白水平的提升。此外，氯胺酮亦能有效抑制炎症因子产生，发挥抗炎作用。其抑制外侧僵核放电和精细调控circRNA-microRNA-靶基因信号通路，在抗抑郁作用中扮演了重要角色。近期一项研究通过冷冻电镜技术解析氯胺酮与多种NMDA受体（GluN2A、GluN2B与GluN2C等）的三维结合结构，确认了GluN2A受体在介导氯胺酮快速抗抑郁反应中起关键作用，且与副作用无关。

二、氯胺酮及其对映异构体的抗抑郁作用

近年来，研究发现氯胺酮在抗抑郁方面具有独特的优势，特别是在治疗TRD方面效果确切。随着研究的深入，其对映异构体S-氯胺酮和R-氯胺酮也具有同样抗抑郁的效果，引起了学术界的关注。

（一）氯胺酮的抗抑郁作用

在临床应用中，氯胺酮的抗抑郁效果已得到了初步的验证。一些小型临床试验显示，氯胺酮在短期内能够显著

改善患者的抑郁症状,尤其对于那些对传统抗抑郁药物无反应的患者而言,氯胺酮的疗效更为突出。21世纪伊始,Berman等首次发现氯胺酮具有类抗抑郁药作用,这个发现被视为对治疗MDD的一项重大突破。在这之后,Carlos等通过更大样本量临床试验证实,单次静脉注射亚麻醉剂量的氯胺酮,可产生强大而快速的抗抑郁作用,作用时长可达1周。随后的系列双盲随机对照临床研究,均表示氯胺酮在抑郁症患者中展现出了快速且持久的抗抑郁效果。Phillips等在亚麻醉剂量氯胺酮治疗抑郁症有效基础上,通过随机双盲实验证实,反复输注亚麻醉剂量氯胺酮具有累积和持续的抗抑郁作用,并发现每周1次的输注有助于减轻抑郁症状。最近,Peyrovian等回顾了氯胺酮及其对映异构体在治疗精神障碍方面的临床研究,发现约有60%的注册临床试验针对抑郁症,且以静脉注射为主要给药途径,特定剂量的氯胺酮(0.5mg/kg)和S-氯胺酮(0.2mg/kg)显示出显著的抗抑郁效果。这些结果为氯胺酮在难治性抑郁症患者中的治疗策略提供了新数据支持。

尽管亚麻醉剂量氯胺酮的静脉注射疗法在治疗TRD方面展现出短期内的益处,但其应用仍面临若干挑战,这些挑战包括氯胺酮注射可能引起的急性分离效应、治疗后较高的复发率以及心理治疗效果的不确定性。鉴于静脉给药方式后续所面临的挑战,并考虑到多数MDD患者可通过门诊途径接受治疗,现正积极探寻更为适宜的替代给药路径。Hull等进行的一项前瞻性临床研究首次报道了非静脉给药的可能性,研究显示,在家庭远程医疗环境中,患者通过舌下含服氯胺酮,其抗抑郁和抗焦虑效果与在实验室和诊所接受治疗相当,并且不良事件的发生率较低,这进一步推动了氯胺酮作为抗抑郁药物的研究进展。Colla等最新报道也指出,新型口服缓释外消旋氯胺酮(KET01)显示出积极的抗抑郁效果,为口服治疗TRD提供了潜在的前景。Lee等和Colleen等分别进行的Ⅱ期和Ⅲ期临床试验也证实,4周重复皮下注射氯胺酮治疗TRD是有效且安全的。

氯胺酮在抑郁症治疗领域的应用范围已通过多项临床研究得到验证,其安全性及疗效不仅在成年人中得到认可,亦在青少年及老年TRD患者中,也显示出相似的积极效果。这一发现极大地拓展了氯胺酮的临床应用前景,并为长期受抑郁症困扰的患者群体带来了新的治疗希望。然而,将氯胺酮治疗全面纳入公共卫生系统并推广实施,仍面临诸多挑战。当前亟须解决的关键问题包括确保治疗的持续性和稳定性,妥善处理患者的再转诊事宜,以及确保获得充足的资金支持以保障治疗的顺利进行。这些挑战需要政策制定者、医疗机构、科研人员以及社会各界的共同努力,共同为抑郁症患者营造一个更加安全、有效且易于获取的治疗环境。

(二)氯胺酮右旋体的抗抑郁作用

艾司氯胺酮,即S-氯胺酮,作为氯胺酮的右旋异构体,其抗抑郁机制与氯胺酮相似,但亦展现出其独特性。此药主要作用于去甲肾上腺素、多巴胺以及5-羟色胺的选择性转运蛋白,有效抑制这些神经递质的再摄取过程,从而显著提高它们在突触间隙的浓度。此外,艾司氯胺酮亦能显著抑制单胺氧化酶的活性,减少单胺递质的分解,进一步增强突触后膜上单胺递质的浓度。这些综合效应共同增强了神经递质在突触传递中的效能,从而有效发挥抗抑郁作用。随机双盲试验表明,艾司氯胺酮在两种剂量(0.2mg/kg和0.4mg/kg)下静脉输注40min,均能在2h内迅速发挥抗抑郁作用和潜在的抗自杀作用,且较低剂量患者耐受性更佳,疗效上无显著差异。另一项随机双盲非劣效性研究显示,单次输注艾司氯胺酮(0.25mg/kg)的抗抑郁疗效至少与氯胺酮(0.5mg/kg)相当,且耐受性良好。

艾司氯胺酮除了静脉注射外,还可通过口服、鼻腔滴注、直肠给药以及肌内注射等多种途径进行给药。一项Ⅱ期双盲随机对照研究显示,不同剂量(28mg、56mg和84mg)的艾司氯胺酮通过鼻腔给药,均能显著改善难治性抑郁症患者的症状,且疗效与剂量成正相关。此外,即使减少给药频率,从每周2次减少至每周1次,再至每两周1次,其疗效依然显著。Canuso等的研究亦发现,艾司氯胺酮经鼻给药后4h,与安慰剂组相比,患者的蒙哥马利-艾森贝格抑郁评定量表(Montgomery-Asberg depression rating scale,MADRS)评分和自杀意念显著改善。基于艾司氯胺酮在抗抑郁方面的初步临床效益,其鼻喷剂型已获得FDA的批准,适用于治疗TRD以及伴有严重自杀倾向的MDD患者,为这一群体提供了一种令人兴奋和新颖的治疗方案。

(三)氯胺酮左旋体的抗抑郁作用

氯胺酮和艾司氯胺酮已被证实具有治疗抑郁症的功效,然而在临床实践中,它们表现出了一定程度的类似精神病的副作用和潜在的滥用风险。近期有研究表明,氯胺酮的左旋体(R-氯胺酮)相较于其他消旋体,展现了更为显著且持久的抗抑郁效果,并且其不良反应的发生率及滥用潜力均较低。但目前,关于R-氯胺酮的研究多集中在啮齿动物模型上,而相关的临床试验正在逐步开展。一项针对TRD患者的初步开放性研究显示,接受单次R-氯胺酮静脉注射的患者中,大多数体验到了立即且显著的抗抑郁效果,部分效果甚至持续超过1周,并且伴随的副作用极少,对血流动力学的影响也相对较小,这为R-氯胺酮在抑郁症治疗领域的进一步研究提供了宝贵的参考依据。Vollenweider等的研究亦发现,相较于艾司氯胺酮,给予R-氯胺酮(15mg)静脉注射不会产生拟精神病样症状,反而能有效降低大脑特定区域的葡萄糖代谢率,为健康志愿者带来一种健康放松的感觉。综合临床前研究和现有的临床数据,R-氯胺酮在抗抑郁效果上不仅强于氯胺酮及其对映体S-氯胺酮,而且其作用更为持久,几乎不引起解离症状,预示着其在临床应用上具有更广阔的发展前景。

三、氯胺酮及其对映异构体抗抑郁作用的不良反应

氯胺酮及其异构体所展现的快速且持久的抗抑郁效

果,不仅推动了抗抑郁药物概念的革新,而且揭示了抗抑郁作用的潜在机制,为治疗抑郁症及相关精神障碍提供了新的研究方向。艾司氯胺酮鼻喷剂获得 FDA 的批准,无疑为这一变革赋予了官方的肯定。然而,在这一成就的光环背后,其不良反应也正逐渐显现。包括解离症状、恶心、头痛头晕和幻觉等不良反应的出现限制了氯胺酮及其异构体广泛使用的可能性。特别是解离现象,这一复杂且神秘的效应,不仅激发了对其机制与抗抑郁效果之间关系的深入研究,也引发了对其未来发展的担忧。此外,有研究指出,长期大量使用氯胺酮可能导致膀胱炎、肾盂积水、腹痛、肝功能异常以及认知功能损害等问题。关于重复使用的安全性数据尚不充分,需要通过对照试验和长期跟踪研究来确定其使用剂量和频率。

四、结论与展望

在医学研究的广泛领域内,氯胺酮作为一种新兴且颇具争议的药物,自其首次人工合成以来,便因其独特的特性吸引了众多研究者的关注。其在抗抑郁领域的研究,既充满了希望与机遇,也伴随着挑战与不确定性。应采取更为审慎的态度,深入探究其作用机制、优化治疗方案及加强监管力度,以期在确保患者安全的基础上,最优化其治疗效果。同时,也应认识到,科学研究是一个永无止境的过程,只有持续探索与创新,才能为患者提供更安全有效的治疗方案。

(石祖安　王晓斌)

参考文献

[1] HERRMAN H, PATEL V, KIELING C, et al. Time for united action on depression: a Lancet-World Psychiatric Association Commission[J]. Lancet, 2022, 399(10328): 957-1022.

[2] LU J, XU X, HUANG Y, et al. Prevalence of depressive disorders and treatment in China: a cross-sectional epidemiological study[J]. Lancet Psychiatry, 2021, 8(11): 981-990.

[3] KATO M, HORI H, INOUE T, et al. Discontinuation of antidepressants after remission with antidepressant medication in major depressive disorder: a systematic review and meta-analysis[J]. Mol Psychiatry, 2021, 26(1): 118-133.

[4] MCINTYRE R S, RODRIGUES N B, LIPSITZ O, et al. The effectiveness of intravenous ketamine in adults with treatment-resistant major depressive disorder and bipolar disorder presenting with prominent anxiety: results from the Canadian Rapid Treatment Center of Excellence[J]. J Psychopharmacol, 2021, 35(2): 128-136.

[5] LOO C, GLOZIER N, BARTON D, et al. Efficacy and safety of a 4-week course of repeated subcutaneous ketamine injections for treatment-resistant depression (KADS study): randomised double-blind active-controlled trial[J]. Br J Psychiatry, 2023, 223(6): 533-541.

[6] KIM J, FARCHIONE T, POTTER A, et al. Esketamine for treatment-resistant depression: first FDA-approved antidepressant in a new class[J]. N Engl J Med, 2019, 381(1): 1-4.

[7] KRYSTAL J H, KARPER L P, SEIBYL J P, et al. Subanesthetic effects of the noncompetitive NMDA antagonist, ketamine, in humans. Psychotomimetic, perceptual, cognitive, and neuroendocrine responses[J]. Arch Gen Psychiatry, 1994, 51(3): 199-214.

[8] DUTHEIL S, OTA K T, WOHLEB E S, et al. High-fat diet induced anxiety and anhedonia: impact on brain homeostasis and inflammation[J]. Neuropsychopharmacology, 2016, 41(7): 1874-1887.

[9] SALIGAN L N, LUCKENBAUGH D A, SLONENA E E, et al. An assessment of the anti-fatigue effects of ketamine from a double-blind, placebo-controlled, crossover study in bipolar disorder[J]. J Affect Disord, 2016, 194: 115-119.

[10] YANG Y, CUI Y, SANG K, et al. Ketamine blocks bursting in the lateral habenula to rapidly relieve depression[J]. Nature, 2018, 554(7692): 317-322.

[11] MAO J, LI T, FAN D, et al. Abnormal expression of rno_circRNA_014900 and rno_circRNA_005442 induced by ketamine in the rat hippocampus[J]. BMC Psychiatry, 2020, 20(1): 1.

[12] SU T, LU Y, FU C, et al. GluN2A mediates ketamine-induced rapid antidepressant-like responses[J]. Nat Neurosci, 2023, 26(10): 1751-1761.

[13] BERMAN R M, CAPPIELLO A, ANAND A, et al. Antidepressant effects of ketamine in depressed patients[J]. Biol Psychiatry, 2000, 47(4): 351-354.

[14] ZARATE C A JR, SINGH J B, CARLSON P J, et al. A randomized trial of an N-methyl-D-aspartate antagonist in treatment-resistant major depression[J]. Arch Gen Psychiatry, 2006, 63(8): 856-864.

[15] PATTANASERI K, LORTRAKUL J, JAISIN K, et al. A randomized controlled pilot study of daily intravenous ketamine over three days for treatment-resistant depression[J]. BMC Psychiatry, 2024, 24(1): 512.

[16] LIEBRENZ M, STOHLER R, BORGEAT A. Repeated intravenous ketamine therapy in a patient with treatment-resistant major depression[J]. World J Biol Psychiatry, 2009, 10(4 Pt 2): 640-643.

[17] ZOLGHADRIHA A, ANJOMSHOAA A, JAMSHIDI M R, et al. Rapid and sustained antidepressant effects of in-

travenous ketamine in treatment-resistant major depressive disorder and suicidal ideation:a randomized clinical trial[J]. BMC Psychiatry,2024,24(1):341.

[18] PHILLIPS J L,NORRIS S,TALBOT J,et al. Single,repeated, and maintenance ketamine infusions for treatment-resistant depression:a randomized controlled trial [J]. Focus (Am Psychiatr Publ),2020,18(2):236-243.

[19] PEYROVIAN B,MCINTYRE R S,PHAN L,et al. Registered clinical trials investigating ketamine for psychiatric disorders[J]. J Psychiatr Res,2020,127:1-12.

[20] HULL T D,MALGAROLI M,GAZZALEY A,et al. At-home,sublingual ketamine telehealth is a safe and effective treatment for moderate to severe anxiety and depression:Findings from a large,prospective,open-label effectiveness trial[J]. J Affect Disord,2022,314:59-67.

[21] COLLA M,OFFENHAMMER B,SCHEERER H,et al. Oral prolonged-release ketamine in treatment-resistant depression:a double-blind randomized placebo-controlled multicentre trial of KET01, a novel ketamine formulation:clinical and safety results[J]. J Psychiatr Res, 2024,173:124-130.

[22] LEE W,SHEEHAN C,CHYE R,et al. Subcutaneous ketamine infusion in palliative patients for major depressive disorder (SKIPMDD)-Phase II single-arm open-label feasibility study[J]. PLoS One, 2023, 18(11): e0290876.

[23] LOO C,GLOZIER N,BARTON D,et al. Efficacy and safety of a 4-week course of repeated subcutaneous ketamine injections for treatment-resistant depression (KADS study): randomised double-blind active-controlled trial[J]. Br J Psychiatry,2023,223(6):533-541.

[24] SCHWARTZ O S,AMMINGER P,BAUNE B T,et al. The Study of Ketamine for Youth Depression (SKY-D): study protocol for a randomised controlled trial of low-dose ketamine for young people with major depressive disorder[J]. Trials,2023,24(1):686.

[25] VANDERSCHELDEN B,GEBARA M A,OUGHLI H A, et al. Change in patient-centered outcomes of psychological well-being,sleep,and suicidality following treatment with intravenous ketamine for late-life treatment-resistant depression[J]. Int J Geriatr Psychiatry,2023,38(7): e5964.

[26] THORNTON N L, WRIGHT D J, GLOZIER N. Implementation of a ketamine programme for treatment-resistant depression in the public health system:lessons from the first Australian public hospital clinic[J]. Aust N Z J Psychiatry,2024,58(7):549-554.

[27] SINGH J B,FEDGCHIN M,DALY E, et al. Intravenous esketamine in adult treatment-resistant depression:a double-blind, double-randomization, placebo-controlled study[J]. Biol Psychiatry,2016,80(6):424-431.

[28] BALLARD E D,WILLS K,LALLY N,et al. Anhedonia as a clinical correlate of suicidal thoughts in clinical ketamine trials[J]. J Affect Disord,2017,218:195-200.

[29] CORREIA-MELO F S,LEAL G C,VIEIRA F,et al. Efficacy and safety of adjunctive therapy using esketamine or racemic ketamine for adult treatment-resistant depression:a randomized, double-blind, non-inferiority study [J]. J Affect Disord,2020,264:527-534.

[30] DALY E J,SINGH J B,FEDGCHIN M,et al. Efficacy and safety of intranasal esketamine adjunctive to oral antidepressant therapy in treatment-resistant depression:a randomized clinical trial[J]. JAMA Psychiatry,2018,75 (2):139-148.

[31] CANUSO C M,SINGH J B,FEDGCHIN M,et al. Efficacy and safety of intranasal esketamine for the rapid reduction of symptoms of depression and suicidality in patients at imminent risk for suicide:results of a double-blind, randomized, placebo-controlled study[J]. Am J Psychiatry,2018,175(7):620-630.

[32] BANDEIRA I D,LEAL G C,CORREIA-MELO F S,et al. Arketamine for bipolar depression:open-label, dose-escalation, pilot study[J]. J Psychiatr Res,2023,164: 229-234.

[33] LEAL G C,BANDEIRA I D,CORREIA-MELO F S,et al. Intravenous arketamine for treatment-resistant depression:open-label pilot study[J]. Eur Arch Psychiatry Clin Neurosci,2021,271(3):577-582.

[34] VOLLENWEIDER F X,LEENDERS K L,OYE I,et al. Differential psychopathology and patterns of cerebral glucose utilisation produced by (S)-and (R)-ketamine in healthy volunteers using positron emission tomography (PET)[J]. Eur Neuropsychopharmacol, 1997, 7(1): 25-38.

[35] NG S H,LEE H K,CHAN Y C,et al. Dilated common bile ducts in ketamine abusers[J]. Hong Kong Med J, 2009,15(2):157.

[36] KE X,DING Y,XU K,et al. The profile of cognitive impairments in chronic ketamine users[J]. Psychiatry Res,2018,266:124-131.

[37] CULLEN K R,AMATYA P,ROBACK M G,et al. Intravenous ketamine for adolescents with treatment-resistant depression:an open-label study[J]. J Child Adolesc Psychopharmacol,2018,28(7):437-444.

88 麻醉学模拟教学的新进展

学科建设关键靠人才、根本在教育。教育质量是生命线，是麻醉学科建设与可持续发展的重要基础工程。进入21世纪，我国麻醉学教育的总体目标是：构建具有中国特色的麻醉学终身教育体系。因此，传统的教学模式已经不能完全满足现代麻醉学教育的需求。

基于麻醉学科综合性强、知识更新速度快的特点，现阶段，数智化赋能丰富了麻醉学教育的内涵，模拟医学教育引领麻醉学临床能力实践教学的模式逐步向实用和高效的方向发展。虚拟现实交互技术以及智能人体模型的应用极大提升了不同层次学员的学习体验以及临床麻醉技术技能和非技术技能的水平，为培养符合时代所需的高素质麻醉专业人才提供了坚实的基础和新的思路。

一、麻醉学教育的特点

作为一门综合性桥梁学科，麻醉学教育涵盖了基础医学、临床医学、生物医学工程以及多种边缘学科中的基本理论和工程技术，在学校基础教育、毕业后教育和继续医学教育这三个连续而又统一的阶段中，其教学内容包括基础通识、临床麻醉、急救复苏、危重病学及疼痛诊疗，涉及知识范围广。成为一名合格的麻醉科医师需要高度专业化的知识和技能支持，以形成统整化的围手术期临床思维和决策能力。无论是在日常工作中、还是在紧急情况下，具备完成临床任务，解决问题的临床技能、专业素养、大局观和责任感，以及与上下级同事、手术团队、护理团队、医院职能管理部门和患者或家属的有效沟通能力；并在终身学习的过程中，培养新一代莘莘学子，具备薪火相传的教学能力。

因应关注核心胜任力的全周期人才培养目标，按照国家卫生健康委等七部委《关于印发加强和完善麻醉医疗服务意见的通知》（国卫医发〔2018〕21号）的要求，麻醉学教育的特点是全面框架课程体系构建与实践能力培养相结合，各地区针对自身亚专业优势，从通识基本功到亚专科纵深的进阶分层递进教学培训，形成具有差异化的可持续发展教育体系。努力将麻醉科建设成为一个领域拓展、内涵丰富的学科，吸引各临床医学专业的优秀毕业生到麻醉科工作。

二、麻醉学教育的现状与挑战

（一）教学方式传统

目前麻醉学教学基本沿用的方式是理论教学+仿真实验+临床轮转的模式。在本科教育阶段倾向于理论知识的掌握；在毕业后教育阶段虽引入了住院医师规范化培训，实质上仍类似学徒制的教育方式，即由导师向学生通过理论概述或床旁示教等方法传授自己的临床技能与经验；而入职后的继续教育则缺乏专业特色和政策导向，未提出各亚专业必备技能培训指引，青年医师只能通过参加各类学术活动获取碎片化知识。

上述教育方式的局限性显而易见，灌输式、学徒制教学难以适应当下对复合型人才的需要，无法达到结业出口同质化要求。青年医师在入职后"自学成才"过程中，亦容易故步自封。因此，需要重视全周期人才培训体系的师资队伍建设、质量管理控制与考核评价体系的建立。

（二）教学资源不足

目前麻醉学教学主要在医院内进行，尽管本科教学大纲和住院医师规范化培训对学员都有具体的技能操作和疾病种类及数量最低标准，但医院需要承担公共安全责任，不能因为教学活动而妨碍医院的运作，因此临床教学需要在患者安全、运行效率与教学内容找到平衡。实习生或住院医师在各亚专业有限的轮转时间内，临床病例种类和数量在特定时段不一定能涵盖评估指标的要求，而且一些偶然性和突发性病例的诊疗处理，如过敏性休克、失血性休克和困难气道等，是难以遇到的，无法保证他们的临床实践机会，导致学生得不到真正的锻炼。

（三）学习内容繁杂

麻醉专业本科教学的课程内容较临床医学专业多，要求掌握的技能在20项左右。毕业后的住院医师规范化培训要求在3年培训期间，住院医师须参加至少50次的住院医师理论课学习，临床执业医师考核的24项通识技能，4项基本麻醉技能，7项特殊麻醉技能，5项ICU技能，6个麻醉危机资源管理基本病例。上述麻醉理论和技能操作的教学共性关键点不多,且需要在各自手术间内完成多名手术患者的麻醉管理和短时间完成多项临床技能操作培训,对带教教学的需求高。如何避免麻醉学员成为"流水线上的技工",值得深思。

(四)覆盖人群逐渐增加

麻醉学教育对象包括临床医学本科生、临床医学(八年制)学生、海外留学生、住院医师规范化培训学员(麻醉专业+轮转专业)、专科医师规范化培训学员及入职后职业教育人员。其中,麻醉专科护士培训以入职后继续教育为主。要为不同教育背景和不同成长需求的医护人员提供差异化的学习路径。

(五)法律与伦理

由于法律法规的完善和患者的自我保护意识不断提高,经验和技能薄弱的新人在患者身上进行麻醉实践教学的方法既违背伦理,又难以适应当前医疗大环境,部分患者不配合临床教学,拒绝学生的见习与实操。临床思维演练和操作技能实训难以在患者身上常规进行,这成了麻醉学的薄弱环节,造成传统医学理论学习和临床实践脱离的难题。

三、模拟医学教育在麻醉教学中的重要性

(一)模拟医学教育概述

模拟医学教育(simulation-based medical education,SBME)是一种先进的实践教学方法,它基于严谨的技术路线和精细的参数控制,利用仿真模型真实还原医学实践中的各种场景,为学习者提供了一个既安全又可控的实践环境。通过模拟患者的生理变化、疾病症状及治疗过程,学习者得以在实际操作中进行技能锻炼和经验积累,从而提升他们的临床能力和应急反应水平。目前,欧美发达国家已有超过70%的医学院使用高仿真生理驱动模拟系统进行教学实践,在我国由于医疗环境的变化、社会对医疗过失的重视以及患者对诊疗质量要求的提高,模拟医学教育得到了一定的关注,并在模拟医学中心运行管理、教学课程内容建设、师资队伍培养及教学质量评价等方面展开了研究。

(二)模拟医学教育在麻醉教学中的优势

1. 伦理和安全性 在麻醉科医师成长过程中,必须经过充分有效的临床麻醉实践才能积累临床经验,处理各种临床事件。但任何麻醉操作均具风险性,一旦操作不当,例如穿刺相关神经血管损伤或气管插管失败等,就会导致患者的身心损害,甚至威胁生命。运用仿真的临床模拟教学允许学生在一个安全的学习环境中复制实际的临床场景和实践临床技能,以弥补学生在临床学习中相应临床场景暴露和实践机会较少的不足,不仅学生可以得到实践操作机会,也可以避免新手学员因技术不熟练而对患者造成的伤害,符合伦理,保护了学生与患者的安全。

2. 可重复性 在临床麻醉教学中,学生每次遇到的患者各不相同,因此各种技能操作得到的锻炼也不同。高仿真的麻醉模拟教学模型可以为学生提供同质化的练习机会,通过反复的独立或团队配合操作,不仅可以涵盖广泛的临床技能操作,还可根据自身的薄弱点强化平时在临床上较为生疏的操作,大大提高了麻醉学的实践教学效果,既解决了临床实践机会少的痛点问题,又有助于毕业考、执业医师考核、住培结业考核与入职后的临床能力发展。

3. 高度灵活性 通过各种模拟器与操作模型,不同类型学员可以在任何时间、任何地点进行模拟实践操作和技能训练,这不仅提高了教学效率,还使更多学生有机会接受高质量的医学教育。

4. 真实有效性 作为标准化的体验式学习教学法,模拟医学运用与真实情况相同的场地、设备、工具和药物等进行原位模拟,并模拟真实患者的情况,复刻"快节奏、高风险"的临床麻醉诊疗救治过程,为学生提供真实的临床沉浸感和体验感,有效提升其技术技能(理论知识和临床技能)和非技术技能(任务管理、团队合作与沟通、情势判断以及决策与领导力等)。

针对临床突发事件教学资源的不足,模拟医学教育可以逼真地重现各类围手术期危急事件场景,如困难气道、恶性高热、呼吸心搏骤停、不同原因造成的休克及局麻药毒性反应等。对标培训要求,为不同层次的学生和医师设置相应的课程,使其逐步掌握正确的处理流程,日后能临危不乱地处理围手术期突发问题。研究表明,模拟训练是提高学生麻醉理论、技术技能和非技术技能水平的有效方法。

5. 评估客观性 传统教学方式主要是由教师对现场操作的学生进行评估,这种方式主观性强及缺乏回顾性。模拟教学培训过程中,通过数字化录播设备的情景重现,老师能有的放矢地点评操作过程,即时反馈学生的薄弱环节;学生也能进行自我记录与自我反省,实现自我提升。

(三)麻醉学模拟教学的重要性

基于麻醉学教育现状,模拟教学在提高教学质量、保障患者安全以及弥补资源不足等方面发挥着重要作用,提供了一种全新的解决方案。通过高仿真的模拟环境和操作模型,学生能够亲身体验麻醉学的各项实践和急救场景,从而深刻理解和掌握相关理论知识,构建科学的临床思维框架,组织能力和团队协作能力亦得到充分锻炼。

四、多元化的麻醉学模拟教学

(一)情景模拟教学结合多元教学方法

1. 以案例为基础的教学法 以案例为基础的教学法(case-based learning,CBL)是以临床具体案例为基础,激发学生兴趣,提高独立思考能力,主动参与解决问题的教学模式。情景模拟教学(scene simulation teaching)通过模拟真实的临床医学工作场景,使抽象的理论知识得以具体化、形象化,让学习者在无风险的环境下进行实践操作。在气管

插管、硬膜外穿刺、动脉穿刺和中心静脉穿刺等专科基础技能培训时,医学情景模拟教学结合 CBL 联合教学方法有效提高了学生的理论知识与技能考核成绩、自学能力、学习兴趣和临床思维能力和操作能力。

2. 问题驱动教学法　问题驱动教学法(problem-based learning,PBL)以问题为学习基础,以学生为主体,通过专业领域相关问题为起点,对学习内容进行规划学习,激发其学习兴趣。通过高端综合模拟人与临床麻醉真实案例 PBL 结合,让学员解构不同麻醉方式和手术步骤等知识点,逐步探寻正确诊断与合理解决方案,然后模拟相关操作和诊疗流程,聚焦提升专业技能、相关学科知识、评判性思维及沟通、人文素养、临床思维及实践能力,效果显著。

3. 翻转课堂　翻转课堂(flipped classroom)是基于学习金字塔的主动学习理论,学员课前自主学习,再通过问题探讨与任务解决的方式去完成知识内化的"先学后教"的教学模式,可结合线上线下混合式教学方法、PBL 和 CBL 进行情景模拟教学。与传统教学方法相比,临床麻醉技能情景模拟教学结合翻转课堂法,让学员目的明确地前置学习,在老师指导下自主授课,评价其余学员的操作过程和诊疗处理流程,有效促进了以学员为中心的目标导向主动学习和知识保留率。

4. BOPPPS 教学模型　BOPPPS 教学模型在教学过程中设计了六个紧密相扣的结构,包括引入(bridge-in)、目标(objective)、前测(pre-assessment)、参与式学习(participatory learning)、后测(post-assessment)及总结(summary),有助于构建课程,联合情景模拟教学,引入麻醉必备技能培训可双管齐下地提高教学效果,增加课程吸引力。除了基础心肺复苏培训之外,BOPPPS 教学模型还可应用于本科教学及国家建议开设的围手术期危机管理中。

5. 其他可与麻醉学模拟教学结合的新方法　基于数字技术的迅猛发展,Electronic Learning 的课堂外教育理念得到了很好的普及,医学教育领域根据教育学认知负荷和学习效能的基础理论,结合网络平台、社交媒体工具,把多种教学方法应用于混合式模拟教学中,包括但不限于利用智能手机应用小程序指导学员进行基础生命支持培训与不同麻醉方法实施流程练习的 APP-based learning;以网络研讨会和播客形式的 web-based collaborative education;设置多个学习小组完成相同任务的团队合作式学习(team-based learning,TBL)结合围手术期危机管理情景模拟培训;基于游戏学习(game-based learning,GBL)结合气道管理模拟培训等。但这些模式培训效果与传统教学比较的相关研究尚未发表。

(二) 情景模拟教学融合课程思政

1. 建立基于人文素质教育的真实案例模拟医学教育课程体系　通过建立围手术期思政案例库,利用临床病例创设常见全身麻醉并发症的处理和椎管内麻醉不良事件处理等情景模拟教学课程,鼓励学生树立正确的医学理念,避免医疗差错,成为负责任、识大体的麻醉科医师。

2. 塑造职业素养和礼仪　在模拟医学授课过程中必须规范着装,培养严格的无菌观念,注重对学生行为举止和自我表情管理的训练,尊重标准化患者和模拟教具,使学生具备良好的修养。

3. 师德与医德医风建设　模拟医学教育应以学生为主体,在教学过程中,教师应谨言慎行,控制课堂节奏,传递正确的教学理念和价值观,弘扬爱岗敬业与关爱病患的职业理想,争做人格修养和品德作风优良的医师。

4. 培养团队协作意识　医疗行为必须依靠团队协作,配合度决定救治的成败,因此在模拟医学教学中,注重培训医医团队、医护团队合作能力和有效闭环沟通能力,打造一支有温度、有默契且有力量的医护团队,以提高医疗工作质量。

(三) 麻醉模拟教学设备的开发

模拟教学离不开场地配备、各类模型和智能仿真模拟系统。高仿真模型、综合高端模拟人和耗材运行成本高,但师生们和制造商的头脑风暴,使麻醉学模拟教学可以因地制宜,灵活开展。

1. 新型材料　血管穿刺、神经阻滞及椎管内穿刺模型在使用数次后就会留下针眼,不利于后续技能培训和考核的开展,目前以热塑弹性体混合胶材料制作的穿刺模型,可反复穿刺数千次以上仍不留痕迹,无疑是大规模穿刺技能培训和考核的福音。

2. 低仿真度自制模型　笔者用呼吸回路和一次性手套自制的气管支气管树(图 88-1A),用于双腔支气管导管、支气管堵塞导管插管和定位技能培训;改造面具用于固定气管导管的培训(图 88-1B)。也有麻醉研究生用气球、手套和硅胶等材料制作出成本低廉的环甲膜穿刺模型,并申请了实用新型专利(申请号:CN201520932361.X)(图 88-2)。

3. 3D 打印模型　高仿真度的 3D 打印椎体模型,正常解剖结构的气道模型,特殊订制的气道狭窄、肿瘤、头颈颌面部畸形异常气道模型(图 88-3,图 88-4),使学员能更形象地评估和操作。目前麻醉基础技能模拟培训的模型均可批量制作,价格较以前大幅下降。

4. 动物或动物离体器官　目前在麻醉模拟技能培训班的常用动物离体器官包括猪心、带皮猪肉、猪气管支气管和肺,用于训练心脏超声、神经或筋膜阻滞和气道管理,成本相对低廉。因为猪和牛的脊柱与椎旁腹肌的超声引导神经阻滞图像示教效果较好(图 88-5),国外也有使用活体猪进行神经阻滞技能培训考核,以获得更逼真的操作效果,但需要特殊的场地和高昂的经费。

(四) 麻醉学模拟教学科研的热点

1. 教学效果评价研究　"百闻不如一见,百见不如一干"是对模拟教学很好的诠释,理论授课和操作视频观摩仅停留在知识获取层面,麻醉技能习得也遵循人类智能的规律,必须经历一定的训练时间和病例数量,从新手阶段、高级初学者阶段、胜任阶段、熟练阶段到达专家阶段,形成从规则到直觉、从心灵到身体的统一的熟练应对状态。

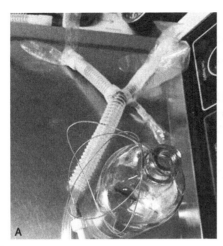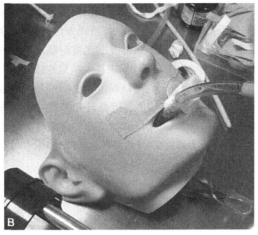

图 88-1 低仿真度自制模型
A. 气管支气管树模型;B. 固定气管导管模型。

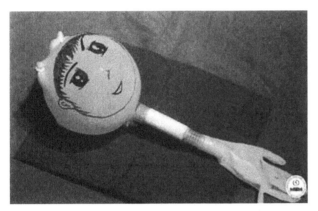

图 88-2 环甲膜穿刺简易模型

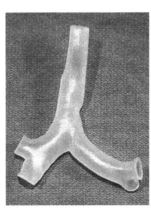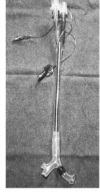

图 88-4 3D 打印特殊气道模型

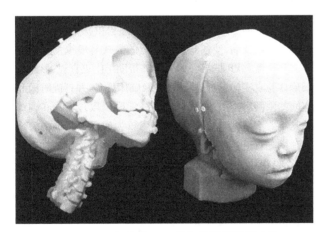

图 88-3 3D 打印小儿困难气道模型并配皮肤

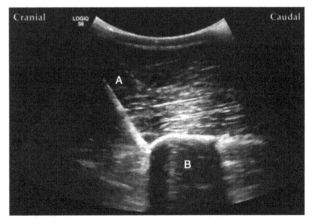

图 88-5 超声引导神经阻滞图像
A. 穿刺针头;B. 牛 L_2 椎体关节突上方。

如前所述,国内外已开展了多元化、混合式模拟教学改革,设计有效的麻醉模拟教学方案,包括模拟培训方法、情景设计及教学反馈等环节,以达到学生的技能保留与临床实践转化的最终目标。使学生在培训周期内获得稳定的技术技能和非技术技能,除了调查问卷与培训考核成绩等基础指标,还利用眼动仪眼球追踪、功能性近红外光谱技术(functional near-infrared spectroscopy, fNIRS)及功能性磁共振成像技术等客观神经行为测量法,评估操作性技能、临床思维与临床决策能力,观察教学效果,以便持续改进。

情景模拟结合 CBL、PBL、翻转课堂或 BOPPPS 教学模型的多个单中心前瞻性随机对照研究,已证实其培训有效性。在更深的层面上,通过融合掌握学习、刻意与重复练习、建构主义学习、情景认知、认知负荷和经验学习理论等

教育理论,设计出快速循环刻意练习、间隔训练和复杂技能分解等科学培训方法,利用循序渐进的难度递增训练目标,尽量缩短讲授时间,发现错误马上反馈,让新手们反复刻意练习,形成肌肉记忆以充分掌握技能。在小儿心肺复苏模拟培训中,让学员分别承担主持抢救者、循环支持者、气道管理者和给药者的角色,经过对从易到难的 3 个病例的多轮训练,团队启动按压时间明显缩短。除了有效提高心肺复苏培训效果之外,这种方法适用于多种流程性技能的情景模拟培训,包括穿脱隔离衣(执业医师考核技能)、危重患者转运及困难气道处理培训(住培医师必备技能)等。基于 Peyton 四步法设计的四阶段困难气道处理培训课程,在5d 内按角色培训 4 次,提升了学员对规范化气道管理的准备、操作过程的系统性流程和团队沟通的掌握度(图 88-6)。

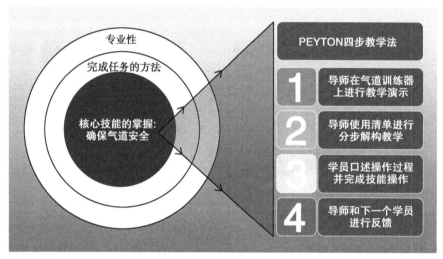

图 88-6　基于 Peyton 四步法设计的四阶段困难气道处理培训

一些研究还观察了可在一定时间内建立获得技能学习曲线所需要的训练量或病例数。例如,对于经食管超声心动图(transesophageal echocardiography, TEE)的新手,在相关理论学习和 TEE 模拟器操作培训后,累积 18~20 个模拟病例操作训练,就能在 30min 内完成 20 个标准切面,且成功率>80%。新手经过 1h 的神经阻滞模拟器操作培训,就能迅速准确识别腹横筋膜平面,培训效果优于视频学习,有效提升手眼协调能力。但在初步掌握上述技能后,要如何进行后续强化培训,探寻能够形成技能保留的最长间隔训练时间,避免技能退化,尚有待更多的研究证据。

2. 新技术的应用研究　现代高新科学技术已陆续应用于麻醉模拟教学,提供更真实的学习环境、更科学的差异化学习方案及更好的学习效果。

五、数智化赋能技术创新引领麻醉学模拟教学

(一)虚拟现实技术

1. 背景　虚拟现实(virtual reality, VR)技术利用计算

机形成逼真的三维视觉,通过 VR 头显提供视觉、听觉及触觉等感官的互动,使参与者用自然的方式与虚拟世界进行体验和交流。VR 的沉浸体验能够帮助学生更直观、形象和精确体验真实的患者、诊疗环境及临床任务,并打破时间和空间的限制。其次,交互是实现医学模拟教育培养和训练的基本要求。在三维层面上,应用较为广泛的是价格昂贵的高端综合模拟人和无法进行任何有创诊疗操作的标准化患者。VR 通过不断完善的计算机仿真技术、人机接口技术以及传感技术,提供更接近自然的交互方式,在开放自由的空间内开展高效、安全且经济的学习实践,为学生的深度学习提供了丰富的数据和应用场景。

2. VR 仿真实训系统　通过 VR 构建出一个模拟真实的 3D 手术室或病房,灵活设置不同的问题情境,让学生在安全可控的条件下,亲身体验麻醉操作的各个环节,从麻醉前准备到术中麻醉维持,再到术后复苏的全流程处理(图 88-7A 和图 88-7B)。学生还能与虚拟病患进行沟通,培养共情能力和同情心,与虚拟医护人员进行跨专业合作,培养解决问题的信心,丰富其临场感体验,有效提升住院医师的临床素养。

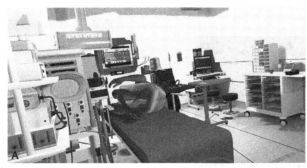

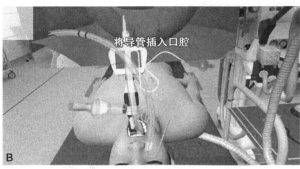

将导管插入口腔

图88-7　麻醉学虚拟仿真实训系统
A. 麻醉学虚拟仿真实训系统的环境模拟；B. 麻醉学虚拟仿真实训系统模拟全身麻醉诱导插管。

根据麻醉学的专业要求和标准，实训系统会设定操作准确性、操作时间、药物使用的准确性及团队协作能力等评估指标，并深度分析学生的操作数据，给出详细的评估报告，通过错误的提示和改进建议指导学生进行个性化的训练。

通过佩戴生物传感器，系统可实时监测学生在麻醉操作过程中的心率、呼吸与血压等生理参数，并将数据反馈给学生和教师。根据这些生理参数，教师可为学生提供有针对性的指导；学生可了解自己在操作过程中的身体反应，及时调整操作策略。同时，系统还可以对比学生与熟练操作者或精英数据的差异，加强学生的深度学习动机，进一步提高训练效果。

3. VR支气管镜技能模拟器　这类非沉浸式模拟器通过手持触觉传感器在屏幕上显示内镜的部位，携带方便，应用场景包括气管支气管树解剖图像识别和支气管镜引导气管插管操作流程（图88-8），从正常气道到各类困难气道的气管插管操作和临床思维决策、胸科麻醉肺隔离器具定位和低氧血症的处理，以及培训后的相关考核与青年医师技能竞赛，大大丰富了可视化气道管理分层递进培训的内涵。

4. 经食管超声心动图模拟器　TEE是心血管手术麻醉亚专业方向的必备技能，由模拟人、可操作的TEE模拟探头和主机构成的TEE模拟器，可显示探头与心脏立体的三维毗邻结构图像，以及相对应点切开平面的二维超声图像（图88-9），结合猪心解剖实践、TEE围手术期心功能评估和术中应用培训，实现实践理论一体化，有效缩短培训时间，提升学习者探头操控、采集与识别图像的能力。而且，心脏疾病案例库根据特定病史及学员图像识别、病情诊断和治疗选择的智能图像变化可模拟临床病情的动态变化过程，有利于提升学员对常见心脏疾病手术中异常情况的识别和处理能力，以及对非心脏手术血流动力学的管理能力。

尽管TEE模拟器不能实时进行高级模式测量，价格较贵，但这种新兴的教学方式教学成效显著，可通过定期举办培训班的形式进行推广。

5. 超声引导神经阻滞技能教学模拟器　超声可视化技术的应用提高了麻醉科医师临床工作的安全性和可控性，是现今麻醉科医师需要掌握的基本技能之一，超声科与妇产科等临床教学工作中已形成广泛采用的行之有效的超声模拟教学手段。但麻醉学专业所涉及的超声模拟教学内容较为分散，各教学中心培训方法也不尽相同，尚未形成完整的教学体系，缺乏业内人士公认的超声模拟教学培训大纲或指南。对于超声初学者，使用外周神经阻滞模型连续训练可提高实际操作中的手眼协调与平面识别能力，提升其自信心、胜任力和考核通过率。各类模拟器也发挥了重要作用，国外研发了可对模型进行针尖检测和跟踪的模拟器（图88-10）和基于真实超声图像的超声引导高仿真模拟器工作站（图88-11），解决了无法对人体模特志愿者进行穿刺操作的问题，缩短了初学者的操作时间，提高了神经阻

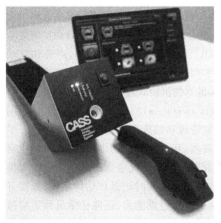

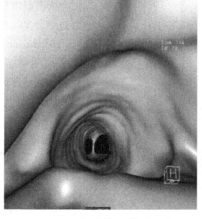

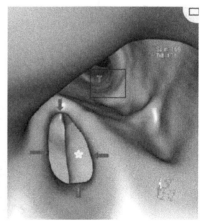

图88-8　VR气道管理培训系统

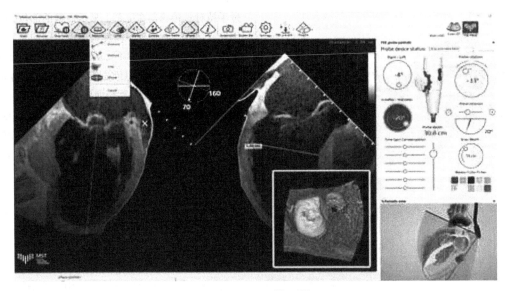

图 88-9　TEE 模拟器

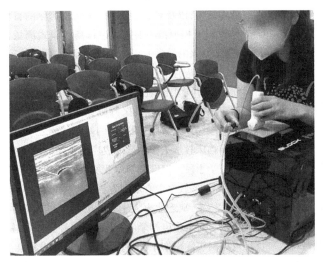 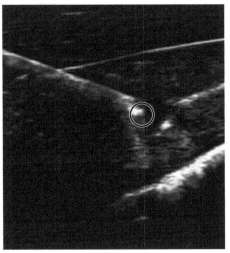

图 88-10　针尖检测和跟踪的模拟器和超声图像

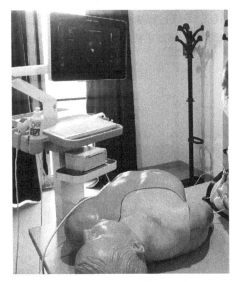

图 88-11　区域阻滞模拟工作站

滞成功率和培训满意度。

（二）元宇宙技术

随着 VR 和增强现实（augmented reality，AR）技术的快速发展，元宇宙技术（metaverse）为模拟教学真实感不足、时间空间限制以及高昂费用等缺点提供了新的解决方案。它通过融合 VR、AR、混合现实（mixed reality，MR）和扩展现实（extended reality，XR）等先进科技，以及图形、声音和互动技术，结合数字技术和物理技术，创造了一个与三维现实世界相似或超越现实世界的沉浸式虚拟体验（图 88-12）。

"元麻醉"（meta-anesthesia）将为模拟教学培训、优化围手术期体验、手术室管理和临床研究提供一个新的整合平台，通过创设的更真实、互动性更强的虚拟环境，以优化麻醉操作、麻醉风险管理和紧急情况培训以及疼痛管理等模拟培训的同质化教学设计和实时记录评估体系，有效提升学员分析解决问题的高阶思维能力，还能让学员预适应战争、地震与手术室火灾等各种罕见场景，有助于减轻恐惧情绪。但能否让他们在此间获得的技能和知识更有效地转化

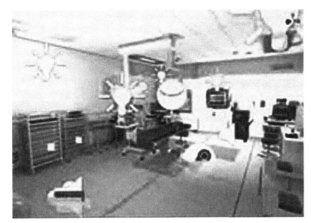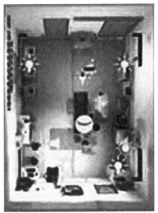

图 88-12　战创伤麻醉技能 VR 教学平台场景

为实际临床情境中的应用,尚有待研究。

（三）人工智能技术

人工智能（artificial intelligence,AI）是一门研发模拟人类智能的科学技术,涵盖了机器学习+大数据、自然语言处理、计算机视觉、机器人技术、生物识别技术、知识图谱（knowledge graph,KG）和智能搜索等多个领域。AI 提供泛在、多元且智能化的学习环境,使人人皆学、处处能学及时时可学,是影响甚至决定教育高质量发展的战略性与全局性问题。随着算力算法的升级换代和逐步完善,教育部于 2024 年 3 月启动教育系统 AI 大模型应用示范行动,推动师生一同创造教育领域专有大模型（generative education special transformer,GEST）,以此为基础探索系统性 AI 教学模式改革。

1. AI 推进麻醉学数智化教育转型　新医科通过建立跨时空教学团队,整合超出学科范围的、与 AI 深度融合的医工交叉知识体系,进行课程与课堂重构,数字教材建设,实现共建共享的 AI 天然机制,麻醉学数智化教育转型一触即发。

理论学习占据大部分线下课堂时长的传统即将成为过去,由于学生获取理论知识的途径不再局限于课堂,师生均成为终身学习者,教师的角色包括教育设计师、课程开发者、学习引导者、活动组织者及数据分析师,开发虚实结合、人机协同的 AI 辅助模拟教学,最终发展到教师、机器及学生一起上课,共建学习环境。遵循人类智能认知规律的院校本科教育+住院医师培训+入职晋升的传统麻醉科医师成长模式,正被 AI 辅助教学优化,未来的 AI 融合模式将大幅提升学习效率,缩短院校教育和住培时长,提前进入职场参与终身学习（图 88-13）。

2. AI 辅助麻醉学模拟教学　通过智能化教学平台助学、助教、助研及助管,智能采集每名学员的学习历史、操作决策能力、学习偏好、错误反馈和总体学习进度,订制个性化学习计划,提供差异化的学习内容。通过临床麻醉专业知识及临床案例数据库的构建、知识图谱、脑机接口和裸眼 3D等,在国家要求的各类临床技能培训与危机管理模拟培训前预设标准图谱,在培训过程中推送相关知识点,在培训后分析学生的行为数据,得到客观准确的技术图谱和最佳学习路径匹配。改变知识数字化为知识计算化,从传统的注重记忆

能力培训方式,转化为重点提升学生的思辨和创新能力,更具趣味性和人性化。另外,AI 的虚拟学习助理功能,实时在线精准解答学生的疑难问题,分担临床师资的带教压力。

3. 麻醉学数智化模拟教学效果评价和管理　利用智能化平台对模拟教学活动的课前、课中和课后进行实时管理、监督、追踪、分析及评估,在医学会或院校等不同层面进行动态数据的高效智能分析多元评价（图 88-14）。评估教师教学能力、教学设备与资源的适配性、课程内容的全面性、学生参与度和掌握度以及标准化考核的有效性,实现模拟教学过程的横向精准化匹配,根据考核结果和反馈意见,对教学内容、方法和设备等进行持续改进和优化,并形成相关数据驱动教学决策以指导后续的教学改革。

4. AI 融合教育模式的前景　我国麻醉科医师数量不足 10 万人,行业人手极度短缺,这已成为制约麻醉学科发展的关键问题。在此背景下,AI 融合教育模式为麻醉学人才培养提供了新的思路和方法。通过 AI 技术,有望在院校教育和住院医师培训中实现"快通道"培养模式,从而缩短人才培养周期。具体而言,AI 融合教育模式可以帮助学生从海量数据中快速获取有效信息,构建全面且系统的围手术期医学和社会科学知识体系。同时,该模式能够通过智能化教学手段,如 AI 备课、助教、学伴等,提升学生的学习效率和批判性思维能力。此外,AI 技术还可以通过模拟临床场景和复杂问题,帮助学生提炼出解决复杂实际问题的智慧,从而提升其核心胜任力。然而,AI 融合教育模式在麻醉学人才培养中的应用仍处于探索阶段,其效果尚未得到充分验证。尽管如此,随着技术的不断进步和教育模式的创新,AI 有望在未来为麻醉学人才队伍的建设提供有力支持。总之,AI 融合教育模式在缩短麻醉学人才培养周期、提升教育质量和效率方面具有巨大潜力。但其能否成功助力麻醉学人才队伍的建设,仍需进一步研究和实践验证。

随着 AI 在麻醉模拟医学教育领域的纵深发展,数据存储安全、伦理及人际沟通被人机取代的问题一一浮现,麻醉线下课堂会消失吗?授课教师、实体模型及原位模拟会被 AI 或元宇宙取代吗?麻醉从业人员的职业发展路径会改变吗?但无论如何,模拟教学技能培训依然会为现在和未来的临床麻醉实践提供最坚实的安全保障。

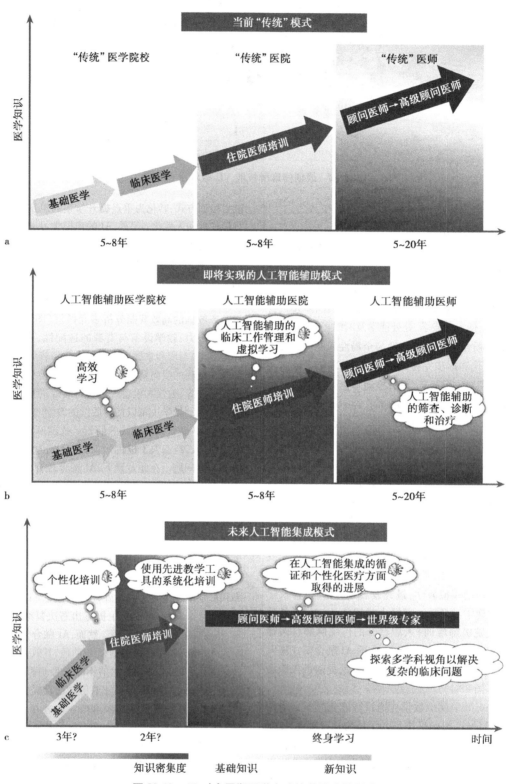

图 88-13　AI 对全周期医学人才培养模式的影响

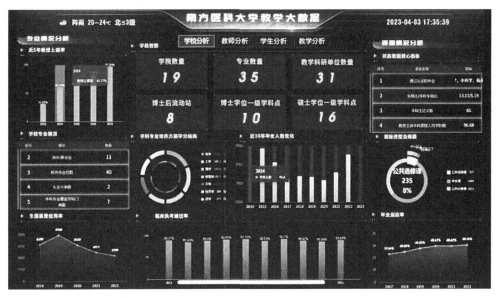

图88-14 南方医科大学智能化平台动态数据分析界面

(叶靖 邓燕珊 黄展鹏 肖璐瑶)

参 考 文 献

[1] 曾因明,李文志,郭曲练,等.我国麻醉学教育未来发展的思考[J].中华医学教育杂志,2022,42(8):673-676.

[2] 亚力·亚森,程虎,宣燕,等.临床教学实践与探索:麻醉学专业紧缺人才培养[J].麻醉安全与质控,2024,6(2):101-104.

[3] 方攀攀,吕建平,韩晓雨,等.探讨模拟医学在麻醉科住院医师规范化培训中的应用[J].中国毕业后医学教育,2017,1(2):124-126.

[4] 顾燠,韩忠宇,田京.医学模拟教育在运动医学专科培训中的应用与进展[J].中国高等医学教育,2018(11):12-13.

[5] 易斌,陈芋文,钟坤华,等.人工智能在麻醉学专业硕士临床技能培训考核中的应用可行性探讨[J].医学教育研究与实践,2019,27(3):421-425.

[6] ZHAO Y Y,ZHANG T T,LI L H,et al. Application of online to offline teaching mode in the training of non-anesthesiology residents in the department of anesthesiology:a randomized,controlled trial[J]. Front Med(Lausanne),2024,11:1329538.

[7] 范益,孙秀兰.虚拟现实的时代:模拟医学教育的机遇与挑战[J].南京医科大学学报(社会科学版),2018,18(2):156-158.

[8] 陈祖萍,华飞.我国模拟医学教育的研究现状可视化分析和前沿趋势[J].卫生职业教育,2024,42(2):157-160.

[9] FLIN R,PATEY R,GLAVIN R,et al. Anaesthetists' non-technical skills[J]. Br J Anaesth,2010,105(1):38-44.

[10] KANG J,HU J,YAN C,et al. Development and applications of the Anaesthetists' Non-Technical Skills behavioural marker system:a systematic review[J]. BMJ Open,2024,14(3):e075019.

[11] FINSTAD A S,AASE I,BJØRSHOL C A,et al. In situ simulation-based team training and its significance for transfer of learning to clinical practice-a qualitative focus group interview study of anaesthesia personnel[J]. BMC Med Educ,2023,23(1):208.

[12] SU Y,ZENG Y. Simulation based training versus non-simulation based training in anesthesiology:a meta-analysis of randomized controlled trials[J]. Heliyon,2023,9(8):e18249.

[13] 王瑞娟.情景模拟教学和CBL在麻醉科住院医师培训中的应用[J].中国继续医学教育,2024,16(9):96-100.

[14] 李志文,宋雪松,赵壮,等.医学情景模拟教学结合CBL教学模式在麻醉技能培训教学中的应用[J].国际老年医学杂志,2024,45(4):510-512.

[15] LARSEN T,JACKSON N J,NAPOLITANO J. A comparison of simulation-based education and problem-based learning in pre-clinical medical undergraduates[J]. MedEdPublish(2016),2020,9:172.

[16] 何海娟,杨燕青,汪小丹,等.PBL与SimMan3G模拟教学相结合在麻醉专科护士气管插管培训中的应用[J].中国高等医学教育,2024(5):143-144.

[17] 王赟,韩晓玲,林健,等.翻转课堂改善麻醉危机管理情景模拟教学的效果[J].临床麻醉学杂志,2024,40

(7):773-776.

[18] KUNDRA P, KURDI M, MEHROTRA S, et al. Newer teaching-learning methods and assessment modules in anaesthesia education[J]. Indian J Anaesth, 2022, 66(1):47-57.

[19] XU Z, CHE X, YANG X, et al. Application of the hybrid BOPPPS teaching model in clinical internships in gynecology[J]. BMC Med Educ, 2023, 23(1):465.

[20] 王莉珍,章蔚,居福宏,等. BOPPPS 联合情景模拟在麻醉学心肺复苏教学中的效果研究[J]. 安徽医专学报,2024,23(1):109-111.

[21] 杨希,李崎,张珣,等. 基于认知负荷理论的中外学生麻醉学情境模拟教学设计[J]. 医学教育管理,2024,10(3):344-349.

[22] BASTOLA P, ATREYA A, BHANDARI P S, et al. The evolution of anesthesiology education: embracing new technologies and teaching approaches[J]. Health Sci Rep, 2024, 7(2):e1765.

[23] DOUCET L, LAMMENS R, HENDRICKX S, et al. App-based learning as an alternative for instructors in teaching basic life support to school children: a randomized control trial[J]. Acta Clin Belg, 2019, 74(5):317-325.

[24] 李怡然,王敏,尹晓燕,等. 融课程思政于模拟医学教育教学改革初探[J]. 中国继续医学教育,2020,12(8):1-3.

[25] 袁青,崔旭,蔺阮侠,等. 3D 打印技术在麻醉模拟教学中的应用[J]. 基础医学与临床,2018,38(12):1821-1823.

[26] RAVINDRAN B. Innovations in the management of the difficult airway: a narrative review[J]. Cureus, 2023, 15(2):e35117.

[27] KLOESEL B, JUHNKE B, IRVINE L, et al. Computer-generated three-dimensional airway models as a decision-support tool for preoperative evaluation and procedure-planning in pediatric anesthesiology[J]. J Med Syst, 2021, 45(2):21.

[28] D'ANSELME O, HARTNACK A, ANDRADE J S S, et al. Description of an ultrasound-guided erector spinae plane block and comparison to a blind proximal paravertebral nerve block in cows: a cadaveric study[J]. Animals (Basel), 2022, 12(17):2191.

[29] FAISAL H, QAMAR F, MARTINEZ S, et al. Learning curve of ultrasound-guided surgeon-administered transversus abdominis plane (UGSA-TAP) block on a porcine model[J]. Heliyon, 2024, 10(3):e25006.

[30] COELHO L P, FARHAT S C L, SEVERINI R, et al. Rapid cycle deliberate practice versus postsimulation debriefing in pediatric cardiopulmonary resuscitation training: a randomized controlled study[J]. Einstein (Sao Paulo), 2024, 22:eAO0825.

[31] ABELAIRAS-GÓMEZ C, CORTEGIANI A, SAWYER T, et al. Rapid cycle deliberate practice approach on resuscitation training: a systematic review[J]. Resusc Plus, 2024, 18:100648.

[32] SAWASDIWIPACHAI P, THANASRIPHAKDEEKUL S, RAKSAMANI K, et al. Learning curve for the acquisition of 20 standard two-dimensional images in advanced perioperative transesophageal echocardiography: a prospective observational study[J]. BMC Med Educ, 2022, 22(1):412.

[33] 刘柳,杨兵,刘容,等. 虚拟仿真实训系统的深度学习影响因素研究[J]. 现代教育技术,2024,34(7):113-122.

[34] KHODABAKHSHIAN N, GAEUL LEE K, MARAWI T, et al. Virtual reality for developing patient-facing communication skills in medical and graduate education: protocol for a scoping review[J]. JMIR Res Protoc, 2024, 13:e53901.

[35] BAKER P A, WELLER J M, BAKER M J, et al. Evaluating the ORSIM® simulator for assessment of anaesthetists' skills in flexible bronchoscopy: aspects of validity and reliability[J]. Br J Anaesth, 2016, 117 Suppl 1:i87-i91.

[36] 赵柏松,吴军,金赛芬,等. ORSIM 模拟器提升规培医师纤支镜操作能力的实践研究[J]. 中国现代医师,2021,59(22):156-160.

[37] 陈宇,李军,刘晓梅,等. ORSIM 支气管模拟器在住院医师规范化培训纤维支气管镜引导气管插管术教学中的应用[J]. 麻醉安全与质控,2021,5(6):376-379.

[38] PARAB S Y, RANGANATHAN P, SHETMAHAJAN M, et al. Role of simulation-based training in thoracic anaesthesia[J]. Indian J Anaesth, 2024, 68(1):58-64.

[39] SUN Y, PAN C, LI T, et al. Airway management education: simulation based training versus non-simulation based training-a systematic review and meta-analyses[J]. BMC Anesthesiol, 2017, 17(1):17.

[40] GRANDJEAN C, CASSO G, NOIREZ L, et al. Innovations to improve lung isolation training for thoracic anesthesia: a narrative review[J]. J Clin Med, 2024, 13(7):1848.

[41] 赵漾,张汉滢,左友波,等. 模拟器在经食管超声心动图教学中的应用[J]. 临床超声医学杂志,2020,22(10):793-794.

[42] 黄枭,林丹丹,孙祎,等. 经食管超声模拟教学和临床实践在麻醉科医师培训中的评价[J]. 临床麻醉学杂志,2022,38(1):107-109.

［43］安奕,李丽霞,王天龙,等.超声模拟教学在麻醉学临床教学中的应用［J］.医学教育管理,2024,10（2）:199-203.

［44］TORRANO V,ZADEK F,BUGADA D,et al. Simulation-based medical education and training enhance anesthesia residents' proficiency in erector spinae plane block［J］. Front Med（Lausanne）,2022,9:870372.

［45］KAIN Z N,CANNESSON M P. Anesthesiology meets the metaverse［J］. Anesth Analg,2024,138（3）:488-490.

［46］BELLINI V,MAFFEZZONI M,BIGNAMI E. metaverse and anesthesia［J］. Anesth Analg,2024,138（3）:491-494.

［47］鲁晋方,马鹏,张艺璇,等.基于 VR 的战创伤麻醉技能训练教学平台的构建与应用探讨［J］.中国医学教育技术,2023,37（1）:47-51.

［48］董静宇,王闻渤,刘婕婷,等.元宇宙应用于麻醉学教学的探索与思考［J］.中国医学教育技术,2024,38（4）:448-451.

［49］KITAPCIOGLU D,AKSOY M E,OZKAN A E,et al. Comparing learning outcomes of machine-guided virtual reality-based training with educator-guided training in a metaverse environment:randomized controlled trial［J］. JMIR Serious Games,2024,12:e58654.

［50］XU Y,JIANG Z,TING D S W,et al. Medical education and physician training in the era of artificial intelligence ［J］. Singapore Med J,2024,65（3）:159-166.

［51］博海龙,蒋鑫,王启龙,等.人工智能在临床麻醉教学领域应用现状研究［J］.中华医学教育探索杂志,2023,22（9）:1295-1298.